作者简介

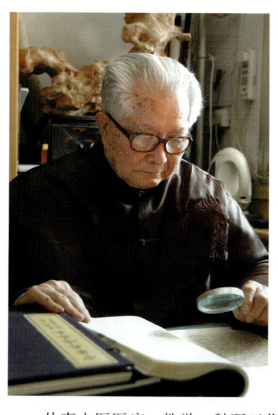

张灿玾，字昭华，男，1928 年 7 月出生，山东荣成人，中共党员。1944 年从祖父与父亲学医，1959 年在南京中医学院教研班结业后，调山东中医学院工作。曾任系主任、教务处副处长、院长等职。兼任中国中医药学会委员及文献分会常委与仲景学说专委会顾问、全国高等中医药教材建设顾问委员会委员、山东省科协委员、中国民间中医医药研究开发协会理事、山东中医药学会副理事长、山东省红十字会理事等职。现任山东中医药大学终身教授、博士生导师、红十字会会长且是中华诗词学会会员，齐鲁京剧爱好者协会会员。

从事中医医疗、教学、科研工作已 60 余年。自 20 世纪 80 年代始，主要从事中医文献研究与古籍整理。1983 年被卫生部指定为华北山东片古籍整理学术牵头人及部级重点整理研究课题《甲乙经》校注的主编人。近十余年，在报刊发表论文 70 余篇，校注与校点中医古籍十余部，其中《针灸甲乙经校释》、《素问校释》及《针灸甲乙经校注》获国家中医药管理局科技进步奖，另有 4 部获厅局级奖。自撰百余万字《中医古籍文献学》专著一部，获山东省教委科技进步一等奖。2003 年主编《中医文献学》及《中医文献发展史》，2004 年主编《黄帝内经文献研究》。1988 年及 1995 年两次被山东省委与省府评选为山东省专业技术拔尖人才。1999 年 12 月，被山东中医药大学聘为终身教授，享受政府特殊津贴。2003 年 9 月，中华中医药学会授予"中华中医药学会成就奖"，并聘为终身理事。2003 年 12 月，山东省人事厅与卫生厅授予"山东省有突出贡献的名老中医药专家"及"山东省名中医药专家"称号。2006年6月，中共山东省委授予"山东省优秀共产党员"荣誉称号。2009年5月，在由国家人力资源和社会保障部、卫生部、国家中医药管理局共同组织的"国医大师"评选中，被授予"国医大师"荣誉称号。

自幼喜欢诗词，从青年时代至今仍坚持对古诗词进行阅读与研究。自50年代起，开始进行写作，80年代以后，有大量作品，截至目前，共有1000余首。其中有300余首在报刊杂志及诗词文集上发表。自撰有《不愠居诗词稿》及《暮村吟草》。1983年应邀参加岱宗诗社为个人会员，1988年由岱宗诗社推荐为中华诗词学会会员，对音乐、戏剧等亦颇有研究。

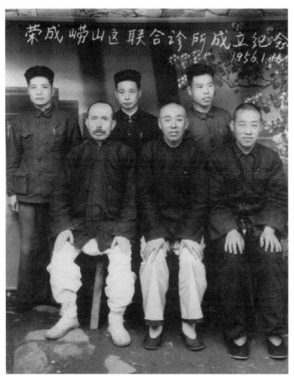

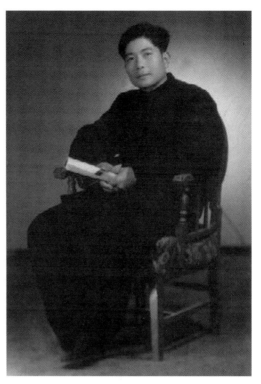

1956 年荣成县崂山区联合诊所成立纪念
（前排左起于永江、张景益、梁协海，后排左起
张灿玾、李士杰、董以顺）

1958 年在南京学习时留影

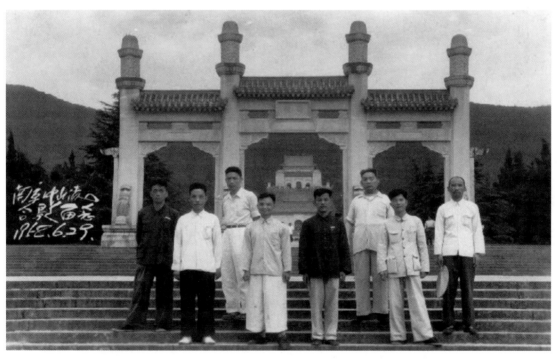

1958 年山东省参加江苏省中医学校教研班的全体学员在中山陵合影
（前排右起张灿玾、梁伟京、刘献琳、马龙泉，后排右起宋华柱、潘瑞五、张珍玉、刘东奎）

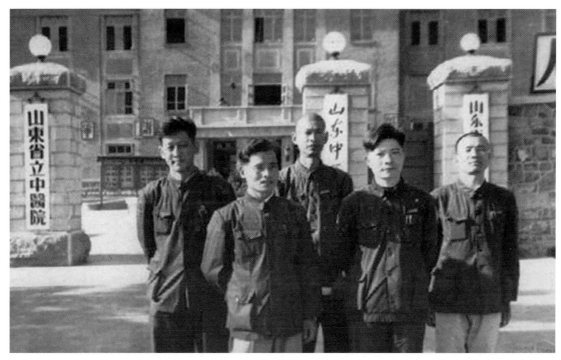

1963年山东中医学院伤寒温病教研组全体教师合影（右起朱振江、张灿玾、李克绍、周次青、徐国仟）

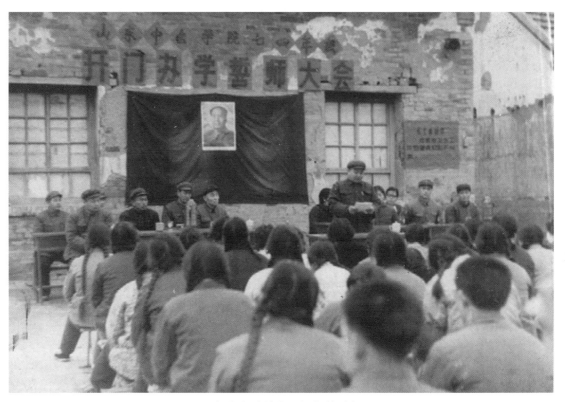

1974年在章丘绣惠开门办学时留影

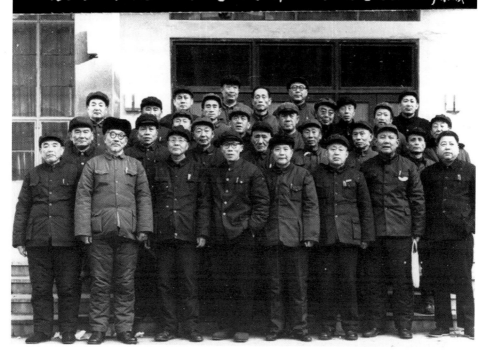

1983 年山东省中医进修学校部分师生合影（前排右四为张灿玾教授）

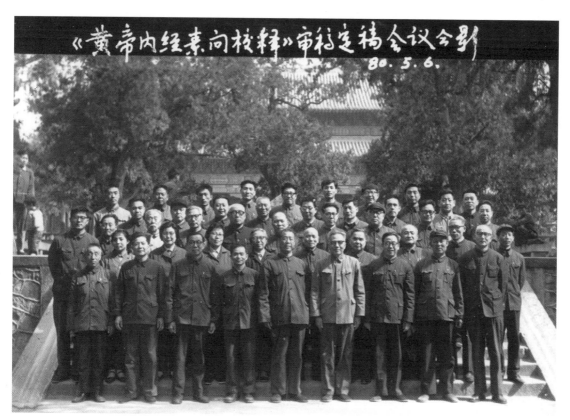

1980 年《黄帝内经素问校释》审稿定稿会议代表合影（前排左二为张灿玾教授）

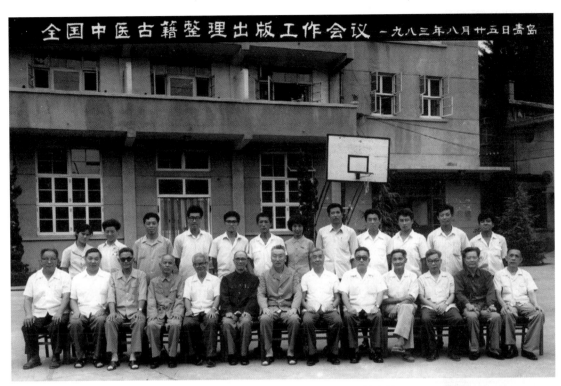

1983 年青岛全国中医古籍整理出版工作会议
十片学术牵头人张学文、欧阳锜、万友生、邓铁涛、潘澄濂、施奠邦、张镜人、
凌一揆、史常永、张灿玾与其他同志合影

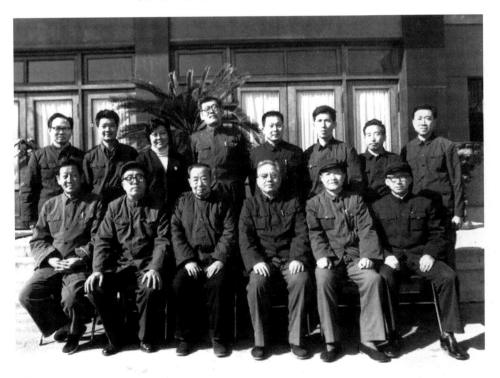

1984 年华北山东片古籍整理会议合影（前坐者右三为山东省卫生厅厅长向克同志）

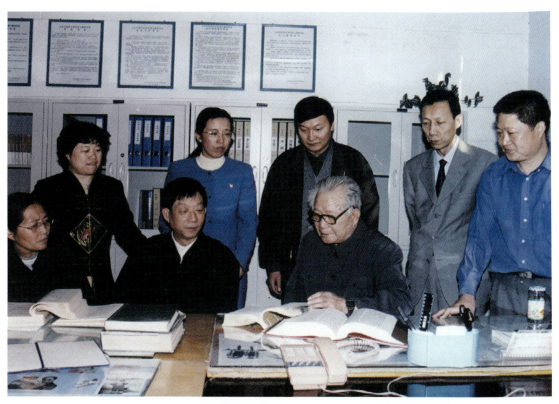

与山东中医药大学中医文献研究所部分同志共同研究中医古籍

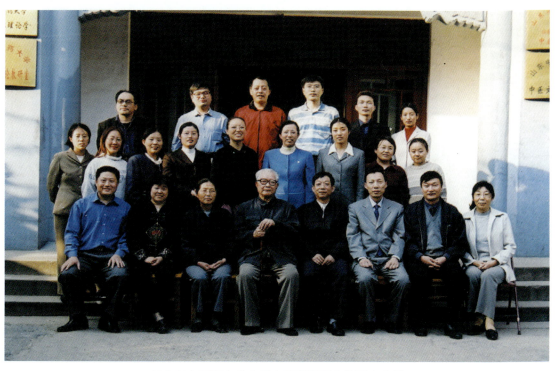

与山东中医药大学中医文献研究所全体同志合影

习业训辞

厚德怀仁乐群敬业

医文圣武理用为优

五花山人书

张灿玾教授手书习业训辞

张灿玾教授手书医案

国家出版基金项目
NATIONAL PUBLICATION FOUNDATION

"十二五"国家重点图书出版规划项目

国医大师临床研究

张灿玾医论医话集

张灿玾 著

张增敏 张鹤鸣 编纂

科学出版社
北京

内 容 简 介

　　本书为国医大师张灿玾教授从事临床、教学和中医文献研究 60 余年医论医话的结集,分为中医经典著作研读、医籍简介、中医学基本理论、临证诊疗一隅、中医文献发展史、中医文献整理研究、医史纪略、中医学继承发扬谏议、医文杂言、序跋酬答等十个部分,共计 100 余篇,全面反映了张灿玾教授的学术思想和临床经验。

　　本书可供中医药临床、教学、科研工作者及中医药院校学生参考使用。

图书在版编目 (CIP) 数据

张灿玾医论医话集 / 张灿玾著;张增敏,张鹤鸣编纂 .—北京:科学出版社,2013.1

(国医大师临床研究)

ISBN 978-7-03-035957-5

Ⅰ. 张… Ⅱ.①张… ②张… ③张… Ⅲ.①医论-汇编-中国-现代 ②医话-汇编-中国-现代 Ⅳ.R249.7

中国版本图书馆 CIP 数据核字(2012)第 261870 号

责任编辑:陈　伟　曹丽英 / 责任校对:宋玲玲
责任印制:肖　兴 / 封面设计:黄华斌　陈　敬

科 学 出 版 社 出版

北京东黄城根北街 16 号
邮政编码:100717
http://www.sciencep.com

中国科学院印刷厂 印刷

科学出版社发行　各地新华书店经销

*

2013 年 1 月第　一　版　　开本:787×1092　1/16
2016 年 5 月第二次印刷　　印张:37　插页:4
字数:888 000

定价:168.00 元

(如有印装质量问题,我社负责调换)

弁 言

岁月荏苒，苍颜白发，犹是暮年。每忆昔时，继承庭训，从先大父士洲公及先父树乾公习读岐黄，执业杏林，亦幸事也。悬壶乡里，十有余年，借施仁术，救困扶危。后于1959年，奉调来济，执教杏坛，遂以教务为主，诊务次之。古人云："学然后知不足，教然后知困。"为师，方知此言之不谬也。若欲如昌黎公所云："传道、授业、解惑"之事，谈何易也。

夫国医之学，是在华夏数千年传统文化的基础上，集世代人之智慧，成长发展起来的，其理论、思想、文化等方面自成体系，博大精深，非蠡测者所能及，亦执技者所难能。故吾自执教以来，深知己困，难为人师，遂于文山艺海，方技经籍，广收博采，就读寒窗。数十寒暑，未曾或懈。每有所得，则书之简端。

后复两度接奉上命，承担中医古籍整理研究任务。初入此门，不啻五里雾中，茫然不知所措。思之再三，乃索诸近现代文史界众前辈有关文献研究方面之著作，日夜习读，方知其奥。遂边工作边学习，渐识其门径，是亦治学所不可或缺者也。习之既久，亦渐有所获，则信笔书之。

"文革"之后，中医事业，百废待兴，中医学术，众说纷纭。各种学术与工作会议，频频召开，各类报刊杂志，犹如雨后春笋；各种学习班、讲座班、研讨会，应邀颇多。故近三十年来，平日研习所记，或即兴而书，或应邀而作者，正不知几许矣。大略皆系素日对中医理论、中医思想、中医文化方面之研习所见，临床诊治之一得，文献整理之会意，史略经历之所记、疑惑难解之考析及其他医、文杂述等。今日复思已不记当年所书，其文之工拙、论之是非、见之可否、考之正误矣。陈修园云："医学难精。"诚如是也。若能借以回首沧桑，亦或可自鉴往事之成败利钝也。

今当耄耋之年，儿、孙辈编纂昔年报刊、杂志、文集等有关资料，计得百余篇，汇集成编，略记昔年翰墨之劳，雪窗之苦。深知医药大业，生死攸关，岂敢虚度岁月，自图安闲。

是春，有科学出版社曹丽英同志遣陈伟同志造访蓬门，见知草稿，特邀为付梓，不胜感激。然窃思拙作，尤恐贻笑大方。且吾生也鲁，学也浅。临案随笔，难免有误，然或可以吾之谬而省人于不谬，以我之误，而省人于不误。如是则足慰吾愿矣。

贤才代出，"后生可畏"。不才切望，明哲鉴告。我于此无悔也。

五龙山人　张灿玾

2012年10月

于山左历下琴石书屋

目　录

第七部分　医史纪略

第八部分　中医学继承发扬谏议

第九部分　医文杂言

第十部分　序跋酬答

第一部分　中医经典著作研读

《黄帝内经》概论

　　《黄帝内经》简称《内经》，包括《素问》、《灵枢》两大部分，是我国现存最早的较为系统而完整的医学典籍，它集中反映了我国古代的医学成就，开创了祖国医学独特的理论体系，为中医学的发展奠定了基础。该书自问世以后，两千多年来，在祖国医学中一直居于首要地位，对我国医学理论的传播和医疗经验的推广，起到了巨大的推动作用。故王冰曰："诚可谓至道之宗，奉生之始矣。"高保衡、林亿等人则谓本书"上穷天纪，下极地理，远取诸物，近取诸身，……垂法以福万世。"由于本书内容，在医学理论与医疗实践方面有着重大的指导作用，所以后世医家将其奉为医学经典著作，视为学医必读之书。如周木说："实医家之宗祖，犹吾儒之有五经也。"直到今天，《内经》一书，仍然具有重要的意义。

　　下面就《黄帝内经》有关问题，分别加以概述。

一、《黄帝内经》的命名

　　《黄帝内经》之名，最初见于汉人刘向校书时著成之《七略》，后佚，今见于《汉书·艺文志》。据载，当时所存医经类书，尚有三种，即《黄帝内经》、《黄帝外经》、《扁鹊内经》、《扁鹊外经》、《白氏内经》、《白氏外经》。并于医经一类小叙中，说明其内容系"原人血脉经络骨髓阴阳表里，以起百病之本，死生之分，而用度箴石汤火所施，调百药齐和之所宜。"从而可以看出该书命名之《内经》、《外经》，仅系两书之对待称谓而已，并无别义。

　　所谓"经"，有"经常"、"经纬"的意思，说明其重要性，因而后代奉之为经典著作。

　　关于《汉书·艺文志》著录之《黄帝内经》，究竟包括哪些具体内容，已无所考，直至晋皇甫谧于《针灸甲乙经》序文中始指明："《七略》、《艺文志》、《黄帝内经》十八卷，今有《针经》九卷，《素问》九卷，二九十八卷，即《内经》也。"此后一直指此二书为《黄帝内经》。

　　《素问》之名，最早见于张仲景《伤寒论》序言中。但后代曾有人提出该序系伪作。不管怎样，《素问》之名，不应晚于汉魏之时，皇甫谧为魏晋时人，去汉亦不远，故从《甲乙经》序言，可证《素问》之名，当在晋以前。关于《素问》命名之义，前人有不同说法，林亿等新校正曰："所以名《素问》之义，全元起有说云：素者，本也。问者，黄帝问岐伯也。方陈性情之源，五行之本，故曰《素问》。元起虽有此解，义未甚明。按《乾凿度》云：夫有形者，生于无形，故有太易，有太初，有太始，有太素，太易者，未见气也；太初者，气之始也；太始者，形之始也；太素者，质之始也，气形质具，而病瘵由是萌生。故黄帝问此太素，质之始也。《素问》之名，义或由此。"后代马莳、吴崑、张介宾等，皆合元起之说。姚际恒及日人丹波元胤氏，皆宗林亿之义。据《汉书·艺文志》阴阳家中有《黄帝太素》二十篇，经方家中又有《泰始黄帝扁鹊俞拊方》二十三卷，而杨上善注《内经》时，亦取名《黄帝内经太素》，则林亿等关于《素问》命名的解释，似较合于本义。就是说对人体形质形成后有关生理病理等问题，通过问答加以阐明。至于不名"问素"

而名《素问》者,正如丹波元胤所谓"犹屈原有'天问',是倒置而下字耳"。

《灵枢》一书,名有多种。最早见于《伤寒论》序称《九卷》,盖以《黄帝内经》共有十八卷,其中一半为《素问》,已有专称,另一半无专称,直以《九卷》名之。又如《针灸甲乙经》中有《九卷》之文及林亿等校语引《九卷》文,俱见今本《灵枢》中。

《针灸甲乙经》自序,名曰《针经》,隋以后史志著录之医书中,亦多有《针经》之名,惟据宋人王应麟云:"《黄帝灵枢经》九卷……九十一篇,《针经》九卷,大抵同,亦八十一篇。《针经》以九针十二原为首,《灵枢》以精气为首,又间有详略。"说明古之所谓《针经》当是《九卷》部分之别本,故"间有详略"。名为《针经》者,以其内容,多为论及针道之事,故名。

《九虚》之名见于史志,如《宋史·艺文志》著录有《黄帝九虚内经》五卷,又宋林亿等,亦曾据《九墟》以校《素问》。如阴阳离合论中"开阖枢"文,新校正云:"按《九墟》太阳为关,阳明为阖,少阳为枢。"墟,本作虚,古今字,有居、处之义,在此或可引申为汇集之义。《九墟》,似指汇集医学知识者九卷焉。

《九灵》之名,亦见于史志。如《旧唐书·艺文志》著录有灵宝著《黄帝九灵经》十二卷。灵,有灵明、灵验之义,义谓九卷内容皆灵验可行。

《灵枢》之名,见于《黄帝内经素问》王冰序。其所以名《灵枢》之义,张介宾曰:"神灵之枢要,是谓灵枢",王九达又曰:"灵乃至神至玄之称,枢为门户阖闢所系。"张说可信。总之,《九虚》、《九灵》、《灵枢》等名,似皆出于道家者流。故日人丹波元胤氏曾曰:今考道藏中,有玉枢、神枢、灵枢等经,而又收入是经,则《灵枢》之称,意出于羽流者欤。……又林亿等校《素问》、《甲乙经》等,所引《九虚》文,今并见《灵枢》中,则《九虚》亦是经之别本,非全帙者。要之,曰《灵枢》、曰《九虚》、曰《九灵》,并是黄冠所称,而《九卷》、《针经》,其为旧名也。

二、《黄帝内经》的成书年代

《黄帝内经》早见汉《七略》及《艺文志》中,未言其出自何时,书虽冠以黄帝之名,前人早已提出疑义。如宋人司马光曰:"谓《素问》为真黄帝之书,则恐未可……此周汉之间,医者依托以取重耳。"而其所以依托黄帝者,刘向曾就西汉人诸依托之作曰:"世俗之人,多尊古而贱今,故为道者,必托之神农黄帝,而后能入说。"结合西汉前期,崇尚黄老的历史背景,刘氏此说是可信的。根据历代学者的考证,现在已经定论,《内经》既非一时之作,亦非出自一人之手。至其究竟出于何时,历来说法不一,大致有以下三类意见:一是认为成书于周秦之间,多数则倾向于战国。如宋人邵雍曰:"《素问》、《阴符》,七国时书也。"胡应麟曰:"盖周秦之际,上士哲人之作。"程颢曰:"《素问》书,出战国之末,气象可见。"清人魏荔彤曰:"轩岐之书,类春秋战国人所为,而托于上古。"二是认为成书于战国至西汉之间。如明方孝孺曰:"世之伪书众矣,如《内经》称黄帝,《汲冢书》称周,皆出于战国秦汉之人"。三是认为成书西汉。如明郎瑛曰:"《素问》文非上古,人得知之……。宋聂吉甫云,既非三代以前文,又非东都以后语,断然以为淮南王之作。予意,《鸿烈解》中内篇文义,实似之矣"。近人对此也作过不少探讨,大致有以下几种意见。有的认为成书于战国,有的认为成书于秦代,有的认为成书于西汉,也有的认为成书于东汉。

下面就《素问》与《灵枢》两书,分别谈谈对其成书年代的看法:

从今本《素问》的内容来看,大致可分为三个部分:第一部分,即除去运气七篇及遗篇二篇外的篇目,当是《素问》成编时的基本内容;第二部分,即运气篇;第三部分即遗篇二篇。各部分的成书年代,也不相同。建国后,许多学者,对这一问题进行过研究和探讨,主要有以下几种看法:

第一部分,一是认为成书于战国时期。有的根据前人的分析,并结合认定战国时成书的《周礼》中食医与疾医等有关内容,《史记·扁鹊仓公传》中有关医学理论及先秦文体等,与《素问》相比较,认为本书的学术思想与《周礼》等相一致,其中多有韵文,又与先秦诸子之书相似,因此基本可以确定为战国时代的作品。也有的根据秦以前医学著作的发展演变情况及《汉书》艺文志阴阳家《黄帝太素》二十篇注云"韩诸公子所作"之说,认为此《黄帝太素》,即今日所见《黄帝内经太素》之始本,乃《内经》成书后不久,韩国诸公子将其改编整理所成,为《内经》早期传本之一,故《内经》一书,虽非一时一人的作品,但其基本定稿时间,应不晚于战国时期。一是认为成书于西汉前期。理由是根据现有文献记载,除《汉书》据《七略》所作《艺文志》,载有《黄帝内经》、《黄帝外经》之外,其他如《史记》及先秦诸书,皆无《内经》或《素问》等有关记载,而见于记载的书名,多为今所不见者,如扁鹊仓公传中所记诸书及近年出土的医学简书帛书等。这些书,有的与《内经》中引用的书名相似,有的则与某些内容相近。再结合西汉前期崇尚黄老,依托黄老撰书与政府下令收书献书的历史背景来分析,故认为,《内经》一书,有可能是西汉前期的医家或学者,将汉以前比较重要和成熟的医学著作汇编集成,托为黄帝所作,后为刘向著录于《七略》中,故其基本内容的成编时间,似当在西汉前期。一是认为提出《素问》与《针经》即《内经》之说,始于晋皇甫谧。对此说,古已有人持怀疑态度。根据历代有关文献分析,认为《黄帝内经》,汉季已亡,不是《素问》、《灵枢》,而《内经》学说,可以说是《素问》、《灵枢》祖述蓝本。《素问》、《灵枢》不是《内经》异名,而是《内经》的继钵著作。也有的根据《素问》中的某些学术思想体系形成的情况,脏腑——五行学说的建立,应在西汉末至东汉之间。因此,提出成书于东汉的看法,惟据现有论据,尚难为学界公认。

从以上诸说来看,对其最初成编的时间,说法不一,根据现有文史资料,似难定论,我们认为,成编于西汉前期的可能性较大,究系何时,尚待于进一步考证。

第二部分是运气七篇,即天元纪大论、五运行大论、六微旨大论、气交变大论、五常政大论、六元正纪大论、至真要大论。这部分内容今存唐代王冰次注本中已收。因《素问》至隋唐时期已缺第七卷,王冰自称得其先师秘藏,在整理《素问》时将其补入。故后世有人怀疑为王氏所作。宋林亿等则以为王冰采自《阴阳大论》之文。如新校正云:"详《素问》第七卷,亡已久矣。按皇甫士安,晋人也,序《甲乙经》云:'亦有亡失'。《隋书》经籍志载梁《七录》亦云:止存八卷。全元起,隋人,所注本乃无第七。王冰,唐宝应中人,上至晋皇甫谧甘露中,已六百余年,而冰自谓得旧藏之卷,今窃疑之。仍观《天元纪大论》……《至真要大论》七篇,居今《素问》四卷,篇卷浩大,不与《素问》前后篇卷等,又且所载之事,与《素问》余篇略不相通。窃疑此七篇乃《阴阳大论》之文,王氏取以补所亡之卷。犹《周官》亡《冬官》,以《考工记》补之之类也。又按张仲景《伤寒论》序云:撰用《素问》、《九卷》、《八十一难经》、《阴阳大论》。是《素问》与《阴阳大论》两书甚明,乃王氏并《阴阳大论》于《素问》中也。要之,《阴阳大论》亦古医经,终非《素问》第七矣"。然而,运气学说究起于何时呢?清人缪希雍以为起于汉魏之后,日人丹波元胤,则以为起于隋以后。从现有文献分析,林亿等以为王冰所补运气七篇,并非《内经》原作,当系《阴阳大论》之文的说法,如《伤寒论》中伤寒例引《阴阳大论》之文,文句虽有不同,但均属于气象方面的内容,亦可见其一斑。至于《六节藏象论》言运气一段七百余字,据新校正云,全元起本及《太素》俱不载,且与下文难合,亦非《素问》原文,或系后人所加。根据运气七篇的具体内容分析,如干支纪年,四分历法,天体演化理论,气象物候等变化情况,与东汉时期之天文,历法,《易纬》及郑康成注等有关文献相对照,诸多相似之处。因此,似可认为,有关运气学说的产生,虽有可能早于此时,但其学术体系的形成和运气七篇的成编,当不能早于东汉时期。

第三部分是《素问》遗篇。即《刺法论》和《本病论》。这两篇内容,王冰注《素问》时尚缺,仅目录中保存了两篇篇名,并注明"亡"。至宋代,林亿等校正《素问》时发现有流传本,但林氏等对这两篇内容持否定态度。如新校正云:"详此二篇,亡在王注之前,按病能论篇王冰注云,世本既阙第七二篇,谓此二篇也。而今世有《素问》亡篇及《昭明隐旨论》,以为此三篇,仍托名王冰为注,辞理鄙陋,无足取者。"其后四十余年,刘温舒著《素问入式运气论奥》,又将这两篇附列书后,故有人疑为刘氏所作,其误可知。周学海曰:"二篇义浅笔稚,世皆斥为伪矣,揣其时,当出于王启玄之后,刘温舒之前,决非温舒所自作也。"这种分析是有道理的。

有关《灵枢经》的成书年代问题,历来也有不同看法,大致有三种意见:一是认为《灵枢经》早于《素问》,如马仲化曰:"大抵《素问》所引经言,多出《灵枢》者,是《灵枢》为先,《素问》为后"。此说当是源于王冰《素问》注。《素问》中言"经"处,王冰注多有指为《灵枢经》者,如《素问·解精微论》:"请问哭泣而泪不出者,若出而少涕,其故何也? 帝曰,在经有也"。王冰注:"《灵枢经》有悲哀涕泣之义。"一是认为《灵枢经》晚出于《素问》,如宋人晁公武《读书志》云:"或谓好事者,于皇甫谧所集《甲乙经》、仓公论中抄出之"。杭世骏则指为王冰所伪托。他说:"王冰以《九灵》名《灵枢》,《灵枢》之名,不知其何所本,即用之以法《素问》,余观文义浅短,与《素问》岐伯之言不类,又似窃取《素问》之言而铺张之,其为王冰所伪托可知。"三是认为《灵枢经》即古之所谓《针经》、《九卷》,也就是皇甫谧所称《内经》十八卷中除《素问》九卷之另外九卷。如林亿等云:"皇甫士安《甲乙经》序云:《七略》、《艺文志》,《黄帝内经》十八卷,今有《针经》九卷,《素问》九卷,共十八卷,即《内经》也。《素问》外九卷,汉张仲景及西晋王叔和《脉经》,只为之《九卷》,皇甫士安名为《针经》,亦专名《九卷》,杨玄操:《黄帝内经》二帙,帙各九卷。按《隋书经籍志》谓之《九灵》,王冰名为《灵枢》。"总之,据《灵枢》及《九灵》等命名之义,亦疑出于羽家之流。

今本《灵枢》与古本《针经》、《九墟》、《九灵》、《九卷》之关系,前人早已考明,乃因时代不同而变更名称,实则一书,不过由于几经后人整理,故在不同流传本中,篇第顺序有所不同,如王应麟所见《针经》以九针十二原为首,《灵枢》以精气为首即是。至其成书年代当同《素问》一样,亦非成于一时一人之手,唯《灵枢经》中绝大多数内容,当是其成书时的基本内容,亦即原所称《黄帝内经》之内容,这部分内容的成书年代,与《素问》第一部分内容的成书年代同,似当以西汉前期的可能性较大。至其少数篇目内容,则较为晚出,如阴阳系日月篇用的是正月建寅历,据有关历学记载,正月建寅,除上古夏历外,后则为汉历所采用。

总之,《黄帝内经》的成书年代,就其基本内容来看,成于西汉前期的可能性较大,但并不是说它所使用的素材或有关著作,都是这时的作品。就今本《素问》、《灵枢经》署名引用的有二十余种古医籍,如《五色》、《脉变》、《揆度》、《奇恒》、《九针》、《针经》、《热论》、《上经》、《下经》、《阴阳》、《从容》、《脉经》、《脉法》、《脉要》、《形法》、《本病》、《阴阳十二官相使》、《金匮》、《大要》、《刺法》等皆是,上述诸书,有的与《史记·仓公传》中所记甚似,该传中记有《脉书》、《上下经》、《五色诊》、《奇咳术》、《接阴阳》等。据《史记》称,这些书乃是公乘阳庆授予仓公的所谓禁书,可证祖国医学在汉以前已有相当数量和一定水平的著作,为《黄帝内经》的成书,奠定了基础。

三、《黄帝内经》的主要内容

下面就今本《素问》与《灵枢经》的内容分别加以简要介绍。

今本王冰次注《素问》计分二十四卷,八十一篇。其中第一卷与第二卷重点论述摄生与阴阳五行学说,第三卷重点论述藏象,第四卷重点论述治法;第五卷与第六卷重点论述诊法;第七卷重点论述病机,第八卷重点论述针道与病机;第九卷至第十三卷重点论述疾病;第十四卷至第十八卷重点论述俞穴与针道;第十九卷至廿二卷重点论述运气,第二十三卷与二十四卷重点论述病机、治则与医德。

今本《灵枢经》计分十二卷,其篇目排列顺序不如《素问》系统,故难按卷分类,今按篇分类简介。第一、三、七、九、三十八、三十九、四十五、五十五、六十一、六十七、七十三、七十五、七十八诸篇,主要论述针道;第二、五十一篇,主要论述俞穴;第五、十、十一、十二、十三、十五、十六、十七、十八、五十二、六十二、七十六诸篇,主要论述经络,第六、八、十四、三十、三十一、三十二、三十三、三十六、三十七、四十、四十三、四十七、五十、五十三、五十四、五十六、五十九、六十三、六十九诸篇,主要论述藏象,第四十一、四十四、四十五、六十五、七十一诸篇,主要论述人与天地相应;第四十八、四十九、七十四诸篇,主要论述诊法;第四、三十五、四十二、四十七、五十七、五十八、六十、六十六、八十诸篇,主要论述病机;第十九、二十、二十一、二十二、二十三、二十四、二十五、二十六、二十七、二十八、二十九、三十四、六十八、七十、八十一诸篇,主要论述辨证论治;第六十四、七十二、七十七、七十九诸篇,主要论述术数。

摄生也叫养生,是我国劳动人民长期在生活实践中,总结出来的有关锻炼身体预防疾病的措施和方法。《内经》中关于摄生的方法,归纳起来,主要有以下几个方面:一是保养精神;二是锻炼身体;三是调节饮食起居;四是适应周围环境及避免外邪的侵袭。如《素问·上古天真论》云:"上古之人,其知道者,法于阴阳,和于术数,食饮有节,起居有常,不妄作劳,故能形与神俱,而尽终其天年,度百岁乃去"。又云"虚邪贼风,避之有时,恬憺虚无,真气从之,精神内守,病安从来。"特别是《内经》中有关治未病的观点,更值得注意,如《素问·四气调神大论》云:"圣人不治已病治未病,不治已乱治未乱……夫病已成而后药之,乱已成而后治之,譬犹渴而穿井,斗而铸锥,不亦晚乎!"这种重视预防,通过摄生以达到增强体力,却病延年的思想和方法,是非常可贵的。

阴阳五行学说是《内经》的基本理论之一,它贯穿在祖国医学的藏象、经络、病机、诊法、治则、针道、运气等各个方面。阴阳是对自然界事物和现象对立双方的概括,阴阳学说就是根据阴阳双方的依存互根,对立斗争,消长转化,平衡偏倾等相互关系,说明自然界及人体的生理病理、诊断和治疗等方面的变化规律。如在生理方面,指出"阴平阳秘精神乃治"。在病理方面,指出疾病的发生,是阴阳偏盛偏衰的结果。在诊断方面,指出:"察色按脉先别阴阳"的原则,并将证候、脉象等皆分为阴阳两类,以为诊病之纲。在治疗方面,提出"阳病治阴,阴病治阳"的原则等。这对于总结医学理论和指导医疗实践,有着执简驭繁的作用。五行学说是用木、火、土、金、水五种物质的特性为代表,用取象比类的方法,把人体的脏腑、组织、器官与自然界许多事物相联系,从而说明人体的生理病理现象和诊断治疗方法。如根据五行的相生、相克规律,说明人体五脏等在生理功能方面的相互资生和相互制约关系,根据五脏、五体、五官、五色等方面的五行属性,确定疾病的部位和性质;根据五行与五脏之间的关系,确定治疗原则等。总之,祖国医学运用五行学说借以说明自然界和人体复杂的变化过程,从而确定有效的预防和治疗措施。

脏腑学说,是《内经》论述的重要内容之一,也是祖国医学在生理方面的主要支柱,它是古人在整体观念的指导下,通过观察分析人体的组织结构与功能表现,并根据内脏各个脏器之间的关系及脏器与其他组织之间的联系,以五脏为中心,构成的一个独特理论体系。主要论述脏腑在水谷运化、气血运行、水液代谢、精神活动、生育繁殖等方面的生理功能。这些理论为后世脏腑学说的发展奠定了坚实的基础。

关于诊法,《内经》对望、闻、问、切四诊均有所论述。在望诊方面,除根据五色的浮沉、聚散、泽夭、明暗等,以判断人体生机的盛衰存亡外,还特别强调了望神色的荣枯在临床诊断中的意义。在闻诊与问诊方面,虽无专题论述,但都结合具体病情进行了阐发。如《素问·阴阳应象大论》云:"听声音而知所苦"。《征四失论》云:"诊病不问其始,忧患饮食之失节,起居之过度,或伤于毒,不先言此,卒持寸口,何病能中"。即是强调闻诊与问诊的重要作用。在切诊方面,除对三部九候全身诊脉法及诊尺肤、诊虚里作了阐述外,对一般切脉的部位、时间、方法,平脉与病脉及具体脉象如浮沉、迟数、滑涩、虚实、长短、洪(钩)微、紧缓、芤弦、革牢、濡弱、散细等二十多种脉象,都作了详细的论述,并特别强调了脉象有无"胃气",对判断疾病预后的重要意义。总之,《内经》在诊法方面,已为中医诊断学建立了较为完整的体系。

关于病因病机及疾病的论述,《内经》中占有较多的篇幅。在病因方面,特别指出了正气的强弱是决定疾病发生与否的关键,并对外感六因、内伤七情、饮食劳倦等致病因素,作了较全面的介绍。在病机方面,提出了五脏病机、六淫病机等病机纲领,作为临床"辨证求因"的理论,为后世三因学说及脏腑辨证、八纲辨证等辨证方法的建立打下了基础。在疾病方面,除专题论述了热病、疟病、气厥、咳嗽、腰痛、风病、痹病、痿病、厥病、寒热病、癫狂、周痹、胀病、痈疽等的证候、病机与治法外,还论述了奇病、大奇病、腹中病、痛症、杂病等多种疾病的病症与治疗。

在论治方面,《内经》提出了治病求本、标本治法,同病异治、扶正祛邪、调和阴阳等重要的治疗原则。同时又根据不同病情,提出了许多具体的治疗方法。如"寒者热之,热者寒之,微者逆之,甚者从之"等,特别提出"正治法"与"反治法"的问题,确为经验之谈。这些原则与治疗大法,一直在医疗实践中广泛应用,颇具现实意义。

在针道方面,《内经》对针刺的作用、九针的形状、适应证等,都作了详细的论述。在治疗方面,除对许多病症提出了具体的治法外,还重点论述了针刺手法、穴位及针刺禁忌等有关问题。如针刺手法,介绍了寒热补泻、徐疾补泻、方圆补泻,呼吸补泻、开阖补泻等补泻手法及"九刺"、"十二刺"、"五刺"、"燔针劫刺"等刺法,以适应各种疾病的治疗。在穴位方面,记载有 365 个穴位,除去重复者外,实有 320 余个,在治疗方面,提出了"从阳引阴,从阴引阳"、"以左治右,以右治左"等许多重要原则及针刺禁忌等事项。总之,《内经》在针刺方面的内容,更为丰富,对后世针灸学的发展,提供了宝贵的文献资料。

运气学说,在《素问》中占有相当篇幅,属于医学气象学,其基本内容,是以干支纪年为立论基础,以阴阳五行及六气为理论根据,探讨气象变化的规律,以此观察气象、物候等变化特点及其对人体产生的影响,并论述了运气致病的病机、证候与治疗原则。多年来有不少学者对运气学说进行研究和探讨,取得了一些成绩。也有的学者,提出出生年月的运气与疾病有一定关系,死亡与节气、时辰也有一定关系,值得今后进一步研究。

经络学说:经络学说是研究人体经络系统的生理、病理变化及其与脏腑关系的学说,是中医学理论体系的重要组成部分,是针灸学的理论基础,它包括有正经、奇经、络脉、经别、经筋、经水等主要组成通道,以及与之有关的营气、卫气的循行通道和腧穴四街、四关、四海等重相关内容,共同构成经络系统。经络学说,不仅对针灸学术有着现实的意义,而且在诊断用药方面,也有重要的意义,不可不通。所以古人曾云:治病不明经络,开口动手便错,就是这个道理。

四、《黄帝内经》的学术思想

由于《黄帝内经》是集汉以前医学大成的一部经典性的巨著,其中融贯了许多先进的学术思想,构成了独特的理论体系,为我们学习和研究祖国医学的学术思想,提供了丰富的文献资料,下面就《黄帝内经》学术思想的主要方面,加以概述。

(一)自发的唯物主义观点

唯物主义是一个哲学命题,而哲学问题是任何一个科学工作者不可讳避的问题,正如恩格斯所说:"不管自然科学家采取什么样的态度,他们还是得受哲学的支配,问题在于:他们是愿受某种坏的时髦哲学的支配,还是愿受一种建立在通晓思维的历史和成就的基础上的理论思维的支配。"《内经》的作者们,在理论思维这个问题上,其主要的方面,正是采用了后者,而不是前者。《内经》的作者们,对于客观世界的起源问题上,继承了先秦时期一些唯物主义气一元论的观点,认为万物超原于微小物质的气。如《素问·天元纪大论》云:"太虚寥廓,肇基化元,万物资始,五运终天,布气真灵,总统坤元,九星悬朗,七曜周旋,曰阴曰阳,曰柔曰刚,幽显既位,寒暑弛张,生生化化,品物咸章。"又云:"在天为气,在地成形,形气相感,而化生万物矣。"《五运行大论》又云:"天垂象,地成形,七曜纬虚,五行丽地。地者,所以载生成之形类也。虚者,所以列应天之精气也。"从上文足可证明古人已认识到千态万象的客观世界,都是由气以为化元之本。气分阴阳,气有刚柔,气有幽显,气能生化。从而说明,各种物象,虽有阴阳之分,无非气也。各种物质,虽有刚柔之别,无非气也。宇宙空间,虽有微观与宏观的差异,无非气也。各种物质,千变万化,亦无非气也。实际上这里所说的气,是对客观物质世界的高度概括。这就完全脱离了上帝造物的客观唯心主义思想,建立了唯物主义的思想体系。在这一思想的指导下,《内经》中对自然界一切物体或现象的认识及其对有关医学方面的知识,都是符合唯物主义观点的。《内经》不仅对客观世界作出了唯物主义的解释。同时大胆地提出了"道无鬼神"这一命题,公开向唯心主义的神权思想挑战,并在医学方面又提出所谓的"拘于鬼神者,不可与言至巧"的科学论断。这在我国哲学思想史中不能不说是一个突出的进步。

《内经》不仅对客观世界作出了唯物主义的解释,而且对形神关系问题的阐述,也是符合科学的,如《内经》云:"两精相搏谓之神""血脉和则精神乃居,故神者水谷之精气也""水之精为精,火之精为神","血者神气也",等等。从上文可以看出,本文精神实质是说,神由精血等有形物质所生,由水谷之精气所养,就其基本点来说,它和精神第一及精神与物质并列的二元论等唯心思想,有着本质上的区别。

(二) 朴素的辩证法思想

我国在春秋战国时期出现了许多先进的思想家,产生了朴素的辩证法思想,《黄帝内经》的作者们,把这些先进思想,运用到医学领域中来,这对医学理论的创建和发展,有着非常重要的意义。主要有以下几个方面:

1. 对立互根观

阴阳学说在《内经》中占有大量篇幅,渗透到生理、病理、诊断、治疗的各个方面,阴和阳是属性不同的两个方面。两个方面互相对立,又互相依存,是宇宙事物发展变化的客观规律。所以《素问·阴阳应象大论》云:"阴阳者,天地之道也,万物之纲纪,变化之父母,生杀之本始,神明之府也。"《四气调神大论》又云:"阴阳四时者,万物之终始,死生之本也。"阴阳两个方面由于互根而可以相生,又由于对立而相薄。这一思想是符合客观事物的变化规律,因而也是符合科学的。

2. 生克制化观

五行学说,也是我国春秋战国时期已经形成的哲学思想。它是以五种物质属性为基础,对自然事物以取象比类的方法,用以阐明事物之间的相互关系,因而五行之间存在相生关系,相克关系,在相互制约中相互生化。如《内经》所谓:"五脏受气于其所生,传之于其所胜。气舍于其所生,死于其所不胜"。又云:"气有余则制己所胜而侮所不胜。其不及则己所不胜侮而乘之,己所胜轻而侮之,侮反受邪,侮而受邪,寡于畏也。"就是从病理方面,说明五行之气相互传变的关系,这从某种意义上,是反映了部分的客观规律,但是有一定的局限性。

3. 标本学说

标本问题在《内经》中,不仅有具体的含义,而且有抽象的含义,如《素问·标本病传篇》讲了许多有关标本之病互相传变的有关问题,就是具体的含义。而《至真要大论》又云:"夫标本之道,要而博,小而大,可以言一而知百病之害。"就是说明标本是个规律性的问题,有其抽象含义。从《内经》论述标本的全部内容来看,其精神实质,主要反映了具有定性的阴阳学说不便说明的问题,可以标本说明之。如病人和医生的关系问题,先病和后病的关系问题,都不易以阴阳来说明,故以标本说明之。另一方面又可以反映某些问题的主要方面和次要方面,以及本质方面和非本质方面的问题。所以说其是一种辩证思想,是个理论问题。

4. 变化观

我国古代思想家早已认识到自然事物不是静止不动的,而是发展变化的,不仅看到了事物在数量方面有变化,而且在质量方面也有变化。如《素问·天元纪大论》云:"物生谓之化,物极谓之变,阴阳不测谓之神,神用无方谓之圣"。《六微旨大论》又进一步指出:"物之生从于化,物之极由乎变,变化之相薄,成败之所由也……。成败倚伏生乎动,动而不已,则变作矣。"说明了事物在发展过程中有"生"和"极"两个重要的关节点。事物由于不断在变而达于极点,引起质量的改变,而要"化";由于"化",而才有新的东西产生。这其中的确包藏着一个质量互变的问题。基于这一思想，所以《内经》中认为有关医学方面的许多物象，都不能看作是固定不变的，相反，而应着眼于变，才能符合客观事物的发展规律。

5. 运动观

从以上经文已可看出，古人已认识到事物发展变化的根本原因，在于运动。即所谓"成败倚伏生乎动，动而不已，则变作矣。"在《六微旨大论》又概括地指出了事物的运动形式有"升降出入"。故曰"出入废则神机化灭，升降息则气立孤危。故非出入，则无以生长壮老已；非升降，则无以生长化收藏。是以升降出入，无器不有。故器者生化之宇，器散则分之，生化息矣。故无不出入，无不升降。"这里的出入升降，有的注家从狭义方面解释，似觉局限。唯《素问直讲》注独具只眼，释曰："出入，以神之动静言。升降，以气之上下言。……凡物之生长壮老已，本乎神之出入。出入废，是以无生长壮老已。物之生长化收藏，本乎气之升降。升降息是以无生长化收藏，可见天下有形之物，莫不本乎此升降出入也"。这个解释虽不十分完善，但已指明，出入升降是客观事物的运动形式。而物质的运动形式是不是还有更高级的运动，当然是有的，但在当时的历史条件下，我们不能渴望古人，把这个问题完全讲清楚。但是有一点是很值得注意的，就是"气化"学说，当是指那些微观的运动形式。

（三）天人相参的整体观

从《内经》原文中可以看出。在人与天地自然界的关系这个问题上，从来没有把人看作是在自然界中孤立存在的个体，一直认为人与自然界有着不同形式的联系。如《素问·宝命全形论》云："人生于地，悬命于天，天地合气，命之曰人"。这里所说的"天"，指自然界的天，不是代表上帝意志的天。在《咳论》中也多次提出"人与天地相参"。《灵枢经》中也多次提出"人与天地相参"或"人与天地相应"的命题。说明人体与自然界存在着各种形式的联系。不仅如此，而且通过长期的实践观察和生活体验，发现这种联系是很具体的。如四时递迁，寒暑推移，都对人体生理或病理变化有一定影响。另如每一年的岁气，月亮的圆缺，节气的更换，昼夜的交替等，都对人体有不同的影响。就拿一日来说，《内经》指出："平旦人气生，日中阳气隆，日西而阳气已虚，气门乃闭。"正是说在一日之中，人体阳气的消长和自然界阳气消长的情况是相应的。这些问题，以往多被忽视，近年生物钟说兴起后，又引起人们的重视，不少学者，正在进行探讨。

就拿人体自身来说，《内经》也认为并不是一些孤立物的集合体，而是存在着普遍联系的一个整体如脏与脏、脏与腑、脏腑与经络、脏腑与五官都存在着联系，如肾开窍于耳，已为国内外许多学者所公认，肾主骨问题，也已为临床实践所证实。

总之，《内经》是把人与自然界、人体自身都作为一个系统、一个整体去对待，这就是它的整体观，故现代大物理学家钱学森同志高度赞扬中医理论说："人体科学一定要有系统观，而这就是中医的观点"。

五、《黄帝内经》对后世的影响

《内经》对祖国医学的贡献是巨大的，后世医家不仅在临床方面多以其理论为指导，许多医学著作亦多取材或取法于本书。可以说，两千多年来，中医的各项成就大都是在《素问》与

《灵枢经》的理论指导下,逐步发展起来的。如我国较早的医学著作《八十一难经》,就是在此基础上阐发而成,汉张仲景著《伤寒杂病论》,亦曾参考《素问》、《九卷》的内容,晋皇甫谧所著《针灸甲乙经》,则全是撰用《素问》、《针经》、《明堂孔穴针灸治要》三书。其他如王叔和所著《脉经》,多取材于《素问》的诊法部分,隋巢元方等所著的《诸病源候论》,则大量选取了该书病因病机的内容。自唐以后,历代医家,或以《素问》、《灵枢经》为理论根据,或对《素问》、《灵枢经》的专题加以阐发,使祖国医学的内容更加丰富多彩。如唐孙思邈的《备急千金要方》,宋徽宗赵佶敕撰的《圣济总录》,金刘完素的《素问玄机原病式》,元李杲的《脾胃论》,明楼英的《医学纲目》等,都属于此。近代唐宗海的《医经精义》,恽铁樵的《群经见智录》,以及某些中医基本理论方面的专著等,其基本内容也大都渊源于《素问》与《灵枢经》。

在医学教育方面,《内经》所起的作用也是巨大的。唐初名医孙思邈说:"凡欲为大医,必须谙《素问》、《甲乙》、《黄帝针经》……等诸部经方。"就是说,要做一个高明的医生,必须熟读《素问》、《针经》等书,唐代曾将其列为太医院学习和考试医生的内容之一。如《医经正本书》说:"太医令掌诸生医疗之法……诸生读《黄帝素问》、《针经》、《脉经》,皆使精熟。博士一试,医令、丞并季试也"。宋代太医局规定,大方脉所学医书,也有《素问》、《难经》、《伤寒论》、《诸病源候论》等。近世医学教育中,其所编中医基本理论方面的讲义,也大都取材于《素问》与《灵枢经》。足证本书在学习和传授祖国医学方面,实居重要地位。

在科研方面,目前国内外医学界对祖国医学的阴阳五行、藏象、气血、经络、病机、运气等学说及针刺疗法、扶正祛邪、活血化瘀,正在进行深入的研究,而这些问题的主要理论根据,也都是导源于《素问》和《灵枢经》等书。

《内经》对国外医学也有着较大的影响,特别是对日本和朝鲜的影响较深。自南北朝至隋唐时期,随着中外文化交流日益频繁,许多中医书籍也被传到日本和朝鲜,《内经》就是其中之一。公元8世纪初,日廷曾采取唐制,制定医药职令(《大宝律令》疾医令),规定医学生必修《甲乙经》、《本草》、《素问》、《黄帝针经》等书。至平安朝时代(相当于唐德宗至宋孝宗时),他们的医学也都是根据《大宝律令》,以学习我国的医学为主,其《大同类聚方》百卷,就是以我国的《素问》、《黄帝针经》、《甲乙经》、《脉经》、《本草》、《小品方》等为底本编纂而成。朝鲜的医学制度也曾仿效隋唐,设医学校,置医博士,以我国医书为教本,用《素问》、《难经》、《甲乙经》、《本草经》等教授学生。越南方面,黎有卓撰《海上医宗心领全帙》(刊于1879~1885年)一书,也是将《内经》节录注释的一部大型综合性医书。由于《黄帝内经》中保存了我国医学丰富的理论知识和实践经验,已引起世界许多国家的重视,其部分内容并相继译成日、英、德、法等国文字,现在日本、法国等国亦在翻译注解《内经》。

六、历代版本及对《内经》的校勘与注释情况

《素问》一书,自汉以来,历代多有传抄与翻刻。据皇甫谧《甲乙经》序云,晋时有九卷本,《隋书》经籍志著录有《黄帝素问》九卷,注云:"梁八卷"。另有全元越(《南史》王僧孺传作金元起。《新唐书》作全元起,后皆用此名)注八卷本,《新唐书》与《旧唐书》记载,唐代有八卷本,全元起注九卷本,另外有王冰次注二十四卷本。《宋史·艺文志》载有王冰二十四卷本,全元起八卷本,据林亿等《素问》新校正云,王氏本与全氏本并不一致,全本除有缺卷外,所存篇目、内容及篇次,多与王本不一。如王本第一卷"上古天真论篇",全本在第九卷。王本卷

十四"刺要论篇",金本在第六卷"刺齐论篇"中等。自宋以后,原本及全注本皆佚,惟余王冰次注本。今存《素问》版本尚有:宋刻十二卷本,金刻二十四卷本(已残),元至元胡氏古林书堂刻十二卷本。明代有:正统道藏五十卷本,鳌峰熊宗立氏种德书堂仿元本重刻十二卷本,嘉靖间赵简王朱厚煜居敬堂刻十二卷本,嘉靖二十九年庚戌(1550年)武陵顾从德翻宋刻本二十四卷本,嘉靖后影宋二十四卷本,万历十二年甲申(1584年)绣谷书林周日校刊二十四卷本,周对峰刻本,书林所重刻熊氏种德堂十二卷本,万历二十九年辛丑(1601年)新安吴勉学校勘医统正脉二十四卷本等。清代有:四库全书二十四卷本,道光二十九年己酉(1849年)据蒋宝素家藏宋刻本重刊二十四卷本,咸丰二年壬子(1852年)金山钱熙祚氏守山阁校刊二十四卷本,光绪十年甲申(1884年)京口文成堂仿宋刻本二十四卷本等。民国期间有《四部丛刊》二十四卷本,《四部备要》二十四卷本等。建国后有:1955年商务印书馆据《四部丛刊》校勘改正铅印二十四卷本,1956年人民卫生出版社据明顾从德翻木刻本影印二十四卷本,1963年人民卫生出版社据明顾从德本校翻铅印二十四卷本。此外,尚有日本刻本:田中清左卫门刊十二卷本,安政三年(1856)年度会常珍翻刻顾从德二十四卷本,安政四年(1857年)山城屋任兵卫刊二十四卷本等。朝鲜刻本有:1615年内医院刻本等。以上版本,对《素问》的校勘,颇有参考价值。

　　唐以前的古代书籍,多为简书或帛书,由于年代久远,很容易错落佚失或损坏,致使文讹义失,且由于古今时代不同,文字语言不断变迁,所以对古书进行校勘整理,一直为历代学者所重视。据现有文献记载,对《素问》的校勘整理,是从隋唐时期,唐王冰鉴于《素问》"世本纰缪,篇目重叠,前后不伦,文义悬隔",于是将其内容讹误处,经过分合增删,校勘整理,分成二十四卷。现存《素问》版本,都是据王冰次注本传刻而成。经过王氏整理,确实纠正了一些错讹,但也难免有臆断之处。至宋代,仁宗景祐二年(1035年),丁度等曾校正《素问》(见《玉海》),高若讷也曾著有《素问误文阙义》(见《宋史·艺文志》),惜皆失传。至仁宗嘉祐二年(1057年),国家设立校正医书局,曾校正多种医书,经高保衡、林亿等校正的《素问》,为现存最早的校勘本,其中多引用《难经》、《脉经》、《甲乙经》、《太素》及《素问》别本与全元起注本之文互为对勘,颇有益于后学。至清代,许多学者和医家,从版本和训诂学的角度,对《素问》一书又进行了大量校勘工作。如胡澍《素问校义》,俞樾《内经辨言》,孙诒让《札迻》卷十一,顾观光《素问校勘记》,张琦《素问释义》,沈祖緜《读素问臆断》(稿本),冯承熙《校余偶识》,江有诰《先秦韵读》中《素问》之部等。其中俞樾、孙诒让等对经学训诂甚有研究,江有诰颇通音韵学,顾观光既是世医,又颇知天文历法,所以,他们在训校方面的见解,确有许多值得参考之处。此外,日人度会常珍的《校讹》;丹波元简的《素问识》,丹波元坚的《素问绍识》,收取诸家论述,或兼以己按,亦颇有可取之处。建国后,许多学者也对《素问》作过不少校勘方面的工作,如人民卫生出版社出版的校勘本等,对学习与研究《素问》,都有一定帮助。

　　对《素问》的注释,则当首推梁人全元起,他对本书进行了全面的注解,至宋时尚存,后亡失。此后,隋唐时期杨上善,将《内经》撰为《太素》三十卷,分类名篇,加以注释,亦颇可参,惜已不全。唐人王冰,除对《素问》进行整理外,还全面做了注释,其注文虽有个别不当之处,但对经义颇多阐发,为后学所宗,是现存最早的全释本。明代马莳著《素问注证发微》对经文也有一定发挥。吴崑著《吴注素问》,对某些经文有比较深入的理解,惜有主观臆断擅改原文之处。张介宾谓《素问》与《灵枢》两书,互有启发,相为表里,乃将其"合两为一",分类编纂而成《类经》,共三十二卷,张注在王、马、吴等注解的基础上进一步发挥,详而不乱,颇为后人称道。张氏还将同类词语要言辑为会通,亦颇便于检索。李念莪《内经知要》乃是选取《素问》、《灵枢》的重点内容,分为八类,辑成上、下两卷其注释虽无重要发挥,对于初学者亦较方便。清人张志聪与其门人三十余人,集体对《素问》进行注释,名曰《素问集注》,由于该书为多人所作,故其注文亦有可参之处。其后志聪门人高世栻,以为志聪集注,喻义艰深,晦而不明,另为注解,名曰《素问直解》,虽无过多发挥,文义却较明畅。此外姚止庵的《素问经注节解》,薛雪的《医经原旨》,汪昂的《素灵类纂约注》,黄元御的《素问悬解》等,也有许多可参之处。建国以后,在党的中医政策的感召下,加强了对祖国医学文献的继承发掘工作,对《素问》一书,除编写了一些选注译释外,全面进行注释的有:山东中医学院的《黄帝内经素问校译》、《黄帝内经素问语释》,南京中医学院的《黄帝内经素问译释》,各书参考诸家之言,对经文加以注释,并用语体文翻译,对学习和研究《素问》也有很大帮助。

《灵枢》一书,同《素问》一样,历代多有传抄翻刻。汉、晋时称之为《九卷》、《针经》,是即九卷本,《隋书·经籍志》著录有《黄帝针经》九卷,注云:"梁有《黄帝针灸经》十二卷"。或为该书之别本。《旧唐书·艺文志》著录有《黄帝针灸经》十二卷,灵宝注《黄帝九灵经》十二卷。《新唐书·艺文志》著录有《黄帝针灸经》十二卷、《黄帝针经》十卷。《宋史·艺文志》著录有《黄帝灵枢经》九卷,《黄帝针经》九卷;另有《黄帝九虚内经》五卷,或是减文别本。又郑樵《通志·艺文略》著录尚有灵宝注《黄帝九灵经》十二卷、《宝应灵枢经》九卷。现在流传下来的《灵枢经》,是南宋史崧在公元1155年献出的"家藏旧本",还是高丽所献的《针经》更名《灵枢经》延续下来,有待进一步考证。但是据《玉海》引《中兴馆阁书目》所记,《灵枢经》以"精气"为首,《针经》以"九针十二原"为首。而今本《灵枢经》仍是以"九针十二原"为首。从北宋元祐八年(1093年)诏颁高丽所献《针经》到史崧所献所谓"家藏旧本",只有六十多年的时间,因此很有可能今传《灵枢经》,即高丽所献《针经》更名而成。从历来文献考证,诸本虽有些小的差异,如篇目排列顺序,异文异体等,但大体内容是一致的。自宋以后,他本皆佚,惟存今本《灵枢经》,元、明两代翻刻本尚有:元至元五年己卯胡氏古林书堂刻十二卷本。明、清两代《素问》刊本,大都兼有《灵枢》,故其版本情况,大致与《素问》同。建国后,有1955年商务印书馆铅印本,人民卫生出版社影印明赵府居敬堂刻本。

对《灵枢经》的校释,较之《素问》为少。除《太素》外,系统全文注释该书者,当首推灵宝,惜已佚失。今所存者,除《素问》与《灵枢经》混合分类注释者,尚有马莳《灵枢注证发微》、张志聪《灵枢经集注》、黄元御《灵枢悬解》。提注式的有丹波元简《灵枢识》。《灵枢》与《素问》混合分类、节选注释情况,可见上文《素问》注释情况,建国后有山东中医学院《灵枢经语释》,陈璧琉、郑卓人合编《灵枢经白话解》,河北新医大编《灵枢经校释》,对学习研究本书,均有一定帮助。

王冰注《素问》之研究

一、王冰所见几种《素问》古传本

据今存《素问》王冰自序所云,当时曾见到并收集了《素问》的多种传本。关于王序所言此事,历代学者或有疑之者。然从行文叙事内容分析,不似作伪者故作之离奇荒诞说,应信其为实。现对序中所言诸本,聊为分析。

1. 世本

世本即社会上通行之本。据王冰所言,此本问题较多,如序文云:"而世本纰缪,篇目重叠,前后不伦,文义悬隔,施行不易,披会亦难,岁月既淹,袭以成弊。或一篇重出而别立二名;或两论并吞而都为一目;或问答未已,别树篇题;或脱简不书,而云世阙。重经合而冠针服,并方宜而为咳篇,隔虚实而为逆从,合经络而为论要,节皮部为经络,退至教以先针。诸如此流,不可胜数。"对此序文所言种种,近代注家,多有解说,今不讨论,但从中尽可看出,世本存在问题较多。一者,从总的方面看,纰缪重复处较多;二者,文字间多有"前后不伦,文义悬隔"处,并举出一般例证四条;三者,又举出具体篇目例证六条。堪称言必有据。

从诸多具体例证看,大都与后来林亿等所举全元起本相同,但亦有不相同处。如"重经合而冠针服"一句,按前后行文惯例,"针服"二字,应为篇。然王注本《离合真邪论》一篇新校正云:"按全元起本在第一卷名'经合',第二卷重出名'真邪论'"。据此,则王氏所见世本,虽与全元起注本相似,但亦不尽同。

2. 张公秘本

据序文云:"时于先生郭子斋堂,受得先师张公秘本,文字昭晰,义理环周,一以参详,群疑冰释。"此所言郭子,身世里贯均不详。又先师张公,亦不详,或言为张文仲者;亦臆度之也。从而说明,此一传本,郭先生或得之于张公。又据序言所云,此本在文字与义理方面,均较明了完好。根据上述情况的分析,此一秘本,很有可能是在六朝传本的基础上,经后人或张公加以整理,只在少数人之间流传的一种秘而未宣的传本,后为王冰所得。虽然后人对此本或有微词,但据王冰所述之来路,不似一般有意作伪之书。因此,在未有确证之前,不易断其为伪。

3. 王冰收藏之别本

在王冰注本之注文中,有据别本所出校文近30条,如《生气通天论》:"烦则喘喝。"王注:"喝,一为鸣。"《诊要经终论》:"中肾者七日死。"王注:"一云十日死,字之误也。"《经脉别论》:

"一阴至,厥阴之治也。"王注:"一或作二,误也。"《刺腰痛篇》:"刺肉里之脉……在太阳之外,少阳绝骨之后。"王注:"一经云:少阳绝骨之前,传写误也。"《厥论》:"阴缩肿,内热。"王注:"内热,一本云外热。"如此等等,凡言"一为"、"一云"、"或作"、"一经"、"一本"者,皆据别本相校。是知王冰除有前述之本外,另有诸多别本,并曾互为参校,故得出此校文。然此诸本之详情,均不得而知,若据新校正所出全元起本证之,仅知其与全注本在文字间亦互有差别。似此等本,亦当为唐以前之传本。

4. 第七卷单传本

《素问》第七卷亡已久矣。又据宋臣林亿等所见全元起注本,又有实物可证。而王冰序则云:"虽复年移代革,而授学犹存,惧非其人,而时有所隐,故第七一卷,师氏藏之。"详"师氏",学官或教师之称。如唐·陈子昂《为人陈情表》:"老母悯臣孤蒙,恐不负荷教诲,师氏训以义方。"授学者,传授学问之事。又序称"惧非其人,而时有所隐"。根据文义,此第七卷中运气七篇大论文,亦非社会上通行之文,仅是在少数人手中师徒传授,故此言师氏,疑系王冰亲授之师。且据今存本运气七篇大论注释中诸多精辟之见,则王冰或兼受师氏所讲授。

据上文可见,王冰所掌握之《素问》版本,不仅有一般之通行本,且有诸多古传别本,又得张公秘本及师氏所授第七卷运气七篇大论文本。为后来次注《素问》一书,奠定了良好的基础。

根据上文分析,《素问》一书唐以前及唐代存世之古传本情况,似可作出如下推断。

第一,魏晋以来之传本,已有所亡失。因此,在隋、唐史志中有记八卷者,以有缺卷也,记九卷者,按原篇序数著录也。

第二,六朝以来至唐代,有诸多不同版本存世及流通;也有个别或经后人整理之本,在少数人中传抄,而成为秘本。并有所谓缺失之七卷独本,亦在少数人中秘传。

第三,王冰个人曾具有多处传本及不同版本。故其所注《素问》,有一定版本基础。

二、王冰注《素问》简议

《素问》一书在王冰注释之前,除全元起训解本及《太素》中与《针经》类编本外,从杨、王注中间有"或曰"类字样,亦或别传本中,或有不同程度的注文。即全元起注本,从今存王冰注及新校正引文分析,或系不甚详备,故后皆佚。王冰注本,除对原书篇次文字的整理,使之更为系统、畅达之外,在注释方面,也取得了极大成就。概括地讲,经过他十二年的艰苦努力,除对全文进行系统地注释这一伟大创举外,其成就主要表现于以下几个方面。

(1)摄生方面,多以《老》、《庄》学说为本,发皇《素问》原文"恬憺虚无"及"精神内守"的养生观。此在《上古天真论》一篇中,体现得尤为明显。

(2)对阴阳学说方面,显示了辩证方法的某些最基本的观点。如《阴阳应象大论》"阴阳者天地之道也",注文引《易·系辞》"一阴一阳之谓道"文相印证。又有注云:"虽阴成形,阳化气,一过其节,形气被伤。"这时所谓"一过其节",与经文中所谓"极"之含义亦同,反映了阴阳相为转化的主要条件。似此类注文,均体现王氏对先秦、两汉以来阴阳学说辩证法思想的继承。

(3)对天文历法方面之注释,尤为详尽。此在《六节藏象论》之前段及运气七篇大论有关此类经文的注释中,体现得尤为明确。如《六节藏象论》"日行一度,月行十三度……积气余而盈闰矣"一段,注文达 530 余字。体现其在该领域中学术造诣较深。

（4）在病候、病机注释方面,多以经络学说为理论基础。如《风论》、《痹论》、《痿论》、《刺疟》、《刺热》、《刺腰痛》等篇,均有较多篇文,引用经脉内容,说明其发病机理。

（5）对腧穴的注释,引证资料甚多。如《气府论》、《气穴论》、《骨孔论》、《水热穴论》等篇,最具有代表性。其注文,多引《甲乙》、《明堂》、《黄帝中诰孔穴图经》、《经脉流注孔穴图经》等书,尤以后二书引用为多,据初步统计,有近 300 个穴位。因二书皆古《明堂》之衍化本,今皆佚。故这些引文,对考证腧穴有重要学术价值。

（6）对运气篇的注释,尤为详尽,说明王冰对运气学说有较深入的研究。故王冰注与运气七篇大论,已成为研究运气学说重要文献依据。

（7）对某些医学理论的阐发,有重大突破性发展。如治则方面,在《至真要大论》有三条注文,具有重大学术价值。如①释"反佐以取之"云:"甚大寒热,则必能与违性者争雄,能与异气者相格,声不同不相应,气不同不相合,如是则且悍而不敢攻之……是以圣人反其佐以同其气。"为"反佐法"进行了理论上阐发。②释"谨守病机,各司其属"一段云:"夫寒之不寒,责其无水;热之不热,责其无火。热之不久,责心之虚;寒之不久,责肾之少。有者泻之,无者补之;虚者补之,盛者泻之。"为"各司其属",作出了具体及理论上的解释。③又后注对此文进一步注释云:"言益火之源,以消阴翳,壮水之主,以制阳光。故曰求其属也。"此文后成医家之重要名句,并作为一条重要治疗法则。

（8）医理阐发,仍为王冰注释中之重点,且对后世影响较大。后世注《素问》者,如马莳、吴崑、张介宾注本中,均不同程度地明引、暗引、节引王冰注,或师其意而不拘其文等方式,引用王冰注文。如《素问吴注·上古天真论》注,吴氏暗引及意用王冰注文达 20 处左右。李念莪《内经知要》中,亦多暗引王冰注文。

（9）另为《释文》一卷,或释字词音义者。据《新唐书·艺文志》著录王注《素问》之后又"《释文》一卷",注:"冰号启玄子。"此书内容不详,今存林亿校定本,每卷末有"释音"若干条不等,其内容除个别有不详者,皆为《素问》原文与王冰注文中字或词语。注释内容有单释者,有音、义并释者。释音为直音与反切两法。反切法用字多与《广韵》同。详《广韵》一书,成于宋真宗年间,书中多保存宋以前旧文。释义内容,尽与王冰注释义同。唯卷九收《热论》之"谵"字,与王冰注异,而与新校正引杨上善注同。故此"释音"是否系王冰"释文"一书,为后人并入卷中,尚待再考。

（10）王冰注引书,保存了部分古医籍旧文及佚古医书遗文。王冰注中所引书,有儒家如《周易》、《礼记》等,诸子如《老子》、《庄子》等,历算如《律书》、《汉书·律历志》、《历忌》等,道教术数如《三备经》、《遁甲经》、《抱朴子》等。在医籍中引用较多者为《针经》、《甲乙经》、《黄帝中诰孔穴图经》及《经脉流注孔穴图经》。《针经》、《甲乙经》二书,今尚有传本,然其引文,皆源于唐本,故多可为校勘今本之依据。而二《图经》则久佚,故实可借此以辑其部分遗文。

根据以上几点,王冰注所取得的成就,自不当置疑。然其不足之处,亦不少见。例言之如:

反映其神学观念处,如《上古天真论》释"黄帝成而登天"文,言黄帝白日升天事,当源于《史记·封禅书》所记。详此事原亦不经之谈,岂能成为史实？又该篇注"虚邪贼风,避之有时"，引《灵枢·九宫八风》之"太一游"义，《气交变大论》注五星逆顺之"省下"文时，亦云省察万国人吏侯王之德与过。皆为受神学观念及占星术之影响，而陷入唯心。

误释之处，亦时有所见。如《生气通天论》释"足生大丁"（按丁即"疔"之假借）为"丁生于足"，已为新校正订正。又如《阴阳应象大论》"观权衡规矩而知病所主，按尺寸观浮沉滑涩而知病所生，以治无过，以诊则不失矣。"王冰将"以治"二字连上句，"无过"二字连下句，如此误读，故释文亦误。凡此类误释，林亿等新校正多有所订正。明清注家，特别如清代胡澍之《素问校义》、俞樾之《读素问余录》、孙诒让之《札迻·素问王冰注》等，均有所考订。

另有缺释或略而未论者，亦间有之，后人或有谓"有注等于无注"者，则未免毁之甚矣。总之，王冰之注，虽有诸多不足之处，然终不可因此而掩没其成就。欲为此历时既久，篇幅且长，旨意深奥之医经作注，而不有一失者，亦难矣。

根据上述种种，《素问》一书，汉晋间传本，已有所亡失，且"文多重复，错互非一"。王冰次注，在祖本的基础上，进行了全面的整理，虽非《素问》旧貌，然较原本更为系统，文字方面，亦较通顺，便于习读，且保存了运气七篇内容，否则，亦有可能佚而失传。至于王冰次注之宗旨、使用的版本及整理的方法等，从以上所述，足见其皆有所据，故应充分肯定王冰的此一功绩及王注本的成就。当然，其失误之处，亦不鲜见。此种历史的及个人知识的局限性，亦在所难免。

刊于《中医文献杂志》2003 年第 1 期

王冰次注《素问》探讨

王冰次注后经宋臣林亿等校定之《黄帝内经素问》，为今存唯一《素问》传本。由于该本曾经王冰祖本的基础上，进行过齐整、补订及改移等，形成了一种新的版本系统，而且是宋以后存世的唯一版本系统，其他版本，在唐宋之时均相继佚亡。因此，对王冰次注本基本情况之分析探讨，具有重要文献研究的学术价值。

一、对王注本使用底本与校本的探讨

关于王冰次注《素问》所用之底本与校本，从王冰自序中所言诸本，已可见其端倪。下文再分别简述。

1. 对底本之推断

历来整理古籍诸家，自汉代刘向校书为例，无不注意"备众本"。今据王冰自序，亦见其对版本的搜集，亦颇费苦心，他不仅搜集到多种不同版本，而且对诸多版本进行了分析考证，比较优劣。从中可见，在诸本中，存在问题较多的是"世本"，比较满意的是"张公秘本"。因此，可以认为，王冰之次注本，必当选"张公秘本"为底本，此为最一般之做法。

原自序云："张公秘本，文字昭晰，义理环周，一以参详，群疑冰释。恐散于末学，绝彼师资。因而撰注，用传不朽。"详"文字昭晰，义理环周"二句是互词，"昭晰"，清楚，明白也。"环周"，周密，严谨也。就是说此本在文字与义理方面均较清楚明白，周密严谨，是对"张公秘本"的肯定。"恐散于末学"一句。承上文而来，此义重在言"张公秘本"恐散于浅薄者之手，而"绝彼师资"，遂起下文曰："因而撰注，用传不朽。"根据这一段文字上下文之承接与因果关系，亦完全有理由认为，王冰次注是以"张公秘本"为底本的。

关于"张公秘本"的渊源问题，王冰并未作具体说明，我们只能从现存本中，寻求些线索。观今存王冰注本，亦不难发现底本中的某些情况。

第一，全元起本及《甲乙》、《太素》中所无之篇文，而王注本中有者，或"张公秘本"中已有之。如《六节藏象论》前一段论"六六之节"文七百余字，新校正云："全元起本及《太素》并无，疑王氏之所补也。"又如，《疟论》篇自"此邪气之客于头项，循膂下……卫气之所在，与邪气相合，则病作，故"一段八十八字，此前新校正云："按全元起本及《甲乙经》、《太素》自'此邪气客于头项'至下'则病作，故'八十八字并无。"似此等王冰未言其补，又全注本、《甲乙经》、《太素》中均无，在别篇中亦不见之文，恐非王冰杜撰，疑底本中或有之。

第二，详全元起本，已知无"运气七篇大论"内容，晋皇甫谧《针灸甲乙经》及唐杨上善《黄帝内经太素》二书，皆可谓《黄帝内经》之别传本。据今存本内容分析，其原用《素问》底本中，亦无运气方面内容。而今存王冰次注本中，所存运气七篇，前人多以为系王冰所加，然在运气七篇中,有王冰对校核记,可证王冰见运气内容,至少有两本,除其在序文中所云之单行本外,另一本则极有可能在"张公秘本"中已有此内容,以此推论,"运气七篇大论"认定为王冰所加,未必如是。

第三,底本虽经前人整理,较别本为佳,但仍有些篇文,义不相接。在《阴阳应象大论》、《平人气象论》、《血气形志论》、《刺热篇》、《评热病论》、《逆调论》、《厥论》、《腹中论》、《病能论》、《至真要大论》等篇注文中,王冰均以理校的方式,提出了篇文存在的问题。如《逆调论》"主卧与喘也",王冰注:"寻经所解之旨,不得卧而息无音,有得卧行而喘,有不得卧不能行而喘,此三义悉缺而未论,亦古之脱简也。"类似此等问题,诸本皆同,底本亦犹是,故无据可补,只得缺疑。盖恐脱失已久,难以复原。

第四,今本原文中有避南朝梁代之讳字。在今存王冰次注本中,有大量避宋讳处,皆当出于宋臣之手。在王冰注文中,亦发现避唐讳处。如《玉版论要》篇:"治在权衡。"王冰注:"当揆度其气,随宜而处疗之。"此避唐高宗李治讳,注文中以"疗"字代之,与杨上善《太素》注之处理方法亦同。又如《异法方宜论》:"故其民皆致理而赤色"、"其民食杂而不劳"。此二"民"字王注皆作"人",此避唐太宗李世民讳。

另有一明显之讳字,为逆顺之"顺",《素问》一书中,除运气七篇大论外,余篇除少数几处有回改者外,均作"从"字。而《甲乙经》与《太素》中,则仍作"顺",《灵枢》中诸文之"逆顺"字,亦如是。故知"从"为避讳字。

详避帝讳"顺"字者,其为南朝之梁代,梁武帝父名"顺之",故改顺为从。如《梁书》称顺阳郡为南乡;《南齐书》顺字,多易为从。既然此讳字为避梁武帝父名,对"张公秘本"之渊源,似可作出以下设想。此本不管出于何人之手,其采用之祖本,亦必系梁代传本。也就是说,此一传本,绝不会早于梁代。更有可能在梁以后,为某一医家,在梁代传本的基础上,进一步整理而成。

2. 对校本的分析

在王冰注文中,有诸多据别本校文近 30 条,凡此校勘之内容,大致有两种情况。

(1) 对异文之校勘。异文校勘,占校文条数之绝大多数。如:

①《诊要经终论》:"中肾者七日死。"王注:"一云十日死。字之误也。"又"中肺者五日死。"王冰注:"一云三日死,亦字误也。"

②《刺腰痛》:"衡络之脉。"王注:"一经作衡绝,传写鱼鲁之误也。"

③《长刺节论》:"刺两髃髎。"王注:"髎一为髀,字形相近之误也。"凡此等校例异文,王氏特提出"字形相近"说,以说明致误之原因。

④《厥论》:"阴缩肿,胻内热。"王注:"胻内热,一本云胻外热,传写行书内外误也。"

⑤《刺腰痛篇》:"刺厥阴之脉。"王注:"厥阴,一经作居阴,是传写草书厥字为居也。"

⑥《针解篇》:"深浅在志者。"王注:"志,一为意,志意皆行针之用也。"

凡此等异文,则属文异义同者,故王注之义,亦得两通。

⑦《藏气法时论》:"(脾病)下晡静。"王注:"一本或云日中持者,谬也。"

⑧《宣明五气》篇:"并于脾则畏。"王注:"一经云机也。"

⑨《骨空论》:"立而暑解。"王注:"一经云起而引解。言膝痛起立,痛引膝骨解之中也。暑、引二字其义则异,起、立二字其意颇同。"

按以上三条校例异文，其致异之因，则很难用近人传抄笔误所能解释，似此等例，应属不同传本系统中异文。说明在唐代诸传本中，由于其祖本渊源不同，已可体现版本之不同系统。

（2）对篇次部居之校勘。篇次部居之校勘，即篇文所在不同篇次部属之校勘。如：

《通评虚实论》："帝曰：形度、骨度、脉度、筋度，何以知其度也。"王注："形度量《三备经》。筋度、脉度骨度，并具在《灵枢经》中，此问亦合在彼经篇首，错简也。一经以此问为'逆从论'首，非也。"

详本条校文，足以说明，这决不是近人抄录随意移改，而是古传本中之不同系统版本。唯仅此一例，尚难看出其他篇文的情况。但结合以上异文校例，足可证明，王冰所见诸本，并非一种版本系统，当是无疑的。

仅从以上所举王冰注中之校文，结合其自序所举种种，对唐代存世之诸版本中，在篇次与篇文方面的差异，自可见其一斑。

二、王冰次注本整理条例之解析

关于王冰次注本的整理条例，在其自序中作过明确的说明，此种体例，乃序文兼具凡例之本。今逐条为之举例解析。

1."简脱文断，义不相接者，搜求经论所有，迁移以补其处"

如《腹中论》："帝曰：人有身体髀股胻皆肿，环脐而痛，是为何病？岐伯曰：病名伏梁（此二十六字错简在《奇病论》中，若没有此二十六字，则下文无据也。新校正云：详此并无注解，尽在下卷《奇病论》中。——笔者按：按括号内为王冰注及新校正语，下同），此风根也（此四字此篇本有，《奇病论》中亦有之）。其气溢于大肠，而著于肓，肓之原在脐下，故环脐而痛也。不可动也，动之为水溺涩之病。"

详此段文字，在《奇病论》中除个别虚词不同外，余皆同。王冰注又云："此一问答之义，与《腹中论》同。以为奇病，故重出于此。"今按本篇中文，若不有王冰据《奇病论》所补之二十六字，则前后文无法连接。此正合本条之义。

2."篇目坠缺，指事不明者，量其意趣，加字以昭其义"

按此言"篇目坠缺，指事不明者"，针对篇混乱而言。目，标题、题目也。下文言"别目以冠篇首"，与此义同。此指篇名有缺失而旨意不明者。如：

（1）《离合真邪论》机关报校正云："按全元起本在第一卷，名《经合》，第二卷重出，名《真邪论》"。又据序言中云："重经合而冠针服。"即是说有的本中重复《合经》一篇的内容，而又另加篇名，谓之《针服》。然详今《离合真邪论》中并无"针服"之文，而《八正神明论》起首文有云："黄帝问曰：用针之服，必有法则焉。"是知文题不相应，故王冰另为命名。

（2）序文中又云："合经络而为论要。"近人刘衡如先生云："络当作终，论当作诊，形近而误。"按刘先生此一分析亦不无道理，但新校正引文，不见全元起本有此篇名，故不一定为全本篇次，因此王冰序文，未必有误，疑在古传世本中，有此误名，后为王冰所改。

以上两例，均可说明在古传本中，由于传抄日久，篇目坠缺所造成的篇名混乱的现象，在王注本中,则为之订正。

3."阙漏名目者,区分事类,别目以冠篇首"

此指古传本有因传抄日久,篇名缺失,遂将篇文误合者。如《宝命全形论》,新校正云:"按全元起本在第六卷,名《刺禁》。"又《刺禁论篇》,新校正云:"按全元起本在第六卷。"此两篇新校正虽未明言全元起本相并,但从题名分析,两篇在同题下,然两篇内容,并不相同,或古传本中两篇相次为序,而脱一题名,遂并为一篇。故王氏别立《宝命全形论》一篇,以言语中"君王众庶,尽欲全形"、"人生于地,悬命于天"等语,故名。

4."君臣请问,礼义乖失者,考校尊卑,增益以光其义"

此指黄帝与岐伯等君臣问答,有不合礼义处,则通过考评与校订,增补文字,以显耀其义,光,显耀也。如:《上古天真论》"昔在黄帝,生而神灵,弱而能言,幼而徇齐,长而敦敏,成而登天"一段。

详丹波元坚先生《素问绍识》云:"以上六句,疑王氏所补,非古经之言语,何以言之?此篇全氏训解在第九卷。倘使其本果有此六句,则是帝始末退在末卷,万无此理。盖王氏移天真论置之于八十八世之上,并添改其起语也。其文取之于《史记》、《大戴礼》及《孔子家语》,改'聪明'作'登天',冠以'昔在'二字,盖摹信'尧典'序,而承以'乃问于天师曰'一句。组织之良,自不可掩矣。顾全氏之旧犹是,不过'黄帝问曰'四字而已。林亿等专奉王氏,如此七句,既信为古经之真,故置而不校也。小岛春沂曰:《千金方》作'黄帝问于岐伯曰'七字。《遐年要抄》引《太素经》亦同。"

按丹波先生的此一解析,亦可谓有持之有据,言之成理。结合本条立例之义,正可为说明王冰增补此文,找到理论上的依据。

5."错简碎文,前后重叠者,详其指趣,削去繁杂,以存其要"

本条有二义,一者错简碎文,二者前后重叠,皆在削去之例。

(1)错简碎文。此类情况在王注本中因无具体交代,已很难考证。但有些古籍中有少量引文,今王注本不具者,亦或为王冰删去。如:

隋·萧吉《五行大义》卷三第四论配脏腑:"《素问》云:皮应大肠,其荣毛,主心;脉应小肠,其究荣色,主肾;筋应胆,其荣爪,主肺;肉应胃,其究其荣唇,主肝;腠理毫毛应三焦、膀胱,其荣发,主脾。"又云:"春无食肝,夏无食心,季夏无食脾,秋无食肺,冬无食肾。"凡此诸文,今《素问》中均无,或古传本中有之。

又丹波康赖《医心方》卷三第一:"《素问经》云:千病万病,无病非风。"

类似此等遗文,在别书引之,古经亦或有之。但此类引文,亦有作义引或节引者,则难为考。故今亦难以确认。

(2)前后重叠。在今见王冰注本中,除少量文句或个别病候有重出者外,如全元起本中那种大段甚至整篇重叠者,已不复见。至于王冰所用祖本中,即或有之,亦皆削去,无复繁杂之文矣。

6."辞理秘密,以粗论述者,别撰《玄珠》,以陈其道"

新校正云:"详王氏《玄珠》,世无传本,今有《玄珠》十卷,《昭明隐旨》三卷,盖后人附托之文也,是非王氏之书,亦于《素问》第十九卷至二十二四卷,颇有发明。"

详今王注本卷十九至卷二十二四卷,为运气七大论文,而今存明《道藏》本《玄珠秘要》一书,亦言运气者,林亿等所云,当指此。又详观其序,甚为怪诞。附托之技颇显,亦合新校正说,兹不详论。详审王冰此条,只言"辞理秘密,难粗论述者",并未言专指运气诸文,又王冰自言"第七一卷,师氏藏之",既为《素问》遗卷之文,又何得"别撰《玄珠》"?故细味此条文义,故名《玄珠秘语》。王氏《玄珠》,今已难考矣。亦或如自序所言,该书乃是对《素问》文简意博及理奥趣深处的发挥之作。

7. "凡所加字,皆朱书其文,使今古必分,字不杂糅"

此条尽可说明王冰对《素问》一书的整理,取十分审慎的态度,故仿南朝梁人陶弘景《神农本草经集注》之例,将今古文以朱墨分书之法,加以区别,可以使原本中的文字和王氏自加之文不至于混淆。

然而此种朱墨分书的方法,抄写不便,故后来诸传抄本,恐皆成墨书之体。即宋臣林亿等所见之传本,亦或尽为墨书。详今本《素问》中,唯《六节藏象论》一篇"不分邪僻内生,工不能禁"十字,王冰自言"今朱书之",余者属王冰自加之文,已难辨矣。

通过以上对王冰校本及整理条例的分析,不难看出,王冰对《素问》一书的整理,不仅有"广备众本"这一先决条件,而且其行事亦为审慎,方法亦较合理。凡所校定文字,皆有所本;改移之处,亦有依据;今古文字,朱墨分书;疑而无据者,缺以待考。因此,王冰次注本较之原用诸本,尤为完善。

刊于《中医文献杂志》2001 年第 3 期

《素问》"从"、"顺"二字考

尝读《黄帝内经·素问》，正文中凡当用"顺"字者，除运气七篇及少数几处用了该字外，余皆作"从"字。然考之于《针灸甲乙经》与《黄帝内经太素》，除《甲乙经》有个别地方作"从"字以外，余者皆作"顺"字。又，《灵枢经》中，凡需用"顺"字处，则均用本字。当然，如果仅从字义上看，"从""顺"二字是可以互训的，但在上述三书中如此大量地出现文同而字异，则非一般行文时个别字之互用。因此，用互训之说则难以解释这个问题。后读有关避讳学诸书，而恍然有悟，始知此乃因古之避讳所致。

《避讳录》记梁武帝云："帝父名顺之。《易·革》象曰：顺乎天而应乎人。武帝诏作：应天从人。避讳改也。"《史讳举例》："武帝父顺之，《梁书》称顺阳郡为南乡，《南齐书》顺字多易为从。"又，《辞通》亦云："梁武帝父名顺之，故子显修史，凡顺字多改为从，如《天文志》太白人从行，荧惑从行，岁星、太白俱从行之类，多至不可枚举，今显达传作顺阳，乃校书人改正之。"《素问》一书，曾经梁人手笔，避讳改字，当属常例。

但今本《素问》中，除运气七篇外，尚有作"顺"字者数处，现逐一分析之，《上古天真论》"气从以顺"这个"顺"字若作"从"字，似于文韵难安，当是别作别字。若试为臆断，亦或作"循"，循亦顺也，循顺谐专用又皆属文部。至于循顺二字互用之例，古书亦常见之，如"循环"，且循顺从三字，并可互训，故或后人有所追改，复书为"顺"。《四气调神大论》"反顺为逆，是谓内格"。《生气通天论》"苍天之气清净则志意治，顺之则阳气固"。《平人气象论》"脉得四时之顺，曰病无他"。按上文"顺"亦当作"从"。《玉机真藏论》"是顺传所胜之次"。新校正云："详上文是顺传所胜之次七字，乃是次前注，误在此经文之下，不惟无义，兼校之全元起本《素问》及《甲乙经》并无此七字。直去之，虑未达者致疑，今存于注。"当从新校正所云。《痿论》"调其虚实，和其逆顺"。凡经文中有关"逆其顺"二字连用者，余皆作"逆从"，如《阴阳应象大论》之"病之逆从"，《移精变气论》之："不失逆从"，《热论》之"调其逆从"等，大都因古书多次传抄翻刻时由后人回改或笔误所致。这在古医籍及古文史诸书中是屡见不鲜的。若《太素》中，因避唐太宗之祖讳，改"丙"为"景"而今本《太素》则"景"、"丙"两存。如卷五《阴阳合》云："景主左手之阳明，丁主右手之阳明。"而卷十一《变输》则云："心为牡脏，……其日丙丁。"足可为证。

关于运气七篇，并非《素问》本文，梁全元起本无此内容，系唐人王冰注时所掺入，不涉避"顺"讳，故当用"顺"字处，皆从本字，但个别作"从"者亦有之，当是由于两义通而有所互用或误书所致，这在古文献中亦不乏其例。如今本《甲乙经》卷一第二"以从其根"，卷四第三"上下逆从循之"之"从"字，与《素问》同而与《太素》异足可为证。

从以所述似可认为：今日所见王冰注本《素问》，系沿用梁代全元起氏本，故"顺"字因避讳而改"从"，但经后人多次传抄窜改，故有少数"从"字又回改为"顺"字；《甲乙经》与《灵枢经》（古亦名《九灵经》、《针经》）等，虽见载于梁代有关文献中，亦或仅存旧本，而不曾整理，故仍依其旧；《太素》不见载于梁代书目及《隋书·经籍志》，杨上善所用底本，或系别据古传本，故诸"顺"字，均不曾改动。

刊于《北京中医学院学报》1984 年第 6 期

《素问》俞穴总数考析

今存《素问》王冰次注本中,有多篇论及腧穴有关问题,如气穴论、气府论、骨空论及水热穴论等。其中骨空论与水热穴论,仅论及部分腧穴,而气穴论及气府论两篇,从题名到篇文内容分析,均应是对腧穴的综合论述。然今存两论篇文,均未能系统、完整地体现此一命题的全部内容,历来注家,虽发现其中的诸多疑点,然仍据现有经文,曲就文义,别出歧解,致令千古疑团,一仍其旧,今仅就拙见所及,就有关问题,试为考证与分析。

一、气穴论与气府论析义

气穴论与气府论两篇(以下简称"两论")内容,均以总论腧穴为题,然两论具体内容方面,却有诸多异文歧义,概言之,有以下几点:

1. 名称析义

气穴之称,在《素问》中凡七见,即《阴阳应象大论》一见,《刺热篇》一见,《气穴论》五见。《灵枢》中凡五见,即《邪气藏腑病形》两见,《四时气》一见,《胀论》两见。气府之称,仅《素问·气府论》题名一见。

据上文可知,经言气穴者,多见称也。杨上善注云:"三百六十五穴,十二经脉之气发会之处,故曰气穴也。"言气府者,少见称也。马莳注云:"气府者,各经脉气交会之府也……前篇论穴,故名气穴,而此论脉气所发,故名曰气府也。"仅据此名称之不同,已初见两篇非出于一人手笔。又气穴论之文体,为黄帝与岐伯问答体,而气府论则为直接陈述之体,更可证明,两论虽均以总论 365 穴为题,然非出于一家之言。

2. 365 穴之总数

365 穴之总数,在《气穴论》中凡五见,文云:"余闻气穴三百六十五,以应一岁。"又:"孙络三百六十五穴会,亦以应一岁。"又:"溪谷三百六十五穴会,亦应一岁。"又:"孙络之脉别经者……亦三百六十五脉,并注于络。"以上可见,三百六十五穴之称述,虽不尽同,而实则均是以三百六十五穴为本,非在此外,而另有一三百六十五之说。

详《素问·针解篇》有"三百六十五节气"、"三百六十五络"等说。《素问·调经论》又云:"人有精气精液……三百六十五节,乃生百病。"又云:"夫十二经脉者,皆络三百六十五节,节有病,必被经脉。"《素问·徵四失论》亦云:"夫经脉十二,络脉三百六十五,此皆人之所以病。"

又详《灵枢·九针十二原》云:"节之交,三百六十五会……所言节者,神气之所游行出入也。"又云:"十二原者,五脏之所以禀三百六十五气味也。"

从以上诸文可见,"三百六十五"这一数字概念,在《素问》与《灵枢》中,曾多次提及,而且均与腧穴有关。然其称谓则不尽同,有单称"穴"者,有单称"络"者,有单称"脉"者,有单称"节"者,有单称"会"者。其双称者,则有"气穴"、"气府"、"穴会"、"节气"等之不同。亦大都系由单称衍化而来。亦或系双称之缩化而成。所谓穴或气穴者,以此乃经络之气由外出入之孔隙也。穴与孔义通,孔,隙也。所谓会或穴会,以其为经气相会之处。所谓络或脉者,以此亦经脉或络脉之气的交会处,非指十二经脉及十五络脉之外,另有三百六十五脉或三百六十五络也。所谓节或节气者,谓经气之运行,亦犹天气运行之有节气也。从而可见,诸多称谓,虽出自多家手笔,然皆指腧穴而言,义本互通。

根据以上诸文,足可说明,《素问》与《灵枢》对腧穴总数的认定为三百六十五穴而无疑。凡论及腧穴之总数者,均当以此为是。过与不及,均未为准。

3. 三百六十五穴以应一岁

此一命题,原在《素问·气穴论》中三次提出。一云:"气穴三百六十五,以应一岁。"张介宾注:"人身孔穴,皆气所居,本篇言穴不言经,故曰气穴。周身三百六十五气穴,周岁三百六十五日,故曰应一岁。"二云:"孙络三百六十五穴会,以主一岁。"杨上善注:"十五络从经脉生,谓之子也。小络从十五络生,乃是经脉孙也。孙络与三百六十五穴气会,以法一岁之气也。"张介宾注:"孙络之云穴会,以络与穴为会也,穴深在内,络浅在外,内外为会,故曰穴会。非谓气穴之外,别有三百六十五络穴也。"三云:"溪谷三百六十五穴会,亦应一岁。"吴崑注:"此又言溪谷,亦三百六十五穴,盖在诸经孙络之内,非复有三百六十五穴。"张介宾注:"有骨节而后有溪谷,有溪谷而后有穴俞,人身骨节三百六十五,而溪谷穴俞应之,故曰穴会,亦应一岁之数。"以上诸家注文,语虽不一,理则尽同。均谓三处所云,皆指三百六十五穴,与一岁之三百六十五日相应。

以上乃以一岁为三百六十五日为度,腧穴总数以取象比类为法,故以三百六十五穴应之。然今存道教经典著作《太平经》(按此书据学者考证,当成于东汉末期)中,则别有一说。在《太平经》残本"灸刺诀第七十四"云:"灸刺者,所以调安三百六十脉,通阴阳之气,而除害者也。三百六十脉者,应一岁三百六十日。日一脉持事,应四时五行而动,出外周旋身上,总于头项,内系于脏。衰盛四时而动移,有疾则不移,度数往来失常,或结或伤,或顺或逆,故当治之。"此论虽见于道教遗著,然对于灸刺之具体内容,必本于医学文献而无疑,不可能为道教医学另有三百六十脉之法。此所谓三百六十脉,与《素问·气穴论》所谓"三百六十五脉"义亦同,均指腧穴而言。

从而可见,在汉代关于腧穴总数与一岁日数相应法,至少有三百六十五与三百六十两说。此两说数据虽少有别,然其义则同。详《素问·六节藏象论》有文云:"天为阳,地为阴,日为阳,月为阴。行有分纪,周有道理。日行一度,月行十三度而有奇焉。故大小月三百六十五日而成岁,积气余而盈闰矣。"又云:"天以六六为节,地以九九制会,天有十月,日六竟而周甲,甲六复而终岁,三百六十日法也。"此文义在说明古代历法中,计算一年之日数时,有三百六十五日数与三百六十日数两法,这段文字,王冰作了详细的注文,兹不烦引。根据此文,正好为三百六十五穴以应一岁与三百六十穴以应一岁两法,作了诠释。同时亦可说明,尽管两法中有五数之差,但其大数三百六十,则均在天地营运周之大数范围,非有误也。相反,却可说明,针灸腧穴总数,与岁气周日总数相应之说,是一个腧穴理论问题而无疑。

作为一种腧穴理论，它与中医学的诸多基础理论，必然是可以互相印证和说明的。因此，这种腧穴总数与岁周日数相应之说，应是本于《内经》中曾经多次提出的"人与天地相应"（一曰"人与天地相应"）之说。

详腧穴的存在，是以经脉为其载体的物质基础，也就是说，离开了经脉，也就不可能有腧穴的存在。而经脉学说，在《内经》一书形成之时，根据现有《灵枢》之经脉、经别、经水、经筋等篇内容，可知十二经脉之体系已经确定，加之奇经中的任、督、冲等脉，已形成了一个完整的气血运行机制。此一运行机制，是由手足、阴阳十二经脉互相联接的循环体系，加之奇经脉的调节机制，共同完成的。因此，体现于经脉载体上的腧穴，自然应包括手足、阴阳十二经脉及奇经脉之全部腧穴。

经脉的这种运行机制，在《素问》与《灵枢》中，有多篇的文字描述，兹不烦述。凡此，亦均可体现"人与天地相应"的基本观点。从而，亦可证明三百六十五穴以应一岁，具有两个方面的意义。一者，反映了"人与天地相应"说在腧穴方面的体现。二者，"人与天地相应"，包含了人与自然之阴阳相应。因此，三百六十五穴以应一岁，应指手足阴阳十二经脉等全部俞穴，而不可能仅为部分经脉之腧穴。

二、气穴论与气府论腧穴考

《素问》之气穴论与气府论两篇，从篇名立义到内容所言"三百六十五穴"之总数，为论述全部腧穴者，前已言及。然今存本中两篇所言腧穴，不仅难合此数，而归穴方法及腧穴定位，注家亦颇有歧义。现分述于下。

1. 气穴论

（1）行文体式。气穴论为问答体，其为文作："黄帝问曰：余闻气穴三百六十五，以应一岁，未知其所，愿卒闻之。岐伯稽首再拜对曰……其非圣帝，孰能穷其道焉，因请溢意，尽言其处。"此下乃言诸穴。近文尾处作："帝曰：余已知气穴之处，游针之居，愿闻孙络、溪谷亦有所应乎。"此下岐伯答文后又作："帝乃辟左右而起，再拜曰：今日发蒙解惑，藏之金匮。署曰《气穴所在》。"文至此，按常例，似当结。然此下复有"岐伯曰：孙络之脉别经者……亦三百六十五脉，并注于络，传注于十二络脉，非十四络脉也，内泻于中者十脉"一段，此前既无黄帝问，文尾又无常例"黄帝曰：善"四字。详此文既与前岐伯答三百六十五络义重，又不合体例，必系别篇错简，或后人以其与前文义，遂措置于本篇文尾。

据此篇文体及书文旨义，必在说明三百六十五穴这具体内容而无疑，然今存书文则疑点颇多。

（2）腧穴考。本篇所列诸穴，除脏俞五十穴、府俞七十二穴、热俞五十九穴、水俞五十七穴、胸俞二十六穴、膺俞十二穴外，其余则杂乱无章，且有的穴，注者亦有所不同，有的穴王冰自注，亦与别篇不同。如背俞一穴，林亿等曾于《水热穴论》篇按云："王氏刺热论云：背俞未详何处。注此指名风门热府。注气穴论以大杼为背俞。三经不同者，盖亦疑之者也。"

正由于此，故诸注计腧穴总数，颇有差异。杨上善与王冰或因内容不详，故均未计总数。林亿等新校正按："自脏俞五十至此，并重复，共得三百六十六，通前天突、十椎、上纪、下纪，三百六十五穴，除重复，实有三百二十一穴。"吴崑注："自脏俞至此，并重复共得四百零七穴。

除重复,约得三百五十八穴。盖世远经残,不可考也。"马蒔注:"通共计之有三百五十七穴,其天突、大椎、上脘、关元俱在内,天突、关元、环跳俱重复,想有脱简,故不全耳。"张志聪注谓三百六十四穴。而高士宗注则谓三百六十六穴。以上可见各家注文,皆曲就文义,各抒己见。特如高士宗注"大禁二十五",为"五脏之井、荥、俞、经、合。五五二十五俞之禁也"。与前文"脏俞"之解,又重二十五穴。所以三百六十五穴之数,绝难应合。而且其中双侧穴者,大都按两穴计数。但有一点则为大多注家所注意,即所云:"脱简"或"不全"。

从篇文可见,其归穴方式,有经脉类如脏俞、府俞(即五脏、六府经脉之本俞穴)等,有部区类如胸俞、背俞、膺俞等,有主病类如热俞、水俞等,余者则显得杂乱无章。从全部穴名计之,漏穴很多,故难能与三百六十五穴之总数合。

2. 气府论

(1)归穴方式。本篇为陈述体文,起首即言经穴所发,其归穴方式,是以经脉为主,现存本有手、足三阳经共六脉所发腧穴数与奇经脉中之任、督、冲三脉所发腧穴数。另有数穴,无系统。从上述内容,明显看出,本篇归穴方式,是以经脉为本,也就是说,已经形成了腧穴归经的完整体系。但本篇内容则仅有十二经脉中手足六阳经腧穴,而无手足六阴经腧穴。如从腧穴体系方面看,乃是一个不完整的体系,或者说是有阳无阴的体系。

(2)腧穴考。本篇内容,现存文献除《素问》王冰次注本外,尚有杨上善撰注《黄帝内经太素》本。两文相校,腧穴数颇有差异。如足太阳78穴,《太素》作73穴;足少阳62穴,《太素》作52穴;足阳明68穴,《太素》作62穴;手太阳36穴,《太素》作26穴,手阳明22穴,《太素》同;手少阳32穴,《太素》作33穴;督脉28穴,《太素》作26穴;任脉28穴,《太素》作18穴;冲脉22穴,《太素》无。另有五穴左右各为10穴,《太素》同。

据上文,则《素问》为386穴,《太素》为322穴。又因经文中所言之具体穴位,两书不尽同,而后世注家,又各抒己意,故注家亦各计一数。如杨上善云:"总二十六脉有三百八十四穴,此言三百六十五穴者,举大数为言,过与不及,不为非也。三百八十四穴,乃是诸脉发穴之义。若准《明堂》,取穴不尽,仍有重取以此。"林亿等新校正云:"经之所存者,多凡一十九穴。此乃所谓气府也。然散穴俞,诸经脉部分皆有之,故经或不言,而《甲乙经》经脉流注,多少不同者以此。"张介宾云:"今考之气穴之数则三百四十二,气府之数则三百八十六,共七百二十八穴。内除气府重复十二穴,又除气穴、气府相重者二百一十三穴,实存五百零三穴。是为二篇之数。及详考近代所传《十四经俞穴图经》,通共六百六十穴,则古今之数,已不能全合矣。此其中后世不无发明,而遗漏古法者,亦不能免也。"

从以上注家所云,不难看出,他们对气穴论与气府论两文,提出了很多疑点。主要有以下几个方面。

第一,两论中所言穴数,均与三百六十五穴以应一岁之数不合,若双侧穴按两穴计,则多余若干穴,若均以单穴计,则不足若干穴。

第二,据现有两论中列出之具体穴名类例看,尚有若干经脉类或经穴类未曾列出,故疑两论篇文有脱简或漏收者较多。

第三,杨上善注可见,"若准《明堂》,取穴不尽"。说明,若准以古经《明堂》,则缺漏尤多。而张介宾则考以"近代所传《十四经俞穴图经》",其思路与杨上善同,唯不若杨氏准以《明堂》为是。以古《明堂》去《黄帝内经》成编的时代为近。说明《明堂》列穴,与《内经》中俞穴总数,亦当相同或相近。故尤可证两论中穴数有脱漏。

三、三百六十五穴以应一岁刍议

根据上文可见,三百六十五穴与一岁相应,是一个腧穴理论方面的问题,故在《内经》中曾多次提及。然而其具体穴数及计算方法,却难以完全契合。根据经文内容及各家注义,对有关问题,试陈管见。

(1)三百六十五穴之总数概念,是与一岁之三百六十五日相应为理论基础。亦如八十一数乃应黄钟之数等义同。

(2)据气府论文义,腧穴乃是由经脉之气所发。故十二经脉及奇经脉,均有其脉气所发之穴。惟各经所发之穴,自有多少之不同。然今存气府论中,仅有手足六阳脉及督、任、冲三脉脉气所发之穴。而别经,特别是手足六阴脉不具者,必系脱文。

(3)三百六十五穴既与一岁之日数相应,乃系全部腧穴的整体概念,如果仅是部分或大部分腧穴相应,或者说部分经脉之腧穴相应,而余者可以不相应,这在理论上和逻辑上,无论如何是讲不通的。

(4)《内经》中腧穴数之计算,凡双侧穴者,有以两穴计数的,如《灵枢·九针十二原》篇之十二原穴,其中五脏脉之原穴太渊、太陵、太冲、太白、太溪,均以双侧计,得十六,加鸠尾、脖胦两穴,合为十二原穴。又如《灵枢·本输》言五脏、六腑之俞,则云:"五五二十五俞,六六三十六俞",乃是以单穴计,而《素问·气穴论》云:"脏俞五十穴,脏俞七十二穴",则是以双穴计。详气府论中所言某脉气所发若干穴,凡是双穴者,乃是以两穴数计。故注家以此计手足六阳脉及督、任、冲三脉之腧穴总数,已超过三百六十五穴之总数若干。若以单数计,加诸脱漏之数,当与三百六十五之数合或近。证之《针灸甲乙经》卷三目录页所集古《明堂经》提供之数据,"单穴四十八,双穴三百零八",总计三百四十八穴,与三百六十五穴之数甚近,所差数穴,或古经在传抄过程中,又有脱失。证之《外台》卷三十九卷《明堂》,尚有后掖、转谷等七穴,或古经遗穴也。

(5)据气府论所言,腧穴脉气所发,而腧穴又是脉气出入之门户,经脉乃是腧穴的载体。故对腧穴之归经,已由散乱无序,或部区归属,而发展至把腧穴与经脉联为一体,形成以经脉为主体的腧穴体系,这是腧穴在理论上的一个飞跃。从气府论所提示的内容推断,当时的腧穴归经,似是以十二经脉加督、任、冲为主体的十五脉腧穴体系。

(6)气穴、气府两论中,虽以陈述腧穴为主,但仅言及数字,而不曾言及穴名。而今存《素问》与《灵枢》篇文中言具体穴名者,唯《灵枢》之九针十二原、本输、根结、经脉四篇为多,共计一百有余。其余诸篇仅零散穴名,全部穴名亦仅一百多名,而涉及之经脉,已及于十二经脉及部分奇经脉。据此,是否在《内经》成编时代,仅知有此,恐非如是。相反,在两论中,既能提出如此数据,则必有具体穴名文献为本。此一腧穴文献,很有可能便是后来成编之古《明堂》的前期文献,唯今日已难详考。

以上所述,仅据现存文献考析管见,因文献不足及水平所限,言有不当,尚望方家指正。

刊于《中国医药学报》2002 年第 11 期

浅谈对《灵枢·九宫八风》篇的认识

《九宫八风》篇是《灵枢经》的第七十七篇,其中心思想,是论述人与自然界的关系,它的具体内容涉及"太一"、"九宫"、"八卦"等有关天文、气象、历法方面的内容。因此,我们在探讨本篇所阐述的有关问题时,必须从分析这些具体概念入手。

一、对"太一"、"八风"、"九宫"等概念的分析

1. 太一也叫"太乙"

出自《老子》的"大"、"大即道"、"道生一"。如张岱年说:"太、一是两个概念,指太与一。太即道,一即道生之一。"《吕氏春秋》对太一之说,也是渊源于老子的,如《大乐》篇云:"万物所出,造于太一,化于阴阳。""道也者至精也,不可为形,不可为名,强为之,谓之太一。"所以郭沫若同志认为这里的"道"和"太一"似乎指精气而言。对老子这个道或太也有另外一种看法,认为它是精神的、观念的东西,如郑文光以为老子的"道"或"太一",正是先天地而存在的东西,它绝不是物质的,而是类似于黑格尔的"绝对精神"的概念。从而说明对"太一"的这一含义的解释,在哲学界尚未取得一致的认识。

"太一"的另一种含义,与古天文学有关,如《史记》云:"中宫、天极星,其一明者,太一常居也"。《索隐》:"宋均云:天一、太一、北极神之别名。"《汉书·天文志》所载与《史记·大官书》同。这里的记载,皆指天帝或北极神而言。又有星名为太一,在紫宫门外天一星南,见于石申《星经》,也就是说,"太乙"在天文学中,一则为星名,一则为天神名。由于所论不同。所以对太一的理解,必须结合不同的论述,才能弄清它的实质。

2. 九宫

九宫是对天空区域划分的名称,如《乾凿度》云:"太一取其数以行九宫,四正四维皆合于十五。"郑玄注:"太一者,北辰之神名也,居其所曰太一,常行于八卦日辰之间,曰天一,或曰太一……,四正四维,以八卦神所居,故亦名之曰宫……,太一下行八卦之宫,每四乃还于中央,中央者,北辰之所居,故因谓之九宫。"从而说明,九宫可以北极为坐标测定时位和四正四隅八方。如果以八卦命名,即西北当立冬之时为乾宫,北方当冬至之时为坎宫,东北当立春之时为艮宫,东方江春分之时为震宫,东南当立夏之时为巽宫,南方当夏至之时为离宫,西南当立秋之时为坤宫,西方当秋分之时为兑宫。所谓九宫,它包含着一个神话在内,即天神坐着北斗这架车子,巡视八方,每方有一处宫室,以为帝之行宫。恐怕这就是取名曰"宫"的本义。

3. 八风

八风之说最早见于《左传》，但没有具体名称。《吕氏春秋》称"东北曰炎风，东方曰滔风，东南曰熏风，南方曰巨风，西南曰凄风，西方曰飂风，西北曰厉风，北方曰寒风。"乃指八个方向所生之风气。《史记》则不仅记载了八风的方向，而且说明了八风所至的时间和八风对万物的影响。与此稍晚的《淮南子》，亦有八风，其"天文训"中所列风名，与《史记》同，在时间上则更为合理，即不周风居西北，广莫风居北方，条风居东北，明庶风居东方，清明风居东北，景风居南方，凉风居西南，闾阖风居西方。每风当四十五日，合计共为三百六十日，正当一年之大数，并说明在每个阶段，人来之所宜。如"明庶风至，则正封疆，修田畴。"高诱注云："春分播谷，故正疆界治田畴也。"从其内容来看这所述八风，基本上还是属于唯物主义思想，主要说不同季节，有不同性质的风(气候)。

又在《易纬·通卦验》中则有八卦气的论述，以八卦命名，论述全年八个阶段各种气候的性质及其正常与反常变化对万物的影响。八卦之气正常，则天地阴阳调合，风雨按时而至，五谷成熟，人民健康。反之，若八卦之气错乱，不按时而至，则天地阴阳失调，四时气候变易，就会发生灾害。这时的八卦气，乃是八风与八卦的结合，如"乾，西北也，主立冬，人定白气出，直乾，此正气也，气出右，万物半死，气出左，万物伤。乾气不至，则立夏有寒伤禾稼，万物多死，人民疾疫，应在其冲。乾气见于冬至之分则阳气火盛，当病振寒，当藏不藏，蛰虫冬行。""冬至广莫风至"，"其当至不至，则万物大旱，大豆不为，人足太阴脉虚，多病振寒；未当至而至，则人足太阴脉盛，多病暴逆胪胀心痛，大旱应在夏至。"由此可以明显看出，当时已认识到每一卦气或风气在正常下不正常时(即不当至而至，当至不至)对自然界的影响，特别是对人体的影响，有一定的实际意义。但由于本书论述人与自然界关系的同时，附会了人事问题，这就又难免陷于唯心。如所谓"冬三候卦气，此不至则赤气应之，期在百二十日内，有兵、日食之灾，期三百六旬也，三公有免者，期在其冲则已无兵。"就没有什么科学道理了。

4. 太乙游宫

太乙游宫之说，见于《易纬·乾凿度》。郑玄认为：太乙行九宫"犹天子出巡狩，省方岳之事，每率则复，太乙下行八卦之宫，每四乃还于中央。中央者，北辰之所居，故因谓之九宫"。可以看出，郑玄所谓太乙游九宫的意思，是指北极神出游四正四维八个方位而言，其中虽然和天文历学有一定关系，但可以明显看出是披上了玄学的外衣。

二、对九宫八风篇的认识

1. "太一"的实质

文中有关太乙问题有三点：一是太乙所居之宫及日游路线；二是太一移日，天必应着以风雨；三是太一在五宫(冬至叶蛰，春分仓门，夏至上天，秋分仓果，四正宫加中宫招摇)之日有变，各以其所，占贵贱。

历来医家对太一的解释说法不一，杨上善曰："太一者，玄皇之使，常居北极之傍。"这里所谓"玄皇"似指北方天神，"玄皇之使"，即北方天神的使者。马莳曰："太乙者，岁神也。"即太一为游宫之神。张介宾曰："太一……即北极也，北极居中不动，而斗运于外。"后来卢良候亦同张氏释太一为北极。张介宾为了证实他的观点,又讲了下面一段话,即"古云:太一运璇玑以齐七政。"后世对它的含义是有争论的,有的指为北斗七星,如西汉伏胜,有的指为天文仪器,如东汉的马融、蔡邕、郑玄,有的指为北极,如刘昭注《后汉书·天文志》,张介宾所说的璇玑玉衡,当是指北斗而言。虽然北极与北斗在天文学上可用作坐标以计算天体的星距和计时,但是并无出游和应以风雨之事,所以张氏所指与下文太乙出游之说是不相吻合的。

综合上述,我们认为这里所说的太乙当是一个北极星与天帝神的结合物,也就是把北极星在天文历法学上的应用符会以人格神。这就超越了北极星的真实意义,附加了不切实际的游宫与天应、古事等唯心主义的色彩。

2. 太乙游宫的分析:所谓太乙游宫,实际就是一幅天神出巡图

从《九宫八风》篇的内容来看似应这样分析,其所谓叶蛰之宫四十六日(冬至至大寒末),天留四十六日(立春至惊蛰末),仓门四十六日(春分至谷雨末),阴洛四十六日(立夏至芒种末),天宫四十六日(夏至至大暑末),玄委四十六日(立秋至白露末),仓果四十六日(秋分至霜降末),新洛四十五日(立冬至大雪末),共三百六十六日,指的是一年二十四节气的一般日数,用八宫和八节相结合的方法来说明,这反映了我国历法的一般情况,土宫居中,不占日数,故虽有九宫而实则只有八宫占日数。也就是说八宫指一年的八个主要节气(四立、二分、二至)和八个主要方位(四正、四隅)而言,应加以肯定。但是文中附会以太一游天必应、占人事的内容却应批判。

(1) 五宫占人事体现了尊卑贵贱,君权统治的思想体系。文中指出:"太一在冬至之日有变占在君;太一在春分之日有变占在相;太一在中宫之日有变占在吏;太一在秋分之日有变占在将;太一在夏至之日有变占在百姓;所谓有变者,太一居五宫之日,病风折树木,扬沙石,各以其所主,占贵贱,因视风所来而占之。"本处所指的五宫,在方位上是结合五行所居方位而言,即四正位加中位。北方为君位,是由于君坐北面南受臣下者之朝拜,故冬至日(北方)占在君;东方为相位,是由于文职官员居东,相为文职官员最高位,故春分日(东方)占在相;西方为将位,是由于武职官员居西,将为武职最高位,故秋分(西方)占在将;南方为百姓,是由于百姓居南而北,以朝拜君王,故夏至日(南方)占在百姓;中央为吏,是由于吏治于四方,四隅为中央土寄量之时位故中央占在吏。由此可见,在占事上,本处反映尊卑贵贱的君权思想体系。

(2) 中宫之时位与太一游宫之时位无法统一。上文太一游八宫之时位,恰当一年之大数,三百六十六日。而下文中提出太一在中宫之日,在时间观念上,是一个矛盾的提法。因为在三百六十六日中并没有提出中宫的日数。因而后世注家,有的避而不谈。张介宾则作了一个比较勉强的解释,即"太一在中宫之日有变,占在吏"。注曰:"中宫属土,王在四维,吏有分任,其象应之。"其实,在天文学中,所谓中宫,是指北极星周围的一个分区,而八方则是以北极为中心点,向八方投射划分。所以卢良候根据原文"数所在日从一处至九日复返于一。"注曰:"数所在日者,以所在之宫数至九日而复返于本宫也。如居叶蛰之宫,则从叶蛰之一处,一日而至天留,二日而至仓门,三日而至阴洛,四日而至天宫,五日而至中宫,六日而至玄委,七日而至仓果,八日而至新洛,九日而复返于叶蛰之宫。"这是原文中没有指明的问题。按卢氏说法,在大游八宫之期(366 日),又有小游九宫期,即每九日游遍九宫一周,其中每周在第五日,为游中宫之日。这与《易纬》九宫游法,每四宫还于中央之说,仅游行之宫次有异。

足见太一游中宫实为附合占卜之说。

3. 太一移日,天必应之以风雨,体现了人格神的意志

原文云:"太一移日,天必应之以风雨,以其日风雨则吉,岁美民安少病矣。先之则多雨,后之则多旱。"这与内经其他篇中所论六淫之邪颇不一致。如《六节藏象论》中谈到气候失常时曰:"未至而至,此谓太过,则薄所不胜;而乘所胜也,……至而不至,此谓不及,则所胜妄行,而所生受病,所不胜薄之也。"《阴阳应象大论》又曰:"清阳为天,浊阴为地,地气上为云,天气下为雨,雨出地气,云出天气。"《气交变大论》还指出:"阴阳往复,寒暑迎随。……阴阳之往复,寒暑彰其兆。"这都从自然界本身,找到了气候变化的内在原因。也就是由于阴阳的升降变化,四时气候的太过不及,及每年气候的有余不足,才导致年与年、季与季气候变化的差异。而本文却离开了存在于自然界自身造成气候变化的原因,而搬出了一个"太一移日""天必应之以风雨"的凌驾于自然界之上的最高主持者,作为应时风雨的原因。这种客观唯心主义的论调,与《内经》其他篇的精神相悖,实为白璧之瑕。

4. 八风致病,论述人与自然的关系,并讨论了实虚之风对人体的影响和避外邪的重要意义

实风指从所居之乡来,即应时之北风。主生,能长养万物。虚风指从冲后来,即从应时之位的对冲方向所来之风,如夏至时之北风,春分时之西风,主杀,主害,能伤人及万物。所以避虚风时,养生学有重要的意义。

文中列举的致病八风,均指虚风而言。计:南方:大弱风。内舍于心,外在于脉。气主热。西南方:谋风。内舍于脾,外在于肌。气主为弱。西方:刚风。内舍于肺,外在皮肤。气主为燥。西北方:折风。内舍于小肠,外在手太阳脉……北方:大刚风。内舍于肾,外在于肩背之膂筋,气主为寒。东北方:凶风。内舍于大肠,外在于两胁腋骨及肢节。东方:婴儿风。内舍于肝,外在于筋纽,气主身湿。东南方:弱风。内舍于胃,外在肌肉,气主体重。

以上八节非应时之风,均可致人于病。如冬季南风则气暖,阳气外泄植物早华。夏季北风多则气寒,阳气闭滞,生长不盛。就是这个道理。但文中所指八风的名称,与《吕氏春秋》、《史记》、《淮南子》以及《内经》其他篇章均不一致,是否另有所传,待考。

总之,《九宫八风》篇中的基本精神是论述人与自然关系。其对四时八节之虚邪贼风,可以伤人脏腑肢节发生疾病的观点是正确的。在四时八节与人体的应合方面,与《内经》其他篇中的说法不一致,反映了我国早期的气象医学面貌。

其中关于太一、占风等,由于历史条件限制,受数学的影响,而染上了唯心主义的色彩。

刊于《山西中医》1985 年第 1 期

学习《内经》必须注意的几个问题

《黄帝内经》是中医现存最早的一部经典性著作,成编时间较早,同时由于历代多次传抄翻刻,加以语言文字的变化,给我们今天学习该书,带来了一定的困难。因此我们在研读时,必须注意以下问题:

(一) 校读

该书历史较长,书文多有衍、夺、错、讹、异体文等情况,必须结合校勘进行研读,才有可能看到其本来面貌。

(1) 衍文:指因抄刻时误增的字句,亦称剩文或多文。如《素问·阴阳应象大论》东方生风一节"其在天为玄,在人为道,在地为化,化生五味,道生智,玄生神,神"一段,《素问识》云:"据下文例,在天以下二十三字,系于衍文,且与肝脏不相干,直删之。"

(2) 夺文:指因抄刊古书时误脱的文字,亦称脱文、脱漏或脱简。如《素问·逆调论》"主卧与喘也"句下,王冰云:"寻经所解之旨,有(顾从德本脱)不得卧而息无音,有得卧行而喘,有不得卧不能行而喘。此三义悉阙而未论,应古之脱简也。"

(3) 错简:古代的书以竹简或木牍按序串联编成,前后次序错乱称为错简,后用为古书文字颠倒错乱之称。如《素问·六节藏象论》:"不分邪辟内生,工不能禁。"王冰云:"此上十字,文义不伦,应古人错简。次后五治下,乃其义也。"

(4) 讹文:指抄刊时致误的文字。如《素问·阴阳别论》:"生阳之属,不过四日而死。"新校正云:"按别本作四日而生,全元起注本作四日而已。俱通。详上下文义,作死者非。"

(5) 倒文:指文字颠倒。如王冰序:"重合经而冠针服。""离合真邪论"新校正云:"按全元起本在第一卷,名经合。"足证"合经"二字系倒文,应乙正。

(6) 异体:指两本文不相同,难以论定是非者,如《素问·玉机真藏论》:"取之以时。"王冰注:"候可取之时而取之。则万举万全,当以四时血气所在而为疗尔。"新校正云:"详取之以时,《甲乙经》作治之趣之,无后其时。与王氏之义两通。"

(7) 句读:句读直接关乎文义,一字之差,则南辕而北辙者有之,不可不知。如《素问·调经论》有"血之与气并走于上则为大厥"之文,往往读者多读成"血之与气。并走于上。则为大厥。"证之该篇全文,皆言血与气并,阴阳相并等病机,故知此文当读成"血之与气并,走于上则为大厥。"且证之前后文气,"之"字疑衍。

除以上例举数种情况,尚有许多应加考证之处,所以在学习和研讨《内经》时,首先应注意校勘,使其尽可能恢复或接近经文原貌。

(二) 训读

由于该书去古已远,文义语言有不少变化,故必须结合训释,进行研读。《黄帝内经》历来注释本很多,前人在这方面作出了很大成绩,特别是通过训诂的方法,解决了不少疑难问题,如《素问·阴阳离合论》关于"开阖枢"问题,宋人林亿等已指出"开",《九墟》《甲乙经》均作关。又如《素问·宝命全形论》,"弦绝者,其音嘶败。木敷者,其叶发。"王冰注:"敷,布也。言木气散布。"而新校正引《太素》作"木陈者,其叶落"。今本《太素》作"其叶落发"。王注与上文不相应,义难通。而新校正引《太素》之文与《素问》不同,是何原因呢?于鬯用训诂的方法,把问题弄明白了,《香草续校书·内经素问二》说:"敷与陈义本相通。《汉书·宣帝纪》颜注引应劭云:敷,陈也。《韦玄成传》注云:陈,敷也。敷为陈布之陈,亦为久旧之陈……然则'木敷者,其叶发'即林校引《太素》云:'木陈者,其叶落'也。木陈,谓木久旧也。《汉书·文帝纪》颜注云:'陈,久旧也'是也。则木敷亦若是义矣。发当读为废。《论语·微子篇》陆释引郑本,废作发。《庄子·列御寇篇》陆释引司马本,发作废。《文选》江文通杂体诗李注云:凡草木枝叶凋伤谓之废。此其义也。故其叶发者,其叶废也。其叶废,即其叶落矣。王注云敷,布也,言木气散布,外荣于所部者,其病当发于肺叶之中。此说甚戾。"从以上举例中可以看出,《内经》中有许多词、字,若按一般的理解去解释,往往不是本义,必须用训诂的方法,才可以释出经文的原义来。所以我们在学习和研讨《内经》时,一方面要参考前人的注释,择善而从,一方面要用训诂的方法,参考有关资料,帮助理解。

(三) 文字

在文字方面存在的问题主要有以下几种。

(1) 同义字:字虽异其义同,或义相通。如《素问·五常政大论》。"夫经络以通,气血以从。"以通已。《灵枢·经脉篇》、《素问·脉解篇》:"得后与气,则快然如衰。"如通而。《素问·玉机真藏论》:"恺恺然。"《太素》卷十四"四时脉形"作"温温然"。《礼记·内则》:"柔色以温之。"释义:"温,本又作蕴。"是温、恺、蕴义同。它如精通清,德通得,懦通濡(意义皆同)等。

(2) 古今字:在《内经》中保存了一些字的古写,如不注意,则易引起歧义。如逃避的避,古作辟。癫狂的癫,古作颠。现在的现,古作见。泻作写,瘿作瘤等皆是。

(3) 异体字:同一个字有两种写法,也保留了不少,特别是骨与月两个偏旁的异体字较多。如骼与胳等。

(4) 假借字:如《素问·脉解篇》:"内夺而厥,则为瘖俳。"王冰注:"俳,废也。"顾观光云:"此谓俳,为痱之假借也。"《说文》:"风病也。"《素问·气府论》:"骶骨下各一。"王冰注:"骶,尻也。"顾观光云:"六书假借之例。"《素问·著至教论》;"疑于二皇。"新校正云:"按全元起本及《太素》作拟。"顾观光云:"拟本字疑,假借字,王注竟作疑字解,失其义矣。"

(5) 繁体字:这是目前阅读新出版古籍时存在的问题,新版本多用简化字,有的简化字与原繁体全属二义,必须注意,以免混淆。如《素问·阴阳应象大论》"谷气通于脾",《千金》卷十一《筋极》作"穀气感于脾"。现穀已简化为谷,则二字不好区别,类似这种情况,要特别注意。

(四) 音韵

冯舒《诗纪匡谬》云:"《素问》一书,通篇有韵。"说明《素问》中韵文很多,《灵枢》亦如是。所以凡属韵文处,可以从音韵方面,看其有无讹误。如《素问·上古天真论》:"上古之人,其知道者,法于阴阳,和于术数,食饮有节,起居有常,不妄作劳,故能形与神俱,而尽终其天年,度百岁乃去。"新校正云:"按全元起注本云:饮食有常节,起居有常度,不妄不作。"全注本于韵为叶,于义为胜。《脉要精微论》:"微妙在脉,不可不察,察之有纪,从阴阳始,始之有经,从五行生,生之有度,四时为宜。"《太素》"宜"作"数"。度、数,音相叶,当是。《著至教论》:"而道上知天文,下知地理,中知人事,可以长久(读几或以),以教庶众,亦不疑殆(读以),医道论篇,可传后世。可以为宝。"这一小段,也是韵文,独最后一句,于韵不叶,于句为单,似为剩文,或后人沾注,混入正文。《灵枢·官针》:"九针之宜,各有所为,长短大小,各有所施也,不得其用,病弗能移。"宜、为、施、移,皆歌韵,四字句,独多"也"字,疑衍。《内经》中类似这种情况,不晓上古音韵时,不易正误。

(五) 避讳

在封建社会中行文,有时对帝王的名讳,须当避而不用,所以叫避讳。要用时,应取换字或缺笔等办法,这在古籍中屡见不鲜。从今本《内经》来看,虽然不多,但也有这类情况,如《素问》中除了运气七篇外的其他内容,凡逆顺之"顺"字,皆作"从",而《灵枢经》与《太素》中仍作"顺",考梁武帝父名"顺之",为避其讳,多将"顺"改为"从",从而可以推断王冰当时所用底本,当是梁代流传本,今本中个别作"顺"者,当系后人回改。运气七篇为王冰整理时补入,故不在此例。又如《灵枢·本输》太渊,《太素》作"太泉",《千金》同《太素》。林亿注云:"即太渊,避唐祖名,当时改之。"又如"泄"字,《太素》作"写"字,避唐太宗李世民讳改,经文中之"治"字,杨上善注均称"疗",避唐高宗李治讳故。

其他如语法方面的问题,也是我们学习和研究时所应注意的。另外,学习和研究《黄帝内经》时,尚应注意以下几个方面:

(1)要纵横相贯,不能断章取义。从《黄帝内经》的体裁来看,每一篇都极少是单一专题性的内容,往往是多内容性的,就是属于单题性的内容,由于各种原因,也很少把一个问题基本论述完毕。所以我们在学习时,除进行单篇研究外,还必须再从横的方面,把同一问题的有关内容联贯起来,进行综合分析,才能得到全面的认识。譬如有关卫气的问题。有的同志,只记得"卫气者,所以温分内,充皮肤,肥腠理,司开阖者也"等类似卫气的作用方面的内容,其实这仅仅是卫气的部分内容,要了解其全部内容,必须将《灵枢》中"营卫生会","卫气"、"卫气失常"、"卫气行"等主要几篇及《素问》、《灵枢》中与病机有关的内容综合分析,才可通晓卫气的全貌。

(2)要进行一些专题性的探讨。《内经》一书,内容繁多,学术思想也很丰富。如哲学思想、养生学说,藏象学说,经络学说,病因病机学说、诊断学说、治则学说、医学气象学说等。更具体些的,如阴阳、五行、五脏、气血、营卫、气化等都是。所以在学习和研究时,一定要进行专题研究。如研究《内经》的哲学思想,除对全书进行研究外,并应以马克思主义哲学为指导,结合先秦哲学思想进行分析,作到取其精华,弃其糟粕,使其更好地指导临床实践。又如"气"这个概念,在《内经》中运用得非常广泛,它既是一个物质概念的更高范畴,如所谓在天为气,在地成形的"气",就是一个高度概括了的物质概念,又是一些具体的物质概念,如营气、卫气、呼吸之气等,都是具指,必须通过专题研究,从宏观到微观,分辨其具体含义,才不至于发生概念的模糊,逻辑上的混乱。

(3)要从多学科入手。上面已经说过,《内经》一书,内容极其丰富,包括多种学科,所以在学习和研究时，必须从多学科入手。如"气"的问题，与认识论有关，"阴阳五行"问题，与辩证法有关。"运气学说"中，涉及天文、历法、气象、物候等有关问题。近代有许多其他学科的学者，都对《内经》发生过兴趣，如哲学家任继愈先生，就曾研究过《内经》的哲学思想，有的天文气象学家，研究过运气学说。当代物理学家钱学森同志，对中医理论方面，特别是中医的整体观念，给予了很高的评价。正因为其包括多学科的内容，所以要想发掘《黄帝内经》这份宝贵遗产，必须从多学科入手。作为我们中医工作者，要学习和研究《黄帝内经》，除具有一定中医理论和实践方面的基础知识外，也具有一些有关学科的知识，才能学习的更好些。

（4）要以发展的眼光看问题。上面已经说过，《黄帝内经》作为一部经典性的著作，对祖国医学的发展和对世界有些国家医学的影响是巨大的。就目前和今后来说，《黄帝内经》仍不失其为经典著作的地位，仍需认真研究，努力发掘，使其更好地为医疗、教学、科研服务。但《黄帝内经》毕竟是一个历史的产物，就其基本内容和主要方面来说是好的，但事物绝不应停留在原有水平上，所以必须以发展的眼光看问题。也就是说，有些问题要结合后世医家著作进行研究，不能认为《内经》的学说和理论已经完备无缺。

以上就《黄帝内经》的有关问题，作了简要的介绍，这仅仅是有关《黄帝内经》的几点主要情况或基本情况的概述，不能代表《内经》的全部，同时，由于个人水平有限，学习肤浅，缺点错误，在所难免，望读者批评指正。

刊于《福建中医药》1986 年第 5 期

《甲乙经》版本源流及现存本考析

《针灸甲乙经》为针灸学术一经典性著作,然现存重叠本较为混乱,颇多失真处。现仅就版本源流及现存本一般情况作些考证与分析,或有助于对该书原貌的探索。

据现有文献记载,《甲乙经》的最早刊本,当始于北宋时。今存明·蓝格抄本末附"熙宁二年四月二十二日进呈奉行圣旨镂版施行"及高保衡、孙奇、林亿等衔名文,又有"熙宁二年五月二日"及王安石、曾公亮、赵抃、富弼等衔名文,这大概是林亿等请示镂版印行及富弼等准奏的时间。但本次刊本,似已久不存世。明末清初藏书家毛扆,在《汲古阁珍藏秘本书目》中,曾有宋版影抄本的记载,但今亦佚,故宋刊本原貌,现已难考。

金元期有无刊本,不得而知,现存刊本皆明以后者。至目前为止,从所见文献及存世各种版本来看,《甲乙经》的传本,主要有以下三个系统。

(一) 医统本

即《医统正脉全书》本,全书十二卷,一百二十八篇,无总目,各卷有卷目,有林亿等新校正序、皇甫谧序、序例,序例后有"晋玄晏先生皇甫谧士安集"文及高保衡、孙奇、林亿三人衔名,后书"明新安吴勉学校"。书中正文大都不冠原书名,然有少量加冠《素问》、《九卷》等书名之经文若干条,亦作小字注文。凡音释及新校正语,皆作小字。全书正文计有 110162 字。此后国内外诸刊本,大都本于此,兹不烦述。

萧延平氏《太素·例言》中有云,其校《太素》时"《甲乙经》用正统本、吴勉学嘉靖刊本"。此所谓"嘉靖刊本",具体情况不详,在校记中亦未见其于《医统正脉》本有何特殊异文,今亦下落不明,现惟中国中医研究院图书馆藏清末京师医局重刊《医统正脉》本,有余岩嘉靖本校文若干条。据其校记中可见,嘉靖本主要有以下几个特点:从总体看,与医统本为同一系统,但也存有差别,如林亿等衔名后无"明新安吴勉学校"字样,目录首行,医统本作"针灸甲乙目录卷之一",嘉靖本作"针灸甲乙经卷之一目录"。从文字方面看,嘉靖本字较少,并有少量异文。今以卷一为例,共出校文二十条,其中显系嘉靖本误者二,如第七"手阳明……内属于大肠",嘉靖本"大肠",作"太阳"。有属于通文者六,如第七"乌可以"作"恶可以",第九"周"作"週"等。有属于医统本脱文者三,如"五藏大小六府应候"一篇,医统本脱篇序"第五"二字,第十"三焦注胆"之"焦"字,医统本原空,嘉靖本均具。有显系医统本误者六,如第五"肺下则逼贲近肺","肺"误作"肝";第七"中阳明……内属于胃","胃"误作"肾";又"不深弗散","散"误作"敢",嘉靖本均不误。有属于一般性异文三条,其他各卷情况亦大致如此。从而说明,嘉靖本与医统本虽属同一系统,但文字方面优于医统本。至于此本是否为吴勉学校刊《医学六经》本,不得而知,故对此本真情,尚待后考。

(二) 正统本

明·英宗二年正统丁巳(公元 1437 年)重刊本,此本未见书目著录。现皆据残存卷一至卷三之抄本及重抄本得知其梗概。正统抄本最早为日本涩江全善等人《经籍访古志》著录，即"寄所寄楼"珍藏的三卷零本。其后于清末杨守敬氏校《日本访书志》也记有此书的抄本。萧延平氏校《太素》时所用正统本，亦云"惜不全"，大概亦系此类抄本，现亦下落不明。日本存本，现藏国立公文书馆内阁文库，于1981年收入《东洋善本医学丛书》，缩版影印发行。卷前皇甫谧序及序例，非手写体，似版刻体。序例后有长方形牌记，为"正统丁巳重刻"六字，双行排列，边框三线重栏，无林亿等宋臣衔名，目录页书"针灸甲乙经目录卷之一"，后列十六篇名，与医统本同。正文中无小字注文、音释及杨上善云等显系后人增补之内容。另与医统本不同处，则为文字方面之差别。三卷中，据初步统计，约有500余处。其中除一般异文以外，大致有以下几种情况：一者卷三目录窜乱较甚，多与正文不符；二者经穴诸文无刺灸后易发病证，如脑户"不可灸，令人痖"，无"令人痖"三字等；一者无缺文说，如卷三第二十四言太阴脉"会于鱼际，数脉并注"下注云："疑此处有缺文。"而正统本"注"下有"此"字，义可安。详本文原出《灵枢·邪客》篇，《太素》在卷九脉行同异，然今《灵枢》、《太素》本文均无"此"字，故正统本此文，颇当注意；一者保留古字多于医统本，如"運"字，医统本唯下关穴有"耳前運脉"，而正统本尚有天窗、人迎、曲垣等穴，亦作"運脉"。凡此等等，皆可以明显看出其与医统本之差别较大。前言正统抄本，系依日本小岛尚真据以校医统本所出校记得知，原在医统本林亿等序页末，有小岛氏记曰："明正统本以赭笔校雠。皇甫谧序半面七行十四字，本文每半面九行行廿四字。原本未见，今据医学所储重抄本校。现存一、二、三卷。"又于卷三末记曰："医学所藏重抄明正统本对勘卒业。正统本四卷以下缺逸不传，殊可惜耳。"现据小岛氏所出校记与正统抄本对照分析。可证正统本不同处有500余处，而小岛所出重抄本校记不足400余条，两者相差100余条。从校记看两者大都相同，但亦有少数不同处。如皇甫谧序"仲宣犹不言"之"言"字，正统抄本同，而小岛校记云，正统抄本作"信"，与嘉靖本亦同。出现这种情况，可能重抄本与原抄本间又出现了些异文，亦或所据抄本不同。至于小岛出校少的原因，可能是有些意义不大者未尽出；也有可能是疏漏之处。总之，此可证正统抄本，又派生出一些重抄本存世，但现亦难得。关于对正统本的评价历来学者看法不同。《经籍访古志》与《日本访古书志》著录时均予一定评价，而小岛尚真则云："按正统本文安同异，间与此本（按：指医统本）注中所称一本相合，盖后人据宋臣注文校改者，非别有所本也。"今察医统本林亿等新校正文所谓"一作"或"一本"等反映别本校文，与正统本相同者实属少数。或以为卷三中经穴多与《外台》同，或据《外台》等校改。今详正统抄本诸穴与医统本所存异文，与《外台》不同者，仍居多数，且有些差别较大者，医统本仅同《外台》。如足阳明脉所发之巨虚上下廉，不言脉气所发，而云大、小肠合穴；丝竹空、人迎、乳中、渊液、天府、地五会等穴，灸之易发病，医统本与《外台》亦相同或基本相同，故此说似亦难为准。又正统本所据祖本，究在宋臣校定之前，拟可在后，看法不一。由于此本中无林亿等序及校本，故杨守敬氏认为是宋臣校定以前的本子；或以卷一第九中自"一日一夜五十营"至"五藏皆受气也"一段，医统本原有小字夹注云"此段旧在经脉根结之末，今移在此"为据，认为此系宋臣移改，故此本仍为宋臣校定之后。然而医统本中之注文，并非尽出新校正之后。有关这方面的问题，需另作论述。故此条注文，究竟出自何时何人之手，现亦难论定。从上述情况看，有关正统本的许多问题，现在还难以作出结论。总之，正统抄本中，确有许多可据校征。且有少量值得注意的异文，已如前述。当然，正统抄本中也有诸多讹文脱字窜乱之处及尚难解释的问题。

（三）蓝格抄本

蓝格抄本共十二卷，书末有"熙宁二年四月二十三日进呈奉圣旨镂版施行"及林亿等衔名与五月二日富弼等衔名文。末记清人戴霖及朱筠二氏跋文,此本后归陆心源氏,现藏日本静嘉堂文库。篠原孝市氏认为"这样的抄本,一般认为多见于明末清初。因此,可以推定,本书最后写成在这一时期。"现收入《东洋善医学丛书》中,缩版影印。

从内容方面看,蓝格抄本主要有以下诸多特点:

(1)在医统本中按凡例所示删除的黄帝问、岐伯答等字样,全都保留。

(2)某些虚词如之、也等,较医统本为多。

(3)音释内容尤多,据初步统计,约有250余字,而医统本中仅有30左右字。其中前后篇及同篇重复出现者特多。如卷二第一上音释,踝字有三处,颐字二处。

(4)大小字互混的情况较为严重。原在医统本中,只有少量似应作小字者作大字,如引杨上善注及部分按语性条文,误作大书,而明抄本则除了少部分作小字外,也作大字。也有的一句校语,将首字与末字作大字,余者作小字等情况,造成正文与注文的混乱现象较为严重。

(5)段落的划分,也较医统本更为零乱甚至有非首句而回行顶格者。

(6)个别篇目与医统本不同。如卷十一末篇,医统本作"寒气客于经络之中发痈疽风成发厉浸淫"上下两篇,而蓝格抄本则作"痎疟上第九"与"寒气客于经络之中发痈疽风成发厉浸淫第十"两篇。然而,"痎疟上"这个题目,还很值得研究。从该篇内容看,全属痈疽,不曾涉及疥痎,仅在下篇有一条云:"痎疟,阳溪主之"。且"上"字在此亦无着落,从而说明这个题目可能有误。

(7)可证医统本有注文误作正文者,如卷七第一中"热病头痛身重,悬颅主之"一条,明抄本"《千金》有热病头痛身重,悬颅主之";又卷十一第七"凡唾血写鱼际补尺泽"一条,明抄本作"《千金》云:'凡唾血,写鱼际补尺泽'"。证之《千金》,可知医统本原脱《千金》,遂将注文误作大字。

(8)卷三诸篇引《素问》王冰注诸校,医统本仅有少数加冠书名作《素问》或《素》者,大多数只言某某篇注,而明抄本则一律称《素问》某某篇注,且除少数作小字夹注外,大多作大字另行。

(9)较医统本少文、多文及讹字尤多,据篠原孝市氏统计,全书脱落或减少三字以上者有52处,增加三字以上者有44处,如卷十一第九上说"有所结,气归之……以手按之坚"一段32字。卷一第一"五藏之所藏也"下增"至其淫洪离藏则精失,魂魄飞扬,志意恍乱,智虑去身者,何因而然乎?天之罪与,人之过乎"一段35字。至于明显讹文别字则随处可见,兹不烦举。

(10)在卷一有八篇于首行正文之前加冠经文出典之字样,如精神五脏论第一,首行始作"此出《灵枢经》第二卷本神篇内"。又《素问》曰:怒则气逆"一段前,另行作"此出《素》第六卷举痛论篇内后一段"。同篇中亦有未加者,如所具《素问》五藏生成及宣明五气之文等。

(11)正文多有与医统本校文所谓"一本"或"一作"等文同者。如卷一五脏腧第二"经满而血"之"经"字,原校云:"一作张",明抄本正作"络";"病在胃"之"胃"字,原校云:"一作胸",明抄本正作"胸"。然亦有与医统本尽同者,如卷一五脏大小六府应候第五中原校"一作"或"一云"、"一本"者,明抄本均同。

(12)从另一方面看,明抄本可以校正医统本之衍误讹脱处,亦复不少。故朱筠跋文云:"此本讹字虽多,然其不讹处,视今本大胜,真古抄本也。"综观上述情况,明·蓝格抄本较医统本确有较大差别,并可反映出《甲乙经》早期传本面貌值得注意和研究探讨的一些问题。至于此本所据祖本为何,其与医统本何以有如此大的差别,增加之内容究系何时等,目前限于资料,尚难作出具体而有说服力的判断。从总体分析,明抄本中虽有些无疑是后人在传抄时复加的内容和讹误较多,但就其可参考处,定有所本,非传抄人所能杜撰。故明·蓝格抄本实为研究整理《甲乙经》之重要参考本也。

上述三种传本,医统本流传最广,刊印次数最多,影响最大;正统本,现尚未发现其刊本的有关资料,存世少量残本,皆抄本;蓝格抄本目前仅存孤本。三种传本,差别较大,说明《甲乙经》在流传中,传抄日久,屡经后人笔削,出现了各种不同的传本,研习者必众本互参,力求其真。

刊于《杏苑中医文献杂志》1993 年第 2 期

《针灸甲乙经》的主要贡献及对后世的影响

《针灸甲乙经》一书,是由皇甫谧撰集三部而成,在理论上也可以说是述而不作,故若将中医基础与针灸方面的基本理论及基本知识等对医学的贡献归之于是书,则失其实也。然就其宏扬《黄帝内经》学术,撰集是书的指导思想和编排特点及保存古医籍等方面的贡献而论,是极其伟大的。概而言之,主要有以下几个方面:

1. 宏扬《内经》学术

《黄帝内经》始由《汉书·艺文志》著录为十八卷,其后在今存两汉三百年左右文献中,未见著录与引用。汉末张仲景《伤寒杂病论·序》曾提及《素问》与《九卷》,然不曾言为《黄帝内经》。迨至皇甫谧《甲乙经·序》始云:"按《七略》、《艺文志》,《黄帝内经》十八卷,今有《针经》九卷,《素问》九卷,二九十八卷,即《内经》也,"张仲景所言《九卷》与皇甫谧所言《针经》,经后人考证,皆今存《灵枢经》之古传本也。自士安提出此见,后来学者,言《黄帝内经》者,皆本此说。而近本世学者,亦有提出《汉书·艺文志》著录之《黄帝内经》非此二书的见解。然就现有文献而言,尚难定论。又如仲景《伤寒论·序》所谓"勤求古训,博采众方,撰用《素同》、《九卷》"及"上古有神农、黄帝、岐伯、伯高、雷公、少俞、少师、仲文"等语,其中除神农、仲文二名外,余者均在今存《素问》、《灵枢》中出现。从而可以推想张仲景所见《素问》、《九卷》与皇甫谧所见《素问》、《针经》当是同书。又王叔和《脉经·序》云:"今撰集岐伯以来,逮于华佗,经论要诀,合为十卷。"而正文中引黄帝与岐伯论医文,有的则明言出于《素问》、《针经》(详见卷三诸篇),在今《素问》与《灵枢》中,亦均有对应之文。详《汉书·艺文志》医经类小叙云:"医经者,原人血脉经络骨髓阴阳表里,以起百病之本,死生之分。而用度箴石汤火所施,调百药齐和之所宜。"今《素问》、《灵枢》、《甲乙》及《脉经》等引文,也与此叙义合,似较支持皇甫谧之说。又皇甫谧去汉不远,其所见闻,必有后来佚失致今人不得而知之文献,故其所云或有所据,恐非想当然语。当然、今存《素问》、《灵枢》,距晋初一千七百余年,就从今存本在宋代林亿等校书已基本定型之时算起,也近乎千年。这其间屡经传抄翻刻,定与旧传本有较多变化,但这不应否定其基本内容的存在。即使由于战乱散失,复经后人搜集整理,或有所笔削,亦如仲景《伤寒杂病论》散失后,经王叔和整理,又有所散失,但我们总须承认今存《伤寒论》与《金匮要略》为仲景《伤寒杂病论》内容。今存《素问》(除王冰增补之运气七篇大论)及《灵枢》中基本内容,当系源于古《黄帝内经》。

2. 合三书,打破原经文篇序,使事类相从,易于寻览

皇甫谧《甲乙经·序》谓《素问》、《针经》,虽原本经脉,论病精微,其文有理。"然称述多而切事少,有不编次",故不易寻览。所谓"称述多而切事少"者,以经文所论,理论述说为多,临病实用者少也。故打乱三书界限及篇章次序,按事类编次,使之相从;如卷五"九针九变十

二节五刺五邪第二"论九针之文,将《针经》少论与官针二篇中有关内容合论,甚得其宜;又"针道第四",将《针经》九针十二原、官能、寒热病、本输及《素问》宝命全形论、刺禁论、八正神明论等有关刺法内容合论,有利于读者分析比较;如卷七以下各篇,将《针经》、《素问》论病证诸文与《明堂》输穴主治相并,体现了理论与应用结合,是可切于近事。当然,对有些具体内容的编排,并非十分完善。但是,在那样的年代,皇甫谧对经典医籍进行分类编排的尝试,这无疑是一种发明创造,后来对医经进行类编者,实受其启示焉。如清人黄以周于《旧抄太素经校本叙》云:"《太素》改编经文,各归其类,取法于皇甫谧之《甲乙经》,而无其破碎大义之失。"诚如是也。

3. 保留《明堂》基本内容

《四库全书·总目提要》卷一百三云:"考《隋志》有《明堂孔穴》五卷、《明堂孔穴图》三卷,又《明堂孔穴图》三卷。《唐志》有《黄帝内经明堂》十三卷,……杨元孙《黄帝明堂》三卷,今并亡佚。惟赖是书孔其精要。"又《黄帝内经明堂》黄以周叙云:"顾《黄帝明堂》之文,多经后人窜改,而不见其旧。自皇甫谧刺取《甲乙》,而后秦承祖增其穴(杨注引其说,《千金方》亦引之)甄权修其图,孙思邈之《千金》,王焘之《秘要》,又各据后代之言,损益其问。今之所行《铜人经》,非王惟德所著三卷之文,今之所传《黄帝明堂经》,尤非杨上善所见三卷之旧。古之《明堂》,其文具及于《甲乙》,惜《甲乙》删其文之重,见《素问》存《九卷》,而其余以类分编,不仍元文之次。"古《明堂》三卷本,其佚已久,但据现有文献分析,虽其原貌,特别是体例方面难以断定,但其基本内容犹可认定。特以杨上善《黄帝内经明堂》残本提示的肺脏一卷为例,参照《千金》及《外台》明堂所列"傍通"诸事,亦可为证。详其内容,约含以下几个方面:

(1) 经脉(含奇经八脉)及其发病,此与《针经》重,见《甲乙》卷二诸篇。

(2) 五脏重量及形象(如肺重三斤二两,六叶两叶),这部分内容,不见于今《内经》诸篇,《甲乙》亦不具,或被删除。又有五脏藏神及脏之小大高下坚脆端正偏倾等,皆分别见于《内经》及《甲乙》有关篇中。

(3) 六腑重量、长度及容量,据《千金》、《外台》提供的数据,与今《灵枢》中所具部分内容不尽相同;《甲乙》则与《灵枢》同。这两部分内容中提供的脏腑形态方面的数据对古代人体解剖的研究,仍有重要意义。

(4) 五脏六腑傍通诸项内容如其行、其色、其时,其味、其日、其志、其气、其音、其声、其荣、其主、其液、其窍、其畜、其谷、其星、其数、其变动、其恶、其克、其生、其臭、其果、其菜、其脉等,与《黄帝内经》基本相同,大都见于《甲乙》有关篇中。如卷一第二论肝脏云:"其色青,其时春,其日甲乙,其音角,其味咸。"卷六第九言五谷、五果、五畜、五菜等,均与《明堂》文基本相同。另《外台》尚有"年神傍通法"、"孔穴主对法"、"人神所在法"等内容,《甲乙》及《黄帝内经明堂》残卷中均不具。详《外台·明堂序》原云:"《黄帝素问》提孔穴原经脉,穷万病之所始。《九卷》、《甲乙》及《千金方》、甄权、杨操等诸家灸法,虽未能远穷其理,且列流注及傍通,终疾病之状尔。"故此类内容,当出于后世,非源于《甲乙》,自非古《明堂》旧文。

(5) 脏腑经脉流注出入。这部分内容,《甲乙》与《黄帝内经时堂》均在腧穴项内,如《甲乙》卷三第二十四:"肺出少商,少商者木一也。……手太阴脉之所出也,为井。"《千金》、《外台》虽单列,然义均同。又详《灵枢·本输》言经脉流注,仅十一脉,其所言心脉,实手心主脉,而《甲乙》及《外台》则十二脉俱全,是则说明,关于经脉流注问题,古《明堂》已进一步完善。

（6）腧穴，见于《甲乙》卷三，这是现存中医古籍最完整系统地保存古《明堂》有关腧穴的名称、部位、刺灸方法及主治病症的唯一文献资料。

（7）刺灸禁忌。这部分内容，《甲乙》与《千金》载文基本相同。《外台》因不言刺，故仅载禁灸诸穴。从此类内容并一可看出，具体腧穴的刺灸禁忌，《明堂》较《内经》增加了许多穴位。根据上述情况，似可说明，《甲乙经》基本保存了古《明堂》主要内容。

4. 形成了针灸学术的经典性专著

据皇甫谧序言所云，鉴于《素问》、《九卷》虽"论病精微"，"原本经脉"，但"其论遐远，然称述多而切事少"，故特将《内经》与《明堂》，选其精要，合为一书以成完璧。使针灸之道，既有理论可遵，大法可循，又有穴位可察，主治可用。成为一部针灸学术理论与应用相结合的重要医学文献。故是书问世之后，即受到医学家的高度重视，一直奉为针灸的经典性著作。后世言针灸者，必称《甲乙》，良有以也。清代《四库全书提要》所谓"至今与《内经》并行，不可偏废，盖有由矣。"此言亦非过誉。

由于《甲乙经》的学术价值较高，故对后世影响也较大。不仅被医学界赞赏和习用，亦曾得到官方的重视。如《魏书·崔彧传》："彧少尝诣青州，逢隐逸沙门，教以《素问》、《九卷》及《甲乙》，遂善医。"又如《北齐书·马嗣明传》："马嗣明，河内人，少明医术，博综经方，《甲乙》、《素问》、《明堂》、《本草》，莫不成诵，为人诊候，一年前知其生死。"可见在南北朝时期，《甲乙经》已受到医人的高度重视。隋人萧吉撰著之《五行大义》，曾较多地引用了《甲乙》与《素问》内容，是以二书并重也。又《医心方》卷二第二引唐人杨玄操云："皇甫士安，晋朝高诱（按《外台·明堂序》作者），洞明医术，撰次《甲乙》，并取三部为定，如此则《明堂》、《甲乙》，是圣人之秘宝，后世学者，宜遵用之，不可苟从异说，致乖正理。"孙思邈《千金方·大医习业》亦云："凡欲为大业，必须谙《素问》、《甲乙》、《黄帝针经》、《明堂流注》……诸部经方。"由于医家之倡导，后得官方立法，曾列《甲乙》为医家必读书之一。如《新唐书·百官志》云："医博上一人，正八品上，助教一人，从九品上，掌教授诸生，以《本草》、《甲乙》、《脉经》，分而为业。"《医经正本书·有唐医政第一》云："太医令掌诸生医疗方法。其属有四，皆有博士以教之，其考试登用，如国子监之法。诸生读《素问》、《黄帝针经》、《甲乙》、《脉经》，皆使精熟。博士一试，医令、承并季试也。"可见唐代不仅选《甲乙》为教授诸生之教材，而且列为考试课程。又唐代医著中如孙思邈《千金方》及《千金翼方》、王焘《外台秘要》、杨玄操《难经》注、杨上善《太素》注、王冰《素问》注等，都曾不同程度地引用过《甲乙经》，足见其影响之大。

宋代医学，无论在医学著作或医学教育方面，对《甲乙经》一书，均较重视。如《太平圣惠方》卷一"叙为医"云："夫为医者，先须谙《甲乙》、《素问》、《明堂》、《针经》……并须精熟，然后涉猎诗书。"王惟一《铜人腧穴针灸图经》亦云："凡针灸避忌法度，谨按《灵枢》、《甲乙经》。"并多处引用《甲乙经》文。宋政府在古医籍整理方面，校正医书局曾将《甲乙经》列为重点校正书目之一。在医学教育方面，并列《甲乙》为必修考试科目。如《宋史·选举志》云："神宗时始置提举判局官及教授一人，学生三百人，设三科以教之，曰方脉科、针科、疡科。凡方脉以《素问》、《难经》、《脉经》为大经，以《巢氏病源》、《龙树论》、《千金翼方》为小经，针、疡科则去《脉经》，而增《三部针灸经》，常以春试。"陈言《三因极一病证方论·太医习业》亦云："医者之经，《素问》、《灵枢经》是也；史书，即诸家本草是也；诸子，《难经》、《甲乙》、《太素》、《中脏》是也。……"亦列《甲乙》为学医必读之书。在医学著作中，如《圣济总录》、《幼幼新书》、《针灸资生经》等,都较多地引用《甲乙经》文。其中如官修《圣济总录》引文有二百余条。

宋以后,在医学理论方面,有《素问》、《灵枢》多次刊行,流传较广,在针灸方面虽多遵《铜人》,但《甲乙经》对针灸学术的发展,仍有较大影响。如元人滑寿《十四经发挥》卷末云:"以上杂取《素问》、《难经》、《甲乙经》、《圣济总录》参合为篇。"明、清时期的一些针灸专著或类书中针灸部分,如高武《针灸聚英》、杨继洲《针灸大成》、楼英《医学纲目》等,均是在继承《甲乙》、《铜人》的基础上发展而成。特如《医学纲目》,在刺灸通论及腧穴主治方面,较多地引用过《甲乙经》。其中腧穴主治,据粗略统计有五百五十余条。有些内容与今存医统本不尽同,必系采用宋刊或明初善本,对校勘今本,有较大价值。明、清两代,适应医家需要,对《甲乙经》曾进行过多次刊行。清代又将此书收入国家编修的《四库全书》内,并在《提要》中给以较高评价。民国期间及中华人民共和国成立后,均曾多次印行,有些大型类书如《中国医学大成》及《中国医药汇海》等,均收有此书。至今,《甲乙经》一书,仍不失为学习与研究《内经》及针灸的重要参考文献。

《甲乙经》对国外医学亦有较深远的影响,特别是对日本与朝鲜影响较大。自南北朝至隋唐,随着中外交流的日益频繁,不少医学文献传到了日本和朝鲜,《甲乙经》即是其中之一。公元8世纪初,日朝廷仿唐医事制度,制定医药职令,若《大宝律令·疾医令》规定医生通用教科书为《甲乙经》、《脉经》、《本草》、《小品方》、《集验方》等。至天平宝字元年(公元757年),天皇敕令重申,医生学习《太素》、《甲乙》、《脉经》、《本草》等。至平安朝时代,仍据《大宝律令》,以学习我国医学为主。其《大同类聚方》百卷,即以《素问》、《黄帝针经》、《甲乙经》、《脉经》、《本草》、《小品方》等为蓝本编纂而成。朝鲜的医事制度,历史上也曾仿效隋唐,设医学,置医博士,以《素问》、《难经》、《甲乙经》、《本草》等为教本,教授学生。其他如西欧一些国家的针灸,也多源于我国医学。《甲乙》一书,亦属重要的学习与参考文献。近些年来,亦曾有人在对《甲乙经》进行翻译,足见其对是书的重视程度。

以上说明《甲乙经》不仅对我国医学的发展有卓越的贡献,而且在国际上对传播中医学术,也有深远的影响。当然,我们对《甲乙经》的历史地位和社会影响的肯定,决不意味着承认该书在学术上完整无缺,尽美尽善。至于俞正燮《癸巳类稿·持素篇》所谓"谲颠倒是非,六艺所传,核之三古,得谲诈伪。又复窜改医经,绝人性理,《甲乙》所列,杂以《难经》,文复义悖,乃引《易》曰:'观其所聚,而天地之情可见矣。'岂非寒食散发,逆理背常之书乎。"如此全面否定,甚不切近于事,不足为辩。

刊于《中医文献杂志》1994年第1期

《甲乙经》对针灸学术的贡献

《针灸甲乙经》一书,作为一本中医基本理论与针灸应用相结合的经典性著作,自晋初问世以来,自今已一千七百余年。在针灸临床应用与研究方面,一直处于重要地位。犹可见其对针灸学术的价值与影响,更为突出。现将《针灸甲乙经》对针灸学术的贡献,聊为论述。

一、突出《内经》针灸学术

详《黄帝内经》一书,在今存古文献中,首有《针灸甲乙经》序明确标明,其内容含《素问》与《针经》(按即今存《灵枢经》)两大部分,由于当时存世之传本,"亦有所亡失,然称述多而切事少,有不编次",故将二书结合《明堂孔穴针灸治要》等三部"使事类相从,删其浮辞,除其重复,论其精要",纂集而成。经皇甫谧纂集之后,不仅在内容方面更为系统,而且突出了针灸学术。

1. 编纂宗旨

从《甲乙经》序文中不难看出,皇甫谧以为《素问》与《针经》二部内容,属理论性者居多,而应用性者为少。在腧穴方面,虽已有诸多穴名或部位,但有相当一部分腧穴,既无准确定位,亦无刺灸分壮,不便于应用。故与《明堂孔穴针灸治要》一书相合,分类编纂,其本身即为突出针灸学术,特别是为突出针灸技术的临床运用。

2. 撰集内容

《甲乙经》一书,皇甫谧固取《素问》、《针经》及《明堂孔穴针灸治要》三书类编而成。但三书间原有重复者,则仅取其一。对于不重复之内容,亦非尽收无遗,而是有所取舍。就今存《素问》、《灵枢》而言,虽非皇甫谧据本原貌,然与《甲乙经》相较,仍可显示皇甫谧对经文取舍的基本情况和指导思想。今将其收载情况,简述如下:

《素问》一书,除运气七篇大论文外,现存本及于五十九篇(包括《素问》新校据校之"六节藏象论"一篇),其中虽有所删除,然对针灸方面的内容,则基本上是全收。

《灵枢》一书,现存本除"小针解"一篇未收外,其余八十篇,均有所收。其中大部分篇文未收者,有六篇;部分或少部分篇文未收者,有二十八篇;其他四十六篇则全收或基本全收。足见其所收原《针经》内容,远比《素问》为多,此亦可证其意在突出《针经》也。

在编纂经文的文序方面,从全书来看,也有先后问题。全书除卷三计三十五篇为腧穴外,余者九十三篇,其中有少数篇文,仅有腧穴主治而无经文。其余篇文,有一篇中含今《灵枢》或《素问》某篇全文者;有一篇含《针经》或《素问》两篇或三篇之内容者;有一篇含《针经》

与《素问》之多篇内容者。这种类编体例,若单收《素问》或《针经》内容者,固然看不出二书有什么先后主次。但在二书内容混编的数十篇中,其首列《素问》经文者,仅有十余篇,余者约五十余篇,均先例《针经》经文。此例决非偶然形成,足可证明皇甫谧对《素问》与《针经》二书的编排,亦在突出《针经》,而属意于针灸学术。

从重复内容的取舍方面,亦可看出,多取《针经》而舍《素问》。

上述诸端,足可说明,皇甫谧虽撰用《素问》、《针经》二书,但尤重在《针经》。

3. 条贯针灸基本理论与基本知识

在《素问》、《针经》及《明堂》中,虽有诸多关于针灸方面的基本理论与基本知识,但大部分为分散杂处,而缺乏系统化和条理化。皇甫谧在撰用三书时,乃取"以事类相从"的方法加以编纂,它不仅对三书有关内容进行了分类,而且对原有经文有所条贯,较之原书,尤便于研读和应用。据现存本《甲乙经》全书结构,大致有以下特点:

(1) 全书十二卷,前六卷为中医学特别是针灸学基本理论与基本知识方面内容。后六卷为临床各科病证及腧穴主治。前后六卷,显示出明显的分界。

(2) 从分卷情况看,特别在前六卷中,体现了学术内容一定的系统性,如卷一重在阐述生理方面有关问题,卷二为经脉专集,卷三为腧穴专集,卷四为诊法专集,卷五为针道专集,卷六为病因、病机专集。后六卷亦类乎此,如卷七为外感发热病、寒厥、痉、疟等病,卷八及卷九为脏腑杂病,卷十为痹、风、痿、拘挛、关节等病,卷十一及卷十二为内科杂病及痈疽、妇、儿科等病,诸篇均有腧穴主治若干条。

(3) 从篇文情况看,每篇内容,收《素问》及《灵枢》原篇内容者较少,大部分系根据题名收《素问》及《灵枢》之一书或二书中二篇内容,以反映学术的系统性。如卷五针灸禁忌第一上,计收《素问》及《灵枢》十二篇之有关内容;针灸禁忌第一下,收有《素问》之《刺要论》及《灵枢》三篇有关内容。包括四时刺禁、十二月刺禁、病候刺禁、起居饮食刺禁、浅深刺禁、五脏刺禁、部位刺禁、腧穴刺禁及灸禁、顺逆刺禁等,分类条贯,甚便于研用。又如卷五针道第四,收《灵枢》及《素问》九篇有关内容。包括迎随补泻、方圆补泻、寒热刺法等重要刺法,及守神养神,气至而效,法天则地,随应而动等针刺施术原则。汇集针道之要义,条分针法之大要,亦可谓纲举目张。

诸如此类,虽经文原均出于《素问》、《针经》,作为分类编排,也尚未达于完善,但为突出针灸学术,其条贯之功,则得益于后学非浅。

二、保存《明堂》基本内容

《明堂》一书,《汉书·艺文志》节录刘向父子校书之《七略》,不曾著录,详今见《针灸甲乙经》一书称引之内容分析,其成书年代,当在《黄帝内经》成书之后,今不作详论。就其书名而言,隋唐史志著录,已有多种称谓,且卷数不一,其中不乏有后人之著作。详《旧唐书·经籍志》著录有"《黄帝明堂经》三卷",未著撰人。又唐杨上善《黄帝内经明堂》自序云:"旧制此经,分为三卷。"则此所谓"旧制此经",或即《黄帝明堂经》之古传三卷本。然皇甫谧所用《明堂孔穴针灸治要》一书,后则未见有此称引或著录,故此名亦或有两种可能,一则为古《明堂经》原名或繁称,一则为《黄帝明堂经》之再传本名。

1.《明堂》基本内容

根据《甲乙经》、杨上善《黄帝内经明堂》及《外台·明堂》等收载唐以前古传本《明堂》内容的具体分析,其所含基本内容,似有以下几个方面:

(1) 经脉。详杨上善《黄帝内经明堂》残本手太阴一卷,有经脉流行文,又《甲乙经》亦载此文,若据此例,则古《明堂》中,当含十二经脉流行路线内容。

(2) 奇经脉。详《黄帝明堂经》残本序云:"是以十二经脉,各为一卷,奇经八脉,复为一卷,合为十三卷焉。"十二经之分卷,据第一卷手太阴文例,有经脉流行文例,因而第十三卷,亦当有奇经八脉之文,为旧《明堂》内容。

(3) 经脉病候。详杨上善《黄帝内经明堂经》序云:"(旧《明堂经》)诊候交错,窥察难明。"所谓"诊候"者,诊病之证候也。十二经脉及奇经亦各具病候,今《甲乙经》中皆备收其文。然《黄帝内经明堂》却无此文。又详卷一手太阴诸腧穴主治之病,大都与经脉病重出。因疑此部分内容正应于杨氏"诊候交错"之语。否则,此语无着落矣。或系杨氏撰注时,以多与后文重,故删除之。

(4) 脏腑形状。详《黄帝内经明堂》手太阴经文例,首曰:"肺脏:肺重三斤二两,六叶两耳,凡八叶,肺藏魄。"详此内容,今犹见于《难经·四十二难》,《外台·明堂》中亦备载之,当为《明堂》原有内容。然今《素问》、《灵枢》中均无此文,疑或出医经类别家书。又详《甲乙经》中亦无,或为皇甫士安删除。

(5) 脏腑二十五变。《黄帝内经明堂》脏腑形状文后,继为"肺有小大高下,坚脆端正,偏倾不同。肺小则少饮……胁偏疏者,肺倾也"一段。详此文今《灵枢·本藏》及《甲乙经》卷一五脏大小六腑应候第五并具之,盖均当源于《针经》文,论之曰"二十五变"。

(6) 五脏六腑变化傍通。继"脏腑二十五变"之后,为"其行金,其色白……以阴太,故曰太阴"一段,含其行、色、时、味、日、志、气、音、声、荣、主、液、窍、畜、谷、星、数、变动、恶、克、生、臭、果、菜、脉、经等方面内容。又详《外台·明堂》亦有此方面内容,名之为"五脏六腑变化流注出入傍通",惟列项尤多,或为后人续增。杨上善所据,当是旧文。此类内容,大部分见于今本《素问》及《灵枢》中,故《甲乙经》亦不重出,或意在当删。

(7) 腧穴。腧穴是《明堂》的核心内容,详《素问》、《灵枢》中仅有一百余名,且分见于多篇,而《明堂》载穴不仅数多,而且有一定归穴体例。据《甲乙经》卷三统计,共有腧穴348个,其中单穴49穴,双穴299个。腧穴各有正名、别名、部位或取穴法,脉气所发或脉交会,刺灸分壮或刺灸禁忌等。详《素问·气穴论》:"黄帝问曰:余闻气穴三百六十五,以应一岁,未知其所,愿卒闻之。"又岐伯曰:"凡三百六十五穴,针之所由行也。"此所言三百六十五穴,或浑比一岁三百六十五日之大数。而《明堂》腧穴不及此数,亦或该书传至晋代已有脱穴,今已难考。

(8) 腧穴主治。腧穴主治最为显示针灸学术的临床应用。在《甲乙经》中共收载针灸治疗内、外、妇、儿科各种病证八百余条,蕴藏着我国古代医家针灸治疗的宝贵经验,为后世针灸临床的发展,奠定了良好的基础。

以上八项,据有关文献引证,应是古《明堂》一书的基本内容。

2. 腧穴部居及归经方式

腧穴部居方式,亦可谓腧穴归经方式。据《黄帝内经明堂》序言可知,乃按十二经及奇经八脉归经,《外台·明堂》则是按十二脉归经,将任脉归属于足少阴脉,督脉归属于足太阳脉。二书归经方式,均非祖本原貌。而《甲乙经》归经方式,大致可分三类,一者四肢腧穴,均按经脉归穴;一者头面肩项等处,多按部区归穴,或结合经脉归穴;一者胸腹背部,多以部区为名,结合经脉归穴。根据书中有诸多腧穴,特别是头面部腧穴,有的未详何经脉气所发,有的仅言某脉与某脉之会。或因当时对有些腧穴的归经,尚不十分明确。故《甲乙经》的归穴方式,有可能为古《明堂》之腧穴部居。

3. 腧穴定位

在《甲乙经》所收之腧穴中,均详明其定位方法。

关于定位问题,可见原《明堂》已采用了比较科学而具体的方法。如骨度同身寸折算法,多用四肢长骨、腹部之长阔、发覆部之长阔等部位的腧穴。形体自然标志,多用于背部椎间下、胸胁部之肋间下、骨下、两骨间、两筋间及肌肉象形处(如伏兔、鱼际等),动脉应手处等。取穴方式,此处主要指采用何种体位或体式而更有利于腧穴的定位。如仰而取之、伏而取之等穴,又如肩髎之举臂取之,仆参之拱足得之,浮郄之举足得之等。又如上关之开口有孔,下关之合口有孔等。如此等等,均源于《内经》与《明堂》,至今仍沿用之,足见其方法之可行也。

三、理论与应用的结合

《针灸甲乙经》一书,经皇甫谧在《素问》、《针经》及《明堂孔穴针灸治要》三书的基础上,进一步整理,不仅突出了针灸学术,而且增收了针灸疗法的临床应用,主要体现于以下几个方面。

1. 后六卷突出各科病证的治疗

《甲乙经》卷七至卷十二,包括内、外、妇、儿等科的各种病证,尤以内科为重点,共有四十三篇,含外感、内伤及五官病等近万种病证;外科共有三篇,近三十种病证,特以痈疽(含内痈)之论,尤为详明;妇科一篇,近二十种病证,主要论述重身九月而喑的病因、妊娠脉象、产后热病的诊断与预后,及妇科其他杂病;儿科一篇,主要论述小儿惊痫、瘛疭、飧泻、食晦、脐风、腹满等病证。从临床各科病证而论,固然不够完善。但皇甫谧此书对《内经》来说,虽可谓述而不作,然其条理之后,论病内容则相对集中,以病证为类,尤便于应用。

2. 病证治疗,取法于针灸

在后六卷中,体现证治内容的特点,主要有以下几个方面。

(1) 大部分篇章内容,均有论有治,先论后治;治疗均取法于针灸。此类篇目,不烦举例。

(2) 凡《内经》中有腧穴主治者,皆与《明堂》合置于论后。若无《内经》主治内容,均源于《明堂》。如卷七第二治法诸条,首为今《灵枢·刺节真邪》刺足阳明与大络,及推颈动脉法,以治大热遍身之狂言妄见病。次后即《明堂》诸腧穴主治五条。又如卷八第二治积聚诸病，则仅有《明堂》腧穴主治二十四条。

（3）凡腧穴内容较多者，则分篇置之。如卷七六经受病发伤寒热病第一上、中、下篇，在中篇有部分主治条文，下篇则尽为主治条文。又如卷八五脏传病发寒热第一上、下篇，上篇有少量主治条文，下篇则尽为主治条文。此类内容，尚有多篇。说明刺灸对此类病，法治之多变，及前人经验之丰富；同时亦可说明刺灸用于热病或急证，早有前例可循。

书中以刺灸治疗各类病证，内容十分丰富，经验非常宝贵，兹不烦举。

3. 体现《内经》理论的指导意义

《黄帝内经》一书，为中医理论奠定了基础，特别为针灸学术，提出了诸多理论依据、治疗原则与治疗大法，在《甲乙经》中，均可体现其指导意义。现举例如下。

（1）四街为气之径路。详《灵枢·卫气》云："胸气有街，腹气有街，头气有街，胫气有街，故气在头者，止之于脑；气在胸者，止之膺与背腧；气在腹者，止之背腧与冲脉于脐左右之动脉者；气在胫者，止之于气街与承山、踝上以下。"又《动输》篇云："四街者，气之径路也。"所谓"街"，通道也。《说文·行部》："街，四通道也。""径路"犹道路也。就是说四街是人体气血运行的主要通道。因此，该部气血运行失常时，应取该部腧穴进行调治。《甲乙经》收《明堂》腧穴主治，在四街部之腧穴，除治疗本经与本脏病外，大都可治局部因气血运行失常所致诸多病证。此固因凡此类腧穴，皆有畅通四街气血运行通道的作用，使阻绝之络脉，得从径路通行，使废弛之脉络，得与别路相合。

（2）四关主治五脏。详《灵枢·九针十二原》云："五脏有六腑，六腑有十二原，十二原出于四关，四关主治五脏。五脏有疾，当取之十二原。十二原者，五脏之所以禀三百六十五节气味也。"本文主要强调了四关原穴对五脏病的治疗作用。今以五脏原穴为例，《甲乙经》所收《明堂》太渊、大陵（心之原）、太冲、太白、太溪诸穴，不仅治疗病候多，治疗范围广，而且尤在治本脏病。如肺之原穴太渊，可治胸痹逆气、胸满、咳逆、胸中满喘、肺胀满、胸满痛、喘不得息、肺心痛等与肺有关之病证。盖由此也。

（3）五输为二十七脉气行所在。详《灵枢·九针十二原》云："五脏五输，五五二十五输；六腑六腧，六六三十六腧。经脉十二，络脉十五……二十七气所行，皆在五输也。"这就是说五输穴对二十七脉之脉气流注，具有特殊的作用。因而，其在治疗方面，亦具有重要的意义。在《甲乙经》所收腧穴主治中，五输穴所主治病证，一般均较四肢部位之间穴为多（另有络穴、下合穴除外），如手太阴肺经之荥穴鱼际，主治病证竟达四十余项。正体现了五输穴在治疗方面的重要意义。

（4）五行与五输穴的结合。《灵枢·本输》文原已提出阴经之井穴为木，阳经之井穴为金，而五输穴之其他穴与五行的关系，则不曾明言。迨至《难经·六十四难》引《十变》始云："阴井木，阳井金；阴荥火，阳荥水；阴俞土，阳俞木；阴经金，阳经火；阴合水，阳合土。"将五输穴的五行属性，尽为说明。《十变》一书，别书均无著录，然必在《难经》成书之前则无疑。《甲乙经》卷三收《明堂》五输穴，则尽将手足阴阳十二经五输穴与五行结合，最终完善。如手太阴肺经，少商者木也，鱼际者火也，太渊者土也，经渠者金也，尺泽者水也；手阳明大肠经，商阳者金也，二间者水也，三间者木也，阳溪者火也，曲池者土也。依照此例，后世又根据《难经·六十九难》"虚者补其母,实者泻其子"的原则,发展为以五输穴为基础,以五行生克及子母关系为理论的补虚泻实方法,进一步丰富了针刺补泻的内容。

其他如"先取后取"之法,"左取右,右取左"之法,本在《内经》中已皆有之,如《灵枢·厥病》,曾有数处言及先取某穴或某经、某部,后取某穴或某经、某部皆是。《素问·缪刺论》"左取右,右取左"皆是。凡此,在《甲乙经》引《明堂》腧穴主治,均有所运用。如凡取上星,皆先取譩譆,后取天牖;又如照海治"卒疝少腹痛……病在左取右,右取左"等。诸如此类,乃属特殊的取穴方法,当有特殊的作用,均应在实践中,不断加以探讨和发扬之。余者不再烦举。

通过上述诸端,《针灸甲乙经》一书,虽系在《素问》、《针经》及《明堂》三书的基础上,经过删选,分类编纂而成,但由于其编纂体例及选取内容,均以针灸为重点,故不啻为针灸学术之经典著作。由于该书含有丰富的针灸基本理论、基本知识、及宝贵的腧穴主治经验,故研究针灸学术,当视此为必读之书,并应在继承的基础上,进一步发扬与发展针灸学术。

以上仅系个人浅见,如有不当,望方家指正。

中日友好中国旅行之旅演讲会1997年3月

《甲乙经》新校正基本情况解析

《针灸甲乙经》为针灸学术经典著作,自宋·林亿等校定之后,遂成传世定本。现存《医统正脉全书》本及明蓝格抄本,均保留有林亿等之序文与校文。然由于林亿等校定前之传本均佚,且其校记又不似校《素问》于正文前有"新校正"或"臣亿"等标记,故对其基本情况进行解析,不仅可总结其校书经验,而且对探索《甲乙经》旧貌,也有十分重要的意义。

(一) 林亿等新校正基本情况

从林亿等新校正序文看,说明以下几个问题:存世版本,已多简编脱落,文字错乱,义理颠倒;流传不广,习用者较少;林亿等参照多种善本医书,校对玉成,由国家颁行,广为流传。首先应肯定林亿等的这一贡献。

现据医统本粗略统计,《甲乙》中小字校注,约有 500 余条。由于有些小字注文,并非尽出于新校正,故难以提出林亿等校注的确切数字。所出校记,大致有以下几种情况:

(1) 旁据他书互校者,计有《太素》、《素问》、《九墟》、《九卷》、《灵枢》、《针经》、《黄帝古针经》、《难经》、《脉经》、《千金》、《千金翼》、《外台》、吕广《募俞经》、《铜人》等共 260 余条。其中据《素问》校者 200 余条,据《灵枢》校者仅 24 条。结合《素问》新校正引用《灵枢》亦较少,且特出"惜不全"之说,可进一步证实,时林亿等所见《灵枢》传本残缺较甚。这对探讨《灵枢》注传情况有重要意义。又引用《九墟》、《九卷》等文,在今存《灵枢》中,均能找到对应之文,并可证实《九墟》、《九卷》等文,皆该书古别传本或衍化本也。新校正出他书校文,对今存传本有重要校勘价值。故保留校正本引文,对古医籍的整理研究,确有重要意义。

(2) 别本对校者,约有 200 余条,其行文用语则称一本、有本、古七、一云、一作、又作、一曰等,如卷一第五用对校者 10 条,称"一作"者 5 条,"一云"者 2 条,"一本"者 3 条。详此类用语,与《素问》新校正亦同。这些用语称谓,似非尽为书写校记的随意性,当有对据校别本的区别用语。故这部分资料,价值较大,应予足够重视。如卷一第五"肾小则安,难伤,肾大则善病腰痛"下校:"一本云耳聋或鸣,汗(原用汁,据明抄本改)出。"此与今《灵枢·本藏》、《太素·脏腑气液》亦均不同。而与《千金》引文,亦多有与《甲乙》不同处,说明唐以前医籍所载经文,已存有较多异文。又卷一第十五"面王以上者"下校云:"王,古本作壬字"。今明抄本正作"壬",此虽不可从,但亦可证明明抄本实有所本。有些别本异文属通文之类。如卷四第一中"绰绰"下校云:"一本作绵绵"。绰与绵义通,柔弱也。此类情况,亦不少见。有的校文可进一步提供据改的依据。卷四第一下"二阴二阳,病在肺,少阳"下校云:"一作阴。"与《素问·阴阳类论》、《太素·脉论》并同,是则据改的理由更为充分。有的校文,虽与今本均通,然于义犹切。如卷四第一下"腹胀便血"之"便"下校云:"一作后。"对照下文"溲血",则此作"后血"义更切。后血,大便血也。有的则是因避讳改字。如卷十二第四"辛頞鼻渊"下校云:"一作洞"。此显系避唐高祖李渊讳改字。总之,新校正保留这部分别本异文,无论对现存《甲乙》，还是对所引别书现存本的整理研究都是很可贵的文献资料。

（3）引注旁校者，约有 130 余条，大都集中在第三卷，其中主要是援引《素问》王冰注，而王冰注则主要是根据《甲乙》及《经脉流注孔穴图经》、《黄帝中诰孔穴图经》，尤以后二者多。详其引用二《图经》文从总体方面看，与《甲乙》基本为同一系统，故对《甲乙》之校勘，有较高学术价值。如卷第三五处"不可灸"下校云："《素问·水热穴》注：灸三壮。"《外台》卷三十九亦云"灸三壮"。又《甲乙》卷五第一下所列禁灸诸穴亦无五处，是则可证此言"不可灸"者，当是灸三壮之误。又如卷三第三十四环跳穴"足太阳脉气所发，……灸五十壮"下校云："气穴论注云：'髀枢后，足少阳太阳二脉之会，灸三壮。'"又详《素问·缪刺论》王冰注云："环跳者，足少阳脉气所发，……可灸三壮。"《外台》卷三十九亦归于"胆人"，"灸五十壮"。是则说明有些腧穴，唐以前文献已存有明显的异文，而林亿等校注有未尽出者，或系疏漏。从上述情况说明，不管《甲乙》或王冰所据之二《图经》，皆当本于古《明堂》，校读诸书，必当互参，以正其讹。

（4）属于林亿等自按者，多为对经文或校文的说明及少数语词的释文。如卷一第十五"病生于外者，先治其阳，后治其阴"下校云："《太素》云：'少肉者，寒温之症未详。'"是对经文某些情况的说明。又卷七第一中"天柱二"下云："《甲乙经》原缺此穴，今按《灵枢经》文补之。"此是对补文的说明，又卷三第十九鸠尾穴条云："鸠尾盖心上，人无蔽骨者，当从上歧骨度下行一寸半。"此是对腧穴部位的说明。

（二）新校正的校勘方法

根据上述情况，尽可看出，林亿等《甲乙经》新校正的校勘方法，与《素问》新校正一样，使用了多种校法。概而言，约有四焉。即以众本相校及引别书相校法，例见前；又以本书内容自校法，如卷一第九"与十分脏之四"下云："一作二。上文十分脏之八，此言十分脏之四，疑有误。"又以理相校正，备大量校勘资料分析，足证林亿等对古医籍的整理，无论在方法上，还是对校勘的书写，都具有丰富的实践经验。在方法上，虽尚未加以概括，提到理论的高度，但与近人陈垣先生提出的对校、本校、他校、理校之四校法，义亦尽合。然林亿等继承与发展前人经验，运用此等校书方法，自嘉祐中至今已近千年矣。其校勘记的书写，亦使用了一系列比较规范和简明扼要的行文用语，颇堪后人效仿。因此，认真研究和总结林亿等校书经验，对进一步发展校学理论和古医籍的整理，都具有十分重要的意义。

（三）新校正的不足之处

总结林亿等《甲乙经》新校正，首先应当肯定其功绩，然较之《素问》新校正，则有所逊色。从出校的情况看，其所见《灵枢》传本，固已不全，然而《素问》乃林亿等校定之本，所出校记，与两书实存异文相较，相差亦多。而且有的在《素问》中出《甲乙》校，而在《甲乙》中并未出《素问》校。另外，校记中也有失误之处。在俞穴主治部分，多取《千金》相校而不取《外台》。详《千金·明堂三人图》曾明确交代云："今依甄权等新撰为定云耳。"而《外台·明堂序》则云："今依准《甲乙》正经。"故林亿等对腧穴及主治之校，不取《外台》者，实失之矣。

（四）小字注文似非尽为新校正语

在今存《甲乙》医统本系统诸版本中，凡林亿等新校正文皆作小字双行夹注。然细审诸小字夹注,似不尽为新校正语。如卷二第二"《难经》曰:督脉者……阳脉之海也"一段下注云:"《九卷》言营气之行督脉,故从上下,《难经》言其脉之所起,故从下上。所以互相发也。《素问》言督脉,似谓在冲。多闻阙疑,故并载,以贻后之长者云。"详此云:"《九卷》言营气之行于督脉,"乃指卷一营气第十。详上引卷二第二此文前原有小字注文云:"督脉者,经缺不具,见于营气曰:上额循巅,下项中,循脊入骶,是督脉也。"此既云:"经缺不具,见于营气,"自非谲语无疑。又所谓《素问》言督脉,似谓在冲,乃指此前一段加冠《素问》书名论督脉之文。是此注所云"多闻阙疑,故并载。"似是指《难经》及《素问》文与本经旧文并载,"以贻后之长者"。故此文似既非士安旧文,又非亿等校语。又卷一第一有所谓"经言若错,其归一也"、"此经互言其义,非有错也"等文;卷五第一上有"二者正同,于义为是"、"二者义亦略同"、"义亦略同"、"于义不同"、"五脏则同,经俞有疑"等文,均作大字正文。又详卷二第二有所谓"此谓冲脉与《九卷》异"、"亦与《九卷》互相发也。"等文;卷第一下有所谓"《九卷》言其动,《素问》论其气,此言其为五脏之主,相发明也"等文;卷六第九有所谓"与《九卷》义错"等文;皆作小字双行夹注。凡此类文字,究竟是不是《甲乙》旧文,虽有不同看法,但结合士安自序及全书体例等现有文献资料分析,我们仍然认为此非士安旧文。又细审上述诸文之气象与语义,似出同一人之手笔,不应有大小字之别,而今本有别者,当系传抄致误。然究系何时何人所为,在今《难经集注》保留的杨玄操注中,有一非常值得注意的注文。详《难经·四十二难》"故肠胃凡长五丈八尺四寸,……此肠胃长短受谷之数也。"杨玄操注:"据《甲乙经》言,肠胃凡长六丈四寸四分,所以与此不同者,《甲乙经》从口至直肠而数之,故长。此经从胃至肠而数,故短。亦所以互相发明,非有谬也。"此与前引卷二经四一段文,从文气到行文用语,何其相似之甚。再结合杨氏部整理过诸多古医籍如《八十一难经音义》、《黄帝明堂经》、《针经音》、《素问释音》及《医心方》。卷二第二引杨氏对《甲乙经》推崇语等情况分析,凡此类文字,很有可能是出于杨玄操之手。

以上是对《甲乙经》新校正的初步解析,首先充分肯定了林亿等整理该书的文献价值,其失误之处,由于历史的局限性,亦在所难免。对某些疑问之处,为进行探讨,提出了肤浅的看法,当然不是结论,故凡不当之处,望方家指正。

刊于《中医杂志》1994 年第 2 期

《黄帝内经太素》撰注年代考

有关《黄帝内经太素》的撰注年代，历来有不同的说法，如宋臣林亿、高保衡等《重广补注黄帝内经素问序》谓：《黄帝内经》"晋皇甫谧刺而为《甲乙》，及隋杨上善，纂而为《太素》。"是以为杨上善撰注《太素》在隋时。明李濂《医史》与徐春甫《古今医统大全》亦同此说。《日本访书志》云："杨上善爵里时代，古书无徵据，其每卷首题，通直郎守太子文学臣杨上善奉敕撰注。按《唐六典》：魏置太子文学，自晋之后不置，至后周建德三年，置太子文学十人，后废，唐朝显庆中始置。是隋代并无太子文学之官，则上善为唐显庆以后人。又按此书残卷中，丙主左手之阳明注云，景丁属阳明者，景为五月云云。唐人避太祖讳丙为景，则上善为唐人审矣。《医史》、《医统》之说未足据也。"是以为杨上善撰注《太素》在唐高宗显庆以后。《适园藏书志》云："《医史》、《医统》云：杨上善隋大业中为太医侍御。是卷题'通直郎守太子文学'，与《医史》、《医统》所云不同，按《唐六典》，后周建德三年置太子文学十人，后废，隋代无此官，杨惺吾遂以上善为唐人。不知周隋相接，上善撰此书，尚在周时，故置旧官。至隋大业中为太医侍御，两不相妨碍。丙避为景，则唐人改唐讳，宋人改宋讳，尤旧书之通例。"是以为杨上善撰注《太素》在北周时，以上三说，似各有论据，其中主要涉及《太素》中的唐讳及杨上善职衔的设置年代等。因此要弄清杨上善撰注《太素》的年代，必须就这些问题及《太素》所涉及的其他问题加以探讨，方有可能推论出较为准确的年代。下面分别加以论述。

一、《太素》中有关避讳的问题

（1）避唐高祖李渊父李昞讳。兼避嫌讳"丙"字，以"景"代之。如卷五《阴阳合》："景主左手之阳明。"而他处作"丙"者，今本《太素》仍如本字。如卷十一《变输》"其日丙丁"，卷二十五《五脏热病》及卷二十八《痹论》中之"丙丁"等，亦皆如本字。是乃后人有所追改所致。

（2）避唐高祖李渊讳。以"泉"字代之。改太渊穴为太泉穴，如卷十一《本输》："肺出于少商，……注于太泉。"改渊掖为泉掖，如卷十一《气穴》："足少阳脉气所发者五十二穴，……掖下三寸，胁下下至胠八间各一。"杨上善注："掖下左右三寸间，泉掖、辄筋、天池三穴。"这与今本《千金方》、《千金翼方》完全一致。但今本尚有个别未改动处，如卷十九《知针石》："如临深渊。"注亦同。亦系后人追改。

（3）避唐太宗李世民讳。《避讳录》云："太宗名世民，……高宗以后至五代唐，世以代、系字代。如治世曰治代，世宗曰代宗是也。民以人、甿字代，如蒸民曰蒸人，富民候曰富人候。"今本《太素》中之世、民二字虽不见改，但在杨上善注文中，则以代、人二字代之。如卷二《顺养》"夫治民与治自（自为身之残字）"句，注云"人之与己。"卷十九《知祝由》"今世治病"句注云："今代之人，苦于针药，而疗病不愈者。"卷二十八《八正风候》"民少病"句注云："人少其病也。"又如《太素》(仁和寺本)卷二十一《九针要道》"后世"句注云："后代"等，都不是属于文字方面的互训,而是因避讳所作的处理。又据《避讳录》云,为避嫌名,"书愍作恧,或作慜,继作緤,洩,……"今考《内经》中泄泻或补泄之"泄"字,《太素》中大都作"洩",正与《避讳录》中所言同,惟今本中尚有少数作"泄者",亦系后人抄录时有所回改所致。说明杨氏对世、民二字,虽在正文中未曾改动,但在注文中,确实是作过处理。当然,据前人考证,并非所有唐代文献,对李世民之讳,都作过改动,如传本《素问》就不曾发现有避该讳的痕迹,但《太素》注文,应当肯定地说,是避过世民讳的。

(4)避唐高宗李治讳。改治书侍御史为御史中丞。……陆贽引《尚书》曰:"与理同道罔不兴。又曰:胁从罔理。是避治字。"今查《太素》中诸多"治"字,正文亦未作改动,但在注文中,则均以"疗"字与"理"字代之。凡属治则与治法者,均以"疗"字代;治诸事务者,均以"理"字代。如卷三《阴阳大论》"故善治者"一段经文中,有六"治"字,注文中用了九个"疗"字。卷十九《知针石》"肾治于里"句,注作"内理五脏,故曰里也"。《知要道》"治国"注作"保国"、"理身理国"。卷十六《脉论》"不治"注作"不疗"。如此等等,不胜枚举。足证其为避高宗讳而改。

从避讳的角度来看,如果《太素》的撰注时间是在隋代,定当留下避隋讳的痕迹,隋代成书之《诸病源候论》中,避隋文帝杨坚讳之"坚"字处甚多。如卷七、卷八《伤寒病诸候》,凡今传明赵开美本《伤寒论》中作"鞕"字者,《脉经》中均作"坚"字,而《病源》则作"牢"字。《避讳录》云:"隋文帝名坚,以固字代,……父名忠,以诚字代,兼避中字,以内字代,凡郎中皆去中字,改侍中为侍内,殿中侍御为殿内侍御。"然今《太素》中却不见有避"坚"、"中"者,如卷十四《四时脉诊》:"秋脉如浮,……其气来毛而中央坚,"卷十五《尺寸诊》:"寸口之脉沉而横坚,曰肤下有积,腹中有横积痛。寸口脉盛滑坚者,病曰甚,在外。脉小实而坚者,病曰甚,在内。"注文亦如本字。用"中"字处,更是处处可见,如卷十四首篇九见,《四时脉形》六见,《真脏脉形》五见,《四时脉诊》四见,《人迎脉口诊》六见。从这一点来说,亦不支持林亿等所谓"及隋杨上善纂而为《太素》"的说法。

二、《太素》杨上善注文中称老子为玄元皇帝

唐天子遵奉老子之事,在《中国通史简编》第三编第七章第四节中论之甚详。始于唐高祖李渊,武德三年,利用晋州人吉善竹编造的谎言,确定李渊与老子的祖孙关系,至武德八年,正式宣布三教地位,道第一,儒第二,佛最后。唐太宗李世民为了政治斗争的需要,利用道教徒,道教按照唐高祖兴道抑佛的既定方针继续得到发展。据《旧唐书·本纪》载,唐高宗乾封元年,"二月己未,次亳州,增老君庙,追号曰太上玄元皇帝。"把老子的封号推上了极点。在《太素》杨上善注之中称老子为玄元皇帝者,如《太素》卷二《顺养》"天气清静光明者,藏德不上故不下,上下则日月不明"三句经文的注文之中有三次引用"玄元皇帝曰"。而且杨上善本人对道家与佛家学说也都有所研究。如《旧唐书·经籍志》道家有《老子》二卷、《老子道德指略论》二卷、《略论》三卷、《庄子》十卷、《三教诠衡》十卷、《六趣论》六卷等六种。在《新唐书·艺文志》中也有同类书的著录。在宋代郑樵著《通志略·艺文略第五·道家一》著录的书目中,尚有杨注《老子》二卷本与十卷本两种。说明《太素》注文中出现玄元皇帝的字样,一则是遵奉王命,一则是他本人对老子的尊崇,亦应在唐高宗乾封元年之后。

三、关于杨上善通直郎守太子文学职衔的问题

由于林亿等人把杨上善说是隋人，因而后世根据隋无太子文学之职衔，便上推至北周时之说，似当进一步研究。考《旧唐书》卷四十三《职官一》正第六品上阶有"太子司议郎"。正第六品下阶有"太子文学"。从第六品下阶有"通直郎"。注："文散官"。《旧唐书》卷四十四《东宫官属》太子左春坊"司议郎四人"。司经局"太子文学三人"。注："正六品。"《新唐书》卷四十六《吏部》："凡文散阶二十九，……从六品下曰通直郎。"《新唐书》卷四十九《东宫官》詹事府设"司议郎"。左春坊设司议郎。注云："龙朔二年改门下读曰左春坊。"龙朔系唐高宗十二年年号。司经局设文学三人。注云："龙朔三年，改司经局曰桂坊，……置文学四人。"上述职衔的设置时间及遵奉老子为玄元皇帝的时间，与《太素》注文中避讳帝名的时间，如此相符，因而决不能只考虑隋无此官衔，便把撰注年代上推至北周。

四、"近代"二字析义

《太素》卷十一《气穴》注文中有云："近代秦孙祖《明堂》、曹子《灸经》等"之语。或以为凡言近代者，均是指此前数十年方为近代。查近代一司，乃是个模糊概念，没有绝对的岁数标志，以现在来说，谓数十年前事，可称近代，然百余年前事亦可称近代。如中国鸦片战争以来为近代史，而世界近代史期，一般以1640年欧洲资产阶级革命为开端，距今已三百余年。就古代对"近代"一词的使用来看，也有长短不同。短者固屡见不鲜，而长者亦不无其例。如《三国志·吴志·孙登传》："权欲登读《汉书》，习知近代之事。"是指孙权叫孙登读《汉书》，以熟悉近代的事务。《汉书》所记为前汉之事，而前汉之末，距三国时，亦有二百余年。足证"近代"一词，非仅指数十年而言。亦可指一二百年前而言。秦孙祖，据《太平御览》卷七二二《方术部三》医二引《宋书》云："秦承祖，性耿介，专好艺术，于方药，不问贵贱，皆治疗之。多所全获，当时称之为工手，撰方二十八卷，大行于世。"是知秦承祖为南朝刘宋时人。而刘宋至唐高宗时，仅二百余年，若以孙权欲孙登读《汉书》用语为例，则唐高宗时代称刘宋为近代，亦无不可。

五、唐人杜光庭说

又杜光庭《道德经广圣义》云："太子司议郎杨上善，高宗时人，作《道德经集注真言》二十卷"据有关文献记载，杜光庭，唐括苍人，字宾圣，道号东瀛子，初喜读经史，工词章翰墨之学，懿宗设万言科选士，不中，入天台山为道士。僖宗幸蜀，光庭始充麟德殿文章应制。说明杜光庭在唐僖宗时已有一定造诣，懿宗离高宗时，尚不足二百年，杜光庭的说法应是最有权威性的，结合《太素》注文中之避讳及称老子为玄元皇帝之事，亦完全符合高宗时代，唯所指职衔与《太素》不同，这可能是杨上善曾先后任过不同的职务，无损于对时代的考证。至于所云杨注《老子》卷数与《通志略》不同，这在古书中由于各种原因导致卷数的差别是屡见不鲜的，更无碍于杜说的真实性。

六、图书著录分析

从目录学业角度看,若《太素》撰注时代在北周或隋代,在《隋书·经籍志》中当有所著录。如《诸病源候论》载为五卷(据唐志当为五十之误)。但今本隋志中并无杨上善的著作,相反,在《旧唐书·经籍志》与《新唐书·艺文志》中却著录了杨上善注《黄帝内经明堂类成》十三卷与《黄帝内经太素》三十卷。在道家类中也著录了杨上善有关老、庄的著作。当然《新、旧唐书》中著录的书目,也有不少是撰注于隋以前而《隋书·经籍志》中没有收录的著作。就是其中某些无准确年代可考的著作,也不能认为隋志未著录者,都是出自隋以后,但杨上善诸书著录于史志的时间和以上诸事是如此的相符,恐怕难以说是偶然的巧合。

七、后人改字说分析

若谓《太素》中讳字,或系唐人抄录时所改,且不妨看看唐以前存留著作的现实面貌。《新唐书》卷四十八《百官三》太医署项云:"医博士一人,正八品上;助教一人,从九品上。掌教授诸生以《本草》、《甲乙》、《脉经》,分而为业。"宋代程迥《医经正本书·有唐医政第一》云:"诸生读《脉诀》者,即令递相诊候,使其知四时浮沉滑涩之状;诸生读《本草》者,即令识药形状;读《明堂》者,即令验其图识孔穴;诸生读《素问》、《黄帝针经》、《甲乙》、《脉经》,皆使精熟。"上述诸书,当时在太医署中是作为教科书使用,抄录之本定当对讳字有所避。然今存《素问》、《灵枢》、《甲乙》、《脉经》中未发现有避唐讳之痕迹,相反《素问》中却保留了梁代避"顺"字而改为"从"字者多处。又如《诸病源候论》一书,虽经后人多次传抄翻刻,然其中避隋文帝杨坚之"坚"而改之字却依然存在。就《太素》来说,今日所见,亦系后人抄录本,并非原貌,虽有回改,但遗痕仍在。且抄录诸医书而改讳字如此之多者,尚未得见。故亦难支持《太素》读字为唐人抄录时所改之说。

八、仕隋说分析

假如认定杨上善"通直郎守太子文学"之职衔为唐帝所授,与李濂《医史》及徐春甫《医统》所谓"杨上善,隋大业中为太医侍御,述《内经》为《太素》"之说,有无矛盾。按杨上善,史无传,故对其生卒年代及生平活动,所知甚少,多系从其他文籍中之零星散记略知点滴。亦或明人所见古文献中有此记载。隋代旧臣,后仕于唐者甚多,如陆德明、颜师古、孙颖达、欧阳询、甄权等,皆仕于隋,且授予重要职衔,入唐之后,亦皆被擢用,且授以一定衔位。因而杨上善仕隋为太医侍御,至唐又先后授以司议郎、通直郎守太子文学也是正常之事。不过以往没有细考杨上善有关活动年代,遂以为仕隋为太医侍御,即将其断为《太素》撰注年代。

根据以上各种情况的综合分析,在没有最可靠资料能证实撰注《太素》的确切时间之前,以上几点,均支持杨上善撰注《太素》的年代,应属于唐,而不应属于北周与隋,其具体时间,当在唐高宗乾封元年(公元 666 年)之后。

刊于《天津中医学院学报》1987 年第 2 期

试述《黄帝内经太素》中避讳问题

避讳是我国古代文献中存在的一个普遍性的问题,医学文献亦不例外。有时由于避讳造成文字混乱,会给后世读者带来很大的困难。正如清人黄本骥先生所云:"避讳兴而经籍淆,汉唐以来,改复不一,至宋尤甚。淳熙文书式有一帝之名避而四五十字者,纷纷更易,传演易伪。"因此,对古代文献的整理研究,必须注目此事。现仅就《黄帝内经太素》中有关避讳问题,加以阐述。

(1)避讳李渊父昞讳。以兼避嫌讳"丙"字,以"景"字代之。如卷三《阴阳合》:"景主右手之阳明。"而他处作"丙"者,今本《太素》,仍如本字,如卷十一《变输》:"其日丙丁。"卷二十五《五脏热病》及卷三十八《痹论》中之"丙丁"等,亦皆如本字,是乃后人有所追改所致。

(2)避唐高祖李渊讳。以"泉"代之。改太渊为太泉穴。如卷十一《本输》:"肺出少商,……注于太泉。"改渊掖为泉掖。如卷十一《气府》:"足少阳脉气所发者五十二穴,……掖下三寸,胁下下至肷八间各一。"杨上善注:"掖下左右三寸间,泉掖、辄筋、天池三穴。"但今本中亦有个别未改动处,如卷十九《知针石》:"如临深渊。"注亦同。

(3)唐太宗李世民讳。《避讳录》云:"太宗世民,……高宗以后至五代唐,世以代、系字代。如治世曰治代,世宗曰代宗是也。民以人、甿字代,如燕民曰燕人,富民候曰富人候。"《太素》经文中之世、民二字均不见改,惟在杨上善注文中,则以代、人二字代之。如卷二《顺养》"夫治民与治自"句,注云"人之与己。"卷十九《知祝由》"今世治病"句注云"今代之人,苦于针药,而疗病不愈者"。卷二十八《八正风候》"民少病"。句注云"人少其病也"。又如《太素》缺卷卷二十一《九针要道》"后世"句注云"后代"等等,都不是属于文字方面的互训,而是因避讳所作的处理。又据《避讳录》云,为避嫌名,"书愍作慜,绁泄作絏洩,……"今考《内经》中泄泻或外泄之"泄"字,《太素》中大都作"洩"字此正与《避讳录》所言同,惟今本中尚有少数"泄"者,亦系后人抄录时有所回改所致。说明《太素》中对世民二字,虽正文不便改动,但《太素》注文,应当肯定的说是避过世民讳的。

(4)避唐高宗李治讳。《避讳录》曰:"高宗名治,以理字或制字代……"今查《太素》中诸多"治"字,正文亦未作改动,但在注文中,则均以"疗"字与"理"字代之。凡属治则、治法等,均以"疗"字代,治诸事务者,均以"理"字代。如卷三首篇"故善治者"一段文字中有六个"治"字,注文中用了九个"疗"字,卷十九《知针石》"肾治于里"句,注作"内理五脏,故曰里也"。缺卷卷十六《脉论》"不治"注作"不疗"。如此等等。足证其为避高宗讳而改。

(5)杨上善注文中封老子为玄元皇帝。如卷二《顺养》:"天气清静光明者也。"杨上善注:"天道之气,清虚不可见,安静不可为,……玄元皇帝曰:虚静者天之明也。"《旧唐书·本纪》高宗乾封元年:"二月己未,次亳州,幸老君庙,追号曰玄元皇帝。"是时为高宗十七年,唐朝立国已四十九年。说明《太素》注文中封老子的这一称号,定是出于高宗十七年以后之事。

(6)关于"正"字之避秦皇名问题。卷十四《真脏脉形》:"真脏见。"杨上善注:"古本有作正脏,当是秦皇名正,故改为真耳。真正义同也。"考今本《太素》中用"正"字处,尚有许多,亦有"真""正"二字并用处。如卷五《阴阳合》"寅者正月生阳","正月二月三月,人气在左"。卷九《经脉正别》中十二经脉之正。卷十五《色脉尺诊》"正邪之中人也"。卷十九《知官能》"下司八正","必端以正"。卷二十四《天忌》"四时八正之气"《真邪补泻》中"真气"下"正气"并用,又云:"释邪攻正,绝人长命"。卷二十八《三虚三实》"八正虚邪"。《八正风候》"八正之候","正月朔日"。卷二十九《胀论》"致邪失正,真不可定"。如此等等,均不见有异文,亦不见杨氏再有注语。从以上所引经文来看,"真""正"二字,有的可以互为替代,有的无法替代,如"真气""正气",完全是不同的概念,二者不能混同。又详王冰《素问》注本中,对引别本中异文,亦不见此说。又考《吕氏春秋》,系秦嬴政氏八年之作,其中亦多有用"正"字处,书中亦不见避讳,且"正"字又属谦讳,或系"临文不讳"之例。故杨上善氏所谓"正"字为避秦皇名之说,尚难定论。其所云"古本有作正脏者",或系古流传别本中之误字。

(7)"善"、"喜"二字考。详《内经》本文用"善"字处甚多。如"黄帝曰:善"之"善","善恶"之"善","善病××"之"善"等。而《太素》中,诸如"黄帝曰:善"及"善恶"之类的"善"字,不宜更代,故尽与《内经》同。而用"善病××"之"善"字,则多有以"喜"字代者。粗略计之,其用作"善渴""善病""善胀"等者,有30多处。其中尚有注文作"喜""好""多"者十余处。如卷三《阴阳杂说》"善胀",杨上善注作"喜胀",卷二十六《寒热相移》"善食",杨上善注作"喜饥多食"。别有作"喜病××"者50处左右。《素问》、《灵枢》中均作"善",杨上善注中亦未见有作"善"字解者。像这种两字互用者,若单从字义上理解,"善""喜"二字当然可以互训。而这里拿互训的道理去解释,似乎难以满意。因为对古经文的抄录是很严肃的事情,杨氏决不会随意妄改。从另外的角度考虑,那就有可能是由避讳所致。假设如此,其所避何讳,似有两种可能,一是避尊亲长辈中人之名讳,由于对杨氏的身世不详,也无法考证。一是避杨氏个人私讳。按照这个思路去推断,则今本中"善病××"等之"善"字,原亦应作"喜"字。由于后人在传抄时随笔有所追改,因而形成了今本"喜"、"善"二字混用的现象。

以上主要说明《黄帝内经太素》中,避了唐代皇家李昞、李渊、李世民、李治四代之名讳,并遵照唐高宗十七年对老子的封号,称之为玄元皇帝。从而说明在古代医籍中,由于受到封建旧礼制的影响,必然存有避讳事,但因古医籍经过历代传抄或翻刻之后,有些避讳字已被全部追改或部分追改,往往形成文字方面的紊乱,因此,在研读这些古代医籍时,必须注意到这一情况,免得在文字上发生误解。

刊于《北京中医学院学报》1985 年第 8 卷第 4 期

《伤寒论》与《金匮要略》文献概述

　　《伤寒论》与《金匮要略》二书,原系东汉末年,南阳大医张仲景(名机)先生《伤寒杂病论》一书之流传遗本。仲景先生原著问世不久,因逢乱世,遂遭散佚,经汉、晋间人王叔和重整,再度问世,其后几经传抄,遂成多种传本。《伤寒论》与《金匮要略》,众传本之一种也。今存本为宋臣林亿、高保衡等校定本。

　　该书自问世以来,甚得医家青睐,后世奉之为医学经典,犹业医必读之书,流传至今已有一千八百余年,不仅不失其历史文献地位,而且更具有临床应用价值,对中医学术的继承和发展,开创了全新的道路。

　　本文仅就该《伤寒论》与《金匮要略》文献方面的几个问题,加以概述。

一、成 书 背 景

　　仲景先生,《后汉书》无传,据其《伤寒杂病论·序》及诸多野史杂记中有关史料,知其生当汉末,正值汉祚颓倾,战乱频仍、疫病流行之时。仲景先生深感不幸,遂有是作。其成书背景,大致有以下几方面,与之有关。

1. 时代背景

　　东汉末年,当桓、灵二帝,帝祚已衰,宦官专权,天下大乱,群雄并起,疫病流行。《后汉书》中多有记载。又仲景《伤寒杂病论·序》中亦云:"余宗族素多,向余二百,建安纪年以来,犹未十稔,其死亡者,三分有二,伤寒十居其七。"此文足可说明在南阳地区疫病流行,对人民健康造成的伤害是何等严重。总之,在张仲景生活的数十年间,正值黄巾起义、诸侯割据、战争频仍、疫病流行之时,人民生活难以保障,生命受到威胁,政治经济危机不断。此时,在医药卫生方面,一者如"居世之士,曾不留神医药,精究方术","患及祸至,而方震慄,降志屈节,钦望巫祝",或"委付凡医,恣其所措"。一者如仲景先生,"感往昔之沦丧,伤横夭之莫救,乃勤求古训,博采众方","上以疗君亲之疾,下以救贫贱之厄,中以保身长全,以养其生",以高度社会责任感和"爱人知人、爱身知己"的献身精神,促成了医学发展。这正是社会政治经济发生严重危机之际,也是医药学术发展的大好机遇。仲景先生正是在这样历史条件下,把临床医学推向了一个空前的高峰。

2. 医学文献

　　据《汉书·艺文志》方技类著录医学文献,医经类有 7 家 216 卷,经方类有 11 家 274 卷,房中类 8 家 191 卷,神仙类 10 家 201 卷。合计凡 36 家 868 卷。说明汉代之医学,已经达到相当高的水平,在理论方面,已具有完整的体系,在学术方面,亦具有系统的学说。就以今日存世之《黄帝内经》为例，其中有阴阳、五行、脏腑、经络、病因、病机、诊法、治则等学说，为后世医学发展，奠定了良好的基础。同时，《难经》、《本草经》等经典著作，亦均在此间问世。仲景先生，正是在此基础上，继承了前人之学，又加之个人的实践，创造性地发展了中医学术。这在今存《伤寒论》与《金匮要略》中，均有所体现。说明仲景之学，是在继承传统的基础上，又有新的发展。

3. 学有师承

《太平御览》卷七二二方术部三：“《何颙别传》曰：同郡张仲景，总角造颙，谓曰，君用思精而韵不高，后将为良医。卒如其言。颙先识独觉，言无虚发。”又《伤寒论》林亿等序云：“张仲景，《汉书》无传，见《名医录》云：南阳人，名机，仲景乃其字也。举孝廉，官至长沙太守，始受术于同郡张伯祖。时人言，识用精微过其师。所著论，其言精而奥，其法精而详，非浅见寡见者所能及。”详何颙，《后汉书》有传，曾与王允等谋董卓，以它事，为卓所系，忧愤而卒。事当在汉献帝初年间，颙长于仲景，故其别传所记，应为信史，据上述诸记，则仲景师从同郡张伯祖，当无疑。由于仲景识用精微，必能尽得其师传，故时人以为过其师。

4. 撰用医籍

仲景先生撰著《伤寒杂病论》一书，使用过多种古典文献，此可以从两方面得知。一者本书自序云：“撰用《素问》、《九卷》（今存《灵枢经》之古传本）、《八十一难》、《阴阳大论》、《胎胪》、《药录》，并《平脉》、《辨证》，为《伤寒杂病论》合十六卷。”上述诸书，在今存《伤寒论》及《金匮要略》全部内容中，均可寻见踪迹。有关该书流传原委，近人余嘉锡先生《四库提要辨证》卷十二子部医家类考之甚详，兹不复赘。另一方面，晋人皇甫谧《针灸甲乙经·序》则称：“仲景论广伊尹《汤液》为数十卷（按，当为十数卷），用之多验。”宋臣林亿等在《伤寒论·序》，据皇甫谧言进一步叙之云：“是仲景本伊尹之法，伊尹本神农之经，得不谓祖述大圣人之意乎。”

详上文所谓《汤液》，应为《汉书·艺文志》著录之《汤液经法》一书，相传为商代伊尹所撰，当系伪托。此书久佚。有近人河北省威县中医师张光荣先生旧藏敦煌卷子梁人陶弘景撰《辅行诀脏腑用药法要》一书，引用《汤液经法》方20余首，其中有10余首与仲景方基本相同。并谓“昔南阳张机，依此诸方，撰为《伤寒论》一部，疗治明志，后学咸尊奉之。”观乎此，足可证皇甫谧所谓“仲景论广《汤液》”之不谬也。

据上述诸端，足可说明，仲景著作的问世，绝非偶然，自有其历史的根源及学术发展的成就，加之仲景先生在继承的基础上，通过创造性的努力，方岐黄之道，前有所继，后有所承，源流不断，古今永辉。

二、学术贡献

仲景先生之所以被后世誉为医中之圣，《伤寒论》与《金匮要略》亦被后学奉为医学经典，要在仲景先生对中医学术的发展，作出了重大贡献，概言之，有以下几个方面。

1. 中医临床医学文献的奠基之作

在仲景著作之前，就今日所知古代医学文献，虽有不少关于论述病证及方药者，如《素问》、《灵枢》论病诸篇,出土医学文献如长沙马王堆汉墓《五十二病方》及《武威汉代医简》等,但均不足以称为较为系统、完整的临床医学文献。而今存仲景先生《伤寒论》与《金匮要略》二书,就科别而言,已有外感病(伤寒)一大类,各科杂病一大类。在各科杂病类中之内科、外科、妇科、儿科等,虽有详略之不等,但已基本上具有科别之雏形,尤以内、妇两科,更趋完善。就其内容而论,各科均以病名或证名为题,记述其病因、病机、病形、诊法、治则、方药等,虽有繁简之别,但已具有临床诊疗学之主要内容。特别是以病名与证名并列为题名的构架,和以辨其病、脉、形、证而治之的方法,体现了中医临床学科的特色和优势。后世医家临床文献,大都遵而行之,良有此也。

2. 继承发展中医学术

据今《伤寒论》与《金匮要略》全部内容来看,它不仅继承了此前医学典籍的理论与经验,而且通过临床验证,又对传统医学理论有所发展。如《伤寒论》之"三阴三阳"学说,乃是在《黄帝内经》三阴三阳与脏腑、经络相结合的基础上,又与伤寒病演变过程中的病候相结合,使"三阴三阳"学说,既有脏腑、经络的生理基础,又有伤寒病变的病理基础,极大地发展和丰富了"三阴三阳"学说的内容。又如《伤寒论》三阴三阳病理演变问题,《伤寒论》中,既沿袭了《素问·热论》热病传变程序,提出了"传经"、"再经"及"过经"等新的概念,又在具体条文中论述了伤寒病传变的实际情况,如诸多病变日数的不确定性描述,即属乎此。从而说明仲景先生对伤寒、热病的病程演变,既认定其具有一定的程序性与规律性,但绝非病程演变的固定模式。此正仲景先生于继承中加以发展之高明所在。

3. 具载一批有重大学术价值之经典医方

中医药学的发展,以尝药辨性味到配伍为方剂,应当说是经历了一个很长的历史时期。就以现有文献及文物可知,早期医方,从《黄帝内经》中记载的若干医方及长沙马王堆汉墓出土之《五十二病方》来看,仍以多种药组合的无名方为主。此类医方,亦或是西汉以前的产物。从大量无名经验方过渡到有名方,应当是方剂学发展史上的一个飞跃。

在今存《伤寒论》及《金匮要略》本中,据林亿等考定,《伤寒论》有 113 方,《金匮要略》有 262 方。凡此医方,对方剂学源流的考证,对方剂学组合的解析,对方剂学理论的研究,均具有十分重要的意义。本人曾有拙文发表(见《中国中医药报》1994 年第 2 期及《碥石集》第五集等,即本书《伤寒》、《金匮》方对方剂学的贡献"一文),兹不烦述。

不仅如此,而且其临床疗效十分可靠。若辨证准确,用之得当,诚可收桴鼓之功。

4. 有助于对《阴阳大论》等古医学文献的考证,具有十分重要的价值

前文"撰用医籍"一节,已据其自序,言及古医籍数种,其中《素问》、《九卷》(今《灵枢经》)及《难经》三种尚存世,余者如《阴阳大论》、《胎胪》、《药录》及《平脉》、《辨证》六书,均早佚。然从今本《伤寒论》及《金匮要略》诸篇,尚可见其端倪。如:

"伤寒例"一篇有文作"《阴阳大论》云"等,此明本文出于《阴阳大论》,此书别书均不见称引,仅据此可知其内容乃以二十四气为本以论人气之变者。又据其引有"彼春之暖,为夏之暑,彼秋之忿,为冬之怒"一段,语出《素问·脉要精微论》,可证此书当成在《素问》之后也。

"辨脉法"与"平脉法"两篇,当与《平脉》、《辨脉》两书有关。而其内容,多有与《素问》论

脉诸篇相近,而言"寸口、关上、尺中"三部,又言脉之轻重有三菽、六菽等,则出于《难经》。又"平脉法"一篇,起首一段为四字句韵文,其中"明"字归韵在"阳"部,而非"耕"部,凡此均可证,此文当在西汉初期及《素问》等成编之后。

其余如《金匮》中妇人病及小儿病,或当出于《胎胪》者,第二十四、二十五两篇中方,亦或有出于《药录》者。

总之,《伤寒论》及《金匮要略》中内容,对研讨西汉期间亡佚之医籍,有重大考证学价值。

5. 创建了临床学科的学术体系

从今存《伤寒论》与《金匮要略》两书之体例可见,伤寒病是以三阴三阳病为题名,以具体证候为条目,结合阴阳、表里、寒热、虚实之辨证法则,确立治法,遣方用药,形成了一套理、法、方、药相互联结的诊疗体系,也为伤寒病学奠定了一个比较完整和系统的学术体系,为后世外感病学的发展,打下了基础,对明清时期温病学说的形成与发展,亦有重大影响。《金匮要略》则是以病名与证名并用的形式为题名,以具体证候为条目,结合病变定位及阴阳、表里、寒热、虚实的辨证法则,确立治法、遣方用药的一整套理、法、方药相互联结的诊疗体系,亦为临床各科奠定了一个较为完整与系统的学术体系。为后世各科杂病学的发展,打下了基础,对后世内、外、妇、儿等学科的发展,产生了重大影响。

总之,该书的学术体系,对后世临床学科的贡献和影响,是十分重大和深远的。

6. 理论与实践相结合的典范

从《伤寒论》与《金匮要略》的全部内容来看,它的学术价值不仅在于其所具载的一批直至今日仍为临床常用的经典医方,而重要的是它乃一部理论与实践相结合的经典医著,它不仅是继承了《黄帝内经》以来中医传统理论,而更重要的是它把中医理论结合到临床实践中去,使理论成为现实,使实践有所指导,并在实践运用中有所发展。如《伤寒论·伤寒例》一篇,对外感热病,曾提及多种概念,若伤寒、温疫、温病、时行寒疫等,在病因方面,除提及"非其时而有其气"外,又有所谓"毒气"、"寒毒"、"异气"、"疫气",凡此种种,乃指有别六淫之邪的一种能致人于病的异物。从病因方面,较之《黄帝内经》六淫学说,在认识上更为深化,这也是通过医疗实践对病因学说的新发展。至于《内》、《难》等经典中提出的诸多理论,在《伤寒》、《金匮》论述疾病之篇章,均有充分的体现。故该书诚为理论与实践结合的典范。

三、研读《伤寒论》、《金匮要略》二书启示片语

《伤寒论》与《金匮要略》二书,乃业医者必读之书,但由于其学之博大精深,故绝非浅尝辄止者所能知。若学无门径,亦难登堂入室。根据我个人数十年学习所得,聊陈治此道之体会一二。

1.《伤寒论》与《金匮要略》构建了仲景学术的完整体系

此在前文已曾言明,《伤寒论》与《金匮要略》二书,本是仲景先生《伤寒杂病论》一书,后因多种原因,遂分为二。若据敦煌卷子本南朝时梁人陶弘景撰《辅行诀脏腑用药法要》中已云"张机撰《伤寒论》"之义,亦或在南北朝时期,已有此分化之本。然后世遂有《伤寒》与《金

匮》分治之学。但就其学术思想的完整性而论,则二者必须兼治,方得其全璧。另方面由于仲景著作,乃"勤求古训,博采众方"撰成,又是一部理论与实践相结合的临床医学著作,在学术上颇具继承性、创造性、兼容性、特异性、理论性、实践性等众多特点。故治仲景之学,若欲求源,首当求全。

2. 研读《伤寒论》与《金匮要略》需求善本与完本

仲景之书,问世不久即散佚。王叔和整理后,亦时有隐现。迨至唐代,流传甚少,故孙思邈因有"江南诸师,秘仲景要方不传"之叹。宋臣校定之本,至元明之时,亦颇稀缺。明万历年,复有虞山赵开美,得宋刊本二种及成无己注解本,再为刊成《仲景全书》本。然其后,复宋刊白文本存世亦甚少,清人所见大都为成注本。自民国以来,即赵开美刊《仲景全书》本,亦成稀世之珍。故自清以来,重刊《伤寒》、《金匮》诸白文本及注释本,亦不得不因取本不佳为憾事。又因后人不解仲景著述之意,更不念王叔和整理之功,对书中内容,凡不合己意处,或横加指责,或大为删改,或对叔和枉为挞伐。致令仲景之书,每失其真。故研读仲景之书,必选善本与完本为要务。

3.《伤寒》、《金匮》中论病诸条文,颇具朴学精神

今存《伤寒论》六经病及霍乱、阴阳易等 398 条条文,为论述伤寒等病之内容,《金匮》第二篇至第二十二篇条文,为论述内、外、妇、儿等科杂病条文。其记录方式简明,文字气象朴实,或如病情记录,或如师徒问答,或如病案讨论,或如临证所见。此类条文,理论性论述较少,有些仅提示病因、病机及治则等,大多为寓理于证、寓法于方。此亦治《伤寒》诸家着眼之处,可检选后世名注参读,自可事半功倍,若诸枝蔓之说,空泛之论,则无补于是学。至于其他理论性内容及杂方等,当是仲景承继岐黄之学,沿袭前人之论,博采众家之方。亦可以稍补汉代医籍之缺佚,不可轻自否定,或弃而舍之。义难明者,疑之可也。

4. 背诵、理解与实践相结合

背诵者,求熟记也。理解者,在明理也。实践者,为验证也。尝见治仲景之学者,对《伤寒》、《金匮》之条文,大都能背诵如流。昔年吾学该书之时,初则选读,后感不足,亦尽读之,获益甚多。欲求对仲景书之加深理解,务需对《内》、《难》及《本经》诸书,有相应的基础,才可以相互贯通,免致学理之断层。只有如此,才可使学有所本,术有源流。实践对研读此学尤为重要,因《伤寒》、《金匮》二书,本系临床医学著作,若不通过实践,学亦无用,理亦难明。亦另有诸多内容,不通过实践,亦难得其真谛。

此上仅系吾数十年学习仲景著作之点滴体会。吾生也鲁,学也浅,言之欠妥处,定属难免,切望方家,不吝赐教。

刊于《中医文化杂志》2005 年第 4 期

《伤寒论》、《金匮要略》医方考

在宋臣林亿等校定之《伤寒》、《金匮》二书之序文中,首见记有二书医方之总数。如《伤寒论》宋臣序云:"今先校定《张仲景伤寒论》十二卷,总二十二篇,证外合三百九十七法,除复重定有一百一十二方。"又《金匮》宋臣序云:"臣奇先校定《伤寒论》,次校定《金匮玉函经》,今又校成此书,仍以逐方次于证候之下……又采散在诸家之方,附于逐篇之末,以广其法。以其《伤寒》文多节略,故所自杂病以下,终于饮食禁忌,凡二十五篇,除重复,合二百六十二方。"此首次提出《伤寒》、《金匮》方之总数者。然后世对此说,据今存本实有方名证之,则颇有疑义。现分别为考:

(一)"一百一十二方"考

后世医家,对此数之记载,大致有三种说法。

1. 照录旧数

如金人成无己《伤寒明理论》序。此后沿用此数之书亦颇多,兹不烦举。

2. 增加一数

如清人·汪琥《伤寒论辨证广注·采辑古今医家伤寒书目》注云:"相传仲景论有一百一十三方,今考其书十卷内,计方止一百一十二方。"明、清间有些注本则直书为一百一十三方。

3. 考订旧数

如日本丹波元简《伤寒论辑义·综概》引林亿等序文"一百一十二方"下云:"案原一百一十三方,阙禹余粮丸一方,故云尔。"

详上述《伤寒》方之两数不同者,丹波氏之考当是,言"一百一十三方"者,据方名而言,言"一百一十二方"者,乃实存方数也。

禹余粮丸方,在太阳篇第88条,文作:"汗家重发汗,必恍惚心乱,小便已阴疼,与禹余粮丸。"注云:"方本阙"。故目录中不具此方名。又宋臣校《金匮玉函经》卷七所附诸方,虽有禹余粮圆方,亦云:"阙"。《脉经》卷七第一本条云:"可与余禹粮丸。"然《脉经》中方药均不载,缺否,难详。又日本康平本,虽有此条,亦无具体方药。又成无己注本,亦云"阙"。又《千金翼方》卷十伤寒宜忌第四,此条无"宜禹余粮丸"五字。从以上诸古传本均缺此方的情况分析,足可说明,此方缺已久矣。故《伤寒论》出现两方数,恐原于此。又今存唐《千金方》,多收古方,其卷四中有禹余粮丸方两首,不言出典,其方药组合及主治,亦不似仲景《伤寒论》方,此后如宋《圣惠方》及《圣济总录》中虽有数首禹余粮丸方,则更不足为据。

(二)"二百六十二方"考

1. 总方数考

关于《金匮》二百六十二方,早在明代徐镕,已有所考证,徐云:"林亿序云:二十五篇,除重复,合二百六十二方。于是就古本、新本篇下所注之数通计之,只得二百四十六。然果实菜谷篇下:古本新本俱阙计数,恐校正时序数如此。篇注如彼,忽略脱误也。并此,脱落一十二首,亦仅得二百五十八首,较之,犹欠四首。及数目录,亦二百五十八,其中重出方一十六方,脱落者一十九方。"徐氏此议疑是,然其别取诸书强合二百六十二方之数,似难定论。

详今存本《金匮》,在目录与正文中,每篇之下,均注有"论几首,脉证几条,方几首"等字样。今以明赵开美刊《仲景全书》本计之,目录中所列,从第二篇至第二十五篇,共出257方,在正文篇名下,则为246方。而今存本实有方,则为243方。然第二十篇尚有12方,在目录与正文篇名下,均不曾出列,当系脱失,若再加此12方,共得255方(含附方),与262方之数,尚差7方。或系传抄脱失,或统计有误,现亦难详考。

在上述255首方中,含有有名方205首(在第二篇至第二十二篇中共201首,第二十三篇4首),无名方47首(其中第二十三篇中有15首,第二十四篇与二十五篇中有32首)。附方26首,其中除重复者外,仅有16首方。

2.《金匮》附方小议

今存本中有九篇,在方证条文之后,另有"附方"一项。详林亿等序云:"今又校成此书,仍以逐方次于证候之下,使仓卒之际,便于检用也,又采散在诸家之方,附于逐篇之末,以广其法。"是知林氏等所据底本,原是方、证分书,林亿等又采辑散在后世医著中之方,附在篇末,特加"附方"二字以别之。详26首附方,含《外台》11首(分别见于第四篇3、第七篇2、第十篇3、第十二篇1、第十三篇1、第十七篇1)、《千金方》9首(第五篇2、第七篇4、第十五篇1、第廿一篇2)、《千金翼》2首(第六篇1、第十七篇1)、《古今录验》1首(第五篇)、《近效方》1首(第五篇)、《崔氏方》一首(第五篇)、《肘后方》一首(第六篇)。

详所附诸方,有以下几种情况:①引书中详明出典者。如疟病篇引《外台》小柴胡去半夏加栝蒌根(按,原脱"根"字,据药名补)方。在今卷五"疗疟方"中,明指"张仲景《伤寒论·辨疟病》",又引《外台》牡蛎汤方,在第五卷"牝疟方"中,亦云出"仲景《伤寒论》"。②引方不在该病门。如疟病引《外台》柴胡姜桂汤,今《外台》卷五疟病十五门中无此方,在卷二伤寒类下"伤寒小便不利"门有此方,名小柴胡桂姜汤,主治与今本《伤寒论·太阳篇》147条柴胡桂枝干姜汤同。③引书中别证系仲景方者。如第五篇引《古今录验》续命汤,详今《外台》卷十四中风上,有多起引《古今录验》续命汤方,唯风痱门一方,方证与本文基本相同,唯方后有注文云:"范汪方主病及用水升数,煮取多少并同。汪云:是仲景方。"是知范汪方中亦有此方,且云为仲景之方。④引书中未标明为仲景方者。如第六篇引《肘后》獭肝散,在今存本《肘后方》卷一第七。文中不曾明示出典,且文后有"姚云,神良"四字,其所言"姚",若系南北朝时之姚僧垣,则姚书中或有出典。若如此,则《肘后》此条,亦当为后人增附矣。⑤引书中无出典,别书可证者。如第七篇引《千金》苇茎汤,今考《千金》卷十七肺痈方第七中有此方而无方名,亦不具出典。而《外台》卷十肺痈方中有此方名,另有注文"仲景《伤寒论》"云云,又云:"《千金》、《范汪》同。"⑥引书中无出典者。如第七篇引《千金》三方,甘草汤方本无,生姜甘草汤与桂枝去芍药加皂荚汤二方,均不言出典。⑦引书别具出典,注文言同者。如第十二篇引《外台》茯苓饮,今本在卷八痰饮食不消及呕吐不下食方,明示出《延年》方,而注文云:"仲景《伤寒论》同。"从上述情况分析,附方中,凡引书中注明为仲景方者,疑系古本中久已脱失。其未详明,亦无别书可证者,则尚难完全认定为仲景方。

3. 附方之重复方

在26首附方中,据初步核审,中有方药重复者12首。即:①第四篇引《外台》柴胡去半夏加栝蒌根汤即《伤寒论》太阳篇第96条小柴胡汤之加减方;柴胡姜桂汤,即《伤寒论》太阳篇134条柴胡桂枝干姜汤。②第五篇引《千金》越婢加术汤,即第十四篇越婢汤之加味方。引《崔氏》八味丸,即第二十二篇之肾气丸方。引《近效》之术附汤,即第二篇之白术附子汤。③第六篇引《千金翼》之炙甘草汤,即《伤寒论》太阳篇177条之本方。④第七篇引《外台》之炙甘草汤,亦同上;桔梗白散,即《伤寒论》太阳篇141条之白散方。引《千金》之甘草汤,即《伤寒论》少阴篇311条之本方。⑤第十篇引《外台》之乌头汤,即本篇之乌头煎方。⑥第十四篇引《外台》之防己黄芪汤,即第二篇之本方。⑦第十七篇引《千金翼》之小承气汤,即《伤寒论》中本方。

除此之外,增附诸方,仅余14首,这其中还有部分医方,根据现有文献,尚不易认定为仲景方。故真正可以认定者只有牡蛎汤、续命汤、三黄汤、苇茎汤、柴胡桂枝汤(《伤寒论》太阳篇下146条亦有此方)、走马汤、茯苓饮、黄芩汤等。其余6方即獭肝散、生姜甘草汤、桂枝去芍药加皂荚汤、麻黄醇酒汤、三物黄芩汤、内补当归建中汤。以上六方,除獭肝散一方引于《肘后》外,其余五方,皆引于《千金》。因《千金》所收古人方,大都不示出典,故此五方,亦不便确认。

(三)《伤寒杂病论》桂枝本与长沙本方考

1. 原委

张仲景先生《伤寒杂病论》一书,自汉末至三国时期散失后,传世之本,皆晋代王叔和及后世整理,今所存者,唯宋臣校定之《伤寒论》及《金匮要略方论》二书。原《伤寒杂病论》书,既无传本,史志亦不曾著录。迨至清光绪二十年(公元1894年),广西桂林左盛德为序之《伤寒杂病论》一书,始公之于世,言称得之于张绍祖,绍祖自称为仲景四十六世孙,此稿为仲景先生第十二稿,叔和所得乃第七稿。至民国二十一年(1922年),又有湖南浏阳刘瑞瀜为序之《伤寒杂病论》一书,公之于世,刘序言称,此书得之于同邑宗人昆湘先生,昆湘初受书于隐君子张老,相交数年,遂得受教,一日,急想别,赠歌己,遂不复见。"呜呼!其乘愿之大士乎?其长沙之后身乎?斯道之不亡,亦云幸哉。"后因年老,遂传之瑞瀜。两本从体例与内容方面看,虽然有些差异,但从总体方面看,基本上属于同一个版本体系。从流传时间上看,大致在清末至民初;其流行地区仅在湖广两地,而且均出于张门。另从两篇序言来看,亦均有些神奇,从两书中医方看,与今存《伤寒》与《金匮》差异较大,别出药方甚多。因此,尽管有人极力推崇,信以为真,然在中医界持怀疑者很多,两书的问世,并不认定为张仲景《伤寒杂病论》的再现。以下仅就两书中多出方,聊为介绍。

2. 桂林本《伤寒杂病论》医方考

此本中所收医方，大部分俱载于现存《伤寒论》与《金匮要略》中，其中《伤寒》方共113方（含今缺之禹余粮丸方：禹余粮四两，人参三两、附子二枚、五味子三合、茯苓三两、干姜三两）。《金匮》方，除中风与咳嗽两类方未收方较多外，其他各篇有名方，除个别有未收，亦可谓基本收全。另有第二十篇，第二十四篇、第二十五篇之内容，亦均未收。根据上述情况，该书对《金匮》中所具之有名方，绝大部分，均被收入。

该书除收有《伤寒》、《金匮》方外，另具不见于《伤寒》、《金匮》之方，据初步统计有96方，其中卷三伤寒例篇6方；卷四温病篇15方；卷五伤暑篇8方、热病篇5方、温病篇5方、燥病篇5方、伤风篇5方、寒病篇3方；卷六太阳篇上2方；卷七太阳篇中1方；卷八太阳篇下9方；卷九阳明篇2方；卷十太阴篇9方；卷十一少阴篇1方，厥阴篇8方；卷十二霍乱吐利篇5方，痉阴阳易差后1方；卷十三百合狐惑阴阳毒篇1方，疟病篇1方；卷十四咳嗽水饮黄汗历节1方；卷十五胸痹篇2方；卷十六妇人病1方。从上数可见，增方较多在8方以上的有5篇。大多为同时增加了条文。今举两例，如温病篇，有文16条，全系新撰；列方21首，除白虎汤重出，共为20首。其中白虎汤大、小承气及调胃承气汤并黄连阿胶汤五方，为仲景原书中方，余15方尽为新增。又如太阳篇下，大致为《伤寒论》结胸、脏结、心下痞鞕及热入血室等有关条文及医方。而于脏结之病，有新撰文5条，新增方8首。其他各篇，义亦类同。

3. 新增方简义

新增96首医方，大致可分为以下几种情况：①本无方而补方者，如伤寒例篇，有关两感于寒而阴阳两经俱病，特补一日太阳与少阴俱病之大青龙加附子汤；二日阳明与太阴俱病，特补大黄石膏茯苓白术枳实甘草汤；三日少阳与厥阴俱病，特补当归附子汤等。②增设病候而补方者。如太阳篇下脏结病，增设肝、心、脾、肺、肾五脏结证，并增补五方。又如太阴篇增设病候8条，并增补9方；厥阴篇增设病候8条，并增补8方。③增设新的篇目而补方者。如卷五为伤暑病、热病、湿病、伤燥病、伤风病、寒病六篇，共增补31方。④个别病候略有改变，增补新方或调改旧方，散在各篇可见。

4. 长沙本《伤寒杂病论》与桂林本之异同

①长沙本之卷数与桂林本虽均为16卷，然长沙本中无杂病诸篇，故新增方少于桂林本数方。②两本新增方基本相同，有少数方名之药味多少不同。③有少数方名及药均不相同。④个别有新增条文及方者。从以上情况分析，两种《伤寒杂病论》本之新增内容及方药，基本相同，亦可证，应属于同一版本系统。

5. 两《伤寒杂病论》之辨伪

从两《伤寒杂病论》之总体情况分析，若谓仲景先生《伤寒杂病论》之古传本，疑点颇多：①清以前古文献中不曾有人称引；历代公、私书目及附录书目中，亦不曾著录。②据两本藏家所言流传原委，颇涉怪诞，难以取信。③第五卷新增篇目，即伤暑、热病、湿病、伤燥病、伤风病、寒病等内容，均出于后世之说，其文字气象，亦不似汉人之笔法及仲景之风范。④新增方药，大都系某些古方之组合加减，少有新意，有些即仲景某方增一二味药，改名而成。⑤新增病候,如所谓五脏结证诸条,仅举各脏常见病候两三种,并无危候之特征,似出于意度。⑥组合诸方,亦不如《伤寒》、《金匮》方之法度严明。

综上所述,二本《伤寒杂病论》,显系后人有意托古所作,非仲景先生旧物也。然其中新增诸方,虽非古方,但亦多系以《伤寒》、《金匮》中某些方药之加减,亦非绝不可用。

根据以上考析可见,今存仲景先生遗著中医方,除《千金》、《外台》等古医学文献中,尚有极少之遗方外,基本上已尽收于今存《伤寒》、《金匮》中矣。

刊于《上海中医药杂志》2004 年第 2 期

《伤寒》、《金匮》方对方剂学的贡献

中医方剂,源远流长,在汉以前医方,所存甚少,今存医方中已臻完备者,唯张仲景《伤寒》与《金匮》方。以下仅就张仲景方对方剂学的贡献,略陈管见。

一、《伤寒》、《金匮》方的渊源

方剂之学,古有"伊尹为汤液"之说,而世无所考,或传说中事。《汉志·方技略》有"经方"一类,共 117 家 274 卷。从数量方面看,有方之多,亦可谓盛矣,而后皆亡佚。近世有出土医书如《武威汉代医简》及马王堆汉墓帛书《五十二病方》等,当系古方之遗存者。又《史记·仓公传》载有下气汤、火齐汤、柔汤、半夏丸等,虽其内容已无所考,然其为医方也当无疑,今存《素问》、《灵枢》中亦载医方数首。就上述有文可见诸方,从方剂学的角度论,虽已具有方剂的雏形,尚未达到完备的程度。而仲景医方,较之上述诸方,在命名、配伍、加减、用法、运用等诸方面,已有极大发展。然而此类医方,是否完全出于张仲景之手,以史学的观点看,似不可能。因而,仲景所出基方,当源于以下几个方面。

一者,在汉代存世诸多方书中,已有完备之齐剂。王叔和《脉经》中保留之现已不见于《伤寒》、《金匮》方的三个来源。

二、《伤寒》、《金匮》方的类型

在仲景医方中,从方剂的组合方面看,有单方,如一物瓜蒂汤、鸡屎白散、文蛤散等,皆以 1 味药组成,并立以方名。有复方,如桂枝汤、麻黄汤、芍药甘草汤、在青龙汤、桂枝芍药知母汤、温经汤、侯氏黑散、鳖甲煎丸等,皆由两味以上药物组成,其中最少者如芍药甘草汤,仅有 2 味,鳖甲煎丸则有 23 味之多。有合方,如桂枝二麻黄一汤、桂枝十越婢一汤、桂枝麻黄各半汤等。

从应用方面看,有内服方,且占诸方之绝大多数。有外用方,如王不留行散云"小疮即粉之";小儿疳虫蚀齿方"以槐枝绵裹头四五枝,点药烙之";又如治马坠及一切筋骨损方"煎汤浴衣被盖覆"等。有导药方,如蜜煎导大便方。有坐药,如蛇床子散方;治温中坐药,"如枣大,绵裹内之";又如矾石丸方,"炼蜜和丸枣核大,内脏中"等。

从剂型方面看,有水剂,如诸汤方。有丸剂,如肾气丸以蜜为丸,竹皮大丸以枣肉和丸,干姜人参半夏丸以生姜汁糊为丸,鳖甲煎丸以药汁为丸,乌梅以饭泥为丸等。有酒剂,如红蓝药酒方酒煎。有散剂如诸散方。有栓剂,如诸导药、坐药等。

以上情况,尽可反映汉末方剂的发展,已达到比较高的水平。

三、典型方的分析举例

在《伤寒》、《金匮》方中,有诸多方证俱全而又有代表性的典型方剂,今仅举两例加以分析。

桂枝汤例"桂枝三两去皮、芍药三两、甘草二两炙、生姜三两切、大枣十二枚擘。上五味,㕮咀三味,以水七升,微火煮取三升,去滓,适寒温服一升,服已须臾,啜热稀粥一升余,以助药力,温覆令一时许,遍身漐漐微似有汗者益佳,不可令如水流离,病必不除。若一服汗出病差,停后服,不必尽剂;病犹在者,更作服;若不汗,更取依前法,又不汗,后服小促其间,半日许,令三服尽。若病重者,一日一夜服,周时观之,服一剂尽,病证犹在者,更作服。若汗不出,乃服至二三剂。禁生冷、黏滑、肉面、五辛、酒酪、臭恶等物。"

此方有明确的主治,有方名,有药味且注明制法,有计量,有煎法,有服法,且特说明根据病情,用不同服法,有将息法,有禁忌等,可以认为是一首完整的方剂。

小柴胡汤"柴胡半斤、黄芩三两、人参三两、半夏半升洗、甘草炙、生姜各三两切、大枣十二枚擘。上七味,以水一斗二升,煮取六升,去滓,再煎取三升,温服一升,日三服。若胸中烦而不呕者,去半夏、人参,加栝蒌实一枚;若渴者,去半夏,加人参合前成四两半、栝蒌根四两,若腹中痛者,去黄芩,加芍药三两;若胁下痞硬者,去大枣,加牡蛎四两;若心下悸、小便不利者,去黄芩,加茯苓四两;若不渴、外有微热者,去人参,加桂枝三两,温服微汗愈;若咳者,去人参、大枣、生姜,加五味子半升、干姜二两。"

本方除具有桂枝汤的某些特点外,又特具有加减诸例。表明方中原有药味,可根据病情有所增减,亦可根据病情增加药味。似此类医方,在两书中约 10 余首,充分体现了辨证施治的特色。

四、方与法并举

仲景书中诸方,有相当一部分具有方与法并举的特点。在《史记·扁鹊仓公列传》诊籍中,虽对病机分析已较详明,然而其施治诸方,尚未标明所行之法,至于近年出土古医籍诸方,就更谈不上了。从而说明仲景书中方与法并举,意味着法与方的紧密结合,这对治疗学的发展,无疑已达到了一个新的高度,而且是在理论上不断充实和完善。在《伤寒》方中,诸多可与不可之方,皆体现了方与法的关系,今再举《金匮》数例。如:虚劳用大黄䗪虫丸言"缓中补虚";腹满用大黄附子汤言"以温药下之";痰饮用肾气丸言"当从小便去之";用大青龙汤言"当发其汗";黄疸用大黄硝石汤言"当下之";妇人病症用桂枝茯苓丸言"当下其症";妇人乳中虚用竹皮大丸"安中益气"。

从而说明仲景时代之选方用药,已充分体现了法的指导作用。

盖治病之制法,在《内经》中,已有较多论述,而仲景之为是书也,乃"撰用《素问》、《九卷》"等古文献,并能灵活地加以运用,可以算得理论与实际结合之楷模也。

法是根据病机而确立,病机者,病情演变之机理也。方药者,亦根据法来选定。方是法的具体体现,法是方的组合原则,则药乃方的组合物体。从而说明理、法、方、药是一个完整的整体,也是中医辨证施治的具体体现。此亦《伤寒》、《金匮》方得以久用而不衰之原因所在。

五、方剂的基本要素

从《伤寒》、《金匮》诸多比较完备的医方中不难看出,对方剂组合结构及有关事项,也就是说对方剂的基本要素或者说基本内涵,已经具备。根据分析诸方所有,概而言之,当为以下诸项。

1. 方名

如桂枝汤、麻黄汤等以主药命名;桂枝芍药知母汤以几味主要药命名;麻黄杏仁石膏甘草汤以全部药命名;承气汤、理中汤等以功效命名;四逆散、四逆汤等以主治命名;青龙汤、白虎汤、真武汤等以某种作用的象征命名;侯氏黑散以方源传人命名;葛根加半夏汤以原方名并加药命名;桂枝麻黄各半汤以两方并合命名。

医方从无名方过渡至有名方,是一大发展,它说明药物治疗已从纯经验的水平,向理论方面迈进了一大步。从方名上看,可反映该方的功效、主治、主要药物或方源等有关问题,特别是一些反映功效主治之方,联其名即知其用。

2. 主治

说明该方的适应病证,这是对该方在实践中多次运用的经验。《伤寒》、《金匮》方不仅有明确的适应证,而且在适应证中,有典型适应证、一般适应证及应变适应证等不同情况,反映了用方时对证与变证的辩证关系。

3. 药物

药物是方剂的最基本的要素,是区别于非药物性医方的主要标志。各方名均有其固定药物,具有相对的稳定性。由非固定药物医方逐步过渡为固定性药物医方,是对医方运用经验的进一步升华,对治疗目标更加明确的表示,是理论指导的进一步规范化,是对药物性能体验的更加深化,也是方剂发展的重要标志。

现《伤寒》、《金匮》所收医方,除个别无名方及《金匮》第二十四、第二十五中用于解毒诸简便方外,均已有固定药物组成。

4. 计量

药物计量,表示该药在该方中的地位、作用及一般用量或特殊用量。如麻黄一药,麻黄汤为3两,桂麻各半汤1两,桂二麻一汤为16铢,桂二越一汤为18铢,大青龙汤为6两,麻杏石甘汤为4两,桂枝芍药知母汤为2两(计量同者不举)。以上情况足以说明麻黄在不同方剂中,因计量不同而有不同的功用,另一方面,有时因主药用量的改变,则改变医方的效用,甚至方名亦更。如桂枝去芍药加附子汤与桂枝附子汤,药味全同,唯前者桂枝3两、附子1枚,后者桂枝4两、附子3枚;前者用于太阳病大下之后若微寒者,后者用于风湿相搏,身体疼烦。两方差别完全反映在计量上,故方剂之计量,对一首医方颇具重要意义。

5. 制法

制法指以何法将药物制好，供人使用。制法与药效有直接关系，同一药物因不同制法可发生不同的药效。《伤寒》、《金匮》诸方制法颇为丰富，丸散汤饮亦多不同，今以汤剂为例，如麻黄汤之先煎麻黄；大承气汤之后入大黄；大、小柴胡汤之去滓再煎；在大黄黄连泻心汤与附子泻心汤之水渍法；防己地黄汤之地黄绞汁合药酒渍等，体现了制法的多样化，使药物达到预期的效力。如大黄与余药同煎与后煎，显然有不同药效，故药之制法，在方剂学中，则具有重要意义。

6. 服法

服用方法，也是直接关系药效的一个方面。在两书中诸方，仅以汤剂为例，一般均以分3次或2次服用。如桂枝汤分3次服，桂枝越婢一汤分2次服，也有的是顿服如干姜附子汤。但尤为重要的是同一医方，结合不同服法则药力有别，如《伤寒论》太阳上篇第29条："若胃气不和谵语者，少与调胃承气汤"，乃少少温服之。而太阳中篇第70条发汗后"不恶寒但热者，实也，与调胃承气汤"，乃顿服之。又如前引桂枝汤之服用方法等，均足以说明不同服法的意义所在。又如诸散剂。因服用时取不同饮料，产生不同的作用，故服用方法亦不可忽略。

7. 禁忌

书中医方言禁忌者，首推桂枝汤云："禁生冷、黏滑、肉面、五辛、酒酪、臭恶等物。"后有葛根汤方起例云："余如桂枝法将息及禁忌，诸汤仿此。"是知桂枝汤方之禁忌，乃对伤寒病而言，故后言诸汤皆仿此。又《金匮》侯氏黑散云："禁一切鱼肉大蒜，常宜冷食，自能助药力在腹中不下也，热食即下矣。"此言"热食"，乃对该方药力有所影响，故当禁忌。又如《伤寒论》白散方云："不利，进热粥一杯；利过不止，进冷粥一杯。"此亦明言不利者禁冷粥，利过者禁热粥，此亦方之禁忌也。是则说明医方除对疾病有某种禁忌外，对医方亦有一般禁忌如生冷黏滑腥臭等物及特殊禁忌，特别是某些特殊禁忌，必作方剂组合结构内容之一。

六、方的加减与药的加减

仲景遣方用药这灵活，在两书中已可窥见一斑。如对方的加减，1首桂枝汤经加减增损之后，化裁之方则有10余首之多。又如《金匮》卷中治痰饮咳嗽方，由小青龙汤化裁而为桂苓五味甘草汤、苓甘五味姜辛汤、桂苓五味甘草去桂加干姜细辛半夏汤、苓甘五味加姜辛半夏杏仁汤、苓甘五味加姜辛半杏大黄汤等5方。其中变化之妙，运用之巧，实开活用成方之先河，为辨证施治之典范。

在药物加减方面，其方名不变而增减药物之例亦不鲜见。如小青龙汤、小柴胡汤、真武汤、通脉四逆汤、四逆散、理中丸、防己黄芪汤、三黄汤、厚朴七物汤、当归生姜羊肉汤、白术散等，均有随证加减之法。

总之，仲景在运用成方时，绝非固守不变，而是体现出了一个"辨"字，即辨证用方；一个"活"字，即随证活用。

七、《伤寒》、《金匮》方对方剂学发展的影响

　　《伤寒》、《金匮》方之所以经久传世而不衰,首先是由于其疗效可靠,故江南诸师常"秘而不传",唐孙思邈早年未曾得见亦深以为憾。在仲景方影响下,方剂学有了长足的发展。

　　后世组合之新方,多仿前世经验,出现极多组成合理、法度严明、主治明确、结构规范之传世良方。以原方结构基本思路为基础,衍化出较多类新方,如桂枝汤类、麻黄汤类、柴胡汤类,有1方而衍化为几十方者;从原方中裁出部分药物,别为新方者,如从芎归胶艾汤中别出之四物汤,从肾气丸中别出之六味地黄丸等,独具经法。存世诸方,绝大多数为经典性处方,后世以善用仲景方者为经方大家,并在原主治的基础上推广运用,并扩大了治疗的范围。

　　在药物配伍方面,受仲景方用"对药"的影响,后世医家对"对药"的使用,创立了许多新的经验。

　　仿仲景方成方增损加减之例,有少问世新方,亦附有药物加减之法。如李东垣补中益气汤方后云:"若病日久者,权立加减法治。"共列加减法24例,皆是李氏经验之谈。

　　总之,《伤寒》、《金匮》方,对发展方剂学的贡献是巨大的,对其进行总结,不仅在于充分肯定与发扬其成绩,而尤在于临床遣方用药时,应谨遵法度,并灵活地、创造性地加以运用。

刊于《中国医药学报》1994年第9卷第2期

第二部分　医籍简介

《外台秘要》简议

《外台秘要》亦称《外台秘要方》，是现在最早的临床综合性医书之一，为唐·王焘所撰。

据《新唐书·王珪传》载：焘，郿（约当现陕西省眉县境）人王珪孙，曾为徐州司马，历给事中、邺郡太守，治闻于时。其母有疾，终年侍奉，调制汤药，昼夜不废。"数从高医游，遂穷其术，因以所学作书，号《外台秘要》。讨绎精明，世宝焉。"《外台秘要》自序称，自神农氏尝百药，立九候，正阴阳之事以降，其于人民康宁之功，广且大矣。既周之后，医道皆有制度，医者代不乏人，仁贤间出，方逾万卷，专车不受，广厦不容，实有整理之必要，而焘因幼多疾病，长好医术，曾于台阁任事二十余载，久知弘文馆（皇家图书馆）图籍方书等，因得靓奥升堂，探其秘要，遂撰成此书，名曰《外台秘要方》。又据《新唐书·艺文志》载，尚有《外台秘要》十卷，今《要略》久佚，《秘要》尚存。

关于该书命名之义，古来说法不一。宋·孙兆曰："夫外台者，刺史之任也。秘要者，秘密枢要之谓也。唐王焘台阁二十余年，久知弘文馆得古今方，上自神农，下及唐世，无不采撷，集成经方四十卷，皆诸方秘密枢要也。以出守于外，故号曰《外台秘要方》。"明·徐春甫、清《四库全书提要》等皆宗此说。又日人丹波元胤氏则谓：魏时兰台为外台，秘阁为内阁，台阁一也。又据《唐书·高元裕传》载，三司监院带御史者，赵升《朝野类要》曰：安抚转运，提弄提举，实分御史之权，亦似汉绣衣之义，而代天子巡狩也，故曰外台。考王焘所以命是书，其自序署曰：银青光禄伯，而不带御史。自序又曰：两拜东掖，便繁台阁，二十余岁，久知弘文馆图籍方书等，由是靓奥升堂，皆探其秘要云。据此，其义取魏兰台为外台之谓者也。兰台为汉时设置的藏书之馆，弘文馆则为唐时所设，而焘又在台阁任事二十余载，知弘文馆方，因能撰集其珍秘之要方，故丹波氏之说似于义更切。

《外台秘要》之内容，据焘自序称："凡古方纂得五六十家，新撰者向数千百卷，皆研其总领，核其指归，近代释僧深、崔尚书、孙处士、张文仲、孟同州、许仁则、吴昇等十数家，皆有编录并行于代。美则美矣，而未尽善。何者？各擅风流，递相矛盾，或篇目重杂，或商较繁芜。今并味精英，钤其要秘，俾夜作昼，经之营之，捐众贤之砂砾，掇群才之翠羽，皆出入再三，伏念旬岁，上自炎昊，迄于盛唐，括囊遗阙，稽考隐秘，不愧尽心焉。"正由于王氏充分利用了弘文馆这一藏书众多的有利条件，所以能在广采博引的基础上选取诸家之要。因此，《外台秘要》可以算得是自唐以上这一时期临床医学之巨著。就今本所见，计收入诸家如：陈廪丘风、范汪方、小品方、千金方、经心录、素问、伤寒论、病源、肘后方、深师方、集验方、崔氏方、阮河南方、浩京方、张文仲方、古今验录方、崔文行方、千金翼方、延年方、养生方、广济方、删繁方、支太医方、救急方、必效方、近效方、许仁则方、甲乙方、华佗方、万金方、广利方、许明方、李郎中方、苏游方、苏孝澄方、仓公方、备急方、元侍郎方、陈明方、扁鹊方、苏恭方、素女经、淮南王方、唐侍郎方、徐王方、陶效验方、苏亮方、甲乙经、谢道人方、传效方、源乾曜、姜君方、姜生方、刘涓子方、经效方、张子仁方、葛氏方、隐居效验方、胡洽方、张苗方、于氏方、仙人方、陈元方、佳验方、刘尚书方、体玄子方、通真论、神农本草经、明堂、甄言方、崔氏别录等。上述文献,除《素问》《千金要方》《千金翼方》、《伤寒论》《甲乙经》《病源》等少数医籍尚存外,大部分久已失传,赖此书中收录其部分内容,使后学尚可窥其梗概,并为研究唐以前医方提供了资料。

在理论方面,该书主要是以《病源》所列诸病候为目,增补诸家治疗本病候之药方,使其有论有方,形成了一部较为完整的治疗学,足可为临床所选用。其于理论方面,尚可与引证诸书相互对勘,以正其讹误。如《病源》卷六《解散病诸候》之文,"一月转解",《外台》"转"作"辄",是;"宜断头,冷洗之",《外台》"断"作"淋",是。又如卷一《伤寒》门引崔氏方,有小前胡汤证,胡洽云:出张仲景,而今本《金匮》《伤寒论》中并无此方;又如《伤寒论·辨太阳病脉证并治上》白虎加人参汤方下,《外台》有"右五味,切,以水一斗二升,煮米熟,去米,内诸药,煮取六升,去滓,温服一升,日三。"等文,似较《伤寒论》文更加完备。据此,疑《伤寒论》此条有脱文。故《外台》实为整理其引用诸书很有参考价值之他校本。

《外台秘要》共有四十卷,分为1140门,包括内科、外科、妇科、儿科、骨科、皮肤科、眼科、齿科、耳鼻喉科及中毒急救等,此外尚有采药时节与诸家丸散酒煎方,乳石论、明堂灸法等。伤寒门中分为伤寒、天行、温病三类,说明已对一般传染病、流行病及急性传染病等有了比较明确的认识。在临床各科治疗中,有复方、有单方、有各种经验方,有常规方,可以说是集诸方之大成。又如对采用常山治疟,动物肝脏治目病等,足见当时经验已较成熟。在眼疾一门中,曾引用陇上谢道人撰著天竺经眼论的内容,这对于研究中外医药交流方面,具有一定参考价值。三十一卷与三十二卷中收集诸家丸散酒煎诸方,当系皇家收集之经验方,为研究和发掘古方丸散膏丹之运用提供了宝贵的资料。三十七卷与三十八卷乳石门,是现存有关乳石方面内容比较多的文献,对石药的配制、服法、效用及服石引起的各种变证的治疗方法等,都有所论述,是研究服石的重要资料。三十九卷介绍了明堂灸法,明堂一书为古代针灸专著,久已失传,今幸存其内容较为系统的早期文献,惟《甲乙》与《外台》,本书内容中除论述一般灸法内容外,全列十二经穴及各穴位之主治,其中有后腋、转谷等七穴,为他书所不载。另外其穴位归经亦与《甲乙》有别。这对研究经络气穴学说的历史有重要意义;其穴位主治内容,集中了唐以前针灸治疗的丰富经验,在文字上并可与《甲乙》互勘;要之,这部分内容是研究整理《明堂》一书的宝贵资料。

本书选材较为丰富,这对研究发掘者来说,是很有价值的,虽有芜杂之嫌,但王焘的医学观点还是很明确的,如对天命观的批判云:"夫喜怒不节,饥饱失常,嗜欲攻中,寒温伤外,如此之患,岂由天乎!"所以书中基本上没有收录那些封建迷信性的内容。

总之,该书之嘉惠于后学者极多,且对日本、朝鲜的医学发展有一定贡献,正如清人徐大椿所云:"唐·王焘所集《外台》一书,则纂集自汉以来诸方,汇萃成书,而历代之方,于焉大备,但其人本非传家之学,故无所审择,以为指归,乃医方之类书也。然唐以前之方,赖此书以存,其功亦不可泯。"

《外台秘要》自唐迄今有多种版本,今人民卫生出版社据明经余居本(书末并附有明·程敬通及日人山胁尚德校语)影印出版,为较好版本,可供研读者用。为继承发扬祖国医药学遗产,本着取其精华弃其糟粕的原则,对本书进行深入研究,使其更好地为教学、医疗、科研服务,必能为人民的健康事业有所裨益,为祖国医学增辉。

刊于《中医书讯》人民卫生出版社 1983 年第 1 期

《甲乙经》、《温疫论》、《寒温条辨》、《时病论》介绍

《甲乙经》

《甲乙经》全称《黄帝针灸甲乙经》或《黄帝三部针灸甲乙经》,晋·皇甫谧撰,是我国现存最早的一部针灸专著。作者主要取材于《素问》、《九卷》(即今之《灵枢经》)及《明堂孔穴针灸治要》,选其精要部分,分类编纂而成,该书问世后,流传较广,至今仍为针灸重要典籍之一。由于历代传抄翻刻,故书名及卷次不甚一致。现存最早版本为明刻本,通行本有人民卫生出版社影印明《医统正脉》本及据《医统正脉》之排印本。今存版本中除《四库全书》本外,均为 12 卷,128 篇。

内容提要

书名《甲乙经》者,解说有二:一云本书原系以十天干名为卷次;一云甲乙有编次之义。若据本书系将上述三书编纂而成之义,或以后说为是。全书内容大致可分为四类:一是论述医学基本理论,包括阴阳五行、藏象经络、病因病机、诊法等。主要见于一、二、四、六卷;二是记述穴位,厘定俞穴 348 个(单穴 49、双穴 299),采用区线结合的方法,分头、背、面、耳、颈、肩、胸、腋胁、腹及四肢手足阴阳十二脉等三十五部,记述俞穴的别名、经络、针深、灸数、禁忌等有关问题,见于卷三;三是论述针道,包括针灸禁忌、各种刺法、针形及针刺机理等,见于卷五;四是论述疾病的病因病机及针刺的辨证施治等,包括内、外、妇、儿、五官各科近 200 种病证,提出了俞穴主治 800 余条,见于卷七至卷十二。本书的主要贡献在于:①将《内经》中与针灸有关的问题,按专题分类,重新予以编纂,增强了学术内容的系统性、完整性。②保存了古《明堂孔穴针灸治要》的部分内容,为俞穴文献的研究提供了宝贵的资料。③记载了晋以前针灸治疗各种疾病的丰富经验,对针灸临床的研究具有十分重要的价值。

作者简介

皇甫谧(公元 215～282 年),字士安,幼名静,晚年自号玄晏先生,西晋定郡朝那(今甘肃灵台县)人。在文史方面多有著述,是当时有影响的史学家之一。在医学方面,主要编纂有《甲乙经》;又因本人曾服用寒食散类药物而致病,故对寒食散的服法和救解法等颇有研究,并为多人治疗是疾,曾撰《解散说》及《将服消息节度》,书早佚;现有部分内容,存《诸病源候论》及《医心方》中,对研究服石之法有一定参考价值。

《温疫论》

《温疫论》,明末吴有性著,是现存最早的一部治疗温疫病的专著。作者根据当时温疫病流行的实际情况,认为与伤寒之病因、病机、传变等有所不同,而古方又不能尽治今病,因而

将个人观察所得及平日所用的历验之方法著成此书。该书问世后,影响较大,其治疗经验,多为后人所采用,后人对该书亦屡有补充,如洪天锡《补注瘟疫》、郑重光《瘟疫论补注》等。该书明末已有刊本,自清以来刊刻较多,现存最早的刊本为清初刊本。新中国成立后有人民卫生出版社影印扬州文富堂本。

内容提要

全书分上下两卷,共93论。其中突出论述了下述几个方面:

(1)首先提出温疫论之病因"非风非寒,非暑非湿,乃天地间别有一种异气所感",此种异气,亦可称之为"厉气"或"戾气",并进而推及如痈疽疔毒、痘疹诸疫等,皆疫气所感,概言之谓天地间有一种致病的"杂气"。

(2)认为温疫即瘟疫。"《伤寒论》曰:发热而渴不恶寒者为温病,后人去'氵'加'疒'为温,即温也。"

(3)从病因、治则、传入途径、传变、传染等许多方面辨别了伤寒与时疫的不同处。

(4)在治法方面,除了运用汗、清、下等大法外,特别强调了疏利与分消法的作用,达原饮与三消饮即其代表方。

(5)在方药选择上,根据自然界存在的气物相制的普遍规律,提出了寻求制服各种杂气的药物,以补汗、吐、下三法之不足。

作者简介

吴有性,字又可,姑苏(今江苏吴县)人,明末名医学家。吴氏生当明末,适值"崇祯辛巳,疫气流行,山东浙江省及南北两直,患者尤多,至五六月益甚,或至阖门传染,始发之际。时师误以伤寒法治之,未尝见其不殆也。"因而静心穷理,认真研究疫病所感之气及发病规律,以救治患是病者,为时人所称道。

《寒温条辨》

《寒温条辨》全称《寒温疫条辨》,清杨璿著。作者对伤寒与温疫之病因、病机、辨证、治法等问题进行辨析,特别是对温疫病的论述,较前人有所发展,是当时治疗疫病较有影响的著作之一,并为后人所赞许。最早刊本为清朝乾隆四十九年甲辰(1784年)刊本,此后又有十数次翻刻、排印,建国后未再刊行。

内容提要

全书共六卷,卷一系总论诸项共21条;卷二、卷三为辨证,共71条,对伤寒温疫所见诸证,均有所辨析。卷四、卷五为"医方辨",全书共选正方181,附方34,其中绝大部分皆系古方与前人成方,唯治温15方,出于自裁即所谓"按温病总计十五方。轻则清之:神解散、清化汤、芳香饮、大小清凉散、大小复苏饮、增损三黄石膏汤八方。重则泻之:增损大小柴胡汤、增损双解散、加味凉膈散、加味六一顺气汤、增损普济消毒饮、解毒承气汤六方。而升降其总方也。"卷六为"本草辨",对治疗伤寒温疫有关的190余药物的性味归经、效用主治等加以归纳阐述。本书对伤寒之论述仍本于仲景《伤寒论》,温病诸法则对刘河间、王安道等有所师承,而瘟疫诸论则主要源于吴又可《温疫论》，又得《伤寒缵论》"伤寒自气分而传入血分,温热由血分而发出气分"及《伤寒论·辨脉法》"清邪中于上焦,浊邪中于下焦"之说的启发,加以演绎以成其说。在治法方面,着重提出升清降浊之说,故以升降散为总主,取僵蚕、蝉蜕以升阳中之清阳,姜黄、大黄以降阴中之浊阴,取名升降,亦有双解之义。所定诸方皆本于此。

作者简介

杨璇,字玉衡,别号栗山,夏邑(今河南省夏邑县)人,清·乾隆年间名医。初治举子业未第,改习医术,深痛世人"于病寒温,两者之辨不明,故处方多误,以至于杀人。"于是"集群有之粹,择千失之得",结合个人见解,著成《寒温条辨》一书,书成后曾广为流传,患时疫者,按法治之,获愈甚多。复经孙公静川先生亲为验证,广行施治,颇得时人称誉,遂发愿刊得问世。

《时病论》

《时病论》,清·雷丰著。雷氏遵其先君遗训,以为"一岁中,杂病少而时病多,若不于治时病之法研究于平日,则临症未免茫然无据。"因参先贤之论以成此书。书成之后,最早为雷慎修堂原刊本,后又有清光绪九年(1883年)年汗莲书屋刻本,嗣后有陈莲舫加批《时病论》,又有何筱廉增订《时病论》,现通行本有人民卫生出版社影印本及排印本。

内容提要

全书共为八卷,以《素问·阴阳应象大论》"冬伤于寒,春必温于风,夏生飧泄;夏伤于暑,秋必痎疟;秋伤于湿,冬生咳嗽"四句为纲,通贯全书。首论病,共72种;次"拟用诸法",共64法;再次"备用成方",共106方;后"临证治案"。所论诸病,以四时为序。如卷一、卷二论春季时病,又分伏气与新感两类。卷一论伏气为病,有春温、风温、温病、温毒、晚发五病;卷二论新感为病,有伤风、冒风、中风、风寒、风热、风湿、寒疫七病。每病能精选名家之言,并参以己意,对病因、病机、证候等,详加论述。本书虽云为病而设,其中亦列述多种杂病,如"中风"一病所论乃真中、类中之中风。所论诸病之含义,与其他医著亦不尽同,有待进一步探讨。拟用诸法,皆师古方,结合个人经验,化裁而成,配伍严谨,用药精当,颇有实用价值,是此书的一大特色。备用成方,皆选自名著,有一定参考价值。临证治案,轻重并收,欲使医者理知防微杜渐。卷八之末有附论十三则,亦多有见地。其中有关医德的如"治轻证宜细心重病宜大胆论"、"医家嫉妒害人论"、"医勿自欺论",关乎治术的有"成方须损益论"、"古今医书宜参考论"等。足见雷氏治学之严和用思之精。

作者简介

雷丰,号侣菊,又号少逸,三衢(今浙江省衢县)人,其父初治儒学,后从程芝田先生习医术,晚年自行著述,曾集古人医书,汇为四十卷,名曰《医博》,又自著《医约》四卷,惜皆散落。丰承父业,精于医术,仅将其父遗案中有关时病部分,授之从学程曦等,复遵其父遗训,于时病之治,耿耿不忘,于是历览诸家之书,引伸触类,渐有心得,遂著成《时病论》行世。

刊于《中医杂志》1984年第4期

《石室秘录》的学术特色

　　《石室秘录》为清陈士铎编述,全书共六卷,载 128 法。阐述了内、外、妇、儿、五官等 100 种左右疾病的证治,收古今成方及作者自定方 500 余首,其中大多处方,出于自裁。现仅就该书的学术特色约述如下。

(一) 结合临床实践,发挥《内经》理论

　　该书 128 法包括"正医法"、"反医法"、"全医法"、"偏治法"等,对《内经》理论颇多发挥。如上病治下,下病治上,中病傍取的问题,该书"偏治法"中对方药的运用,便体现了这一原则。提出"偏治者,乃一偏之治法。譬如人病心痛,不治心而偏治肝;譬如病在上而偏治下;譬如病在右而偏治左;譬如病在四肢手足而偏治其腹心也。"并具体指出心病治心包之法,上焦火而下治肾之法,左肝病而治右肺之法,厥在四肢而治在心腹之法。其在脏腑生理方面也有许多见解,如"脏治法"中指出"脏有五,治法惟三,脾肺同一治,肾肝同一治,心肾同一治。"是对脏气相关理论的概括;在卷五"论五行"中提出"五行火木土金水配心肝脾肺肾,人尽知之也;然而生中有克,克中有生。"又如对不孕症问题,该书"论子嗣"中提出"男子不能生子有六病,女子不能生子有十病,"这对临床指导不孕症的治疗有很重要的意义。如此等等,都是对《内经》理论的重要发挥。

(二) 辨证立方,多别具新义

　　如"反医法"中论狂病的证治:"此皆正气虚而邪气犯之也,似宜治邪为是,然而邪之所凑,其气必虚,不治其虚,安问其余。此所以急宜固其正气,而少佐以祛痰祛邪之药为妙。如发狂见鬼者,乃虚也,方用人参一两(30g)、白术一两(30g)、半夏三钱(9g)、天南星三钱(9g)、附子一钱(3g),水煎灌之狂自定矣。"又卷六"内伤门"治癫痫症之祛痰定癫汤,"狂症"之化狂丹,用药稍有差异,而立法原则是一致的。皆以补气药中少佐附子"引补心消痰之剂,直入心中,则气尤易补而痰尤易消。"吾常师此法,用于癫痫及狂病之体弱而病缓者,每收良效。又如其治肺痈方用元参二两(60g)、麦冬三两(90g)、生甘草五钱(15g)、金银花十两(300g),吾家自先祖先父以来,曾以此方加减化裁治愈多人。先祖尝云,大凡诸病用常法治疗无效时,可于"石室秘录"中检方一试。后吾在临诊时,遵守此训,获益良多。

　　在用药方面,该书亦有独到之处,如对白芥子的应用,可见一斑,诸如在治痿方、治狂方、治木克土方、治梦遗方、治喘嗽方、治虚劳方、治厥方、治夜间发热方、治风痹方中均有白芥子。考其立义,皆着眼于祛痰通络。先父亦常语吾云,凡顽麻肿硬,若非死血,即是湿痰,又诸多怪症,亦多责之痰。证之临床,确多如是。

（三）用药量大效专

书中自定诸方，多为味少量大，味少则可减低制约之力量，大则可奏擅专之效。如"正医法"中治肺痈方，金银花用至十两（300g），发挥其清热解毒之力，使肺金得清，则痈脓得除；治血痢方当归用至一两（30g），正合"调血则脓血自愈"的原则；"逆医法"中治喘症方人参用至一两（30g），麦冬用至二两（60g）。配以五味、牛膝、胡桃、生姜汁，此于肺肾两虚之喘，用之颇当。正如文中所云："喘病虽是坚肾虚，毕竟肺虚不能生肾水，肾水不能速生，必须补气以生之。"故其重用麦冬、人参，以专其力。又治腰痛用白术三两（90g）、芡实二两（60g）、薏仁三两（90g）。此方祛湿之力甚专，为治寒湿腰痛之良方。又如卷六"痈疽并无名肿毒"方，用金银花四两（120g）、蒲公英一两（30g）、当归三两（90g）、元参一两（30g），昔日曾用之多人，亦能应手。书中用药，常常强调单刀直入之法，此等味少量大之方即取其义，对一些危证之治疗，可以取法。

（四）重视综合治疗

该书的治法以药物疗法为主，但也多用综合治法。如卷一"逆治法"中，治喉病双蛾，少阴之火上奔，喉门肿痛，茶水一滴不能下咽者，愈用寒凉药则病愈甚。"急须刺其少商之穴出血少许，喉门必有一线之路开矣。"再以附子、熟地、山萸、麦冬等煎服。此乃先以针刺治其标，后以汤药治其本之法。又如卷一"碎治法"中，载有割瘤接舌之法，并载有麻药方一首及外敷药方，另外还有卷三"摩治法"中，治手足疼痛、颈项强直等用按摩法。"浴治法"中治疥癞等病用洗浴之法等等。

此外，在"论气血"中又对气血先后缓急之治，提出了重要的论述。其谓"气，无形也；血，有形也。人知治血必须理气，使无形生有形，殊不知治气必须理血，使有形生无形也。但无形生有形，每在于仓皇急危之日，而有形生无形，要在平常安适之时，人见用气分之药，速于见功，用血分之药，难于奏效，遂信无形能生有形，而疑有形生无形。不知气血原叠相生长，但止有缓急之殊耳。"纵观全书，对许多疾病的治疗，确实体现了这一指导思想。如治癫狂用参术重至两许，补正以祛邪；喉蛾假热用附子、熟地、山萸、麦冬、五味、牛膝、茯苓等，引火归原；吐血血崩，先用参、芪，后用归、芍之法，就体现了这一精神。

刊于《中医杂志》1986 年第 3 期

《石室秘录》评议

《石室秘录》为清代一重要中医文献,原署"山阴陈士铎远公甫敬习"。多年来,对本书的作者和评价,都有些不同的意见。现对该书有关问题,略抒己见。

一、《石室秘录》为避嫌而有意托古

《石室秘录》一书署名与他书颇有不同处,不称撰著,而称"敬习"。书中正文,全部伪讬为岐天师或天师、长沙守仲景张公或张公、华君(指华佗)、雷公、孙真君(指孙思邈)等。前有"吕道人题于燕山"序一篇,假托"汉长沙守张机职拜广德真人题于玉河之南时康熙丁卯冬至后十日"序一篇、"康熙丁卯冬至前一日天师岐伯职拜中清殿下弘宣秘录无上天真大帝真君岐伯书于玉河之南"序一篇。从本书署名款式、序文及假托传人来看,显系有意托古,然而真正的撰人是谁,这是多年来争议的问题之一。新中国成立后,山西省陆续发现傅山医药遗墨、医著手稿、医著抄本等多种。经有关人员研究,特别是山西省中医药研究所何高民同志详加考证,发现与陈士铎署名诸书,关系密切。甚至论证、方药及主治等,完全一致或基本一致,进一步增强了陈士铎署名诸书实为傅山等撰著或传授的可信性。

经考山西人民出版社出版何高民校订傅山手著《大小诸证方论》中方论,基本上都见于《石室秘录》中,唯有部分内容,文字互有出入。详《大小诸证方论》,前有顾炎武序一篇,其谓"予友傅青主先生,学问渊博,精实纯萃,而又隐于医。手著女科一卷、小儿科一卷、男妇杂症一卷,翻阅其书,分门别类,无症不备,无方不全,治一病必发明治病之因,用一药必指示用药之故,曲折详尽,诚卫生之善道,救死之良方也。"该书原件纸张,已经专家鉴定,确系清初制品,顾炎武又系傅山挚友,则此书为傅氏遗著,当无异议。既然傅氏《大小诸证方论》内容,尽为《石室秘录》所收,则《石室秘录》为傅氏所传也无疑。故陈士铎署名不称撰著而称敬习者,此中奥妙,不言自明。

《大小诸证方论》与《石室秘录》之大部内容,既出于一人之手笔,为什么文字上会有异同呢?这当然是由于《石室秘录》是经陈士铎整理时有所笔削,甚至增加了陈氏个人的某些内容,也属常情。尤其今日所见《石室秘录》版本,又经陈氏好友金以谋删改过,如曰:"是编原期救人,而匪取乎采藻,窃恐以词害意,故略有所删改,要使雅俗一览了然,至定方用药之间,总不敢增减一字。"至于个别药物之增减或药名之差异,如丹皮与丹参之差等,当是传抄或雕版时致误,亦是正常现象,无碍于对本书的考证。

既是傅氏著作,何以尚需托古呢?尽人皆知,傅山既通于儒,又精于医。明亡之后,主要从事于反对满清统治者的活动,曾被强征而不从,被捕而不屈,是一名伟大的爱国主义者。连清史稿的作者也不得不承认其誓死不屈从满清统治者的言行,"闻者咋舌",一生"自称曰'民'。或曰:君非舍人乎?不应。卒,以朱衣、黄冠敛。"足证其反对满清统治阶级的思想,一直坚持至死而无所悔焉。对于这样一个政治上的危险人物,在满清统治时期,文字狱盛行、横祸株连的情况下,陈士铎当然不敢对傅氏有所赞誉,且不敢被人发现其与傅氏的关系。故以此离奇之笔,讬之于古人,以广传傅氏济世救人之术的作法,是完全可以理解的。

《石室秘录》二篇序言中所言时间均为康熙丁卯冬,即康熙二十六年,陈士铎在他书自序中,亦云康熙丁卯冬在燕市遇岐天师五阅月。此时傅山已卒,何以得与陈氏会面呢?据有关史籍记载,傅山于康熙戊午,即康熙十七年秋冬之际,被强征入京,至翌年三月份,因抗不受命而放还,以后数年即卒。中间未再进京,而陈士铎云康熙辛卯年,当是在时间上有意作伪。然而在《洞天奥旨》自序中,仍留下蛛丝马迹可察。该序中云康熙丁卯秋,遇天师于燕市。又云癸亥冬再游燕市,遇洞天之师。癸亥为康熙二十二年,丁卯在癸亥之后,而癸亥云再游,显然与事实不符。从而似可推断,陈士铎癸亥再游无论是否真实,而其初游燕市的时间,不在辛卯,必在癸亥之前,这就与傅山入京的时间不相矛盾,出于这样的分析,似可认为,这是陈士铎在时间上有意作伪,以假滥真。

傅山之医所以能传于陈士铎,亦非偶然。据考这位自号"朱华子"的道人陈士铎,不仅知医,而且是世家,这一点其在《洞天奥旨》自序中也作了交代,自称书中"间采家传世传之方"。另方面所谓"朱华子"者,必是和"朱衣道人"有了政治上的一致性,所以经吕道人的引介,自然立即得到傅山的赏识。因此是使陈氏得以成为傅氏医术的传播人,这是完全合乎情理的。

至于前人之所谓"文理粗鄙"、"玷污青主"之说,似亦未必尽然。《清史稿·傅山传》中曾云:"山工书画,谓'书宁拙毋巧,宁丑毋媚,宁支离毋轻清,宁真率毋安排',人谓此言非止言书也。诗文初学韩昌黎,崛强自喜,后信笔抒写,俳调俗语,皆入笔端,不愿以此名家矣。"语虽近于贬,但也反映了傅山的某种风格,从这一点去推论他的医学著作,自然会明白,傅氏的一些手稿,当是信笔书来,未经修饰之作,且其济世之方,欲广为流传,自是语近于俗,则易为一般群众所接受,故至今山西尚多流传其方,是亦可见其济世之心。况且复经后人传抄,文词失误处,在所难免。故以此而否定其真,亦不足以为凭。

另,《石室秘录》中讬古诸人,已经何高民同志考证,兹不复赘。

总之,陈氏署名诸书,据现存有关材料的考证,基本上可以认定是出于傅青主等人之手,当然也不否认,在整理过程中陈士铎或有所补充和修改。

二、《石室秘录》的主要内容

《石室秘录》全书共六卷,自卷一至卷五的前半部分,载一百二十八法,包括:正医法、反医法、顺医法、逆医法、内治法、外治法、完治法、碎治法、大治法、小治法、偏治法、全治法、生治法、死治法、上治法、中治法、下治法、先治法、后治法、急治法、缓治法、本治法、末治法、不内外治法、阴治法、阳治法、假治法、真治法、男治法、女治法、虚治法、实治法、寒治法、热治法、通治法、塞治法、解治法、敛治法、升治法、堕治法、开治法、闭治法、吐治法、泄治法、王治法、霸治法、倒治法、缚治法、肥治法、瘦治法、摩治法、浴治法、达治法、发治法、夺治法、深治法、浅治法、长治法、短治法、日治法、夜治法、气治法、血治法、脏治法、腑治法、常治法、变治法、初治法、终治法、崇治法、分治法、同治法、异治法、劳治法、逸治法、吸治法、引治法、单治法、双治法、立治法、卧治法、饥治法、饱治法、富治法、贫治法、产前治法、产后治法、老治法、少治法、东南治法、西北治法、皮毛治法、肌肤治法、筋脉治法、温治法、清治法、收治法、散治法、软治法、坚治法、抑治法、扬治法、痰治法、火治法、静治法、动治法、春夏治法、秋冬治法、奇治法、平治法、奇(音基)治法、偶治法、形治法、气治法、暗治法、明治法、久治法、暂治法、远治法、近治法、轻治法、重治法、瘟疫治法、瘴疬治法、得治法、失治法、意治法、神治法。

其一百二十八法虽系以六十四卦之倍数,勉为其数,但从内容来看,确实体现了作者丰富的治疗思想。至少可以认为它体现了以下几个特点:①把《内经》中的许多治法,加以具体化。如《阴阳应象大论》"因其轻而扬之,因其重而减之,因其衰而彰之,形不足者,温之以气,精不足者,补之以味,其高者,因而越之;其下者,引而竭之;中满者,泻之于内。……"《至真要大论》"寒者热之,热者寒之,温者清之,清者温之,散者收之,抑者散之,燥者润之,急者缓之,坚者耎之,脆者坚之,衰者补之,强者泻之,各安其气,必清必静,则病气衰去,归其所宗。此治之大体也。"等等。一百二十八法中,有许多治法都是导源于《内经》,而且又在《内经》的基础上,结合前辈及个人的经验,大大丰富和发展了《内经》的治法。②是"辨证施治"原则的具体应用。一百二十八法中具体体现了"辨证施治"的原则,如体现地域差别的有"东南之治"、"西北之治";体现时间差别的有"春夏之治"、"秋季之治";体现病位差别的有"上治法"、"中治法"、"下治法"、"脏治法"、"腑治法"等,体现年龄、性别差别的有"老治法"、"少治法"、"男治法"、"女治法"等;体现体质差别的有"肥治法"、"瘦治法"、"虚治法"、"实治法"等,如此等等。虽然在各治法中之具体内容,不应视为运用的规范和模式,但其指导思想,确实能对后学有较大的启示。③"同病异治"、"异病同治"法的进一步发展,一百二十八法是以法带病,以法带方。因此,每一法中,论述了多种疾病的治疗,如"偏治法"中包括:心痛、上热下寒、两胁胀满、胃气痛、脾不化食、痿、厥、吐血、头痛、膀背手足痛、梦遗、喘嗽、口眼歪斜、目痛等十几种病的治疗方法。每一种疾病的治疗,又见于多种治法中,如心腹痛,见于卷一"偏治法"、卷二"急治法"、"堕治法"、卷三"双治法"、卷五"近治法"等,既展示了祖国医学中丰富多彩的治疗方法的灵活性和多样性,又具有一定的原则性,充分体现了治疗方面的辩证法思想。一百二十八法中共带有内外妇儿五官等各科疾病一百种左右,收古今成方及作者自定方500余首,其中大多处方,出于自裁。

卷五之后半部分,尚有"伤寒相舌秘法"论一篇,其他医论十七篇,其中有些在理论上有较大发挥,如"论命门"一文,对命门生理功能的阐发,在理论上有很大的贡献,在实践方面有较强的指导意义。另有儿科痘疹等疾病的治疗,也多属经验之谈,有一定参考价值。

卷六署曰《雷真君亲传活人录》,载有"伤寒门"四十证、"中寒门"五证、"中暑门"十二证、"水湿门"十一证、"热症门"三证、"燥症门"十七证、"内伤门"三十四证及血症、斑症、腹痛等十六证的治疗方法,自定诸方,亦颇有裨益。

三、《石室秘录》的学术特色

《石室秘录》一书,无论其基础,还是治法、组方,都是很有特色的。今择其要者试述于下:

1. 结合临床实践,发挥《内经》理论

《内经》许多理论,言简义奥,难以理解,本书多能结合实践,加以发挥,灵活运用。如,所谓上病治下,下病治上,中病傍取的问题,本书"偏治法"中,对方药的运用,便体现了这一原则。提出"偏治者,乃一偏之治法。譬如人病心痛,不治心而偏治肝;譬如病在上而偏治下;譬如病在右而偏治左;譬如病在四肢而偏治其腹心也。"并具体指出心病治心包之法,上焦火而下治肾之法,左肝病而治右肺之法,厥在四肢而治在心腹之法,就是《内经》治疗原则的运用和发挥。在脏腑生理病理方面也有许多发挥,如对心肾关系的论述,在《本治法》中提出:

"本治者,治心肾之法也。人非心不能宁静致远,非肾不能作强生育,故补心即当补肾,补肾即当补心。是二经一身之主,脏腑之根本也。"扼要阐明了心肾二脏在脏腑中的重要地位。又如"脏治法"中指出"脏有五,治法惟三,脾肺同一治,肾肝同一治,心肾同一治。"是对脏气相关理论的概括。在卷五"论五行"中提出"五行火木土金水配心肝脾肺肾,人尽知之也;然而生中有克,克中有生,生不全生,克不全克,生畏克而不敢生,克畏生而不敢克,人未尽知之也。"指出了脏与脏之间,既有相生的关系,又有相克的关系,生中有克,克中有生,这就是更符合辩证的思想。在"论命门"中指出"心得命门而神明有主,始可以应物,肝得命门而谋虑,胆得命门而决断,胃得命门而能受纳,脾得命门而能传输,肺得命门而治节,大肠得命门而传导,小肠得命门而布化,肾得命门而作强,三焦得命门而决渎,膀胱得命门而收藏,无不借命门之火以温养之也。"对命门之火在生理方面的重要意义,可以说是发前人所未发,是对中医藏象学说的重大发展。又如对不孕症问题,《内经》言之甚简,而本书"论子嗣"中提出"男子不能生子有六病,女子不能生子有十病。"对指导治疗男女不孕症有很重要的意义,也是对此病病因病机学说的重大发展。如此等等,都是对《内经》理论上的重要发挥。

2. 治病如治军,疗病如理事

用兵法及一般事理比喻医事,早在《内经》中,已有其例,如《素问·四气调神大论》云:"夫病已成而后药之,乱已成而后治之,譬犹渴而穿井,斗而铸锥,不亦晚乎!"又如《灵枢·九针十二原篇》云:"今夫五脏之有疾也,譬犹刺也,犹污也,犹结也,犹闭也。刺虽久犹可拔也,污虽久犹可雪也,结虽久犹可解也,闭虽久犹可决也。"《灵枢·逆顺篇》又云:"兵法曰:无迎逢逢之气,无击堂堂之阵。"大大丰富了治疗学的指导思想。本书则更加丰富了这方面的内容,如肾水耗损,水不藏火,胃火有余之大吐症,用六味地黄汤加附子、肉桂,煎冷与饮。"用六味地黄汤直趋肾宫,虽经过胃中,不致相犯,假道灭虢,不平胃胃自平矣。"又如治假热方,用附子、人参、白术、猪胆汁、苦菜汁冷服。"以与守关之士,买其欢心",亦为"假道灭虢"之法。又如"霸治法"云:"霸治者,不可用王道,不得已而霸者也。如人病至危,安可用六君子辈,迂缓从事,以图速功哉!势必如宋襄之速亡而已。故一遇大渴、大吐、大泻、大满、发背、痈疽之类,死亡顷刻,若不用大剂去毒去邪之药,单刀直入,催荡逐除,而欲尚补正则邪自散之论,未有不一败涂地而不可救者也。"类似此例,书中多有所见,虽然这些朴实的比喻,于医理方面不能得到精确得论证,但是对于治疗方面的确立,确有借鉴的作用,对发展与丰富治疗学的指导思想,也具有一定的意义。古人云:"用药如兵",诚如是也。

3. 辨证立方,多别具新义

本书治法,除一般常法外,多有别具新义者,且证之于临床,常收桴鼓之效。如"反医法"中狂病云:"此皆正气虚而邪气犯之也,似宜正治邪为是,然而邪之所凑,其气必虚,不治其虚,安问其余,此所以急宜固其正气,而少佐以祛痰祛邪之药为妙。如发狂见鬼者,乃虚也。方用人参一两、白术一两、半夏三钱、天南星三钱、附子一钱,大剂灌之,狂自定矣。"又卷六"内伤门"治癫痫症之祛痰定癫汤,"狂症"之化狂丹,用药稍有差异,而立法原则是一致的。皆以补气药中少佐附子"引补心系消痰之剂,直入心中,则气犹宜补而痰犹宜消。"吾常师此法,用于癫痫及狂病之体弱而病缓者,常收良效。此法实有发前人之未发之论,创治癫狂之新路。又如其治肺痈方用元参二两、麦冬三两、生甘草五钱、金银花十两。对治疗该病,实有别开生面之处。吾家自先祖先父以来,曾以此方加减化裁治愈多人。如此示人以变法者甚多,故初学医时,先祖父士洲公尝云,大凡诸病用常法治疗无效时,可于《石室秘录》中检方一试。后吾在临诊时,遵守此训,而获益时颇多。在用药方面,本书亦有些独特之处,如对白芥子的应用,可见一斑,仅举其例,如治痿方、治臂膊痛方、治狂方、治木克土方、治手足痛方、治梦遗方、治喘咳方、治虚劳方、治厥方、治瘰串方、治阳明火方、治心惊不安方、治夜间发热方、治噎膈方、治风痹方、治肝火方等,皆曾用过。考其立义,皆着眼于祛痰通络,确有其功。先父连三公亦常语吾云,凡顽麻肿硬,若非死血,即是湿痰,又诸多怪症,亦多痰使之然,证之临床,亦多如是。

4. 用药量大效专,可收斩关夺隘之功

书中自定诸方,多为味少量大,味少则可减低制约之力,量大则可奏擅专之效。如"正医法"中治肺痈方,金银花用至八两,发挥其清热解毒之力,使肺金得清,则痈脓得除;治血痢方当归用至一两,正合"调血则脓血自愈"的原则。"逆医法"中治喘症方人参用至一两,麦冬用至二两,配以五味、牛膝、胡桃、生姜汁,此于肺肾两虚之喘,用之颇当,正如文中所云:"喘病虽是肾虚,毕竟肺虚不能生肾水,肾水不能速生,必须补气以生之。"故其重用麦冬、人参,以专其力。"完治法"中治头痛方,用细辛一两、川芎三两、白芷一两。解曰:"此等治法,世人不知,亦不敢用,我为开导之。头痛至终年累月,其邪深入于脑,可知一二钱之散药,安能上至巅顶而深入于脑中。"当系经验之谈。又治腰痛方用白术三两、芡实二两、薏仁三两。此方祛湿之力,不可谓不专,常治寒湿腰痛,以此方加减,确有良效。又如卷六"痈疽并无名肿毒"方,用金银花四两、蒲公英一两、当归三两、元参一两,昔日曾用之多人,堪称良效。曾治一老人,股内痈肿如碗大,疼痛难忍。只服三剂而愈。诸如此者,所见甚多。书中用药时,常常强调单刀直入之法,如此等味少量大之方,亦系取其单刀直入之力。对一些危重之证,用此等法,确能生效。

5. 重视综合治疗,亦用手术治疗

在本书的治疗方法中,当然是以药物疗法为主,但也多用综合治疗方法。如卷一"逆治法"中,治喉病双蛾之法。属少阴之火上奔,喉门肿痛,茶水一滴不能下咽者,愈用寒凉药则病愈甚,"急须刺其少商之穴出血少许,喉门必有一线之路开矣。"再以附子、熟地、山萸、麦冬等煎服。此乃先以针刺治其标,后以汤药治其本之法。"外治法"中治阳症痈疽云:"人有背生痈疽,或生于胸腹之间,或生于头面之上,或生于手足之际,若是五日之内,犹当内散,五日之外,必须用刀。"

并具体指出,已成脓不开刀之危害和用刀的具体方法。就全书对痈疽的治疗来说,当然是主张内治和内消为主,然而其已成脓者,力主用刀的治法,在当时来说,也是很可贵的。又如卷三"缚治法"中有"论肺痈开刀"之术,将病人缚住,用刀穿刺,使脓血外流。卷一"碎治法"中,亦载有割瘤接舌之法,并载有麻药方一首及外敷药方。手术疗法,早在二千年前,已有开颅除病剖腹浣肠的记载,但由于长期处在封建社会的束缚下,此术渐已不兴,后来值西医学大为发展,亦患者之福音。如从开创此法的情况来看,我国医学,实为此法之先导。又如卷三"摩治法"中,治手足疼痛,颈项强直等用按摩法,"浴治法"中,治疥癫等病用洗浴之法,足证本书,既重视综合治疗,又兼倡手术治疗。

6. 论病不离阴阳,阴阳无过气血

这是本书中提出的一个重要论点,且贯穿于全书的治疗原则中。卷五"论阴阳"云:"天

地之道,不外阴阳,人身之病,又何能离阴阳也。……人身之阴阳,其最大者,无过气血。……益气血之至大者,在气之有余与血之不足。气有余则阳旺而阴消。血有余则阴旺而阳消,阳旺而阴消者,当补其血。阴旺而阳消者,当补其气。阳旺而阴消者,宜泻其气。阴旺而阳消者,宜泻其血。欲阴阳补泻之宜,视气血之有余不足而已。"在"论气血"中又对气血先后缓急之治,提出了重要的论述。其谓"气,无形也;血,有形也。人知治血必须理气,使无形生有形,殊不知治气必须理血,使有形生无形也。但无形生有形,每在于仓皇急危之日,而有形生无形,要在平常安适之时。人见用气分之药,速于见功,用血分之药,难于奏效,遂信无能生有形,而疑有形能生无形。不知气血原叠相生长,但止有缓急之殊耳。"这不仅是经验之谈,而且是颇富辩证思想的一个理论问题。纵观全书,对许多疾病的治疗,确实体现了这一指导思想。固补阴方中,多用六味丸或生地麦冬元参之属,补阳方中,多用附子肉桂之辈,参芪之补气,归地之养血,均在常例。如热治法治呕吐不已,强调补肾,用熟地、山萸、茯苓、人参、肉桂、附子、五味、吴萸、山药之类,补命门之火以生土。治癫狂用参术重至两许,补正以祛邪。喉蛾假热用附子、熟地、山萸、麦冬、五味、牛膝、茯苓等,引火归原。吐血血崩,先用参芪、后用归芍之法,都体现了这一精神。书中所论甚多,兹不复赘。如此等等,虽属常论,但它如实反映了本书提出的许多治疗原则,确是理论与实践的概括和总结。

四、对《石室秘录》应批判地加以继承

《石室秘录》一书及其同类著作,在学术上的成就是伟大的,并且具有一定的学派特色。自问世以来,已为后人所称颂,亦为临床家所验证,确是祖国医学宝库中的一份宝贵财富,应当努力研究,并加以发扬光大,使其能更好地为人民的保健事业服务。但由于陈士铎有意作伪,故《四库全书提要》谓曰:"方术家故多依托,然未有怪妄至此者,亦拙于作伪矣。"此论尚可以见谅。而近人复有"其书多以五行生克说论证,亦无足取"之论,这不仅是对此类书在理论上的否定,而且从某种意义上讲,也是对中医自《内经》以来的医学著作,和中医五行学说的否定。当然,我们并不认为"五行说"是绝对合理的,是不可改变的,但它毕竟有一定道理,而且有一定的指导辨证的意义,这已是众所周知的,而且直至今日,尚在为广大中医所运用。因此这种说法是值得商榷的。又所谓除女科部分,"至今尚颇为一般医家所运用。至于其他部分则早已没没无闻了。"这也是不顾事实之谈。稍有实践经验的中医工作者,都会做出公正的评价。当然我们肯定《石室秘录》一类书的学术成就,只是肯定他那些正确的和有价值的部分,绝不是无批判地兼收并蓄。比如书中某些受道家玄学影响的思想和故弄玄虚之处,也是不足取的。如卷一"外治法"中云:"天师见今日气体更薄于三国之时,所以药味更轻为重。""死治法"中治金蚕病之方,张公曰:"此余在三国入蜀中亲见者。""逆治法"中有"张公曰:余立地黄丸,原所治武帝之消渴也。"此实无稽之谈。且仲景张公,皆以为生当汉末,未至三国之时,不得称曹操为武帝。似此等等,皆故弄玄虚处。又如卷五"论瘟疫"云:"此等病,必须符水救之。"自是陷入迷信之说。所以对本书的继承,自当弃其糟粕,取其精华。

以上仅系个人肤浅之见,由于个人水平所限,资料不足,挂一漏万和不当之处,在所难免,至祈有道,予以斧正。

1984年8月傅山学术研讨会论文

本草三书小考

中医学本草一门，由来尚矣，自《神农本草经》以下，代有名著，积年既久，简册繁多，其中最为注目者，仍以《神农本草经》、《政和经史证类备用本草》(以下简称《政和本草》)及《本草纲目》为尤。然三书今存本中，诸如著者、成书年代、版本及内容所及等事，后世学界，虽考者多多，而存疑待证者尚有。近细检诸书旧注，略有所得，聊陈拙见如下：

《神农本草经》

《汉书·艺文志》未著，盖因汉·刘向父子校书时未见，故其所撰《七略》中亦未录也。《隋书·经籍志》著录："《神农本草》四卷"。注："雷公集注。"又有《神农本草》八卷，注有梁代本草近20种。凡此小字注文中所云"梁"，乃出自南朝萧梁武帝普通年间，处士阮孝绪之《七录》。又今存梁人陶弘景《本草经集注·序》(见敦煌卷子本残卷及《证类本草》卷一"序例")云："隐居先生，在乎茅山岩岭之上，以吐纳余暇，颇游意方技，览本草药性，以为尽圣人之心，故撰而论之，旧说皆称《神农本草经》，余以为信然……此书应与《素问》同类，但后人多更饰之耳……今所存，有此四卷，是其《本经》。所出郡县，乃后汉时制，疑仲景、元化等所记。"又云："凡采药时月，皆是建寅岁首，则从汉太初后所记也。"

根据上文可知，陶氏所见历经世代变迁幸存之《神农本草经》一书，为四卷本，该书撰人，据旧说为神农氏，故此书与《素问》同类，乃三代时黄帝、神农先圣之遗典也。书中内容，除载有诸药性味、功效、主治外，尚有药物之生长环境、产地及采集时月。

由于陶氏深感《本草经》仅具药物365种，已不足为用，特在此基础上，为之增补。为区别《本经》旧文与《集注》新文，其以朱墨杂书之法为别，凡朱书者为旧文，墨书者为新文。在朱文部分，处于《本经》系神农氏遗著之前提，故凡陶氏以为汉人增入之有关内容，自非神农氏旧文，理应以墨书记之。如此，自将上述所述之产地及采集时月加以切割，属墨书内容。

唐代有《新修本草》。据今存《证类本草》载"唐本序"及《新修本草》残卷，关于《神农本草经》事，亦仍陶弘景旧说，然在正文中，则未行朱墨分书法。

宋仁宗嘉祐年间所修《嘉祐补注本草》，今存《证类本草》中之"总叙"始云："旧说《本草经》神农所作，而不经见，《汉书·艺文志》亦无录焉，平帝纪(按见于《汉书》)云：元始五年，举天下通知方术本草者，在所为驾一封，轺传遣诣京师。楼护传称，护少诵医经、本草、方术数十万言。本草之名，盖见于此。而英公李世勣等注引班固叙《黄帝内经》云：本草石之寒温，原疾病之浅深。此乃论经方之语，而无本草之名。惟梁《七录》载《神农本草》三卷，推以为始，斯为失矣。或疑其间所载出生郡县有汉地名者，以为似张仲景、华佗辈所为，是又不然也。《淮南子》：神农尝百草之滋味，一日而七十毒，由是医方兴焉。盖上世未著文字，师学相传，谓之本草，两汉以来，名医益众，张机、华佗辈，始因古学，附以新说，通为编述，本草由是见于经录。"

从上文可见，其对《神农本草经》之本源，考证之文，亦可谓详矣，然抵牾之义，亦仍其旧。

如《本草经》一书,既未著录于《汉志》,本草之称,亦不见于汉以前,而云出于神农,其疑一也。为维护"神圣"之教化,复出《淮南子》说,为立论之本,以"上世未著文字,师学相传,谓之本草"为据,以圆其说,其疑二也。前云地名虽为汉制,又云非仲景、元化辈所为,后复云两汉以来,名医益众,始因古学,附以新说,前后自相矛盾,其疑三也。叙中既以陶氏认为汉制地名为汉人所加为非是,在正文中仍仿弘景故事,将《本经》旧文,与后世新附,朱墨分书,其疑四也。据此四疑,可证有关《神农本草经》之原委,仍未明悉。

根据以上诸文,足见《神农本草经》一书,只少有以下几点,尚待进一步研讨:

(1)著者。自陶隐居序文所谓"旧说皆谓《神农本经》,余以为信焉"之后,宋人撰诸本草诸书,虽对《汉志》及"本草"之名进行了诸多考证,然而仍难摆脱"非大圣上智,孰能知之"(见《针灸甲乙经·林亿等序》)的信念,并特引《淮南子》说为证。而对神农氏著此经,再为肯定。岂不知古传如黄帝、神农所出诸书,在《汉书》注文中,已有多处,特注明为"依托"之作。故有关黄帝、神农等所出诸书之说,至少在唐宋以后,已予否定。然其真实的作者,就其内容而论,亦如《素》、《灵》等书,非成于一时一人之手。既非一人一时之手,更非什么"大圣上智"之功。

(2)成编年代。所谓"成编年代",指该书的最终形成时间,作为中医学术,理所当然包括对药物的认识和运用,故其早期传说或传录等文献,虽不可考,然至少亦或系于先秦。然就《本草经》一书而言,既未著于《汉志》,"本草"之名,据今存古文献,惟仅见两汉后期。目书所著,据《隋书·经籍志》注,最早为梁《七录》。最早评述《本草经》内容者,为梁人陶弘景。就其内容上、中、下三品(上品多具神仙不老之性及丹石之药)之类例而论,似与丹家与道家关系较密。据此而论,其成编年代,疑其最早莫过于西汉后期,经不断补充,且由应用而提升以理论,其最终成编,疑在后汉末期。

(3)内容梗概。由于《本草经》早佚,就连陶弘景之《本草经集注》亦佚,今日所见,皆明以后人,据宋官修《证类本草》等书辑佚,然宋修本草所存《本草经》内容,恐已大非旧貌。故对《本草经》原书内容,诸家辑本,皆有歧见。据陶弘景《本草经集注·序》云:"今之所存,有此四卷,是其本经,所出郡县,乃后汉时制,疑仲景、元化等记。"此亦明确交代,该书内容,除记述每味药性、功效主治外,并记生长环境及产地。又《本草图经·序》亦云:"生出郡县,则以《本经》为先,今时所宜次之。"此则说明,作者早已认识到药物的具体产地对药物主治功效的重要意义,后世强调"道地药材"之说,或源于此。然而陶氏因囿于《本草经》原系神农氏所作,不得不将汉制之具体郡县名,在朱墨分书时予以切割,不属《本经》内容,宋官修本草,实本于此,故疑其非是。

《本草经》中其他方面有关问题尚多,兹不再议。

《重修政和经史证类备用本草》

宋代立国之后,对医药书籍的编辑出版,尤为重视,就本草类而言,在唐本草的基础上,曾编纂出版有《开宝本草》、《嘉祐补注本草》和《本草图经》等多种。后有蜀人唐慎微,在此基础上,"旁遮经史,至仙经道书,下逮百家之说,兼收并录",编成《经史证类备急本草》,于宋徽宗大观二年印行,名《大观经史证类备急本草》,后复经宋臣曹效忠重为之修订,于政和六年印行,名《政和新修经史证类备用本草》。该书在此前本草的基础上,所出经史方书,计有247家。所收本草,已有1558种,方3000余首,方论1000余条。实为宋本草之集大成者。此本流传极广,金时,北方有解州(今山西解州)庞氏刊本。然因战乱之故,存世亦不多。金亡后,蒙古在北方立国之时,平阳府刻书家张存惠据庞氏本为底本,复将宋人寇宗奭所撰《本草衍义》一书内容,分条纳入其中。重为修订,名为《重修政和经史证类备用本草》。时金已亡十六年,蒙古在北方虽已立国,但数代帝、后,均未立年号,若仅以干支纪年,难以标明确切年代,故本书署以"泰和甲子下己酉年",实即金章宗泰和四年甲子一纪之己酉年(1249年),即为南宋理宗淳祐九年、蒙古定宗钦淑皇后(斡兀立海迷失)元年也。此种纪年方式,亦见于张氏同时代刻印之《增节标目备注精义资治通鉴》一书中,该书署"泰和甲子下庚丑",即蒙古宪宗三年,与此本纪年法同,可证。

中国国家图书馆收藏的蒙古定宗钦淑皇后元年平阳府(今山西临汾市)张存惠晦明轩刊印之《重修政和经史证类备用本草》一书,为今存宋本草中之最佳本。此本刊刻精良,犹存宋、金遗风,款式大方,字体舒展,笔画瘦劲,四围双栏,白口黑鱼尾,版心有刻工姓名,卷前附录、首尾页有"碑式"、"钟式"、"琴式"书牌,记刊刻家及年代,附图之刻工较别本尤佳。

《本草纲目》

《本草纲目》为明李时珍(1518—1593)撰著。时珍生于医学世家,其父言闻,曾任太医院吏目,名著于时。时珍生平笃学,始治举子业未果,乃承庭训,继业于医,有鉴于本草一书,关系于国计民生之事颇重,自《本经》以来,虽唐、宋之世,代有重修,然注解诸本,不无瑕疵,后知药物,亦需入录,故于而立之年后,通过对历代本草及有关文献的潜心研究,复经亲临多处产药之地,详为调查,辨识异同,经过30年左右的时间,于明万历六年,终成本草学传世名作《本草纲目》52卷、190余万字之巨著,而流布于海内外。后李时珍亦因此而为国际名人。

《本草纲目》全书52卷。第一、二两卷为序例,叙论之类也。如"历代诸家本草"项,计评介42种(含《本草纲目》);"引据古今医家书目"凡277种;"引据古今经史书目"凡440家;"采集诸家本草药品总数"含新增药品374种,总数已达1892种。其他如中药理论方面之君臣佐使、四气五味、升降浮沉、七方十剂、脏腑及四时用药法式、药性须使畏恶等方面,均有所阐发。三、四两卷为"百病主治",历述诸多病、证应选之主要药物。第五卷以下为药物卷,其分列药物类例法式,虽亦沿用宋代国家颁行之《证类本草》所谓"部、类、种"之称谓,但在具体运用时,以部统类、以类统种之方式,对药物品目之分类,较之宋本草,尤为合理,特有重大发展。在每种药物下,分列释名、集解、正误、修治、气味、主治、发明、附方等项。各项释文,既保存有历代重要本草著作及相关文献之内容,又增加了诸多新的资料,既继承前朝在本草研究方面的重大成就,又补充或纠正了其不足及谬误之处。既有其历史价值,又有其实用价值,是一部不可替代的本草学巨著。至今仍不失为研究、学习本草学发展源流、理论及临床应用的重要文献。

中国中医科学院图书馆收藏之明万历年间金陵版《本草纲目》,为该书初刻本仅存者之一。此本以卷前署"金陵后学胡承龙梓行"字样,故称"金陵版"也。由于该本中未标明刊刻时间,故后世学者,对其最终刊刻年代、众说不一。据有关资料分析,该本首载明万历庚寅王世贞序,故开雕时间,必在万历十八年之后。又《明史·李时珍传》及江西刊本所收其子李建元万历二十四年11月奏疏均称,万历二十一年李时珍卒时,尚未刻毕,故真正刊行之日,疑在万历二十一年至二十四年间。该版乃仿宋式,四周单栏,白口、单鱼尾。每半页12行,行24字,字体端正,墨色清晰,为该书刊本中之上品。卷前署校订者其子李建中等四人、其孙李树宗等四人之名号。附图上下二卷,有墨线绘图1109种,为其子李建木绘。据此可见,该本较好地保存了李时珍著本的原貌,故当为诸刊本之祖本。目前此本在国内外已所存无几。

为中国中医科学院图书馆撰

《唇舌症候图》内容提要

《唇舌症候图》一书，据《中医图书联合目录》著录，为清人力钧彩绘。

全书为彩绘抄本，不分卷，共有彩绘唇舌图 61 幅，分唇图与舌图两部分。每部又分常候与病候两类。唇类常候一图，病候十八图。舌类常候一图，病候含八舌图、阳舌十三图（又加舌上黑痘一舌共十四图）、阴舌十三图（又加内溃一舌共十四图）、死舌（无大字题名）五图。

每图均有释文若干字，亦可谓医文并茂。从释文内容可见，该书原系痘证而设。对痘证之表里、寒热、轻重、生死等辨证，颇有重要意义。虽系论痘，而对其他热病之辨证，亦有一定参考价值。

在唇常候图中，于唇周分列东西南北及十二地支、五行、五脏、八卦（独缺"坤"，应是漏书）之部区。舌常候图中，于舌周分列东南西北、十天干、十二地支、震兑离坎四卦、五脏及经脉之部区。此说不见于中医经典著作中，必系后世唇舌诊新说。

力钧，生于清末，卒于民初，字轩举，别号医隐。福建省永福（今永泰县）人，幼从刘善曾学，刘亦知医，后附学于陈宗备家，陈亦世医，钧于读书之暇，尝旁听默记。23 岁为县诸生，光绪十五年，举于乡，翌年赴试礼部，于京、津、沪等地购医书甚多，自是，时为亲友治病，每获良效。光绪二十年，再应礼部试，屡为诸贵要治病皆效，留任未就。光绪二十九年，除商部主事，乃以医名震京都，并曾为西太后及光绪帝诊病。钧一生，曾出游新加坡、日本及西欧多国，并参观其医院。后其子嘉禾、树蕙先后皆学医。毕业日，为之训曰："宜多临证，中医西医学理，尔辈宜兼求并进，不可偏执。"钧一生著述较多，大都不存。今存尚有《崇陵医案》，现存首都图书馆及中国中医科学院图书馆（事迹详见俞慎初先生《闽台医林人物志》）。

本次据中国中医科学院图书馆藏彩绘本影印。

《要药分剂补正》内容提要

《要药分剂补正》一书,先是清人沈金鳌氏,著成《要药分剂》,清末,有刘鹗其人,复对该书之某些内容,进行补正,故名《要药分剂补正》。

沈金鳌,字芊绿,号汲门,晚号尊生老人。无锡人,生于清康熙五十六年,卒于乾隆四十一年(1717—1776),幼攻举子业,博通经学。因屡试不中,年四十以后,潜心医学,师事孙庆曾,专攻医书,著有《沈氏尊生书》七十二卷,《要药分剂》,其中一种也,详其自序云:"按徐之才云:药有宣、通、补、泻、轻、重、滑、涩、燥、湿十种,是药之大体……余辑是书,爰据十剂以分门类,非取好异,欲阅者晓然于药之各有其性,因各有其用,庶临证时可无背云尔。"此所以述其作是书之大义焉。

刘鹗,字铁云,又字公约,别署洪都百炼生。江苏丹徒人,生于清咸丰七年,卒于宣统元年(1857—1909)。光绪十七年,以同治任黄河下游提调。十九年以知府任用,旋弃官经商。三十四年以私售仓粟罪戍新疆,次年病死,通算学、医术、水利等,其著述有多种。《要药分剂补正》,特医籍也。据该书汪铭业序云:"癸卯(按光绪二十九年)识先生于沪上……一日,出《要药分剂》以示余曰:古今本草,以斯为善,惜乎门类不全,尚多遗憾,我欲搜集群书,补而正之……"观此,亦可知刘氏之所为《要药分剂》加以"补正"之大旨也。

《要药分剂》一书,原按徐之才十剂为纲,计有八卷。卷一宣剂上,入药四十一种;卷二宣剂下,入药五十五种;卷三通剂,入药三十三种;卷四补剂上,入药三十七种;卷五补剂下,入药四十六种;卷六泻剂上,入药六十七种;卷七泻剂下,入药三十四种;卷八轻剂、重剂,入药三十二种;卷九滑剂、涩剂,入药四十一种;卷十燥剂、湿剂,入药三十四种。全书共入药四百二十种,每剂中并有附药若干种。每种药下,有性味(未标项名,此下皆有项名)、主治、归经、前论、禁忌、炮制等项。诸项内容,性味与归经两项为综述,余项皆辑录历代名家论述。今举卷一宣剂桔梗为例,主治项引《本经》《别录》、甄权、《大明》、元素、东垣、时珍等七家,前论项引张元素一家,禁忌引《经疏》一家,炮制引雷公一家。从而,将每种药的性味主治等有关内容,汇多家论述于一书,对本草的研读与应用,颇具重要意义。

刘鹗所作"补正",是在原书的基础上,对某些内容作了适当地调整和补充。如性味与主治两项内容,合为一项,仍不列项名。性味部分,改综述为引经据典。归经一项改名"经络",亦改综述为引经据典。此下增"合化"一项,其内容为引论名家之配伍或单用。如桔梗一药,引徐之才、《活人书》《伤寒论》《普济方》《肘后方》等五家。禁忌项后,增"出产"一项,包括产地、原药形态、采用时间等。引名家各论,如桔梗一药,引《图经》《吴普》、苏恭等三家说。此刘氏所言"补正"之大致情况。《要药分剂》一书,经刘氏补正后,凡改写内容,更为合理,原综述内容,能详明出典,增加部分,使内容尤为充实。

据汪铭业序称,汪氏与刘氏相识,时在光绪二十九年,亦在是年,刘氏言及欲对《要药分剂》加以"补正"。后于光绪三十四年,即因"私售仓粟戍新疆",是知此书,当是在去新疆之前完成。

　　《要药分剂补正》一书，前为沈氏之"分剂"，后有刘氏之"补正"。应系沈、刘二氏先后完成，观其内容，虽非个人论说，然其编辑之力，精选之功，尤非等闲之辈所能胜任。其内容为汇多家之论于一书，实有功于"本草"，而能嘉惠于后学，临床尤当备此一帙。

　　所选内容，颇多精当之论。如连翘一药之"论说"，引元素曰：连翘之用有三，泻心经客热一也；去上焦诸热二也；为疮家圣药三也。陈承曰：疮家用此，结者散之也。凡肿而痛者为实邪，肿而不痛为虚邪，肿而赤者为结热，肿而不赤为留气停饮。沈芊绿曰：按人之气血，贵乎流通，若血分壅滞，气分遏抑，便成疮肿。连翘能散结，故主之也。上引诸论，均十分精当。

　　本次以中国中医科学院图书馆藏稿本影印。该本以行楷小字书，字体俊秀，书页留有诸多删改、圈点之处，当出作者之手，诚佳本也。

《保赤心筌》内容提要

《保赤心筌》一书,为清人胡凤昌撰。

胡凤昌,字芸谷,浙江余姚人,生卒年代及身世未详。其"幼科指掌赋"后,有清同治壬申年(同治十一年)自跋云:"余今年逾六十,精力衰颓,恐一朝物化,此赋为覆酱瓿,未免可惜。"据此而论,其生年当在嘉庆十五年前后。其卒年亦或在光绪年间。详其"指掌赋"云:"医学之难,儿科为最,言语不通,病情难会……无脉息可凭,病机安在,先求面部,是曰心筌……"其自跋亦云:"余自游庠后,心慕岐黄,先习幼科色诊,以为方脉根本。于是搜罗善本,遍访儿医……余虽不敏,不忍听此道之沉沦,维时博采群书,摘其至精至确者,约以骈体……"据此可知,其始学,亦当治举子业,为诸生,后乃习医,特重于儿科,足见其慈幼之志,及亲撰"指掌赋"之良苦用心。

书中内容,除自撰少量赋文及歌诀外,大都为精选群书及博采众方,兼以己见,编纂而成。

全书共八卷。第一卷为小儿病略及诸多诊法,包括诊额、观眉目、色诊、脉诊、闻声等。另有初生保护、小儿五脏主病及小儿六腑主病等文。

第二卷为胡氏自撰"幼科指掌赋"上下篇,以赋体为文,概述儿科要义;"儿科死证歌"一篇,"儿科危证歌"一首,大都为个人经验之谈;诸风病之辨证,如脐风、惊风、卒惊风与类惊风、急惊风与慢惊风等,参之诸家,详为辨析。另有寒热一门,论恶寒、发热之辨治二十余条。

第三卷至第六卷为儿科杂病。包括内科、外科、外感、内伤及汤火伤、跌扑伤、中毒、虫积等杂病五十余种。每病皆列出辨证论治,病机预后等若干条。其中既有胡氏综述,亦有前人论述。或间有个人按语。引用方药,大都出自名家,或经屡试效显者,必有交代,少有空泛之论,是一部理论联系实际,汇名家之说及一己之见的儿科佳作。以"小儿喘促"为例,全篇有文十四段,第一段概述喘、哮之别,风寒外束与痰火内郁之因,分别虚实之治,虽出己说,文中亦多参《幼幼集成》之文。第二、第三、第四段,言喘因外寒、因热、积痰、积食之治,尽取《幼幼集成》法。第五段,论积食伤脾,土不生金者,仿薛立斋用六君子加桔梗法。第六段,介绍治盐哮与冷哮方。第七段自云老少哮呷治法。第八段介绍因阳虚所致者,引用张景岳潜阳法及喻嘉言镇法。第九、十两段,介绍此病死证。第十一段,介绍简易方,亦见《幼幼集成》。第十二段,自云其寓杭时,用潜镇法以治标,以开提法治本,曾治愈多人之经验。第十三段,另有引痰法、开秘法、纳气归原法,俱见别篇。第十四段,言江南土落信鬼,系俗谈,不可妄治一说。

据上例,可见此书儿科杂病诸篇内容之一斑。

第七卷、第八卷为儿科八方,计发表方四十四首,和里方六十八首,祛寒方三十首,泄热方四十六首,补虚方五十首,攻实方三十首,因方六十二首,备方四十三首。皆治疗各种病证之常备医方。

综观此书,有以下特点:

一,以临床实用为主,故理论方面的内容选用较少。

二,选用前人名医名著较多,大都指明书名或人名,不没古人之实也。

三,凡记述个人经验或见地处,均以"芸谷云"别之,凡此,大都为其临证所得,亦可谓经验之谈。

四,其自撰"指掌图"上下篇,均具儿科学中要义,初习儿科,尽可颂读,作为入门之课。

五,书中所论,虽具历代名贤之见及一己之长。然其不足之处,学者亦当有所鉴焉。

此书传本极少,现存中国中医科学院图书馆之清代抄本,几成绝本。该抄本虽非尽出一人,然皆字体端正,书写规范,笔画清秀,犹抄本中之佳品。此次即据此本影印发行。

《伤寒论参注》内容提要

《伤寒论参注》一书，世无传本，今存惟中国中医科学院图书馆收藏有稿本一部，每卷卷端署"王更生求正录"六字，卷前有张炎辰序一篇，末署"乾隆丙申岁仲春花朝前五日同学南村张炎辰拜书于襄城官署之凝香草堂"。序文称王更生，既为其"同邑"，亦为"同学"。时下榻于其署斋中，对张仲景《伤寒论》，有鉴于前人注解之失，乃博搜诸注，参以己意，"先后十年，稿凡数易，至是乃克缮写成编"。足证序文所言，即是书也。

王更生，里贯身世及生卒年代俱不详，现仅据张炎辰"序文"推断，可聊知其崖略。

张序称"南村"者，地名也。详南村，古地有多处，如广东、河北、山西等皆有之。序文言王更生，亦曾"以名诸生"，"然屡困场屋，乃走滇、粤，历燕、赵，郁郁久不得志。"则王之原籍，似非河北与广东。《中国古今地名大辞典》云："南村，在山西省方山县城南部，……战国为皋狼城，西汉为皋狼县治所，西晋为左国城，北齐称良泉县，北周称窟胡县，清代称修化县，其县治均设在此地。"原在旧时署里贯时用古地名者比比，故疑王、张二人，山西南村人也。

据张序可知，更生少年时，亦治举子业，以名诸生后，屡试不第，难遂凤愿，曾北游燕、赵，南历粤、滇，属意于医学。十有余年，郁郁不得志，遂下榻于任职于河南襄城之同邑同学张炎辰官署，事无巨细，咸资襄理，有抱疴投医者，亦靡不立瘥。"更生既不得志于时，负气肮脏，与物多忤，酒酣以往，慷慨雄谈，若不可一世，而当其治病，按理切脉，务得如洞垣之视，不敢稍掉以轻心。"又于此时，将其携之行笥，先后十年，稿凡数易之《伤寒论参注》一书，缮写成编。预计此时，更生亦当在四十岁左右，至其以后之行踪，不见诸史，现已难详。

更生之于医学，特许仲景先生，张氏序文云："更生恒谓，医学自秦汉以来，惟张仲景氏实绍厥统，所著《伤寒论》，辨证立方，各有精义，不容或紊，惜为晋王叔和参错之于前，宋成无己附和之于后，因之讹以传讹，注家愈多，晦乱滋甚，中间惟明方氏中行，国朝喻氏嘉言，程氏郊倩，舒氏驰远四家之注，多所辨证发明。又惜其各为一家之言，且不免瑕瑜互见。于是博搜诸注，多采四氏精语，又参以己意，爬罗剔扶，"撰成此编。

《伤寒论参注》一书，今存本为稿本，其中卷第，原稿中多有以朱笔圈改、删补之处，故改前与改后，卷第颇有不同。改前共有二十二卷，改后分前、后两编。前编第一含太阳病上、中、下三篇，第二含阳明病上、中、下三篇，第三为少阳病，附：合病并病、坏病、痰病，第四含太阴病，第五含少阴病前篇、后篇，第六含厥阴病，附：过经不解，差后劳复阴阳易、温病（按喻嘉言《尚论篇》无此目）。此一卷第篇目，与喻氏《尚论篇》尽同，然对条文的编排则不同，其学术观点，亦不尽同。后编含痉、湿、暍、霍乱，辨脉法，平脉法，可汗，不可汗，可吐，不可吐，可下，不可下，序例附卷末。后编部分，亦不再分篇序，注释内容亦从简，序例一篇，仅存原文，不予注释。

综观此书，主要有以下特点。

一、从总体方面看，与明方中行《伤寒论条辨》，清喻嘉言《尚论篇》等注家先后相承。方氏倡于前,喻氏继于后,更生则起而从之。均以为仲景之书,兵燹之余,散乱失次,经晋王叔和搜采,以己意变乱者多矣。"成无己依和,舛差十居八九,及林亿校正,未能深造斯道。"故对《伤寒论》旧本,大加删削,随意变更文序。恐亦未必合仲景本意。

二、在注释经义方面,惟尚方、喻、程、舒四家。然对四家不足之处,亦多有辨析之处。而王氏自注,则多能发挥己意。

三、引注除上述四家之外,别选《医宗金鉴·订正仲景全书伤寒论注》亦较多。且从《金鉴》转引清代早期注《伤寒》多家言,亦时有之,如刘宏璧、张路玉、赵羽皇等。其对成无己《注解伤寒论》虽多有微词,然引用成注处亦不鲜见。足见更生虽宗方、喻之说,然能博采众说,亦无门户之见也。

四、对喻氏《尚论篇》列题不当处,亦能详明。如"痰病"一篇,特指出喻氏"特寒邪二字,硬改作痰字立论,其非作者本意,固不待辨也。"因囿于其书分篇,俱从《尚论》,故仍依其旧。

五、现存此本,疑系王氏在襄城官署时之修订稿,故特有其同学张炎辰为之作序,历述王氏经历及该书原委。然稿本中复有大量朱书修改删削处,在天头复有新增"愚按"文及内容调整处,疑系王氏后来所作之修订。

总之,此书虽宗方、喻、程、舒四家,然能不袭其误,博采众家,参以己意,其书亦不乏精当之见。对研习《伤寒论》之学,具有一定参考价值。

本次以中国中医科学院图书馆所存稿本影印,使尘封已久之孤本,得以再度问世矣。

《医林绳墨》评介

　　《医林绳墨》一书,系明万历中,方谷与其子方隅共同撰集。方氏父子身世未详,惟据有关资料得知其为浙江钱塘(今杭州)人,谷曾为仁和(亦今杭州辖区)医官。该书系方谷"日与门弟子讲解"及平生读书所得,由其子方隅集成,并由谷加"愚按校正"及"治法立意"而成。于万历年周京刊向山堂本,惟周氏曾对该书作了调整,并加以家藏奇效诸验方,改为九卷,卷皆九证,共列八十一证,题名《医林绳墨大全》,文字间也颇有些出入,已非庐山真面目矣。在周京序中言方氏"想亦家世相传,而善精岐黄之学者欤",后又有修吉堂以向山堂本复印之本,嘉庆二十二年又有松江陈熙据向山堂本重印本。此后直至1957年由商务印书馆据初刻本校勘铅印出版,此书方得与广大读者见面。

　　由于该书在历史上,印数不多,流传不广,故知者较少。然据个人所见,此书在理论、辨证用药、立法等方面,都颇有特色。现主要从以下几点,略加评述。

一、学贯古今,博采众长

　　据方谷自序云:"《绳墨》一书,乃为后学习医之龟鉴,非谷一人之私意,但领《内经》、仲景、东垣、丹溪、河间诸先生之成法者,著方立论,日与门弟子讲解。意味深长,默然难知。"又云:"以愚平生所读之书,意味深长之理,朝夕诵玩;或诸先生所立之论,未及配方,或所立之方,未及讲论,方论不齐,难以应用,由是一一配合,必使补泻升降之协宜,寒热温凉之得乎随机应手,治无不可。"观乎此言,其著述之宗旨,亦已明矣。今详书中援引诸家言,据粗略计之,有《内经》、《难经》、《脉经》、《本经》、仲景、《千金》、《局方》、张仲景、许叔微、张洁古、王安道、刘河间、朱丹溪、李东垣、张子和、王节斋、戴元礼、《蕴要》、《举要》等二十余家。在理论上多以《内经》为本,旁及仲景,又以朱丹溪说为尤多,亦可见其私淑之意。在引用诸家说时,一则用其文,一则师其义,特别是所谓《内经》曰、经曰云云,经中每无此语,乃方氏领略其义也。在这二十多家学者中,上至《内经》,下至金元,而方氏既不崇古而非今,亦不扬今而非乎古,乃能学贯古今,博采众长,是其所以学而有成也。

　　全书共八卷,列内外妇儿病证84题加附病30余题,共100余题。皆属常见之病证。每题中均以医论为主体,或以诸家学说为纲而加以阐发之,或以读书所悟及经验所得而加以综论之。

　　是知这部分内容,实则乃课徒之解,为其子集录整理而成。次则"愚按"部分,这一部分间有引用前人说者,而大部分为方谷自述,这也是本书最能反映方谷学术思想的内容。其中所论,皆方氏读书与临证之心得。从学术体系上看,方氏堪称善学金元诸家之学说者,故得为金元学派之发扬者,其书亦得为研究金元医家学说之重要文献。

二、证之实践,独阐己意

　　本书内容,突出有以下几个特点:

1. 详加辨证

在全书八十余病证中,大都结合实际详加辨证。如辨泄论中云:"泄有五焉:溏、鹜、飧、濡、滑是也。……溏则便尚稠,此湿胜其热也,治宜燥而实之。鹜如鸭烘溏,此寒胜其湿也,治宜温而导之。飧则米谷不化,此胃寒而脾不运也,宜用温补而升提之。乃治五泄之法也。"此下又有六泄之辨,皆能抓住主证,而加以辨别之,并非罗列诸多无关重要之脉证,但求章法,不切实际。又如辨斑疹一项云:"愚按疹有瘢疹、瘾疹、麻疹、疮疹、痘疹、伤寒发疹、风热发疹,各有不同,治各从其类也。"文中又详述癍与疹的区别,并对各种疹的特点,作了点型的描绘,其表述之义,较之后世及当代某些专业性著作,犹为详焉。这是继宋代郭雍之后,对发疹诸病在认识上的进一步发展。

2. 阐述原委

对某些病证的论述,为了进一步探讨发病原委,书中特从生理病理方面加以说明,如痰病项中有按云:"行则为液,聚则为痰,流则为津,止则为涎,顺于气则安,逆于气则重,运化调治,当知其源者也。故曰治痰必当理气为先,使气升则痰降,气降则痰降,气顺则痰顺,气行则痰行。"此论虽则对津液与痰在生理与病理方面,未能严格区别,但在探讨成痰之原委,特别与气之关系的论述,还是很有价值的。

3. 同治异治

该书在治疗方面,有一个突出的特点是体现了同中求异,异中求同,如泄泻病之治云:"泄泻之症,湿热、寒痰、食积,为病最多,法宜补脾燥湿,分利消导为要,并看时令寒热,新久施治,用二陈汤加白术为主。如食积者,加楂、曲;因于热者,加炒连;因于寒者,加干姜;因于湿者,加茵陈、山栀;小便短涩不通者,加车前、木通;胸腹胀满者,加山楂、厚朴;后重加槟榔;腹痛加木香;血虚加归、芎;气虚弱者,加参、芪;气虚下陷者,加升、柴;口渴引饮不多者,加萸、朴;大渴引饮者,加参、麦;飧泄加萸、朴;滑泄加姜、术等类。此治泄泻之大法也。"从本文中可以体会到,作者从诸多泄泻病中,找到了共同的病机为基础,亦即仓廪之气运行失常,水湿之代谢无主。故首当责之于气机,责之于水湿,故选二陈汤为主方者,良有以也。此异中求同,亦为异病同治之法。又针对病因病机之不同情况随证选药辨证施治者,此同中求异,亦为同病异治之法也。该书对诸多痰病的治案,都反映了这一精神,这对研究痰病的发病机理和探讨治疗的规律是很有启发的。

三、医之绳墨,贵在有法

医之重法,始乎《内经》,继于仲景,详《内经》一书,虽于治疗之事,不为具体,而其重法之论则堪称详备。诸如异法方宜、移精变气、汤液醪醴等论,皆专论法者也。尤以至真要大论言治法之文,甚为清当。仲景之书,重在论法,故《伤寒论》三百九十七条,前人称之为三百九十七法者,不为过也,盖医之有法,犹国之有法,兵之有法。国无法则政不行,兵无法则战难胜,医无法则疾何瘳。是故有药而无方,有方而无法者,庸工也。本书于论治诸文,皆以法为准绳,以方药为令使也。现仍以泄泻为例,其谓"愚按泄泻之症,必须健脾燥湿。盖脾喜燥而恶湿,喜温而恶寒,宜当平胃、二陈为主,佐以和中之药,如苍、朴、香附、干姜,治不可缺,虚加白术,痛加吴萸,风加防风,寒加干姜,火加炒连,气加木香,或者气欲和之加香附,血欲养之加归、芎,食欲导之加山楂,虚欲补之加参、术,滑欲禁之加肉果,重欲下之加槟榔,下欲上之加升麻。此治脾之要略也,临症宜当审诸。"此中首先提出"健脾燥湿"之大法为纲,继之又提出和之、养之、导之、补之、禁之、下之、上之等法以辅之,则治泄之法,得其大略也。又如治痰之论曰:"愚按痰之为症多端,痰之用治不一。盖治痰之药,而昔尝考之丹溪,以二陈为主,或加减用治。盖二陈者,健脾理气之药也,气清则痰亦清,脾健则痰亦运,健运有常,而生化之机得矣。……黄连降火而清痰,山栀开郁而行痰,前胡通表而解痰,杏仁清肺而利痰,桑皮泻肺而除痰,厚朴宽中而散痰,陈皮行气而理痰,白术健脾而运痰,竹沥宽中而坠痰,苏子降气而下痰,苍术去湿而化痰,山楂导气而消痰,枳壳下气而清痰,白芥子行气而开痰,莱菔子破气而降痰,瓜蒂行积而吐痰,常山开结而导痰,此治痰之妙药也。"此论既提出了治痰大法当"健脾利气",又提出了诸多辅佐之法,如是则治痰之法,亦知其要也。盖此虽言药,而实则言法,以法因症而立,药因法而备,盖证详则法立,法立则药备,药备则病克,是医者临病,首者辨证务准,知病所及病性也,次则立法,制方略与对策也,然后备药,选良将与强兵也。得乎是,方可以克敌制胜。故医若无法,犹匹夫之治兵,犹盲士之治政。未有不杀人溃军倾国者也。此所以伸重法之要义也。

特别值得提出的是本书八十余病症中,大多有方谷特加"治法立意"一项,每条二三语或三五语,多者十数语,可谓要言不繁,足见此书所谓"绳墨"之义,亦见作者匠心所在。如治"湿"云:"宜从上下分利之,此治湿之法也,设若湿化为热,当从热治,不可又言其湿也。故曰:湿在上焦,宜从汗泄,湿在中焦,宜行燥湿,湿在下焦,宜利小便。"治燥云:"治燥不可太寒,开结不可太峻,燥必润之,随下而行,结欲开之,随气而顺。"治气法云:"气莫贵乎善养,郁莫贵乎善开。"活血法云:"血由气所依,气由血所附,治血之症,必先治气可也。"如此等等,皆系在总结前人经验的基础上,结合个人体会,归纳概括而出,所出诸法,大多比较准确,或者说对病变主要矛盾具有针对性,故对指导临床有实际意义。

四、几点启迪

通过学习《医林绳墨》一书,对作者善择前人之长,独阐一己之得,颇可启迪于今日者,主要有以下几点。

作者诸论皆以《内经》、《脉经》等为本,博取金元诸家之说为用,师古而不泥,师今而约取之。且不掩前人之功,不掠他之美,可谓善取众长者。

学以致用,为治学之本,故本书无论对理论阐发或方药运用等方面的论述,均能结合临床加以说明,并能善于总结一己之所得,丰富方药内容。

本书虽为读书所得,亦系课徒所用。从而体会到作者对读书与课徒都很认真负责,特别在课徒方面,既能导人规矩,亦能导人以巧,不仅为善教者,亦可收教学相长之功。

本书虽有许多可效之法,并对宏扬金元诸家学说作出了贡献,但它毕竟是一个历史的产物,必然具有其历史局限性,故对有些问题的阐述及某些疾病的治法,今日看来,尚不尽人意,但决不可因此,而抹杀其治学方法与学术方面的精当之处。另外作者在哲理方面引用朱子"必使道心常为一身之主,而人心每听命焉"之说,亦足见其受宋明理学之影响,不可不知。

《马王堆医书考释》评介

　　长沙马王堆汉墓帛书和简书的出土,对中国古代文化遗产的整理研究,具有重大的学术价值,其中古医学文献部分则对中医学的研究,具有多方面重要意义。马继兴研究员自始至终地参与了马王堆古医书的整理研究工作。现将其研究的主要成果——《马王堆古医书考释》问世,对关心古医籍研究的同志来说,无疑是一重要福音。今当拜读之余,略陈对此书之管见。

　　就马王堆古医书本身的价值论,正如该书"前言"中所云:"(它)可以提供大量见于最早文字记载的医药史料信息,为深入考察中国医药学各学科发展的渊源提供了重要依据。"又云:"其实,马王堆医书所记载的内容不仅只是中国医学早期面貌的反映,其文化意义远不只局限于医学领域,……这些文献资料的整理研究必将为揭示中华早期文明形态提供有益的借鉴。"《考释》一书,正是马继兴研究员根据这一思路研究马王堆古医书的集中体现。

　　马王堆古医书共含十四个部分,即:足臂十一脉灸经、阴阳十一脉灸经、脉法、阴阳脉死候、五十二病方、养生方、杂疗方、胎产书、却谷食气、导引图、十问、合阴阳、杂禁方、天下至道谈。《考释》是在原图版释文的基础上,对条文按"原文"、"语释"、"校注"、"按语"四项,进行整理研究。"原文"项中,将原古文字及通假字、异体字等,置换为现代通行繁体字,对衍、脱、误、倒之处,凡有本可据者,则予以校正。虽非释文原貌,但对一般阅读者来说,则是最大限度地扫除了文字方面的某种障碍。凡改移之处,均在校注中保留原貌,对高层次研究人员来说,仍可使之复原。"语释"项,为了使一般读者能充分了解内容大义,将原文进行了串讲。"校注"项,充分反映了研究的重点和作者学术水平。其中对诸多疑难字、词及原文原义等,都在考证的基础上,作了详细的注释,并对以往某些误注之处,进行了订正。为原文的进一步研究,奠定了良好的基础。"按语"项,是对某些重点问题作出的专题论述或说明。如足臂十一脉灸经诸脉之循行路线,均与《阴阳十一脉灸经》及《灵枢·经脉》作了对照,揭示其不同点,对深入研探经络学说的形成与发展,甚为有益。

　　作者除对古医书原文加以考释外,并对全部内容进行过全面、综合、系统的研究。将这些研究成果,以论文的形式,置于书首,即该书"导论"与"专论"部分。导论有四篇,第一篇,马王堆汉墓医书的出土及整理研究,介绍了马王堆医书的出土及整理研究的基本情况;第二篇,马王堆汉墓医书的时代考证,根据我国历史文化发展的断层水平,结合医学实际,对马王堆医书的抄写年代与著作年代进行了深入探讨。这对我国医学源流及医史的研究,都是十分有益的。第三篇,马王堆汉墓医书的历史意义与学术价值。作者认为马王堆医书均不曾收载于《七略》及《汉志》。尽管如此,根据马王堆医书覆盖的内容,这为我们对《汉志·方技类》所谓"医经"、"经方"、"房中"、"神仙"四个门类实质内容的探讨,亦颇有启迪。其学术价值,作者从解剖、生理、诊断、病理、临床各科、药物方剂、针灸、外科外治、养生、地方特色等八个方面,充分论述了其在学术方面的伟大成就。第四篇,马王堆汉墓医书的古文字,作者对书中的通借字如同音字、同韵字、同声字、同源字,字形差异字如异写字、形讹字、笔误字、省文、合文,多级古写异字,其他如讳字、衍文、残字、缺文和脱文、同义字等,均作了简要的说明,这对研究其他古医籍文方面的问题,亦具有重要意义,且对我国古文字的使用情况和进一步研究,亦可提供重要依据。

专论有七篇专题论文,第一篇,两种《十一脉灸经》是经络学说的渊源。将两种《十一脉灸经》与《灵枢·经脉篇》内容作了对比研究,提示了经脉学说的渊源所在及发展的过程,第二篇,《脉法》(甲、乙本)中古佚诊脉法的再发现。经与《内经》有关内容比较,不仅可正今本经文之误,且有诸多新的补充,进一步丰富了古诊法的内容。第二篇,《五十二病方》的方药。该篇对原书之方药作了具体的统计,计连另附卷末佚文 2 条,计有 293 条,280 方,对研究古方剂的形成与发展,有重大意义。第四篇,《养生方》等书所载我国最古的药酒酿制方,考证了我国医方酒制剂记述,认为此为现存最早记载酿造药酒法。第五篇,马王堆汉墓医书的药物学成就,经考察,其中矿物药 31 种,植物药 180 种,动物药 116 种,器物药 49 种,共有 376 种,作者对书中的采药制药和藏药,药物的功用和配伍,药物剂量,药物剂型,使用药物的方法,古医书药物和本草学著作的关系等,进行了系统的研究,为本草学的形成与发展,提供了有益的文献依据。第六篇,《却谷食气》及《十问》等书中的呼吸营养法,作者将书中所载,概括为"六气呼吸养生法"、"呴吹呼吸养生法"、"昼夜呼吸养生法"、"呼吸养生法的哲学思想基础"等四个问题,加以系统论述。对古人之所谓"食气"之法进行了探讨。第七篇,张家山汉墓《脉书》与马王堆汉墓医书的关系,将长沙马王堆与湖北张家山两地出土之古医书,相互比较,不仅在文字方面可互相校勘,且在内容方面亦可互相补充,进一步阐明这些古医学文献对研究我国古代医学具有的重大学术价值,为汉以前医学文献的具体研究,填补了空白。

总之,《马王堆古医书考释》一书,尽管有些问题还有待进一步研究探讨,如总体设计,应侧重于高层次研究需要,保留图版及原文原貌;有些一般性考释,尚可适当压缩等。但此书仍不失为一部研究古医学文献的佳作。它不仅对医学内容进行了考释研究,而且对诸如文字、音韵等多方面的问题,也有所研究;不仅对全文进行了考释,而且对一些重要问题,作了专题论述;不仅可供研究人员使用,而且可作为一般医者习读古医籍参考;不仅为古医籍的研究整理作出了贡献,而且为发展与丰富中医文献学,提供了有力的证据和翔实的史料,颇称一部古医学文献内容丰富、学术性很强的好书,故特作此评介。浅陋之见,定有不当,尚望指正。

傅山四书简议

由山西省中医研究所何高民同志整理、经山西人民出版社出版的傅山医著《大小诸证方论》、《傅山医学手稿》、《青囊秘诀》、《傅山验方秘方辑》四种，发行后，幸得披览，获益良多。

傅山为明末清初一大学者，不仅精于医，且对于哲学、历史、文学艺术方面，均有较大的成就。但由于其曾积极参与反对满清统治阶级的斗争，曾受到统治者的多次打击，故所著诸书，散佚较多，有的则转授他人，化名问世。如署名陈士铎或敬习诸书，以往皆以为系陈士铎著作，后虽有人提出陈氏著述系傅山之学，但尚缺乏系统的论证，经何高民同志多年考证，傅山医学著作甚多，此次山西出版社出版的这四种书，即属于此，并进一步证实了陈士铎所整诸医书，也都是傅山的医著。

《大小诸证方论》载傅青主先生"秘传小儿科方论"及"秘传杂症方论"共 300 余首，大多属傅青主之经验秘方，有的已散见于《石室秘录》、《傅青主男科》等书中，所定诸方，不袭旧套，用药精当，有较高的实用价值。

《傅山医学手稿》与《傅青主女科》中调经部分大致相同，虽系一部不完整的作品，但对傅青主医著，特别是女科的考证，却有着较高的价值。

《青囊秘诀》为治外科专著，载外科病二十余论，方近 200 首，所列诸方与《石室秘录》等书中之外科方论，在观点上是一致的，方证明确，君药突出，配伍恰当，切于实用。

《傅山验方秘方辑》，系搜集散见于有关医学文献，如《串雅》等及流传于民间、药肆之验方秘方，共 30 余首，处方秘而不奇，验而有法，便于制作，便于应用，有推广使用的价值。

从以上情况来看，四书之发行，厥功有四焉：

一、对考证傅青主著学著作，提供了一定的依据。如《大小诸证方论》诸方，多见于《辨证录》、《石室秘录》等书，可证该书系傅氏所作。

二、对傅氏验方秘方的广为应用，起到了推广的作用。

三、对继承发扬傅氏的学术思想和医学经验，提供了文献资料。傅氏的医学，无论是理论方面还是实践方面的成就都是很大的，决非有人认为"不足取焉"，值得我们更加深入的进行研究。

四、对继承发扬祖国医药学遗产作出了一定的贡献。傅氏医著的长期泯没，是祖国医学的不幸，今得挖掘问世，实为中医界之福音。

因此，四书虽非完璧，实属佳作，对我们进一步学习研究和继承发扬傅青主的学术思想和医疗经验，都是很有意义的重要文献。

《中医文献学》评介

马继兴研究员著成《中医文献学》一书,现已由上海科学技术出版社出版问世,是书对中医文献研究工作者,有重要的参考价值。

该书共列四篇,对中医文献之古医籍目录学、中医文献史、古医籍版本学、中医文献研究之方法学等均有论述,共有 80 余万字,列表 120 余幅,影印原图 30 余幅,示意及仿作图 10 余幅,可以算是图文并茂。

第一篇中医文献范畴论,详论中医文献在历代图书分类上的地位,医学类的医学书目、已佚的古医书、中医文献的类别、非医书中的医学资料等。特别对古代目录未收的医学著作及非医书中的医学资料,一般知者较少,书中作了简要介绍。如现存日本古卷子医书的情况,列表说明,一目了然。对经史子集中有关医学资料均有简要说明,这对进一步挖掘祖国医学宝贵遗产,实有提示性意义。

第二篇中医文献源流论,详论各系统文献源流,列有最古的中医文献,《黄帝内经》著作系统、《伤寒杂病论》系统、藏象、病源、诊法著作、医学方书、临床各科医书、本草著作、针灸学著作、出土古医书等章。对诸系统文献,均按编年顺序,选其最有代表性名著一百余种,加以简介,附以大量图表说明,使其源流关系和演变体系,了如指掌,甚便于学者进一步研讨。如对南宋以前的《九卷》传本系统,《灵枢经》现存主要版本之表记,对考证《九卷》与《灵枢经》的关系,甚为有益。又如宋代医方书,重点介绍了《太平圣惠方》、《圣济总录》、《御药院方》、《太平惠民和剂局方》、《苏沈良方》、《本事方》、《三因方》、《济生方》等,每书均介绍有作者,内容梗概,重在版本考证,对研究整理古医籍参考价值极大。

第三篇中医文献结构论,计分中医文献版本论、中医文献版本沿革,中医文献编写体例概说,中医文献体例典型例证——《证类本草》释例。共三论一例,对古医籍各种版本的一般特征作了全面的介绍。又将宋金元明清各朝及国外刻书情况及刊本特点作了说明,并附有版本书影若干幅为之印证。如对明刊医书一节,比较全面地介绍了官刻、府刻、私刻诸医书的重要情况,特别对私刻诸家中之熊宗立、薛己、吴勉学、王肯堂等有代表性者,作了重点说明,有助于研究明刊诸医籍。

第四篇为中医文献方法论。论述古医书的训诂、古医书的校勘、古医学文献资料的收集、古医学文献资料的整理和利用等。较系统介绍了中医古文献整理研究的方法,举凡古医籍中存在的诸多问题,均予以举例说明,当属中医文献学之最基本的知识,似此全面论述这方面内容的,以往尚不多见。作者通过数十年的实践,在积累大量资料的基础上归纳而成,可谓理论与实践结合的结果,对从事中医文献研究的同志,定当有所裨益。

有关中医古文献的研究整理工作,虽然历来不乏其人,并取得了很大成就。然就中医文献学来说,则尚是一门崭新的学科,马继兴研究员从事此项工作已有数十年的历史,并积累了大量的资料,《中医文献学》一书,正反映了他几十年的心血。对中医文献学的形成作了开创性的工作,打下了良好的基础,故特为之绍介焉。

刊于《江西中医药》1991 年第 4 期

《刘纯医学全集》(史常永点校本)评介

刘纯,字宗厚,明初医学家,其生平仅在方志中有简短的记述。《古今图书集成》第五百三十卷《医部·医术名流列传七》据《陕西通志》收载。据考,刘氏原为吴陵人,今江苏省泰县、如皋一带。明洪武中居咸宁,咸宁在明、清时期与长安县,并为西安府治,民国始废,即今西安市辖区内。

据《杂病治例》自序称:"吾宗累世簪缨,名门右族。"《玉机微义》莫士安序中亦云:"宗厚世为吴陵望族,以诗礼相传。其先世在胜国时,居省宪,掌枢要,以名宦显著者。"后即衰落。据《医经小学》自序称:"昔丹溪朱先生,以医鸣江东,家君亲从之游,领其心授。纯生晚学陋,承亲之训有年矣。"是知刘纯的父亲是朱丹溪的亲传弟子,而纯应为丹溪的再传弟子,故纯之医学,有所师承。

据有关方志记载,刘氏一生著述较多,如《医经小学》、《伤寒治例》、《杂病治例》、《玉机微义》、《太素脉诀》、《寿亲养老补遗》等,今仅存前四种,后二种惜已散佚。

《医经小学》六卷。自谓:"医脉病证治为要,诚不可缺一。病不明经,则无以知天地造化之蕴。不别脉,则无以察病邪之所在,气血之虚实。不识证,则不能必其病之立名以疗之。不处方,则不能克其必效。然其要节散见诸经,而初入者难究其本领,故多执方主疗。纯特备集其义,不揆芜浅,辑效先儒,次小学,为入德之基,窃取此义,而为歌诀。庶俾初学之士,易为记习,不识脉病证治之要尔。"书中药性多取义于《珍珠囊》,诊脉取义于高阳生《脉诀》,经络、病机、治法、运气等,取义于《内经》及金、元名家之收以成之,编为歌诀,便于习颂。卷首附列《医之可法为问》,保留了丹溪答弟子问之内容十余则,不仅在学术上有重要价值,而且反映了朱丹溪的许多可贵医学思想,如学医先读《内经》、《本草》、《脉经》,然后却参诸家之说。先立于《内经》,则自然活泼泼地;强调读古医书要熟读玩味;用古人方要取长补短;治病不可先入为主,应无所偏负等,都有十分重要的意义。同时记其座右铭云:"学问所以别理欲,开昏闭;衣食所以防饥寒,广恩惠;言行要留好样与儿孙;心术要不得罪于天地。"体现了朱氏的高尚情操,都是很可贵的,故《医经小学》一书,实为初学必读之作。

《玉机微义》一书,原系据元季明初徐彦纯《医学折衷》增续而成。刘氏以为徐彦纯先生"究探古今作者源意,撷金刘守真、元李明之、朱彦修诸氏论集,本乎经旨而折衷其要,发明中风、痿、痰、泄、疟诸门,诊证方例,非一源一意,而有通变乎百证千方者,斯为古今可行之活法也欤,岂止集方而已。"刘氏遂乃"以先所著,取咳、热、火、暑、燥、湿、寒等门诊证方例,妄意续于诸门之末。……因撷诸《内经》至数至名之旨,乃目其书曰《玉机微义》。"原书只有十七门,经刘氏续增为三十三门,门各一卷,计为五十卷。该书虽为集明以前诸家主要学术思想大成之综合性著作,然其内容,非有文必录,照抄旧论,皆精心选择,除其重复,删其妄诞,判其得失,别其异同,存其精要,按以民挥而成,诚可谓要言不烦。正统己未兵部尚书兼华盖殿大学士庐陵杨士奇称该书"门分类聚,于论因证治,条理粲然,既详且备矣。"又云"是编主《素》、

《难》、《金匮》及元素一派之旨,若诸家治法不倍此者,亦旁采而附益之。虽中医执此施治,可以成功。"言亦不为过誉。所采诸论及方,基本代表了各家主要的学术观点和主治方药,反映了明以前的学术水平和治疗经验,故该书有重要临床参考价值,尤其可贵者,是每论及方,虽是选自前人,然大都附以已按。或发挥医理,或阐明病证,或介绍己验,或匡正前人,颇能启迪后学。如《痰饮门》"论《局方》用热药治诸气痰饮呕吐膈噎之误"一节正文后之按,介绍《金匮》、《三因方》、王隐君有关痰饮病之说时,认为可以互相补充,对王隐君有之滚痰丸及张子和汗吐下治痰法,既肯定成功一面,又指出其不足之处,立论比较公允。

从医学派系方面看,刘纯固为丹溪再传弟子,另据杨士奇序云:"近代张元素起北方,盖得神授,深造阃奥。再传李明之,三传王好古,南方朱彦修得私淑焉,遂为医家之正派。彦纯、宗厚又私淑彦修者也。"考杨士奇生于元至正二十五年(1365)建文初入翰林院,成祖即位,累官左春坊大学士,时年已四十有余,和刘纯基本上是同时代人(可能小于纯一二十岁)对徐氏私淑彦修之事,结合李时珍亦有是说,则徐、刘亦有可能均系丹溪后学弟子。

《杂病治例》一书,当系刘氏集其先辈及个人多年心得而成,其《兰室誓戒》中云:"吾父橘泉翁始从丹溪朱彦修学此术,患难中实得济。余又得从乡先生冯庭干、许宗晋、丘克容数君子印正,方始道明艺精。"又云:"此集本求古人为治之法,如指诸掌,可以见法例之变无穷,病证之机不一,谆谆求究,藏为家室,切不可示人,传诸不道不义之士。"

该书确如本点校本前言中云:"是一部纲领性的杂病要诀。书中证为纲,以法举目,以症示例,以例见方。"共例病证38题。题后大都提出该证的主要病机或治则,后例各种治法,少者三五法,多者数十法。如发热一题,下列泻火、凉血、清气、清肌、清神、抑火升水、养阴退阳、泻黄、导赤、泻白、泻青、滋阴、下食、导痰、消积、解毒、镇坠、益精、润燥、逐血、分利、水沃、揭越、与地浆、消风、清金、补、渍形、针、从治,反治、升散等30余法,对发热之治,可谓集其大成。

祖国医学自《内经》以降,治病重法,深得要领,盖治病之重法,亦治国之重法,治国不得其法,则国必知已矣,治病不得其法,则病必变矣。仲景书中多有误治变证之例,以明法之重要。然能以法为目而见之于简端者,此书之功,甚可嘉道。特别值得提出的是本书所列各证,大都有针、灸之治及敷贴、熏、沃等外治诸法,反映了刘纯医学思想的发展,其《玉机微义》提到用针灸者甚少,而此书在治疗方面,可以说已臻完备。因此,《杂病治例》一书,似可认为是一部早期的治法学。萧谦序言云:"切脉辨证,疗病用药,深有奥妙,绰有法度。"此言亦不为过誉。至于其收录丹溪之《兰室集》及本人之《兰室誓戒》,于养生、修身、治病、积德等方面,亦颇有参考意义。

《伤寒治例》一书,其体例与《杂病治例》类同,共引用上自《内经》下至宋、金、元有关伤寒文献内容41种,列证88条。每条亦以法为目,附以症状如主方。如烦躁一证,首先提示其主要病机,提出两解、解肌、与水、和、下、温、退阴复阳、补阳益阴、灸、扶阴泄热、熨等11法,对伤寒之治有所补充和发展,亦为习伤寒者之重要参考文献。最后又附有温病、温疟、风温、温疫、温毒、湿温、暑证、喝证等之治法,是皆概括前人之经验。

刘纯医书,存世较少,难普遍研阅和应用。此次经辽宁中医研究院史常永研究员等之整理点校,并合四书为一集,虽未能凑成刘氏医书之完玉,亦得为现存四书之合璧,为临床医生提供了可贵的文献资料。点校工作严肃认真,颇具贡献。

一,弄清了四书的版本源流,从版本比较中,选定了优者作为底本,进行了点校。如《医经小学》一书，共查阅六种版本，以比较中得知各本皆系源于正统四年陈有戒陕西刊本，但在刊刻中形成三个系统，仍以陈本为上，故以之为底本。经点校后，形成此最佳本。

二，运用对校、他校、理校等各种访求补其脱漏，删其衍文，正其讹误，复其原貌。校勘引用书目近五十种，选用版本亦皆可靠，保证了校勘质量。如《玉机微义》中风病，共出注 56 条，其中疑误者 1 条，正误者 7 条，存疑文 19 条，补脱文 15 条，注文混作正文而改正者 1 条，删衍文 1 条，两义互通者 1 条，辨通假字者 7 条，释音义者 4 条。

三，写出了一篇很有价值的"前言"。对刘纯的生平作了考证，对刘氏现存四种医书的学术思想、学术渊源及学术价值，作了比较公允的评价。如对《玉机微义》之评论云："《玉机微义》是一部集明以前集诸家大成的综合性医科全书，但和其他全书或类书不同。它既不是广集类抄、资料汇编，更不是寻章摘句，东拼西凑，杂合各家以为己说，而是着重在'诊证方例'的规范、模式，类聚历代各家的不同理论、见解、观点，条分类析。徐、刘对于每一条论述，都是精心做了选择的。……可谓博而不滥，要言不烦，述而有作，启迪后学的一部较好参考书。"

四，点校方法科学。本次整理运用各种资料时，都保留了原貌，在文字处理时，都作了交代，对底本的使用，既保留了原貌，又纠正了讹脱，使读者有充分的思考余地。

通过本次整理，可称为刘氏现存医书中之最佳本，为临床、教学、科研提供了可靠的文献资料。当然从发展的眼光看，刘氏医书也只能是反映明以前有关医家和他本人的一些主要的学术思想，后来的医家又有许多新的发展，但作为一种历史的文献，它虽有许多不完善处，但仍具有重要的历史意义和现实意义。

第三部分　中医学基本理论

《黄帝内经》的唯物主义观点和辩证法思想

《黄帝内经》是我国最早一部医学总集,它总结了周秦以来至西汉年间我国劳动人民创造的医学科学成就,在理论上具有朴素的唯物主义观点和辩证法思想,这对当时医学领域中的天命观、鬼神论等封建迷信思想体系,是一个有力的打击。

一、以唯物主义的自然观,反对神学唯心主义的思想体系

《内经》继承了先秦时期一些唯物主义者"气一元论"的观点,认为万物起源于微小物质的"气"。"气"也叫"精气",它具有相互对立的两个方面,即阴阳二气,由阴阳二气变化发展产生万物。《素问·天元纪大论》说:"太虚寥廓,肇基化元,万物资始,五运终天,布气真灵,总统坤元,九星悬朗,七曜周旋,曰阴曰阳,曰柔曰刚,幽显既位,寒暑弛张,生生化化,品物咸章。"又曰:"形气相感而化生万物矣。……气有多少,形有盛衰,上下相召而损益彰矣。"从这里我们可以理解为,充斥于无限宇宙中的、作为万物本元和基础的东西,不是别的,正是物质的气。这种物质的气,有阴和阳的不同,刚和柔的差异,幽和显的区别。由于这种物质的气自身中存在着矛盾,而且处于生化不息的运动中,所以才使千差万别的事物都显现出来。《素问·五运行大论》说:"夫变化之用,天垂象,地成形,七曜纬虚,五行丽地,地者,所以载生成之形类也;虚者,所以列应天之精气也。形精之动,犹根本之与枝叶也,仰观其象,虽远可知也。"说明列于上天的东西,尽管摸不着,但仍然是精气,而不是别的。载于地上的,则是物质的形类。所以只要抓住了形精这个根本,有些物象虽远也是可知的。这不仅阐明了自然界的客观物质性,而且说明了物质的可知性。这对不可知论是一个有力的驳斥和批判。总之,天之精,地之形,是万物发生变化的根本。故《素问·阴阳应象大论》说:"天有精,地成形,……故能为万物之父母。"

从上述观点来看,《内经》在对于天地万物是如何产生的问题上,虽然在当时的历史条件下,没有真正科学的答案,但它关于"形气相感"的说法,乃是坚持从自然界本身去寻找,而没有求助于造世主。

在医学领域中,对于疾病的发生和对待疾病的态度,也存在着唯物主义的斗争。《内经》同样是以唯物主义的观点进行阐述的。《素问·四气调神大论》说:"故阴阳四时者,万物之终始也,死生之本也,逆之则灾害生,从之则苛疾不起,是谓得道。"《素问·生气通天论》说:"苍天之气,清净则志意治,顺之则阳气固,虽有贼邪,弗能害也,此因时之序。"说明疾病的发生,与阴阳四时的气候变化有一定关系,并提示人们必须适应自然界的阴阳变化,由此,《内经》实际上提出了气候与精神等具体致病因素。如《灵枢·百病始生篇》说:"夫百病之始生也,皆生于风雨寒暑,清湿喜怒。""风雨寒热,不得虚,邪不能独伤人,卒然逢疾风暴雨而不病者,盖无虚,故邪不能独伤人,此必因虚邪之风,与其身形,两虚相得,乃客其形。"这里不仅说

明了风雨寒热(概指六淫之邪)与喜怒(概指七情为病)两大病因,同时指出外邪伤人在于"体虚",也就是所谓"邪之所凑,其气必虚"和"正气存内,邪不可干"的内因论观点。另外,《内经》还多处提及"房事过度"、"饮食不节"等方面的致病因素,为后世"三因论"学打下了基础。这种唯物主义的病因论,冲破了唯心主义鬼神论致病的说教,对疾病的发生作出正确的答案。基于这一认识,《内经》在有关养生和治疗方面,提出了许多切合实际的原则,彻底打破了人在疾病面前无所作为的天命论观点。如《素问·上古天真论》说:"虚邪贼风,避之有时,恬淡虚无,真气从之,精神内守,病安从来。是以志闲而少欲,心安而不惧,形劳而不倦,气从以顺,各从其欲,皆得所愿。"《素问·四气调神大论》说:"夫四时阴阳者,万物之根本也,所以圣人春夏养阳,秋冬养阴,以从其根,故与万物沉浮于生长之门。逆其根则伐其本,坏其真矣。"基于上述观点,《内经》对防治疾病的问题,提出了两条很重要的指导原则,一是"不治已病治未病,不治已乱治未乱……夫病已成而后药之,乱已成而后治之,譬犹渴而穿井,斗而铸锥,不亦晚乎!"(《素问·四时调神大论》)这就是所谓"治未病"的思想,但是人的预防能力总是有限度的,一旦发生了疾病应当怎样治疗?在《素问·阴阳应象大论》中又提出了"治病必求于本"的思想。所谓"本",就是病变的本质,实际指的阴阳偏倾这个根本原因。在这一思想指导下,《内经》中又提出了调阴阳的治疗原则,对指导临床实践起到了重要的作用。直到今天,这些原则还被广泛地运用着。

《内经》还提出了"道无鬼神"和"拘于鬼神者不可与言至德"等无神论的观点。这和当时思想领域中占主导地位的神学体系也是格格不入的。例如,关于"梦景"的问题,在科学不发达的古代,大多是从离开形体永远不灭的精神——"灵魂"去解释的,并附会以人事吉凶。所以长期以来,占梦不仅成为唯心主义的帮凶,而且成为封建统治者的工具。但是,《内经》对于"梦景"的解释,却没有求助于鬼神的观念,而是从人体对客观事物的反应这一唯物主义观点去加以说明的。如《灵枢·淫邪发梦篇》说:"正邪从外袭内,而未有定舍,反淫于脏,人卧不得安而喜梦。气淫于腑则有余于外,不足于内;气淫于脏,则有余于内,不足于外。"经文中并提出许多形成梦景的具体原因,如"阴气盛则梦涉大水而恐惧,阳气盛则梦大火而燔炳,……上盛则梦飞,下盛则梦堕,甚饥则梦取,甚饱则梦予"等。这些描述基本上是符合实际情况的。虽然文中也提到魂魄的问题,但只是把它当作精神活动的一种形式,所谓"随神往来者,谓之魂,并精出入者,谓之魄"。它和那种虽然寓于人体,但可以离开人体而永远不灭的灵魂观念是不同的。

关于"神"的概念,《内经》中有许多论述,但大多指人的精神活动而言。如《素问·六节藏象论》说:"味有所藏,以养五气,气和而生,津液相成,神乃自生"。《灵枢·平人绝谷篇》说:"五脏安定,血脉和利,精神乃居。故神者,水谷之精气也。"说明人的精神是人体脏器的产物,由水谷精华进行营养,离开了精气的营养,神也就不能生存,即是说神绝不是可以离开形体而永不灭亡的绝对精神。《内经》的这种观点,当然是唯物主义的。

二、阴阳学说是祖国医学的理论基础

阴阳学说是我国古代自发的辩证法思想,在春秋战国时代,有些唯物主义思想家,开始将这种学说引进到医学领域,这是一个了不起的创举。事实证明:"理论思维或哲学思想,是任何一个科学工作者不可离开的东西。"正如恩格斯所说:"不管自然科学家采取什么样的态度,他们还是受哲学的支配。问题在于:他们是愿意受某种坏的时髦哲学的支配,还是愿意受一种建立在通晓思维的历史和成就基础上的理论思维的支配。"

《内经》中广泛地运用了阴阳学说来说明医学及与医学有关的各种问题,其基本观点主要有以下几个方面:

(一) 一阴一阳之谓道

这句话出自《易经·系辞传》是对阴阳学说的概括。毛主席曾经指出:"这是古代的两点论。"在《内经》中亦有这种观点。如《素问·阴阳应象大论》说:"阴阳者,天地之道也,万物之纲纪,变化之父母,生杀之本始,神明之府也。"又说:"天地者,万物之上下也;阴阳者,血气之男女也;左右者,阴阳之道路也;水火者,阴阳之征兆也;阴阳者,万物之能始也。"《素问·四气调神大论》说:"夫四时阴阳者,万物之根本也。"又说:"故阴阳四时者,万物之终始也,死生之本也。"这里所谓"天地"、"万物",乃是泛指自然界。从当时的历史条件下,以为无形者莫大于天,有形者莫大于地,故以天地代表自然界。而自然界的万事万物,无不具有阴阳相互对立的两个方面。如从大小物体而言,大者如天地,小者如精气;从可见与不可见而论,可见者如形,不可见者如气;从气象而论,如春夏秋冬和昼夜;从人体而论如内而五脏六腑,外而四肢百骸,都具有相互对立的阴阳两个方面。这种相互对立的阴阳两个方面乃是客观事物最本质的东西,所以称之为"根本";它是事物所以能发展变化的总纲,所以称之为"纲纪";它是事物发生和消亡的根本原因,所以称之为"死生之本";是事物的功能所在,所以称之为"能始",是事物所以能有数量与质量的变化的基础;所以比之为"父母";它贯穿于一切事物的开始和终结,所以称之为"终始",概括起来,称之为"道"。"道"通常理解为规律或道理。

这种理论用在医学领域中,则是说明生理、病理、诊断、治疗等方面的问题。如生理方面的脏和腑、气和形、表和里;病理方面的寒和热、虚和实;诊断方面所谓"先别阴阳";治疗方面所谓"调阴阳"等。

(二) 阴阳中复有阴阳

《素问·金匮真言论》说:"阴中有阴,阳中有阳。平旦至日中,天之阳,阳中之阳也;日中至黄昏,天之阳,阳中之阴也;合夜至鸡鸣,天之阴,阴中之阴也;鸡鸣至平旦,天之阴,阴中之阳也。"这就是说,昼夜这一过程中,就是阴阳中复有阴阳。《金匮真言论》又说:"言人身之阴阳,则背为阳,腹为阴。言人身脏腑中阴阳,则脏者为阴,腑者为阳。肝心脾肺肾五脏皆为阴,胆胃大肠小肠膀胱三焦六腑皆为阳,故背为阳,阳中之阳心也;背为阳,阴中之阴肺也;腹为阴,阴中之阴肾也;腹为阴,阴中之阳肝也;腹为阴,阴中之至阴脾也。"这就是说,就人体而言也是阴阳中复有阴阳。

据此,我们可以体会到:阴阳是可分的,任何一个总过程中都存在着阴阳相互对立的两个方面,而总体过程中的任何阶段,也仍然存在着这两个方面。拿人体脏腑作为一个总体来看,五脏属阴,六腑属阳。而脏腑这一总体中,脏又分为五,根据五个脏器在功能上的差异,故其阴阳属性也有所不同。后世根据这一原理,指出每一个脏或腑的自身中,又有阴阳两个方面。如五脏中肾为阴,而肾中又有肾阴和肾阳;心为阳,而心中又有心阴和心阳。其他自然事物及人体生理病理等方面的问题也是如此。所以在《素问·天元纪大论》中又提出:"天有阴阳,地亦有阴阳。故阳中有阴,阴中有阳。"在阴阳具有可分性这种思想的指导下《素问·阴阳离合论》中又说:"阴阳者,数之可十,推之可百,数之可千,推之可万,万之大,不可胜数,然其要一也。"就是说,在较大的事物中,存在着阴阳两个方面,若将这些事物分成局部,则又存在着若干阴阳的两个方面,这样无限地分下去,则可由十及百,由百及千,由千及万,以至于无穷。其精神实质乃是说阴阳具有可分性。因此,在《内经》的有关篇章中所谈的阴阳,含义是有区别的,有的是泛指一切事物对立的双方,有的是指具体事物相互对立的两个方面。有的是在较大范围内讲的,有的是在较少小范围内讲的。故必须加以具体分析,明确各自的特殊意义,才能弄清问题的实质。

(三) 阴阳的互为消长

自然事物中存在的阴阳两个方面,由于其相反的作用,双方并不是静止不变的,而是不稳定的,这种相反的作用,《内经》称之为"阴阳交争"、"阴阳相薄",并根据不同的情况,又称之为"阴阳更胜"、"阴阳相移"、"阴阳相倾"、"阴阳相错"、"阴阳卷舒"等。

《素问·天元纪大论》说:"动静相如,上下相临,阴阳相错,而变由生也。"阳主动,阴主静,动与静相互感召。上为阳,下为阴,上与下相互临接。由于阴阳之气相互交错,因而生出变化来。就是说事物的变化是由于阴阳的交错。所以王冰说:"天地之道,变化之微,其由是也。"就是这个意思。

从《内经》论述的病机中,则更可以看出由于阴阳两个方面互为胜负造成的不平衡问题,如《素问·阴阳应象大论》说:"阳胜则阴病,阴胜则阳病,阳胜则热,阴胜则寒,……此阴阳更胜之变,病之形能(音义同态)也。"这就是说,不管阴气偏胜造成的阳病,或阳气偏胜造成的阴病,都是阴阳互为胜负的结果。而阴阳两个方面所以有胜有负,乃是阴阳双方斗争的结果。《素问·疟论》在论述寒热交作的问题时,则指出是由于"阴阳上下交争,虚实更作,阴阳相移"造成的。说明阴和阳之间存在着相互斗争。《素问·脉解篇》在阐述狂病有的精神抑郁,有的精神狂躁时,同样是用了"阴阳相薄"和"阴阳复争"的道理去说明的。

从以上可以看出,《内经》已认识到阴阳两个方面由于其属性和作用的不同,存在着相互斗争。正是由于这种斗争推动着事物的变化,这是正常的状态。如果这种斗争超出了正常的范围,双方的不平衡现象超越了一定的限度,就会发生反常的状态,也就是病理现象。在自然物象方面也同样如此。如气候在正常情况下,是由于气温差异等各种因素引起的气象变化,若这种变化超过了一定的限度时,就会发生天灾,这充分证明了《内经》的论点是完全正确的。后世对阴阳互为胜负等不平衡的问题,称之为"阴阳消长",清代的舒驰远则用"阴阳代谢"进行说明,似乎更能反映出阴阳互为胜负的实质。

(四) 阴平阳秘与阴阳离决

《内经》中除了看到阴阳双方互为消长所引起的各种变化以外,也看到了阴阳双方有相对平衡的一面。如果这种相对平衡的关系破坏到无法恢复原来状态时,就会造成"阴阳离决",也就意味着一个事物的最后灭亡。

《素问·生气通天论》说:"凡阴阳之要,阳密乃固,两者不和,若春无秋,若冬无夏,因而和之是谓圣度。故阳强不能密,阴气乃绝,阴平阳秘,精神乃治,阴阳离决,精气乃绝。"这就是说阴阳双方必须保持平衡固密的状态,双方若不协调,就像只有春天没有秋天,只有冬天没有夏天一样,所以必须注意和调阴阳。就人体来说同样如此,若能保持阴阳的平衡协调,就是正常状态,若这种协调平衡遭到破坏,出现"阴阳离决"时,人就要气绝而亡。《素问·至真要大论》说:"阴阳之气,清静则生化治,动则苛疾不起。"这里所说的"气相得"、"气清静",就是平衡协调的意思。阴阳平衡协调则气候平和,生化正常;反之,阴阳不和,躁动过甚,就会发生疾病。《素问·调经论》中又说:"夫阴与阳,皆有俞会,阳注于阴,阴满之外,阴阳匀平,以充其形,九候若一,命曰平人。"这就更明确地提出,人体阴阳必须保持匀平,才是正常无病的状态。否则,若是阴阳互为胜负的一面超出了一定的限度,阴阳的平衡协调无法恢复,就是一个事物的消亡或终结。

(五) 阴阳的互根和转化

阴阳两个方面虽处于对立之中,但又是为其用的,唐人王冰曾说:"阳气根于阴,阴气根于阳,无阴则阳无以生,无阳则阴无以化。"就是说明阴阳双方相互为用的关系。由于其相互为用,所以称之为"互根"。明张介宾则谓"阳能生阴,阴亦能生阳",因此,也可以说是阴阳相生。

《素问·生气通天论》说:"阴者藏精而起亟也,阳者卫外而为固也。"《素问·阴阳应象大论》说:"阴在内,阳之守,阳在外,阴之使也。"这两条经文就说明阴阳双方互相为用。即阴气在内得以生化且不断供给阳气之所用,需赖阳气卫护于外;阳气之所以能卫护于外起到固密的作用,又需依赖阴气化生于内以供其用。所以《素问·病能论》说:"食入于阴,长气于阳。"张介宾谓:"盖阳不独立,必得阴而后成,如发生赖于阳和,而长养由乎雨露,是阳生阴长也。阴不自专,必因阳而后行,如闭藏因于寒冽,而肃杀出乎风霜,是阳杀阴藏也。此于对待之中,而复有互藏之道。所谓独阳不生,独阴不成也。"也就是说明阴阳双方各以其对立的一方为用。

阴阳双方不仅相互为用,而且也相互转化。关于对立物相互转化的问题,我国古代许多思想家都已经认识到。如《国语·越语》说:"阳至而阴,阴至而阳"。注曰"至,极也"说明阴和阳可以互相转化。西汉《淮南子》说:"行柔而刚,用弱而强,转化推移,得之一道。"也说明了柔和刚、弱和强之间可以转化。《内经》则继承了先秦以前的辩证法思想,从多方面阐述了阴阳相互转化的问题。如《素问·阴阳应象大论》说:"阳为气,阴为味,味归形,形归气,气归精,精归化……化生精,气生形。"就是指的阴阳双方正常状态的转化关系。饮食之味可以转化为人体的有形物质,有形的物质又可转化为生理功能,而饮食物的转化又依赖于人体的这种功能,它们之间互相为用,共同维持着人体的生命活动。《素问·阴阳应象大论》又说:"重阳必阴,重阴必阳,""寒极生热,热极生寒,""重寒则热,重热则寒"。此则是从阴阳寒热的病理表现论述阴阳的相互转化。自然界也是如此,如《灵枢·论疾诊尺篇》说:"四时之变,寒暑之胜,重阴必阳,重阳必阴。故阴主寒,阳主热。故寒甚则热,热甚则寒。故曰寒生热,热生寒,此阴阳之变也。"就是说的四时阴阳的转化关系。基于上述思想,《内经》在养生和治疗方面,特别强调适应自然界的气候变化,并注意利用和创造有利条件,促使阴阳双方向好的方面转化,避免向坏的方面转化,以期达到维持人体健康和治疗疾病的目的。

(六) 事物的生化极变

从上述几个方面可以看出,《内经》中已经充分认识到自然事物不是静止的、不动的、停滞的,而是运动的、发展的、变化的。同时不仅看到了事物在数量方面的变化,而且看到了事物在质量方面的变化。

《素问·天元纪大论》说："故物生谓之化,物极谓之变,阴阳不测谓之神,神用无方谓之圣。"其基本精神就是说,物质的发生是由于化,物质到了极点就要变,阴阳的变化不测叫做神,能掌握和运用这一规律的叫做圣。《素问·六微旨大论》又说:"夫物之生从乎化,物之极由乎变,变化之相薄,成败之所由也。……成败倚伏由乎动,动而不已则变作矣。"这里所说的"化"与"变",包括了事物量变和质变,渐变和突变。同时从这一段文字中还可以看出以下的问题:即事物的成败,是由于变化的结果,变化的原因在于运动。至于运动的形式,经文中则指出:"出入废则神机化灭,升降息则气立孤危,故非出入则无以生长壮老已,非升降则无以生长化收藏。是以升降出入,无器不有。……故无不出入,无不升降。"指出"升降出入"是物质的运动形式,如果这种运动形式停止了,则事物也就不存在了。事物的这种变化具有普遍的意义,所以说"无器不有。"

从上述阴阳学说的一些主要观点来看,无疑它是符合辩证法思想的,但由于历史条件的限制,毕竟只是一种相互的自发的辩证法,有其一定的局限性,特别是在涉及社会问题时,就常常暴露出一些不可克服的弱点来。因此,为使其更符合于科学的辩证法,还必须以马列主义的唯物辩证法为指导,去充实和改造阴阳学说,使其更加完整和全面。

三、五行学说的应用

五行说明起源甚早,近代许多从事古代哲学研究的同志曾作过一些考证,有的根据甲骨文卜辞中有关五方的记载,以为"此即后世五行说之滥觞。"五行说见于现有文献记载的是《尚书》与《左传》。《左传》中所谓"天生五材民并用之",所说的"五材"就是五行。所以杨向奎先生说:"四方和五方是早期五行学说的一种因素,五材的说法也是五行学说的重要因素之一。"看来那时的五行学说,尚为一种朴素的物质概念,并且把人们日常生活中应用的材料概括出来作为构成万物的元素,这在哲学的抽象思维上是一个进步,而以客观自然物质解释世界是一种唯物主义的观点。

随着社会的进展,人们越来越不满足于神学宗教思想体系的束缚,企图用一种新的观点去解释客观事物,所以五行学说就被广泛地运用于社会与自然界了。如在《管子·四时篇》中,就是把五行与五方、五时、五气(风、阳、阴、寒,土无专气)、五体(骨、气、肌肤、甲、血)等联系起来,成为五行体系。后来的《吕氏春秋》,又概括了秦以前有关五行说的内容,把干支纪日、五帝、五神、五虫、五音、五数、五味、五臭、五祀、五物、五性、五事、五谷、五牲、五德、五兵器等,统统联系起来,成为从思想到物质,从社会到自然界的一个综合性五行体系。这其中难免牵强附会,特别在社会学领域内,后来竟成为封建统治阶级的工具,但最初的五行学说还是具有进步意义的。所以郭沫若同志曾经说:"这一思想在它初发生的时候,我们倒应当说它是反迷信的,更近于科学的。在神权思想动摇了的时代,学者不满足于万物为神所造的那种陈腐观念,故尔有无神论出现,有太一阴阳等新的观念产生,对这新观念犹嫌其笼统,还要更分析入微,还要更具体化一点,于是便有这原始原子说的金木水火土的五行出现。万物的构成求之于这些实质的五个大元素,这思想应该算是一大进步。"

五行学说在《内经》中的运用,比上述诸家更进了一步。《内经》中约有四十余篇运用了五行学说去论述一些医学及与医学有关的问题,除了运气七篇及遗篇外,《素问》中的《金匮真言论》、《阴阳应象大论》、《藏气法时论》三篇较为系统。我们从这三篇内容中可以看出以下几个特点：它在以前五行学说的基础上，基本上排除了社会学及封建迷信思想的内容，如五帝、祭祀、人事、道德等。以取类比象的方法，把一些自然事物形性相近者，与五行相联系。用五行生克的道理，说明脏腑间的相互关系以及生理病理方面的某些问题。在五行与五脏及五体关系方面，没有完全套用当时的说法，而是根据医学的实践，进行了比较切合实际的归类分析。如《吕氏春秋》中五行应于五脏是：木为脾、火为肺、土为心、金为肝、水为肾。而《内经》中五行应五脏是木为肝、火为心、土为脾、金为肺、水为肾。再如《管子》中五行应五气是木为风、火为阳、土无专气、金为阴、水为寒。而《内经》中五行应五气则是木为风、火为热、土为湿、金为燥、水为寒。从而可以看出，《内经》中的五行学说是以五行配合五方五时，并根据人体脏腑及自然物象在这方面的应合情况进行了联系。同时，以五行生克的理论去说明五行类别之间的关系。例如，在人体方面是以五脏为中心，然后与其他事物联为一类。以肝为例，肝喜条达升发，像春天万物发生、阳气初升，故春应肝；肝病易动风，故风属肝；肝病色青，故青为肝色；酸味能养肝柔肝，故酸入肝；目得肝血滋养才能发挥视物功能，故肝开窍于目；肝主宗筋，故在体为筋。由于这些联系大部是从实践经验中体会出来的，而且具有一定的道理，所以能够在长期医疗实践中被广泛应用。当然，其中也掺杂了一些牵强附会的内容，这在当时的历史条件下也是不足为怪的，绝不能因此便认为五行学说是完全错误的。

对五行生克的关系问题，《内经》也是取法于自然物象。如五行相生，在一年五时演变中，春木生夏火，夏火生长夏土，长夏土生秋金，秋金生冬水，就属此例。再如五行相克，《素问·宝命全形论》说："木得金而伐，火得水而灭，土得木而达，金得火而缺，水得土而绝。"也是以自然物象来说明的。医学家将它们进行了抽象地概括，广泛地应用到祖国医学的生理、病理、诊断、治疗等方面，且与阴阳学说结合在一起，构成了祖国医学的理论体系。

总之，五行学说在祖国医学中占有一定的地位。在当时的历史条件下，对唯心主义神学体系起到了冲击作用。在医学领域中，乃是试图从客观事物的广泛联系中去说明事物之间及人体内部各脏器之间的相互关系，从不同的侧面反映了客观实际，因此必须给予一定的评价。

毛主席说："中国医药学是一个伟大的宝库，应当努力发掘，加以提高。"祖国医药学在长期的医疗实践中，不仅在医学理论方面有丰富的内容，在哲学方面，也有许多进步的思想。《黄帝内经》就是其代表作。通过长期的实践检验，充分证实了它是一个伟大的宝库。

从《黄帝内经》的理论体系，我们不难看出，它之所以能对祖国医学中的在关问题作出比较正确的说明，并将实践中得到的经验上升为理论，正是由于它采用了比较先进的哲学理论，并具有比较正确的思想方法。这充分说明，一种先进的理论对自然科学领域有着非常重要的指导意义。当然，由于历史条件限制，《黄帝内经》虽然具有许多唯物主义观点和辩证法思想，但它毕竟是一种朴素的自发的哲学思想，且掺进了一些唯心主义观点。因此，今后我们在继承发扬祖国医学遗产的工作中，必须以马列主义毛泽东思想为指导，弃其糟粕，取其精华，为创造中国的新医学新药学而努力奋斗。

刊于《山东中医学院学报》1979 年第 4 期

《内经》脏腑学说概述

脏腑学说,乃指体内各种器之形象、功能等有关学说。

一、脏 腑 本 义

脏腑二字,本作藏府。如《周礼·天官·疾医》:"参之以九藏之动。"郑玄注:"正藏五,又有胃、膀胱、大肠、小肠。"贾公彦疏:"正藏五者,谓五藏:肺、心、肝、脾、肾,并气之所藏。"此解不仅说明了《周礼》所言"九藏",即人体内之九个藏器,而且又说明了藏器之所以名"藏"者,以其本于藏匿之义,古亦作"臧",清徐灏《说文解字注笺·臣部》:"臧,脏腑字。古亦作藏。"如《汉书·王吉传》:"吸新吐故以练藏。"颜师古注:"藏,五藏也。"又府,亦脏腑之腑的本字。清徐灏《说文解字注笺·广部》:"府,人身亦有出纳藏聚,故谓之五府六藏,俗别作腑脏。"如《吕氏春秋·达郁》:"凡人三百六十节,九窍五藏六府。"脏器之所以名"府"者,亦本于府为储藏之所也。如《说文·广部》:"府,文书藏也。"段玉裁注:"文书所藏之处曰府,引伸之为府史胥徒之府。《周礼》:府六人,史十有二人。注云:府治藏,史掌书者。又大宰:以八法治官府。注云:百官所居曰府。"又《书·大禹谟》:"地平天成,六府三事允治。"孔颖达疏:"府者,藏财之处。"

详藏府又具人体脏腑之义者,本系引申义。随着文字的发展,为避免因引申字义太多而引起的混乱,遂有诸多形声字而加以区别。藏府之后作"脏腑",即属乎此。今人蒋善国先生《汉文字·形声字》汉字发展的规律与形声字的来源一节云:"由于同音假借字和引申字太多,在意义方面发生了混淆,为消除字义混淆,在同音假借字和引伸字上面分别加了偏旁,作个区别的记号,属于人为的加人旁,来分别它的意义……这样便造出了许多分别字或分化定,形成了许多形声字,后世字典里面的部首,都是义符的基本队伍。"

根据此说,藏府之所以后作"脏腑",其义甚明。另外,根据现存古文献,亦可证脏腑二字之使用亦晚,晋葛洪《抱朴子·至理》:"破积聚于腑脏,退二竖于膏肓。"《书·盘庚下》:"今予其敷心腹肾肠。"唐孔颖达疏:"以心为五脏之主,腹为六腑之总。"《集韵·宕韵》:"脏,腑也。"腑,《玉篇·肉部》:"腑,脏腑。"《集韵·嗖韵》:"腑,人之六腑。"从而可见,脏腑二字,其在六朝以来,开始使用。是则说明,人体脏器,本称藏府,义在引申,今作脏腑者,后出之区别字也,义则专用。

二、脏、脏腑、藏象

脏、脏腑、藏象,凡此三者,虽皆与脏器相关,然义不尽同。

1. 脏

脏有二义，一指五脏而言，如《素问》与《灵枢》中凡言五脏之"脏"皆是，又《素问·阴阳应大论》所谓"在脏为肝"、"在脏为心"等之"脏"，亦指五脏而言。又如《素问·平人气象论》所谓"脏真"、"间脏"、"脏形"等之"脏"，亦皆指五脏也。二者，乃泛指体内脏器或脏而言。如《素问·五藏别论》："黄帝问曰：余闻方士，或以脑髓为脏，或以肠胃为脏，或以为腑……"是则说明，本亦有以脑髓或肠胃为脏者。又《素问·灵兰秘典论》："黄帝问曰：愿闻1脏之相使，贵贱何如？"此下岐伯以脏腑十二官为答。又《素问·六节藏象论》在论及脏腑后有云："凡十一脏取决于胆也。"是则说明此言"十二脏"及"十一脏"之"脏"，亦含有腑。又《素问·刺禁论》："黄帝问曰：愿闻禁数。岐伯对曰：脏有要害，不可不察。"详此下列举有肝、肺、心、肾、脾、胃、鬲肓之上、七节之旁等要害处，又例举刺中五脏及刺中胆等致死之候，可证此所言"脏"，亦非仅指五脏而言。是则说明脏有时亦泛指脏腑及其他脏器也。

2. 脏腑

脏腑二字连称，在《素问》与《灵枢》中所见甚多。如《素问·金匮真言论》："言人身之脏腑中阴阳，则脏者为阴，腑者为阳。"又阴阳应象大论："列别脏腑，端络经脉。"又太阴阳明论："脏腑各因其经而受气于阳明。"又风论："风中五脏六腑之俞，亦为脏腑之风。"又脉解篇："上则邪客于脏腑间……水气在脏腑也。"又水热穴论："肾汗出逢于风，内不得入于脏腑。"又疏五过论："医工诊之，不在脏腑。"又如《灵枢·邪气藏腑病形》。又脉度："内溉脏腑，外濡腠理。"又师传："身形支节者，脏腑之盖也。"又胀论："何以知脏腑之胀也……在于血脉之中耶，脏腑之内乎？""夫胀者，皆在于脏腑之外，排脏腑而廓胸胁。""脏腑之在胸胁腹里之内也，若匣匮之藏禁器也。""胸腹者，脏腑之郭也。"又禁服："必审按其本末……以验其脏腑之病。"又五色："大气入于脏腑者不病而卒死矣。"又大惑论："先其脏腑，诛其小过，后调其气。"根据以上诸论述之内容，主要涉及五脏六腑。因此，上述诸所谓"脏腑"，基本上是五脏六腑的简称。

脏腑，亦或作"腑脏"。如《素问·三部九候论》："察其腑脏，以知死生之期。"又宝命全形论："知腑脏血气之诊。"又如《灵枢·海论》："夫十二经脉者，内属于腑脏，外络于肢节。"又五阅五使："腑脏之在中也，各以次舍左右上下，各如其度也。"详以上诸篇内容所及，此所言"腑脏"，与上引诸言"脏腑"者，义本相通。然作为习惯用语仍以称"脏腑"者为多，故为常例。

3. 藏象

藏象之称，仅在《素问·六节藏象论》中言及。该篇题名，据林亿等《素问》新校正云，全元起注本亦同。又在该篇有文作"帝曰：藏象何如？"此部分内容，据林亿等新校正云，《甲乙》及《太素》中均具，然今本《甲乙》中则无，《太素》亦缺。

关于"藏象"之义，历注家，多有说解，如王冰注："象谓所见于外，可阅者也。"马莳注："夫脏在内而形之于外者可阅，斯之谓藏象也。"吴崑注有二解，前解题名云："脏，九脏也。象，谓三百六十五节，以象三百六十日，九脏以象九野也。"后解正文云："象，犹天象之象，可见者也。"张介宾注："象，形象也，脏居于内，形见于外，故曰藏象。"张志聪注："象者像也。论脏腑之形象，以应天地之阴阳也。"高世栻注："藏象者，神脏五，形脏四，合为九脏。神脏五，开窍于耳目鼻口,形脏四,开窍于前后二阴。窍虽有九,其位惟穴。又神脏形脏,合于三阴三阳之六气,犹之以六为节,以九制会,故曰藏象。"

按上诸注,首推王冰注,简洁明了,马莳、张介宾等注,稍衍其文,义仍相本。至于吴崑、高世栻之注,不明"六节藏象"题名之义,强合为解,实失之矣。

又《素问·五藏生成》有文云:"夫脉之小大滑涩浮沉,可以指别;五脏之象,可以类推;五脏相音,可以意识;五色微诊,可以目察;能合脉色,可以万全。"其中言及六脉、五脏之象、五脏相音、五色微诊等,亦即五脏之脉、象、音、色等几个方面。对"五脏之象,可以类推"一句,诸家说解,义不尽同。如杨上善注:"皮、肉、脉、筋、骨等五脏外形,故为象也。五脉为五象之类,推脉可以知也。"王冰注:"象谓气象也,谓五脏虽隐而不见,然其气象性用,犹可以物类推之。何者?肝象木而曲直,心象火而炎上,脾象土而安静,肺象金而刚决,肾象水而润下。夫如是,皆大举宗兆,其中随事变化,象法傍通者,可以同类而推之尔。"马莳注:"五脏在内,而气象则见于外,皆五行相生相克之类也,可以类而推之。"吴崑注:"五脏发病,其证象合于五行,如心主惊骇,象火也;肝主挛急,象木也;脾主肿满,象土也;肺主声咳,象金也;肾主收引,象水也。凡若此者,可以类推。"张介宾注:"象,气象也。肝象木之曲直而应在筋,心象火之炎上而应在脉,脾象土之安静而应在肉,肺象金之坚敛而应在皮毛,肾象水之润下而应在髓骨。凡若此者,藏象之辨,各有所主,皆可以类而推之。"余如清人张志聪则本于五脏气象五行之理,高世栻则本五脏阴阳脉象之说。

按以上诸注,其言五脏之象,为外现之象,于义均同,然对所见何象,则众说纷纭,或举筋、脉、肉、皮、骨五体,或举木、火、土、金、水五行,或言脉象,或言病候。若据语义而论,此所谓"五脏之象",实即"藏象"也。然藏象所指,究属何义,惟当于六节藏象论中求之。

详《素问·六节藏象论》文,本为岐伯论天之五气与地之五味生养于人的道理,继而为黄帝与岐伯问答文:"帝曰:藏象何如?岐伯曰:心者,生之本,神之变也,其华在面,其充在血脉,为阳中之太阳,通于夏气。肺者,气之本,魄之处也,其华在毛,其充在皮,为阳中之太阴,通于秋气。肾者,主蛰,封藏之本,精之处也,其华在发,其充在骨,为阴中之少阴,通于冬气。肝者,罢极之本,魂之居也,其华在爪,其充在筋,以生血气……此为阳中之少阳,通于春气。脾、胃、大肠、小肠、三焦、膀胱者,仓廪之本,营之居也,名曰器。能化糟粕转味而入出者也,其华在唇四白,其充在肌……此至阴之类,通于土气。"

按以上经文,主要说明以下几方面情况,五本,心者生之本,肺者气之本,肾者封藏之本,肝者罢极之本,脾胃等仓廪之本也。五藏,心者神之变,肺者魄之处,肾者精之处,肝者魂之居,脾胃营之居也。五华,心之华在面,肺之华在毛,肾之华在发,肝之华在爪,脾胃之华在唇四白也。五充,心之充在脉,肺之充在皮,肾之充在骨,肝之充在筋,脾胃之充在肌也。五通,心通于夏气,肺通于秋气,肾通于冬气,肝通于春气,脾胃能于土气。根据上述内容,不难看出,所言五本、五藏、属于五脏内部之神机变化,不得谓之象。所言五通,是为五脏与四时对应关系,亦不得谓之象。惟其五脏之华、面、毛、发、爪、唇四白,形见于外,有象可察,故得为脏之象。又五充,亦见阴阳应大论,所谓肝在体为筋,心在体为脉,脾在体为肉,肺在体皮毛,肾在体为骨,是谓五体;又见于宣明五气篇,所谓"心主脉,肺主皮,肝主筋,脾主肉,肾主骨,是谓五主。"凡此五充、五体、五主内容,基本相同,是乃受五脏之气所养,其形象亦可见于外,以其与五脏相关,故亦可谓之藏象。是则可见,本篇所言藏象,似仅当指五华与五充而言,至于脏腑之其他方面内容,不得谓之藏象。

4. 脏器类称,当名"脏腑"

《素问》与《灵枢》(古名《九卷》或《针经》),传至汉以后,以其内容混乱,部居不清,遂有以事类相从,而重为编次者。因而逐渐形成了各类内容的相关类名。

首次对该书进行分类编次者,为晋初皇甫谧《针灸甲乙经》,惟该书在分类方面尚未形成大类名称,其涉脏腑方面内容,仍以具指为多。如卷一之精神五脏论、五脏变腧论、五脏六腑阴阳表里论、五脏五官论、五脏大小六腑应候论等,仍以五脏、六腑相称。

唐代杨上善《黄帝内经太素》一书,乃将《素问》与《灵枢》全部内容,分其部居为二一类,其中有关脏器方面的内容,作为一类,取名"脏腑"。其内容应包括脏器的各个方面惜今存世本,此类篇文,残缺甚多,难以见其全貌。

元人滑寿有《素问钞》一书,乃取《素问》与《灵枢》二书,撮其枢要,各以类从。全书计分为十四类。其脏器有关内容,取名"藏象"。类名下有附文云:"五脏以位,六腑以配,五行攸属,职司攸分,具藏象钞。"详该类所收,计有《素问》之六节藏象论、金匮真言论、阴阳应象大论、灵兰秘典论、五藏生成篇、三部九候论、宣明五气篇等有关内容。是则可见,该类所收内容,已涉及脏腑的诸多方面,而非仅言藏象者也。

自滑氏用此类名之后,明清以降,直至今日,影响颇大,沿袭甚多。如明张介宾《类经》一书,计分十二类,藏象位居第三;明李念莪《内经知要》,计分八类,藏象位居第五;清汪昂《素问灵枢类纂约注》,计分九类,脏位居第一。又近代编撰之中医学统编、中医学基础等专著及讲义类书,此部分内容,亦多袭用"藏象"之名。

就类名而论,杨上善之用"脏腑",滑寿之用"藏象",无疑已自成概念。若作为概念的词语,则应尽可能比较全面和准确地反映客观事物。从藏象与脏腑两个概念的语义比较可见,藏象之"脏",可从广义之脏的广度加以使用,然而"象"字之本义,已是对"脏"的含义有所限制,也就是说,其含义应属脏之象。而脏腑这一概念,脏腑二字,不仅可以从广义方面加以使用,也就是说,不限于五脏六腑,其他脏器,亦可包含,而且对脏腑的有关内容,如体态、功能、外象、内形等,均无所限。因此,作为脏器的类名,或概念的词语,当以"脏腑"二字,尤为确当。

三、脏腑的基本系统

脏腑的基本系统,乃指脏与腑根据其功能或属性、联结等特点而形成的整体。所谓系统,即自成体系的组织,亦即相同或相类事物按一定的秩序和内部联系组合而成的整体。

脏腑系统,主要有以下几个方面。

1. 五脏五腑

关于五脏五腑之说,在《素问》与《灵枢》中,虽未明确提出,亦无专文论及,但在有篇文中,则可见其内容。

关于五脏系统,在《素问》与《灵枢》中言之甚多,今举二篇为例。

《素问·金匮真言论》:东方青色,入通于肝,其类草木,其应四时上为岁星,其数八;南方赤色,入通于心,其类火,其应四时上为荧惑星,其数七;中央共同色,入通于脾,其类土,其应四时上为镇星,其数五;西方白色,入通于肺,其类金,其数九;北方黑色,入通于肾,其类水,其应四时上为辰星,其数六。从以上摘取之有关内容来看,如五方、五行相关。

《素问·阴阳应象大论》:东方生风,风生木,木生酸,酸生肝,肝生筋,筋生心;南方生热,热生火,火生苦,苦生心,心生血,血生脾;中央生湿,湿生土,土生甘,甘生脾,脾生肉,肉生肺;西方生燥,燥生金,金生辛,辛生肺,肺生皮毛,皮毛生肾;北方生寒,寒生水,水生咸,咸生肾,肾生骨髓,髓生肝。详本文内容,除全现其与五方、五行相关外,并指出了五行五脏间之相生关系。如所谓筋生心,血生脾等,即属此义。

从以上二篇内容可见,五方五行学说,是构成五脏系统的理论基础的主要依据之一。另外,如《素问·金匮真言论》所谓"人身之脏腑中阴阳,则脏者为阴,腑者为阳。"此乃据阴阳属性立论。又如《灵枢·本藏》所谓"五脏者,所以藏精神血气魂魄者也。"又《灵枢·卫气》所谓"五脏者,所以藏精神魂魄者也"等,均在说明五脏主藏之义,凡此诸义,亦皆为五脏系统之理论基础。

关于"五脏"的问题,《素问》与《灵枢》中,原无此概念。然在脏腑系统诸文中,则可反映出有"五腑"之义。此在以下两个方面均有所体现。

第一,脏与腑是互相配合互相对应的关系,故与五脏相合者,亦有五腑。如《灵枢·本输》云:肺合大肠,心合小肠,肝合胆,脾合胃,肾合膀胱。是则说明,与五脏相合者,实为大肠、小肠、胆、胃、膀胱五腑而已。然又有三焦一腑,则未得其脏以合,故本篇特云:"三焦者,中渎之腑,水道出焉,属膀,是孤之腑也。"是则进一步说明,与五脏系统相配合者,为五腑也。

第二,与奇恒之府相别者有五腑。如《素问·五藏别论》提出脑、髓、骨、脉、胆、女子胞,为奇恒之府。继云:"夫胃、大肠、小肠、三焦、膀胱,此五者,天气之所生也,其气象天,故泻而不藏,此受五脏浊气,名曰传化之腑。"详本文完全是根据其功能之泻而不藏立论,故特另出此五腑,以与奇恒之府相区别也。

第三,《灵枢·四时气》有邪在腑之内容,即邪在大肠、邪在小肠、邪在胆、邪在胃脘、邪在三焦,其所言腑数,仅有五。又《灵枢·五邪》有邪在脏之内容,即邪在肺、邪在肝、邪在脾、邪在肾、邪在心。其言脏数,正当五脏。尽管上文言邪在五腑、五脏之内容,出于两篇之中(相连近的两篇),且所言五腑,又为三焦而非膀胱。但是今存《灵枢》之篇文,亦可有相互错落处,前章亦曾言及。因此,此所言五脏与五腑,亦或有五脏五腑系统之又一说也。

2. 五脏六腑

五脏六腑四字连称,在《素问》与《灵枢》中所见甚多。在《素问》中计有 12 篇,如《上古天真论》:"肾者主水,受五脏六腑之精而藏之"。《五藏别论》"是以五脏六腑之气味,皆出于胃,变见于气口"。《热论》:"三阴三阳五脏六腑皆受病,荣卫不行,五脏不通则死矣"。《举痛论》:"五脏六腑,固尽有部"。《痿论》:"阳明者,五脏六腑之海"。《疏五过论》:"五脏六腑,雌雄表里"等。在《灵枢》中计有 23 篇,如《九针十二原》:"愿闻五脏六腑所出之处"。《寿夭刚柔》"阴中有阴,阳中有阳……内合于五脏六腑"。《经别》"十二月、十二辰、十二节、十二经水、十二时、十二经脉者,此五脏六腑之所以应天道"。《口问》:"心者,五脏六腑之主也"。《逆顺肥瘦》:"夫冲脉者,五脏六腑之海也"。《五色》:"此五脏六腑肢节之部也"。《五味》:"胃者,五脏六腑之海也,水谷皆入于胃,五脏六腑皆禀气于胃"。《九针论》:"肺者,五脏六腑之盖也"。《大惑论》:"目者,五脏六腑之精也"等。从以上诸例亦可说明,"五脏六腑"四字连称,不仅出现频率高,约 50 余次,而且分布面亦广。

根据上述情况,五脏六腑四字,本是一个一般性组合词语,但在脏腑学说中,作为脏腑系统之称谓,已具有概念化的意义。

关于"五脏"之说,与上说亦同,兹不烦述。关于"六腑"问题,其具体器官与上说亦同,即胆、胃、大肠、小肠、三焦、膀胱。其中胆、胃、大肠、小肠、膀胱五腑,均与五脏相配,前已详明。惟三焦一腑与五脏的关系,又别具其一说。

《灵枢·本藏》,论脏腑配合有文云:"肾合三焦、膀胱。三焦者、膀胱者,腠理毫毛其应。"又云:"肾应骨,密理厚皮者,三焦、膀胱厚;粗理薄皮者,三焦、膀胱薄;疏腠理者,三焦、膀胱缓;皮急而无毫毛者,三焦、膀胱急;毫毛美而粗者,三焦、膀胱直;稀毫毛者,三焦膀胱结也。"根据本文所言,非常明确地提出了脏腑关系中,肝、心、脾、肺四脏,各合一腑,惟肾脏,则与三焦、膀胱二府相合。且后文又进一步论证了三焦与膀胱之外候。"腠理毫毛其应"。从而说明,作为脏腑系统,本文所言六腑中三焦,并非如上文所言,乃无脏相合之孤腑,而是与膀胱同合于肾脏。此在理论方面,亦自成系统。

但是,在《素问》与《灵枢》中言"五脏六腑"诸篇,亦并非尽如上文所言。即如前文所言,"五脏六腑"作为脏腑学说的概念,其所言,"五脏",有时亦非仅指肝、心、脾、肺、肾而已,今举例如下。

《素问·通评虚实论》谓腋痛,"刺手心主三",手心主者,心包络脉也,然后文仍有"五脏不平"语。又缪刺论,前言邪客于形,留而不去,"内连五脏……五脏乃伤",后有文曰:"五络俱竭……后刺手心主。"《灵枢·本输》首文有言"五脏"者,后文曰"腋下三寸,手心主也,名曰天池"。又终始篇言"五脏为纪",后文言"厥阴一盛而躁,在手心主"。特如经脉与经水二篇,十二脉中之手心主脉,均言及内属于心包,然篇文仍称五脏。其余尚有多篇有此类情况。从而说明,有些篇文,虽称"五脏",但作为概念含义,已约定成俗,实则亦含心包在内。

又据经脉十一脉系统可见,原在阴经,亦仅有五脉,又如《灵枢·本输》言五脏五输,亦仅有肺、心、肝、脾、肾五脏。至晋皇甫谧《针灸甲乙经》卷三引《明堂孔穴针灸汉要》腧穴内容,手心主脉与心脉,始各具其输,是则可知,五脏之说法,其来尚矣。又邪客篇言手少阴之脉独无腧时犹云:"少阴,心脉也。心者,五脏六腑之大主也,精神之所舍也,其脏坚固,邪弗能容也,容之则心伤,心伤则神去,神去则死矣。故诸邪之在心者,皆在于心之包络。包络者,心主之脉也。故独无腧焉。"本文主要说明心与心包,或者说手少阴心脉与手心主脉之间,有着特殊的关系,也就是说,就脏器、经脉功能的某些方面而论,二者有异体同功,或者说异脉同功之用,但二者又具有一定差异。所以说,只能就某种意义而论。

上述诸端,当是构成"五脏"这一概念的主要原因所在。

正由于"五脏六腑"这一概念,体现了脏腑学说的基本情况与基本内容,故其为脏腑学说之核心。也可以说是脏腑学说的基本系统。

3. 六脏六腑

六脏之称,《素问》与《灵枢》无此名,而《庄子·齐物论》中,则有"六脏"之名,然《素》、《灵》中实有六脏六腑之内容,今举例说明。

《素问·灵兰秘典论》:"黄帝问曰:愿闻十二脏之相使,贵贱何如?"王冰注:"脏,藏也。

言腹中之所藏者,非复有十二形、神之脏也。"张介宾注:"脏,藏也。六脏六腑,为十二,分言之,则阳为腑,阴为肝。合言之,则皆可称脏。犹言库藏之藏,所以藏物者。"是黄帝此所问"十二脏"者指六脏六腑也。此后岐伯对云:心者君主之官,肺者相傅之官,肝者将军之官,胆者中正之官,膻中者臣使之官,脾、胃者仓廪之官,大肠者传导之官,小肠者受盛之官,肾者作强之官,三焦者决渎之官,膀胱者州都之官。又云:"凡此十二官,不得相失也。"

按本文所言"脏",王冰与张介宾已指明其义为广义之脏,"十二脏"说,张介宾亦指出乃含六脏、六腑之数。然文中所谓"十二官"之数,则仅有十一官,此林亿等亦云:"详此乃十一官,脾、胃二脏共一官也。"又详唐王焘《外台秘要·明堂》五脏六腑变化流注出入傍通文"五脏官",脾之官为"谏议大夫",此与宋人始见之《素问》遗篇"本病论"所谓"脾为谏议之官"义亦同,恐系后世所出也。本文中之另一问题,即"膻中"之说,虽历代诸家说解不一,然其当指脏器无疑,前章不同学派中已将膻中、胸中、心包三者为之辨析,兹不复述。是则本篇所言十二脏或十二官,已具六脏六腑之义。

《灵枢·经脉》:肺手太阴之脉,下络大肠,上膈属肺;大肠手阳明之脉,络肺,下膈属大肠;胃足阳明之脉,下膈属胃,络脾;脾足太阴之脉,入腹属脾,络胃;心手少阴之脉,出属心系,下膈络小肠;小肠手太阳之脉,入缺盆络心,抵胃属小肠;膀胱足太阳之脉,络肾,属膀胱;肾足少阴之脉,属肾,络膀胱;心主手厥阴心包络之脉,出属心包络,下膈历络三焦;三焦手少阳之脉,布膻中散络心包,下膈,循属三焦;胆足少阳之脉,络肝,属胆;肝足厥阴之脉,属肝,络胆。详本文不仅明确地表明了十二经脉与脏腑的隶属关系,而且也表明了十二经脉中表里经脉隶属脏腑间之相互关系,体现了一个完整的脏腑经脉系统。从脏腑角度论,并又体现了六脏六腑的脏腑系统。

又《灵枢·经水》云:足太阳内属膀胱,足少阳内属于胆,足阳明内必于胃,足太阴内属于脾,足少阴内属于肾,足厥阴内属于肝,手太阳内属于小肠,手少阳内属于三焦,手阳明内属于大肠,手太阴内属于肺,手少阴内属于心,手心主内属于心包。详本文亦非常明确地表明了十二经水与脏腑的隶属关系。

上述二篇所论十二经脉的相互关系,或者说相互配合,在《素问·血气形志》与《灵枢·九针论》,基本上是以相同的文字,特加说明。今录《素问》文如下:"足太阳与少阴为表里,少阳与厥阴为表里,阳明与太阴为表里,是为足阴阳也;手太阳与少阴为表里,少阳与心主为表里,阳明与太阴为表里,是为手之阴阳也。"

从上述表里关系的配合模式中,可见有以下几个特点,一者,手经与手经相配,如手太阳与手少阴为表里;足经与足经相配,如足太阳与足少阴为表里。二者,阴经与阳经相配,如手三阳经均与手三阴经为表里,足三阳经均与足三阴经为表里。三者,根据经脉与脏腑的隶属关系,犹可见其为脏经与腑经为表里,如手太阳小肠脉也,与手少阴心脉相配,足太阳膀胱脉也,与足少阴肾脉相配。

根据此一表里配合模式,同时亦说明了脏与腑的相互配合,已是六合,而不是五合,即肝与胆相合,心与小肠相合,脾与胃相合,肺与大肠相合,肾与膀胱相合,心包络与三焦相合。此即六脏六腑系统的配合方式。此一方式不仅是增加了心包络一脏,而且三焦一腑,从理论体系方面论,已不是孤腑,也不是从属于膀胱而与肾相合之腑,而是与心包络相配合之腑。从而构成了一个三阴三阳手足十二脉六脏六腑表里配合的脏腑系统。

此一脏腑系统,具有一重要的特点,即是乃以手足十二经及其所隶属之脏腑为物质基础,以阴阳学说之三阴三阳为理论基础。从学术发展的角度论,此一系统,是对脏腑学说在认识上的不断深化和理论上的进一步完善,为祖国医学脏腑学说奠定了独特的理论体系。

4. 奇恒之腑

奇恒之腑说,出于《素问·五藏别论》,该文云:"脑、髓、骨、脉、胆、女子胞,此六者,地气之所生也,皆藏于阴而象于地,故藏而不泻,名曰奇恒之腑。"又曰:"夫胃、大肠、小肠、三焦、膀胱,此五者,天气之所生也,其气象天,故泻而不藏,此受五脏浊气,名曰传化之腑,此不能久留,输泻者也。"

所谓"奇恒之腑",王冰注云:"脑、髓、骨、脉,虽名为腑,不正与神脏为表里。胆与肝合,不同六腑之传泻。胞虽出纳,纳则受纳精气,出则化出形容,形容之出,谓化极而生,然出纳之用,有殊于六腑,故言藏而不泻,名曰奇恒之腑也。"吴崑注:"奇恒,异于常者也。"是则说明"奇恒之府"者,异于常腑也。常腑者,六腑也。

详本文言诸奇恒之腑,除胆之外,既不属于脏,亦不归于腑。既有别于五脏之藏神而不泻,亦不同于诸腑之传化物而不藏。故名之曰奇恒之腑。

然脑、髓、骨、脉、胆及女子胞,虽不直属于五脏,但与五脏又有一定的关系,如肾主骨髓,脑又为髓海;脉为血之府,心所主;胆又为肝之腑。女子胞,详《素问·评热病论》有云:"月事不来者,胞脉闭也。胞脉者,属心而络于胞中。"又《素问·奇病论》言妇人重身九月而瘖曰:"胞之络脉绝也……胞络者,系于肾,少阴之脉贯肾络舌本,故不能言。"是则女子胞,又与心、肾二脏相关。又恒诸腑,所藏皆精气也,故不得如五脏等之传化而出,即女子胞虽有所出,亦犹王冰所云之义,乃精气之化形而出也。此与五腑传化水谷之糟粕而出者,自有本质之不同。经文之所谓"皆藏于阴而象于地",义当属此。

又奇恒之腑,虽与某些脏有一定关系,然亦不如六腑与六脏之相对应配合,又其相互间,除脑、髓、骨外,在形体与功能方面,并无特定的联系。作为奇恒之腑,从某种意义上讲,仅是人体储藏精化之物的府库而已。故虽名为奇恒之腑,乃是与胃、大肠、小肠、三焦、膀胱五腑相区别而言。就其自身来说,无论在形体方面或功能方面,并不能构成一种系统,故不得与脏腑其他系统等观。

5. 五脏傍通

五脏傍通者,指以五脏五行为核心,与周围事物广为联系而构成的一种学术体系。所谓"傍通"者,以某一事物为定点,而与四周相通也。如《管子·兵法》:"一气专定,则傍通而不疑。"傍与旁通,有依附之义。《庄子·齐物论》:"奚旁日月,挟日月。"成玄英疏:"旁,依附也。"

"五脏傍通"之语,在今存古医学文献中,首见于唐孙思邈《千金要方》卷二十九"五脏六腑变化傍通诀第四",详该文首文云:"凡五脏六腑,变化无穷,散在诸经,其事隐没,难得具知,今纂集相附,以为傍通,令学者少留意推寻,造次可见矣。"此下出列傍通之类共五十余项。首项为:"五脏:肾水一、心火二、肝木三、肺金四、脾土五"以下依次为六腑、五脏经、六腑经、五脏脉、五脏斤两、六腑斤两、六腑丈尺等,至五果、五菜而终。末文云:"论曰:假令人肾、心、肝、肺、脾为脏,则膀胱、小肠、胆、大肠、胃为腑。足少阴为肾经,足太阳为膀胱经。下至五脏、五果、五菜皆尔。触类长之,他皆仿此。"根据本文之义,乃以五脏五行为核心,或者说为基础,将与五脏五行相通之周围事物,按类相为依附,故名曰"五脏六腑变化傍通"。

详《千金》卷二十九诸篇,为《明堂》内容。该卷《明堂》三人图第一有文云:"旧《明堂图》年代久远,传写错误,不足指南,今一依甄权等新撰为定云耳。"是知该卷内容,乃出甄权等新撰《明堂经》。然甄权等新撰《明堂》,后虽失传,谅其不可能尽出新撰,在学术方面,亦必有所本。故"五脏六腑傍通"一文,究出于何人之手,拟或源于古《明堂》,现亦难详。

本文又见于唐王焘《外台秘要》卷三十九,基本一致,惟文序有诸不同处。如五脏五行之文序,《千金》以肾水、心火、肝木、肺金为序。《外台》则以肝木、心火、脾土、肺金、肾水为序。又《外台》列项多于《千金》若干条,如五脏胎月、五脏相月、五脏旺月、五脏废月、五脏囚月、五脏死月。五脏旺日、五脏旺时、五脏困日、五脏困时、五脏忌日、五脏忌时等,皆《千金》所不具。然有些内容,《素问》与《灵枢》中虽无其名,却有其事。如五脏旺日、旺时、困时、忌日等皆是。详《外台》此卷,亦收《明堂》文也。据起首《明堂序》所云,本文所收,虽以《明堂》、《甲乙》等为准,然又云:"《黄帝素问》擿孔穴原经脉,穷万病之行始,《九卷》、《甲乙》及《千金方》、甄权、杨操等诸家灸法,虽未能远穷其理,且列流注及傍通,终疾病之状尔。"故仅据此所云,亦难详定。总之,"傍通"之说,当出于唐以前而无疑。

《素问》与《灵枢》中,虽无"傍通"之名,然则有是类之文及近似之义。详《素问·阴阳应象大论》:"帝曰:余闻上古圣人,论理人形,列别脏腑,端络经脉,会通六合,各从其经,气穴所发,各有处名,溪谷属骨,皆有所起,分部逆从,各有条理,四时阴阳,尽有纲纪,外内之应,皆有表里,其信然乎?"此下为岐伯以五方、五行、五脏及其相关内容对答。按"会通"者,会合变通也。《易·系辞上》:"圣人有以见天下之动,而观其会通,以行其典礼。"魏王弼注:"观看其物之会合变通。"宋朱熹本义:"会,谓理之所聚而不可遗处;通,谓理之可行而无所碍处。"是所谓"会通"者,会同事物之理而知其变通也。"六合"者,天地四方也。《庄子·齐物论》:"六合之外,圣人存而不论;六合之内,圣人论而不议。"成玄英疏:"六合者,谓天地四方也。"按此亦泛指宇宙空间而言,或者说泛指自然界而言。从而说明此所言"会通"之意,亦相近而通。从其内容所及之实际情况及立论构架方面看,与"傍通"之说,则基本相同,惟多散在于众篇,集中论述者较少。另外,在《千金》、《外台》"傍通"中所列之项,除有些属诸社会学及与医学无直接关系者外,如五常仁、礼、信、义、智,五兵之矛、剑、枪、戟、弩,五乐之琴、笙、鼓、磬、瑟等,其余凡与医学相关而又可依附于五脏五行之类者,大都可见于《素问》与《灵枢》中。而《素问》与《灵枢》中,尤以《素问》之金匮真言论与阴阳应象大论两篇,最具有代表性,并具备了基本的理论框架与基本内容。从而可见,"会通"或"傍通"说,体现出是以"人与天地相参"说为指导思想,以五行、五脏及与之相关的事物为理论体系与物质基础的一种五脏五行系统,构成了脏腑学说中之重要组成部分。

在《素问》与《灵枢》中,有关此类内容之篇如:《素问》之金匮真言论、阴阳应象大论、五藏生成篇、藏气法时论、宣明五气篇、五运行在论、五常政大论等,《灵枢》之本输、顺气一日分为四时、五味、九针论等篇,详以上诸篇中,已可见其大致内容。以下聊为简述。

《素问·金匮真言论》,本篇以五方为纲,傍通诸事,今举东方为例:"东方青色,入通于肝,开窍于目,藏精于肝,其病发惊骇,其味酸,其类草木,其畜鸡,其谷麦,其应四时上为岁星,是以春气在头也,其音角,其数八,是以知病之在筋也,其臭臊。"据此例可见,每方之傍通者为色、脏、窍、藏精、病发、味类(五行之类)、畜、谷星、时、音、数(五行生成之数)、病之在(五体)等。余方仿上此。

《素问·阴阳应象大论》，本篇亦以五方为纲，傍通诸事。今举南方为例："南方生热，热生火，火生苦，苦生心，心生血，血生脾，心主舌，其在天为热，在地为火，在体为脉，在脏为心，在色为赤，在音为徵，在声为笑，在变动为忧，在窍为舌，在味为苦，在志为喜，喜伤心，恐胜喜，热伤气，寒胜热，苦伤气，咸胜苦。"据上述内容，除如上篇以五方为纲，傍通诸事外，另有诸多内容，则突出地体现了五行之生克关系。如"心生血，血生脾"，心生血者，火自生也。血生脾者，火生土也。又如"寒胜热"者，水克火也。"苦伤气"者，火克金也。尚有些内容，则体现了脏气之生理与病理关系。余方仿此。

《素问·五藏生成篇》，本篇是以五脏为纲，傍通诸事，并体现五脏间五行生克关系。如"生之合脉也，其荣色也，其主肾也。"按脉与色，通于心；肾属水，水克火，故为心之主。又如"多食咸则脉凝泣而变色"，咸入肾，脉合于心，此水克火也。又"心欲苦，肺欲辛"等，五味之合于本脏也。诸脏准此。

《素问·藏气法时论》，详该篇首文云："黄帝问曰：合人形以法四时五行而治，何如而从，何如而逆？得失之意，愿闻其事。岐伯曰：五行者，金木水火土也。更贵更贱，以知死生，以决成败，而定五脏之气，间甚之时，死生之期也"根据此一问答内容，知此以五脏为纲，傍四时五行，以定五脏病间甚之时，死生之期。今举肝脏为例："肝主春，足厥阴少阳主治，其日甲乙，肝苦急，急食肝以缓之。"又云："病在肝，愈于夏，夏不愈，甚于秋，秋不死，持于冬，起于春，禁当风。肝病者，愈在丙丁，丙丁不愈，加于庚辛，庚辛不死，持于壬癸，起于甲乙。肝病者，平旦慧，下晡甚，夜半静。肝欲散，急食辛以散之，用辛补之，配泻之。"余脏仿此。又详诸脏之文后有云："夫邪之客于身也，以胜相加，至其所生而愈，至其所不胜而甚，至于所生而持，自得其位而起。必先定五脏之脉，乃可言间甚之时，死生之期也。"此文是对前文主旨的进一步说明，也是对五脏五行生克关系的概括与总结。《外台》五脏傍通中所列诸五脏相月、五脏旺月、五脏死月、五脏旺日、五脏忌日等，义本于此。

《素问·宣明五气篇》，详本篇乃以"五"为基数诸事，相为傍通者也。计有五味所入谓五入，五气所病为五病，五精所并为五并，五脏所恶为五恶，五脏化液为五液，五味所禁为五禁，五病所发为五发，五邪所乱为五乱，五邪所见为五邪，五脏所藏为五藏，五脏所主为五主，五劳所伤为五伤，五脉应象为五脉。其中除五发、五乱两项，难与五脏直接对应外，余者皆与五脏相对应。可见本篇当是以五脏为纲，而相为傍通者也。

《素问》五运行大论与五常政大论，虽亦有五脏五行傍通方面内容，然又及于气象与物候之内容较多，体现运气之特点，兹不述，可见运气学说。

《灵枢·本输》，本篇乃以五脏六为纲，说明其与五输、五行之关系。今举肺为例："肺出于少商，少商者，手大指端内侧也，为井木；溜于鱼际者，手鱼也，为荥；注于太渊，大渊，鱼后一寸陷者中也，为腧；行于经渠，经渠，寸口中也，动而不居，为经；入于尺泽，尺泽，肘中动脉也，为合；手太阴经也。"余者仿此。

《灵枢·顺气一日分为四时》，本篇主在说明"人有五脏，五脏有五变，五变有五输，故五五二十五输，以应五时"。亦以五脏五时为纲，相为傍通。今举肝为例："肝为牡脏，其色青，其时春，其音角，其味酸，其日甲乙。"余脏仿此。

《灵枢·五味》，本篇主要说明五谷、五果、五畜、五菜、五色与五脏之傍通关系及脏病之食宜、食禁等。今举例如下："五谷：秔，米甘，麻酸，大豆咸，麦苦，黄黍辛。"又"脾病者，宜食秔米饭、牛肉、枣、葵。"又"肝病禁辛。"余者，详见该篇。

《灵枢·九针论》，按本篇所其傍通内容，与《素问·宣明五气》亦同，唯列项较少，个别有另加分合者，计有五脏气，六腑气（按此二项《素问》名"五病"）、五味（按《素问》又名"五入"）、五并、五恶、五液、五劳、五走、五裁（按此二条《素问》名"五禁"）、五发、五邪（按此二条《素问》名"五乱"）、五藏、五主等。是知此二篇内容，必出于同源。

以上所举《素问》与《灵枢》诸篇有关内容，所言诸端，已及于数十项之多。据其所云，足可说明以下几点，一者，所言诸事，均与五脏五行相关，体现了以五脏五行说为核心的指导思想，或者说以五脏五行说为纲的理论与物质基础。二者，凡举诸事，皆可与五脏五行相类通或依附，故谓之会通或傍通。三者，凡与五脏五行相类通或依附者，大都可反映脏腑之生理与病理关系，五行生克关系及人与自然关系，体现"人与天地相参"的基本思想。但其中亦难免机械之论或臆测之说，则不尽合理或尽不合理。然亦不得因此而否定此一广泛的五脏五行傍通体系，自有其含有一定科学道理的理论基础与物质基础。四者，由于此一傍通体系，囊括了中医理论体系中的广泛内容，故其对中医生理、病理及诊断、治法等的推断与综合分析，具有一定的理论价值与指导意义。五者，根据上述诸篇内容，足见《千金》与《外台》二书中有关五脏傍通之内容，大部分源于《素问》与《灵枢》等经典医著，特出于后人综合之功与抄撮之力而已。

四、脏腑的基本功能

脏腑所属各器官，各具特有之功效与作用，共同维持人体的生命活动。详各脏腑之功能，既有其特殊性，又有共同性，而更有相互组成之综合性功能。为人体的生理活动，构成一有机的、完整的整体。《素问》与《灵枢》中，对于脏腑功能的论述，不仅注重了脏腑功能的特殊性，而尤为注重脏腑功能之综合作用与协同作用。从而进一步体现了脏腑功能方面的系统性与相互关系。以下就脏功能的几个主要方面的问题，聊为简述。

1. 脏腑功能之大别

脏腑功能之大别。此指脏的功能与腑的功能，在总体方面的区别。

《素问·五藏别论》："所谓五脏者，藏精气而不泻也，故满而不能实。六腑者，传化物而不藏，故实而不能满。所以然者，水谷入口则胃实而肠虚，食下则肠实而胃虚。故曰实而不能满，满而不实也。"马莳注："此言五脏主于藏精，六腑主于传物。乃脏腑之的义……夫谓心肝脾肺肾为五脏者，正以五脏各有精，藏精气而不泻，故虽至于满，而不至于有所实，唯不实则不至于有所泻。谓胆、胃、大小肠、三焦、膀胱为六腑者，正以六腑传化物而不藏，故一至实而不能有所满，唯不能满则不能不有所泻也。所以实而不能满者，方其水谷入口之时，上之为胃者实，而下之为肠者尚虚，及其含下下脘之后，则下之为肠者实，而上之为胃者已虚。故一有所实则不能有所满，而必至于泻也。故曰实而不满以此。彼五脏无水谷之出入，特其精微之气焉耳。故此至于满，而不至于有所实，自不必有泻也。故曰满而不实者以此。"按本文所言，乃脏与腑，在功能方面最主要的，也是最本质的区别。故马莳特云"此言主于藏精，六腑主于传物，乃脏腑之的义。"所谓"的义"者，真实的、准确的旨义也。

《灵枢·本藏》："五脏者，所以藏精神血气魂魄者也，六腑者，所以化水谷而行津液者也。此人之所以具受于天也，无愚智贤不肖，无以相倚也。"详本文所言脏腑功能，较之上文，尤为具体,即五脏之所藏精气,含精神血气魂魄等精神的与物质的精华之气。六腑除传水谷之外,并运行水气所化之津液。同时本文又指出了一个很重要的问题,即作为脏腑功能而论,均受之于自然,对任何人均无偏赐。此与人之愚贤不肖无关,充分体现了唯物主义思想。

《灵枢·卫气》:"五脏者,所以藏精神魂魄者也,六腑者,所以受水谷而行化物者也。"按本文与上引本脏篇文大致同。

根据以上诸文所述,脏者主藏,藏精气与精神者也,腑者主泻,传化物与行津液者也。此脏腑功能之大别也。

2. 脏腑功能概述

此系对脏腑基本功能之概要说明。此在前文"五脏傍通"中,已有所举,如五音、五味、五色、五臭、五体、五志、五窍、五恶、五液、五脉等,均系从不同的方面,体现脏腑的功能,兹不复述。以下仅择《素问》与《灵枢》中,概述脏腑功能者,加以简介。

(1) 脏腑十二官。《素问·灵兰秘典论》:心者,君主之官,神明出焉。肺者,相傅之官,治节出焉。肝者,将军之官,谋虑出焉。胆者,中正之官,决断出焉。膻中者,臣使之官,喜乐出焉。脾胃者,仓廪之官,五味出焉。大肠者,传道之官,变化出焉。小肠者,受盛之官,化物出焉。肾者,作强之官,伎巧出焉。三焦者,决渎之官,水道出焉。膀胱者,州都之官,津液藏焉,气化则能出焉。凡此十二官者,不得相失也。"按此言脏腑十二官,各代表一个脏器主要功能之一,非该脏腑之全部功能。诸官之义,详见后文脏腑系统中。

(2) 藏象。《素问·六节藏象论》:心者,生之本,神之变(按"变",林亿等新校正引全元起本及《太素》均作"处",义胜)也,其华在面,其充在血脉,为阳中之太阳,通于夏气。肺者,气之本,魄之处也,其华在毛,其充在皮,为阳中之少阴(按"少阴"原作"太阳",据新校正引《甲乙》与《太素》改),通于秋气。肾者,主蛰,封藏之本,精之处也,其华在发,其充在骨,为阴中之太阴(按"太阴"原作"少阴",据新校正引全元起本、《甲乙》与《太素》改),通于冬气。肝者,罢极之本,魂之居也,其华在爪,其充在筋,以生血气,其味酸,其色苍,此为阴(按"阴"原"阳",据新校正引全元起本、《甲乙》与《太素》改)中之少阳,通于春气。脾、胃、大肠、小肠、三焦、膀胱者,仓廪之本,营之居也,能化糟粕转味而入出者也,其华在唇四白,其充在肌,其味甘,其色黄,此至阴之类,通于土气。凡十一脏,取决于胆也。

按本文所言,皆脏腑之基本功能、作用、属性等。如所谓"本"者,根本、本源之义。所谓"处"者,言其所藏也。所言阴阳者,五脏之属性也。所言四时者,五脏之通应也。凡此,皆体现脏腑内在之气。所言"其化"者,脏气所养而现于外者,所言"其充",脏气所养之五部也,亦有可见之形在外。观乎此则知脏气盛衰,此犹《孟子·告子下》所谓"有诸内必形诸外"之义,故谓之"藏象"。

(3) 五脏之合、荣、主及伤、欲。《素问·五藏生成篇》:"心之合脉也,其荣色也,其主肾也。肺之合皮也,其荣毛也,其主心也。肝之合筋也,其荣爪也,其主肺也。脾之合肉也,其荣唇也,其主肝也。肾之合骨也,其荣发也,其主脾也。是故多食咸则脉凝泣而变色,多食苦则皮槁而毛拔,多食辛则筋急而爪枯,多食酸则肉胝胎而唇揭,多食甘则骨痛而发落,此五味之所伤也。故心欲苦,肺欲辛,肝欲酸,脾欲甘,肾欲咸,此五味之所合也。"按本文言五脏之合者,为五体也;五脏所荣者,为脏之华也;皆脏气所养。五脏之主者,克我之脏也,故为之主。五味所伤者,多也,过则为灾。五脏所欲者,味有专攻也。亦犹王冰所谓"各随其欲而归凑之"之义。

（4）脏气法时。《素问·藏气法时论》："黄帝问曰：合人形以法四时五行而治，何如而从，何如而逆？得失之意，愿闻其事。岐伯对曰：五行者，金木水火土也，更贵更贱，以知死生，以决成败，而定五脏之气，间甚之时，死生之期也。……肝主春，足厥阴少阳主治，其日甲乙；肝苦急，急食甘以缓之。心主夏，手少阴太阳主治，其日丙丁；心苦缓，急食酸以收之。脾主长夏，足太阴阳明主治，其日戊己；脾苦湿，急食苦以燥之。肺主秋，手太阴阳明主治，其日庚辛；肺苦气上逆，急食苦以泄之。肾主冬，足少阴太阳主治，其日壬癸；肾苦燥，急食辛以润之。开腠理致津液通气也。"按本文为明确提出五行之名，且以五行属性相合者，其所言五时及天干日，均寓五行于其中，故名"脏气法时"，以五脏之气与五行之气相合应也。

（5）脏气要害。《素问·刺禁论》："脏有要害，不可不察。肝生于左，肺藏于右，心部于表，肾治于里，脾为之使，胃为之市，鬲肓之上，中有父母，七节之傍，中有小心。"按本文所谓"要害"者，脏气之紧要部居也。肝应于春，主在生发，故生于左；肺应于秋，主在收敛，故气藏于右；心应于夏，主在长养，使气外泄，故心部于表。部者，布也。肾应于冬，为蛰藏之本，其气在里，故肾治于里。鬲肓之上者，心肺也。心阳肺阴，故喻为父母。七节之傍，中有小志者，"小心"，《甲乙》卷五第四、《太素·知针石》均作"志心"。本文诸说不一，或言心，或言肾，暂难定论，兹不烦考。详以上诸处，皆脏气要害之地也。

（6）五脏六腑之候。《灵枢·师传》："五脏腑，肺为之盖，巨肩陷咽喉见其外。"又"五脏六腑，心为之主，缺盆为之道，骷骨有余，以候窃骭。"又"肝者主为将，使之候外，欲知坚固，视目小大。"又"脾者主为卫，使之粮，视唇舌好恶，以知吉凶。"又"肾者主为外，使之远听，视耳好恶，以知其性。"又"六腑者，胃为之海，广骸大颈张胸，五谷乃容。鼻隧以长，以候大肠。唇厚人中长，以候小肠。目下果大，其胆乃横。鼻孔在外，膀胱漏泄。鼻柱中央起，三焦乃约。此所以候六腑者也。"按本文主要有两方面内容，一者，五脏之某些功能，如肺之为盖者，居脏腑之上也；心之为主者，心为君主之官也；肝之为将者，肝为将军之官也；脾主为卫者，脾主为胃行其津液，以生营卫之气，捍卫于身也；肾之为外者，肾开窍于耳，耳以司听，故为使外，与前文所指"肾治于里"，所指非一。二者，五脏六腑之外候。所谓"候"者，征候也，此指与脏腑相应之某外部器官所现之征候也。如心之与窃骭，肺之与喉，肝之与目，脾之与唇舌，肾之与耳。胃之与颈、胸，大肠之与鼻隧，小肠之与唇及人中，胆之与目下窠，膀胱之与鼻孔，三焦之与鼻柱等，皆六腑所应之处，上言诸所应处，皆古经所载，当于医疗实践中，进一步加以验证。

（7）五脏六腑之畔界。《灵枢·胀论》："夫胸腹，脏腑之郭也；膻中者，心主之宫城也；胃者，太仓也；咽喉、小肠者，传送也；胃之五窍者，闾里门户也；廉泉、玉英者，津液之道也。故五脏六腑者，各有畔界。"按"畔界"，疆界也。此引伸为脏腑部居之分界。脏腑皆居于胸腹之中，故以胸腹为郭。郭者，物体之外框或周也。此言"膻中"，实指胸中而言，详见前文不同学派中。胃以下者，见后文脏腑功能系统。

（8）五脏五官。《灵枢·五阅五使》："黄帝曰：愿闻五官。岐伯曰：鼻者，肺之官也；目者，肝之官也；口唇者，脾之官也；舌者，心之官也；耳者，肾之官也。黄帝曰：以官何候？岐伯曰：以候五脏。"张介宾注："官者，职守之谓，所以司呼吸，辨颜色，纳水谷，别滋味，听声音者也。"按五官之说，其来已久。惟其所指，则不尽同。如《荀子·天论》："耳、目、鼻、口、形，能各有接而不相能也，夫是之为天官，心居中虚，以治五官，夫是之谓天君。"此指耳、目、鼻、口、形为五官。本文所言五官，犹五脏之窍也。窍与脏通，故五官可以候五脏之气也。

（9）五脏五变。《灵枢·顺气一日分为四时》："肝为牡脏,其色青,其时春,其音角,其味酸,其日甲乙。心为牡脏,其色赤,其时夏,其日丙丁,其音徵,其味苦。脾为牝脏,其色黄,其时长夏,其日戊己,其音宫,其味甘。肺为牝脏,其色白,其音商,其时秋,其日庚辛,其味辛。肾为牝脏,其色黑,其时冬,其日壬癸,其音羽,其味咸,是谓五变……脏主冬,冬刺井;色主春,春刺荥;时主夏,夏刺输;音主长夏,长夏刺经;味主秋,秋刺合;是谓五变。"按本文所言"五变",其义有二,一者,以五脏之性能为本,与色、时、日、音、味之应合,体现其相互间的关系,是谓五变。变,通也。言五脏与色、时、日、音、味相通也。二者,五脏经脉有五输穴,五输与色、时、日、音、味亦相通,故亦为五变。此针刺五输穴又一法也。

（10）五脏六腑之应。《灵枢·本藏》,详该篇主要论及五脏六腑之应。五脏之应,如心与髑骬相应,肺与肩、喉、腋、胁、背等相应,肝与胸胁等相应,脾与唇相应,肾与耳相应等。六腑之应,"肺合大肠,大肠者,皮其应;心合小肠,小肠者,脉其应;肝合胆,胆者,筋其应;脾合胃,胃者,肉其应;肾合三焦、膀胱,三焦、膀胱者,腠理毫毛其应。以脏腑之所应,以知五脏之小大高下坚脆端正偏倾及六腑之小大长短厚薄结直缓急等。今举心与小肠为例。"赤色小理者心小,粗理者心大,髑骬者心高,髑骬小短举者心下,髑骬长者心下坚,髑骬弱小以薄者心脆,髑骬真下不举者心端正,髑骬倚一方者心偏倾也。"心应脉,皮厚者脉厚,脉厚者小肠厚;皮薄者脉薄,脉薄者小肠薄;皮缓者脉缓,脉缓者小肠大而长;皮薄而脉冲小者,小肠小而短;诸阳经脉皆多纡屈者,小肠结。"凡此,皆指脏腑通应之处,可以反映脏腑内部某些生理方面的状况,有待在实践中进一步验证与探讨。

以上为《素问》与《灵枢》中,概要论述脏腑功能的几个主要方面。类似此等篇文,虽尚可见,然亦多有所重复,兹不烦述。

五、脏腑功能系统

脏腑功能系统,指某些脏腑的某些功能共同作用于某一方面而形成的功能系统。《素问》与《灵枢》中,虽无此概念,但在不少篇文中,对人体生理活动的诸多方面,如水谷运化,精神活动,水液代谢、营血循行、呼吸气化、生育繁衍等,所涉及之脏腑,均有过程度不同的论述,其中有对某一脏腑的单独论述,有对几个脏腑的综合论述,通过对此类论述的进一步综合归纳,足可说明各个脏腑的功能活动,并不是孤立地进行,特别是对一些较为复杂的生理活动,乃是通过几个脏腑有步骤地、协调有序地去完成,因而也是一个系统的功能活动,通过各个功能系统,构成人体总体的生命活动,以下就各个功能系统,分别加以简议。

1. 水谷传化之府

水谷传化之府。此指饮食进入人体后进行消化吸收排泄等传化过程的各种器官。详脏腑之功能,犹官之职能,故《故问·灵兰秘典论》有脏腑十二官之称,官之所处,府也。如《素问·脉要精微论》:"夫脉者,血之府也。"又"腰者,肾之府也。"

水谷者,此浑指人们日常生活之饮食物。饮,主要指饮用之水,古文亦或指酒类,或泛指饮料。《左传·成公十六年》:"谷阳竖献饮于子反,子反醉而不能见。"此指酒。《左传·成公二年》:"丑父使公下,如华泉取饮。"此指水。《周礼·天官·酒王》:"辨四饮之物,一曰清,二曰医,三曰浆,四曰酏。"又浆人:"浆人掌共王之六饮,水、浆、醴、凉、医、酏,入于酒府。"此乃指饮料、浆汤也。凡此,皆人所饮用之饮料也。《素问》、《灵枢》中所言汤液醪醴及酒浆等,皆属此类。谷,农作物之总称也。《孟子·梁惠王上》:"不违农时,谷不可胜食也。"古常以百谷、六谷、五谷等称之。《周礼·天官·疾医》:"以五味、五谷、五药养其病。"郑玄注:"五谷,麻、黍、稷、麦、豆也。"《素问》、《灵枢》中所言五谷,亦属此类。谷犹指食物,《文选·宋玉·高唐赋》:"公乐聚谷。"李善注:"谷食也。"食犹食物也。食物,泛指一切可食之物品及粮食等,如《史记·匈奴列传》:"得汉食物皆去之,以示不如湩酪之便美也。"湩酪,乳酪也。《素问》、《灵枢》中所言五谷、五菜、五果、五畜等,皆食物也。

水谷,亦即饮食物,为人体后天营养物质的主要来源。如《灵枢·经脉》云:"谷入于胃,脉道通,血气乃行。"《灵枢·五味》云:"水谷皆入于胃,五脏六腑皆禀气于胃。"然水谷之进入人体,需经一系列脏器与器官之受纳、消化、吸收、传送、排泄等作用,水谷方得以尽其用。凡此类脏器与器官,是为水谷传化之府也。

《素问·灵兰秘典论》:"脾胃者,仓廪之官,五味出焉。大肠者,传导之官,变化出焉。小肠者,受盛之官,化物出焉。"王冰注:"包容五谷,是为仓廪之官,营养四傍,故云五味出焉。传道,谓传不洁之道;变化,谓变化物之形;故云传道之官,变化出焉。承奉胃司,受盛糟粕,受已复化,传入大肠,故云受盛之官,化物出焉。"是此三官者,脾与胃为一官,司受纳水谷,腐熟其物,五味之精微,尽出其中,功同仓廪。仓廪者,储粮之所。《礼记·月令》:"季春之月……命有司发仓廪,赐贫穷。"孔颖达疏引蔡邕曰:"谷藏曰仓,米藏曰廪。"此泛指五谷之类。古有太仓长、太仓令者,司五谷之出纳,实仓廪之官也。大肠者,传送糟粕,出于粕门。传道者,传导也。道与导通。小肠者,承受脾胃腐熟之物,尤为变而化之,再取其精微,故为化物,凡此诸官,均司水谷之受纳、变化、输送、传导者也,故均属水谷传化之府。

《素问·五藏生成篇》:"脾、胃、大肠、小肠、三焦、膀胱者,仓廪之本,营之居也,名曰器,能化糟粕转味而入出者也。"张介宾注:"此六者,皆主盛受水谷,故同称仓廪之本。营者,水谷之精气也。水谷贮于腑,故为营之居也。而皆名曰器。凡所以化糟粕转五味者,皆由乎此也。"

按本文以脾、胃、大肠、小肠、三焦、膀胱并论者,义在说明,司水谷之运化,有一系列器官。所谓"能化糟粕转味而入出者也",说明水谷之运化,为一系统工程,非一脏一腑所能完成,故名为"仓廪之本"。本,执掌、主持也。如《汉书·爰盎传》:"是时张侯为太尉,本兵柄。"故上脾、胃等六器,均为仓廪之主掌者。

《素问·五藏别论》:"夫胃、大肠、小、三焦、膀胱,此五者,天气之所生也,其气象天,故泻而不藏,此受五脏浊气,名曰传化之府,此不能久留输泻者也。魄门亦为五脏使,水谷不得久藏。"王冰注:"言水谷入已,糟粕变化而泄出,不能久久留住于中,但当化已输泻,令去而已。传泻诸化,故曰传化之府。"按传化者,传导运化也。又曰:"六腑者,传化物而不藏,故实而不能满也。所以然者,水谷入口则胃实而肠虚,食下则肠实而胃虚,故曰实而不满,满而不实也……胃者,水谷之海,六腑之大源也。五味入口藏于胃,以养五脏气。"按本文言及诸腑与上文皆同。又特提出魄门,魄门,糟粕之门,魄与粕通,即肛门也。凡此诸器官,皆与水谷之运化有关。并又指出水谷经胃等消化之后,所生精气,以供养五脏之气。《素问·经脉别论》:"食气入胃,散精于肝,淫气于筋。食气入胃,浊气归心,淫精于脉。"马莳注:"食气者,谷气也。谷气入胃,运化于脾,而精微之气,散之于肝,则浸淫滋养于筋矣,以肝主筋也。谷气入胃,其已化之气,虽曰精气,而生自谷气,故亦可名为浊气也。心居胃上,而浊气归之,则浸淫滋养于脉矣，以心主脉也。"按本文主要说明，水谷所化之精微，可由经脉分别而传入肝、心二脏，以养筋、脉。其气之所以得至二脏者，赖脾手太阴之脉为之行气于其经，后归其脏。详见下文。

《素问·藏气法时论》："肝色青，宜食甘，粳米、牛肉、枣、葵皆甘；心色赤，宜食酸，小豆、犬肉、李、韭皆酸；肺色白，宜食苦，麦、羊肉、杏、薤皆苦；脾色黄，宜食咸，大豆、豕肉、栗、藿皆咸；肾色黑，宜食辛，黄黍、鸡肉、桃、葱皆辛。辛散，酸收，甘缓，苦坚，咸软。毒药攻邪，五谷为养，五果为助，五畜为益，五菜为充，气味合而服之，以补益精气。此五者，有辛酸甘苦咸，各有所利，或散或收或缓或急或坚或软，四时五脏，病随五味所宜也。"又《素问·宣明五气》："五味所入，酸入肝，辛入肺，苦入心，咸入肾，甘入脾，是谓五入。"又云："五味所禁，辛走气，气病无多食辛；咸走血，血病无多食咸；苦走骨，骨病无多食苦；甘走肉，肉病无多食甘；酸走筋，筋病无多食酸，是谓五禁，无令多食。"又《素问·五藏生成篇》："多食咸则脉凝泣而变色，多食苦则皮槁而毛拔，多食辛则筋急而爪枯，多食酸则肉胝䐃而唇揭，多食甘则骨痛而发落，此五味之所伤也。"又《灵枢·五味论》："五味入于口也，各有所走，各有所病。酸走筋，多食之令人癃；咸走血，多食之令人渴；辛走气，多食之令人洞心；苦走骨，多食之令人变呕；甘走肉，多食之令人悗心。"按以上诸文，言五味与五脏之所宜及五味食多对人体之伤害。五味者，泛指饮食物之五味，非仅指五谷之五味。如《素问·藏气法时论》所言五谷、五菜、五果、五畜等，皆有五味之别。故此言五味，寓于饮食物中也。详诸文大义，概言之有以下几点。一者，五味虽为人体营养之所需，然亦各有所走，各有专攻，随其所宜，各归凑之。如《素问·宣明五气》所言"五入"，即五味各走之脏也。此种五脏五行属性模式，在《素问》及《灵枢》中，有多篇言及。兹不烦举，此之为一般规律。二者，不同食物中之五味，具有不同的作用。《素问·藏气法时论》所谓"五谷为养，五果为助，五畜为益，五菜为充"。即含此义，故人既不可偏嗜于某味，亦不可偏嗜于某类食物之味，如此则物得其全，味忌其偏，始可以保五脏营养之需要。三者，五味有偏，则可致病，经文所言亦多，然理非一贯，注家多以五脏五行生克关系等为据以释，而前后文常难一致，故此当活看。盖味之所伤，所在非一，脏之虚实，亦无定例，故经文所言，各有所据，亦非尽出一家言也。

《素问·太阴阳明论》："脾脏者，常著胃土之也。"又曰："脾与胃以膜相连……足太阴者，三阴也。其脉贯胃属脾络于咽，故太阴为之行气于三阴。阳明者，表也，五脏六腑之海也，亦为之行气于三阳，脏腑各因其经而受气于阳明，故为胃行其津液。"按本文主要说明两个问题。一者，脾脏常著胃土之精，亦即脾脏经常贮藏胃等消化水谷之精气。著，通贮，贮藏也。《韩非子·十过》："马犹取之内厩而著之外厩也。"二者，脾与胃各通过其经脉，将精气输送至别经及别脏腑。而其输送之功，胃足阳明脉输气于诸阳经脉，脾足太阴脉输气于诸阴经脉，阴阳有别，各司其职。

《灵枢·营卫生会》："人受气于谷，谷入于胃，以传与肺，五脏六腑，皆以受气，其清者为营，浊者为卫，营在脉中，卫在脉外，营周不休，五十而复大会，阴阳相贯，如环无端。"张介宾注："人之生由乎气，气者，所受于天，与谷气并而充身者也。故谷食入胃，化而为气，是为谷气，亦曰胃气。此气出自中焦，传化于脾，上归于肺，积于胸中气海之间，乃为宗气。宗气之行，以息往来，通达三焦，而五脏六腑，皆以受气，是以胃为水谷血气之海，而人所受气者，亦唯谷而已。故谷不入，半日则气衰，一日则气少矣。谷气出于胃，而气有清浊之分，清者，水谷之精气也；浊者，水谷之悍气也……清者属阴，其性精专，故化生血脉而周行于经隧之中，是为营气。浊者属阳,其性慓疾滑利,故不循经络,而直达肌表,充实于皮毛分肉之间,是为卫气。然营气,卫气,无不资藉于宗气。故宗气盛则营卫和,宗气衰则营卫弱矣。"又《灵枢·邪客》:"五谷入于胃也,其糟粕津液宗气,分为三隧,故宗气积于胸中,出于喉咙,以贯心脉,而行呼吸焉。营气者,泌其津液,注之于脉,化为血以营四末,内注五脏六腑,以应刻数焉。卫气者,出其悍气之慓疾,而先行于四末分肉皮肤之间,而不休者也,昼日行于阳,夜行于阴。"张介宾注:"宗气,大气也。隧,道也。糟粕之道出于下焦;津液之道,出于中焦;宗气之道,出于上焦。故分为三隧。喉咙为肺之系,而下贯于心,故通宗气而行呼吸……荣气出于中焦,中焦者,受水谷之气,泌其津液,变化以为血脉,外而四肢,内而脏腑,无所不至,太其运行之数,与刻数皆相应也……卫气者,水谷之悍气也。其气慓疾滑利,不能入于脉中,故先行于四末分肉皮肤之间而不休者也。"按以上二文,阐明水谷运化的主要过程和水谷化生之主要物质,《营卫生会》篇主要论述水谷化生营气、卫气及营气、卫气之运行方式。此就水谷化生之精微之气而论。营卫乃人营养与护卫之基本要素,其虽源于先天,而后天之补给,则尽赖水谷。《邪客》篇主要论述水谷运化之主要途径及营卫之气的主要作用。所谓三隧,一者糟粕之隧,乃水谷运化后之余滓,由粕门而出。一者津液之隧,为水谷运行之道路。三者宗气之隧,为水谷气化之精微,积于胸中,随呼吸而出主。所言营卫气之作用,与《素问·痹论》之文义同,该文云:"荣者,水谷之精气也,和调于五脏,洒陈于六腑也,乃能入于脉也,故循脉上下,贯五脏络六腑也。卫者,水谷之悍气也,其气慓疾滑利,不能入于脉也。故循皮肤之中,分肉之间,熏于肓膜,散于胸腹。"详此二篇文义,可互参。观上二篇所论,于水谷运化之道,可知其要矣。

《灵枢·胀论》:"胃者,大仓也。咽喉、小肠者,传送也。胃之五窍者,闾里门户也。"杨上善注:"咽、胃、大肠、小肠、膀胱等窍,皆属于胃,故是脏腑闾里门也。"张介宾注:"闾,巷门也。里,邻里也……胃之五窍为闾里门户者,非言胃有五窍,正以上自胃脘,下至小肠、大肠,皆属于胃,故曰闾里门户,如咽门、贲门、幽门、阑门、魄门,皆胃气之所行也,故总属胃之五窍。"按本文概括指出水谷运化所经之器官,亦即从咽以下经胃脘、胃、小肠、大肠、魄门等,以及在三焦、膀胱二腑,皆属于传化之府,唯三焦与膀胱,亦为水液代谢之府也。

《灵枢·平人绝谷》:"胃满则肠虚,肠满则胃虚。更虚更满,故气得上下,五脏安定,血脉和利,精神乃居。故神者,水谷之精气也。故肠胃之中,当留谷二斗,水一斗五升。故平人日再后,后二升半,一日中五升,七日,五七三斗五升,而留水谷尽矣。故平人不食饮,七日而死者,水谷精气津液皆尽故也。"按本文一者说明肠胃接受水谷,更虚更满,新陈代谢,方能保证对生理活动的供求,使"五脏安定,血脉和利,精神乃居"。二者肠胃之总体承受及每日之消化容量,有一基本的限额。故特指出若七日不食,肠胃保留之水谷已耗尽,人则死矣。此说虽非绝对,然亦确有其科学依据。

以上摘引《素问》与《灵枢》中部分有关水谷运化的主要经文,概言之,尽可说明以下几个问题。

第一,水谷入口,经咽、胃上脘、胃、胃下脘、小肠、大肠、魄门等脏器,其中之水液,有部分并渗溢入于三焦、膀胱。另外并通过脾的作用,共同完成水谷的运化,故上述诸脏器,是为水谷传化之府。

第二,其中三焦与膀胱二腑,又是水液代谢的主要器官。脾脏并具有与营血循行及精神活动等方面功用,将再述及。说明有些脏腑具有多方面功能作用,并非为单一的功能器官。

第三,诸器官既有其各自的功用,独立的运行方式,而相互之间,又必须协调一致地、有序地工作,如肠胃之更虚更满等。因而又是一个完整的整体活动。一旦这种完整性和协调性受到某种干扰和破坏,即将处于病理状态。

第四,水谷经运化之后,其精华部分,经吸取后,输送于其他脏腑及人体有关部分。而有的则贮藏于脾脏,以备应用,对精气的输送,主要是通过脾足太阴脉与胃足阳明脉行至阴阳各经之脉。其水谷之糟粕部分,分别由魄门与膀胱泻出体外。

第五,水谷精气的供应,是对脏腑生理活动最基本的物质基础,故为五脏六腑之大源,又是人体生命活动的根本保证。无此物质保证,人的生命活动,即当终止。故水谷运化系统的正常运行,对人体生命活动及各脏腑功能活动,至关重要。

第六,水谷运化之府,虽包括诸多器官,而且是一项综合的生理功能,但脾、胃二者的作用,尤为重要。故整个水谷之运化功能,常以"脾胃"二字代之。如言"脾胃为后天之本"、"土能生万物"等,义犹此也。

2. 水液代谢之府

水液代谢之府指人体水分与津液进行运化和新陈更迭的各种器官。所谓"代谢"者,新陈更迭也。如《文子·自然》:"(道)轮转无穷,象日月之运行,若春秋之代谢。"又《淮南子·真训》:"二者代谢舛驰,各乐其成形。"高诱注:"代,更也,谢,俟也。"《庄子·天运》:"日月其争于所乎。"郭象注:"不争而自代谢。"又唐孟浩然《与诸子登岘山》诗:"人事有代谢,往来成古今。"凡此皆指自然界与人事方面之新旧更替。本文指体内水液运化过程之新旧更替。

《素问·灵兰秘典论》:"三焦者,决渎之官,水道出焉。"张介宾注:"决,通也。渎,水道也。上焦不治则水泛高原,中焦不治则水留中脘,下焦不治则水乱二便。三焦气治则脉络通而水道利,故曰决渎之官。"又"膀胱者,州都之官,津液藏焉,气化则能出焉。"张志聪注:"膀胱为水府,乃水液都会之外,故为州都之官。水谷入胃,济泌别汁,循下焦而渗入膀胱,故为津液之所藏,气化则水液运行而下出焉。"按本文主要说明,六腑中以三焦与膀胱二腑,与水液之运化与代谢,关系至大。三焦内居胸腹腔中,外应于腠理,若三焦之气化行,则一身之水道通,故为决渎之官。膀胱与三焦均与肾合,水液之归于下焦者,终则会聚于膀胱,故为州都之官,凡此水液之残余者,复经膀胱之气化而通泻于外。故二者实为水液运行之重要器官。

按《素问》与《灵枢》中所称膀胱,有单言者,注家多指为尿脬;有单言胞者,有与胞并举者,注家歧义较多,今举下例,如《素问·通评虚实论》:"胞气不足,治在经俞。"杨上善注:"胞气不足者,谓膀胱之胞气不足也。"又气厥论:"胞移热于膀胱,则癃溺血。"杨上善注:"胞,女子胞,女子胞中有热,传与膀胱尿胞。"王冰注:"膀胱为津液之府,胞为受纳之司。故热入膀胱,胞中外热。"按杨、王二注,似均指胞为女子胞。又痹论:"胞痹者,少腹膀胱按之内痛。"杨上善注:"膀胱盛尿,故胃之胞,即尿脬也。"王冰注:"膀胱为津液之府,胞内居之,少腹处关元之中,内藏胞器。"马莳注:"膀胱在少腹内,胞在膀胱之内。"吴崑注:"胞,精室也。女人谓之血室。"张志聪注:"胞者,膀胱之室。"按诸注对本文的注释,歧义颇多,具有一定的代表性。详经文膀胱与胞并举者,非只此文,又如《素问·示从容论》:"五脏六腑,胆、胃、大小肠、脾、胞、膀胱、脑髓涕唾,哭泣悲哀,水所从行。"《灵枢·淫邪发梦》:"(邪气)客于膀胱,则梦游行……客于胞膻,则梦溲便。"《灵枢·五味论》:"膀胱之胞薄以懦。"(按本文《千金》卷二十六第一作"膀胱走胞,胞薄以奕。"据此,则本文"之",当与"至"通),关于膀胱与胞乃系一物之说，古固有之，如《说文·肉部》："胕，旁光也。"段玉裁注："胕，俗作胞。旁光，俗皆从肉。"故前人多有持此说而为之辨者，如张介宾《类经》卷十一第三特加此按而为之辨。然细审经义，似非尽如此说，特如上引《素问·示从容论》与《灵枢·淫邪发梦》文，若谓胞为女子胞，固非经旨，然若谓膀胱与胞为一物，于文理固难通，于医理亦难得其解。又详今存六朝以来医学文献，言膀胱与胞为二物者，所在多有。如《中藏经》卷中第三十一云："膀胱者，津液之府，与肾为表里……总通于五腑，所以五腑有疾，即应膀胱，膀胱有疾，即应胞囊也。"又《千金》卷二十胞论第三与本文基本相同。又该卷第一言膀胱则云："左回叠积，上下纵广九寸，受津液九或九合，两边等。"又《诸病源候论》卷四论小便诸候，亦言膀胱与胞为二。如"虚劳小便难候"云："膀胱津液之府，肾主水，二经共为表里，水行于小肠，入于胞而为溲便。"据此诸说，经文所言"膀胱"，似有广、狭二义。若浑言之，膀胱亦含胞也；析言之，胞为尿胞，膀胱者，胞以上与肾相合者。如是，则经文诸膀胱与胞处，当具体分释之。胞亦水液代谢之府也。

《素问·经脉别论》："饮入于胃，游溢精气，上输于脾，脾气散精，上归于肺，通调水道，下输膀胱。水精四布，五经并行，合于四时，五脏有阳，揆度以为常也。"张介宾注："游，浮游也。溢，涌溢也。水饮入胃，则其气化精微，必先输送于脾，是谓中焦如沤也。脾乃散气，上如云雾，而归于肺，是胃上焦如雾也。肺气运行，水随而注，故肺能通调水道，下输膀胱，是谓水出高原，下焦如渎也。水因气生，气为水母，凡肺气所及，则水精布焉。然水名虽二，而清浊有分，清者为精，精如雨露，浊者为水，水如江河，故精归五脏，水归膀胱，而五经并行矣。五经，五脏之经络也。若是则食饮精气，既得其滋养升降之宜。故四时五脏，皆合于阴阳，揆度以为常也。"张志聪注："入胃之饮，精气上输于脾，脾气散精，上归于肺，盖脾主为胃行其津液者也。肺应天而主气，故能通调水道下输膀胱……水精四布者，主化则水行，故四布于皮毛。五经并行者，通灌于五脏之经脉也。平脉篇云：谷入于胃，脉道乃行，水入于经，而血乃成。"

按本文系《素》、《灵》中论述水液代谢问题之较为系统者，上引二张注文，又作了比较详明的说解。特张志聪注，尤为简要。详本文有以下几个问题，需进一步说明。一者，本文所谓"饮"，张志聪注谓"入胃之饮"。是以名词为释，于义较安。按此文所谓"饮入于胃"，乃与上文而言"食气入胃"对举。上言"食气"，当指食物，故此言"饮"，当指饮料。详见前"水谷传化之府"文，二者，文中论及之脏器，有胃、脾、肺、膀胱，并暗合三焦水道之义，是皆为水液代谢之府。三者，水液入胃经运化吸收，其精华并入于经脉，故《伤寒论·平脉法》云："水入于经，其血乃成。"说明水液是血液的重要组成部分。四者，正由于此，水液得随经络充于全体，故曰"水精四布，五经并行"。而且水液又对四时五脏的阴阳平衡，具有重要的调节作用。故曰"合于四时，五脏阴阳，揆度以为常也。"并当以度水液代谢之状为常道，故王冰云："揆度盈虚，用为常道。"足见水液代谢，于经脉运行阴阳平衡之重要性也。

《素问·上古天真论》："肾者主水。"又《素问·水热穴论》："黄帝问曰：少阴何以主肾，肾何以主水？岐伯：肾者，至阴也。至阴者，盛水也。肺者，太阴也。少阴者，冬脉也。故其本在肾，其末在肺，皆积水也。帝曰：肾何以能能水而生病？岐伯曰：肾者，胃之关也。关门不利，故聚水而从其类也。"又："帝曰：诸水皆生于肾乎？岐伯曰：肾者，牝脏也。地气上者属于肾，而生水液也。故曰至阴。"杨上善注："至，极也；肾者，阴之极也。阴气舍水，故曰盛水……肾脉少阴，上入肺中，故曰末在肺也。所以肾之与肺，母子上下，俱积水也……牝，阴也。地气，阴气也。阴气盛水，上属于肾，生于津液也。故以肾为极阴也。"王冰注："阴者，谓寒也。冬月，肾气合应。故曰肾者至阴也。水王于冬，故云至阴者盛水也。肾少阴脉从肾上贯肝膈,入肺中,故云戒本在肾,其末在肺也。肾气上逆,则水气客于肺中,故云皆积水也。关者,所以司出入也。肾主下焦,膀胱为腑,主其分注,关窍二阴。故肾气化则二阴通。二阴闭则胃真满。故云肾者,胃之关也。关闭则水积,水积则气停,气停则水生,水生则气溢,气水同类。故云关闭不利聚水而从其类也。《灵枢经》曰:下焦溢为水。此之谓也。"张介宾注:"关者,门户要会之处,所以司启闭出入也。肾主下焦,开窍于二阴。水谷入胃,清者由前阴而出,浊者由后阴而出。肾气化则二阴通,肾气不化则二阴闭,肾气壮则二阴调,肾气虚则二阴不禁。故曰肾者,胃之关也。"

　　按本文重在肾脏与水液代谢的关系。文中所论,涉及生理与病机两个方面。然据其病机所云,正足以证其生理功用也。详本文经旨及注家说解,有以下几点。一者,关于"盛"水问题,杨上善注从受盛之义而解,盛,平声。王冰注从旺盛之义为训,盛,去声。后世注家有张志聪注同杨注,余者皆从王注。按此文从肾而论,以其主水而且能聚水,杨注义亦可通;若就至阴而言,乃寒水之甚,王注义犹可从。故义可并存。二者,肾者主水,为胃之关,司二阴之启闭。亦关乎水液之出入。肾足少阴脉上入肺中,二脏相通,其与水液之上下,水精之四布,并具重要作用。故后世言肺为水之上源,义犹属此。三者,肾与三焦相通应,以膀胱为腑。故三焦与膀胱之通调水道,运化水气,皆得肾脏为之主。故肾脏亦水液代谢一重要脏器也。

　　《灵枢·营卫生会》,本篇详言三焦之所出及营之生会,上焦重在言卫气所出,中焦重在言营气所出,此两焦亦皆与水谷之运化有关。特下焦与水液代谢之关系,尤为密切。今录其文:"黄帝曰:愿闻下焦之所出。岐伯答曰:下焦者,别回肠,注于膀胱而渗入焉。故水谷者,常并居于胃中,成糟粕而俱下于大肠,而成下焦,渗而俱下,济泌别汁,循下焦而渗入膀胱焉。黄帝曰:人饮酒亦入胃,谷未熟而小便独先下,何也。岐伯答曰:酒者,熟谷之液也。其气悍以清,故后谷而入,先谷而液出焉。黄帝曰:善。余闻上焦如雾,中焦如沤,下焦如渎。此之谓也。"杨上善注:"回肠,大肠也。下焦在脐下,当膀胱上口,主分别清浊(按此下有二字不清)不内,此下焦处也。济泌别汁,循下焦渗入膀胱,此下焦气液也。膀胱,尿脬也。其气悍者,酒为熟谷之气,又热,故气悍以滑也(按以滑也三字原缺,据经文补)。上焦之气如雾在天,含水气,谓如雪(按雪,疑为云之误)雾也。沤,屋豆反,久渍也。中焦血气在脉中润渍,谓之沤也。下焦之气,溲液等,如沟渎流在地也。"张介宾注:"别汁,分别清浊也。别回肠者,谓水谷并居于胃中,传化于小肠……糟粕由此别行回肠,从后而出,津液由此别渗膀胱,从前而出。"详本文主要说明以下几个问题。一者,水谷虽并居于胃中,至下焦之后,济泌别汁,则清浊分流。二者,酒虽后谷而入,然先谷而出者,以其为熟谷之气,故运化也速。三者,概言三焦之功用,"上焦如雾"者,水液得肺之气化也。"中焦如沤"者,得脾胃之运化,精微之渍于水液中也。"下焦如渎"者,三焦与膀胱,皆水液运行之道路,故得通行于沟渎也。此可见三焦亦水液代谢之重要器官。

　　《素问·太阴阳明论》:"脾与胃以膜相连,而能为之行其津液。"《素问·逆调论》:"夫水者,循津液而流也。肾者,水脏,主津液。"《素问·厥论》:"酒入于胃,则络脉满而经脉虚,脾主为胃行其津液者也。"《灵枢·决气》:"汗出溱溱,是为津……谷入气满,淖泽注于骨,骨属屈伸洩泽,补益脑髓,皮肤润泽,是谓液。"《灵枢·胀论》"廉泉玉英者,津液之道也。"《灵枢·五癃津液别》:"水谷入于口,输于肠胃,其液别为五。天寒衣薄则为溺与气,天热衣厚则为汗;悲哀气并则为泣,中热胃缓则为唾,邪气内逆则气为之闭塞而不行,不行则为水胀。"《灵枢·刺节真邪》:"茎垂者,身中之机,阴精之候,津液之道也。"

按以上仅录《素》、《灵》中论述津液诸文之要旨。根据上文所述及此前引文综观,津液这一概念,应有广义与狭义之不同。若浑言之,可泛指体现一切水液而言,亦可谓体内诸处水液,均为津液。如《灵枢·五癃津液别》所言之溺、汗、泣、唾及水胀病之水液等。此中包括有窍道所分泌与排出之水液,如唾液、泪液、汗液、尿液等;亦包括因生理功能失常而滞留蓄积之水液,如本文所言水胀,又如《素问·汤液醪醴论》所谓"津液充郭"。王冰注:"津液者,水也。充,满也。郭,皮也。"此乃指水肿病而言。故岐伯谓此诸端"为津液五别之逆顺也。"又如脾胃所运行之水液、肾所主司之水液、膀胱所藏之水液等,亦均称之为津液。据此广义而论,津液,犹水液也。若析言之,则当根据具体内容,以明其义。如《灵枢·决气》以汗为津,以淖泽注于骨者为液。杨上善注:"通而言之,小便、汗等,皆称津液,今别骨节中汁为液,故余名津也。五谷之精膏,注于诸骨节中,其汁淖泽,因屈伸之动,流汁上补于脑,下补诸髓,旁益皮肤,令其润泽,称之为液。"张介宾注:"津液本为同类,然亦有阴阳之分。盖津者,液之清者也;液者,津之浊者也。津为汗而走腠理,故属阳;液注骨而补脑髓,故属阴。观五癃津液别篇曰:三焦出气以温肌肉,充皮肤,为其津,其留而不行者为液,其义正与此合。"此则津与液析言之义也。

根据以上诸文,有关水液代谢诸文,主要说明以下几个问题。

第一,水谷虽同为仓廪之器所受纳,常并居于胃中,然其运化之机,并充养之用,亦各有所归,各有所出,各成系统,故水液之代谢,亦一府也。

第二,水液入口,经咽入胃,复经脾、肾、肺及大小肠、三焦、膀胱之运化,方得完成其新陈代谢。故上述诸脏器,亦皆为水液代谢之府。

第三,水谷下咽,需赖胃之受纳,大小肠等之泌别,使转归水道,而不致停留胃肠之中,然水液之运化,尚需脾之作用,使水液得以输布;肺之气化,使水液得以敷布;肾之主宰,使水液运行有序,而不致泛滥。肾又有胃之关,调控启闭,使水分流而不乱。而又需赖三焦之通调,使水液运行于沟渎,渗灌于肌肤,而又得膀胱,聚而藏之,其残余之部分,则泻出于体外。另外,有关水液之输送途径,即经脉系统,故十二脉犹皆之十二水,经脉之输送水液,一则为经脉自身之补给,一则供全身对水液之需求,故经脉亦兼具水液代谢之用。

第四,水液既是构成人体的重要物质,又是维持生命活动的重要物质,举凡脏腑、经脉、脑髓、肌肤等处,无一不需有水液之充盈与润泽。又如五脏所化之汗、涕、泪、涎、唾等五液,亦皆由水液化生而成。故水液之运化与代谢,为人体物质代谢一重要方面。

第五,关于汗、涕、泪、涎、唾等,虽亦属于水液之类,但与饮入之水而直接运化吸收分布于全身之水液不同,五液乃五脏所化之液,通过一定窍道而泌出于外。如汗为心之液,出之于皮腠毛窍;涕为肺之液,出之于鼻;泪为肝之液,出之于目;涎为脾之液,出之于口;唾为肾之液,出之于舌下。故此五液,通常以津液名之。以此五液,非由饮用水谷中汲取而来,乃是由脏所气化而出也。此又水液中特殊部分也。

第六,水液具有自身的诸多特点,如分布面广,流动性大,其本性属阴等。故既易因运行之阻滞而致蓄积,又易因局部损伤或关要失控而导致流失,如亡汗、亡血、在大泻等,均可流失大量水液,形成阴阳失调。故水液代谢,对维护人体之阴阳失调。故水液代谢,对维护人体之阴阳平衡,关系至为重大。

3. 呼吸气化之府

呼吸气化之府指肺之呼吸及与肺气运化相关之器官。详"呼吸"者,此指由肺所司之呼气与吸气,为肺脏进行气代谢的功能。"气化"者,在《素问》中有二义,一者膀胱之气化。如灵兰秘典论:"膀胱者,州都之官,津液藏焉,气化则能出焉。"一者,运气篇中所言气化,如气交变大论言岁候之变,上应五星,"各从其气化也"。又如六元正纪大论所言三阴三阳之气化。如"凡此太阳司天之政,气化运行先天。"王冰注:"六步之气,生长化成收藏,皆先天时而应至也。"按王氏注义,此言"气"者,六步之也,此言"化"者,生长化成收藏也。故此所言"气化",实指三阴三阳之气的各种变化,又气交变大论曰:"善言气者,必彰于物,善言应者,同天地之化,善言化言变者,通神明之理。"王冰注:"化气生成,万物皆禀,故言气应者,以物明之,故曰善言应者,必彰于物也。彰,明也。气化之应,如四时行,万物备,故善言应者,必同天地之造化也。物生谓之化,物极谓之变,言万物化变终始,必契于神明运为,故言化变者,通于神明之理。"详上述经文及王冰注,亦寓气化之义于其中矣。但此言"气化",已非仅限于运气所言三阴三阳之气化,而是泛指自然界广大客观事物,根据此义,则"气"者,泛指客观事物或事物之功能。"化"者,由客观事物或事物之功能引发之新的变化。因此,"气化"这一概念,又含有一定的哲理。如宋张载《正蒙·太和》:"由太虚,有天之名;由气化,有道之名。"又程颢、程颐《二程全书》卷五:"万物之始皆气化;既形然后以形相禅,有形化;形化长,则气化渐消。"凡此,皆指客观世界,由气而生化万物的自然规律。而本节所言"气化",则是具指由于肺脏呼吸之气所导致之生理方面的某些变化。

《素问》与《灵枢》中,虽专论肺气及其气化作用之篇文较少。然从其仅有的篇文中,亦可反映出呼吸气化诸器官之系统与功用。

《素问·阴阳应象大论》:"天气通于肺,地气通于嗌。"张介宾注:"天气,清气也,谓呼吸之气。地气,浊气也,谓饮食之气。清气通于五脏,由喉而先入肺。浊气通于六腑,由嗌而先入胃。嗌,咽也。"详本文特以天气与地气并举者,其义有二。一者以天气与地气以应阴阳二气之象。一者,天之清气与地之浊气,皆赖之以养人,故并为人生之要素。

《素问·灵兰秘典论》:"肺为相傅之官,治节出焉。"又《灵枢·五癃津液别》:"肺为之相。"王冰注:"位高非君,故官相傅,主行营卫,故治节由之。"张介宾注:"肺主气,气调则营卫脏腑,无所不治,故曰治节出焉。节,制也。"详《素问·八正神明论》云:"故养神者,必知形之肥瘦,营卫血气之盛衰。血气者,人之神,不可不谨养。"又《素问·调经论》论气血之并,亦有惊狂、心烦惋善怒、乱而喜忘等神志病变。是知神志与气血之关系甚为密切。本篇言心为君主主神明,肺为相傅主治节,与心之主血,肺之主气,亦相应焉。

又隋萧吉《五行大义》卷三第十四:"肺为相傅之官,治节出者,金能裁断,相傅之任,明于治道,上下顺教,皆有礼节,肺于五脏,亦治节所生。"又汉班固等《白虎通义》卷三情性引《元命苞》云:"肺者,金之精,制割立断。"则《五行大义》说,或本于《元命苞》义,此当系另一家言,与《素问》说,义自不同。

《素问·六节藏象论》:"天食人以五气,地食人以五味。五气入鼻,藏于心肺,上使五色修明,音声能彰。五味入口,藏于肠胃,味有所藏以养五气,气和而生,津液相成,神乃自生。"又:"肺者,气之本。"按本文以五气与五味对举,以示五气与五味,对于人之生养,有同等重要的意义。又特指明,气不仅为肺所主,而五气入鼻之后,并藏于心、肺二脏,说明心亦需有气以养之。然此云"五气"，注者说解不一。如王冰注："天以五气食人者，臊气凑肝，焦气凑心，香气凑脾，腥气凑肺，腐气凑肾也。"张介宾、张志聪均从其说。吴崑注："五气，非徒臊焦香腥腐，此乃地气，非天气也。盖谓风气入肝，暑气入心，湿气入脾，燥气入肺，寒气入肾。当其不亢不害，则能养人，人在气交之中，以鼻受之而养五脏，是食人以五气也。"《医宗金鉴·四诊心法要诀》亦同此说。按王冰所言臊焦香腥腐，《素》《灵》无称作五气处，本出《素问·金匮真言论》之所言"臭"。而金匮真言五时之臭，与《吕氏春秋》之十二纪及《礼记·月令》文亦基本相同，亦均言"臭"。是则王注恐非是，吴注五气，合于"天"之义，可从。

《素问·五藏生成篇》："诸气皆属于肺。"张志聪注："上焦开发，宣五谷味，熏肤充身泽毛，若雾露之溉，是谓气。五谷入胃，淫精于脉，肺居上焦朝百脉，而输精于皮毛，主周身之气也。"按"气"之概念，《素》《灵》用者，计单用及合用处，达千余次之多。故其含义，亦颇有不同，或指物质方面或指功能方面，或指神志方面，等等不一。本文所言"气"，当指业经肺脏运化之气，故张志聪从上焦开发卫气及肺朝百脉之义为释，当近于是。卫气虽由上焦开发，然亦必借肺气之运化，方能熏肤允身泽毛。"肺朝百脉"者，会百脉也。朝，会也。此固因肺朝百脉，而致气与血行，输精于一身。故此指诸气者，经肺运化之气也。

《素问·五藏别论》："五气入鼻，藏于心肺，心肺有病，而鼻为之不利也。"按此与上文引六节藏象论文义同。鼻为肺窍，亦呼吸之道也，故心肺有病而鼻为之不利也。

《素问·逆调论》："夫起居如故而息有音者，肺之络脉逆也。络脉不得随经上下，故留经而不行。络脉之病人也微，故起居如故，而息有音也。"张志聪注："肺主呼吸，肺之络脉逆，故呼吸不利而息有音也。"按此文所论，虽属于病机，然亦可体现其正常之气行情况。据此可知肺脏呼吸之气，既得会于络脉，亦得随经上下。若络脉之气化不顺，则经脉之气，必留滞不行也。

《灵枢·营卫生会》："人受气于谷，谷入于胃，以传与肺，五脏六腑，皆以受气，其清者为营，浊者为卫，营在脉中，卫在脉外，营周不休，五十而复大会。阴阳相贯，如环无端。卫气行于阴二十五度，行于阳二十五度，分为昼夜。故气至阳而起，至阴而止。故曰日中而阳陇，为重阳，夜半而阴陇，为重阴。故太阴主内，太阳主外，各行二十五度，分为昼夜……上焦出于胃上口，并咽以上，贯膈而布胸中，走腋，循太阴之分而行，还至阳明，上至舌，下足阳明，常与营俱行于阳二十五度。行于阴亦二十五度，一周也。故五十度而复大会于手太阴矣。"按本文所言上焦之行，杨上善注谓"此则上焦所出与卫气同所行之道。"张介宾则浑言为"上焦之部分"，马莳则以为"宗气"。详本文末后，《东医宝鉴》卷三引《灵枢》有"命曰卫气"四字，又《寿世内镜·附录》卷上引本文亦有"命曰卫"字。恰与后文论营气曰"命曰营气"为对文，与杨上善注义亦同，故本文当系文脱而缺。

本文前后文义，主要说明两个问题，一者，营卫之气，虽滋如先天之气，然其后天之滋养，则必赖于谷气也。故曰"人受气于谷，谷入于胃，以传与肺，五脏六腑，皆以受气，其清者为营，浊者为卫。"二者，谷气之得以滋养，又而经肺之气化，此其一也；又卫气布于胸中，与呼吸之气相会，而又得天气之滋养，此其二也。故营卫之行，均需赖天气与谷气之滋养，而天气与谷气，又需赖肺之气化也。

《灵枢·决气》："上焦开发，宣五谷味，熏肤充身泽毛，若雾露之溉，是胃气。"杨上善注："上焦开发，宣扬五谷之味，熏于肤肉，充身泽毛，若雾露之溉万物，故谓之气。即卫气也。"按本文与上文所言上焦所出之气，文异而义同，均指卫气而言。是卫气之布于胸中者，均赖肺所受天气之气化,而后得以行其熏肤充身泽毛之用也。

《灵枢·邪气藏腑病形》:"十二经脉,三百六十五络,其血气皆上于面而走空窍……其宗气上出于鼻而为臭。"又《灵枢·海论》:"膻中者,为气之海。"又《灵枢·五味》:"谷始入于胃,其精微者,先出于胃之两焦,以溉五脏,别出两行营卫之道,其大气之搏而不行者,积于胸中,命曰气海,出于肺,循喉咽,故呼则出,吸则入,天地之精气。其大数常出三入一,故谷不入,半日则气衰,一日则气少矣。"又《灵枢·动输》:"胃为五脏六腑之海,其清气上注于肺,肺气从太阴而行之,其行也,以息往来,故人一呼,脉再动,一吸,脉亦再动,呼吸不一,故动而不止。"又《灵枢·邪客》:"五谷入于胃也,其糟粕、津液、宗气,分为三隧。故宗气积于胸中,出于喉咙,以贯心脉,而行呼吸焉。"又《灵枢·刺节真邪》:"气积于胃,以通营卫,各行其道,宗气留于海,其下者,注于气街,其上者,走于息道。"

按以上诸文,综而观之,论述肺气之运化及呼吸之代谢者,可谓多矣。其主要内容,约有以下几个方面。一者,凡人身经络之气、营卫之气,水谷化生之气,呼吸之气,皆注于肺,故曰"肺藏气"或"肺为气之本",是肺为藏气之于。就此而论,上文所言"膻中"或"胸中"者,实指肺而言。固以诸气皆注于肺,而又藏于肺,有如江河百川之汇于海,故称为"气海"。二者,肺不仅为藏气之宇,亦为气的生化之宇。故凡天之精气,水谷之精气,均赖其生化之机,而后得随经络营卫,运行于身,以保持正常生机之出入升降。所谓"肺主气"者,以肺为气之运化的主宰者。三者,呼吸是肺脏主气的一种主要的形式,通过呼吸之吐故纳新,使肺气得以新陈代谢,故曰"呼则出,吸则入,天地之精气。"四者,呼吸之大数,"常出三入一"者,言呼出多而吸入少也。杨上善注:"气海之中,谷之精气,随呼吸出入也。人之呼也,谷之精气三分出已,及其吸也,一分还入也,即需资食,充其肠胃之虚,以接不还之气。"马莳注:"谷化之精气,呼则出之,天地之精气,吸则入之,其大数,谷化之精气,出之者三分,则天地之精气,入之者一分。"详此二注,已明大义。此言"出三入一"者,非为数量的简单比,应该是一种质的含量约数。吸入一分者,天地之清气也;呼出三分者,含谷化之气、水气之气及吸入之天气复经运化后之气,实则皆化后之浊气也。五者,肺气从太阴而行之,运于脉中,心则主脉,故脉之动者,与心、肺二脏相关,故脉之来去,常随息而动。

根据以上诸文,呼吸气化之府,主要说明以下几个问题。

第一,呼吸气化之府,指肺及相关脏器与器官所进行的呼吸之气,及呼吸之气与水谷之气在体内之气化活动的脏器系统。呼吸气化之府,主要包括肺与肺系(又称"息道")、鼻、喉等。若就气血之运行广而论之,诸哪经脉、络脉与营卫等,亦不无关系。

第二,呼吸出入,是人体气化进行内外交换的主要形式。内者,内气也。内气者,人体受纳天地之气味而化生之气也。外气者,天地之清气也。吸入者,天地之清气也,呼出者,气化过程之浊气者,故通过呼吸出入,吐故纳新,以保持人体之气的新陈代谢。

第三,人体受纳之天地气味,必须经过一系列的气化过程,此种气化过程,主要赖气之生化作用。所谓"生化",亦即物体的质和量的变化。而此种生化作用,主要赖气机之出升降。如《素问·六微旨大论》:"出入废则神机化灭,升降息则气立孤危。故非出入则无以生长壮老已,非升降则无以生长化收藏。是以升降出入,无气不有。故器者,生化之宇,器散则分之,生化息矣。故无不出入,无不升降。"在人体之气的生化及气机的出入升降,肺脏的呼吸出入,具有特殊的作用。当然,就生化的全过程而论,尚需有其他脏器或器官的作用。

第四,胸中为大气搏聚之处,故名为"气海",实则当肺之处。此居上焦之位,心肺居于其中,卫气宣发于此。故气海者,既为大气搏聚之海者,亦为大气生化之宇,又为气血运行之源。所谓搏聚之海者,水谷化生之气与吸入之气,皆汇于此也。所谓生化之宇者,汇于气海之气,犹大气生化之器也。所谓气血运行之源者,以脉得肺之朝,气得卫之宣发,则去其故而纳其新矣,亦如江河之有源头活水。

第五,就气之运行而言,主要有两个途径。一者,气血循行于脉中,散于诸络,渗于孙络,输于脏腑,以供人体之滋养。盖气之与血,相依而行,故后世有"气为血帅,血为气母"之说。实则血得气以行,气得血以载也。故气血之行也,血不得无气,气亦不得无血,二者相辅相成也。二者,卫气循行于脉外。此即所谓"上焦开发,宣五谷味,熏肤充身泽毛,若雾露之溉,是谓气。"此虽言"五谷味",以其从上焦开发,自胸中而出,实则五谷所化之气及肺所吸入之天气也。详此气既得充贯于一身,脏腑之内外,实则阳气之主体也,犹人体之护卫也。

4. 营血循环之府

营血循环之府指营血之生成及循环相关之脏器与器官。所谓"循环"者,言营血之循行往复,如环之无端也。循者,沿顺也。环者,环周不休也。是言营血之运行,沿着一定的通道,往复运行,回环不止,而无端始。在《素问》与《灵枢》中,或称"环周不休",如《素问·举痛论》:"经脉流行不止,环周不休。"或称"如环无端",如《灵枢·邪气藏腑病形》:"经络之相贯,如环无端。"又《灵枢·脉度》:"气之不得无行也,如水之流,如日月之行……如环之无端,莫知其纪。"又《灵枢·营卫生会》:"营在脉中,卫在脉外,营周不休,五十而复大会,阴阳相贯,如环无端。"又《灵枢·动输》:"营卫之行也,上下相贯,如环之无端。"诸言"如环无端",犹"循环无端"也。如《孙子·势》:"奇正相生,如循环之无端,孰能穷之。"李筌注:"奇正相依而生,如环团圆,不可穷端倪也。"宋沈括《梦溪笔谈·象数一》:"循环无端,终始如贯,不能议其隙,此圆法之微。"此皆言客观事物之运动,往复回旋,无有终始。本文言"如环无端",指营卫气血之运行,呈回还往复状态,故不可穷其端倪也。又曰:"营周不休"者,犹循环周行而不休。营犹"环"也。按营与萦、环、还等古通。绕也,周回也。如《公羊传·庄公二十五年》:"以朱丝营社。"唐陆德明释文:"营,本亦作萦。"《论衡·顺鼓》及《后汉书·地理志》刘昭注引亦作"萦"。《广韵·清韵》:"萦,绕也。"又清王念孙《读书杂志·荀子·臣道》环主:"营与环古同声而通用。《春秋·文十四年》:有星孛入于北斗。《谷梁传》曰:其曰入北斗,斗有环域也。环域即营域,犹营绕为环绕,营卫之为环卫也。"是上言"营周"犹"环周"也。

人之营血,皆源于先天,而其滋养与补给,则有赖于后天之水谷,故此言营血之生成,主要论及后天也。又营血之运行,离不开卫气,故经文常并论之。

《素问·五藏生成》:"诸血皆属于心……故人非卧血归于肝,肝受血而能视,足受血而能步,掌受血而能握,指受血而能摄。"王冰注:"血居脉内,属于心也。八正神明论曰:血气者,人之神,然神者,心之主,由此,故诸血皆属于心也……肝藏血,心行之。人动则血运于诸经,人静则血归于肝脏。何者?肝主血海故也……血气者,人之神,所以受血者,皆能运用。"按本文主要言诸血之所主与所藏,及血之运用也。王冰注犹能阐发经旨,详明文义。据文义,主要说明以下几个问题。"诸血皆属于心"者,言一身之血,尽皆统属于心脏,且由心主宰而运行之。"人卧血归于肝"者,王注颇能发挥其义。盖血之行,其流量与动静有关,故王注曰:"人动则血运于诸经,人静则血归于肝脏"。故肝脏亦犹血之海,有调节血流量之用。诸言视、步、握、摄皆因受血而能得其用者,特举例以明之。凡诸肢体之得以运用者,皆赖血以养之,神以行之。故王注特举"血气者,人之神"语,以明其义。

《素问·经脉别论》:"食气入胃,浊气归心,淫精于脉,脉气注经,经气归于肺,肺朝百脉,输精于皮毛,毛脉合精,行气于府,府精神明,留于四脏,气归于权衡,权衡以平,气口成寸,以决死生。"按本文主要说明以下几个问题。一者,诸血之后天补给,主要赖水谷之精微。此言"食气入胃,浊气归心,淫精于脉"者,概言此义也。二者,经脉之气,流通于十二经之中,皆归之于肺,与肺气相会。此"肺朝百脉"之义也,前节已言之。三者,"毛脉合精,行气于府"者,言毛脉合诸精气,复行于血之府,即经脉也。"毛脉",杨上善注:"毛脉即孙脉也。"此指皮毛中孙络细脉也。又详"府",杨上善指为六腑,王冰以为膻中气海。似皆未允,按此本言经脉之流通变化者也,故本文之"府",当指血之府。《素问·脉要精微论》云:"脉者,血之府也。"与本文正合。观此文可知,营血之运行,由经脉而入于络脉,由络脉而入于孙脉,由孙脉而复行于经脉,此正所以体现经脉流行不止,如环无端之义也。四者,"府精神明,留于四脏,气归于权衡。"言血府中精微,经变化不测,而流通于四脏,其气则保持阴阳之平衡。"神明",指客观存在之事物自身的变化。《淮南子·泰族训》:"其生物也,莫见其所养而物长,其杀物也,莫见其所丧而物亡,此之谓神明。"亦或谓之"神",如《易·系辞上传》:"阴阳不测之谓神。""留于四脏"者,经气通过肺朝百脉及府精神明等神机之化,而流通于心肾肝脾四脏。留与流古通。五者,正以肺朝百脉,府脉神明,气归于权衡,故手太阴气口之脉,即寸口之处,方得为决死生之诊。言此足以验气血之兴衰也。

《素问·八正神明论》:"是故天温日明,则人血淖液,而卫气浮,故血易泻气易行;天寒日阴,则人血凝泣,而卫气沉。月始生则血气始精,卫气始行;月郭满则血气实,肌肉坚;月郭空则肌肉减,经虚,卫气去,形独居,是以因天时而调血气也。"《素问·离合真邪论》:"天有宿度,地有经水,人有经脉。天地温和,则经水安静;天寒地冻,则经水凝泣,天暑地热,则经水沸溢,卒风暴起,则经水波涌而陇起。"按以上二篇内容,主要说明人血之运行,受日月及气候之一定影响。如日晴气温,则气血易行,日阴气寒,则气血易凝,天暑日热,则气血易沸,卒风暴起,则气血易动。又气血运行在一月之间,亦受月之盈虚圆缺的一定影响。故月始生则气血精,月满则血气实,月亏则血气虚。此亦说明人与天地相参也。

《素问·痹论》:"荣(按荣与营通)者,水谷之精气也,和调于五脏,洒陈于六腑,乃能入于脉也。故循脉上下,贯五脏,络六腑也。卫者,水谷之悍气也,其气慓疾滑利,不能入于脉也。故循皮肤之中,分肉之间,熏于肓膜,散于胸腹。"王冰注:"《正理论》曰:谷入于胃,脉道乃行,水入于经,其血乃成。又《灵枢经》曰:荣气之道,内谷为宝,荣行脉内,故无所不至。悍气,谓浮盛之气。以其浮盛之气,故慓疾滑利,不能入于脉中也。皮肤之中,分肉之间,谓脉外也。肓膜,谓五脏之间膈中膜也。以其浮盛,故能布散于胸腹之中,空虚之处,熏其肓膜,令气宣通也。"按本文主要说明营卫由水谷之气而生,及营卫之运行与作用。又《灵枢·营卫生会》:"人受气于谷,谷入于胃,以传与肺,五脏六腑,皆以受气,其清者为营,浊者为卫,营在脉中,卫有脉外,营周不休,五十而复大会,阴阳相贯,如环无端。"又:"中焦亦并胃中,出上焦之后,此所受气者,泌糟粕,蒸津液,化其精微,上注于肺脉,乃化而为血。以奉生身,莫贵于此,故独得行于经隧,命曰营气……营卫者,精气也。血者,神气也。故血之与气,名同类焉。"按本文言水谷化生营卫之气,与上文义同。然本文又特出中焦所出之营气,注于肺脉者,化而为血,说明血与营之生化关系。又言"血之与气,异名同类"者,犹以说明血与气之生化关系。进一步说明营之与血、血之与气,亦相为依存者。又《灵枢·痈疽》:"肠胃受谷,上焦出气,以温分肉而养骨节,通腠理。中焦出气如露,上注溪谷而渗孙脉,津液和调,变化而赤为血。血和则孙脉先满,溢乃注于络脉,皆盈,乃注于经脉。阴阳已张,因息乃行,行有经纪,周有道理,与天同行,不得休止。"杨上善注:"出气谓营气也。经络及孙络有内有外,内在脏腑,外在筋骨肉间。谷入于胃,精液渗诸孙络,入于大络,大络入经,流注于外,外之孙络,以受于寒温四时之气,入络行经,以注于内。今明水谷精液,内入孙络,乃至于经也。内外经络,行于脏腑,脏腑气和,乃得生也。"按本文所言"中焦出气"与"上焦出气",即营卫之气,与前文义亦同。所言营气注溪谷渗孙脉,"变化而赤为血",与《灵枢·营卫生会》所言中焦之气,"上注于肺脉,乃化而为血",文虽有别而义则同,皆言血由营气变化而赤乃成。又本文所言营血由孙脉注于络脉,由络脉注于经脉之义,对于营血循环之运行过程的各个环节,有重要意义。结合《素问·经脉别论》所言"脉气流经,经气归于肺,肺朝百脉,输精于皮毛,毛脉合精,行气于府,府精神明,留于四脏"之文义。尽管两处言简意赅,但亦不难发现,此乃对营血运行过程的简要说明,也就是说由中焦所化水谷之精气,由上焦所受天地之精所,经肺朝百脉,化而为血,由大经而注于诸络脉,由络脉而注于孙脉,复由孙脉而注诸络脉,由络脉注于经脉。此之所谓"阴阳已张,因息乃行,行有经纪,周有道理"也。通过上文可见,古人已知营血在身,不仅在十二经循环往复,周而复始;其在经脉、络脉与孙脉之间,亦循环往复,周而复始。此营血循环之大略也。

《素问·调经论》:"人有精气津液,四肢九窍,五脏十六部,三百六十五节,乃生百病……五脏之道,皆出于经隧,以行血气。血气不和,百病乃变化而生,是故守经隧焉。"杨上善注:"九窍五脏以为十四,四肢合手足故有十六部。"王冰注:"十六部者,谓手足二,九窍九,五脏五,合为十六部也。三百六十五节,非谓骨节,是神气出入之处也……隧,潜道也。经脉伏行而不见,故谓之经隧焉。"按"十六部"者,诸家说解不一,皆各凑十六之数,似难为据,详《素问》及《灵枢》中言部处,惟"皮部"之说,似合此义。如《素问·皮部论》:"皮有分部。"又:"凡十二经络脉者,皮之部也。"又《灵枢·卫气失常》:"皮之部,输于四末。"故疑"十六"二字,或为"十二"之误。按本文虽以生病而言,然亦说明人之四肢九窍,脏腑皮部,三百六十五节,皆赖经隧运行气血,输送精气津液,则血气乃和,身不病焉。又本文明确提出"经隧以行血气"的问题。正可与前文言血与气相依存之义相印证。此在上节论气与血的关系时,亦曾言及。

《灵枢·经脉》:"人始生,先成精,精成而脑髓生,骨为干,脉为营,筋为刚,肉为墙,皮肤坚而毛发长。谷入于胃,脉道以通,血气乃行。"《灵枢·经水》:"经脉者,受血而营之。"《灵枢·本藏》:"经脉者,所以行血气而营阴阳,濡筋骨,利关节者也。"以上诸文主要说明以下几个问题。一者,经脉血气皆成于先天。然气血之运行,则始于后天。所谓"谷入于胃,脉道以通"者,广而论之也。特指明胃得水谷之后,脉道则通行矣。二者,经脉主要是受纳气血而行于一身。三者,经脉运行气血,调节阴阳,濡养筋骨,滑利关节等,为其主要之功用。

《灵枢·决气》:"中焦受气取汁,变化而赤,是谓血……壅遏营气,令无所避,是谓脉;"杨上善:"五谷精汁,在于中焦,注于手太阴脉中变赤,循脉而行,以奉生身,谓之为血也。"张介宾注:"壅遏者,隄防之谓,犹道路之有封疆,江河之有涯岸,俾营气无所回避,而必行其中者,是谓之脉。然则脉者,非气非血,所以通乎气血者也。"按此言中焦受气取汁,变化而赤之义,与前文同。所言"脉",乃运行气血之通道,呈管状系统,故得以"壅遏营气,令无所避"也。

《灵枢·五十营》,按本篇言五十营者,即人气行五十环,亦即五十周也,大义言:人一呼,脉再动,气行三寸,一吸,脉亦再动,气行三寸,呼吸定息,气行六寸,一日一夜,一万三千五百息,人气行五十周于身,凡行八百一十丈也。按此所言脉气行数,自明、清以来,多有疑者,如清人何梦瑶谓,人一日一夜,岂止一万三千五百息? 又陆以湉《冷庐医话·质正》:"《灵枢经》谓人呼吸定息,气行六寸,一日夜行八百一十丈,计一万三千五百息,何西池以为伪说,人一日夜岂止一万三千五百息。余尝静坐数息,以时辰表验之,每刻约二百四十息,一日夜百刻,当有二万四千息,虽人之息长短不同,而相去不甚远,必不止一万三千五百息,然则何氏之说为不虚,而经所云,未足据矣。"近代学者,或以为系行慢呼吸法所计之数。故此说究以何为据,尚难定论。总之,据本文精神,古人已在说明,营气的运行,在时间与空间方面,都是一种有序的运动。

《灵枢·营气》:"营气之道,内谷为宝,谷入于胃,乃传之肺,流溢于中,布散于外,精专者,行于经隧,尝营无已,终而复始,是谓天地之纪。"此下言其运行路线为手太阴注手阳明,手阳明注足阳明,足阳明注足太阴,足太阴注手少阴,手少阴注手太阳,手太阳注足太阳,足太阳注足少阴,足少阴注手心主,手心主注手少阳,手少阳注足少阳,足少阳注足厥阴,足厥阴注督脉,督脉注任脉,任脉复注于手太阴。又《灵枢·经脉》言十二经脉之运行路线,与本文前言十二脉之顺序亦同,惟由足厥阴复注于手太阴,而无督、任二脉也。此二篇之所别也。故言经脉之循行,惟十二经;言营气之行者,则十二经并督、任二脉也。然刺灸之气穴,以十四经为法者,当本于此。

据以上诸文所言,凡气血之运行,已有三说矣,一者,经脉篇所言,为手足阴阳十二脉;一者营气篇所言,为手足阴阳十二脉,并督、任二脉为十四脉;一者五十营篇所言,每周脉行长度为十六丈二尺,据脉度篇所云,十六丈二尺之数,包括手足阴阳十二脉,并任、督、三脉,是则为十五脉矣。于此可见,此关古经所记,原非出于一家之言。然大略言之,气血之循经而行,于义则同。

《灵枢·海论》:"冲脉者,为十二经之海,其输上在于大杼,下出于巨虚之上下廉。"又《灵枢·动输》:"冲脉者,十二经之海也。与少阴之大络,起于肾下,出于气街,循阴股内廉,邪入腘中,循胫骨内廉,并少阴之经,下入内踝之后,入足下,其别者,邪入踝,出属跗上,入大指之间,注诸络,以温足胫。"按此所言冲脉为十二经之海,即血海也。血海者,血所汇聚之处。此脉与少阴之大络,循阴股、胫骨,并少阴之经,入足下,是在于下肢者也。下肢之血,何以汇之于海,盖海有以调诸经之血也。冲脉为奇经八脉之一,不拘于十二经也。《难经·二十七难》对此特释云:"圣人图设沟渠,通利水道,以备不虞。天雨降下,沟渠溢满,当此之时霶霈妄行。圣人不能复图也。此络脉满溢,诸经不能复拘也。"与此血海之义亦合。《灵枢·卫气》:"胸气有街,腹气有街,头气有街,胫气有街。故气在头者,止之于脑;气在胸者,止之膺与背腧;气在腹者,止之背俞,与冲脉于脐左右之动脉;气在胫者,止之于气街,与承山、踝上以下。"又《灵枢·动输》:"夫四末阴阳之会者,此气之大络也,四街者,气之径路也。故络绝则径通,四末解则气从合,相输如环。"杨上善注:"四末,谓四肢,身之末也。四街,谓胸、腹、头、胫脉气道也。邪气大寒客于四末,先客络脉,络脉虽壅,内经尚通,故气相输如环,寒邪解已,复得通也。"张志聪注:"此申明经脉之血气,从四街而出行于脉外,皮肤分肉之血气,从四末而入行于脉中,上下相贯,环转之无端也……相输之会气从合者,谓皮肤之气血,从四末而溜于脉中,输行于经,而与脉中之血气相会,入于肘膝之间,而与脉中之血气相合,故曰四末解则气从合。"按此言血气之行,除在大经与大络中运行外,凡诸四街之地,另有诸多别行之径路,以与经络傍通,故凡经络因故而壅塞不通时,气血得从别行之径路而与经络傍通,使气血之行,不致中断,故曰"四末解则气从合,相输如环"也。街,通行于四方之道路也。《说文·彳部》:"街,四通道也。"街者,皆各大经络通行处。径,小路也。《说文·彳部》:"径,步道也。"徐锴系传:"小道不容车,故曰步道。"此言四街之径路,乃四街处别有诸多细小络脉,可与经络傍通,故为气血运行之径路也。明乎此,则气血运行如环之义,不拘于一也。

《灵枢·本神》:"脾藏营,营舍意。"张介宾注:"营出中焦,受气取汁变化而赤,是胃血,故曰脾藏营。营舍意,即脾藏意也。"按所言藏者,犹府库之得以藏物也。脾藏营者,脾为营之府库也。又《素问·太阴阳明论》所谓"脾脏者,常著胃土之精也"。与本文义亦合。著与贮通,藏也。盖胃受水谷,生化之精气,亦营气也。藏之于脾。既可运于诸经,又可为后备之调控,此脾藏营之义也。

根据以上诸文,营血循环之府,主要说明以下几个问题。

第一,营血循环之府,主要包含有心、肺、肝、脾及经脉(含络脉、孙脉等)等。心生血而主脉,肺朝百脉,肝藏血,脾藏营,脉为血之府。故上言诸脏气及器官,皆为营血循环之府也。

第二,人之营血,本源于先天,而滋养于后天。后天者,由饮食之水谷精气而予以补给。然水谷之精气,乃先转化为营气,乃入于肺中,由营气之变化而赤,是之谓血。故营之与血,虽同行于脉中,而又有所分别。

第三,营血为人生重要营养物质,行于脉中,通贯上下内外,五脏六腑,四肢百骸,无所不通,所谓"经脉者,所以行血气而营阴阳,濡筋骨,利关节者也。"实则营血之作用也。然营血之得循环不止,尚需赖气以行之。故亦常称之曰血气、气血、营气,皆含有气之义。此所言"气",乃脾胃所受谷气与肺所吸入天气相化生者,故名真气,或曰经气。如《素问·离合真邪论》曰:"真气者,经气也。"又《灵枢·刺节真邪》曰:"真气者,所受于天,与谷气并而充身也。"又真气与经气亦义含多方,有时亦非尽指此,是当别论。气血运行于脉中,分属阴阳二性,气以血为基,血以气为用,血得气以行之,气得血以载之,二者相反而相成。也就是说,行于脉中之气,除具有一定养护作用外,尚有动力之用。宋崔嘉彦《四言举要》所谓"气橐籥,脉如波澜,血脉气息,上下循环。"正属此义。橐籥,古时冶炼用以吹风之器,犹今之风箱。《老子·道经·五章》:"天地之间,其犹橐籥。"吴澄注:"橐籥,冶铸所以吹风炽火之器也。"

第四,营血在脉中运行,呈周期性回环状态。所谓周期性,是指营血的运行,是按一定的流速,在一定时间内,行遍应行经脉,如此终而复始,一日夜行五十周,故曰周期性。所谓回环状,是指营血的支行,是按一定的经脉联接成的环状通道中流动,周而复始,如环无端,故曰回环状态。至其运行通道,《灵枢》中记述不一,如经脉篇所言为手足阴阳十二经脉相互联接;营气篇所言为十二经脉,并任、督二脉相互联接。而五十营篇所言,则为十二经脉,并任、督、跻脉,共十五脉也。此或古经各有所本。然其所论,皆循脉而行,则无歧义,若刺灸之气穴归属,据晋皇甫谧《针灸甲乙经》卷三所收古《明堂》文可见已按十四经归属气穴矣。故十四经说,或为针灸家所宗者多。

第五,营血在脉中运行,并非尽出于自身的功能,尚有诸多脏器之调节。由于诸脉皆属于心,心主脉,生血,故营血之运行,实由心以主宰之。肺行呼吸,藏气而朝百脉,故诸脉之朝于肺,由呼吸而行吐纳。呼以吐肺中浊气,吸以纳天之清气。故肺朝百脉者,使经气有所代谢也。肝藏血,犹血之府库也,具调节血液储量之功,脾藏营者,具调节营气储量之用。故二脏对营血流量的调控,均有重要作用。

第六,《素问·宝命全形论》曰:"人以天在之气生,四时之法成。"是人之生也,无不与天地相参,与自然相应。营血之行,亦皆如此。故天温易行,天寒易凝,天暑易沸,月满则实,月空则虚等,旨在说明天地自然的变化,对营血的运行,均有一定影响。

5. 神志活动之府

神志活动之府指人之精神志意活动之脏器与器官。精神志意者,泛指人之意识也。对形骸而言。如《吕氏春秋·尽数》:"圣人察阴阳之宜,辨万物之利,以便生,故精神安乎形,而年寿得长焉。"汉王符《潜夫论·卜列》:"夫人之所以为人者,非以此八尺之身也,乃以其有精神也。"又《史记·太史公自序》:"道家使人精神专一,动合无形,赡足万物。"凡此所言精神,皆归于"意识"之范畴。又《庄子·盗跖》:"不能说(悦)其志意,养其寿命者,皆非通道者也。"《荀子·修身》:"凡用血气、志意、知虑,由礼则治通。"《韩诗外传》卷四:"血气平和,志意广大。"凡此所言志意,亦皆归"意识"之范畴。

精神,亦或称"神"与"神明",然"神"与"神明"等概念,其义非一,为辨而别之,仅举其二。一者指人之精神而言。如《墨子·所染》:"不能为君者伤形费神,愁心劳意。"《史记·太史公自序》:"凡人所生者神也。所托者形也,神大用则竭,形大用则敝,形神离则死。"《荀子·天论》:"形具而神生。"杨倞注:"神谓精魂。"又《庄子·齐物论》:"劳神明为一,而不知其同也。"《荀子·解蔽》:"心者,形之君也,而神明之主也。"凡此言"神"与"神明",皆指精神而言。二者,指宇宙事物发展变化的动力或本能。如《周易·系辞上传》:"阴阳不测之谓神。"王弼注:"神也者,变化之极,妙万物而为言,不可以形诘者也。故曰阴阳不测。"又《系辞下传》:"阴阳合德,而刚柔有体,以体天地之撰,以通神明之德。"孔颖达正义:"以通神明之德者,万物变化,或生或成,是神明之德。"又《淮南子·泰族训》:"其生物也,莫见其所养而物长,其杀物也,莫见其所丧而物亡,此之谓神明。"凡此所言"神"与"神明",皆指事物之变化而言。余者,在《素问》与《灵枢》中言"神"与"神明"处,涉及义项颇多,当结合具体文义而加以辨析。本节所言,主要是关于精神方面的内容。

神志活动作为意识活动的总和,具有许多不同的存在形式和不同的表现形式。今人肖前等主编《辩证唯物主义原理》第三章第二节意识的本质和结构云:"诸如感觉、知觉、表象、欲望、态度、目的、计划、观念、信念、理想、情绪、情感、意念、意志、体验以及社会的意识形态和精神文化生活等等,都可以看作是人类意识世界的不同存在形式和不同的内容表现。"

就《素问》与《灵枢》中有关神志活动的内容而论,亦述及诸多方面,体现了神志活动的广泛性复杂性。但其并非孤立的或杂乱无章的各种形式,它们是相互联系的统一体。而且神志活动又是与人类社会及自然界相互联系的统一体。

《素问》与《灵枢》中所论神志活动相关之脏腑器官等,体现了中医自身的理论体系,及神志活动的生理系统。内容十分丰富,以下仅就其主要方面,加以论述。

《素问·上古天真论》:"恬惔虚无,真气从之,精神内守,病安从来。是以志闲而少欲,心安而不惧,形劳而不倦。气从以顺,各从其欲,皆得所愿。故美其食,任其服,乐其俗,高下不相慕,其民故曰朴。是以嗜欲不能劳其目,淫邪不能惑其心,愚智贤不肖,不惧于物,故合于道。"按本文主要论及养生之道,从此文中可见其涉及于精神活动方面的概念颇多,如精神、志、欲、惧、愿、乐、慕等,包括人们的精神、意志、欲望、情绪、情感,以至风尚方面的所谓"俗"与"朴",及德才方面的所谓"愚、智、贤、不肖"等。从而说明养生问题,对神志的调养,具有十分重要意义,本文虽具有道家的某些思想内容,但从养生要注意养神的角度论,亦不无道理。

故后复云："外不劳形于事,内无思想之患,以恬愉为务,以自得为功,形体不敝,精神不散,亦可以百数。"义犹此也。根据上文,可见本文所论神志,涉及意识活动之个体与社会的诸多方面。

《素问·四气调神大论》,按本篇题名曰"调神",详其内容则春三月曰"以使志生",冬三月曰"使志无怒",秋三月曰"使志安宁",冬三月曰"使志若伏若匿……"等,均称"志",王冰注解曰"志意"。是本篇论调神者,犹调养神志也。然文中诸言"志"者,重在情志也。

《素问·阴阳应象大论》:"人有五脏化五气,以生喜怒悲忧恐。故喜怒伤气,寒暑伤形,暴怒伤阴,暴喜伤阳。"又曰肝"在志为怒,怒伤肝,悲胜怒",心"在志为喜,喜伤心,恐胜喜",脾"在志为思,思伤脾,怒胜思",肺"在志为忧,忧伤肺,喜胜忧",肾"在志为恐,恐伤肾,思胜恐"。又《素问·宣明五气篇》:"五精所并:精气并于心则喜,并于肺则悲,并于肝则忧,并于脾则畏,并于肾则恐。是谓五并,虚而相并者也。"又《灵枢·九针论》亦载此文,惟文少异而义尽同。

以上诸文,提及以下几方面的问题。一者人之五脏,化生喜怒悲忧恐五气。说明凡此情志变化与五脏相关,并体现由于情志对五脏的感应不同,故五脏得以化此五气。二者,关于五脏所化五气,虽诸篇所云,不尽相同,或古经所出,各有所本。如脾之或言思或言畏,肝之或言怒或言忧,肺之或言忧或言悲等。但均指情志变化而言,亦即情感或情绪方面的变化,即所言"思",亦犹思念之意。如《广韵·之韵》:"思,思念也。"三者,五脏五志,是五脏对客观事物在情志方面的正常反映,亦即神志对外界的不同感应表现的不同形式。但是,此种反映或感应,亦有其可适应的限度。如超过一定的限度,则有所伤害,故五志亦能伤及五脏。如肝"在志为怒,怒伤肝"。王冰注:"虽志为怒,甚则自伤。"张介宾注:"怒出于肝,过则伤肝。"此所谓"甚"与"过",即超过极限义。四者,五志之间,有相互抑制的作用,即所谓相胜者也。如所谓"怒伤肝,悲胜怒",马莳注:"悲为肺志,以情胜情也。"余脏同此例。按马氏所谓"以情胜情",即属此义。惟本文所言五志相胜,乃以五脏五行相克说为理论基础。

《素问·灵兰秘典论》:"心者君主之官,神明出焉……肝者将军之官,谋虑出焉。胆者中正之官,决断出焉。膻中者臣使之官,喜乐出焉。"王冰注:"任治于物,故为君主之官,清静栖灵,故曰神明出焉。……勇而能断,故曰将军,潜发未萌,故谋虑也焉。刚正果决,故官为中正,直而不疑,故决断出焉……然心主为君,以敷宣教令,膻中主气,以气布阴阳,气和志适,则喜乐由生,分布阴阳,故官为臣使也。"又《素问·六节藏象论》:"凡十一脏,决于胆也。"《灵枢·师传》:"五脏六腑,心为之主。"又五癃津液别篇与本文同。又邪客篇:心者,五脏六腑之大主也,精神之所舍也,其脏坚固,邪弗能容(按容,《太素·脉行同异》《脉经》卷六第三均作客,于义为是。下同)也,容之则心伤,心伤则神去,神去则死矣。故诸邪之在于心者,皆在于心之包络。"根据以上文义,主要说明三个问题。一者,所谓"审明"、"谋虑"、"决断"、"喜乐"等,均为神志活动概念,为脏腑所主神志活动之不同表现形式。二者,神志活动之总体决主宰者为心。故为君主之官,像封建社会主宰权利中枢之帝王,也就是说心为神志活动的中枢。三者,正由于心为一身之君主,精神之所膀,故心不可伤,凡邪之客于心者,均在心之包络。

《素问·六节藏象论》:"心者生之本,神之变(按变,《五行大义》卷三第四、《云笈七签》卷五十七第七引本文均作处,义胜)也","肺者气之本,魄之处也","肝者罢极之本,魂之居也。"《素问·宣明五气篇》:五脏所藏,心藏神,肺藏魄,肝藏魂,脾藏意,肾藏志,是胃五脏所藏。"

《灵枢·九针论》载五脏所藏,与本文基本相同,惟肾作"肾藏精志。"《灵枢·经水》:"五脏者,合神气魂魄而藏之。"《灵枢·本藏》:"志意者,所以御精神,收魂魄,适寒温,和喜怒者也……五脏者,所以藏精神血气魂魄者也。"《灵枢·卫气》:"五脏者,所以藏精神魂魄者也。"以上诸文虽然在文字方面有所出入,但其基本内容,主要说明了人的神志活动,分别出于五脏,亦即所谓"五脏所藏"。其中"心藏神"说,结合"心为君主之官,神明出焉"之义,此所言"神"与"神明",两义相通,均指神志活动之总概念,余者如魂、魄、意、志等,当是神志活动的之分概念,亦即神志活动之不同形式,或者说神志活动在肺、肾、肝、脾诸脏中发生的不同反应,故不得与"心藏神"等观,至于魂、魄、意、志等之含义,《灵枢·本神》有具体说明,详见后文。

　　《素问·汤液醪醴论》:"帝曰:形弊血尽而功不立者何? 岐伯曰:神不使也。帝曰:何谓神不使? 岐伯曰:针石,道也。精神不进,志意不治,故病不可愈。今精坏神去,荣卫不可复收。何者? 嗜欲无穷,而忧患不止,精气弛坏,荣泣卫除,故神去之,而病不愈也。"按本文主要体现神志活动与荣卫气血等形体的关系。盖五志虽藏于五脏,犹依存于营卫气血以养之。反之,神志活动有过,如嗜欲无穷,忧患不止,则精坏而神去,则所谓"神不使"。神不使则病不愈。故本文充分体现了形神关系之唯物辩证思想。

　　《素问·脉要精微论》载梦十一条,与《灵枢·淫邪发梦》大致相同。又《素问·方盛衰论》论五脏少气之妄梦十条,详其内容,则均与五脏之五行有关,如肺之梦白物、兵战,肾之梦溺人、伏水,肝之梦生草、伏树,心之梦救火、燔灼,脾之梦饮食、筑垣等。又《灵枢·淫邪发梦》:"正邪从外袭内,而未有定舍,反淫于脏,不得定处,与营卫俱行,而与魂魄飞扬,使人卧得安而喜梦。气淫于腑,则有余于外,不足于内;气淫于脏,则有余于内,不足于外。"此下言阴气盛、阳气盛、阴阳俱盛、上盛、下盛、甚饥、甚饱、肝气盛、肺气盛、心气盛、脾气盛、肾气盛等十二盛所致之梦,及厥气客于心、客于肺、客于肝、客于脾、客于肾、客于膀胱、客于胃、客于大肠、客于小肠、客于胆、客于阴器、客于项、客于胫、客于股肱、客于胞膻等十五不足所致之梦。如阴气盛则梦大水而恐惧,阳气盛则大火而燔焫,阴阳俱盛梦相杀,上盛则梦飞,下盛则梦堕,甚饥则梦取,甚饱则梦予等。又如厥气客于心则梦见丘山烟火,客于肺则梦飞扬,见金铁之奇物,客于胆则梦斗讼自刳,客于阴器则梦接内,客于项则梦斩首,客于胫则梦行走而不能前及居深地窌苑中等。

　　上述言梦诸文,义皆相近,特《淫邪发梦》篇所论,则明确指出梦的机理,为正邪袭内,未有定处,"与营卫俱行,而与魂魄飞扬"所致。此说充分体现了对梦的解释的唯物思想。关于梦的问题,历来有多种说法,其中以言占者为多,如《周礼·地官·占梦》:"以日月星辰占六梦之吉凶。"此下言正梦、噩梦、思梦、寤梦、喜梦、惧梦,凡此六梦,皆以占人事之吉凶。又《汉书·艺文志·杂占》著录有《黄帝长柳占梦》十一卷,《甘德长柳占梦》二十卷。诸如此类,以未详梦之实,而寄之于神灵,难免陷入唯心。近代科学证明,梦是人的潜意识的一种表现状态。所谓"潜意识",肖前等主编《辩证唯物主义原理》第三章第二节云:"显意识是人们自觉的、可控的、用言词表达的意识活动状态……但是,潜意识也是主观反映客观世界,特别是反映人自身的客观状态的一种不可缺少的形式……潜意识是未被主体自觉地意识到的心理活动、思维活动的总和,是一种不知不觉的内心的意识活动。"

　　《淫邪发梦》篇所言诸文,主要可体现以下几个问题。一者发梦是由于客观因素,如正邪袭内或自身因素,如饥饱导致生理功能变化而引起的神志活动。二者,此种神志活动的表现形式主要为"魂魄飞扬"。所谓"魂魄飞扬",是指魂魄不得安宁的活动状态。因而导致不自觉的、无目的的、非控制性梦境状态。三者,正由于魂魄的此种活动是不自觉的、无目的的、非控制性的,虽属于神志活动,但仅是一种潜意识活动。四者,根据本文言梦之精神实质,乃是由主客观因素引起的魂魄活动状态,充分体现了唯物主义思想,与占术之言梦,自有本质的区别。

《素问·脉要精微论》:"衣补不敛,言语善恶不避亲疏者,此神明之乱也。"《素问·阳明脉解》:"阳盛则使人妄言骂詈,不避亲疏而不欲食,不欲食故妄走。"张介宾注:"阳盛者,阳邪盛也……阳气者,静则神藏,躁则消亡。故神明乱而病如是。"又《灵枢·热病》:"偏枯身偏不用而痛,言不变,志不乱,病在分腠之间……痱之为病也,身无痛者。四肢不收,智乱不甚,其言微知,可治,甚则不能言,不可治也。"详此文言偏枯与痱之别,主要有二,一者身痛与否,意在知觉;二者志乱与否,意在神智。故痱之为病,内在脏腑,尤及于神志也。又《灵枢·癫狂》言狂病,皆有神志证候。如喜忘苦怒善恐者,自高贤、自辩智、自尊贵、善骂詈日夜不休者,狂言、惊、善笑、好歌乐、妄行不休者,目妄见、耳妄闻、善呼者,善见鬼神、善笑而不发于外者。凡此诸候,皆神明之乱也。乃由于病理原因造成的神志失控,乱而无序,导致之病理性潜意识活动状态。

《灵枢·本神》:"天之在我者德也,地之在我者气也,德流气薄而生者也。故生之来谓之精,两精相搏谓之神,随神往来谓之魂,并精出入谓之魄,所以任物者谓之心,心有忆谓之意,意之所存谓之志,因志而存谓之思,因思而远慕谓之虑,因虑而处物谓之智。"杨上善注:"未形之分,桄与我身,谓之德者,天之道也……阴阳和气,质成我身者,地之道也。德中之分流动,阴阳之气和亭,遂使天道无形之分,动气和亭,物得生也。雌雄两神相搏,共成一形,先我身生,故谓之精也。即前两精相搏,共成一形,一形之中,灵者谓之神者也,即乃身之微也……魂者,神之别灵也,故随神往来,藏于肝,名曰魂。魄,亦神之别灵也,并精出此而入彼,谓为魄也。物,万物也。心神之用也。任知万物,必有所以,神为随心,能任知万物,任知万物(按为以下十二字原残缺不清,据文义补),故谓之心也……意,亦神之用也,任物之心,有所追忆,谓之意。志,亦神之用也,所忆之意,有所专存,谓之志也。思,亦神之用也,专存之志,变转异求,谓之思也。虑,亦神之用也,变求之思,逆慕将来,谓之虑也。智亦神之用也,因虑所知,处物是非,谓之智也。"按杨氏此注,义亦简明,惟其言神一段,本于佛家之说云:"及案释教,精合之时,有神气来托,则知先有,理不虚也。"此言神在精先,独立存在,出于神学唯心,不足取焉,故予以删汰。按本文大致具有三义。一者,前文主要说明,人得天地之生气及父母之精血而赋有生命,气行质具,则神志由此而生。此言神志之所出亦源于先天。二者,神志活动,具有多层次结构。如本文所言神、魂、魄、意、志、思、虑、智等,浑而言之,皆属于神志活动,析而言之,则各有专司。三者,神之所应,有"任物"与"处物"之功。本文言"所以任物者谓之心",杨注释"任物"为"任知万物",于义为是。"任物"之功,首在接物。《荀子·天论》云:"耳目鼻口形,能各有接,而不相能,夫是之谓天官。心居中虚,以治五官,夫是之谓天君。"杨倞注:"耳辨声,目辨色,鼻辨臭,口辨味,形辨寒热疾痒。其所能,皆可以接物,而不能互相为用。官犹任也。言天之所付任有如此也。心居于中,空虚之地,以制耳目鼻口形之五官,是天使为形体之君也"。又《淮南子·俶真训》云:"且人之情,耳目应感,动心志,知忧乐,手足之佛疾痒,辟寒暑,所以与物接也。"按此言接物者,接触客观事物。按此说与本文"任物"之义正合。是则可知神志之任物、处物,需经意、志、思、虑、智等多级程序。故神志活动,不仅是多层次结构,而且以任物到处物,也是从感性认识到理性认识的发展过程。详本篇又云："心怵惕思虑则伤神。神伤则恐惧自失……脾愁忧而不解则伤意,意伤则悗乱,四肢不举……肝悲哀动中则伤魂,魂伤则狂妄不精,不精则不正当人……肺喜乐无极则伤魄,魄伤则狂,狂者意不存人……肾盛怒而不止则伤志,志伤则喜忘其前言。"按上文所言怵惕思虑、愁忧不解、悲哀动中、喜乐无极、盛怒不止等,皆神志活动有失常度,则有伤于五脏。是神志虽出于五脏,而神动太过,亦必伤及五脏也。然本文所言诸神志活动所伤之脏,与前引《素问·阴阳应象大论》文所谓怒伤肝、喜伤心、思伤脾、忧伤肺、恐伤肾不同者,前所言者,常也。本文所言者,变也。盖五脏之气,发为五志,过则自伤其脏,此为一般常道,然五脏之气,互相影响,五志为病,亦互有伤害,故病情之传移变化,则不可以常理度之。

《素问·解精微论》："夫心者,五脏之专精也。目者,其窍也。华色者,其荣也。是以人有得也,气和于目;有亡,忧知于色。"王冰注:"专,任也。五脏精气,任心之所使,以为神明之府,是故能焉。神内守,明外鉴,故目,其窍也。"按德犹得也,人有得则气和。亡犹失也,人有失则忧知。凡此皆见诸神明之动。是亦说明目与神志活动的关系。又《灵枢·大惑论》:"五脏六腑之精气,皆上注于目,而为之精,精之窠为眼,骨之精为瞳子,筋之精为黑眼,血之精为络,其窠气之精为白眼,肌肉之精为约束,裹撷筋骨血气之精而与脉并为系,上属于脑,后出于项中……目者,五脏六腑之精也,营卫魂魄之所常营也,神气之所生也。故神劳则魂魄散,志意乱。是故瞳子黑眼法于阴,白眼赤脉法于阳也。故阴阳合传而精明也。目者,心使也。心者,神之舍也。故神精乱而不转,卒然见非常处,精神魂魄,散不相得,故曰惑也。"按以上诸文,主要说明以下几个问题,一者,惑是一种精神散乱状态。二者,精神与魂魄与目有密切关系,心为神之舍,故目为心之使。三者,目通过眼系而上属于脑。眼系者,目之精血与其脉也。诸脉者,心为之主。故本文亦可说明,心神通过血脉,上出脑而现于目。故《太素·厥头痛》杨上善注:"头是心神所居。"是目为之窍与心使者,乃心神之窍与使也。

关于头或脑与神志的关系,在其他古籍中,亦有所记载。如《说文·囟部》:"思,容也。从心,从囟。"段玉裁注:"《韵会》曰:自囟至心,如丝相贯不绝也。然则会意非形声。"又《春秋元命苞》:"头者,神所居,上圆象天,气之府也。"又《颅囟经·序》:"太乙元真在头,曰泥丸,总众神也。"又《黄庭经内景经·泥丸章》:"脑神精根名泥丸。"李一元注:"顶之正中为泥丸宫,脑乃精之根,故脑神名精根。"又《医心方》卷二第六引张仲景曰:"凡头者,人神所治气之精也。"又《金匮玉函经·证治总例》:"头者,身之元,人神之所注,气血精明,三百六十五络,皆归于头。头者,诸阳之会也。"又《东医宝鉴·外形篇》卷之一引《正理》云:"头为天谷以藏神,谷者,天谷也。神者,一身之元神也。天之谷,含造化,容虚空。地之谷,容万物,载山川。人与天地同所禀,亦有谷焉。其谷藏真一,宅元神。是以头有九宫,上应九天,中间一宫,谓之泥丸,又曰黄庭,又名昆仑,又谓天谷,其名颇多,乃元神所住之宫,其空如谷,而神居之,故谓之谷神。神存则生,神去则死。日则接于物,夜则接于梦,神不能安其居也。《黄帝内经》曰:天谷元神,守之自真。言人身中,上有天谷泥丸,藏之府也……天谷,元宫也。乃元神之识,灵性之所存,是神之要也。"按本文引《黄帝内经》言,今《素问》与《灵枢》中无。又详《针灸甲乙》卷三载古《明堂》腧穴,头部有神庭、本神、承灵等名,亦系因头脑与神相关而得名。

根据上文可见,在汉魏六朝期间,对头或脑与神的关系问题,论述甚多,特别是道家著述,或受道家学说影响较大之著述,持"头为元神之府"说尤多,体现了道家以"精、气、神"说为理论基础,但是从医家及文字学方面的有关文献中,亦可看出人之神志活动,与脑亦有关系。惟《黄帝内经》在脏腑学说方面,是以五脏为核心,故神归于心,然与脑亦不无关系。故就总体而论,神志活动,虽以心为之主宰,然亦寄于肝、脾、肺及脑等处,其外则以目为使也。

根据上述诸文,神志活动之府,主要说明以下几个问题。

第一,神志活动即人的意识活动,意识是一个多层次结构的概念,故《素问》与《灵枢》中所言神志活动,亦具有多层次多结构之义。本文所言"神志",乃是一个总的概念。若分而言之,如神、魂、魄、志、意及喜、怒、悲、忧、思、恐、惊、谋虑、决断、智等,均为神志活动的存在方式。凡诸不同存在方式,即所谓显意识与潜意识也。

第二,神志活动之府,主要含心、肺、肝、脾、肾及胆、脑等脏器。心藏神、肝藏魂、肺藏魄、脾藏意与智、肾藏志,胆主决断,脑亦神所居处。另有目者,为心神之外窍,亦心神之外候也。在诸多脏器中,以心为神志活动之主宰,故心为君主之官,神明出焉。也就是说神志活动是以心为主导,以其他脏器相辅佐的中枢系统。所谓"中枢"犹中心也。如汉扬雄《太玄·周》:"植中枢,周无隅。"范望注:"正午为中,枢立则运,言二极相当,为天杠抽运。"按此指天体运行中心。又《黄庭内景玉经》卷中:"共入太室璇玑名。"梁丘子注:"璇玑,中枢名。"按此指北斗之运行中心。脑在道家导引术中,居重要地位,为神所居处,但《内经》之学术体系,则是以五脏为核心,脑仅为奇恒之府,故虽亦为藏神之处,然非主宰之位。

第三,人之生命,受之于天地之气。而神明之源,亦禀于父母之精血。经云"故生之来谓之精,两精相搏谓之神",义犹此也。然神志虽源于先天,亦赖后天气血营卫之滋养。故形敝血坏,则神坏而死。从而说明,神由形而出,神寄形为用。形坏则神去,神去则形死。神既非鬼神之"神",亦非是离开形体而独立存在的绝对精神,神志活动,只不过是脏器功能之高级活动形式而已。是则充分体现了在形神关系方面唯物主义思想。

第四,人之神志,虽禀承于先天,但仅是具有其生理性功能的基本条件。至于神志活动的成长与发展,则需通过人在自然界与社会任物、处物的过程。人们首先是通过各种感官如耳、目、口、鼻及皮肤而接触事物,由接而忆,由忆而志,志者誌也,由志而思,由思而虑,由虑而智。正体现了任物与处物的全过程,此与所谓"生而知之者上"的观点,适相反也。因此,经文此论,亦完全符合唯物主义认识论的观点。

第五,情感是神志活动的一个重要方面。情感是人对外界刺激而产生的情志变化,如喜、怒、忧、思、悲、恐、惊等。此所言"思",犹思念、怀念也。与"因志而存变谓之思"的"思",义不相同。凡诸七情,乃感物而动,是人的正常情志活动,是人对不同客观事物的正常反应。然而,人们的此种反应,具有一定的限度,过则为灾。故七情有过,即为病因。至于七情伤及五脏,虽有专伤,如喜伤心、怒伤肝等,乃病之常形。然亦常因五脏间生克关系,而伤及别脏,乃病之变也。

第六,神志活动,对于养生及医疗,均有密切关系。在养生方面,经文提示"形与神俱而尽终其天年",故特强调应信守"恬惔虚无,真气从之,精神内守,病安从来"的原则,"是以志闲而少欲,心安而不惧","嗜欲不能劳其目,淫邪不能惑其心",如此则可"年度百岁而动作不衰"。此虽含有道家避世离俗的消极因素,但就养生而论,亦不无益处。又特强调四时调神等法,皆有助于养神。在医疗方面,医者不仅要做到自治其神,而且应注意开导病人之神。如《素问·宝命全形论》之所谓"治神",《灵枢·师传》所谓"导之以其所使,开之以其所苦",皆属此义。

6. 生殖化育之府

此指人类生殖繁衍及成长发育之脏器与器官。生殖,孳生繁殖也。《玉篇·歹部》:"殖,长也,生也。"《左传·昭公二十五年》:"为温慈惠和以效天之生殖长育。"化育,生成发育也。《管子·心术上》:"化物万物谓这德。"《礼记·中庸》:"能尽物之性则可以赞天地之化育,可以赞天地之化育则可以与天地参矣。"又《孔子家语·本命解》:"群生闭藏乎阴而为化育始,故圣人因时而合偶。"此言生殖化者,主要论及《素问》与《灵枢》有关生殖之脏器及成长发育的一般规律。

关于人之生殖及成长发育的一般规律,在其他古籍中,亦有论及者。如《淮南子·精神训》:"万物负阴而抱阳,冲气以为和。故曰一月而膏,二月而胅,三月而胎,四月而肌,五月而筋,六月而山脉,七月而成,八月而动,九月而躁,十月而生,形体以成,五脏乃形。"此言胎妊成长的一般规律也。又《韩诗外传》卷一第二十章:"传曰:天地有合,则生气有精矣。阴阳消息,则变化有时矣。时得则治,时失则乱。故人生而不具者五。目无见,不能食,不能行,不能言,不能施行。三月微昫而后能见,八月生齿而后能食,碁年膑就而后能行,三年囟合而后能言,十六精通而后能施化。阴阳相反,阴以阳变,阳以阴变。故男八月生齿,八岁能龀齿。十六而精化小通。女七月生齿,七岁而龀齿,十四而精化小通。是故阳以阴变,阴以阳变。"按此文亦见于《孔子家语》《说苑》及《大戴礼记》中,唯文小异。此言人成长发育之一般规律也。详《素问》与《灵枢》亦有多篇言及于此。

《素问·上古天真论》:"帝曰:人年老而无子者。材力尽邪,将文数然也?岐伯曰:女子七岁肾气盛,齿更发长;二七而天癸至,任脉通,太冲脉盛,月事以时下,故有子;三七肾气平均,故真牙生而长极;四七,筋骨坚,发长极,身体盛壮;五七阳明脉衰,面始焦。发始堕;六七三阳脉衰于上,面皆焦,发始白;七七任脉虚,太冲脉衰少,天癸竭,地道不通,故形坏而无子也。丈夫八岁肾气实,发长齿更;二八肾气盛,天癸至,精气溢泻,阴阳和,故能有子;三八肾气平均,筋骨劲强,故真牙生而长极;四八筋骨隆盛,肌肉满壮;五八肾气衰,发堕齿高;六八阳气衰于止,面焦,鬓发颁白;七八肝气衰,筋不能动;八八天癸竭,精少,肾脏衰,形体皆极(按此上十二字,原在筋不能动下,据文义移此),则齿发去。肾者主水,受五脏六腑之精而藏之,故五脏盛乃能泻。今五脏皆衰,筋骨解堕,天癸尽矣。故发鬓白,身体重,行步不正,而无子耳。帝曰:有其年已老而有子者,何也?岐伯曰:此其天寿过度,气脉常通,而肾气有余也。此虽有子,男不过尽八八,女不过尽七七,而天地之精气皆竭矣。"

按本文主要说明人之生殖机能及人体成长发育的一般规律。其中重点阐明了以下几个问题。一者,人体生殖机能的生成与发育,虽与身体诸多脏器的生长发育综合状况有关,但就生殖机能本身而言,主要有肾精、天癸、任脉、太冲脉等,特别是"天癸",对男女生殖机能的生成与衰退,具有决定性的作用。天癸,《针灸甲乙经》卷六第十二作"天水",义同。杨上善注:"天癸,精气也。"王冰注:"癸谓壬癸,北方水干名也。任脉、冲脉,皆奇经脉也,肾气全盛,冲、任流通,经血渐盈,应时而下,天真之气降,与之从事,故云天癸也。"张介宾注:"天癸者,言天一之阴气耳,气化为水,因名天癸。"薛雪注:"天癸者,非精非血,乃天一之真。"从而说明天癸既非男精,亦非女血,乃是促优男女生殖机能形成的天元精水。故天癸至则生殖机能始,天癸去则生殖机能衰。然人之生育,乃以男之阴精,女之月水,为基本的物质条件。男之阴精,源于肾,女之月水,源于冲脉,又女子之胞,又与任、督二脉相关。故上述种种,乃生殖机能形成之主要脏器、经脉及物质基础。二者,人体之生长壮老,与生殖机能之成长发育有一定关系。根据天癸之至与竭,男女各有一定年龄节段,男子以八为数,女子以七为数,体现人体成长发育状况。故女子七岁肾气始盛;二七天癸至,月事下,能有子;至七七则天癸竭,月事终而无子矣。男子八岁肾气实;二八天癸至,精气外泄,阴阳合,能有子;八八则天癸竭,精少肾衰,形体皆极。从而说明,天癸对人体的成长发育,亦有一定关系。三者,生殖机能的成长发育,固与天癸有关;人体成长发育,又与生殖机能及其他脏器有关。然而天癸之至否,男女构之精的形成,均与肾气之盛衰有关。故生殖机能之始成,人体之始长,皆肾气盛于先;生机能之终止,人体之衰老,亦皆由肾气衰于先。故肾气实乃人生重要先天基础。后世所谓"肾为先天之本",义亦在此。

《素问·阴阳应象大论》:"阴在内,阳之守也,阳在外,阴之使也……能知七损八益,则二者可调,不知用此,则早衰之节也,年四十,阴气自半也,起居衰矣;年五十,体重,耳目不聪明矣;年六十,阴痿,气大衰,九窍不利,下虚上实,涕泣俱出矣。故知之则强,不知则老。"按上文言及"七损八益",本房中术也。《医心方》卷二十八第十六与第十七收《玉房秘诀》载有之。又马王堆汉墓古医书《天下至道谈》亦具七损八益内容,且其别文与上文亦颇相近。今据马继兴研究员《马王堆古医书考释》灵其如下:"气有八益,又有七损,不能用八益去七损,则行年四十而阴气自半也,五十而起居衰,六十而耳目不聪明,七十下枯上脱,阴气不用,唾泣流出。令之复壮有道,去七损以振其病,用八益以贰其气,是故老者复壮,壮者不衰,君子居处安乐,饮食恣欲,皮肤曼密,气血充赢,身体轻利……八益,一曰治气,二曰致沫,三曰知时,四曰畜气,五曰合沫,六曰积气,七曰待盈,八曰定顷。七损,一曰闭,二曰泄,三曰竭,四曰勿,五曰烦,六曰绝,七曰费。"按以上二文,虽有所异,然义则同,或出于同源。详本文虽及房中之术,实与生殖机能性生活有关。文中主要强调要保持合理的房术方式,使阴阳调适,则生殖机能不致损伤,而身体亦可按正常规律成长发育。其次论及人体成长发育的一般规律。本文与上文不同者,上文是天癸之至与竭为依据划分年龄段,本文则以十岁为期而划分之,然其大义则同。

《素问·灵兰秘典论》:"肾者作强之官,伎巧出焉。"王冰注:"强于作用,故曰作强。造化形容,故云伎巧。"马莳注:"五脏在人,惟肾为能作强,而男女构精,人物化生,伎巧从是而出。"张介宾注:"肾属水而藏精,精为有形之本,精盛形成则作用强,故为作强之官。水能化生万物,精妙莫测,故曰伎巧出焉。"按本文所言,注家歧义颇多,或言精力,或言智能,或泛言技巧。详《素问·阴阳应象大论》:"知之则强,不知则老。"王冰注:"知谓知七损八益,全形保性之道也。"马王堆医书《天下至道谈》亦云:"善用八益去七损,耳目聪明,身体轻利,阴气益强。"又《脉要精微论》:"五脏者,身之强也。"肾受五脏六腑之精而藏之,精盛则身强。故此言"作强"者,当与肾之藏精有关。又按伎与技通。《说文·手部》:"技,巧也。"又工部:"巧,技也。"是"伎巧"者,巧也。巧犹能也,《广韵·巧韵》:"巧,能也。"是伎巧者,犹技能也。《庄子·天道》:"覆载天地,刻雕众形而不巧。"郭象注:"巧者,为之妙耳,皆自耳,故无所称巧。"详《庄子》本义,以其纯出自然,故不得称巧。反之,若出于人力之造物,亦当为巧。肾藏精,故肾气盛则生殖之功具。王冰注所谓"造化形容",与"伎巧"之义亦合。是则肾之官,司生殖化育者也。

《素问·五藏别论》以女子胞为奇恒之府。王冰注;"胞虽出纳,纳则受纳精气,则化出形容,形容之出,谓化极而生。"《太素·寿限》杨上善注:"任脉冲脉起于胞中下极者也,今天癸至,故任脉通也,伏冲之脉起于气街,又天癸至,故冲脉盛也。二脉并营子胞,故月事来以有子也。"是女子胞,妊育之处,即子宫也。又《素问·评热病论》:"月事不来者,胞脉闭也。胞脉者,属心而络于胞中。"又《素问·奇病论》:"黄帝问曰:人有重身,九月而瘖,此为何病? 岐伯对曰:胞之络脉绝也……胞络者,系于肾,少阴之脉,贯肾络舌本,故不能言。"

上文主要说明以下几个问题。一者,女子胞,为女子生殖器官,以其不同于脏腑之功能,故为奇恒之府。二者,女子月事,来源于胞之络脉,凡胞之络脉或胞病,均可直接影响于月事。三者胞之络脉,或称胞脉,与心手少阴之脉及肾足少阴之脉亦相通。故心肾之病,亦可影响于子胞。

《素问·骨空论》:"任脉者,起于中极之下,以上毛际,循腹里,上关元,至咽喉,上颐循而入目。冲脉者,起于气街,并少阴之经,侠齐上行,至胸中而散。任脉为病,男子内结七疝,女子带下瘕聚,冲脉为病,逆气里急……督脉者,起于少腹以下骨中央,女子入系廷孔,其孔,溺孔之端也。其络循阴器,合篡间,绕篡后,别绕臀,至少阴与巨阳中络者,合少阴,上股内后廉,贯脊属肾;与太阳起于目内眦,上额交巅,上入络脑,还出别下项,循肩髆内侠脊抵腰中,入循膂络肾;其男子循茎下至篡,与女子等;其少腹直上者,贯齐中央,上贯心,入喉,上颐环唇,上系两目之中央。此生病从少腹上冲心而痛,不得前后为冲疝,其女子不孕。"王冰注:"任脉冲脉,皆奇经也。任脉当齐中而上行,冲脉侠齐两旁而上行……督脉,亦奇经也。然任脉冲脉督脉者,一源而三歧也,故经或谓冲脉为督脉也……系廷孔者,谓窍漏,近所谓前阴穴也,以其阴廷系属于中,故名之。"又《灵枢·五音五味》:"黄帝曰:妇人无须者,无血气乎? 岐伯曰:冲脉任脉,皆起于胞中,上循背里,为经络之海,其浮而外者,循腹右上行,会于咽喉,别出络唇口。血气盛则充肤热肉,血独盛则澹渗皮肤,生毫毛。今妇人之生,有余于气,不足于血,以其数脱血也,冲任之脉不荣口唇,故须不生焉。士人有伤于阴,阴气绝而不起,阴不用,然其须不去,其故何也? 宦者独去何也? 愿闻其故。岐伯曰:宦者,去其宗筋,伤其冲任,血泻不复,皮肤内结,故须不生。黄帝曰:其有天宦者,未尝被伤,不脱于血,然其须不生,其故何也? 岐伯曰:此天之不足也。其任冲不盛,宗筋不成,有气无血,唇口不荣,故须不生。"按宦者,阉人也。即被割去睾丸或卵巢者。《后汉书·宦者传序》:"中兴之初,宦官悉用阉人。"后因用为太监的代称。本文所谓"去其宗筋"者,阉割男子生殖器也,与古宫刑之法同。《书·吕刑》:"宫辟疑赦。"孔国传:"宫,淫刑也。男子割势,妇人幽闭,次死之刑。"势,男子生殖器也。天宦者,先天有此生理缺陷之人。

按以上诸文,主要说明冲任督脉与生殖机能的关系。详其内容,有以下几点。一者,冲、任、督三脉,均与生殖器官相通。如冲、任二脉在女子起于胞中,任、督二脉在男子起于少腹之下极,即少腹之骨底部,冲脉虽起于气街,与少阴之大络,亦经少腹之下。少腹会阴部,男子睾系、精道等,均处于此。故冲、任、督三脉,对男女之生育机能,均有重要作用。二者,女子之胞及男子宗筋(即外阴,包括睾系等)各具生育之精汁,女子以时随月事而泻,男子随冲任二脉上营口唇,而生髭须。故宦者去其宗筋,伤其冲任,则须不生,亦无子。是男子之须,犹生殖器官之外候也。

《灵枢·经脉》,足厥阴之脉,"循股阴,入毛中,过阴器,抵小腹"。按此言"阴器",指男女之外阴器也。又足厥阴之别,"其别者,循胫上睾,结于茎"。又经筋,足阳明一足太阴之筋,均"聚于阴器",足少阴与足厥之筋,均"结于阴器"。又营气,任脉亦"络阴器,上过毛中"。按足厥阴之脉所谓"过阴器",与"络阴器"之义同。如《素问》之热论与举痛论言足厥阴之脉,均为"络阴器"可证。上文主要说明诸筋、脉与阴器之关系。详上述诸筋、脉,除任脉之外,余者与生殖机能虽无直接关系,但与生殖器官之组织结构及生殖器官与其他脏腑之连属,则有直接的关系。因此,其他脏腑经脉之盛衰,与生殖器官及生殖机能之盛衰,亦有直接的影响。

《灵枢·水胀》:"石瘕生于胞中,寒气客于子门,子门闭塞,气不得通。恶血当泻不泻,衃以留止,日以益大,状如怀子,月事不以时下。"张介宾注:"子门,即子宫之门也。"又《灵枢·刺节真邪》:"茎垂者,身中之机,阴精之候,津液之道也。"杨上善注:"阴茎垂动有造化,故曰机也。精从茎出,故为阴精候于中,故为津液道也。"张介宾注:"茎垂者,前阴宗筋也。命门元气盛衰,具见于此,故为身中之机。精由此泄,故呆以候阴精而为津液之道也。"按"茎垂",《甲乙经》卷九第十一作"茎睪",义犹完。据上文可见,女子之子门,男子之茎睪,皆生殖器官前阴之重要组成部分。

《灵枢·经脉》:"人始生,先成精,精成而脑髓生,骨为干,脉为营,筋为刚,肉为墙,皮肤坚而毛发长,谷入于胃,脉道以通,血气乃行。"杨上善注:"人生成形,凡有八种。谓先遗体阴阳二精,一也;阴阳二精,变成脑髓,脑髓同是骨中脂也,在头为脑,在四支为髓,二也;干,本也,脑髓之有成,与皮肉筋脉为本,三也;经脉成,通行血气,以营其身,四也;筋膜成,以维四肢,约束百体,五也;其肉成已,盛囊筋骨,壅(按此下一字不清)脏腑,六也;皮肤已成,腠理坚实,七也;毛发成已,润泽水滋长,八也。八体成长,经脉血气,遂得通行。"按本文主要述及人体胚胎之形成与发育也。又《灵枢·决气》:"两神相搏,合而成形,常先身生,是谓精。"张介宾注;"两神,阴阳也。搏,交也。精,天一之水也。凡阴阳合而万形成,无不先从精始,故曰:常先身生是谓精。按本神篇曰:两精相搏谓之神。而此曰:两神相搏,合而成形,常先身生,是谓精。盖彼言由精以化神,此言神以化精。二者若乎不同,正以明阴阳之互用者,即其合一之道也。"按本文亦言明胚胎之初,先由阴阳二神御其精,交合以成此形,是在身之先也。

《灵枢·天年》:"黄帝问于岐伯曰:愿闻人之始生,何气筑为基,何立而为楯,何失而死,何得而生?岐伯曰:以母为基,以父为楯,失神者死,得神者生也。黄帝曰:何者为神?岐伯曰:血气已和,荣卫已通,五脏已成,神气舍心,魂魄毕具,乃成为人。"张介宾注:"人之生也,合父母之精而有其身,父得乾之阳,母得坤之阴,阳一而施,阴两而承,故以母为基,以父为楯。譬之稼穑者,必得其地,乃施以种……夫地者基也,种者楯也,阴阳精气者神也。知乎此则知人生之所然矣。神者,阴阳合德之灵也,二气合而生人,则血气荣卫五脏,以次相成,神明从而见矣。"按张氏此解,于理为得,然基、楯之义,似尚未详。基,据也,本也。《释名·释言语》:"基,据也,在下,物所依据也。"《集韵·之韵》:"基,本也。"楯,脂之假借,凡从盾之得声,古经多有相假者。如循与楯,循与遁,遁与脂等。脂,肥也《说文·肉部》:"脂,牛羊曰肥,豕曰脂。从肉,盾声。"段玉裁注:"按人曰肥,兽曰脂。此人物之大辨也。"此文系以脂肥以喻父之精。是则所谓"以母为基"者,胚胎之初,以母之胞为依据也。"以父为楯"者,胚胎之始,以父之精为膏脂也。本篇后文又云:"人生十岁,五脏始定,血气已通,其气在下,故好走;二十岁,血气始盛,肌肉方长,故好趋;三十岁,五脏大定,肌肉坚固,血脉充盛,故好步;四十岁,五脏六腑十二经脉,比大盛以平定,腠理始疏,荣华颓落,发鬓(按鬓原作颁,据《甲乙经》卷六第十二、《太素·寿限》改)斑白,平盛不摇,故好坐;五十岁,肝气始衰,肝叶始薄,胆汁始减,目始不明;七十岁,脾气虚,皮肤枯;八十岁,肺气衰,魄离,故言善误;九十岁,肾气焦,四脏经脉空虚;百岁,五脏皆虚,神气皆去,形骸独居而终矣。"按本文乃以百岁为限,以十年为期,言人生长壮老的一般发育规律。所谓走、趋、步者,行有所别也。《说文·走部》:"走,趋也。"段玉裁注:"《释名》曰:徐行曰步,疾行曰趋,疾趋曰走。此析言之,许浑言不别也。今俗谓走徐趋疾者非。"此解本文之义合。又《灵枢·卫气失常》言老、壮、少、小云:"人年五十已上为老,二十已上为壮,十八已上为少,六岁已上为小。"按此说与上文之义亦大致相合。惟年龄数,古经亦颇有异文。兹不详考。

根据上文所述,生殖化育之府,主要说明以下几个问题。

第一,生殖是人体必有的生育繁衍功能,此种功能,固需全体之生育状况以为基础,但自有其特有之脏腑及经脉等脏器以为专司。凡肾与女子胞、男女外阴器及冲、任、督等脉,均为生殖之府。化育者,人体之生成发育也。此指人之始生与出生后之成长发育的一般规律。人体之成长发育,必依先天与后天之物质基础以为保证,且与生殖功能的某些因素如天癸、肾精等有一定关系。

第二,生殖机能的形成,亦源于先天,禀承于父母之精血。特有天癸者,对男女生殖机能之形成、成熟与衰退,具有决定性的作用。故天癸之至与竭,是生殖机能成熟与衰退的决定性因素。然天癸之至与不至,又需以肾气之盛衰为先决条件,故肾气盛则天癸至,肾气衰则天癸竭矣。

第三,冲脉、任脉与督脉,与生殖机能有直接关系。就结构而言,女子之冲、任,皆起于胞中,又据《难经·二十八难》所言,冲脉自气街,并于足阳明之经,而足阳明之经则下乳中。男子之冲、任、督三脉,皆起于少腹之下部。此处为精道、睾系之处。而冲、任二脉又上营口唇而生髭须。是女子之胞、男子之睾,皆生殖之器官也,男女之外阴,生殖器官之门户也。女子之乳与男子之须,生殖机能之外候也。

第四,人之始生也,由父母之精血交结而成,以母体为依托,赖母血以滋长,则脑髓血,脏腑脉道,筋骨肌肉,相继生成,且神气舍心,魂魄毕具,如是则形神俱备,乃成为人。待出生之后,营卫已行,脉道以通,水谷入胃,形乃自生矣。然其神志活动,虽有先天之禀赋,尚需赖后天之接物,逐步形成。

第五,人体的生长发育,由于内部生理因素及外部社会因素的影响,自有其一定规律。就生殖机能的影响而言,女子以七为数,自七岁而始,至七七而终,身体由壮而变老矣。男子以八为数,自八岁而始,至八八而终,亦由壮而变老矣。若按一般年龄段而言,以十岁为期,二十至三十为壮,四十至五十而渐老矣。故人之生长发育,亦有此两次较大生理变化。凡此论,皆人体成长发育之般规律,在生活的各个方面,亦当适应其自身规律。

以上主要是对《素问》与《灵枢》有关脏腑功能的几个重要方面的综合论述,以期进一步阐明其学说之基本精神,加强其学说之系统性,揭示篇文间的内在联系,提高脏腑学说的理论性和实用性。在篇文的使用方面,由于此类内容,为数颇多,且零乱,重复者亦不在少。因此,则主要是采用了其中的代表性的和具有其基本内容的篇文,结合部分注家的说解,而予以综合论述。其余有关内容,限于篇幅,只有割爱,未便烦引。

脏腑说、藏象说析义

脏腑与藏象,作为人体脏器用语,在今存《黄帝内经》传本之《素问》中,均曾用过。《灵枢经》中,则只言"脏腑",不曾言"藏象"。又早期医学典籍《难经》中,亦只言"脏腑"不言"藏象"。其他宋以前医学著作,讨论脏器之总概念,亦均用"脏腑"一词。不过,元以后,多用"藏象"。考诸经文,义不尽同,今试为析解。

一、脏 腑 本 义

脏腑二字,本作藏府。如《周礼·天官·疾医》:"参之以九藏之动。"郑玄注:"正藏五,又有胃、膀胱、大肠、小肠。"贾公彦疏:"正藏五者,谓五藏:肺、心、肝、脾、肾,并气之所藏。"此解不仅说明了《周礼》所言"九藏",即人体内之九个藏器,而且又说明了藏器之所以名"藏"者,以其本于藏匿之义,古亦作"臧"。清徐灏《说文解字注笺·臣部》:"臧,脏腑字。古亦作藏。"《汉书·王吉传》:"吸新吐故以练藏。"颜师古注:"藏,五藏也。"又府,亦脏腑之腑的本字。清徐灏《说文解字注笺·广部》:"府,人身亦有出纳藏聚,故谓之五府六藏,俗别作腑脏。"《吕氏春秋·达郁》:"凡人三百六十节,九窍五藏六府。"脏器之所以名"府"者,亦本于府为储藏之所也。如《说文·广部》:"府,文书藏也。"段玉裁注:"文书所藏之处曰府,引申之为府史胥徒之府。"《周礼》:"府六人,史十有二人。注云:府治藏,史掌书者。又大宰:以八法治官府。注云:百官所居曰府。"又《书·大禹谟》:"地平天成,六府三事允治。"孔颖达疏:"府者,藏财之处。"

详藏府又具人体脏腑之义者,本系引伸义。随着文字的发展,为避免因引申字义太多引起混乱,遂有诸多形声字加以区别。藏府之后作"脏腑",即属乎此。今人蒋善国先生在《汉文字·形声字》中汉字发展的规律与形声字的来源一节云:"由于同音假借字和引申字太多,在意义方面发生了混淆,为消除字义混淆,在同音假借字和引申字上面分别加了偏旁,作个区别的记号,属于人为的加入偏旁,来分别它的意义……这样便造出了许多分别字或分化字,形成了许多形声字,后世字典里面的部首,都是义符的基本队伍。"

根据此说,藏府之所以后作"脏腑",其义甚明。另外,根据现存古文献,亦可证脏腑二字之使用亦晚。晋葛洪《抱朴子·至理》:"破积聚于腑脏,退二竖于膏肓。"《书·盘庚下》:"今予其敷心腹肾肠。"唐孔颖达疏:"以心为五脏之主,腹为六腑之总。"《集韵·岩韵》:"脏,腑也。"腑,《玉篇·肉部》:"腑,脏腑。"《集韵·噗韵》:"腑,人之六腑。"从而可见,脏腑二字,其在六朝以来,开始使用。是则说明,人体脏器,本称藏府,义在引伸。今作脏腑者,后出之区别字也,义则专用。

二、脏、脏腑、藏象

脏、脏腑、藏象,凡此三者,虽皆与脏器相关,然义不尽同。

162

1. 脏

脏有二义，一指五脏而言，如《素问》与《灵枢》中凡言五脏之"脏"皆是，又《素问·阴阳应象大论》所谓"在脏为肝"、"在脏为心"等之"脏"，亦指五脏而言。又如《素问·平人气象论》所谓"脏真"、"间脏"、"脏形"等之"脏"，亦皆指五脏也。二者，乃泛指体内脏器或脏腑而言。如《素问·五藏别论》："黄帝问曰：余闻方士，或以脑髓为脏，或以肠胃为脏，或以为腑……"是则说明，本亦有以脑髓或肠胃为脏者。又《素问·灵兰秘典论》："黄帝问曰：愿闻十二脏之相使，贵贱何如？"此下岐伯以脏腑十二官为答。又《素问·六节藏象论》在论及脏腑后有云："凡十一脏取决于胆也。"是则说明此言"十二脏"及"十一脏"之"脏"，亦含有腑。又《素问·刺禁论》："黄帝问曰：愿闻禁数。岐伯对曰：脏有要害，不可不察。"详此下列举有肝、肺、心、肾、脾、胃、鬲肓之上、七节之旁等要害处，又例举刺中五脏及刺中胆等致死之候，可证此所言"脏"，亦非仅指五脏而言。是则说明脏有时亦泛指脏腑及其他脏器也。

2. 脏腑

脏腑二字连称，在《素问》与《灵枢》中所见甚多。如《素问·金匮真言论》："言人身之脏腑中阴阳，则脏者为阴，腑者为阳。"《阴阳应象大论》："列别脏腑，端络经脉。"《太阴阳明论》："脏腑各因其经而受气于阳明。"《风论》："风中五脏六腑之俞，亦为脏腑之风。"《脉解篇》："上则邪客于脏腑间……水气在脏腑也。"又《水热穴论》："肾汗出逢于风，内不得入于脏腑。"又《疏五过论》："医工诊之，不在脏腑。"又如《灵枢·邪气藏腑病形》。《脉度》："内溉脏腑，外濡腠理。"《师传》："身形支节者，脏腑之盖也。"《胀论》："何以知脏腑之胀也……在于血脉之中耶，脏腑之内乎。""夫胀者，皆在于脏腑之外，排脏腑而廓胸胁。""脏腑之在胸胁腹里之内也，若匣匮之藏禁器也。""胸腹者，脏腑之郭也。"《禁服》："必审按其本末……以验其脏腑之病。"《五色》："大气入于脏腑者不病而卒死矣。"《大惑论》："先其脏腑，诛其小过，后调其气。"分析以上诸论述之内容，主要涉及五脏六腑。因此，上述所谓"脏腑"，基本上是五脏六腑的简称。

脏腑，亦或作"腑脏"。如《素问·三部九候论》："察其腑脏，以知死生之期。"又宝命全形论："知腑脏血气之诊。"又如《灵枢·海论》："夫十二经脉者，内属于腑脏，外络于肢节。"又《五阅五使》："腑脏之在中也，各以次舍左右上下，各如其度也。"详以上诸篇内容所及，此所言"腑脏"，与上引诸言"脏腑"者，义本相通。然作为习惯用语仍以称"脏腑"者为多，故为常例。

3. 藏象

藏象之称，仅在《素问·六节藏象论》中言及。该篇题名，据林亿等《素问》新校正云，全元起注本亦同。又在该篇有文作"帝曰：藏象何如？"此部分内容，据林亿等新校正云，《甲乙》及《太素》中均具，然今本《甲乙》中则无，《太素》亦缺。

关于"藏象"之义，历来注家，多有说解，如王冰注："象谓所见于外，可阅者也。"马莳注："夫脏在内而形之于外者可阅，斯之谓藏象也。"吴崑注有二解，前解题名云："脏，九脏也。象，谓三百六十五节，以象三百六十日，九脏以象九野也。"后解正文云："象，犹天象之象，可见者也。"张介宾注："象，形象也，脏居于内，形见于外，故曰藏象。"张志聪注："象者像也。论脏腑之形象，以应天地之阴阳也。"高世栻注："藏象者，神脏五，形脏四，合为九脏。神脏五，开窍于耳目鼻口,形脏四,开窍于前后二阴。窍虽有九,其位惟穴。又神脏形脏,合于三阴三阳之六气,犹之以六为节,以九制会,故曰藏象。"

按上诸注,首推王冰注,简洁明了,马莳、张介宾等注,稍衍其文,义仍相本。至于吴崑、高世栻之注,不明"六节藏象"题名之义,强合为解,实失之矣。

又《素问·五藏生成》有文云:"夫脉之小大滑涩浮沉,可以指别;五脏之象,可以类推;五脏相音,可以意识;五色微诊,可以目察;能合脉色,可以万全。"其中言及六脉、五脏之象、五脏相音、五色微诊等,亦即五脏之脉、象、音、色等几个方面。对"五脏之象,可以类推"一句,诸家说解,义不尽同。如杨上善注:"皮、肉、脉、筋、骨等五脏外形,故为象也。五脉为五象之类,推脉可以知也。"王冰注:"象谓气象也,谓五脏虽隐而不见,然其气象性用,犹可以物类推之。何者?肝象木而曲直,心象火而炎上,脾象土而安静,肺象金而刚决,肾象水而润下。夫如是,皆大举宗兆,其中随事变化,象法傍通者,可以同类而推之尔。"马莳注:"五脏在内,而气象则见于外,皆五行相生相克之类也,可以类而推之。"吴崑注:"五脏发病,其证象合于五行,如心主惊骇,象火也;肝主挛急,象木也;脾主肿满,象土也;肺主声咳,象金也;肾主收引,象水也。凡若此者,可以类推。"张介宾注:"象,气象也。肝象木之曲直而应在筋,心象火之炎上而应在脉,脾象土之安静而应在肉,肺象金之坚敛而应在皮毛,肾象水之润下而应在髓骨。凡若此者,藏象之辨,各有所主,皆可以类而推之。"余如清人张志聪则本于五脏气象五行之理,高世栻则本于五脏阴阳脉象之说。

按以上诸注,其言五脏之象,为外现之象,于义均同,然对所见何象,则众说纷纭,或举筋、脉、肉、皮、骨五体,或举木、火、土、金、水五行,或言脉象,或言病候。若据语义而论,此所谓"五脏之象",实即"藏象"也。然藏象所指,究属何义,惟当于六节藏象论中求之。

详《素问·六节藏象论》文,本为岐伯论天之五气与地之五味生养于人的道理,继而为黄帝与岐伯问答文:"帝曰:藏象何如?岐伯曰:心者,生之本,神之变也,其华在面,其充在血脉,为阳中之太阳,通于夏气。肺者,气之本,魄之处也,其华在毛,其充在皮,为阳中之太阴,通于秋气。肾者,主蛰,封藏之本,精之处也,其华在发,其充在骨,为阴中之少阴,通于冬气。肝者,罢极之本,魂之居也,其华在爪,其充在筋,以生血气……此为阳中之少阳,通于春气。脾、胃、大肠、小肠、三焦、膀胱者,仓廪之本,营之居也,名曰器。能化糟粕转味而入出者也,其华在唇四白,其充在肌……此至阴之类,通于土气。"

按以上经文,主要说明以下几方面情况,五本,心者生之本,肺者气之本,肾者封藏之本,肝者罢极之本,脾胃等仓廪之本也。五藏,心者神之变,肺者魄之处,肾者精之处,肝者魂之居,脾胃营之居也。五华,心之华在面,肺之华在毛,肾之华在发,肝之华在爪,脾胃之华在唇四白也。五充,心之充在脉,肺之充在皮,肾之充在骨,肝之充在筋,脾胃之充在肌也。五通,心通于夏气,肺通于秋气,肾通于冬气,肝通于春气,脾胃通于土气。根据上述内容,不难看出,所言五本、五藏、属于五脏内部之神机变化,不得谓之象。所言五通,是为五脏与四时对应关系,亦不得谓之象。惟其五脏之华、面、毛、发、爪、唇四白,形见于外,有象可察,故得为脏之象。又五充,亦见《阴阳应象大论》,所谓肝在体为筋,心在体为脉,脾在体为肉,肺在体皮毛,肾在体为骨,是谓五体;又见于《宣明五气篇》,所谓"心主脉,肺主皮,肝主筋,脾主肉,肾主骨,是谓五主。"凡此五充、五体、五主内容,基本相同,是乃受五脏之气所养,其形象亦可见于外,以其与五脏相关,故亦可谓之藏象。是则可见,本篇所言藏象,似仅当指五华与五充而言,至于脏腑之其他方面内容,不得谓之藏象。

4.《难经》言脏腑

在今存稍后于《黄帝内经》，而又与《黄帝内经》在学术上相关之典籍《难经》一书中，粗略察之，有一难、八难、九难、三十二难、三十七难、三十八难、三十九难、五十五难、六十三难、六十八难等，均曾言及"脏腑"或"腑脏"，或"五脏六腑"。其内容则及于脏腑之形体、脉诊、九窍、病候、俞穴等，然不见言"藏象"。又唐人杨玄操所撰《难经》目录 13 类名中，有 5 者仅用"脏腑"，如脏腑配象、脏腑度数、脏腑传病、脏腑积聚、脏腑井俞，亦不用"藏象"。就"脏腑配象"一类而言，亦仅含三十二至三十七共 6 难。其内容则及于脏腑之部位、五行、声色、气味及病候等问题，就配象之意义而言，亦非尽于完善。此可证明，作为脏器之基本概念，《内》、《难》诸经典著作中，均以"脏腑"为总名，"藏象"者，言"脏腑"之象，次一级名也。

三、脏器类称，当名"脏腑"

《素问》与《灵枢》(古名《九卷》或《针经》)，传至汉以后，以其内容混乱，部居不清，遂有以事类相从，而重为编次者。因而逐渐形成了各类内容的相关类名。

首次对该书进行分类编次者，为晋初皇甫谧《针灸甲乙经》，惟该书在分类方面尚未形成大类名称，其涉及脏腑方面内容，仍以具指为多。如卷一之精神五脏论、五脏变腧论、五脏六腑阴阳表里论、五脏五官论、五脏大小六腑应候论等，仍以五脏、六腑相称。

唐代杨上善《黄帝内经太素》一书，乃将《素问》与《灵枢》全部内容，分其部居为二十一类，其中有关脏器方面的内容，作为一类，取名"脏腑"。其内容应包括脏器的各个方面，惜今存世本，此类篇文，残缺甚多，难以见其全貌。

元人滑寿有《素问钞》一书，乃取《素问》与《灵枢》二书，撮其枢要，各以类从。全书计分为十四类。其脏器有关内容，取名"藏象"。类名下有附文云："五脏以位，六腑以配，五行攸属，职司攸分，具藏象钞。"详该类所收，计有《素问》之六节藏象论、金匮真言论、阴阳应象大论、灵兰秘典论、五藏生成篇、三部九候论、宣明五气篇等有关内容。是则可见，该类所收内容，已涉及脏腑的诸多方面，而非仅言藏象者也。

自滑氏用此类名之后，明清以降，直至今日，影响颇大，沿袭甚多。如明张介宾《类经》一书，计分十二类，藏象位居第三；明李念莪《内经知要》，计分八类，藏象位居第五；清汪昂《素问灵枢类纂约注》，计分九类，藏象位居第一。又近代编撰之中医学统编教材、中医学基础等专著及讲义类书，此部分内容，亦多袭用"藏象"之名。

就类名而论，杨上善之用"脏腑"，滑寿之用"藏象"，无疑已自成概念。若作为概念的词语，则应尽可能比较全面和准确地反映客观事物。从藏象与脏腑两个概念的语义比较可见，藏象之"脏"，可从广义之脏的广度加以使用，然而"象"字之本义，已是对"脏"的含义有所限制，也就是说，其含义应属脏之象。而脏腑这一概念，脏腑二字，不仅可以从广义方面加以使用，也就是说，不限于五脏六腑，其他脏器，亦可包含，而且对脏腑的有关内容，如体态、功能、外象、内形等，均无所限。因此，作为脏器的类名，或概念的词语，当以"脏腑"二字，更合经义。

载于《医论集粹》2004 年 8 月亚洲医药出版社出版；又收于《杏林五十秋》，2005 年 5 月

《内经》五行学说解析

五行学说,在我国思想史中,具有一定学术地位。在现存先秦及两汉文献中,有较多学者,对五行学说有所论述,特别是在此一时期之医学文献中的论述,具有重要学术价值。如《黄帝内经》一书,不仅有众多篇文论及五行学说,而且形成一理论框架,体现于生理、病理、病因、病机、诊法、治则等各个方面,使五行学说成为中医学理论体系中之重要学说。然自清代末期,西学东渐之后,对五行学说之存废问题,一直存有争议,且由此而及于中医学术的诸多方面。本文特就今存《素问》及《灵枢经》中,有关"五行"方面的内容,试为解析,聊陈管见。

一、五行说溯源

"五行"之说,由来甚久,近代学者,曾作过较多考证。如《文史哲》1955年11月号载杨向奎先生《五行说的起源及其演变》一文云:"五行说本来起源有两种因素:一种是五方说,一种是五材说。无论哪一种说法,最初全是和农业生产相结合的带有朴素唯物主义色彩的早期科学。"该文在引用诸多甲骨卜辞后又云:"五方观念和一年的春夏秋冬加上中节互相配合,循环不已,年复一年,是和农业生产有密切关联的,中国历法就是在这种关系下产生。这是对于自然观察的结果,是中国古代自然科学的起源,也是人类和自然斗争的智慧表现。"杨先生的这一推导和评述,在后来周秦及两汉期间诸多关于四时五方与五行相结合的文献中,完全可以得到证实。

在现存古文献中,早先提出五行说者,今举其例。

《尚书·洪范》:"箕子乃言曰,我闻在昔鲧陻洪水,汩陈五行,帝乃震怒……禹乃嗣兴,天乃锡禹,洪范九畴,彝伦攸叙……初一曰五行……一、五行:一曰水,二曰火,三曰木,四曰金,五曰土。水曰润下,火曰炎上,木曰曲直,金曰从革,土爰稼穑。润下作咸,炎上作苦,曲直作酸,从革作辛,稼穑作甘。"

《国语·郑语》:"夫和实生物,同则不继。以它平它谓之和,故能丰长而物生之。若以同稗同,尽乃弃矣,故先王以土与金木水火杂,以成百物。"

《左传·文七年》"六府三事,谓之九功。水火金木土谷,谓之六府。正德、利用、厚生,谓之三事。"又《左传·襄公二十七年》:"子罕曰:……天生五材(晋·杜预注:金木水火土也),民并用之,废一不可。"

从以上诸文中,即后世所谓之"五材"说。其基本精神,在于体现金木水火土等,是构成物质世界之最基本的要素,故后人亦名之为"原素"说。对此,近代学者普遍认为,它所体现的是一种朴素的唯物主义思想无疑。

继此之后,先秦及两汉时期文献中,反映五行说内容较多的则是五行与四时结合及五祀配五脏的问题。今举其例。

《管子·四时篇》则云:"东方曰星,其时曰春,其气曰风,木与骨……春三月以甲乙之日发……南方曰日,其时曰夏,其气曰阳,阳生火与气……夏三月以丙丁之日发。中央曰土,土德实辅四时入土,以风雨节土益力,土生皮肌肤。……西方曰辰,其时曰秋,其气曰阴,阴生金与甲……秋三月以庚辛之日发……北方曰月,其时曰冬,其气曰寒,寒生水与血……冬三月以壬癸之日发。"详本文已明确提出五方(东、南、中央、西、北)与五行、四时(外加中央居六月)及十天干(唯不言戊己,当属于土行)相结合。又在"四时篇"亦将五行与甲子、丙子、戊子、庚子、壬子相结合,与上篇不同者,为每行治七十二日也。按《管子》一书之篇文,近代学者,早已指出,并非尽出管子本人之手,似本篇五行与四时结合之日数不同者,或系文出别家。尽管如此,关于五行与四时及天干的结合,当在先秦时无疑。

又详秦人吕不韦之《吕氏春秋》一书,虽出于其众门客之手,收杂家之说,然书中所言,其下限亦定在战国末期。其"十二纪"中,已将五时(包括季夏即六月为一时)与五行之结合,形成了一个系统的完整的学说。今举"孟春"为例:"一曰孟春之月,日在营室,昏参中,旦尾中。其日甲乙,其帝太皞,其神句芒,其虫鳞,其音角,其味酸,其臭膻,其祀户,祭先脾……盛德在木。"另有物候、礼仪、政令及气候失常所致之灾害等方面的内容。凡此等等,在汉代有礼学家戴圣编纂的《礼记·月令》中所载内容,与《吕氏春秋》尽同,足可知二书内容,应是同源,均当为先秦产物无疑。又汉代淮南王刘安《淮南子·时则训》中,亦有此内容,与上述二家基本相同。惟在"地形训"篇,言五方五色应五脏为:东方苍色主肝,南方赤色主心,中央黄色主胃,西方白色主肺,北方黑色主肾。与上文五时祭所用之五脏不同。对于这种差异,在东汉许慎《说文》五行诸字之释文中,亦有所反映。如心,土脏也。博士说以为火脏。肾,水脏也。肺,金脏也。脾,土脏也。肝,木脏也。此中除心为土脏,又别引博士说为火脏,余者,皆从博士说。其所谓博士说者,今文尚书派也。另一说者,古文尚书派也。此事特在东汉末,有经学大家郑玄。对《月令》所谓春祭脾、夏祭肺,季夏祭心、秋祭肝、冬祭肾说,特驳之曰:"《月令》祭四时之位,及其五脏上下次耳。冬位在后而肾在下,夏位在前而肺在上,春位小前故祭先脾,秋位小却故祭先肝。肾也,脾也,俱在鬲下,肺也、心也、肝也,俱在鬲上,祭者必三,故有先后焉,不得同五行之气。今医疾之法,以肝为木,心为火,脾为土,肺为金,肾为水,则有瘳也。若反其术,不死为剧。"今且莫问今文尚书与古文尚书两家是非之争,郑氏对医家五行与五脏结合说之论甚是。这说明,医家言五行与五脏之应,乃以气而论,方合于医理,故与别说不同。

在汉代别有一家论五行说较多者为董仲舒,在今存《春秋繁露》一书中,仅以五行命名之篇题,就有九篇之多,如五行之义、五行相生、五行相胜、五行逆顺等诸多命题,对五行之论,涉及天道、人事、尊卑、贵贱、吉凶、祸福者颇多。其中虽亦论及五行学说的基本内容,但其核心思想则归结于天道。董氏所谓之"天",人格神也。如"为人者天"云:"为生不能为人,为人者,天也……天亦人之曾祖父也。"又"郊义"云:"天者,百神之君也,王之所最遵也。"故其所谓"天道",亦即神道也。从而说明,董氏之学,已完全沦为"君权神授"、"天道神权"、"天不变道亦不变"的卫道士学,不足为法。

又《史记·仓公传》载其诊籍中亦有以五行说论病之案。如治齐丞相舍人奴案云:"所以知奴病者,脾气周乘五脏伤部而交,故伤脾之色也。望之杀然青,察之如死青之兹,众人不知,以为大虫,不知伤脾,所以至春死。病者胃气黄,黄者,土气也。土不胜木,故至春死。"

从以上所引先秦及两汉部分文献有关五行说的内容中,不难看出,其形成与发展,经历了一个由具体事物到概念意象,从直观直觉到抽象推论的相当长的历史进程。推其起源,一说源于五方与五时,最后则形成为一哲学范畴。这从后来发展与演变的情况看,甚为契合。一说源于"五材",是以客观物质世界及人们日常生活中最基本的要素为基础,即后人所谓"原素"说,在文献中,亦有文可证,也有一定道理。两说虽然不同,但在人们认识客观世界的起始时期,从不同角度和不同方法提出问题,也完全符合认识论的规律。

在五行学说概念化后,其内容含括了五时五方及天文、历法、地理、物候、生物、及其与人体的关系等,基本反映了客观事物的演变情况;其在理论上给出的相胜、相生及周期性演变,也基本符合客观事物的基本规律;其与人体相关的某些内容,在"人与天地相参,与四时相应"的思想指导下,也基本符合人体生理、病理变化实际情况。因此,五行学说,从某种意义而论,它反映了客观世界在特定条件下的演变规律,具有一定的唯物观和辩证法思想。但是,在其发展过程中,掺入了某些天道神教、封建伦理、人事吉凶等内容,自是其不合事理处,然在当时的历史条件下,亦属难免。这种历史的诸多局限性,决定了五行学说的两重性。不过终当肯定其合理的一面,不应该以瑕掩瑜。

二、《素问》、《灵枢》中五行说

在今存《素问》与《灵枢》两书中,有大量五行方面的内容,现分别加以介绍。

(一)《素问》

《金匮真言论》:列五方五行类例,如"东方青色,入通于肝,开窍于目,藏精于肝,其病发惊骇,其味酸,其类草(疑衍)木,其畜鸡,其谷麦,其应四时,上为岁星,是以春气在头也,其音角,其数八,是以知病之在肝也,其臭臊。"以下言南方、中央、西方、北方类同。

《阴阳应象大论》:提出"天有四时五行,以生长收藏,以生寒暑燥湿风。人有五脏,化五气,以生喜怒悲忧恐。"此后有五方、五时、五行类例。

《六节藏象论》:讨论五行时之胜:"春胜长夏,长夏胜冬,冬胜夏,夏胜秋,秋胜春,所谓得五行时之胜,各以气命其脏。"

《脉要精微论》:议脉、色合五行。"微妙在脉,不可不察。察之有纪,从阴阳始。始之有经,从五行生。生之有度,四时为宜。"

《玉机真藏论》:提出春弦、夏钩、秋浮、冬营四脉与四时五行的关系。

《三部九候论》:"上应天光,星辰历纪,下副四时五行,贵贱更互,冬阴夏阳。"

《藏气法时论》:"五行者,金木水火土也,更贵更贱,以知死生,以决成败,而定五脏之气,间甚之时,死生之期也。"以下以五行结合五脏及十天干日,具体论述五脏病况。

《宝命全形论》:"能存八动之变,五胜更立。能达虚实之数者,独出独入,呿吟至微,秋毫在目。"又"木得金而伐,火得水而灭,土得木而达,金得火而缺,水得土而绝。万物虽然,不可胜竭。"

《离合真邪论》:"不知三部九候,故不能久长。因不知合之四时五行,因加相胜,释邪攻正,绝人长命。"

《太阴阳明论》:"脾者,土也,治中央,常以四时长四脏,各十八日寄治,不得独主于时也。"

《阳明脉解》:"阳明者,胃脉也。胃者,土也,故闻木音而惊者,土恶木也。"

《水热穴论》:讨论四时刺法,以四时五行合五脏气为解。

《天元纪大论》、《五运行大论》、《六微旨大论》、《气交变大论》、《五常政大论》、《六元正纪大论》、《至真要大论》七篇,专论运气学说,以五行应十天干,以化五运,与十二地支化六气,相合为五运六气。其中特别指出与五行学说相关的理论性问题,如《天元纪大论》云:"寒暑燥湿风火,天之阴阳也,三阴三阳上奉之;木火土金水火,地之阴阳也,生长化收藏下应之。天有阴阳,地亦有阴阳。"《五运行大论》云:"气有余则制己所胜侮所不胜;其不及则己所不胜侮而乘之,己所胜轻而侮之。侮反受邪,侮而受邪,寡于畏也。"《六元正纪大论》云:"木郁达之,火郁发之,土郁夺之,金郁泄之,水郁折之。然调其气,过者折之,以其畏也,所谓泻之。"

《著至教论》:"何以别阴阳,应四时,合之五行。"

除上述诸篇外,尚有数篇,暗含五行内容者,如《五藏生成篇》言五脏之所主,如心之所主肾也,肺之所主心也等,含五行相胜之义。《玉版论要篇》云:"行所不胜曰逆,逆则死。行所胜曰从,从则活。"含五行生克之义。《刺热篇》言五脏热病甚、大汗、死之天干日,合五行生克之义。《咳论》言咳病"五脏中以其时受病,非其时,各传以与之。"也含五行应五时五脏之义。《标本病传篇》言五脏病传及间传,亦含五行相胜与不胜之义。

(二)《灵枢经》

《本输》言阴井金、阳井木,说明井、荥、腧、经、合五穴,应于五行。

《热病》索脉、索肉、索筋、索血、索骨,言五行与五脏相应。

《五乱》:"黄帝曰:经脉十二者,别为五行,分为四时,何失而乱,何得而治?岐伯曰:五行有序,四时有分,相顺则治,相逆则乱。"

《阴阳系日月》:"黄帝曰:五行以东方为甲乙木、王春……今乃以甲为左手之少阳,不合于数何也?岐伯曰:此天地之阴阳也,非四时五行之以次行也。"

《逆顺》:"气之逆顺者,所以应天地四时五行也。脉之盛衰者,所以候血气之虚实有余不足。"

《阴阳二十五人》:言木火土金水五形之人,又析而为二十五形之人。

《官能》:"言阴与阳,合于五行。五脏六腑,亦有所藏。四时八风,尽有阴阳。各得其位,合于明堂。"

除上述诸篇外,尚有数篇中,暗含有五行之说,如《经别》云:"人之合于天道也,内有五脏,以应五音、五色、五时、五味、五位也。外有六腑,以应六律。"《病传》言五脏病之传变,与《素问·标本病传论》义同。《顺气一日分为四时》:"人有五脏,五脏有五变,五变有五输,故五五二十五输,以应五时。"文中色、时、音、味、日等,亦合于五行也。《本藏》:"五脏者,所以参天地,副阴阳而连四时,化五节者也。"下文言五脏应五色,均合于五行说。《五色》言五脏合五色,义同五行。《五味》言五谷、五果、五畜、五菜、五色,义合五行。《五禁》言刺有五禁之十天干日,含五行义。《五音五味》言五音、五谷、五畜、五果、五色、五脏,义同五行。

从以上引诸《素问》与《灵枢经》中有关五行说内容中,可以明显看出以下几个问题:

(1)从篇数方面看,《素问》较《灵枢经》为多。《素问》明言五行文有约13篇,加之运气七篇大论,共20篇左右,暗用处有5篇左右。而《灵枢经》中明言五行文有7篇,暗用处有8篇左右。若细分之,明引处,《素问》不计运气七篇,亦较《灵枢》为多,而暗用处,则《灵枢经》较《素问》为多。

(2)从涉及的范围看,主要有五时、五方、天干、五脏等,与先秦、两汉其他文献亦大致相同。当然,在《素问》与《灵枢经》中,涉及范围更广一些,但大都在类例之内。说明五行学说之所以被医家所采用,是有其历史和文化背景的。

(3)就其在医学方面的引用时限而言,至晚已及两汉之初。这从《素问》与《灵枢经》引用五行说,用"行"(读"杭"),即可以证之。如《素问·三部九候论》:"下副四时五行,贵贱更互,冬阴夏阳。"又《灵枢·官能篇》:"言阴与阳,合于五行。五脏六腑,亦有所藏。四时八风,尽有阴阳。各得其位,合于明堂。"据音韵学家所考及现存古文献所证,行字古韵归阳部,此汉初以前归音。若为耕部读形,则汉以后事。此在《史记·仓公传》中已有案例。说明五行说进入医学领域,至晚在汉初,或在先秦。

(4)五行学说作为一个哲学范畴,基本内容是以五时、五方为基础,其有序性周期演变,及由此而导引出之相胜与不胜理论,反映了客观物质世界自身具有的规律性,有其一定的科学性与应用性。这是五行学说的基本点之所在,此亦与先秦两汉文基本相同。当然,其中亦难免有些臆测或纯推论方面的内容,自当别论。

三、《素问》、《灵枢经》五行说解析

在《素问》与《灵枢经》中,关于五行学说,并无专篇论述,其内容分见于两书之有关篇文,现就其涉及之主要问题,分别加以解析。

1. 五行名次

经文中提出五行名次者有三处,一为《素问·藏气法时论》云:"黄帝问曰:合人形以法四时五行而治,何如而从?……岐伯曰:五行者,金木水火土也。"此一名位,在别篇不见。然与《白虎通义·五行》同。该文曰:"五行者,何谓也?谓金木水火土也。言行者,欲言为天行气之义也。"但对这一名次,历代解经诸家均看不出有何序次和联系,亦或系一习惯用语。二者,从五行类例中所言"其数",是有序次的,如《素问·金匮真言论》东方木,"其数八",王冰注:"木生数三,成数八。"《尚书·洪范》曰:"三曰木。"此下言南方火,"其数七"。中央土,"其数五"。西方金,"其数九"。北方水,"其数六"。此等数字,在《素问·五常政大论》中又出现过一次。详《尚书·洪范》孔颖达正义云:"《易·系辞》曰:天一、地二、天三、地四、天五、地六、天七、地八、天九、地十。此即是五行生成之数也。天一生水,地二生火,天三生木,地四生金,天五生土,此其生数也。如此则阳无匹,阴无耦,故地六成水,天七成火,地八成木,天九成金,地十成土。于是阴阳各有匹偶。"上述经文中的这些数字,正源于此。原来此乃儒家传说《河图洛书》所载五行生成之数,其五行序次为水火木金土。其内容所及,涉及术数之学。故经文中仅保留此数,别无他用,足见其与医学实践无关。三者,以木火土金水为序。此在经文中凡涉及五行与四时(加长夏或季夏为五时)关系时,均为此序。如《素问》中之金匮真言论及阴阳应象大论等言五方与五时、五行之类例,均以此为序。从而说明《内经》中五行学说,主要是以木火土金水为序。

详五行之义,王冰注云:"行者,欲言为天行气之义也。"明·张介宾《类经图翼·五行统论》云:"五行即阴阳之质,阴阳即五行之气。气非质不立,质非气不行。行也者,所以行阴阳之气也。"王注从字义而言,张说从五行与阴阳的关系方面立论,义并通。总之,五行是反映客观物质世界,在特定条件下一种有序性、周期性运动变化的学说,故谓之五行。而所谓"原

"素"说者,当名"五材",其所指虽同,义则有别。

2. 五行与四时

经文有多次提及四时五行处,文皆并列。如《素问·阴阳应象大论》云:"天有四时五行,以生长收藏,以生寒暑燥湿风。"《三部九候论》云:"上应天光,星辰历纪,下副四时五行。"《三部九候论》:"合人形,以法四时五行而治。"《离合真邪论》云:"因不知合之四时五行,因加相胜,释邪攻正。"《著至教论》云:"何以别阴阳,应四时,合之五行。"详此诸文,足可证明,五行与四时的关系十分密切。《内经》中,对一年春、夏、秋、冬四季,虽按常规仍称四时,但从一年之气象与物候变化的实际情况,把一年为分五个气候节段,即在春夏与秋冬之间,加一长夏(亦名季夏,即阴历六月),这五个季节的气候特点是,春为风,夏为热,长夏为湿,秋为燥,冬为寒。基本能反映我国所处地理位置的气候特点。这五个气候节段,又与五行之木、火、土、金、水相应,故形成了一个四时(含长夏)五行的气象有序性与周期性变化的理论,并以此为基础,进而论述人体在这自然大环境中所引起的相应变化规律。当然土之寄位,另有一说,即每季之末18日,全年共72日,与其他四行之日数相等。此在经文中保留有此说,但在具体应用中较少。

3. 六合会通

详《素问》之金匮真言论文,在论及"天之八风"、"经之五风"为病和人体阴阳后云:"此皆阴阳、表里、内外、雌雄相输应也"。此下则详言五方、五时及五脏等类例内容。又阴阳应象大论亦云:"帝曰:余闻上古圣人,论理人形,列别脏腑,端络经脉,会通六合,各从其经……四时阴阳,尽有经纪,外内之应,皆有表里,其信然乎?"其下岐伯对文,即详言五方、五时及五脏等之相应。又五运行大论云:"帝曰:寒暑燥湿风火,在人合之奈何? 其于万物,何以生化?"此下岐伯亦对以五方、五时、五行、五脏等之相应,其类例中主要内容,与上述内容,亦大致相同。

详"六合"者,东西南北与上下也。如《庄子·齐物论》:"六合之外,圣人存而不论;六合之内,圣人论而不议。"成玄英疏:"六合者,谓天地四方也。""会通"者,会合变通也。《易·系辞》:"圣人有以见天下之动,而观其会通,以行其典礼。"孔颖达疏:"观其为物会合变通。"详上述三篇内容,均以五方为纲,以五时、五行为目,类例人体五脏及自然界各种物象之相关、相应者,如五畜、五谷、五星、五色、五音、五味等,并以此为主要内容构建了六合会通体系。该体系的创立使天地间相关之事,有类例可循,有纲目可举,即阴阳应象大论所谓"四时阴阳,尽有纲纪,外内之应,皆有表里"之义。当然,其类例中之某些内容,亦难免有强合者,但从总体方面看,所列诸端,足可以反映客观事物之间相互关联的实际情况。

4. 五行时之相生相胜

经文虽无专言五行相生、相胜之文,但确有论五时演变之间的关系。如:《素问》之四气调神大论言春三月应养生之道,"逆之则伤肝……奉长者少。"夏三月应养长之道,"逆之则伤心……奉收者少。"秋三月应养收之道,"逆之则伤肺……奉藏者少。"冬三月应养藏之道,"逆之则伤肾,奉生者少。"按本文所谓生、长、收、藏者,春、夏、秋、冬之政令也;奉,供应或供养也。春之生气,可以奉夏之长气,若违逆春之生气,则奉夏之长气也少。以下夏、秋、冬同。

此正说明四时之气递相而奉,正合五行相生之义。又脉要精微论云:"万物之外,六合之内,天地之变,阴阳之变。彼春之暖,为夏之暑;彼秋之忿,为冬之怒。"亦在说明,夏之气,由春而变生;冬之气,由秋而变生,均含相生之义。以上两例,均可视为五时应五行相生理论的客观物质基础。

又《素问·六节藏象论》云:"春胜长夏,长夏胜冬,冬胜夏,夏胜秋,秋胜春。所谓得五行时之胜,各以气命其脏。"王冰注:"春应木,木胜土。长夏应土,土胜水。冬应水,水胜火。夏应火,火胜金。秋应金,金胜木。常如是矣……以气命脏者,春之木内合肝,长夏土内合脾,冬之水内合肾,夏之火内合心,秋之金内合肺。故曰各以气命其脏。命,名也。"王氏此注,为本文作了全面解释,义颇详。五运行大论又从五运之气主岁的太过、不及方面,提出"气有余则制己所胜而侮所不胜,其不及则己所不胜侮而乘之,己所胜轻而侮之"的问题,进一步说明五行相胜的道理。胜,克制也。后世言五行相克,义犹此也。

从上文已可看出,五行时之相生相胜,其每一时行,与其他时行,均有生我、我生与胜我、我胜的关系。说明五行时在其运动过程中,既有正常的、有序的规律性,又有反常的、变化的复杂性,颇富辩证的思想。

5. 五行与阴阳

经文直指五行之阴阳属性者,惟《素问》运气诸篇之《天元纪大论》云:"天有阴阳,地亦有阴阳,木火土金水火。地之阴阳也,生长化收藏。"此文本指五运所主,亦主五时,应生长化收藏,故按五时之阴阳属性,亦即五行之阴阳属性。

又按五行学说,既与五时、五脏相应,经文中言五时、五脏阴阳属性处颇多。如《素问·厥论》云:"春夏则阳气多而阴气少,秋冬则阴气盛而阳气衰。"言五脏阴阳者如《灵枢·阴阳系日月》云:"心为阳中之太阳,肺为阴中之少阴,肝为阴中之少阳,脾为阴中之至阴,肾为阴中之太阴。"又《经脉》篇,言脏腑、经脉之阴阳属性,最为具体。从而说明,五行阴阳属性均与其所应之物象同,兹不烦举。

6. 五行与干支

干支者,天干十数与地支十二数也。据陈遵妫先生《中国天文学史》第六编第一章云:"干支是周期的循环,同时又用来作代号。十干古称十日,十二支古称十二辰,……十干和十二支各取一字相配,遂得六十甲子,干支这个名称,在东汉以前是没有的。"

详日、辰名称,在经文中曾出现过。如《素问·藏气法时论》所云,"肝主春,其日甲乙……心主夏,其日丙丁,……脾主长夏,其日戊己……肺主秋,其日庚辛,……肾主冬,其日壬癸。"《灵枢经·顺气一日分为四时》亦有与本文相同之内容。又《灵枢·邪客篇》云:"人有手十指,辰有十二。"又阴阳系日月篇亦有经脉应十二辰之内容。至于干支结合称名者,除《素问》七篇大论外,尚见《灵枢经·九针论》之身形应九野文中,有戊寅、己丑、乙卯、戊辰、己巳、丙午、戊申、己未、辛酉、戊戌、己亥、壬子等十二对日称谓。

今存《素问》、《灵枢经》两书中,除《素问》运气七篇外,具有天干、地支内容者,约10篇左右,其中大多用于纪日或纪时。特别在十干与五时相应方面,尤为明显。因而,就自然形成了一个会通模式,即东方春甲乙木,南方夏丙丁火,中央长夏戊己土,西方秋庚辛金,北方冬壬癸水。就其基本思想而论,主要反映一年四季由于阴阳消长而引致的气象与物候及人体的周期性变化。进而如《灵枢经·顺气一日分为四时》云:"春生夏长,秋收冬藏,是气之常也,人亦应之。以一日分为四时,朝则为春,日中为夏,日入为秋,夜半为冬。"此乃谓一日间昼夜阴阳消长情况,亦象一年四时也。似此等内容,有时亦或以干支为代称,均在说明阴阳消长的周期性变化。有关干支其他方面的问题,在此不作讨论。至于运气学说中诸文,原是以干支纪年为依据,而形成的天干化运与地支化气理论体系,本非《素问》中原有内容,亦不详析。

7. 五行学说之运用

从上述诸文,足可看出,五行学说,在《素问》与《灵枢经》中,已涉及诸多方面,在自然界中,以五方、五时为基础之五色、五味、五畜、五谷、五菜等一系列数字类例;在人体方面,以"人与天地相参"说为指导,故于脏腑、经脉、病因、病机、运气、诊法、治则、养生等诸多方面,但是在人事礼仪方面,则不曾涉及,后世文献有唐孙思邈《千金要方》卷二十九及王焘《外台秘要》卷三十九引《明堂》五脏傍通诸事中,列仁、义、礼、智、信五常等方面内容,似有悖经旨,恐非原《内经》中义,故不从。

据上述五行说有关问题,足可认定,五行说之起源,由来尚矣,虽有"五方"说与"五材"说之不同,亦可认为,都是有徵可信。但据秦汉以后的大量文献中对五行说的论述,应尤为支持"五方"说。

从五行学说的发展来看,在先秦及两汉时期,已分为两端,一者,以五方五时为核心,反映客观世界如气象、物候、天文、地理等,根据阴阳消长而引致之周期性、有序性运动变化;一者,虽亦言及这方面的内容,但最后归之于"天道神权"说,完全背离了客观物质世界自身的规律这一基本原则,沦为客观唯心主义。

《素问》及《灵枢经》中所言"五行说",从总体方面看,其主要的和基本的内容是继承了先秦以来,以五方五时为基础的五行说为本,并在"人与天地相参,与四时相副"的思想指导下,论述五方、五时阴阳消长的周期性常与反常的演变规律及其对人体的影响。因而,书中言五行所及,基本符合客观实际。对这一点必须予以充分的肯定。当然,也并不排除,其中有些内容,还很难做出合理的解释,但它并不至于影响对五行学说的继承与发扬。不过在唐以后,特别是宋、明时期,诸家论述五行学说,有不少内容,涉于术数学及理学的某些范畴或观念,多趣于空论而不切实际,亦不见于今存《素问》及《灵枢经》中,恐亦非尽合经义。因此,对五行学说,还需在实践中不断加以验证,以便进一步加深理解和运用。

总之,对《素问》与《灵枢经》中之五行学说,就目前而论,应在继承的基础上,扬弃其不合理的部分,而不是全面否定,才有利于中医学术的发展。

刊于《山西中医学院学报》2000 年 9 月

先秦两汉古籍中的经络学说解析

经络学说，其篇幅在《素问》与《灵枢》中占有相当数量，内容所涉亦广，是中医学体系中一个有重要学术地位的学说。

有关经络的记述，除《素问》与《灵枢》外，在两汉其他文献如《史记》、《汉书》、《易纬》等书，亦皆有所记载。另外，在医学典籍《难经》中，亦有较多的论述，而且有些内容，与《素问》及《灵枢》所论，不尽相同。足证经络学说，在先秦及两汉时期，不仅已具有其重要的学术地位，就其内容而论，亦显得十分复杂。以下仅就经络学说发展与形式的有关问题，加以简议。

一、经络学说源流

经络学说，根据《素问》与《灵枢》所记，及其他古籍所载内容与近年出土古代医学文献综合分析，足见其有一起始、发展与形成的认识过程，可体现其学术发展的源流关系。

（一）先秦两汉古籍所记

在现存该时期古籍中，记载经络内容者，虽为数不多，亦可分为两类，一者为文史类文献，一者为除《素问》、《灵枢》以外之医学类文献。主要有以下几种。

1. 医学类

医学类除《黄帝内经》外，有以下几种。

（1）《难经》：详《难经》一书，今存本皆署"卢国秦越人撰"。考该书《史记·扁鹊列传》及《汉志》均不见著录，《隋书·经籍志》虽著录有《黄帝八十一难》二卷，但未著撰人。迨至《旧唐书·经籍志》著录《黄帝八十一难经》一卷，始署"秦越人撰"。故关于该书成编年代及撰人，历来说法较多，近代有些学者，据有关文献考证，倾向于成编于汉代，笔者认为，此说有一定道理，然此书本为解经之作，故其所出经文，亦当有源于西汉前期及先秦之早期文献者。

该书中有关经络之内容较多，主要有以下特点。

第一，二十三难言脉之长度，与《灵枢·脉度》尽同。

又该难言十二经脉之周行联接，虽无具体循行部位，但经脉与经脉间之联接关系，与《灵枢·经脉》亦尽同。

第二，二十四难言"三阴气俱绝"与"六阳气俱绝"之内容，与《灵枢·经脉》亦基本相同，惟文序有别。如所谓"三阴气俱绝者"为足少阴、足太阴、足厥阴、手太阴、手少阴，而《灵枢》则以手太阴、手少阴、足太阴、足少阴、足厥为序。

第三，二十六难言十五络之内容，与《灵枢·经脉》亦不尽同。该难谓十五络，即十二经各有一络，余三络为阳跷之络、阴跷之络及脾之大络。而《灵枢》十五络乃十二经之络，加任、督二络及脾之大络。

第四,二十七难至二十九难论奇经八脉,较之《素》《灵》尤详。详见后文。

从上述情况可见,《难经》中有关十二经脉之说,与《素问》《灵枢》所论,基本上为同一系统,然其有关十五络脉及奇经八脉之说,则与《素问》《灵枢》所论,似非出于同源,当是另有所本。

第五,二十二难经脉"是动病"与"所生病"之病机。详该文云:"经言是动病者,气也;所生病者,血也。邪在气,气为是动;邪在血,血为所生病。气主煦之,血主濡之。气留而不行者,为气先病也;血壅而不濡者,为血后病也。故先为是动,后所生病也。"按"是动病"与"所生病",在《灵枢·经脉》十二脉中皆有之,然未详其义。故本难所论,为"是动病"与"所生病"在今存文献中之最早解文。

(2)《伤寒论》《金匮要略方论》:详此二书今存本,皆出于宋臣林亿等之校定本,考其源则出于汉末张仲景《伤寒杂病论》。二书中虽无经络方面的系统记载,但可见诸经络学说之有关概念。如太阳、阳明、少阳与太阴、少阴、厥阴等三阴三阳病名,与《素问·热论》尽同,而《素问·热论》之名,据其内容可知,乃本于经络学说。又有诸多概念,亦与经络学说有关。今举例如下:《伤寒论·辨脉法》:"游于经络,出入脏腑。"又伤寒例:"尺寸俱浮者,太阳受病也,当一二日发,以其脉上连风府,故头项痛,腰脊强;尺寸俱长者,阳明受病也,当二三日发,以其脉侠鼻,络于目,故身热、目痛、鼻干不得卧;尺寸俱弦者,少阳受病也,当三四日发,以其脉循胁络于耳,故胸胁痛而耳聋;此三经皆受病,未入于府者,可汗而已。尺寸俱沈细者,太阴受病也,当四五日发,以其脉布胃中,络于嗌,故腹满而嗌干;尺寸俱沈者,少阴受病也,当五六日发,以其脉贯肾络于肺,系舌本,故口燥舌干而渴;尺寸俱微缓者,厥阴受病也,当六七日发,以其脉循阴器络于肝,故烦满而囊缩。"按本篇或以为非仲景所撰,乃出于王叔和手,似有一定道理,然篇中明云"今搜集仲景旧论",是知该篇内容,亦源于仲景书也。又太阴篇上:"伤寒一日,太阳受之,脉若静者为不传,颇欲吐,若躁烦,脉数急者,为传也。"又"伤寒二三日,阳明少阳证不见者,为不传也。"又"太阳病头痛,至七日以上自愈者,以行其经尽故也。若欲作再经者,针足阳明,使经不传则愈。"又太阳篇中:"太阳病过经十余日,反二三下之,后四五日,柴胡证仍在者,先与小柴胡汤。"又"伤寒十三日不解,过经谵语者,以有热也,当以汤下之……"又"太阳病过经十余日,心下温温欲吐而胸中痛……与调胃承气汤。"又《金匮要略》第一:"经络受邪入脏腑,为内所因也……若人能养慎,不令邪风干忤经络,适中经络,未流传脏腑,即医治之。"又第三:"百合病者,百脉一宗,悉致其病也。"又第五:"浮者血虚,络脉空虚……邪在于络,肌肤不仁,邪在于经,即重不胜。"

根据以上诸例,尽可看出,仲景书中有关经络方面的内容,亦有所本也。

第一,详今存张仲景《伤寒论》自序云:"感往昔之沦丧,伤横夭之莫救,乃勤求古训,博采众方,撰用《素问》《九卷》《八十一难》……为《伤寒杂病论》合十六卷。"是知仲景书所云,亦非尽出于自撰,有关经络方面的内容,特其一也。

第二,伤寒例所言六经脉、络及病候,与《素问·热论》相校,除在行文方面小有变更外,其内容则基本相同,此犹可说明,凡此所言六经病内容,乃本于《素问》。

第三,六经病诸篇之具体条文,虽言经络处较少,然从全书整体内容之学术思想来看,其六经病名称之所以本于《素问》,而《素问》六经病名称之所以取诸经络之名,在上述有关内容中,已充分说明了六经病与经络的关系。也就是说,六经病是六经经脉及其相关之脏腑病变的具体反映。六经经脉与脏腑为人体之生理与病理基础,六经病乃六经经脉与脏腑之病变证候。然后世之治《伤寒》者,或有谓《伤寒论》六经病之三阴三阳,与经络学说之三阴三阳无关者。若此,则将《伤寒论》整体学术思想与三阴三阳病割裂开来,其谬一也;三阴三阳病候,若无六经经脉及脏腑为基础,则犹无源之水,无本之木矣,其谬二也;若人之伤于寒者,其经络脏腑所处及功能所及,若无所反映,则病候何得而出,其谬三也。当然,六经病候,是一个生理病理方面的综合反映,不能单以经络学说为解,然若否定其与经络的关系,亦大谬矣。

第四,根据上述《伤寒论》与《金匮要略》有关经络诸文,虽无系统的记载,但亦可看出,此乃今存医学应用方面古文献中,首将经络学说,运用于病机之阐述及辨证施治,是在《内经》的基础上,对经络学说的新发展。说明经络学说,不仅为人体生理结构之重要组成部分,而且对指导临床医学,亦有十分重要的意义。

2. 文史类

在文史类文献中,虽无系统记载经络者,然其散记片文,亦有助于对经络学说的探讨与研究。主要有以下几种。

(1)《史记·扁鹊仓公列传》:该篇记载先秦时秦越人及汉初淳于意二人传,其中均言及经络方面内容。如扁鹊传云谓"所谓尸厥者也。夫以阳入阴中,动胃上缠缘,中维经络,别下于三焦、膀胱,是以阳脉下遂,(徐广曰:一作队,按遂、队与坠通),阴脉上争,会气闭而不通。"又如仓公传中,除言及阳庆授淳于意书有黄帝、扁鹊之《脉书》,即经脉类书外,在诸验案中亦言及经脉处颇多,如经脉、络脉、少阳、阳明、厥阴等。特如诊曹山跗病云:"所以后三日当狂者,肝一络连属绝乳下阳明,故络绝开阳明脉,阳明脉伤,即当狂走"。又齐北宫司空命妇出于病云:"刺其足少阳脉。"又云:"腹之所以肿者,言厥阴有过则脉结动,动则腹肿,臣意即灸其足厥阴之脉,左右各一。"又齐中大夫病龋齿,"臣意灸其左阳明脉。"又葘川王病,"臣意即以寒水拊其头,刺足阳明脉,左右各三所。"又有文云:"济北王遣太医高期、王禹学,臣意教以经脉高下及奇络结,当论俞所居,及气当上下出入……"

据上文可知,时阳庆赐仓公书中已有经脉方面之专著——《脉书》,而仓公教高期、王禹书中,又有"论俞所居",当是俞穴定位之专著。故仓公对经络学说,已为熟练掌握,并加以运用,惟言北宫司空命妇出于病一案云:"厥阴之络结小腹也",与今存《灵枢·经脉》言肝足厥阴脉"循股阴,入毛中,过阴器,抵小腹"文,不尽相同,当是另行别一家本。

(2)《易纬通卦验》卷下,言二十四气之当至不至与未当至而至,应于经脉之盛虚文,已具十二脉之名称。如:

冬至,当至不至,足太阴脉虚,多病振寒;未当至而至,则人足太阴脉盛,多病暴逆,胪胀心痛。

小寒,当至不至,手太阴脉虚,人多病喉痹(痹);未当至而至,手太阴脉盛,人多热。

大寒,当至不至,足少阴脉虚,多病蹶逆,惕、善惊;未当至而至,足少阴脉盛,人多病上气嗌肿。

立春,当至不至,足少阳脉虚,多病疫疟;未当至而至,足少阳脉盛,人多病粟、疾疫。

雨水,当至不至,手少阳脉虚,人多病心痛;未当至而至,手少阳脉盛,人多病目。

惊蛰,当至不至,足太阳脉虚,人多疫、病疟;未当至而至,足太阳脉盛,多病痈疽、胫肿。

春分,当至不至,手太阳脉虚,人多病痹痛;未当至而至,手太阳(原作"阴",据注文改)脉盛,人多病疬疥,身痒。

清明,当至不至,足阳明脉虚,人多病疥虚,振寒洞泄;未当至而至,足阳明脉盛,人多病温,暴死。

谷雨,当至不至,足阳明脉虚,人多病痈疽、疟,振寒霍乱;未当至而至,足阳明脉盛,人多病温,黑肿。

立夏,当至不至,手阳明脉虚,多病寒热,齿龋;未当至而至,手阳脉盛,多病头肿,嗌、喉痹。

小满,当至不至,足太阳脉虚,人多病满,筋急痹痛;未当至而至,足太阴脉盛,人多病冲气,肿。

芒种,当至不至,足太阳脉虚,多病血痹;未当至而至,足太阳脉盛,多蹶、眩头痛痹。

夏至,当至不至,阴阳并伤,口干嗌痛;未当至而至,手阳明脉盛,多病肩痛。

小暑,当至不至,足阳明脉虚,多病泄注腹痛;未当至而至,足阳明脉盛,多病胻肿。

大暑,当至不至,手少阳脉虚,多病筋痹胸痛;未当至而至,手少阳脉盛,多病胫痛恶气。

立秋,当至不至,足少阳脉虚,多病疠,少阳气中寒;未当至而至,足少阳脉盛,多病咳嗽上气,咽喉肿。

处暑,当至不至,手太阴脉虚,多病胀,身热,未当至而至,手太阴脉盛,多病胀,身热,汗不出。

白露,当至不至,足太阴脉虚,人多病痿疟、泄;未当至而至,足太阴脉盛,多病心胀闭聋,(《太平御览·疾病部六》作"疝",义胜)瘕。

秋分,当至不至,手少阳脉虚,多病温,悲心痛;未当至而至,手少阳脉盛,多病痀(今字书无,当为"胸"之假借)胁鬲痛。

寒露,当至不至,足蹶阴脉虚,多病疝疼腰痛;不当至而至,足蹶阴脉盛,多病痛,中热。

霜降,当至不至,足蹶阴脉虚,多病腰痛;未当至而至,足蹶阴脉盛,多病喉风肿。

立冬,当至不至,手少阳脉虚,多病温,心烦;未当至而至,手少阳脉盛,多病臂掌病。

小雪,当至不至,心主脉虚,多病肘腋痛;未当至而至,心主脉盛,人多病腹,耳痛。

大雪,当至不至,手心主脉虚,多病少气,五痘、水肿;未当至而至,手心主脉盛,多病痈疽肿痛。

按此类纬书,据文史界学者考证,大都成编于西汉末期至东汉初期。东汉末期,郑康成对本书作了注释。注文中有四脉,作过简释。即"手太阴脉,起手大指内侧,上贯咒唾(按咒唾二字,义难通。详咒疑为肘之假借。唾疑为臑之误),散鼻中。"又"足少阴脉,起于足,上系(张惠言曰:本舌二字,以为当在系下,按张曰乃据注文中有本舌二字,以为当在系下,此说当是。惟本舌,似当作舌本)又"手太阳脉,起于手小指端,上颐下目内眥(眥原误作皆)"。又"(足)太阳脉起足小指端,至前两板齿"。又"足太阳脉起于下。"

从《通卦验》及郑注中所言经脉内容,虽较简单,但亦可看出,具有以下特点:

其一,十二脉体系,已经具备,与《灵枢·经脉》尽同;其二,心主脉之称谓,与《灵枢·经脉》尚不尽同,《灵枢》名"心主手厥阴心包络之脉",此或简化之名,亦或为另一家传本所致;其三,所列病候,与《灵枢·经脉》亦不尽同,如手少阳脉盛,多病胸胁痛,而《灵枢·经脉》手少阳脉未经胸胁;其四,文中所列手足十二脉与二十四气相应问题,除了少数几经外,与《灵枢经·阴阳系日月》内容,大致相同。其中唯《灵枢》手经应十日,故无手心主脉一项。至不甚符合处,当然亦不排除传抄日久,或有致误的原因,故本文或与《灵枢·阴阳系日月》文,本系同源。

(3)《太平经》"灸刺诀第七十四":"灸刺者,所以调三百六十脉,通阴阳之气,而除害者也。三百六十脉者,应一岁三百六十日,日一脉持事,应四时五行而动,出外周旋身,上总于头顶,内系于脏,衰盛应四时而动移,有疾则不应度数,往来失常,或结或伤,或顺或逆,故当治之。"又云:"天道制脉,或内或外,不可尽得而知之也,所治处十十治诀,即是其脉会处也,人有小有大,尺寸不同,度数同等,常以窬穴分理乃应也。"又云:"脉乃与天地万物相应,随气而起,周者反始。得其数者,因以养性,以知时气至与不至也,本有不调者安之。"

《太平经》一书,为道教早期重要著作,卷帙浩大,内容繁杂。有关其成书年代,近世研究者,意见亦不尽同。近人俞理明先生《太平经正读》一书卿希泰序云:"《后汉书·襄楷传》记载,东汉顺帝时琅琊人宫崇将题为《太平清领书》的一百七十卷'神书'献给顺帝。据唐李贤注,所谓《太平清领书》,犹是道门中流传的《太平经》。"又云:"陈国符先生在《道教源流考》中曾据这些资料考证《太平经》的渊源和传授,共整理出历史上的四种说法,无论是《太平经》的作者、成书年代,还是流传地域,这些说法都有歧异之处。这正说明,一百七十卷《太平经》绝不是一时一地一人之所作,就其内容的庞杂、卷帙的浩繁来看,也不像是某一个人的著作,可能是当时秘密流传的早期道教中很多人的著作,经过逐步集累,最后汇编而成的。"卿氏此说法,是比较客观的,与道教著作的发展历史来看,亦较符合。

尽管《太平经》一书,为道教之重要典籍,但就今存残本可见,其中确收有少量医学方面的内容,除上引此篇外,尚有"草木诀第七十","生物方诀第七十一"等。

从本篇来看,虽然内容较少,然对研讨古代经脉、腧穴学术之古文献,亦颇有意义。如第一,所谓"三百六十脉"及"所治处十十治诀,即是其脉会处也"。亦如《灵枢经·九针十二原》所谓"节之交,三百六十五会……所言节者,神气之所游行出入也。"言节、言会,言脉,皆指腧穴处也。其二,"窬穴"之名,即"腧穴"也,不见于别籍。其三,言"阴脉"与"阳脉",与《内经》经脉分阴阳,义亦同。其四,言"三百六十脉,应一岁三百六十日,日一脉持事,应四时五行而动"说,与《素问·气穴论》说义近。其五,所谓三百六十脉"上总于头顶,内系于脏"之说,与《内经》有关内容,"内系于脏"尽同,而"上总于头顶",则不尽同。《内经》十二经脉,手足三阳脉,皆上至头,阴脉中,唯足厥阴可上头,其余诸脉,皆不上头。然宋臣林亿等校定之《金匮玉函经·证治总例》中有文云:"头者,身之元首,人神之所注,气血精明,三百六十五络,皆归于头,头者,诸阳之会也。"此中文义,与《太平经》文,有近似义。而《金匮玉函经·证治总例》一文,据内容涉及"地水风火"及"四百四病"等语,显系与释家有关,自非仲景本意,疑系南北朝人撰集,然其引用经脉文献,亦或系早期传本,若此,亦可证有关经络学说,该时尚有多家传本流通于世上。

以上几种两汉时期文史文献中所载少量有关经络方面的内容,虽然比较简略,但仍可反映出许多问题,对研讨经络学说的形成与发展,具有十分重要的意义。

首先可以说明,这些经络方面引文,均不似出于《内经》,当是另有所本。足证在两汉时期,除《内经》外,尚有多种有关经络的文献存世。

其二,从这些引文,与今存《内经》中有关内容的差异来看,除《内经》本身收有多家学说外,在社会上流传的其他文本,亦非同出一源。

其三,从各种不同传本的异同处来看,人们对经络的认识,是从多角度多方面着眼,从学术发展的进程分析,也是很正常的。有些问题,虽不相同,但可互相补充,有些问题,尚待于今后继续探讨和研究,使其更为完善。

3. 出土文物

自1970年以来,在我国出土文物中,有若干非常有价值的医学文献,其中含有经络方面内容者,有以下几种,今略为介绍。

(1) 长沙马王堆汉墓出土两灸经。1973 年年底,长沙马王堆三号汉墓曾出土了大批帛书及部分竹木简,帛书中之医学部分,经专家研究,有经络方面之内容者三种,定名为《足臂十一脉灸经》、《阴阳十一脉灸经》甲、乙两种。

《足臂十一脉灸经》,含足泰阳脉、足少阳脉、足阳明脉、足少阴脉、足泰阴脉、足厥(厥)阴脉、臂泰阴脉、臂少阴脉、臂泰阳脉、臂少阳脉、臂阳明脉,共 11 脉。无手厥阴心主脉。

《阴阳十一脉灸经》甲本,含钜阳脉、少阳脉、阳明脉、肩脉、耳脉、齿脉、太阴脉、厥阴脉、少阴脉、臂钜阴脉、臂少阴脉。共 11 脉,亦无手厥阴心主脉。

《阴阳十一脉灸经》乙本,此本与甲本属同一系统本,除个别通假字取不同字,个别文字小有差异及残缺字数有多少不同外,两本基本上是一致的。

详此两"灸经"本,从总体方面看,有不少相同或相近之处,如经脉总数,均为 11 脉,均无督脉。十一脉之分阴阳,不尽相同,"足臂十一脉"全分阴阳两大类,而"阴阳十一脉"之"臂三阳脉",则称肩脉、齿脉、耳脉。在人体部位名称及病候名称用语方面,亦大都相同。在病候分类方面,"足臂十一脉"仅言"其病","阴阳十一脉"则分为"是动则病"与"其所产病"两类。在描述经脉走向方面,"足臂十一脉"中,少数经脉用过"其直者"与"枝"字,"阴阳十一脉"中未见用。从总体内容看,两经虽互有详略,但"足臂十一脉"文稍详。

根据上述情况,若与《灵枢经·经脉》篇十二脉系统相较,无论是经脉数、经脉名称、经脉走向、经脉连接及经脉与脏腑关系等方面,均足以说明两灸经内容,应早于《灵枢经·经脉》篇若干年之早期经脉文献,而且两灸经,亦非出于同源。

根据马王堆三号墓出土的随葬遗册记载,墓葬时日为"十二年二月乙巳朔戊辰",据专家考证,其年代系汉文帝初元十二年(公元前 168 年),而帛书两灸经之抄件,按一般规律,又当早于墓葬时间,而灸经内容之形成,又当早于抄件时间。以此上推,作为经络早期文献之两灸经内容的形成时间至迟亦当在先秦后期或中期。

(2) 张家山汉简《脉书》。1983 年至 1984 年初,在湖北省张家山西汉前期墓葬里,出土了大量竹简,其中有《脉书》一种,为医学简书。

《脉书》为原题名,其内容有两部分,一部分为经络,与长沙马王堆汉墓出土之《阴阳十一脉灸经》为同一系统本。其脉法部分,与马王堆汉墓之《脉法》与《阴阳脉死候》,亦为同一传本,惟马王堆本残脱较甚。故两地所出之三书,当系同源,故可互为校补,今举肩脉为例。前为《阴阳十一脉灸经》文,后为《脉书》文。

阳明脉:□于骭骨外廉,循骭而上,穿膑,出鱼股□□□□,穿□,穿颊,□□□廉,环□。是动则病:洒洒病寒,喜龙,娄吹,颜□□□□□□□□□□□□木音则狄然惊,心肠,欲独闭户牖而处,□□则欲□□□□□衣□□□□骭蹶,是阳明脉主治。其所产病,颜痛,鼻肌,领□□□□,心与肢痛,腹外种,阳痛,膝跳,付□□□十。

阳明之脉,□于骭骨之外廉,循骭而上,穿膑,出鱼股之廉,上穿乳,穿颊,出目外廉,环颜。是动则病,洒洒病塞,喜信,数吹,颜墨,病种,至则恶人与火,闻木音则狄然惊,心惕然欲独闭户牖而处,病甚则欲乘高而歌,弃衣而走,此为骭厥,足阳明脉主治。其所产病:颜痛,鼻鼽,领疢,乳痛,膚痛,心与肢痛,腹外种,肠痛,郄□,树上踊,为十二病。

上引阳明脉一条,两传本文字,若进行校补后,尽可看出,除了个别文字及所用假借字小有差异外,它文基本一致。其余各脉,亦如是。因此,尽可认定,马王堆《阴阳十一脉灸经》与张家山《脉书》二书,乃系同源异本的两个抄件。故《脉书》的抄录时间虽与《阴阳十一脉灸经》不一定相同,而其学术水平之断代,当然是一致的。

从以上情况分析,就文献的名称而论,张家山《脉书》,是原有命题,此与《史记·仓公传》所称《脉书》,应是同义。"脉书",经脉之书也,而非言脉诊之书,故马王堆两"灸经"本,本无题,若按此例,疑亦当系"脉书",而非"灸经"也。

又从行文用语及病候方面看,与今存《灵枢·经脉》文,颇多相似处,现仍以足阳明脉为例,《灵枢经·经脉》作"是动则病:洒洒振寒,善呻数欠,颜黑,病至则恶人与火,闻木音则惕然而惊,心欲动,独闭户塞牖而处,甚则欲上高而歌,弃衣而走,贲响,腹胀,是为骭厥。是主血。所生病者……"详本文与《脉书》文,实若同出一辙。其他各脉,相同相近处亦颇多,据此推定,《灵枢·经脉》一篇,极有可能,是在《脉书》等各本的基础上,发展而成。

(3)经络漆雕。1993年2月,四川省绵阳永兴镇二砖厂施工时,发现一座西汉木廓墓,出土一件人体漆雕,其体表纵向分布红漆描绘的线条数根,宽0.15~0.5cm。据其行径布局来看,与《黄帝内经》有关篇文所载经脉循行布局,大致相似。据有关专家考证后,认为它可能与经脉有关,并将其定名"人体经脉漆雕"。

后据梁繁荣等人研究报道云:"西汉人体经脉漆雕上描绘的经脉数目与《灵枢·经脉》篇差异较大。漆雕人正面头面经胸腹至脚绘有两条线,与《灵枢·经脉》篇记载的足阳明胃经相似;背面则有三根线条,两根从头顶两侧经背脊两边至脚,与《灵枢·经脉》篇记载的足太阳膀胱经雷同;一根从鼻尖经头项背腰正中达尾骨端,与《难经》记载督脉循行基本一致。漆雕人体侧面(外侧)从脚经股外侧至腋下一线,与《灵枢·经脉》篇记载的足少阳胆经有些相似。两上肢内侧各有三条线,分别与《灵枢·经脉》篇中的手太阴肺经、手厥阴心包经、手少阴心经相似。但上肢外侧的线条比较复杂,手指尖端有三根,分别从手食指、无名指和小指端发出,至于背后相互联络,与《灵枢·经脉》篇记载的手阳明大肠经、手少阳三焦经、手太阳小肠经有些相似。因此,从十二经脉来看,则缺少足三阴经,从奇经八脉分析,则仅有督脉一条而已。"

从上述线条布局及走向可见,它是一件早期的人体经络图像模型,应当是没有问题的。但从总体方面来看,具有以下特点。其一,就其内容而论,虽然没有文字说明,但从图像及研究者的认定,亦可看出,无论在经脉数及线路方面,不仅不能与《灵枢·经脉篇》相比,而且与长沙马王堆汉墓出土之《阴阳十一脉灸经》及《足臂十一脉灸经》相比亦有较大差异(漆雕中尚无足三阴脉)。说明其应是更早于长沙马王堆汉墓出土之两灸经的经络文献。其二,就其内容之形成时间而论。在经络漆雕的研究方面,有的学者,利用考古学类型学的原理,通过墓葬结构、出土文物时代风格及钱币铸造年代等方面的分析,绵阳永兴大墓的年代推定当在汉武帝元狩五年(公元前118年)之前。"根据墓葬的前述考察,便不难得出此次绵阳出土的漆雕,其制作年代当在元狩五年之前。"

有关此一经络漆雕的年代问题,应当从三个方面加以考察。一是墓葬的考察,上引学者意见,无疑是正确的。二是漆雕的制作年代,有两种可能,一者可能与墓葬系同时代的产物;但另一方面,作为殉葬品或墓主人生前收藏物,定属珍贵之物,因此,其制作年代,有可能比墓葬年代早出若干年。三是经络线路图的形成年代,根据现有不同时期的经络文献,如《灵枢·经脉》、马王堆汉墓出土两《十一脉灸经》与本经络漆雕,我们按宋人林亿提出"沂流讨源"法,作逆向倒时比较。假设《灵枢·经脉》篇十二脉体系,至迟在西汉中期或前期已经形成,而马王堆两灸经之十一脉系统,最早也只能是先秦末期之水平。而经络漆模型之经络线条,据研究者之报道及图像所见,则仅有十二脉中九脉(无足三阴脉),而且手三阳脉之三条线路,比较复杂,主干线不十分清晰。加上督脉一条,亦仅有十脉。因此,就其学术水平而论,则更当早于马王堆两灸经。约略言之,至迟亦只能是先秦中后期之产物。

(二)《黄帝内经》经络学说

《黄帝内经》一书,作为中医学的奠基之作,是记载经络学说内容最多,而又最完备的典籍。它不仅收有经络学术的多家学说,且又象征着经络学术发展至成熟阶段,故经络学说对中医基础理论与针灸学术的发展,均具有十分重要的意义。

1. 经脉

由于《内经》中涉及经脉方面的内容,非常广泛和复杂,本文不可能全面论述,仅就《灵枢经》中论述较完整的几篇,如《经脉》《经别》《经水》《经筋》《营气》《卫气行》等,聊作解析。

(1)《经脉》篇:本篇为现存古文献中论述经脉循行最完整的一篇。其内容主要有以下几个特点:

第一,本篇托名为雷公问黄帝,与经别篇及经水篇黄帝问岐伯不同。

第二,十二脉的体系已经形成,以手足、阴阳为名,把六脏、六腑与经脉合为一体,构成了脏腑经脉血气的循环系统。

第三,其循环径路为:肺手太阴→大肠手阳明→胃足阳明→脾足太阴→心手少阴→小肠手太阳→膀胱足太阳→肾足少阴→心主手厥阴→三焦手少阳→胆足少阳→肝足厥阴→肺手太阴。这是一个完整的十二脉循行体系。后世言手足三阴三阳脉者,皆指此。

第四,本篇另有十二脉之别络各一,外加任脉、督脉、脾脏亦各有一别络,共十五络,后世所言十五络者,皆指此。

总观本篇内容,对经络与脏腑的络属关系、经络与经络之间连接、经络循行体表部位的描述、经络内行所过之处等,均作出了详细的说明,象征着经络学说的形成与完备。但从《内经》有关经络方面的全部内容分析,该篇内容只能是代表经络学说的最完善一家,而且是反映气血在十二脉中的循环而行的一家。至于经络的其他方面循行或功能等,尚需参之于别篇。

(2)《经别》篇。本篇为一专论经脉自外经别出者,入胸腹至其脏腑后,复出而合于外经之脉,故注家均称之为别行之正经。本篇从全篇内容分析,主要有以下特点:

第一,篇文假托为黄帝问岐伯,若与经脉篇雷公问黄帝相较,绝非出于同一人之手。故当系论经脉之另一家言。

第二,从全篇文例分析,在文字方面,颇有些脱失,如每出者,均说明部位,而足太阴之正,似脱。又每一脉入内,必至其所属之脏腑,然五脏中"足太阴之正,上至髀"一条,"正"下疑有脱文,"上至髀"之"髀",疑为"脾"之假借(髀、脾二字互通)。

第三,十二经别之脉,由内复出后,手三阴之正与其相表里之手三阴脉相合,足三阴之正与其相表里之足三阳相合,谓之"六合",体现了阴阳之互相会合。此与经脉篇手足阴阳脉之会合,亦不相同,故亦证为另一家言。

第四,从十二脉之名称来看,如"手心主之正"一条,可证其经脉篇所言经脉,均属十二脉系统之别说。

第五，从本篇内容之篇名及内容来看，疑系一别家十二经脉学说副文，如《灵枢·邪客》所具手太阴与手少阴二脉，详于外行径线，而略于内，而又无表里经配合之类的经脉别说，因别具此篇以副之，则成一完整体系，故名曰"经别"，与别行正经之义亦不悖。

（3）《经水》篇。本篇乃据"人与天地相参"之说，将人体十二经脉，比拟于十二条大的水道，故名"经水"。从全文内容来看，论"经水"者，仅有十二条经短文，然铺陈之杂文，远较"经水"为多。其有关经脉方面内容，主要有以下特点。

第一，篇文假托为黄帝问岐伯，与《经别》篇同。

第二，其经脉总数及名称，与《经别》篇亦同，均属十二脉系统。至少应是与《经脉》篇相同或相近年代之作品。

第三，本文首次提出，"若夫八尺之士，皮肉在此，外可度量切循而得之，其死可解剖而视之"。据此文可知，该时已对人体进行解剖，观内脏之部位、形态及容物、容量等。为脏腑、经脉之研究，提供了实体依据。

第四，本文所言"十二经水"之水名，皆中国古代之江河湖海名，乃系实指，今详文中所言十二经水之位置，就中国古代本部方位论，似与人体脏腑解剖部位大致相应（详见独著《针灸甲乙经校注》卷一"十二经水第七"）。若此，则与本篇后文所谓"人与天地相参"之义相合，亦与"可解剖而视之"而以比拟之法相应。

第五，本篇今文所言诸水名，与上述之义，亦基本相应，惟个别难合者，疑或传抄有误，尚待考定。

（4）《经筋》篇。本篇乃论述十二经筋之起点及其别者、直者、支者所结之处，发病后所形成之十二纪（即一年四季之月份）之痹及针刺大法。主要有以下特点。

第一，本篇为陈述体，不曾假托问答之人，乃别出一家之言。

第二，所言十二经筋之名称，与《经脉》篇尽同，故亦当系十二脉系统，唯所言乃经脉过处之筋脉及筋结之处，而非经脉也。

第三，十二经筋之病候，主要为肿、痛、挛、急、转筋等，皆名曰"痹"，治疗大法为"燔针劫刺"，是知其病皆在于肌体之外，非脏腑之内，故经筋者，仅言肉体外在之筋也。

第四，所言十二经筋之痹，皆以四季之月命名，如孟春痹、仲春痹、季春痹。体现了十二经脉与十二月之相应。详《灵枢·阴阳系日月》篇，曾言及足三阴与足三阳，左右分计，亦为十二，分别应于十二月，而此篇则以手、足三阴三阳计之，亦为十二，分别应于十二月，若仅就三阴、三阳而论，惟《阴阳系日月》篇七、八两月与本篇孟秋、仲秋之少阴、太阴互倒，此有可能为多次传写致误，若按文例，似当以《阴阳系日月》篇为是。从而说明十二经脉与十二月之相应，本篇与《阴阳系日月》篇为同一系统，且《阴阳系日月》篇明言"寅者，正月之阳也"，可证本文皆成于汉武帝太初改元之后。

（5）《营气》篇。本篇主要论述营气循行之道。有以下特点。

第一，本篇篇文假托为黄帝自述，与上述诸篇，又有所不同。

第二，营气虽为谷气之精专者，因运行于"经隧（即经脉）"之中，故与经脉有关。

第三，营气循行有主线与支线之别。

主线：手太阴→手阳明→足阳明→足太阴→脾→心→手少阴→手太阳→足太阳→足少阴→肾→心→心主脉→手少阳→膻中（心包络）→三焦→足少阳→足厥阴→肝→肺。

支线:上颠→下项→循脊→入骶(即督脉)→络阴器→过毛中→入脐→循腹里→入缺盆(即任脉)→下注肺→复出手太阴。

从以上营气运行之主、支两线看,主线虽行于手足阴阳十二脉中,而更注重于所过之六脏,说明营气与六脏的关系,尤为重要。支线为别出之线,仅行于任督二脉,故营气之行,仍非十四经循行。若言气血之循环,仍为十二经脉。

第四,尽管营气之行主线与支线,及于经脉十二及奇经两脉,并非气血之行于十二经脉,然对腧穴之归经于此十四脉,可能有较大影响,或者说此十四经为气穴归经之重要依据。

(6)《卫气行》篇。本篇主要论述卫气运行之道,有以下特点:

第一,篇文前部分,为假托黄帝问岐伯,后部分为假托黄帝问伯高,且内容亦不尽同,显系非一人之作。

第二,两处言卫气行,虽均以一日一夜漏水下百刻,卫气之行,五十周于身,但计时方法,则并不相同。可见该篇原文,非出一家,今不赘言。

第三,本篇内容,虽亦涉及经脉,但仅可说明卫气运行与经脉有关,且文多歧义,故不再详述。

有关《素问》及《灵枢》中之经络方面的内容,主要为以上数篇,余者多为有关生理、病机、病因、病候方面内容。另有《灵枢·邪客》篇有手太阴与心主两脉之外行线颇详,必系一完整之经络方面文献,惜在《黄帝内经》成编时,已残缺不全矣,另有足、臂经之称名,仅有片言只语,无助于考证。

总之,根据现存《素问》与《灵枢》中有关内容,已尽可说明,经络学说,在《黄帝内经》成编之前,已发展至成熟阶段,形成了完整的学术体系。

2. 络脉

今存《素问》与《灵枢经》中虽论述络脉的内容较多,但除《素问》有"经络论"短文一篇,论及经络及五色之常变外,余无论述络脉之专篇。现仅就有关内容,简述如下。

(1)经脉与络脉的区别。《灵枢·经脉》篇云:"经脉十二者,伏行分肉之间,深而不见……诸脉之浮而常见者,皆络脉也。"又云:"诸络脉皆不能经大节之间,必行绝道而出入,复合于皮中,其会皆见于外。"又《脉度》篇云:"经脉为里,支而横者为络,络之别者为孙。"《素问·经络论》云:"经有常色而络无常变也。"

从上文来看,已将经与络的区别,作了简要的说明。经为直行之大脉,络乃支横之小脉。经多深不可见,络则浮而可见;经多藏于肌肉之里,络多浮于肌肤之表;经在特定部位有动腧可察,络无动腧可见。此经与络之大别也。

(2)十五络脉。十五络脉,在《内经》中仅有一处,特具专名。

《灵枢·经脉》篇云,"手太阴之别名曰列缺,手少阴之别名曰通里,手心主之别名曰内关,手太阳之别名曰支正,手阳明之别名曰偏历,手少阳之别名曰外关,足太阳之别名曰飞扬,足少阳之别名曰光明,足阳明之别名曰丰隆,足太阴之别名曰公孙,足少阴之别名曰大钟,足厥阴之别名曰蠡沟,任脉之别名曰尾翳,督脉之别名曰长强,脾之大络名曰大包。""凡此十五络者,实则必见,虚则必下,视之不见,求之上下,人经不同,络脉异所别也。"本文不仅说明了十五络的具体名称和部位,而且据经文所描述之循行路线,每一络虽从经脉别出,但仍与经脉有特殊的关系(详见原文)。并进一步说明此十五络,若邪气盛时,则有形迹可见,若正气虚时,则伏而不见。因此,亦可认为此乃络脉中之别具特色者。

(3) 络脉与孙络。络脉除上述十五络外,余皆无名,然其分布甚广。如《素问·皮部论》云:"阳明之阳,名曰害蜚,上下同法,其部中有浮络者,皆阳明之络也。"其余各部,例同。故下文云:"凡十二经络脉者,皮之部也。"由此可见,人之体表,在十二经脉之部区内,皆分布有络脉,称之为皮部。

孙络者,络脉之尤小者。经文中亦无专论,据《灵枢·脉度》所谓"络之别者为孙"之义,则孙络则是从络脉中别出者,故其络脉尤为细小,分布更为广泛。经文中如《素问·徵四失论》所谓"络脉三百六十五","气穴论"所谓"孙络三百六十五穴会"等,皆言其多也。

从上文可见,络脉亦经络学说之重要组成部分。人之一身,即由经脉与络脉之大小主干脉络与支别脉络,组成一密布的网状结构,形成一完整的经络体系。

(三) 奇经八脉学说

奇经八脉学说,亦属经络学说的组成部分,虽与经络学说有关,但毕竟自成体系,且其形成过程,尤为复杂,故特专题论述。

1. 奇经八脉文献考

(1)《黄帝内经》:在今存《素问》及《灵枢》中,虽无"奇经八脉"之概念,但已有其具体内容。主要有以下诸篇:

督脉,《素问·骨空论》言之甚详,其起于少腹以下骨中央,不仅贯脊而上行,至颠上,入络脑,复下项,循肩髆内,侠脊抵腰中,入循膂络肾,在背部有上下往复之线路。又《灵枢·本输》篇仅言"颈中央之脉,督脉也"。又《灵枢·营气篇》亦曾言督脉,详见上文。

任脉,《素问·骨空论》云:"任脉者,起于中极之下,以上毛际,循腹里,上关元,系咽喉,上颐循面入目。"又《灵枢·本输》篇及《五音五味》篇,亦均言及,惟不如《素问·骨空论》文简明。又《灵枢·营气篇》言营气行腹前者,虽未明言,实则亦任脉也。

冲脉,《素问·骨空论》云:"冲脉者,起于气街,并少阴之经,侠脐上行,至胸中而散。"又《素问》之《痿论》与《举痛论》、《灵枢》之《逆顺肥瘦》篇与《动输》篇,亦均言及冲脉,惟所言甚为复杂,且一脉多歧,必系另一家言。

带脉,《灵枢·经别》曾云足少阴之正,"当十四椎,出属带脉。"别无专论。

阴阳跷脉,《灵枢·脉度》言阴跷较详,言阳跷脉则简。《灵枢·寒热》篇文亦甚简。

阴阳维脉,《素问·刺腰痛》言亦颇简。根据以上诸篇所出奇经八脉文,至少可说明以下四个问题。

第一,两书中,并无论述奇经八脉之专篇。

第二,从现存内容,尚可看出,所收亦非一家之言。如冲脉一脉,《素问·骨空论》文,与《灵枢·逆顺肥瘦》文,二者差异很大。

第三,二书中虽已有八脉之具体名称,但有可能"奇经八脉"这一概念,尚未成立。

第四,据现存内容,若非别有脱文,至少可以认为,在《黄帝内经》成编年代,奇经八脉,尚未形成系统完整的学说。

(2)《难经》:《难经》一书,据文献考证,晚出于《黄帝内经》,对奇经八脉之论述,较《内经》尤详,其内容集中于二十七难、二十八难、二十九难三难中。

二十七难,论奇经八脉的名称及功能。

二十八难,论奇经八脉的起止点及循行部位,并再论其功能。

二十九难,论奇经八脉之病候。

从上述内容,尽可说明以下四个问题。

第一,《难经》已明确提出"奇经八脉"的概念,并进而说明"凡此八脉者,皆不拘于经,故曰奇经八脉也。"

第二,对奇经八脉的起点,循行部位及发病情况,具有简要的说明。

第三,有关奇经八脉的作用,以比拟的手法,谓曰:"比于圣人图设沟渠,沟渠满溢,流于深湖,故圣人不能拘通也。而人脉隆盛,入于八脉,而不环周,故十二经亦不能拘之。"说明奇经八脉与十二经脉相互调节的作用,但亦自成体系,不受十二经之节制,不参与十二经脉的循环。

第四,《难经》奇经八脉说,对后世影响极大。后世言八脉者,均以《难经》为准。如今存晋·皇甫谧《针灸甲乙经》,本以《素问》、《针经》、《明堂》三书,类编而成,但在卷二"奇经八脉第二"中,亦收有《难经》文。

(3)《明堂经》:该书成编于《黄帝内经》之后,约当东汉时期。古《明堂经》唐以后早佚,然今存晋·皇甫谧《针灸甲乙经》,据谧自序云:"乃撰用三部",类编而成,三部中即有《明堂》一书。故从今存《针灸甲乙经》中,可见奇经八脉与腧穴归经之类内容,均在第三卷中,今举例说明。如:

卷三第一,神庭,为督脉、足太阳、阳明之会;本神,为足少阳、阳维之会;头维,为足少阳、阳维之会。

卷三第二,凡八穴,其中上星、囟会、前顶、后顶、强间、五穴,皆督脉气所发;百会与脑户为督脉、足太阳之会;风府,为督脉与阳维之会。

卷三第十四,凡七穴,其中天突为阴维、任脉之会;璇玑、华盖、紫宫、玉堂、膻中、中庭六穴,皆任脉气所发。

卷三第二十,自幽门至横骨凡十一穴,皆冲脉、足少阴之会。

卷三第二十二,期门与府舍两穴,皆足太阴、阴维、厥阴之会。

卷三第二十三,维道,足少阳、带脉之会。

卷三第三十二,照海,阴跷脉所生;交信,阴跷之郄。

卷三第三十五,申脉,阳跷所生;跗阳,阴跷之郄。

据以上《甲乙经》保留的古《明堂经》中的腧穴与奇经八脉的关系等内容,足可说明以下几个问题。

第一,古《明堂经》中,关于某些腧穴归经于奇经八脉的问题,已完全解决。

第二,在腧穴归经之前,必须对奇经八脉的运行路线有明确的认识。

第三,从而说明,奇经八脉学说的形成与完成,定在古《明堂》之前。也就是说,从时间上推定,应在东汉中期或前期。

(4)《奇经八脉考》,该书为明李时珍撰辑。据该书总说云:"奇经凡八脉,不拘制于十二正经,无表里配合,故谓之奇。盖正经犹夫沟渠,奇经犹夫湖泽,正经之脉隆盛,则入于奇经。故秦越人比之天雨降下,沟渠溢满,霶霈妄行,流于湖泽。此发《灵》、《素》未发之秘旨也。八脉散在群书者,略而不悉……时珍不敏,参考诸说,萃集于此。以备学仙、医者,筌蹄之用尔。"

根据该书内容,说明李时珍先生,对奇经八脉,主要取得了以下成就。

第一,在文献方面,进行了系统、全面的考证,包括《内经》、《难经》、《甲乙经》及后世医家与道家等著作,为研究八脉学说之最有成就者。

第二,对奇经八脉的起止点及循行部位,作了具体的描述。

第三,对奇经八脉所发之腧穴,郄穴及与别经交会之穴,根据《甲乙经》保留古《明堂》文,均为之详述。

第四,对奇经八脉的作用,进行了简要的概括,大义云:阴阳维脉者,一身之纲维也;阴阳跷脉者,所以使机关之跷捷也;督脉者,阳脉之总督也;任脉者,阴脉之承任也;冲脉为诸脉之冲要;带脉,所以总约诸脉者也。此可谓要言不繁。

第五,在奇经八脉之病候方面,该书参照张仲景以下诸家著作,对病因、病机、脉诊、治法、方药等,进行了大量补充,甚有参考价值。

总之,《奇经八脉考》一书,对奇经八脉之研究成就,可谓集诸家之大成,颇有助于后学,正如明吴哲先生对该书题识云:"奇经八脉,闻之旧矣,而不解其奥。今读濒湖李君《八脉考》,原委精详,经络贯彻,顿觉蒙开塞决,胸次豁然。诚仙、医二家,入室指南也。"吴氏所言,诚如是也。

通过以上所论,对"奇经八脉"学说之原委及学术价值,概言之,有以下几点。

第一,"奇经八脉"是"经络学说"的重要组成部分,但又自成体系,其形成年代,与"经络学说"并不同步。

第二,据现存文献所见,最早为1993年2月四川省绵阳永兴镇二砖厂出土之人体漆雕模型,经研究者定名为"人体经脉漆雕",已有"督脉"一脉,在今存《素问》与《灵枢》中,虽有八脉之名称及部分脉的具体内容,但尚未完备。《难经》始明确提出"奇经八脉"的概念,且八脉内容,已臻完备,证之《针灸甲乙经》保留之古《明堂经》腧穴内容,推定其最终形成年代,当在东汉中期或前期。

第三,奇经八脉,虽为经络之组成部分,但不参与十二经脉之循环,然而,对十二经脉却有一定调节作用。惟任、督二脉,亦为营气运行之道。营气运行之十四经,后世气穴之归经,亦或与此有一定关系。

第四,奇经八脉发病,大都在经脉所过之处,而冲、任二脉之起处,又与男女之生育器官有关,故治男女生育器官之病亦当着眼于冲、任二脉。

二、经络学说形成原委

经络学说的形成,当然不是如《内经》所云,为某几人或一时期,一次性完成,它的形成,必然是在大量的和长时期的医疗保健实践中,逐步发现、发展和完善的,并最终形成一种学说。

1. 医疗实践发现"经气"运动

人类的医疗实践,据现有文献记载及出土文物发现,均足以说明,针砭与导引、药物等方法的运用,由来已久。如出土文物发现砭石及骨针等,乃上古时代之物。在诸多医术中,尤以针刺与导引法,与经络的关系,更为密切。

　　详《内经》诸篇言经络之文，尤为强调"经气"，如《素问·宝命全形论》云："刺虚者须其实，刺实者须其虚，经气已至，慎守勿失。"《灵枢经·终始》云："凡此十二禁者，其脉乱气散逆，其营卫经气不次。"又《灵枢经·经水》云十二经之血气多少，"皆有大数，其治以针艾，各调其经气。"从上言语中，不难看出，"经气"是经络运动的核心物体。因此，在针刺时，强调"致气"、"得气"、"守气"等之"气"，均指"经气"而言。故不难推定，人们在针刺时首先发现的是"经气"的运动现象，或者说对"经气"运动的感知。

　　导引之法，古已有之，如张家山出土之汉简《引书》，即此类汉以前古文献。引与导引义同。如《素问·阴阳应象大论》云："阳病治阴，阴病治阳，定其血气，各守其乡。血实宜决之，气虚宜掣引之。"王冰注："掣，读为导。导引则气行条畅。"说明导引之法，亦在于行气。故导引家之言行气，当本于此。如晋·葛洪《抱朴子内篇·释滞》云："初学行气，鼻中引气而闻之，阴以心数至一百二十，乃以口微吐之……"及至后世之"小周天"、"大周天"等，皆以导引之法，诱经气之运行也。

　　根据上述推论，人们最初认识经络，很有可能是通过针刺与导引等医疗实践，发现"经气"的运动。进而逐步认识经络的存在。

2. 由"经气"运动发现经络存在

　　"经气"的运动，具有一定的规律性，其规律性主要体现在某一针刺点（这种针刺点，经过无数次的重复使用，逐渐形成为固定针刺部位，后来发展为腧穴）的经气运动，可以向邻近部位呈纵向延伸。后经过不断的实践，逐渐发现其运动形式，初步可能为节段性条带，而这种节段性条带，再经过无数次实践，方可发现在人体具有若干条这样的条线式的运动带，逐步认识到这就是经络的存在。

　　从医疗实践中发现"经气"运动，到发现"经络"的存在，应该是一个漫长的历史时期，从今日现存历史文献，进而探讨医学发展的历史断代水平，至晚亦应在先秦早期或更早一些的历史时期，然是否属实尚有待于进一步证实。

3. 人体经络漆雕是经络发展的早期记录

　　据前文介绍，绵阳出土之"人体经络漆雕"，经研究人员确认，按《灵枢经·经脉》及《难经·二十八难》有关经脉及奇经八脉内容相对照，已有足阳明胃经、足太阳膀胱经、足少阳胆经、手阳明大肠经、手太阳小肠经、手少阳三焦经、手太阴肺经、手少阴心经、手厥阴心包经及督脉一经，共 10 脉。

　　从 10 脉内容分析，六腑之脉已全，五脏之脉仅心、肺二脏脉，缺的是三阴肝、脾、肾三脉，但却有手厥阴心包一脉。从十二脉体系对比，手足六阳经均全，手三阴之脉亦具，惟缺足三阴之脉。在奇经八脉中，惟督脉一脉。

　　仅就上述情况来看，显示其对经脉系统的发展，已取得了很大的成就。若就其形成年代而论，至少可以推定为先秦中期或前期。

　　由于"经络漆雕"是一木雕模型，无文字说明，尚难以全面估计其所反映的断代水平。若从其已具心与心包二脏之脉，背脉尚有督脉一脉，却独缺足三阴脉来看，不能不引起对其体现的经络系统完整性之怀疑，但目前尚难以证明。更由于其无文字说明，关于诸多经脉之名称，与内脏的关系及病候等，均无法得知，故此一木雕模型，难以全面反映当时或此前文字载

体的学术水平。因此,对该经络学说发展的实际水平和形成年代,均难以给出比较合理的推
定。上文所允,仅据后来出土有关文献相比较而言。

4. 经络十一脉体系的形成

1973年,长沙马王堆汉墓出土之医学文献,经整理小组定名者,有《足臂十一脉灸经》与
《阴阳十一脉灸经》二书。1984年,张家山汉墓出土之医学文献中,又有《脉书》一种,其经脉
内容与《阴阳十一脉灸经》基本相同,应是同源异本。故虽有三种,实则经络十一脉体系之两
种不同传本。

此两种传本,从内容方面看,有同有异。其相同处如:①总数均为十一脉。②其命名已
与阴阳相结合,"足臂"脉全部结合,"阴阳"脉除肩、耳、齿三脉外,余皆结合。③有少数脉已
言及内行线,且与内脏相联系。如足少阴脉"出肝",臂太阴脉"之心",大阴脉"走心",少阴脉
"系于肾",臂钜阳脉"入心中"等。说明已注意到,经脉不仅在体表运行,而且亦在胸、腹内运
行,且与内脏相联系。④其病候大致为经脉所过处。⑤两本描述之经脉线路,从总体上看,
亦大致相同。其不同是:①经脉过处,互有详略,如足太阳一脉,"足臂"经详,而"阴阳经"略。
②"足臂经"已分直线与枝线,"阴阳经"无。③在经脉分类方面,"足臂经"已分足臂两类,而
"阴阳经"不分。④在病候方面,"阴阳经"分"是动则病"与"其所产病"两类,"足臂经"不分。

从以上两十一脉的内容来看,虽然对各脉运行部位的描述,尚有些繁简不一;对内线的
运行,可以说是刚刚开始;对经脉的名称,《阴阳十一脉》,尚有三脉,即肩脉、耳脉、齿脉,尚未
达标准化的程度,手、足经尚未分开。但它已具备了两个很重要的特点。

第一,经脉之十一脉体系,已初步形成。

第二,从《灵枢经·经脉篇》及《黄帝内经》其他有关篇章中,关于脏腑与经脉的结合,乃
具有五脏六腑的意向。因在脏腑方面,或受十一脏学说的影响较大。

总之,它已为经络学说的最终形成,打下了很好的基础。因此,关于其形成的年代,至少
可以推定为是在先秦中后期。

5. 经络十二脉体系是经络学说的最终形成

经络学说的发展,从现存《黄帝内经》遗本《素问》与《灵枢经》。保留之有关篇章来看,内
容十分丰富,学派亦有多家。其中有《灵枢经》之《经脉》篇、《经别》篇、《经水》篇及《经筋》篇
四篇,虽非出于一人之手或一时之作,但从经络十二脉这一点来讲,应属同一体系,其中尤以
经脉篇,最具有代表性。它很有可能是在前期如马王堆汉墓出土之医学文献《足臂十一脉灸
经》及《阴阳十一脉灸经》等类"脉书"文献的基础上,发展而成。就以"经脉篇"为代表而言,
其内容主要有以下特点。

(1) 首先是在十一脉的基础上,发展为十二脉。形成了经脉之十二脉系统。

(2) 其名称则继承了前"臂足"(改'臂'为'手')及"太少阴阳"等内容,全面加以脏腑名
称,以四项组合为一经脉全称。如"肺手太阴之脉",其中"肺"为脏名,"手"表手足两大类名,
"太阴"表阴阳太少之阴阳气的属性及阴阳气的多少,"脉"是共名。仅此名称一项,已可体现
与经脉有关之诸多内容。

(3) 从与脏腑全面结合命名这一点来看,经络学说十二脉体系的最终确立,说明其与脏
腑学说之六脏六腑体系的最终确立,达到了同步发展的成熟阶段。

（4）十二脉体系,不仅结合脏腑命名,而且与脏腑直接"络"、"属",从而,必然的在经脉的循行方面,不仅有外线,也确定了内线。从经络学说的发展进程看,对经脉内线的发现与认定,远比外线要晚。

（5）在经脉的内行线中,不仅反映了经脉与脏腑之间的关系,而且通过内线,也反映了脏腑之间特有的一些联系。

（6）由于经脉呈一环形运行方式,脉与脉之间,有一互相联接问题,故每一脉在与别脉相联接处,均别出一支与它脉衔接,形成一十分完整循环体系,即所谓"如环无端"。

（7）在经脉之环形联接方面,特显示了经络、脏腑、阴阳、表里的互相配合,说明经络学说的理论体系,已经形成。

（8）经脉之生成,当是源于先天,而其生化之源泉,必赖于后天水谷之精微。故肺手太阴一脉,特明示"起于中焦,下络大肠,还循胃口,上膈属肺……"正属此意。

据上述情况,足可说明,经络学说已经发展至成熟阶段,就其成编年代,当然是在《黄帝内经》成编之前,约当西汉前期或先秦末期为是。

以上仅举《灵枢经》本篇为代表,以示经络学说的发展,已至成熟阶段,但不能认为经络学说发展的终止。就今存《素问》与《灵枢》中的经络学说的内容,其残文片语及不同学派之言,不明之处,尚在多有,都值得进一步探讨和研究。

三、经络的功能

经络的功能是多方面的,经文有多处从不同角度言及,本文仅就其主要处,聊为简述。

1. 基本功能

《灵枢·经脉篇》云:"人始生,先成精,精成而后脑髓生,骨为干,脉为营,筋为刚,内为墙,皮肤坚而毛发长,谷入于胃,脉道以通,气血乃行。"又云:"经脉者,所以能决死生,处百病,调虚实,不可不通。"《灵枢·本神篇》又云:"经脉者,所以行气血而营阴阳,濡筋骨,利关节者也。"

上文主要说明以下几个问题:

（1）经脉生成于先天,靠母体之气血以生养之,降生之后,谷气入胃,精气化生,自身之脉道遂通,气血得以运行。这就说明后天脉道的运营,需靠水谷化生精华,不断资助,方可维持人体之生机。

（2）经脉既有如此重大作用,实为人体健康与否的关键所生,故根据经脉运营的情况,在医疗保健方面,自能起到"决死生,处百病,调虚实"的作用。

（3）"行气血,营阴阳",是经脉的最基本的功能。气血是维护生命的基本要素,故气血运行的正常与否,亦即生命活动的正常与否的标志。阴阳之平衡与否又与气血运营有一定关系。因此,"行气血,营阴阳",是经脉对维护生命活动最基本的,也是最主要的功用。有此基础,方可使骨为干、筋为刚、肉为墙的构架有所保证。

2. 特殊功能

经脉的特殊功能,主要有以下几个方面:

(1)"关阖枢"为人体之防卫屏障。《素问·阴阳离合论》云:"太阳为关,阳明为阖,少阳为枢……太阴为关,厥阴为阖,少阴为枢。"《灵枢·根结篇》与《素问》亦同,惟两书之"关"字,原均误作"开"。据《太素》等改。

《太素·阴阳合》注:"三阳离合为关阖枢,以营于身也。夫为门者,具有三义,一者门关,主关者也。膀胱足太阳脉,主禁津液及于毛孔,故为关也。二者门阖,谓是门扉,主关闭也。胃足阳明脉,令真气止息,复无留滞,故名为阖也。三者门枢,主转动者也。胆足少阳脉,主筋,纲维诸骨,令其转动,故为枢也。"又注:"三阳为外门,三阴为内门,内门亦有三者。一者门关,主禁者也。脾足太阴脉主禁水谷之气,输纳于中不失,故为关也。二者门阖,主关闭者也。肝脏足厥阴脉,主守神气出入,通塞悲乐,故为阖也。三者门枢,主动转也,肾脏足少阴脉,主行津液,通诸经脉,故为枢者也。"

详杨上善此注提出内外二门之说,特伸经文未发之奥义也。关于经脉三阴三阳之气,内司气血津液之代谢,阴阳二气之转化;外司动枢关窍之开合,脉气往来之出入。以保持生理功能之正常运行,适应客观之自然变化。故三阴三阳之内外二门,实具防卫之屏障作用。

(2)"气街"为脉之径路。《灵枢·卫气》云:"知六府之气街者,能知解结契绍于门户。"又云:"胸气有街,腹气有街,头气有街,胫气有街。故气在头者,止之于脑,气在胸者,止于膺与背腧。气在腹者,止之背腧,与冲脉于脐左右之动脉者。气在胫者,止之于气街,与承山踝上以下。"又《灵枢·动输》云:"夫四末阴阳之会者,此气之大络也。四街者,气之径路也。故络绝则径通,四末解则气从合,相输如环。"

详《说文·行部》:"街,四通道也。"又《说文·彳部》:"径,步道也。"段玉裁注:"此云步道,谓人及牛马可步行而不容车也。"经文此义,谓胸、腹、头、胫四部,乃经络众脉四通八达之处,故谓之"四街"。凡四街之部,不仅有大径大络,而且有众多小络布此,大经犹大路,小络犹小路,经脉一旦绝而不通,而小络犹可畅通,仍保持经脉之循环而不至于终断。故四街之径路,对经络的循环,在特殊情况,具有十分重要的意义。

(3)"浮气"为脉气外浮之气。《素问·气府论》:"足太阳脉气所发者七十八穴……其浮气在头中者,凡五行,行五,五五二十五。"《太素·气府》注:"其浮气,足太阳浮气。"王冰注:"浮气,谓气浮而通之。"王注"五行",即指今存《甲乙经》卷三保留之气穴归经头上之五行穴。按《明堂》诸穴归经,此五行穴不尽为足太阳脉气所发,有的亦不与足太阳脉气相会,或另有所本,今亦难详。

"浮气"之说,在经文中凡两见。除本文外,又见《灵枢·卫气》云:"六府者,所以受水谷而行化物者也。其气内干五脏,外络肢节,其浮气之不循经者为卫气,其精气之行于经者为营气。"此亦言水谷之气,有行于经中者,有浮于脉外者,而本文所言太阳脉"其浮气在皮中者",与上说义亦同。详《灵枢·经脉》言足太阳脉之过处,无行于皮中者,故其在头上之腧穴,无所依附。此文正可说明有"浮气"在外,与脉气相通,因得为诸穴之载体。从而引伸其义,如胸、腹有些经脉,亦系内行之线,但在肌肤上,亦有腧穴,必是例有经脉之浮气在外之故也。

(4)三百六十五气穴为经脉之门户。《素问·气穴论》云:"气穴三百六十五,以应一岁。"又云:"孙络三百六十五穴会,亦以应一岁。"又云:"凡三百六十五穴,针之所由也。"《灵枢·九针十二原》云:"节之交,三百六十五……所言节者,神气之所游行出入也。"上文所言"三百六十五"者,气穴应周天之大数。腧穴之所以称"气穴"、"穴会"或"节"者,以其为"神气之所游行出入"之门户也。

脉气之所以应"神气",经文中曾多处言及。如《灵枢·九针十二原》云:"粗守形,上守神,神乎! 神客在门。"又"小针解"云:"粗守形者,守刺法也。上守神者,守人之血气有余不足,可补泻也。神客者,正邪共会也。神者,正气也。客者,邪气也。"气穴之所以为针之所由行,亦在于"至气",故特强"气至乃去之","气至而有效"。凡诸言"气",亦"神气"也。故三百六十五气穴会者,乃脉气出入之门户也。

(5) 经脉的出、溜、注、行、入。《灵枢·本输》对经脉在四肢手足以上肘膝以下五穴,给以特殊命名,并赋予特殊意义。今举肺手太阴脉为例。

"肺出于少商,少商者,手大指端内侧也,为井木;溜于鱼际,鱼际者,手鱼也,为荥;注于大渊,大渊,鱼后一寸陷中,手大指端内侧也,为腧;行于经渠,经渠,寸口中也,动而不居,为经;入于尺泽,尺泽,肘中之动脉也,为合。手太阴经也。"

其余各脉,文同此例。

上文显示每脉所出之处曰"井",所溜之处为"荥",所注之处为"腧",(另在诸阳脉此下有"所过为原"一项);所行之处曰"经";所合之处曰"合"。此即后世所谓井、荥、输、经、合穴,若以阳脉言之,即井、荥、输、原、经、合穴,亦即本篇所谓之"本输穴"也。

详本文之义,乃取水泉之流,以喻脉气运行,称之为出、溜(同流)、注、行、入,象水泉之初出及流通,以至于潜合入内。《难经本义·汇考》引项氏家说云:"凡经络之所出为井,所留(同溜)为荥,所注为腧,所过为原,所行为经,所入为合。井象水之泉,荥象水之陂,腧象水之窦,窦即窬字,经象水之流,合象水之归。皆取水之义也。"此说虽有个别字之喻义,未必尽是,然其取以喻水泉之流则颇是。

根据上文可知,经脉在肘膝关节以下之运行段,多处于浅层,与内脏关系尤为密切,故腧穴较肘膝以上为多,对主治内脏疾病尤具功效。

(6) "四关"主治五脏。《灵枢·九针十二原》云:"五脏有六腑,六腑有十二原,十二原出于四关,四关主治五脏。五脏有疾,当取之十二原。十二原者,五脏之所以禀三百六十五节气味也……明知其原,觌其应,而知五脏之害矣。"此后所云十二原穴,即肺之太渊、心之大陵(实乃手心主之穴)。肝之太冲,脾之太白,肾之太溪。每穴左右各一,共为十原。另有膏之原鸠尾,肓之原脖胦。然此二穴不在四关。是则此言四关之十二原,仅当指五脏之原而言。张介宾《类经》卷八第十五注云:"脏腑之气,表里相通,故五脏有六腑,六腑之外,有十二原,十二原出于四关……此十二原者,乃五脏之气所注,三百六十五节气味之所出也。故五脏有疾者,其气必应于十二原,而各有所出,知其原,觌其应,则可知五脏之疾为害矣。"

根据上文,可知五脏之气,通过经脉之流注,与四关之原穴,具有特殊关系。五脏之气,通于原穴,五脏有疾,应于四关之原,故"四关主治五脏"。今观《甲乙经》保留古《明堂》五脏诸原穴之主治,确有诸多与本脏有关之病,可证此言之不谬也。

通过以上诸文说明,经络者,当是以脏腑、经脉、气血为基础,以肌肉为载体,以脉络为通道,以经气为活力,以气穴为门户,对人体之生理与病机,具有整体性运营、联通、感应、调节及防卫、整复等作用的综合调控系统。由此可见,经络学说在中医理论体系中,具有十分重要的学术地位。故宋人窦材尝谓:"谚云,学医不知经络,开口动手便错。"良有以也。

试述标本学说的精神实质

《黄帝内经》对事物相互对立的两个方面,在理论上,主要是用阴阳学说加以阐述。由于阴阳学说具有一定的局限性,为了说明不易确立阴阳属性的事物对立双方的相互关系,在《内经》中,尚有十余篇用标本学说说明了这种关系。其中主要有《素问》的《汤液醪醴论》、《标本病传论》、《天元纪大论》、《六微旨大论》、《至真要大论》及《灵枢经》的《病本篇》、《卫气篇》、《师传篇》等。

关于标本的本义,本似指树木的根与主干,标指木的细枝与上梢。然而,对这一语词的实际运用,则发展了许多引申义。特别是对于事物的本质与现象、根本与枝节等类问题,往往采用标本或比喻标本关系加以说明。

《内经》中对标本的运用,也同样是在本义的基础上进行了抽象,使其成为概念性的名词。现就标本学说的主要内容与精神实质简述如下:

一、主 要 内 容

1. 指医生与患者而言

如《汤液醪醴论》云:"病为本,工为标。"即医生与患者这一对立双方,称之为标本。医生的诊治与患者的病情应合了,就叫"标本已得",否则就叫"标本不得"。所以经文中说:"标本已得,邪气乃服","标本不得,邪气不服。"

2. 指病变的本末而言

如《水热穴论》中谈到水肿病时说:"故其本在肾,其末在肺,皆积水也。"又说:"故水病下为胕肿大腹,上为喘呼不得卧者,标本俱病。"肾与肺都与水液的代谢有关,但肾乃水之下源为本,肺乃水之上源为标,故水病其本在肾,其末在肺,二脏俱病时,谓之"标本俱病"。

3. 指发病的先后及病势的强弱而言

《标本病传论》中有一段专论先病后病与治本治标等问题,就是指发病先后而言。同时又谈到病发有余、病发不足之治标治本问题,乃是指病势强弱而言。

4. 指风热火湿燥寒六气与一年中岁时六个阶段而言

《天元纪大论》云:"厥阴之上,风气主之;少阴之上,热气主之;太阴之上,湿气主之;少阳之上,相火主之;少阴之右,太阴治之;太阴之右,少阳治之。此所谓气之标,盖南面而待也。"这里把六气称为本,把六气变化在一年时间内按三阴三阳划分的六步(六个阶段,每四气为一步)称为标。

5. 指十二经脉在四肢远端者与胸背头面部者而言

《卫气篇》云:"能知六经(合手足二经为一,故十二经亦曰六经)标本者,可以无惑于天下。……足太阳之本,在跟以上五寸中,标在两络命门,命门者,目也。"(以下各经略)张志聪对此段经文注曰:"此分别十二经脉之本,出于手足之腕踝,其标在胸腹头气之街。标者犹树之梢杪,杪绝而出于络外之径路也。本者犹木之根干,经脉之血气,从此而出也。"这里是把经脉在四肢远端者称为本,胸腹及上至头面者称为标。

6. 指内病为本,外病为标

《师传篇》云:"春夏先治其标,后治其本;秋冬先治其本,后治其标。"这里所说的标本,后世注家马莳、张介宾等都认为本指病在内,标指病在外。

二、精 神 实 质

从以上内容分析,可以明确看出《内经》中所说的标本,并不是单纯指一个具体的事物,其共同的特点是指某些事物自身中相互对立的两方面,有一定抽象意义。如《标本病传论》云:"夫阴阳逆从标本之为道也,小而大,言一而知百病之害;少而多,浅而博,可以言一而知百也。以浅而知深,察近而知远,言标与本,易而勿及。"《至真要大论》云:"夫标本之道,要而博,小而大,可以言一而知百病之害;易而勿损,察本与标,气可令调,明知胜复,为万民式。天之道毕矣。"正是说明标本反映某些事物的客观规律性,所以称之为"道"。它可以从事物之小者而推及于大者,从少者而推及于多者,从浅者而推及于深者,从近者而推及于远者,从概括者而推及于具体者。因而它对于认识某些事物及疾病变化的客观规律性,具有一定的辩证法思想,在某些方面可以补阴阳学说之不足。

标本既代表着某些事物对立的双方,则必有一方所处的地位是主要的,因而在治疗方面,必须根据病变双方的地位确定治疗原则。但标本双方所处的地位,也不是固定不变的,而是有所变动,《内经》中所谓"标本相移",就具有这样的意义。

后世医家根据《内经》这一学术思想,对祖国医学中的许多问题,如正与邪、病因与症状、先病与后病、原发病与继发病、内脏病与体表病、久病与新病等矛盾双方,都以标本加以概括说明,并根据标本双方所处的地位,确立先标后本、先本后标或标本兼治等治疗原则,对临床有一定的指导意义。若标本不清,往往导致主次不明、缓急不分等治疗上的错误。从而看出《内经》中有关标本问题的精神实质,在于说明某些客观事物对立双方的相互关系和所处的地位,和阴阳学说一样,具有朴素的辩证法思想。

《内经》"人与天地相参"说刍议

中国医药学有悠久的历史,在长期与疾病斗争的实践中,不仅积累了丰富的临床经验,而且在此基础上,产生了比较系统的理论知识。《黄帝内经》就是我国现存中医古籍中,比较完整而系统的记载古代医疗经验与理论知识的早期医学著作。

一、对《内经》时期思想史的简单回顾

《黄帝内经》之名,最早见于《汉书·艺文志》,该志本源于《七略》,二者对《内经》具体内容,均不曾著录。因此,对该书的真实作者及成书年代,后世学者进行了许多考证。在宋代有司马光,首先打破了为黄帝所作之旧说,提出"此周秦之间,医者依托以取重耳。"从此,学界比较普遍地认为该书非一时一人之作,乃是汇集了一个较长时期的多人作品的一部巨著。从书中所含内容来看,似上可追溯到春秋战国,下可以到秦汉。因而有越来越多的学者认为,《黄帝内经》最初成编年代,当不能早于西汉时期。从今本《素问》、《灵枢》包括的内容分析,其下限至少应包括后汉。因此,在分析《黄帝内经》学术思想有关问题时,简单回顾一下这一时期的思想史,尽可说明《内经》中反映的学术观点,有其广泛的社会基础。

春秋末期及其后,随着奴隶制的崩溃和封建制度的建立,社会生产有了显著的发展,社会经济开始出现不同程度的繁荣景象,伴随着社会政治与经济的变动,反映在意识形态领域里,便出现了百家争鸣的局面,形成了一些不同的学派,如儒家、道家、法家、名家、阴阳家等,不仅在思想界显得空前活跃,而且在文化、艺术及自然科学等方面,在继承既往成就的基础上,又有了很大的发展。秦王朝覆灭,汉王朝的建立,出现了生产的恢复与稳定,使经济和文化得到了较大的提高,汉王朝的衰亡和后汉的复兴,生产继续有所发展,在自然科学方面,又有新的贡献。

总之,在先秦及两汉时期,在许多方面,都为《黄帝内经》一书的形成、补充和完善,奠定了坚实的社会实践和思想理论基础,提供了一定的客观条件。在哲学方面,如《易经·系辞传》云:"一阴一阳谓之道。"《管子·四时》云:"是固阴阳者,天地之大理也;四时者阴阳之大经也。"这里所指的"道"或"理",当是指事物变化的基本规律,这一规律就是事物相互对立的两个方面——阴阳。这反映了当时的思想界已能排除神学观念,用阴阳学说解释自然事物变化的原因。如《国语·周语》中说:"阳伏而不能出,遁而不能蒸,于是有地震,今三川地震,是阳失其所而镇阴也。"地震在古代,大都是作为天降灾异来看待的,而周语能作出这样的解释,这无疑是对神权的有力冲击。又如《荀子·天论》中说:"星坠木鸣,国人皆恐。曰:是何也? 曰:无何也。是天地之变,阴阳之化,物之罕至者也。怪之可也,而畏之非也。"这时期的一些学者,不仅运用阴阳学说,对某些自然物象进行了探讨,揭示了自然事物自身的辩证法,同时,并以阴阳学说解释病因病机。如《左传》中以"阴阳风雨晦明"作为致病的六种因素。《吕氏春秋》提出"室大则多阴,台高则多阳,多阴则厥,多阳则痿,此阴阳不适之患也。"在天

道观方面,已有不少具有唯物主义观点的学者,对"天"作出了比较正确的解释,并观察到天有其自身的规律,不以人的意志为转移。如《荀子·天论》云:"天行有常,不为尧存,不为桀亡。应之以治则吉,应之以乱则凶。"另有许多天文历法方面的观察和研究,已达到相当精确的程度。随着对气象物候等现象的观察,也充分认识到其对人体的影响。如《吕氏春秋·李春季·尽数》云:"天生阴阳,寒暑燥湿,四时之化,万物之变,莫不为利,莫不为害。圣人察阴阳之宜,辨万物之利以便生。故精神安乎形而年寿得长焉。长也者,非短而续之也,毕其数也。毕数之务,在于去害。"并进一步指出,所谓去害,乃指在饮食方面的大甘大酸大苦大辛大咸等;在情志方面的大喜大怒大忧大恐大哀等;在气候方面的大寒大热大燥大湿大雾大霖等,都对人体健康有害,故当去之。

在医学方面,这一时期,不仅从文史等著作中,可以看到许多有关病因病机和治疗方面的记载,而且在《内经》成编之前,已有许多有关医学的专著。这在《史记·扁鹊仓公列传》中记述的书名,《黄帝内经》引用的书名及近些年来出土的一批简书帛书医学资料中,都可以得到证实。这是《黄帝内经》成编的医学基础。

特别值得提出的是,在此时期,人们为了探讨人与天地的关系,提出了人与天地相参的问题。如《国语·越语》云:"夫人事必将与天地相参,然后乃可以成功。"吴·韦昭注:"参,三也。天、地、人事三合,乃可以成大功。"这里虽没有展开来谈,但所谓"人事",应是包括社会与自然两方面。《荀子·天论》云:"天有其时,地有其财,人有其治,夫是之谓能参。舍其所以参,而愿其所参,则惑矣,列星随旋,日月逆照,四时代御,阴阳大化,风雨博施,万物各得和以生,各得其养以成,不见其事而见其功,夫是之谓神。皆知其所以成,莫知其形,夫是之谓天。"唐杨倞注:"人能治天时地财而用之,则是参于天地。舍人事而欲知天意,斯惑矣。"本文明确指出其所谓"参",主要是天时、地财与人治的参合,当然具有充分的唯物论思想。

上述种种学说与观点,对《黄帝内经》的作者,无疑是理论与实践方面的社会基础。

二、《内经》"人与天地相参"说的提出

人参天地这一命题,从现存《素问》、《灵枢》的篇序看,首见于《素问·咳论》。该论云:"皮毛者,肺之合也,皮毛先受邪,邪气以从其合也。其寒饮食入胃,从肺脉上至于肺则肺寒,肺寒则外内合,邪因客之,则为肺咳。五脏各以其时受病,非其时,各传以与之。人与天地相参,故五脏各以治时感于寒则受病,微则为咳,甚则为泄为痛。"从这一段经文前后叙述的内容分析。主要说明五脏受邪均可令人咳。五脏所致之咳,一则由肺传入,一则五脏当其治时受邪,亦可令人咳。从而证明,本文所说的"人与天地相参",并非单纯指哲理性命题,而是从五脏与五时相应方面,说明天人关系,而且这里所说的"天",乃是指自然界的这一时空概念,绝不是精神的东西,因而它是一种朴实的唯物概念,当属无疑。《灵枢·刺节真邪》云:"请言解论,与天地相应,与四时相副,人参天地,故可为解。下有渐洳,上生苇蒲。此所以知形气之多少也。阴阳者,寒暑也。热则滋雨而在上,根荄少汁,人气在外,皮肤缓,腠理开,血气减,汗大泄,皮淖泽。寒则地冻水冰,人气在中,皮肤致,腠理闭,汗不出,血气强,肉坚涩。"此下进一步说明治疗疾病,应根据天地四时寒热等不同情况而采取相应治疗方法。上文所言"应"与"副",有应合、符合之义。如《易·乾卦》云:"同声相应。"《广韵》云:"应,物相应也。"从而说明这里所谓"人参天地"与"人与天地相应"、"与四时相副",基本上是同义语。从本文

列举的事实看,所言天地,乃是指天地间阴阳寒暑的四时变化。所谓相应与相副,实则指阴阳寒暑的变化,与人体息息相应,指明了人与自然的关系。《灵枢·岁露论》云:"人与天地相参也,与日月相应也。"此言"相参"与"相应"义亦相同。《灵枢·玉版》则曰:"黄帝曰:余以小针为细物也,夫子乃言上合于天,下合于地,中合于人。余以为过针之意矣。愿闻其故。岐伯曰:何物大于天乎!夫大于针者,惟五兵者焉。五兵者,死备也,非生之具,且夫人者,天地之镇也,其可不参乎!"本文所指与前例,虽似不同,而其主要精神仍在阐明针之为业,亦参天地人之理。针虽细物,道莫大焉。故"上合乎天,下合乎地,中合乎人"。其实质亦在说明针刺治病的法则,也与天地人自然规律相互应合,故亦谓之"参"。

《内经》言"人与天地相应"除前文所引《灵枢·刺节真邪》者外,又如《素问·离合真邪论》云:"夫圣人之起度数,必应于天地。故天有宿度,地有经水,人有经脉。天地安和则经水安静,天寒地冰则经水凝泣(涩),天暑地热则经水沸溢。卒风暴起则经水波涌而隆起。"本文所论,义本明确,就是讲的天寒地冰与天暑地热两种明显的天地之气的变化对人体经脉的影响。另如《灵枢·逆顺》云:"气之逆顺者,所以应天地四时五行也。"《灵枢·阴阳二十五人·通天》云:"天地之间,六合之内,不离于五,人亦应之。"等等,皆属于此。至于其他篇,虽未直接使用"人与天地相参"或"相应"之语,但却存在大量内容,属于对这一命题的论述。

另有《灵枢·邪客》曾列举出近三十种天地物象,与人体一一对应。其中有好些颇为机械,并不存在什么内在联系,惟在取类比象而已,故与前例义不尽同。

总之,《内经》中有关"人与天地相参"或"人与天相应"之说,从总体上讲,是一个具有鲜明的唯物主义的命题。它基本上反映人体生理、病理的某些变化,与天地自然变化,有直接的联系,人体的某些运动规律,也受天地自然规律的直接影响。从而说明"人与天地相参"说,对指导人们的养生保健与防治疾病,有着重要的实践意义。

三、"人与天地相参"的立论基础是气一元论

"气"在《内经》中是一个使用比较普遍的概念,它有时带有抽象的意义,有时则是指具体的物象。但不管有多少层次的义项,归纳起来,主要有两个方面,一则属物质的概念,一则属由物质派生出来的功能。至于其具体使用范围,则大者如天地,小者如人体之精微,所谓"其大无外,其小无内"。诚如是也。

就天地而言,如《素问·天元纪大论》曰:"夫变化之为用也,在天为玄,在人为道,在地为化。化生五味,道生智,玄生神。神在天为风,在地为木,在天为热,在地为火,在天为湿,在地为土,在天为燥,在地为金,在天为寒,在地为水,在天为气,在地成形,形气相感而化生万物。"这里提出了形成各种物体的一个带有本质性的问题,就是"在天为气,在地成形,形气相感而化生万物"。张介宾解曰:"形,阴也。气,阳也。形气相感,阴阳合也,合则化生万物矣。"因而不论天之风热火湿燥寒,地之木火土金水,皆以形气相感而始得化生。该篇后文又谈到"太虚寥廓,肇基化元,万物资始,五运终天,布气真灵,总统坤元,九星悬朗,七曜周旋。曰阴曰阳,曰柔曰刚,幽显既位,寒暑弛张,生生化化,品物咸章。"本文虽远涉太虚,广及万物,然而所以"生生化化"之本,其核心问题,在于"布气真灵,总统坤元。"故王冰注云:"太虚真气,无所不至也。气齐生有,故禀气含灵者,抱真气以生焉。总统坤元,言天元气常司地气化生之道也。《易》曰:至哉坤元,万物资生,乃顺承天也。"更进一步阐明了天元之气,布于太虚,

以司地气化生之道。天地之气,本系统一之体,常相应焉,故为生化之肇基。从而在天地四时有春之生气,夏之长气,秋之收气,冬之藏气;在六气则有风气、寒气、暑气、湿气、燥气、火气等,皆为天气衍化而来。至于五方之地之所以异者,如东方为天地之所始生,西方为天地之所收引,北方为天地之所闭藏,南方为天地之所长养,中央为天地之所以生万物,亦皆天地之气在不同地域形成的地势差别。然其所本,亦皆源于气之所化。从而说明天地之有形,万物之有象,虽千差万别,实则以气为本。这里所指的气,当是客观存在的本质概念——物质。

在论及天地之气与人的关系时,《素问·宝命全形论》曾曰:"夫人生于地,悬命于天,天地合气,命之曰人。人能应四时者,天地为之父母,知万物者,谓之天子。"本文提出了人体生命学的一个根本问题是"人生于地,悬命于天,天地合气,命之曰人"。这就是说,生命的由来,乃是源于天地之气,也就是说天地之气赋予人以生命。这个问题在《灵枢·本神》又云:"天之在我者德也,地之在我者气也,德流气薄而生者也。故生之来谓之精,两精相搏谓之神,……故智者之养生也,必顺四时而适寒暑,和喜怒而安居处,节阴阳而调刚柔,如是则邪僻不生,长生久视。"这里不仅说明了人的生命源于天地之气,而且又指明了"智者之养生"也必须与天地四时之气相适应,才可能"邪僻不生,长生久视"。

以上仅仅举例说明《内经》有关天地之气与人体生命之气之间的关系,不可能展开论述其有关"气"的全部内容。仅就以上诸例可以看出《内经》有关"气"的概念,从哲学的角度讲,它与古代思想家所谓的"气"或"精气",义本相同,如《管子·内业》云:"精也者,气之精也。""人之生也,天出其精,地出其形,合此以为人。"这与上面列举《内经》所谓"人生于地,悬命于天,天地合气,命之曰人"及"在天为气,在地成形。"简直可以说是同出一辙。《管子》所指的"气",也是指一种细微的运动的物质,是构成天地万物的极微小的物质单位,当然也包括人体在内。故《管子·心术下》云:"气者,身之充也。"《管子·枢言》又云:"有气则生,无气则死,生者以其气。"又进一步说明了"气"不仅是构成万物的物质单位,而且也是生命的源泉。在《管子·内业》中又说:"气道乃生,生乃思,思乃去,去乃止矣"这又与上举《灵枢·本神》之例,皆同一说。就是说物质派生出来的精神思维活动,也是以气为基础,充分反映出作者朴素的唯物观和形神观。从而说明《内经》言气,也是继承了先秦最先进的气一元论的唯物哲学观。正由于此,气之为物,分言之可谓天地人,浑言之统名之气,而天地之气则无不充,人体之气则外内皆应,尽属宇宙系统之统一体。因而天地人三者之间,自能相互影响,相互应合。故可认为"人与天地相参"说的立论基础是气一元论。

四、把握"人与天地相参"说的重要问题在于求"道"

"道"在《内经》中,也是运用非常广泛的重要概念之一。其大者有属哲学抽象,其小者有指某一具体物象的规律性,皆可名之为"道"。今略举其要者,加以简述。

《素问·阴阳应象大论》曰:"阴阳者,天地之道也,万物之纲纪,变化之父母,生杀之本始,神明之府也。治病必求于本。"本文所谓"天地之道",乃指阴阳二气。这是先秦气一元论说包含为两种互为对立互为依存的阴阳二气的最富有辩证思维的核心思想。因此,作为阴阳二气的"道",则寓于至广至大的天地之中,所以为"万物之纲纪,变化之父母,神明之府"。故在该篇除论述了许多阴阳的一些基本法则,如阴阳相生,阴阳相杀,阴阳互化,极则生变等外,最后进一步提出"天地者,万物之上下也,阴阳者,血气之男女也,左右者,阴阳之道路也,水火者,阴阳之徵兆也。阴阳者,万物之能始也。"从而明确看出《内经》言"道",是指事物自身中具有的法则或规律,并不是在客观之外而独立存在的"道",更不是凌驾于客观事物之上而又支配或主宰客观事物的至高无上的精神之"道"。

基于上述观点,"道"在自然界中是变化不尽的,又是可以离合的。如《素问·灵兰秘典论》曰:"至道在微,变化无穷。……恍惚之数,生于毫厘,起于度量,千之万之,可以益大,推之大之,其形乃制。"《素问·阴阳离合论》又曰:"阴阳者,数之可十,推之可百,数之可千,推之可万,万之大,不可胜数,然其要一也。"从而说明阴阳之道,既寓于天地之大数内,又寓于毫厘之小数内。"大则无外,小则无内。"无不具有阴阳之道。这充分体现了《内经》作者,视阴阳之道为哲学一最高范畴。基于这一认识,"道"并不是不可捉摸和不可认识的东西,它离不开天地人这一客体。故《素问·气交变大论》曰:"夫道,上知天文,下知地理,中知人事,可以长久。……本气位也。位天者,天文也;位地者,地理也;通于人气之变化者,人事也。"这就明确指出了只有通过天文、地理、人事,才可能认识"道",才可以体现"道"。所以"道",既是抽象的,也是具体的。

基于"道"存在于天、地、人事之中,又是可以认识的这一基本观念,所以《内经》有多方面内容,论及于道,有天道,有地道,有四气之道,有养生之道,有诊道,有针道,有治道等,反映了该事物的客观规律性和人们对具体事物的认识。

《素问·六微旨大论》曰:"天之道也,如迎浮云,若视深渊,……此因天之序,盛衰之时也。"《素问·气交变大论》又曰:"五运更始,上应天期,阴阳往复,寒暑迎随,真邪相薄,内外分离,六经波荡,五气倾移,太过不及,专胜兼并,……是明道也。"这是言天道,是指天气阴阳往复、寒暑迎随所引起的气候变化,也就是所谓"天之序,盛衰之时"。

《素问·五常政大论》曰:"帝曰:一州之内,生化寿夭不同,其故何也?岐伯曰:高下之理,地势使然也。崇高则阴气治之,污下则阳气治之,阳胜者先天,阴胜者后天。此地理之常,生化之道也。……故治病者,必明天道地理,阴阳更胜,气之先后,人之寿夭,生化之期,乃可以知人之形气也。"这是言地道。就是说地势有高下之殊,四方有寒暑之差,人气有寿夭之形。只有掌握了由于地域差异而导致此种差别的客观规律,才能够作出正确的治疗,故称之为地道。

《素问·四气调神大论》概言四时之气,以春三月为养生之道,夏三月为养长之道,秋三月为养收之道,冬三月为养藏之道。并总括之曰:"夫四时阴阳者,万物之根本也。所以圣人春夏养阳,秋冬养阴,以从其根。故与万物浮沉于生长之门。逆其根则伐其本,坏其真矣。故阴阳四时者,万物之终始也,死生之本,逆之则灾害生,从之则苛疾不起,是谓得道。"这是言四气之道,春生夏长秋收冬藏,是四时阴阳变化的客观规律,不可违背,故称之为"根本"。背离这一规律则灾害生,顺从这一规律则苛疾不起,因此名之曰"得道"。

《素问·上古天真论》曰:"上古之人,其知道者,法于阴阳,和于术数,食饮有节,起居有常,不妄劳作,故能形与神俱,而尽终其天年,度百岁乃去。……是以嗜欲不能劳其目,淫邪不能惑其心,愚智贤不肖,不惧于物,故合于道。"这是言养生之道。这里提出了"知道"与"合道"的问题,重在教导人们既应知晓天地四时的变化规律,给人们带来的影响,又要根据这一规律加以适应,自能达到形神俱备尽终天年的境界,不致被邪僻所伤而中年夭折。这就是所谓养生之道。

另外,《内经》言道,如针道言针术的一般规律,诊道言诊断的一般规法则,治道言治疗的一般法则,医道言医学的基本范畴等,不胜枚举,本文不可能展开加以论述。总之,从上面举例的简述来看,《内经》言"道",主要在于探求宇宙间包括人体在内的各种规律的有序运动,以及这种规律的有序运动之间的相互关系,特别是自然界各种规律运动对人体的影响。因此,只有求得道之所在,才能更加深入地认识生命的规律,更好地把握"人与天地相参"说的精神实质,达到更高的认识境界。

五、"人与天地相参"说着重阐明人与自然的有机联系

古代人们通过对自然界的长期观察与医疗实践活动,逐渐认识到人在自然界中的地位,人与自然界的关系等非常有意义的问题。这在《内经》中均有充分的体现。现举例简述。

1. 人天相应

这里所谓"天",主要是根据前文所引"位天者天文也"这一概念,说明人与日月星辰等的关系。本文仅以日月为例。

《素问·生气通天论》曰:"阳气者,若天与日,失其所则折寿而不彰,故天运当以日光明。是故阳因而上卫外者也。"《素问·八正神明论》则曰:"是故天温日明,则人血淖液而卫气浮,故血易泻,气易行;天寒日阴,则人血凝泣,而卫气沉。"这里明确指出了日明与日阴,直接影响到血气的运行。在《灵枢·卫气行》则提出卫气循行与每日日视运动是相互对应的。其他有关这方面的论述还有许多,不再列举。这就足以说明《内经》作者,早已发现太阳的各种运动,对人体生理病理变化有着直接影响。这一点已可从近代太阳生物学的研究中,逐渐得到证实。

《素问·八正神明论》又曰:"月始生则血气始精,卫气始行;月郭满则血气实,肌肉坚;月郭空则肌肉减,经络虚,卫气去,形独居。是以因天时而调血气也。……月生无泻,月满无补,月郭空无治,是谓得时而调之。"本文明确指出月之盈亏朔望,直接影响人体血气的运行,在《灵枢·岁露论》中,不仅指出卫气行风府日下二十一节之一,再注入伏冲行九日之月周期,并进一步提出人与"天地相参也,与日月相应也。故月满则海水西盛,人血气积,肌肉充,皮肤致,毛发坚,腠理郄,烟垢著。当是之时,虽遇贼风,其入浅不深。至其月郭空,则海水东盛,人气血虚,其卫气去,形独居,肌肉减,皮肤纵,腠理开,毛发残,膲理薄,烟垢落。当是之时,遇贼风,则其入深,其病也卒暴。"本文不仅论述了人体血气与月象的关系,而且指出了月象朔望不同时期感受外邪,也有轻重深浅的不同。因而在施治时,也必须注意这些情况。基于上述理论指导,《内经》中又有"以月死生为痏数"的针刺疗法,惜今已不知其详。

有关人月关系的问题,近年来国内外不少学者,运用现代科学方法进行研究分析,如婴儿出生时间,妇女月经来潮时间,心脑血管病人死亡时间等,从生物物理与生物化学的角度,对人月关系作出了初步解释,证明月球引力,也可能像潮汐变化一样作用于人体,使人体机能产生适应性变化,出现月节律特征。

2. 人时相应

由于人体气血运行和各种功能活动,经常处于动态中,而且其动态变化,又直接受客观因素的影响,故《内经》有许多篇都曾论及人时关系。如《素问·四气调神大论》对四时春生

夏长秋收冬藏的不同气候特点,提出了一整套应四时的养生方法。《素问·玉机真藏论》则明确提出"合人形以法四时五行而治。……五行者,金木水火土也。更贵更贱,以知死生,以决成败,而定五脏之气,间甚之时,死生之期也。"并根据这一原理,推论出五脏发病之慧、安、加、甚、起、死时间。在《灵枢·病传》与《顺气一日分为四时》等篇中,也均有类同的论述。如此等等,旨在说明五脏功能活动及气血运行,并不是始终如一地维持在永恒的稳定状态中,而是根据内外环境的不断改变而产生适应性变化。基于上述情况,近年来有不少学者,从生物钟的角度,对正常人体不同时间生理活动进行探索,对病人进行最佳用药时间的选择,都取得了一定成绩,说明这一客观规律不可违背。《素问·五常政大论》所谓"化不可代,时不可违。"就是这个意思。

3. 人地相应

《内经》中言及人地关系,包括两个方面的内容,一则指地理位置及由此而带来的不同环境对人体的影响;一则泛指地气作用对人体的影响。前者如《素问·异法方宜论》对五方之地的天地之气差异、地势特点、饮食习俗、体质特点、易患疾病等,都作了具体的描述,充分体现了地理环境对人体的影响。当然文中所言内容,有些和现在并不完全吻合。但就大体而言,还是能够反映我国不同地域差别。尤其作为医学的一种指导思想,则基本上是正确的。说明由于地理位置和生活条件等不同,对人的体质和发病情况,确实存在着差异。后者则主要在运气七篇大论中有较为详细的论述。如《素问·天元纪大论》曰:"寒暑燥湿风火,天之阴阳也,三阴三阳上奉之;木火土金水火,地之阴阳也,生长化收藏下应之。天以阳生阴长,地以阳杀阴藏。天有阴阳,地亦有阴阳。"上文概括地阐明了天气与地气的基本概念。这里所谓地气,主要指应地阴阳之木火土金水和体现地气作用的生长化收藏。在《素问·五运行大论》中又详细表述过天地人应于五行大类中的具体内容。《素问·六微旨大论》则曰:"言天者求之本,言地者求之位,言人者求之气交。""上下之位,气交之中,人之居也。故曰:天枢之上,天气主之,天枢之下,地气主之,气交之分,人气从之,万物由之,此之谓也。"《素问·至真要大论》又曰:"本乎天者,天之气也;本乎地者,地之气也。天地合气,六节分而万物化生矣。故曰:谨候气宜,无失病机,此之谓也。"上文明确指出了天地之气与人的关系。其具体内容,运气七篇中有大量的论述,今不多述。这里涉及运气学说,近年来国内学者结合天文学、气象学、物候学、流行病学等,进行过一些有益的探讨,并有少数学者,结合地区性气候与流行病学档案资料作过分析研究。当然,对运气学说的现代科学研究,还有待于今后的不断探索,但就其所论天气地气对人体的影响,当是无可非议的。

仅从以上所举数端,尽可说明天地气对人体的影响和人体适应天地气变化的自然规律,充分体现了人与自然的有机联系。

六、运用"人与天地相参"的观点指导防治疾病

由于"人与天地相参"的观点几乎贯串于《内经》全书之中,从这一基本点着眼,去探讨《内经》中有关病因、病机、摄生、治法、治则等有关防治疾病的重要问题,不可能充分显示出这一观点对这些方面的指导意义。今就其要者,举例而言。

1. 病因病机

《内经》言及病因病机时，主要包括三个方面，如《灵枢·百病始生》曰："夫病之始生也，皆生于风雨寒暑，清湿喜怒。喜怒不节则伤脏，风雨则伤上，清湿则伤下。"又《灵枢·顺气一日分为四》曰："夫百病所始生者，必起于燥湿寒暑风雨，阴阳喜怒，饮食居处。气合而有形，得藏而有名。"上文已概括指出病因的三个方面，而其中燥湿风雨寒湿一类，主要是由于天地四时阴阳之气的反常变化所致，其对人体生命活动影响较大，正如《素问·生气通天论》所谓"夫自古通天者，生之本，本于阴阳，天地之间，六合之内，其气九州九窍，五脏十二节，皆通乎天气，……数犯此者，则邪气伤人。此寿命之本也。"故在《内经》中有不少篇章，专门论述天地四时阴阳之气偏颇失序淫泆为病的问题。如《灵枢·顺气一日分为四时》对疾病之"旦慧、昼安、夕加、夜甚"，结合一日四时之气的盛衰，作了具体解释。在运气七篇中，对天地之气致病的论述，尤为多见，特别是《至真要大论》的病机十九条，一直被后世医家尊为论述病因病机的纳性经文。因而，把握天地之气反常致病，对防治疾病有着十分重要的意义。

2. 摄生

天地之气既可致人以病，则养生之道，就必须注意顺应天地之气的有序变化和谨防其发生的太过不及，这是颐养天年的很重要的方面。故《素问·上古天真论》强调指出："夫上古圣人之教下也，皆谓之虚邪贼风，避之有时，恬惔虚无，真气从之，精神内守，病安从事。"并列举了所谓真人、至人、贤人等之善于养生者，必当做到"提挈天地，把握阴阳。""和于阴阳，调于四时。""处天地之和，从八风之理。""法则天地，象似日月，……逆从阴阳，分别四时"。在《素问·四气调神大论》中又详细阐述了顺应天地之气春生夏长秋收冬藏的具体作法。并告诫人们曰："夫四时阴阳者，万物之根本也。所以圣人春夏养阳，秋冬养阴，以从其根，故与万物浮沉于生长之门，逆其根则伐其本，坏其真矣。"这一顺养天地阴阳四时之气的养生方法，对今日健身之道，仍然有着十分重要的意义。

3. 诊法

《内经》在论述诊法时，强调与天地四时相关的观点非常明确，而且内容也相当丰富。今仅以《素问》移精变气、诊要经终、脉要精微、平人气象、玉机真藏、三部九候六论为例。移精变气论："上古使僦贷季理色脉而通神明，合之金木水火土，四时八风六合，不离其常。变化相移，以观其妙，以知其要。欲知其要，则色脉是矣。色以应日，脉以应月，常求其要，则其要也。"这里主要指出色脉之诊，必与四时五行六合八风合之，并作为一个很重要的原则来加以强调。诊要经终论中则指出了"诊要"的具体内容是五脏与一年十二月的对应关系。脉要精微论中表述四时脉动的具体形象。如所谓"万物之外，六合之内，天地之变，阴阳之应，彼春之暖，为夏之暑，彼秋之忿，为冬之怒。上变之动，脉与之上下。""春日浮，如鱼之游在波。夏日在肤，泛泛万物有余。秋日下肤，蛰虫将去。冬日在骨，蛰虫周密，君子居室。"即属乎此。平人气象则着重论述五脏五时不同脉象的机理，并进一步强调脉从四时及逆四时对诊病的重要。三部九候论则明确指出"天地之至数，始于一终于九焉，一者天，二者地，三者人。因而三之，三三者九，以应九野。故人有三部，部有三候，以决死生，以处百病，以调虚实，而除邪疾。"总之，《内经》在论述色脉诊时，必反复强调天地四时对人体的影响，因而在诊法中，是把色脉应天地四时之变,列为重要特点之一。

4. 治则

《内经》论述治则,从大的原则到具体治法,充分体现了其实践性、辨证性、科学性等重要意义。由于《内经》在论述人体生理、病机、诊法时,反复强调人与自然的关系,因而在治则中也充分体现了这一点。今举例说明。如《素问·宝命全形论》在论述"人以天地之气生,四时之法成"的理论基础上,提出了一个治疗学中的重要的原则是"法天则地,随应而动,和之者若响,随之者若影,道无鬼神,独来独往。"这个问题在《素问·八正神明论》中,结合针刺法,又作了充分的发挥和具体的论述。提出"凡刺之法,必候日月星辰四时八正之气,气定乃刺之"和"因天时而调血气"的论点。上文所说的"法天则地",亦即"人与天地相参"说在诊法方面的一条原则。又如《素问·阴阳应象大论》在归纳指出"阴阳者,天地之道也,万物之纲纪,变化之父母,生杀之本始。"遂即提出"治病必求于本"。这里所说的本,实则"天地阴阳"。至于《素问·异法方宜论》中,根据五方地势不同而病皆得治愈的五方之治,则为后世同病异治法之滥觞,因而若谓八正神明论言"法天",则"异法方宜论"当论"则地"。总之,从以上几个例证中,完全可以看出《内经》"人与天地相参"说在治则中的具体体现。

七、《内经》"人与天地相参"说与汉儒
"天人合一"说有本质区别

与《内经》"人与天地相参"说似是而实非者,有汉儒倡导的"天人合一"说,其中最有代表性的如董仲舒《春秋繁露·阴阳义》云:"天亦有喜怒之气,哀乐之心,与人相副,以类合之,天人一也。春,喜气也,故生;秋,怒气也,故杀;夏,乐气也,故养;冬,哀气也,故藏。四者,天人有之,有其理而一用之。与天同者大治,与天异者大乱。故为人主之道,莫明于在身之与天同者而用之。"这一段文字从表面看,与《内经》所论颇有些相似,均是在论述人与天地四时的关系。然而其中核心问题是"天"这一概念的内涵,究系物质的还是精神的。我们从《繁露》其他篇中自能找到答案。郊义篇云:"天者,百神之君也,王者之所最尊也。"效祭篇云:"天者,百神之大君也。事天不备,虽百神犹无盖也。"天辨在人篇云:"天之志,常置阴空处,稍取之以为助。"从以上三处引文中,可以明确看出,董仲舒所说的天,是百神之"大君",是王者之"最尊"。此处所谓"神",当然是指意念的统治者,而"天"作为百神之"大君",自然是意识形态的唯一最高统治者。因此,神格化了的"天",又与"王"合为一体,而且是王中之"最尊",也就是至高无上的"王"。

"天"既是精神的概念,四时之气只不过是体现天的意志,故上文所谓春为天之喜气,秋为天之怒气,夏为天之乐气,冬为天之哀气。在阳尊阴卑篇中又进一步发挥道:"是故春气暖者,天之所以爱而生之;秋气清者,天之所以严而成之;夏气温者,天之所以乐而养之;冬气寒者,天之所以哀而藏之。

董氏认为天不仅通过四时体现其喜怒哀乐,而且作为至高无上的意志的天统治下的人,也是受天的意志所左右,这就是董仲舒的所谓"以类合之"。在天辨人篇又进一步解释道:"喜怒之祸,哀乐之义,不独在人,亦在于天。而春夏之阳,秋冬之阴,不独在天,亦在于人。人无春气,何以博爱而容众;人无秋气,何以立严而成功;人无夏气,何以盛养而乐生;人无冬

气,何以哀死而血丧。天无喜气,亦何以暖而春生育;天无怒气,亦何以清而秋杀就;天无乐气,亦何以疏阳而夏养长;天无哀气,亦何以激阴而冬闭藏。故曰:天乃有喜怒哀乐之行,人亦有春夏秋冬之气者,合类之谓也。"这就是董仲舒所说的"天人相合"的最基本的内容。

　　然而,我们从《内经》的有关论述中,却可以明确地看出,其所谓"天",指的是客观存在的物质的"天"。天为气之清者,地为气之浊者,故"在天为气,在地成形"。而四时之气的春生夏长秋收冬藏,乃是气候变化的自然规律,绝不是受某种意志的支配,更不是天的意志的具体体现。在论及人与四时这一命题时,重在说明人与天地四时的关系,强调指出:"人能应四时者,天地为之父母。"就是说人能适应四时之气的变化,就可以达到养的目的,否则就要影响生命活动。从而说明汉儒倡导的"天人合一"的论点,与《内经》"人与天地相参"的学说有着本质的区别。

　　董氏除言"天人合一"外,也用过"天人相副"、"天人相参"等命题,如为人者天篇云:"人之为本,本乎天。天亦人之曾祖父也,此人之所以上类天也,人之形体,化天数而成;人之血气,化天志而仁;人之德行,化天理而义;人之好恶,化天之暖清;人之喜怒,化天之寒暑;人之受命,化天之四时。人生有喜怒哀乐之答,春夏秋冬之类也。喜,春之答也;怒,秋之答也;乐,夏之答也;哀,冬之答也。天之副在乎人,人之性情,有由天者矣。"人副天数篇又云:"天地之符,阴阳之副常设于身,身犹天也,数与之相参,故命与之相连也。天以终岁之数,成人之身,故小节三百六十五,副日数也;大节十二分,副月数也;内有五脏,副五行数也;外有四肢,副四时数也;乍视乍冥,副昼夜也;乍刚乍柔,副冬夏也;乍哀乍乐,副阴阳也;心有计虑,副度数也,行有伦理,副天地也。"

　　从上文中,完全可以看,尽管董氏在论述天人关系这一牵扯到认识论的根本问题时,不断改换着用语,但其基本观点是不曾改变的。董氏在这里所说的天,更加明确为意志的天,亦即精神的天,与上文所谓"百神之大君"的天及"王者之最尊"的天,义出一辙。因而其所谓"天人相副"或"天人相参",与"天人合一"之说是完全一致的。不管神格化了的天也好,人格化了的天也好,最终目的,仍在宣扬"君权神授""王命至尊"等为封建统治阶级服务的唯心主义观点。这在其他有关篇章中,可以得到进一步的证实。如尧舜汤武篇云:"王者,承天意以从事。""天以天下予尧舜,尧舜受命于天而王天下。"深察名号篇云:"受命之君,天意之所予也,故号为天子者,宜视天如父,事天以孝道也。……是故事各顺于名,名各顺于天,天人之际,合而为一,同而通理,动而相益,顺而相受,谓之德道。"从上文中,已可充分证明董氏之天人观之基本点的核心问题。因此尽管《繁露》中用了较多篇幅论述过天地、阴阳、四时、五行等与《内经》相同的命题,但由于其对"天"的实质这一认识论上的根本错误,所以和《黄帝内经》就有着本质上的区别。

　　在《汉书·董仲舒传》中引贤良对策文,除与上文有相同观点的内容外,有与汉武帝问对言天征人、言古验今一节,与《内经》文亦颇相似,然实有别。制曰:"盖闻善言天者,必有征于人。善言古者,必有验于今,故朕垂问。"仲舒对曰:"今臣闻:天者群物之祖也,故偏覆包函而无所殊,建日月风雨以和之,经阴阳寒暑以成之。故圣人法天而立道,亦博爱而无私,布德施仁以厚之,设谊立礼以导之。春者,天之所以生也,仁者,君之所以爱也;夏者,天之所以长也;德者,君之所以养也;霜者,天之所以杀也;刑者,君之所以罚也。由此言之,天人之征,古今之道也。……是故王者,上谨于承天意,以顺命也;下务明教化以成性也;正法度之宜,别上下之序,以防欲也。修此三者,而大本举矣。"从这一段对文看,仲舒对天人关系这一问题的基本观点,再也拿不出什么新鲜货色,仍然是君权神授、君奉天命,天不变道不变等客观唯心主义。

在《内经》中亦有关于天人古今应验之事,但与董仲舒所言,绝不相同。今再举其命题相似者二,加以辨焉。《素问·举痛论》云:"善言天者,必有验于人;善言古者,必有合于今;善言人者,必有厌于己。如此则道不惑而要数极,所谓明矣。"此下则主要是论述五脏卒痛之病机,是知本文是对他文的概括,虽与本篇义不相涉,但绝不言天命。又《素问·气交变大论》云:"善言天者,必有验于人,善言古者,必有验于今,善言气者,必彰于物,善言应者,同地天之化,善言化言变者,通神明之理。"此所谓"神明",指阴阳不测之变化,非天帝之神。本篇起首曾有黄帝问及"五运终始,上应天期,阴阳往复,寒暑迎随,真邪相薄"等运气学有关问题,岐伯则以"夫道者,上知天文,下知地理,中知人事,可以长久"的道理作答。故全篇内容,均为论述"运"与"气"的具体变化情况及对人体影响而发病的情况,最后以言天验人,言古验今之语加以概括。这就充分说明了《内经》在这一命题中对天人、古今之涵义的唯物观点是何等鲜明,与董仲舒的唯心主义观点是何等的不同。因此我们说《内经》中的这一命题与董仲舒所论虽然在用语有些相似,但在实际内容中,却具有本质的差别。总之,尽管《繁露》中论述的某些问题,与《内经》有某些相似之处,但由于其认识论的前提是错误的,故绝不能与《内经》同日而语。这就是二者在此问题上的根本差别。

结　语

"人与天地相参"说,是《内经》作者在其同时代思想界有关人与自然界的关系之认识的基础上,提出的一个重要命题。它不是一个单纯的哲学问题和医学概念,乃是哲学与医学相结合的理论问题。

"人与天地相参"说,虽然在《内经》中仅有少数篇章使用了这一用语,但在较多篇章中体现了这一思想,论述了这方面的内容。因此,可以认为"人与天地相参"说,是《内经》理论体系中的一个重要组成部分。

"人与天地相参"说,既有其理论思维的抽象,又有其广泛的实践基础和有关认识论方面的物质基础。在《内经》作者看来,宇宙万物,"其大无外,其小无内",均是由比较高度抽象的物质概念——气构成。因而,万物虽是千差万别,但具有其最大的统一性——物质,在这个物质统一体中,又具有相互参应的联系性,这就是"人与天地相参"说的立论基础。

《内经》作者认为,宇宙间各种事物的运动,都有其自身的规律,对这些运动规律,概称之为"道"。认识客观事物的重要方面在于认识其运动规律,也就是"求道"。在这一基础上,进一步揭示人与自然界的各种有机联系。作为医学科学来说,不仅要认识与卫生健康有关的各种主客观环境,而更重要的是在此基础上,提出适应与改变客观事物的方法和措施。诸如病因、病机、诊断、防治等问题,概属乎此。故《内经》"人与天地相参"说的重要意义,就在于其从理论上指导防治疾病。这种理论的指导作用,不仅直到今天仍有现实意义,而且对探讨建立一种科学的合理的医学模式,也具有非常重要的价值。

在我国古代,论述"人与天地相参"者,除《内经》之外,尚有先秦学者及汉儒学派。该派学者,由于未能从广泛的实践方面去认识客观事物,甚至在社会学方面,完全陷入唯心主义的泥坑,因而成为毫无科学价值的历史陈迹。因此,与《内经》"人与天地相参"这一具有丰富的朴素的唯物辩证思想之论说相比,就有着本质的区别,绝不可混为一谈。

总之,《内经》"人与天地相参"说的精神实质,是在承认客观物质第一性的基础上,阐述人与天地也就是人与自然自身具有的规律性和联系,把天地人看作一个相参相副相互影响的统一体,进而指导防治疾病的理论学说,也是中医整体学说的重要组成部分。清人石寿棠先生曾曰:"人禀阴阳五行之气,以生于天地间,无处不与天地合。人之有病,犹天地阴阳之不得其宜,故欲知人,必先知天地。"诚如是也。

以上仅是对《内经》本文有关"人与天地相参"说的一些粗陋肤浅之见,限于个人水平,错误在所难免,切望明哲垂教。

中德联合召开"中医理论与中国传统文化和哲学研讨会"演讲稿 1990 年 9 月

后刊于《山东中医药大学报》2000 年 3 月第 2 期

对《素问》运气七大论渊源探讨

关于运气七篇大论问题,宋臣林亿等曾云:"详《素问》第七卷,亡已久矣。按皇甫士安晋人也,序《甲乙经》云,亦有亡失。《隋书·经籍志》载梁《七录》,亦云止存八卷……而冰自谓得旧藏之卷,今窃疑之。"其后文又云:"窃疑此七篇乃《阴阳大论》之文,王氏取以补所亡之卷。犹《周官》亡'冬官',以'考工记夕补之之类也'"后世学者,多从此说。然此中尚有些问题,值得进一步探讨。

一、运气七篇之纳入《素问》

据新校正文义,似运气七篇始由王冰据"旧藏之卷"补入,然据王冰自序及运气诸篇内容,尚有疑义。

(1)序明言"第七一卷,师氏藏之",后文所言"兼旧藏之卷",是否即第七卷,尚难认定。即使为第七卷,若该卷不标明为《素问》第七卷,恐王冰难以冒然确认。故此第七卷,恐原书为《素问》第七卷。

(2)在今《素问》运气篇中,有王冰对校处两起,一者《五运行大论》:"思胜恐",王冰注:"思,一作忧,非也。"又《气交变大论》:"上应太白岁星",王冰注:"一经少此六字,缺文。"此虽例数不多,然却充分表明了是取别本对校。而此别本,很难设想为师氏所藏有两种不同版本。又王冰所见世本中已明言"今之奉行唯八卷",因而此一对校别文,很有可能为张公秘本之内容。

(3)今本《素问·六元正纪大论》篇名后,别出两篇题名,即《刺法论》篇第七十二、《本病论》篇第七十三。均有小字注云:"亡"。详此一小字注文,亦或为王冰所加。又新校正亦云:"详此二篇亡在王注之前。"又详"刺法"之名,在今《素问》与《灵枢》中,各有四处提及,如《素问·评热病论》云:"名曰风水,论在刺法中。"又如《灵枢·官针》云:"故刺法曰:始刺浅之,以逐邪气,而来血气。"故此篇名,亦合古义。假设王冰若无文献依据,何以知有此二篇亡文,且得知其篇序在《六元正纪大论》之后。

根据以上理由,似可认为,此部分内容之纳入《素问》,并非出于王冰之后,而且王冰所以能取两本对校者,极有可能为张公秘本中亦有之。因此,将运气七大论纳入《素问》,当在王冰之前。

二、运气七大论与《阴阳大论》

按运气七篇大论文,林亿等认为,其"所载之事与《素问》余篇,略不相通,窃疑此七篇,乃《阴阳大论》之文。"后人亦多宗其说。

详《阴阳大论》之名,首见张仲景《伤寒杂病论》序。又今存宋臣林亿等《伤寒论》校定本

"伤寒例第三"起首即为"《阴阳大论》曰",林亿等之说,或本于此。

按《阴阳大论》一书,历代《史志》及书目,未见著录。今存其他古籍中,亦未见有称引者。故其全书面貌,今已无从考证。然今观《伤寒论·伤寒例》中收载内容,虽亦论医学气象者,然其总体构架,似是以春、夏、长夏、秋、冬等五运与二十四气为主,论其气之至与未至及太过不及等对人体之影响,与七大论所云之五运六气,似非一种学术体系。故新校正之说,尚待进一步研究。

三、运气七篇是否《素问》原有内容

关于运气七篇是否《素问》原有内容,历代诸多学者,均曾进行过有益的探讨。虽有肯定为《素问》之说者,皆泥于古说。然非之者亦多,如明·王履《医经溯洄集·四气所伤论》云:"运气七篇,与《素问》诸篇,自是两书,作于二人之手,其立意各有所主,不可混言。王冰以为七篇参入《素问》之中,本非《素问》原文也。"丹波元简先生《医賸·运气》云:"运气之宗,昉于《素问》,见《褚澄遗书》。褚南齐人,然则运气之混入《素问》,在于六朝以前乎?褚书盖萧渊所依托,得于古冢中云者,乃欲托汲冢古书耳。隋萧吉作《五行大义》,上自经传,下至阴阳医卜之书,凡言涉五行者,莫不网罗蒐辑焉。特至五运六气胜复加临之义,则片言只字,无论及者,其起于隋以后,确乎可知矣。"

对此一问题,诸说不一,然其成书之确切年代,推求亦难。现只能根据内容断其大致年代。

(1) 干支纪年之始。干支纪年是运气学说的唯一前提,五运六气中天干化运与地支化气的程式,均以干支纪年为前提。详干支纪年之始,据近代中外天文学家及史学家考证,其说大致如下:据英人李约瑟《中国科学技术史·天学》引证恰特莱认为是公元4年(按即西汉平帝四年),德效赛提出证据,证明为公元21年(按即新莽四年),近人陈遵妫先生《中国天文学史》认为从东汉光武三十年(公元54年),才以六十干支纪年。又引证一般说法,认为在汉行"四分历",即东汉章帝元和二年(公元85年)才开始。由于该书之作,必在干支纪年之后,因此,其成书年代,绝不会在西汉时期。

(2) 汉末张仲景《伤寒杂病论》引用《阴阳大论》文,已见前说,在今存后世整理诸书如《脉经》、《伤寒》、《金匮》等书中,不见有五运六气之说;又晋初皇甫谧《甲乙经》中所收《素问》内容,亦不见有运气七篇大论内容。其他文献亦未见有称引者,似可认为在东汉时期尚未成书。

(3) 在运气七篇王冰注中,有校文十余条,分别见于《五运行大论》、《气交变行大论》、《五常政行大论》、《六元正纪行大论》、《至真行要大论》等五篇中。其中有别本对校者两条,已见前;校缺文两条,均在《五运行大论》中;余者皆为理校。在王冰所得有关运气之文本中,已有诸多讹脱之处,似不是出于近人之作,当是已经多人及多次传抄已久之本。据此,似可排除隋唐人之近作。

(4)《中藏经》卷上第十四云:"病有灾怪何谓也?病者应寒而反热,应热而反寒……此乃五脏之气不相随从而致之矣。四逆者不治。四逆者,谓主客运气俱不得时也。"按"主客运气"这一概念,为运气体系中基本概念,似当时已有运气学说。而《中藏经》一书,据近代研究,基本认定为南北朝时成书。

基于上述诸条,似可说明,运气诸篇内容之形成年代,大致应在魏晋南北朝时期,较合于历史文献之佐证。因此,运气七篇,并非《素问》原有内容,再结合如林亿等所云篇文繁多及文字气象等均与《素问》原有内容不同等特点,尤为支持此一推论。

四、医学气象学说的流别

运气七篇大论,属于医学气象方面的内容,主要在说明医学与气象的关系,对于此一问题,今观《素问》与《灵枢》中,在"人与天地相参"这一总的学术思想的指导下,有较多的论述。但是作为一种学说的系统理论,则《内经》所具,只能是滥觞之作。迨至《内经》成书之后,这方面的著作,逐步问世,并形成了多种学术流别,或者说学术系统。现据今存古代文献,分述于下。

1. 九宫八风学说

九宫八风学说,《灵枢·九宫八风》为最早之专题论述,另有《灵枢·岁露论》黄帝与少师君臣问答"四时八风"之文,与《九宫八风》篇为同一学术体系之内容。

此一学说的理论构架,是以所谓"文王八卦方位"(或谓"后天八卦方位")为式,以八节(即立冬、冬至、立春、春分、立夏、夏至、立秋、秋分)为序,以八风(即八节之风名)九宫(即八方应八方外加中央各为一宫,并各有宫名)为名,论述气候之常与变,及其对人体的影响。其变化规律是以"太一游"为依据,太乙自冬至始,出游于外八宫,每四十五、六日,为一小周期,以三百六十六日为一大周期。每以太乙游日,占风、占病、占人事吉凶等。

此一学说,另在《易纬通卦验》卷下,则有更为具体的论述,虽风名与《灵枢》有所不同,但以八卦、八节为序则尽同。其小周期为四十五日,大周期为三百六十日,据卦气之至与不至,以占气象、物候及病变。此一模式,与《灵枢·九宫八风》说基本相同。

关于"太一游"问题,本书虽未明言,然在《乾凿度》卷下则云:"太乙取其数以行九宫,四正、四维,皆合于十五。"郑康成注:"太乙者,北辰之神名也,居其所曰太乙,常行于八卦日辰之间,曰太一,或曰天一。出入所游息于紫宫之内外,其星因以为名……四正、四维,以八卦神所居,故亦名之曰宫。天一下行,犹天子出巡狩,省方岳之事,每率则复。太一下行八卦之宫,每四乃还于中央。中央者,北辰之所居,故因谓之九宫。"根据郑康成注,太乙游之说,实已笼上占星神学之阴影,不足为信。然其论卦气八风以占气象、物候、疾病之常与变,则义犹可取。

2.《阴阳大论》说

《阴阳大论》一书,今仅可据《伤寒论·伤寒例》收载内容,进行讨论。

详今《伤寒例》文,起首为"四时八节二十四气七十二候决病法",列二十四气所居月份及斗柄所指。次后自"《阴阳大论》曰"至"今搜集仲景旧论"前止,共近九百字,当为《阴阳大论》文。

该文起首言四时常气,次后以十二月二十四气为序,论四时之气致病。特如文中有云:"夫欲知四时正气为病,及时行疫气之法,皆当按斗历占之。"又云:"十五日得一气,于四时之中一时有六气,四六名为二十四气也。然气候亦有应至而不至,或有未应至而至者,或有至而太过者,皆成病气也。"

根据上文，不难看出，该书主要是以四时十二月及二十四气的框架模式，说明气候变化对人体影响及发病情况。与"九宫八风"系统，显非出于一家之学。

又《素问·六节藏象论》王冰增补论"六六之节"一段，其中虽亦言"五运相袭"，但此与下文言"五气更立，各有所胜"之文，亦为同义。又后文复言"所胜"，乃"春胜长夏，长夏胜冬，冬胜夏，夏胜秋，秋胜春。"又该文又云："五日谓之候，三候谓之气，六气谓之时，四时谓之岁。各从其主治焉。"又云"未至而至，此谓太过"，"至而不至，此谓不及"。与《金匮》卷上第一所谓"有未至而至，有至而不至，有至而不去，有至而太过者"，文义皆同。是则说明此文与运气七大论文，原非一体。虽不知此文据何书增补，然就学术体系而论，似与《阴阳大论》属于一体。

3. 五运六气学说

五运六气学说，即前言由后人纳入《素问》之运气七篇大论文。作为医学气象学一种学术流派，主要有以下几个明显的特点。

五运六气是以干支纪年为前提。由年之干支，推导出每年之运与气。即《天元纪大论》所谓有"甲己之岁土运统之，乙庚之岁金运统之，丙辛之岁水运统之，丁壬之岁木运统之，戊癸之岁火运统之"者，言岁运也；又所谓"子午之岁上见少阴，丑未之岁上见太阴，寅申之岁上见少阳，卯酉之岁上见阳明，辰戌之岁上见太阳，巳亥之岁上见厥阴"者，言岁气也。此一程式，为上述二种学说所不见。

根据此一程式，推导其周期，则运五而气六，以六十甲子年计之，则以十二年为一小周期，三十年为一纪，六十年为一周。其年历为"四分历法"。

在七篇中即以此程式展现与论述气象变化之有关内容，由于书文齐全，论述详备，为医学气象学说之最完整的一个系统。

另有《玄珠秘语》一书，从总的方面看，亦属于运气系统，不过取运气学说中某些内容衍释而已，唯其中更富有占星术及道教色彩，与《素问》运气诸篇不同。宋人始见之《刺法论》与《本病论》二篇，不过取《素问》二遗篇之名，借运气之说，衍释其文。其中亦兼具有道教色彩，二者亦或出于道家之流。

以上简称医学气象之三种不同的学术体系，就其形成之时序而言，当以"九宫八风"说为最早，其次为《阴阳大论》说，再次为"五运六气"说。三者虽学术体系不同，但均含有天文、历法、气象、物候及流行病等方面内容，尤以运气七大论，尤为丰富。其中虽难免有因历史的原因而导致的局限，但终不失为医学文献中一份宝贵财富。

刊于《中医文献杂志》2002 年第 1 期

运气学说概论

运气学说是祖国医学的一个重要组成部分,它是以研讨气象变化规律及其对生物界影响,特别是与人体生理、病理的关系,以便采取适应措施为内容的一门科学。运气学说有悠久的历史,自古以来许多学者和医家,对其进行过研究和讨论。但由于它本身涉及学科较多,论述的问题也比较复杂,所以直至目前,仍是我们继承发扬祖国医学遗产时一个难度较大的课题。

一、运气学说的渊源

根据现有文献记载,早在周秦时期,我国人民便已开始探讨气象变化的规律及其与生物界的关系,并进而探索其对人体的影响等有关气象、物候、病因、病候等方面的情况和规律,这为运气学说的产生和形成,打下了基础。

如《诗经·国风·七月》:"七月流火,九月授衣。一之日觱发,二之日栗烈。无衣无褐,何以卒岁? 三之日于耜,四之日举趾。同我妇子,馌彼南亩。……"就是说根据星宿位置,确定时月,以知气候之寒暖、耕作以应时的情况。《左传·昭元年》则明确指出:"天有六气,降生五味,发为五色,徵为五声,淫生六疾。六气曰:阴阳风雨晦明。分为四时,序为五节,过则为灾。阴淫寒疾,阳淫热疾,风淫末疾,雨淫腹疾,晦淫惑疾,明淫心疾。"把六气变化与四时五节及生物之五味、五色、六种疾病的发生等直接联系了起来,并提示人们对六气变化要加以适应,以防止疾病的发生。

由于农业生产发展的需要,春秋战国时期的气象物候学,又有所发展。如《管子·幼官》中,除对五时(春、夏、中央、秋、冬)的正常情况有所论述外,也提出了一些反常变化的情况,并望根据这一模式,以行人事之所宜。秦代《吕氏春秋》一书,在前人的基础上,对此有较大发展。其《十二纪》一文,除那些政论性内容以外,对天文、气象、物候、病候等,都有较为系统的论述。如《孟春纪第一》云:"孟春之月,日在营室,昏参中,旦尾中。……东风解冻,蛰虫始振,鱼上冰,獭祭鱼,候雁北。""是月也,天气下降,地气上腾,天地和同,草木萌动。王命布农事,命田舍东郊。……无覆巢,无杀孩虫,……""孟春行夏令,则风雨不时,草木早槁,国乃有恐。行秋令则民大疫,疾风暴雨数至,藜莠蓬蒿并兴,行冬令则水潦为败,霜雪大挚,首种不入"。综观《十二纪》全部内容,与《素问·四气调神大论》所述,颇多相似之处。《礼记·月令》就是继《吕氏春秋》之作。后来在东汉时期的易纬书《稽览图》、《通卦验》等书中,都对气象、物候、病候等有更为详细的论述。《通卦验》以八卦结合八风,以四立(立春、立夏、立秋、立冬)、二分(春分、秋分)、二至(夏至、冬至)、八节为纲,通贯二十四气,阐明气候正常与反常变化及其与物候、病候的关系。与《灵枢·九宫八风》篇内容,虽然风名不同,而其意义则有些相近。

以八风为纲,论述气候等有关问题,还可追溯到前汉时刘安所著《淮南子》,该书《天文篇,是对汉以前有关天文、历法、气候、物候学的概括综述,唯与医学结合方面,则不及易纬书《通卦验》为多。所以,《通卦验》一书,实为该时期论述医学气象方面现存文献中之代表作。故丹波元胤氏曾以为运气学说,乃"凑合纬医二书所立,自是一家言,未知创于何人"就是这个意思。

总之,从这一时期的文献分析,此时我国在天文、历法、气象、物候,及其与医学的关系等方面的问题都有了较高的发展,为运气学说的形成打下了一定的基础。因此,才有可能产生如《素问》七篇大论这样较完整而系统地论述运气学说的专著。

二、《素问》运气七篇大论和遗篇二论的形成

在今日所见的古代有关文献中,能较完整地保留运气学说体系和具体内容者,当推《黄帝内经素问》运气七篇大论和遗篇二论。根据多年学者的考证,基本上可以认定,运气七篇大论和遗篇二论,原非《素问》内容,唐朝初前至南朝时,《素问》已有亡佚,存留篇目中,无运气部分,如全元起本《黄帝内经训解》、杨上善《黄帝内经太素》等皆是。至于《六节藏象论》中有关运气部分,据宋代林亿等所见全元起本则无,所以自林亿以来,多以为系王冰次注《素问》时所增。王冰自谓得旧藏之卷,自宋以下,学者疑之。而林亿等人则谓是王冰取《阴阳大论》之文以补缺卷(见《素问·王序》注文)。诚如林亿等所指明,晋皇甫谧所见《素问》已有亡佚,南朝时梁处士阮孝绪所编图书目录《七录》,亦注明只存八卷。说明当时上述诸人所见《素问》,不含运气篇目,今所见者,为王冰所增补。然而在此一时期,是不是《素问》中绝无有关运气文章呢?也不宜定论,若据南朝梁武帝时《通史》三皇纪云:"帝察五运六气,乃著岐伯之问,是为《内经》"。设此述属真,则其时当已有别本《内经》,具运气方面内容。

从上述情况来看,《素问》原文诸篇中,不包含系统的运气方面的内容,当然更没有今日所见七篇大论之篇目。

至于像七篇大论这样较为完整和系统的运气学说,究竟形成于何时,前人说法不一,清人缪希雍以为起于汉魏之后,日人丹波元胤则认为起于隋以后。根据七篇大论内容中涉及的其他有关学科进行分析,如天文学方面类似浑天说的天体理论,运用四分历法与汉代复用四分历历史背景,物候学说及有关气候变化与人体发病关系等有关论述综合分析,特别是与上面提到的易纬书及郑康成,其上限不能早于东汉时期,其下限则不能晚于南北朝时期。至于遗篇两论,即《刺法论》和《本病论》,王冰次注《素问》时尚缺,仅目录中保存了两论篇名,并注明"亡"。至宋代,林亿等校正《素问》时发现有流传本,但林氏等对其内容持否定态度,如新校正云:"详此二篇,亡在王注之前,按《病能篇》末王冰注云:'世本既阙第七二篇',谓此二篇也。而今世有《素问》亡篇及《昭明隐旨论》,以谓此三篇,仍托名王冰为注,辞理鄙陋。无足取者"。其后四十余年,刘温舒著《素问入式运气论奥》,又将其两篇附刊书后,故有人疑为刘氏所作,其误可知。周学海氏曾说:"二篇义浅笔稚,世皆斥为伪矣。揣其时,当出于王启玄之后,刘温舒之前,决非温舒所自作也"。此说较为合理,从现有两论内容分析,定是作者根据运气七篇大论中"司天"、"在泉"的规律,发挥为"升天降地"、"迁正退位"、"五星窒抑"、"刚柔失守"等理论;在治疗方面,则根据七篇大论"资其化源"的原则,提出了"抑其运气,资化其源"的具体方法。与今存《素问六气玄珠密语》(非王冰所著《玄珠密语》,当系后人伪作)所论,颇多相近,亦或出于一时一人之手笔。虽其立论有别,文笔拙劣,然今日研讨运气者,

亦不可不知。

三、运气学说的多学科性

从现有运气学说有关文献来看,运气学说是一个包含多学科的学说,从它的产生发展和形成过程来看,也充分证实了这一点。就其主要内容和主要方面来说,包括有哲学、天文学、历法学、气象气候学、物候学、医学等。

从哲学的角度来看,运气学说也是以阴阳五行为基本理论,以阐述运气学中的有关问题。如《素问·天元纪大论》文开始就指出:"夫五运阴阳者,天地之道也,万物之纲纪,变化之父母,生杀之本始,神明之府也,可不通乎!故物生谓之化,物极谓之变,阴阳不测谓之神,神用无方谓之圣。……然天地者,万物之上下也;左右者,阴阳之道路也;水火者,阴阳之征兆也;金木者,生成之终始也。气有多少,形有盛衰,上下相招而损益彰矣。"这里基本上已指明了"阴阳五行"的理论,体现了运气学说朴素的唯物主义观点和辩证法思想。如"五运"的五行属性和生克关系,"六气"的阴阳属性,气运相联中的五行生克关系,以及有关天体理论、变化理论、生化理论,都贯串着这一理论思想,这需要专文论述,今从略。

在天文学方面,《素问》七篇大论中,谈到了天体结构、九星、七曜、二十八宿等有关问题。如《素问·天元纪大论》云:"太虚寥廓,肇基化元,万物资始,五运终天,布气真灵,总统坤元,九星悬朗,七曜周旋,曰阴曰阳,曰柔曰刚,幽显既位,寒暑弛张,生生化化,品物咸章"。《五运行大论》云:"夫变化之用,天垂象,地成形,七曜纬虚,五行丽地。地者,所以载生成之形类也。虚者,所以列应天之精气。""地为人之下,太虚之中者也。……大气举之也。"

关于天体结构理论问题,在我国古代"盖天说"曾经占有重要地位。在《内经》的另外篇章中也有所表述,即《灵枢·邪客篇》所谓"天圆地方,人头圆足方以应之",当属此义。后来东汉时张衡明确提出"混天说",以为天和地好像卵和黄的关系,黄处于卵之中。但当时的混天概念,认为地的下面是浮在水中的。而《内经》中提出地是浮动在太虚之中,由"大气举之"的先进思想,实属可贵。作者认为:我们这个宇宙空间,在大地之外的这个太虚之中,无处不充满着大气。所谓"气",乃是微小的物质概念,可分为阴阳二气的一切物体,均由气聚而成。所谓"在天为气,在地成形,形气相感,而化生万物矣"就是这个意思。所以上至日月五星,下至地质五行,皆由阴阳二气凝聚而成。除此之外,别无他物。这就为认识宇宙世界,包括天文地理,和探讨其运动规律,奠定了物质基础。

在日月运行方面,提到了日行周期和月行周期。日行周期(指太阳和视运动,实则地球绕太阳运转周期)指为 365 日,这是个一般的日数。这里需要说明"度"和"日"的词义,"度"指运行的"长度","日"指运行的时间,实则一日即一度,一度即一日。所谓月行十三度而奇焉,即是指月亮每日运转的度数。

对于五星问题,论述的不多,只在五行与五运中作为对应的星名提出来,似谓五运的运转与五星有一定的关系,所以在《气交变大论》中,提到岁运太过不及与其对应之星的亮度有关,并根据五行生克理论,又能影响其他有关星的亮度,同时又谈到了五星运行中的逆顺留守的问题。

二十八宿是我国古代人民长期在天象观测中逐步形成的恒星分区体系,是我国天文学高度发展的结果,为筹算日月在天体中运行规律确立了恒星坐标,有着非常重要意义。运气七篇提到了部分星名,只是为了定位而已,所以没有全部提出。

运气学中之计历法,与一般历法不同。一般历法,若以十二月计,则正月朔旦为岁首,若以二十四节气计,则以立春为岁首。这是由于:①一年按六季不是四季(春夏秋冬),也不是五季(四季加长夏),所以按六步计,是为了和风热火湿燥寒六气及三阴三阳(厥阴、少阴、太阴、少阳、阳明、太阳)相对应。②按六步计时与六气三阴三阳相应,是有一定客观基础的。由于我国古代科学文化起源于黄河流域,而黄河流域不管是古代或近代,一年之中,基本上是这样的气候序列,即从岁初风季,至热季,至火季(即热盛的季节),至雨季,至燥季,至岁终的寒季。直到现在,这在我们北方的许多地区,大体上还是按此气候序列。所以运气学中按六季计历,不仅具有科学价值,而且也有现实的意义。③至于岁首为何起于大寒,从阴阳之"生"和"极"的观点分析,"大寒"时为阴之极点,物极必衰,故冬至所生之"阳",此后开始主令,是符合四时阴阳发展变化规律的。同时以大寒为岁首,每步统四个节气。即初之气(风季)为大寒、立春、雨水、惊蛰;二之气(热季)为春分、清明、谷雨、立夏;三之气(火季)为小满、芒种、夏至、小暑;四之气(湿季)为大暑、立秋、处暑、白露;五之气(燥季)为秋分、寒露、霜降、立冬;六之气(寒季)为小雪、大雪、冬至、小寒,与实况也大体符合,若岁首后移后,则有的不甚相当,如第四气(湿季)必后延至秋分,就不符合实际。

从上述情况,可以看出,运气学历法是有一定的观察数据为基础,也有着重要的科学和现实意义,是一种在特定区域内和一定历史条件下的特殊的历法。

四、运气学说主要的和基本的概念

运气学说的内容包括多方面,下面就其最主要的基本的概念,概括加以论述。

(一) 子甲相合

就是天干和地支的配合运用,天干起首于甲,地支起首于子,故曰"子甲相合",也可以称"天支相结合"。这是运气学中一种最基本的组合形式。主要有以下几方面:

(1) 五运统十干,六气统十二支,即常所谓甲己化土,乙庚化金,丙辛化水,丁壬化木,戊癸化火。此为五运。子午化热,丑未化湿,寅申化火,卯酉化燥,辰戌化寒,巳亥化风,这就是所谓六气。十天干之统于五运,大概前面引述的"五气经天",可以算是理论根据,而十二支之统于六气,文中没有明言。在《素问运气论奥》中提出的"正化"、"对化"理论,乃为后世所宗。

(2) 干支与方位:周天之位,有多种纪法。天干定位是:东方甲乙、南方丙丁、西方庚辛、北方壬癸、中央戊己(另有栻盘、遁甲等,戊避西北,己居东南,即前所谓"天门"、"地户"之说)。地支定位是:子、午、卯、酉居正北,余者依次定位于正、隅之方。为了把位距定的更短些,常将干支八卦结合一起,定成二十四个方位,即:壬、子(北)、癸、丑、艮(东北)、寅、甲、卯(东)、乙、辰、巽(东南)、巳、丙、午(南)、丁、未、坤(西南)、甲、庚、酉(西)、辛、戌、乾、亥(西北)。

(3) 干支与五行:五运之五行属性已明,六气之五行属性亦同,唯"热"与"火",在五行均属火,而在方位中之五行属性,各随方位而定,即东方木、南方火、西方金、北方水。唯土有三位,一为中央,一为西南,即所谓土寄位于坤,这在时间上,义与长夏的时位相应,一为四隅辰戌丑未四时,即所谓四季各十八日寄治。

（4）干支纪时：干支纪时包括纪年、纪月、纪日。在运气学中运用最多的为干支纪年，也就是六十甲子纪年法。确立五运六气之客运客气，都是以此为基础，如逢申年，则客运为"金"，客气为"少阳相火司天"。

在了解干支配合时，要注意以下几点：一是干配时，只能阳干配阳支，阴干配阴支，不能阳干配阴支。如甲与子配、与寅配、与辰配等皆可，但不能与丑、卯、巳等相配。二是干支具阴阳属性，以干支言，则天干属阳，地支属阴，以干支分言之，则奇数属阳，偶数属阴。三是干支运用，具有多义性，不可相混。如戊午年为太乙天符，又名"三合"，就是天干戊年是火运，叫运会，地支午年为少阴君火司天，叫天会，午又居南方正信是午年应火位，叫岁会，所以叫"三合"。又如丁卯年，丁为木运，而卯年虽为阳明燥金司天，但卯位应于东方木位，所以木运临卯，便是岁会。

（二）气运相联

气运相联，指五运六气的关系。气又分为司天在泉，司天主天气，故名；在泉主地气，故名。《内经》中常称之为"天地"，或"上下"，其义一也。天气主降，地气主升，而五运则居于天地之中，或者说上下之中，气交之中。因而地气上腾时，运要首先受到影响，天气下降时，运也要受到影响。而在一年中的气候变化，又是以气为主，因而在气运变化中，就要明确它们之间的相互关系。对于这个问题，在运气诸篇中论述较多。

《五运行大论》曰："论言天地中，万物之上下也。""所谓上下者，岁上下见阴阳之所在也。"说明上下就是指司天在泉天地阴阳气之所在。

天地之气在一年中究竟怎样升降呢？从大的方面看，有两种形式。《六微旨大论》曰："帝曰：何谓初中？岐伯曰：初者，地气也，中者，天气也。帝曰：其升降何如？岐伯曰：天之升降，天地之更用也。帝曰：愿闻其何如？岐伯曰：升已而降，降者为天，降已而升，升者为地，天气下降，气流于地，地气上升，气腾于天。故高下相召，升降相因，而变作矣。"这里主要阐明在一年中的所谓六步，也就是前面所说的六季，每一步又分为前后两段，时值相等，前者叫初气，后者叫中气，前者地气主之，后者天气主之。天气与地气，也就是本文所说的初气与中气互为升降，导致气候的错综变化。《六元正纪大论》又指出天地之气的终始时间是："岁半之前，天气主之，岁半之后，地气主之"，这就是说在一年之中，司天与在泉之气，各主半年，上半所从初之气至三之气，为司天所主，下半年从四之气至六之气，为在泉所主。这主要是说司天之气与在泉之气，每年都有一些较大的升降运动，当然天地之气的升降运动是不限于此，所以前面我们说这是较大的方面。从小的方面看，天地之气，无时不进行着升降运动，如上午下午，白天黑夜，月前月后，都有不同，因而导致气候的不断变化。

上面谈的是天地之气的相互关系，另一方面就是运气篇中也谈到了气和运的关系。《六元正纪大论》曰："天气不足，地气随之，地气不足，天气从之，运居其中而常先也。"又曰："上下交互，气交主之。"王冰注曰："地气胜岁运上升，天气胜则岁气下降，运气常先迁降也。"根据这个道理，运气篇中提出了许多具体的气运关系的概念。《天元纪大论》曰："阴阳之气各有多少，故曰三阴三阳也，形成盛衰，谓五行之治，各有太过不及也。故其始也，有余而往，不足随之；不足不往，有余从之。知迎知随，气可与期。应天为天符，承岁为岁直，三合为治。"这就是说五运之气，与六步之气，在交互之中，有气相同使，有气相逆者，故而出现不同的情况。所谓天符，就是中运与同天之气相符，如《六微旨大论》所谓"土运之岁，上见太阴；火运之岁,上见少阳、少阴;金运之岁,上见阳明;木运之岁,上见厥阴;水运之岁,上见太阳。"所谓岁会,就是中运与岁以方位之五行属性相会。如《六微旨大论》所谓"木运临卯,火运临午,土运临四季,金运临酉,水运临子"。所谓"太过而同地化者三,不及而同地化者变之"。为了说明气运关系,古人将运气与司天之气相值的不同情况,根据五行生克,列为五种类型,即:气生运者为顺化,气克运者为天刑,运生气者为小逆,运克气者为不和,气运相同为天符。

气运相联为主要精神,说明天气地气及天地中间之气即运气,相互交替,互相影响,其中运气居于天地之中,其迁降情况,必受于天地之气所左右,因而形成错杂的气候变化。

(三) 客主相临

客主相临,此指客气与主气之间的关系,上面谈了六气司天在泉及气运之间的关系,这里重点谈谈六气的问题。

六气六步,有主客之别,所谓主气,就是每年固定不变的顺序。《六微旨大论》曰:"显明之后,君火之右,退行一步,相火治之;复行一步,君火治之"。所谓显明乃指卯正之位。若以日论,当在日出之所,以年论,当在春分之时。退行之义,因主气六步,运转的方向是自右而左,即自西向东,故为退行。初之气,自大寒始至惊蛰终;二之气,自春分始至立夏终;三之气,自小满始至小暑终;四之气,自大暑始至白露终;五之气,自春分始至小雪终;终之气,自小雪始至小寒终。每步等于60.875日,六步合计365/4日。由于它反映一年四季(或说五季)的常气,好似一家之主,所以叫做"主气",其运转顺序反映了五行相生的规律。

所谓客气,指每年有所变化的六步之气,好像客人之来去不定,所以叫做"客气"。《六微旨大论》曰:"少阳之右,阳明治之;阳明之右,太阳治之;太阳之右,厥阴治之;厥阴之右,少阴治之;少阴之右,太阳治之;太阴之右,少阳治之。"这时所指左右,乃面南所定之位。客气六步的时值和主气相同。其运转顺序,是按阴阳气多少顺推,它反映阴阳气发展过程自少而壮而老,故其顺序为一阳(少阳)二阳(阳明)三阳(太阳)一阴(厥阴)二阴(少阴)三阴(太阴),但其初之气并非一阳或一阴始,因其为客气,故年年有变,即根据每年司天之气,以推定之。每年司天之气为三气,向前推二步,即初之气。从初气始,按阴阳多少规律,即可推出当年的客气六步。由于客气和主气的运转规律不同。所以六步的起点虽然相同,但每一步的主客之气却存在着差别,即使是从厥阴开始的客气六步,也和主气六步其三步与四步有区别,所以就出现了客主相临的问题,也就是客气与主气的关系问题。由于决定每年气候之所以有所不同的因素是客气,所以在主客关系方面,客气是矛盾的主要方面。如《六元正纪大论》:"凡此太阳司天之政,……初之气,地气迁,气乃大温,草乃早荣,民乃厉,温病乃作,身热头痛,呕吐,肌肤疮疡。二之气,大凉反至,民乃惨,草乃遇寒,火气遂抑,民病气郁中满,寒乃始。三之气,天政布,寒气行,雨乃降,民病寒,反热中,痈疽注下,心热瞀闷,不治者死。四之气,风湿交争,风化为雨,乃化乃成,民病大热少气,肌肉萎足痿,注下赤白。五之气,阳复化,草乃长,乃化乃成,民乃舒。终之气,地气正,湿令行,阴凝太虚,埃昏郊野,民乃惨凄,寒风以至,反者孕乃死。"这段是说,凡是在太阳寒水司天之年,初之气,主气为厥阴风木,客气为少阳相火,上年在泉之气迁移退位,温气大行,草木繁荣较早,人们易患疫疠病,温热发作,身热、头痛、呕吐,肌肤疮疡等病。二之气,主气为少阴君火,客气为太阳寒水,司天之气布其政令,寒气大行,雨乃降下,人们易患寒病于外,热反病于内,痈疽,下利如注,心热烦闷等病,热郁于内,易伤心神,若不急治,病多死亡。四之气,主气为太阴湿土,客气为厥阴风木,风湿二气,交争于气交,湿得风气,乃化为雨,万物乃盛长、化育、成熟,人们易患大热少气,肌肉萎缩,两足痿软,下利赤白等病。五之气,主气为阳明燥金,客气为少阴君火,阳气重新施化,草木之类又得盛长,化育而成熟,人们感到舒适无病。终之气,主气为太阳寒水,客气在太阴湿土,在泉之气,得其正令,湿气大行,阴寒之气凝集太空,尘埃昏暗,笼罩郊野,人们感到凄惨,若寒风骤至,则土气不胜,脾不得长养,虽有妊娠,亦多主死亡而不能生。说明六步之气,是以客气为主。

从以上引述说明,每六步的气候,虽然有变化,甚至出现较大的变化,但夏天决不能变为冬天,冬天也不能变成夏天,尽管传说中有"六月雪"、"三九受暑",但那绝不是现实的东西,这就是说气候变化总是有常候,也就是所谓主气。主气就是反映气候变化六步常规的一般情况。但另一方面,气候变化虽有常规在焉,但每年又常常不一样,这就是因于客气存在,可以在春暖季节再出现霜冻,冬季寒冷季节出现植物再花、蛰虫晚藏。客气就是反映每年变化的气候,气候的这种常候之中而又变化不测的决定性的因素是客气,所以在客主二气的关系中,是以客气为主。研究客气变化及其对生物界的人体的影响,才是主要的目标。这就是客主相临问题的精神实质和意义所在。

(四) 胜复相关

胜指胜气,也就是过胜之气。如太过之年,其气本身便是胜气;不及之年,我所不胜之气,必乘虚而至,形成胜气。复指复气,有报复和复仇的意思。如太过之年,胜气之后,则我克之气的子气必能为母气对胜气进行报复;不及之年,则我之子气,必能对克我之胜气进行报复。因而胜气与复气,是一个相互关联的问题。这也是运气篇中论述较多的一个问题。

《素问·五常政大论》中,论及五运不及之年,都有胜气发生,故木从金化,火从水化,土从木化,金从火化,水从土化。就是说木运不及,则克我之金气即至而为胜气。余同此例。但胜气之后,须有复气,所以论中指出:"故乘危而行,不速而至,暴虐无德,灾反及之,微者复微,甚者复甚,气之常也。"义谓五运不及之年,其所不胜之气,乘其孤危之时而得以施行,胜气自来,以乘其时,若残害万物而无功德,则岁运之子气,必然来复,则胜气反要受灾,凡胜气微者,复气亦微,胜气甚者,复气亦甚,就是胜气变化的规律之一。

《五常政大论》在论及五运太过之年时指出,太过之气超过一定限度,就会形成胜气。所以木气太过之年,"不务其德,则收气(金)复";火运太过之年,"暴烈其政,藏气(水)乃复",土运太过之年,其气过甚则"大风(木)迅至";金运太过之年,"政暴则……长气(火)斯救";水运太过之年,"政过则化气(土)大举"。所以论中指出:"不恒其德,则所胜来复,政恒其理,则所胜同化。"就是说五运太过之年,若不能行其正常的功德,恃强而侮其所不胜之气,则必有胜我之气来复,若能按正常限度行其功德,则胜我之气,也可以与之同化。

需要说明的是主气与客气之间,可以出现胜气,但不能构成胜复之气。有时主气胜过客气,有时客气胜过主气,但无所谓复气。《至真要大论》所谓"客主之气,胜而无复"、"主胜逆,客胜从"就是这个意思。

总之,胜气复气的形成,有这样几种情况:凡岁运及六气不及时,则克我之气可以乘虚而至,形成胜气;胜极必衰,我之子气,必能为母复仇,形成复气。岁运及六气太过,超过一定程度时,便是胜气。胜极必衰,被克之气的子,必能为母复仇,形成复气。客主之气,则虽有胜气,但不能出现复气。

在胜气与复气发作时,主要有以下几点,需要进一步明确:

(1) 有胜则复,无胜则否。凡出现胜气之时,则胜极之气衰败之后,必然出现复气。如上举五运值年的情况,就是这样。

(2) 胜甚者复亦甚,胜微者复亦微。凡胜气甚者,则由胜气激发起的复气亦必甚;凡胜气微者,其激发起的复气亦必微。

(3) 复已而胜,胜至则复。《素问·至真要大论》曰:"复已而胜何如? 岐伯曰:胜至则复,无常数也,衰乃止耳。"张介宾解曰:"复已而胜,谓既复之后而又胜也。胜至则复,言而胜则再复,本无常数也。胜复之变本由乎气,若气有余而胜复微,则气有未尽,故不多再胜再复,若胜复甚,则彼此气尽而已,故衰乃止耳。"这就是说胜复之气,有时可以反复发作,直到气衰为止。

(4) 时有常位而气无必。《至真要大论》曰:"时有常位,而气无必也。……初气终三气,天气主之,胜之常也;四气尽终气,地气主之,复之常也。"这里是说,每年上半年天气主令是出现胜气的常时,下半年,地气主令,是出现复气的常时。但这是就一般的情况而言,主要精神是说,胜气复气发作是没有固定时间的。

胜复之气的发作,这是一种正常的现象,运气篇中指出了一般的和较大范围的胜气与复气发作情况,其实在气候变化时,经常有小范围的短时间的胜复之气的发作,或反复发作。这里主要是讲了气候变化中矛盾双方的转化情况,不管气运太过或不及,都不是绝对的,都可以向它的对立面转化。不及时有胜气就是一种转化;胜气之后有复气,也是一种转化,所以掌握运气篇中胜气复气发作,也是一个重要内容。

(五) 标本从化

标本问题是一个理论问题,在《内经》中曾有多处论及。总的来说,它的精神实质是反映不易用阴阳学说阐明的某些事物对立双方关系的某些方面,有着一定的抽象意义。

具体来说,标本从化指的是六气标本,《天元纪大论》曰:"厥阴之上,风气主之;少阴之上,热气主之;太阴之上,湿气主之;少阳之上,相火主之;阳明之上,燥气主之;太阳之上,寒气主之。所谓本也,是谓六元。"《六微旨大论》曰:"少阴之右,阳明治之;阳明之右,太阳治之;太阳之右,厥阴治之;厥阴之右,少阴治之;少阴之右,太阴治之;太阴之右,少阳治之,此所谓气之标,盖南面而待也。"这里是以三阴三阳六步为标,以寒热燥湿风火六气为本。由于六气本是一气所分,故六气为气候变化之本元,故亦谓之"六元"。

《六微旨大论》又曰:"少阳之上,火气治之,中见厥阴;阳明之上,燥气治之,中见太阴;太阳之上,寒气治之,中见少阴;厥阴之上,风气治之,中见少阳;少阴之上,热气治之,中见太阳;太阴之上,湿气治之,中见阳明。所谓本也,本之下,中之见也,见之下,气之标也,本标不同,气应异象。"这里是把六气分为三对而互为中气,即少阴相火与厥阴风木为一对,少阳中见厥阴,厥阴中见少阳;阳明燥金与太阴湿土为一对,阳明中见太阴,太阴中见阳明;太阳寒水与少阴君火为一对,太阳中见少阴,少阴中见太阳。凡主时之气居于上,故云"之上",岁之六步,现于地,故为下,而与主时之气相对的,居于上下之中的一种气,便是中气。

《至真要大论》曰:"气有从本者,有从标本者,有不从标本者也。……少阳太阴从本,少阴太阳从本从化,阳明厥阴不从标本,从乎中也,故从本者化生于本,从标本者有标本之化,从中气者,以中气为化也。"张介宾对这个问题作过这样的解释,他说:"少阳太阴从本化,以少阳本火而标阳,太阴本湿而标阴,标本同气,故当从本,然少阳太阴亦有中气,而不言从中者,以少阳之中,厥阴之木也,木火同气,木从火化也,故不从中也;太阴之中,阳明金也,土金相生,燥从湿化矣,故不从中也。少阴太阳从本从标者,以少阴本热而标阴,太阳本寒而标阳,标本异气,故或从本或从标,而治之有先后也。然少阴太阳亦有中气,以少阴之中,太阳水也,太阳之中,少阴火也。同于本则异于标,同于标则异于本,故皆不从中气也。至若阳明厥阴,不从标本,从乎中者,以阳明之中,太阳湿土也,亦以燥从湿化矣,厥阴之中,少阳火也,亦以木从火化矣。故阳明厥阴不从标本,而从中气也。要之,五行之气,以木遇火则从火化,以金遇土,则从湿化,总不离于水流湿火就燥,同气相求之义耳。"张氏此说,较为合理,说明六气标本从化的关键,在于其阴阳属性不同之相互转化的道理。

明确六气标本的从化问题,主要在于弄清气候变化中与出现的从化和异化现象,但是更重要的一点则在于掌握其对于人体的影响,也就是人体生理病理变化,也会出现从标从本的问题,只有弄清楚这一点,才能采取正确的防治措施。正如《至真要大论》所云:"是故百病之起,有生于本者,有生于标者,有生于中气者,有取本而得者,有取标而得者,有取中气而得者,有取标本而得者,有逆取而得者,有从取而得者。……曰:知标与本,用之不殆,明知逆顺,正行无问,此之谓也。"

(六)失时反候

所谓失时反候,就是气候不是应时而至的反常现象。前面主要谈到运气篇中有关气候变化的规律性情况,如果不去注意另一种情况,容易被误以为运气变化都是很有规律性,其实不然。气候变化这一野马是最难驾驭的。它虽然有一些规律,但是变化也很大,古人早已经充分认识到了这一点,这就是所谓"失时反候"的问题。

《素问·六节藏象论》曰:"求其至也,皆归始春,未至而至,此谓太过……至而不至,此谓不及。""所谓求其至者,气至之时也。谨候其时,气可与期,失时反候,五治不分,邪辟内生,不能禁也"。这时所说新旧年交接之时,应当在立春前后仔细地观察。时间已至气候是否已至,若应时而至,是正常现象,若时至而气不至,或时未至而气已至,都是反常现象,这就叫失时反候。五运不治就要出现混乱不分,发生灾变,这当然也是客观的变化,是不以人们的意志为转移的。

《六微旨大论》又说:"至而至者和,至而不至,来气不及也;未至而至,来气有余也。……应则顺,否则逆,逆则变生,变则病。"这里进一步指出,时至气至则气候平和;若至而不至,或未至而至,也有常变的不同。若太过之年,为有余,太过者其至先,所以气候常先时而至;若不及之年,为不足,不及者其至后,所以气候常后时而至。

在《六元正纪大论》和《至真要大论》中进一步指出,胜气和复气的发作,虽然有个时间的限度,但也不是确定不移的;五郁之气的发作,也可以不当其位,也就是说可以发非其应发之时,并且指出像这种时差,都可以有"三十度有奇",亦即三十日有余。

在《内经》运气诸篇中谈到气候反常之处很多,就是揭示人们要更加注意。正是由于气候变化的反常,所以在《六元正纪大论》中以特别提到候气的问题。其谓:"夫六气者,行有次,止有位,故常以正月朔日平旦视之,睹其位而知其所在,运有余,其至先,运不及,其至后,此天之道,气之常也。运非有余非不足,是谓正岁,其至当其时也。"这里指在正月初一早晨,以候岁首之气,仔细观察其是否应时。这与前面所说运气历以大寒为岁首有无矛盾呢?我认为这里用的是偏后的时间。正因为大寒换气，故至正月朔旦，已过半月左右，气之应时或先至后至者，皆已了然，所以不是什么矛盾问题。该论又指出怎样候六气之胜气，应当"乘其至也"，也就是说要趁其气至之时以候之。并具体指出清气大来是燥气胜；热气大来是火气胜；寒气大来是水气胜；湿气大来是土气胜；风气大来是木气胜，根据其来气以察知其胜气。

总之，这个问题的重要意义就在于揭示人们，绝不要把运气篇中的某些带有规律性的东西，看成是一种固定不变的程式，按着这种程式去推断现实的气候变化，而必须缜密地观察具体的气候情况，根据运气学说的一般原理和精神实质加以灵活地运用。

五、运气学说的应用

运气学说的确有一定的实用价值和研究价值。我们究竟应当怎样对待这份文化遗产呢？我认为主要有以下几点：

（1）全面地研究和分析运气学说的理论和基本内容。虽然对那些程式性的内容尚不能作出满意的答案，但也不要轻易否定，要积累大量资料去验证它。从过去的一些对运气学说持否定态度的观点来看，主要是抓着那些程式的东西，机械地和当时当地的气候变化相套，把其中不相适应的方面绝对化，因而提出了"运气不足凭"的结论。这是我们应当特别注意的。所以，我们在学习探讨这一学说时必须全面地加以分析和研究。

（2）对《素问》运气诸篇所论述的内容，要进一步历史地分析。在前面关于运气学说的形成一部分中已经谈到了它的形成时限，其上限有可能是在后汉时期，下限可能是南北朝时期，因而其中涉及的某些问题应历史的看。如前面谈到的四分历法等皆是，同时现代一些气象学说证实，气象变化的历史状况和现代也有差异。所以必须把它放在一个历史的地位上进行研究。另外，当时中国文化的地域范围，主要是以中原地区沿黄河流域为中心。因此，必须注意这个地域特点。比如说运气学说中的六步历，若在热带就没有意义了。

（3）要时刻注意常气和变气的关系。前面谈到运气学说的基本内容中，关于司天在泉主气客气主运客运等部分，它的主要的组合形式都带有程式化，但这只是运气学说的一个方面。而更为重要的另一方面就是失时反候的问题，应当特别注意，我们在观察气候变化时，一是注意其一般规律，一是注意其反常变化，这是最现实的气象和气候资料，可以为防治疾病提供可靠的依据。

（4）要协同多学科进行研究。上面已经讲过，运气学说是一门包括多学科的科学。因此，必须通过多种学科共同协作，才能达到研究的目的。从其理论方面来看，涉及天文学、历法学、物候学，必须同这些学科共同研究，才能把问题探讨清楚。而在应用方面，必须协同气象学及流行病学的有关部门，获得大量的现实资料，逐步加以验证，才能对运气学说加以客观的评价，并在此基础上发展新医学气象学。

（5）灵活地掌握和运用运气学说。前面已经讲过运气学说的许多内容，是我们在医疗实践中经常运用的。如《至真要大论》所谓"诸寒之而热者取之阴，热之而寒者取之阳，所谓求其属也。"王冰注："言益火之源以消阴翳，壮水之主以制阳光。"已经成为治疗学的一句名言，或者叫格言。《六元正纪大论》所谓："木郁达之，火郁发之，土郁夺之，金郁泄之，水郁折之，然调其气"。历来医家发挥甚多，可以说是治疗郁证的一个很重要的指导原则。又如《六元正纪大论》中司天在泉之气致病的治疗原则中的所谓"适气同异，多少制之"，"用寒远寒，用凉远凉,用温远温,用热远温,食宜同法,有假者反之"等,都是很有价值的治疗原则。诸如此类内容,在运气诸篇中所具颇多,应当灵活地加以运用。

对运气学说的基本内容和主要方面应该说是祖国医学宝贵遗产中的一部分,这不仅是由于它有实践价值的内容,而且还有在于它有一定的合乎科学的理论。比如前面已经说过的它的朴素的唯心主义观点和辩证法思想,使它具有了比较科学的理论基础。又如其"人与天地相应"的整体观,把人体与自然界联成一个整体,强调气候变化对人体的影响,这对我们确立防治措施,无疑是十分重要的。再如它的运动观、变化观,认为客观事物大者如天地日月,小者如草木鱼虫等,都有自身的运动和变化规律,在当时的历史条件下,就有这样的鲜明观点。因此运气学说值得我们进行深入地挖掘和研究,并在医学实践中不断地发扬光大。虽然,由于历史条件的限制,其中也难免掺杂某些不科学或不完全科学的成分,在历代某些学者认识上,也具有一定的片面性,但它毕竟是一份宝贵的遗产。

以上是我对运气学说的一些粗浅的看法,水平有限,仓促草成,文中难免有错误之处,望同志们批评指正。

连载于《吉林中医药》杂志 1986 年第 3~6 期

奇经八脉文献考

奇经八脉学说,属经络学说的组成部分,虽与经络学说有关,但毕竟自成体系,且其形成过程尤为复杂,故特专题论述。

一、黄帝内经

在今存《素问》及《灵枢》中,虽无"奇经八脉"之概念。但已有其具体内容。主要有以下诸篇:

督脉,《素问·骨空论》言之甚详,起于少腹以下骨中央,不仅贯脊而上行,至巅上,入络脑,复下项,循肩髆内,侠脊抵腰中,入循膂络紧。说明其在背部有上下往复之线路。又《灵枢经·本输》仅言"颈中央之脉,督脉也。"又《灵枢·营气》亦曾言督脉。

任脉,《素问·骨空论》云:"任脉者,起于中极之下,以上毛际,循腹里,上关元,系咽喉,上颐循面入目。"又《灵枢·本输》篇及《五音五味》篇,亦均言及。惟不如《素问·骨空论》文简明。又《灵枢·营气》言营气行腹前者,虽未明言,实则亦任脉也。

冲脉,《素问·骨空论》云:"冲脉者,起于气街,并少阴之经,侠脐上行,至胸中而散"。又《素问》之《痿论》与《举痛论》,《灵枢》之《逆顺肥瘦》篇与《动输》篇,亦均言及冲脉,惟所言甚为复杂,且一脉多歧,必系另一家言。

带脉,《灵枢·经别》曾云足少阴之正"当十四海,出属带脉"别无专论。

阴阳跷脉,《灵枢·脉度》言阴跷脉较详,言阳跷脉则简,《灵枢·寒热》篇文亦甚简。

阴阳维脉,《素问·刺腰痛》言亦颇简。

根据以上诸篇所出奇经八脉文,至少可说明以下四个问题:第一,两书中,并无论述奇经八脉之专篇。第二,从现存内容尚可看出其所收亦非一家之言。如冲脉一脉,《素问·骨空论》文与《灵枢·逆顺服瘦》文,二者差异很大。第三,二书中虽已有八脉之具体名称,但有可能"奇经八脉"这一概念,尚未成立。第四,据现存内容,若非别有脱文,至少可以认为,在《黄帝内经》成编年代,奇经八脉尚未形成系统完整的学说。

二、难经

《难经》一书,据文献考评,晚出于《黄帝内经》,对奇经八脉之论述,较《内经》尤详,其内容集中于二十七难、二十八难、二十九难中。二十七难,论奇经八脉的名称及功能;二十八难,论奇经八脉的起止点及循行部位,并再论其功能;二十九难,论奇经八脉之病候。从上述内容,尽可说明以下四个问题:第一,《难经》已明确提出"奇经八脉"的概念,并进而说明"凡此八脉者,皆不拘于经,故曰奇经八脉也。"第二,对奇经八脉的起点,循行部位及发病情况,具有简要的说明。第三,有关奇经八脉的作用,以比拟的手法,谓曰:"比于圣人图设沟渠,沟满溢,流于深湖,故圣人不能拘通也,而人脉隆盛,入于八脉,而不环周,故十二经亦不能拘之。"说明奇经八脉与十二经脉相互调节的作用,但亦自成体系,不受十二经之节制,不参与十二经脉的循环。第四,《难经》奇经八脉说,对后世影响极大,后世言八脉者,均以《难经》为准。如今存晋·皇甫谧《针灸甲乙经》本以《素问》、《针经》、《明堂》三书,类编而成,但在卷二"奇经八脉第二"中亦收有《难经》文。

三、明 堂 经

该书成编于《黄帝内经》之后,约当东汉时期。古《明堂经》唐以后早佚,然今存晋·皇甫谧《针灸甲乙经》,据谧自序云:"乃撰用三部",类编而成。三部中即有《明堂》一书。故从今存《针灸甲乙经》中,可见奇经八脉与腧穴归经之类内容,均在第三卷中,今举例说明。如:卷三第一,神庭,为督脉、足太阳、阳明之会;本神,为足少阳、阳维之会;头维,为足少阳、阳维之会。卷三第二,凡八穴,其中上星、囟会、前顶、后顶、强间五穴,皆督脉气所发;百会与脑户为督脉、足太阳之会;风府,为督脉与阳维之会。卷三第十四,凡七穴,其中天突为阴维、任脉之会;璇玑、华盖、紫宫、玉堂、膻中、中庭六穴,皆任脉气所发。卷三第二十,自幽门至横骨凡十一穴,皆冲脉、足少阴之会。卷三第二十二,期门与府舍两穴,皆足太阴、阴维、厥阴之会。卷三第二十三,维道,足少阳、带脉之会。卷三第三十二,照海,阴跷所生;交信,阴跷之郄。卷三第三十五,申脉,阳跷所生;跗阳,阴跷之郄。

据以上《甲乙经》保留的古《明堂经》中的腧穴与奇经八脉的关系等内容,足可说明以下几个问题:第一,古《明堂经》中,关于某些腧穴归经于奇经八脉的问题,已完全解决。第二,在腧穴归经之前,必系对奇经八脉的运行路线有明确的认识。第三,奇经八脉学说的形成与完成,定在古《明堂经》之前,也就是说,从时间上推定,应在东汉中期或前期。

四、奇经八脉考

《奇经八脉考》为明·李时珍撰辑。据该书总说云:"奇经凡八脉,不拘制于十二正经,无表里配合,故谓之奇。盖正经犹夫沟渠,奇经犹夫湖泽,正经之脉隆盛,则入于奇经,故秦越人比之天雨降下,沟渠溢满,霶霈妄行,流于湖泽。此《灵》、《素》未发之秘旨也。八脉散在群书者,略而不悉……时珍不敏,参考诸说,萃集于此,以备学仙、医者,笙蹄之用尔"。

根据该书内容,可以看出李时珍对奇经八脉的主要贡献有以下几个方面:第一,在文献方面,进行了系统、全面的考证,包括《内经》、《难经》、《甲乙经》及后世医家与道家等著作,为研究八脉学说之最有成就者。第二,对奇经八脉的起止点及循行部位,作了具体的描述。第三,对奇经八脉所发之腧穴、郄穴及与别经交会之穴。根据《甲乙经》保留古《明堂》文,均为之详述。第四,对奇经八脉的作用,进行了简要的概括,大意为:阴阳维脉者,一身之纲维也;阴阳跷脉者,所以使机关之跷捷也;督脉者,阳脉之总督也;任脉者,阴脉之承任也;冲脉为诸脉之冲要;带脉,所以总约诸脉者。此可谓要言不繁。第五,在奇经八脉之病候方面,该书参照张仲景以下诸家著作,对病因、病机、脉诊、治法、方药等,进行了大量补充,甚有参考价值。总之,《奇经八脉考》一书,对奇经八脉之研究成就,可谓集诸家之大成。颇有助于后学,正如明·吴哲先生对该书题识云:"奇经八脉,闻之旧矣,而不解其奥,今读濒湖李君《八脉考》,原委精详,经络贯彻,顿觉蒙开塞决,胸次豁然,诚仙、医二家,入室指南也。"吴氏所言,诚如是也。

　　通过以上所论,对"奇经八脉"学说之原委及学术价值,概言之,有以下几点:第一,奇经八脉是经络学说的重要组成部分,但又自成体系,其形成年代,与经络学说并不同步。第二,据现存文献所见,最早为1993年2月四川省绵阳永兴镇二砖厂出土之人体漆雕模型,经研究者定名为"人体经脉漆雕",已有"督脉"一脉,在今存《素问》与《灵枢》中,虽有八脉之名称及部分脉的具体内容,但尚未完备。《难经》始明确提出"奇经八脉"的概念,且八脉内容,已臻完备,证之《针灸甲乙经》保留之古《明堂经》腧穴内容,推定其最终形成年代,当在东汉中期或前期。第三,奇经八脉,虽为经络之组成部分,但不参与十二经脉之循环,然而,对十二经脉却有一定调节作用,惟任、督二脉,亦为营气运行之道,营气运行之十四经,后世气穴之归经,亦或与此有一定关系。第四,奇经八脉发病,大都在经脉所过之处,而冲、任二脉之起处,又与男女之生育器官有关,故治男女生育器官之病亦当着眼于冲、任二脉。

刊于《山西中医学院院报》2009年8月

卫出上焦考

营气与卫气是经络的一个重要组成部分,在《素问》与《灵枢》中都有不少论述。但对《灵枢·营卫生会》中提到的卫气所出的问题,历代有关中医文献及注家,一直存在"卫气出于下焦"和"卫气出于上焦"两种说法,近年来论证文章也可谓不少,然在习惯上"卫出下焦"之说似乎已成定论。因此,很有很必要加以进一步的探讨和辨析。

一

《灵枢·营卫生会》云:"营出于中焦,卫出于下焦。"今存《灵枢经》各种版本均作是说。但在注家中却有两种不同的认识。今举两家为例。张介宾云:"营气者,由谷入于胃,中焦受气取汁,化其精微而上注于肺,乃自手太阴始,周行于经隧之中,故营气出于中焦。卫气者,出其悍气之慓疾,而先行于四末分肉皮肤之间,不入于脉,故于平旦阴尽,阳气出于目,循头项下行,始于足太阳膀胱经而行于阳分,日西阳尽,则始于足少阴肾经而行于阴分,其气自膀胱而肾,由下而出,故卫气出于下焦。"张志聪云:"下当作上。……《决气篇》曰:上焦开发,宣五谷味,熏肤充身泽毛,若雾露之溉,是谓气。《五味篇》曰:辛入于胃,其气上走上焦。上焦者,受气而营诸阳都发。卫者,阳明水谷之悍气,从上焦而出,卫于表阳,故曰卫出上焦。"从上述两家注文中,可以看出,张志聪能从《内经》其他有关篇章中寻找内证,注意到互相照应,合于通体本义。但由于未能更多地运用其文献资料,故而显得论据不够充分。

二

《针灸甲乙经》嘉靖本与明蓝格抄本均作"卫出于上焦"。《太素·卷十二·营卫气别》亦作"卫出于上焦"。杨上善注:"夫三焦者,上焦在胃上口,主内而不出,其理在膻中;中焦胃中口,不上不下,主腐熟水谷,其理在脐旁;下焦在脐下,当膀胱上口,主分别清浊,主出而不内,其理在脐下一寸。故营出中焦者,胃口中口也,卫出上焦者,出胃上口也。"《灵枢》亦作"卫出于上焦"。《千金要方·三焦脉论》云:"上中下三焦同号为孤府,而营出中焦,卫出上焦。"《外台秘要·三焦脉病论》引《删繁》之文,与《千金》基本相同。《中藏经·卷中·第三十二》云:"三焦者,……亦号孤独之府,而卫出于上,荣出于中。"此三家之说,从文字到内容,基本是一致的,当是同出一源。足证在唐以前有些早期医学文献中,认为卫出于上焦。

《东医宝鉴·卷三·三焦腑》引《灵枢·营卫生会》文"上焦出于胃上口,……大会于手太阴"一段,末有"命曰卫气也"五字,与《灵枢》下段"中焦亦出胃中,……此独得行于经隧,命曰营气"一段,在文体正好形成对文。然今本《灵枢经》皆无"命曰卫气也"五字。作者许浚很可能用的是《灵枢经》的一个早期传本，现难以考证。

三

在《素问》与《灵枢》中，言"气"处多，但"气"这个概念，内涵甚广，要弄清每处言气经文的实际含义，需要加以具体分析，其中有不少处系指卫气而言，有的已为注家释明，这对于探讨究竟是"卫出下焦"还是"卫出上焦"这一命题，意义极大，今举例如下。

(1) 就《灵枢·营卫生会》论"三焦"两段文字分析，文之开始即为"黄帝曰：愿闻营卫之所行，皆何道从来？岐伯答曰：营出于中焦，卫出于下焦"，明确点出这是为营卫所行皆何道从来所设答问。紧接下文在论及上焦时则云："常与营俱行于阳二十五度，行于阴亦二十五度，一周也。故五十度而复大会于手太阴经。"《太素·卷十二·营卫气别》杨上善注："前问营卫二气所出，出于三焦。未知上焦卫气出在何处，故致此问。……此则上焦所出，与卫气同所行之道，与营共行也。"由此可知，本文所言"与营俱行"显然是指卫气与营俱行。又在论上焦一段之后，言及"人有热饮食下胃，其气未定，汗则出，……其不循卫气之道而出何也？岐伯曰：此外伤于风，内开腠理，毛蒸理泄，卫气走之，故不得循其道。"恰是在病理方面对卫气的论证。故前面所引《东医宝鉴》引《灵枢》本文论上焦一段后有"命曰卫气也"五字，虽难作为绝对可靠的依据，但也不是没有道理的。经文在论述中焦时，亦兼述及营气，唯论下焦却只字未提卫气的问题。如作"卫出下焦"，则前后难以照应，故就此篇内容深入分辨，亦当作"卫出上焦"为是。

(2)《灵枢·决气》云："上焦开发，宣五谷味，熏肤充身泽毛，若雾露之溉，是谓气。"这段文义与《灵枢·本藏》"卫气者，所以温分肉，充皮肤，肥腠理，司开阖者也"及《素问·痹论》"卫者，水谷之悍气也，其气慓疾滑利，……故循皮肤之中，分肉之间，熏于肓膜，散于胸腹"之文义，颇相吻合。故此处所谓气，当指卫气而言。所谓气从"上焦开发"，与"卫出上焦"，当系同义语。

(3)《灵枢·平人绝谷》："上焦泄气，出其精微，慓悍滑疾。"这与主文引《素问·痹论》言卫气之用语基本一致，故此文所谓"上焦泄气"亦即卫气由上焦外泄。

(4)《灵枢·五癃津液别》："故三焦出气，以温肌肉，充皮肤，为其津。"《甲乙经·卷一·第十三》、《太素·卷二十九·津液》中"三焦"均作"上焦"，杨上善注："上焦出气，出胃上口，名曰卫气。"杨氏之注与前后经文比较吻合。

(5)《灵枢·五味》："谷始入于胃，其精微者，先出于胃之两焦，以溉五脏，别出两行营卫之道。"《甲乙经·卷六·第九》末句作"别出两焦行于营卫之道"。《太素·卷二·调食》经文与《灵枢》同，杨上善注："卫气出胃上口，营气出于中焦之后，故曰两行道也。"杨氏此注阐发文义，与"卫出上焦"之义合。

(6)《灵枢·五味论》："咸入于胃，其气上走中焦，注于脉，则血气走之，……辛入于胃，其气走于上焦，上焦者，受气而营诸阳者也。"《太素·卷二·调食》杨上善注："走于上焦，上焦卫气行于脉外，营腠理诸阳，"可以看出，杨注联系他篇，前后相承，说理明确，论证具体。

(7)《灵枢·痈疽》："肠胃受谷，上焦出气，以温分肉，而养骨节通腠理。中焦出气如露，上注溪谷，而渗孙脉，津液和调，变化而赤为血。"《太素·卷二十八·痈疽》杨上善注："上焦出卫气，卫气为阳，故在分肉能温之也。"这一段经文，不仅杨上善注文已讲得非常明确，而且与"卫出于上焦,营出于中焦"之含义,也非常合拍。

(8)《素问·调经论》:"帝曰:经言阳虚则外寒,……不知其所由然也? 岐伯曰:阳受于上焦,以温皮肤分肉之间,今寒气在外,上焦不通,上焦不通则寒气独留于外,故寒慄。"《太素·卷二十四·虚实所生》杨上善注:"阳,卫气也。卫出上焦,昼行阳二十五周,以温皮肤分肉之间,今阳虚阴乘,留于外,故外寒也。"杨注前后一贯,于经义亦甚妥帖。又《灵枢经》中称卫为阳者,亦不乏其例,如《卫气行》中言卫气循行时云"平旦阴气尽,阳气出于目。"亦可进一步证明杨注之可信。

以上多起经文,从不同异文及注文分析,皆可证明,这许多经文中所言之"气",当指卫气,而言气之所出,亦出自上焦。故据《灵枢经》及《素问》中之经文内证,也足以说明应作"卫出于上焦"为是。

四

营卫既是人体经络体系的组成部分,有关其资生之源,《内经》中有具体论述。如《素问·痹论》曰:"荣者,水谷之清气也,和调于五脏,洒陈于六腑,乃能入于脉也。卫者,水谷之悍气也,其气慓疾滑利,不能入于脉也。"《灵枢·卫气》曰:"六腑者,所以受水谷而行化物者也。……其浮气之不循经者,为卫气;其精气之行于经者,为营气。"这两处经文明确指出营气与卫气的资生,主要来源于水谷化生的精气与悍气。

所谓"营出于中焦,卫出于下焦。"义在"出"字,《内经》用"出"字有多义,从经脉循行的意义讲,多指循行的起点或进入另一个联络端,或由此一部位进入另一部位而言。如《灵枢·九针十二原》:"愿闻五脏六腑所出之处。……所出为井。"《灵枢·本输》言肺出少商,大肠出于商阳等。《灵枢·经脉》言肺手太阴之脉,"从肺系横出腋下,……其支者,从腕后直出次指内廉出其端"等,均属于此。而"营出中焦"与"卫出上焦"所言"出",与上例及营卫循行文例中某些用法是有区别的。经文中言三焦出气处,多可理解为气自内而发于外。因而此处所言"出",就是说,来源于水谷之精气,生化"营",自中焦发出,化而为血,乃入于脉。来源于水谷之悍气,生化为"卫",自上焦发出,经多种形式,熏肤充身泽毛,熏于肓膜,散于胸腹。因此,所谓"营出于中焦,卫出于上焦",不可理解为营卫循行路线的起点,而是指营卫气发出的具体部位。

从上述《灵枢》、《甲乙》、《太素》及《千金》、《外台》等古典文献中的异文考辨,结合《内经》有关经文及注家释文的内证分析,基本上可以确定"卫出上于上焦",而今本《灵枢·营卫生会》作"卫出于下焦",应系传抄致误。

刊于《中医杂志》1990 年第 3 期

《伤寒论》、《金匮要略》医方解析

现存《伤寒》、《金匮》中300余首有名方,历来医家,奉之为经方,此所谓"经方"者,非经验之方也,乃经典之医方,亦不谓过。如宋朱肱《类证活人书·序》云:"伤寒诸家,方论不一,独伊尹仲景之书,犹六经也,其余诸子百家,时有一得,要之,不可为法。"金人成无己《伤寒明理论·序》云:"自古诸方,历岁浸远,难可考评,惟张仲景方一部,为众方之祖,……特为枢要,参今法古,不越毫末,实乃大圣之作也。"此尽可说明医家对仲景医方之仰为止观。然从医方之发展过程而论,从无名方过渡于有名方之演化而论,仲景方是不是医方之"祖",吾曾别撰《张仲景方与〈汤液经法〉考》一文,载于《上海中医药杂志》2002年2期,试探其源流,兹不复赘。要之,就今存古医经方药而论,称之为经典医方,亦不可谓不当也。

然仲景医方之所以有此荣崇,被遵之为经典医方,并非因其立方之时古,更重要的乃是由于其组方之法度严明,结构规范,用药简括,疗效可靠。它既体现古代传统的经典配伍理论,又展示出许多发展了的药物组合法则。不仅为医方学术奠定了良好的基础,而且为医方组合的不断发展,提示了科学的思路和方法。现根据前人研究的成果及个人学习体会,就仲景医方的组合问题,从以下几个方面,进行解析。

一、君臣佐使组合

君臣佐使配伍法,是中药配伍运用和方剂组合调配的一个重要的理论原则。

1. 学说源流

详药有君臣佐使相伍之说,其来尚矣,《庄子·徐无鬼》:"药也,其实堇也、桔梗也,鸡雍也,豕零也。是时为帝者也。"清王先谦注:"药有君臣,此数者,视时所宜,迭相为君。"是可为药有君臣之分者之滥觞。医学经典中,最早具此说者为《神农本草经》与《素问·至真要大论》。据近代学者考证,至真要大论乃运气学说七篇中之一篇,皆非《素问》原有内容,其成编年代,当晚于《神农本草经》,故最早提出此说者,当属《神农本草经》,后世论配伍者,皆沿用之。

2. 内容解析

宋臣修《政和经史证类本草·序例上》引《本经》云:"药有君臣佐使,以相宣摄合和,宜用一君二臣三佐五使,又可一君三臣九佐使也。"按云:"今按用药如立人之制,若多君少臣,多臣少佐,则气力不固也。而检《仙经》世俗诸方,亦不必皆尔。大抵养命之药则多君,养性之药则多臣,疗病之药则多佐。犹依本性所主,而兼复斟酌,详用此者,益当为善。"又《素问·至真要大论》云:"君一臣二,制之小也;君一臣三佐五,制之中也;君一臣三佐九,制之大也。"

又云："主病之诸君,佐君之为臣,应臣之为使。非上中下三品之谓也。"张介宾注云:"主病者,对证之要药也,故谓之君,君者,味数少而分两重,赖之以为主也;佐君者,谓之臣,味数稍多,而分两稍轻,所以匡君之不迨也。应臣者,谓之使,数可出入而分两更轻,所以备通行向导之使也。"关于君臣佐使之配伍,历来医家,论者颇多,今引其要者为例。《本草纲目》卷一引张元素云:"为君者最多,为臣者次之,佐者又次之,药之于证,所主同者,则各等分,或云力大者为君。"元代王好古《汤液本草·东垣先生用药心法·君臣佐使法》云:"主病者为君,假令治风者,防风为君;治上焦热,黄芩为君;治下焦药,黄连为君;治湿,防己为君;治寒,附子之类为君。兼见何证,以佐、使药分治之,此制方之要也。"又明倪朱谟《本草汇言》卷二十云:"主病者,对证之要药也,故为君,味数少而分量重,赖之以为主也;臣则味数稍多,分量稍轻;使则分量更轻,所以备通行向导之使也。"上述各家,各有发挥,但不必拘于一格,应根据药物组合之实际需要,灵活应用。宋代沈括《梦溪笔谈·药议》云:"旧说用药有一君二臣三佐五使之说,其意以谓药虽众,主病者,专在一物,其他节级相为用,大略相统制,如此为宜,不必尽然也。"此论甚是。总之,君臣佐使,义在说明药物组合配伍的法度。制,法度也。如《礼记·回礼》:"必告之以其制。"郑玄注:"制,法度。"示人在用药组方时,需根据病情,注意到主治药、应对药、辅助药、导引药的合理组合,方可收到理想的治疗目的。

3. 方例

对仲景医方进行解析,以君臣佐使为法者,首推金人成无己之《伤寒明理论》一书,该书自序云:"(《伤寒论》)一百一十二方之内,择其医门常用者方二十首,因以方剂之法明之;庶几少发古人之用心焉。"今检数方为例。

(1) 桂枝汤。"桂味辛热,用以为君……是犹辛甘发散为阳之意,盖发散风邪,必以辛为主,故桂枝所以为君也。芍药味苦酸微寒,甘草味甘平,二物用以为臣佐者,《内经》所谓风淫所胜,平以辛,佐以苦,以甘缓之,以酸收之。是以芍药为臣而甘草为佐也。生姜味辛温,大枣味甘温,二物为使者。《内经》所谓风淫于内,以甘缓之,以辛散之,是以姜、枣为使者也。姜、枣味辛甘,固能发散,而此又不特专于发散之用,以脾主为胃行其津液。姜、枣之用,专行脾之津液而和荣卫者也。麻黄汤所以还用姜、枣者,谓专于发汗,则不待行化而津液得通矣。"

(2) 小柴胡汤。"小柴胡为和解表里之剂也。柴胡味苦平微寒,黄芩味苦寒,《内经》曰:热淫于内,以苦发之。邪在半表半里,则半成热矣。热气内传,攻之不可,则迎而夺之,必先散热,是以苦寒为主,故以柴胡为君,黄芩为臣,以成彻热发表之剂。人参味甘温,甘草味甘平,邪气传里,则里气不治,甘以缓之,是以甘物为之助,故用人参、甘草为佐,以扶正气而复之也。半夏味辛微温,邪初入里则里气逆,辛以散之,是以辛物为之助,故用半夏为佐,以顺逆气而散邪也。里气平正,则邪气不得深入,是以三味佐柴胡以和里。生姜味辛温,大枣味甘温。《内经》曰:辛甘发散为阳,表邪未已,迤逦内传,既未作实,宜当两解,其在外者,必以辛甘之物发散,故生姜、大枣为使,辅柴胡以和表,七物相合,两解之剂当矣。"

(3) 小建中汤。脾者土也,应中央,处四脏之中,为中州,治中焦,生育荣卫,通行津液,一有不调,则荣卫失所育,津液失所行,必以此汤温建中脏,是以建中名焉。胶饴味甘温,甘草味甘平,脾欲缓,急食甘以缓之。建脾者,必以甘为主,故以胶饴为君,甘草为臣,桂辛热,辛散也、润也。荣卫不足,润而散之,芍药味酸微寒,酸收也、泄也,津液不逮,收而行之,是以桂、芍药为佐,生姜味辛温,大枣味甘温,胃者卫之源,脾者荣之本……脾胃健而荣卫通,是以姜、枣为使。"

(4)茵陈蒿汤。"茵陈蒿味苦寒,酸苦涌泄为阴,酸以涌之,苦以泄之,泄甚热者,必以苦为主,故以茵陈蒿为君,以法南方火阳主热,栀子味苦寒,苦入心而寒胜热,大热之气,必以苦寒之物胜之,故以栀子为臣。大黄味苦寒,宜补必以酸,宜下必以苦,推除邪热,必假将军攻之,故以大黄为使。苦寒相近,虽甚热,大毒必祛除,分泄前后,复得利而解矣。"

以上举成无己方解四例,尽可看出以下特点:①谨遵"君臣佐使"之经典组合法度说解方意。②在理论方面,则谨遵《内经》之说为本而加以阐发之。③在治则方面,则多以《素问·至真要大论》有关风寒暑湿燥火六气司天在泉太过不及致病之治法为本。④在药理方面,则以四气五味、阴阳属性为本。从而体现了两个结合的方法,一是以医经理论与仲景医方相结合,一是理论与应用相结合。这是应当充分肯定的。然而,由于其在理论结合及个人理解方面的某些局限性,故对有些理论的说解及君臣佐使的判定,则亦有难合方意处。

二、双向及多向调节组合

医方者,防治疾病之所用也。而欲立其方,必先明其法,据法以立方,立方以示法,法明方立,则调节之能事备矣。故每首医方,均可体现出法的运用。因而有关医方的组合,除有君臣佐使的组合原则,体现医方在总体功效方面各味药物的地位与作用外,另在医方的效用方面,亦可体现其调节作用之组合意向,也就是体现了法的运用。以下仅就《伤寒》、《金匮》诸方,选其具有一定代表性者为例。

1. 荣卫两和

桂枝汤。王晋三注:"桂枝汤,和方之祖……《太阳篇》云:桂枝本为解肌。明非发汗也。桂枝甘草辛甘化阳,助太阳融合肌气;芍药甘草酸甘化阴,启少阴奠安营血……一表一里,一阴一阳,故谓之和……邪未入营,而用白芍者,和阳解肌,恐动营发汗,病反不除,观此足以贯通全部方法。"《医宗金鉴·伤寒论注》方解:"桂枝辛温,辛能发散,温通卫阳。芍药酸寒,酸能收敛,寒走阴荣。桂枝君芍药,是于发汗中寓敛汗之旨,芍药臣桂枝,是以和荣中有调卫之功……以桂、芍之相需,姜、枣之相得,借甘草之调和,阳表阴里,气卫血荣,并行而不悖。是刚柔相济以和之也。"此方构思甚妙,药本五味,而性味两分,阴阳兼顾,而荣卫两和,实具双向调节之功。此正可以示人,遣方用药,不可偏执一端,以免造成新的平衡失调,乃医之过也。

2. 表里双解

大青龙汤。王晋三注:"太阳寒郁于表而生喘,用杏仁降之。太阳热灼于里而无汗,用石膏泄之。麻黄发汗,甘草护营,复有姜、枣以调之……庶几表里郁热之气,顷刻致和。"《医宗金鉴》方解:"仲景于表剂中加大寒辛甘之品则知麻黄证之发热全在表,大青龙证之烦躁,热兼肌里矣。初病太阳即用石膏者,以其辛能解肌热,寒能清胃火。"此方可解其表之风寒,又能泄在里之郁热,故可收表里双解之功。

3. 寒热并用

附子泻心汤。李中梓云:"以三黄之苦寒,清中济阴,以附子之辛热,温经固阳。寒热互用,攻补并施而不悖。此仲景之妙用入神也。"

4. 升降并行

生姜泻心汤、半夏泻心汤、甘草泻心汤三方,皆干姜或生姜与芩、连并用,姜味辛,有辛开之用,芩、连味苦,有苦降之功。脾胃者,水谷之海,津液之源。此辛开苦降之力,适合脾胃升清降浊之用。后世治温病,辛开苦降之法,治湿热阻滞之证,甚为得力,尤源于此也。

5. 补泻兼施

六味地黄丸。即仲景八味丸方去桂附也。柯韵伯云:"君地黄以密封蛰之本,即佐泽泻以疏水道之滞也……山药凉补,以培癸水之上源,茯苓淡渗,以导壬水之上源;以茱萸之酸温,借以收少阳之火,以滋厥阴之液;丹皮辛寒,以清少阴之火,还以奉少阳之气也。滋化源,天癸居其所矣。壮水制火,特其一端耳。"此解甚得本方奥义,后世所谓"三补三泻"者,尤可道破。

6. 气血双补

黄芪桂枝五物汤。此方以黄芪温补阳气,以芍、枣滋养阴血,又得桂、姜之辛,宣而行之,以收气血双补之功,且免滋腻滞塞之弊。尤妙在姜、桂之用,既可助黄芪温补之力,又可收补中有行之功。后世治风痹血痹,多以此方加减,足以可证其组合之妙用也。

7. 散敛并行

小青龙汤方。治寒饮之小青龙汤方,中有干姜、五味子二药,在《金匮》第12篇咳嗽方中之五加减小青龙汤方,有四方中有此二药。《伤寒》太阳篇第96条小柴胡汤加减法:若渴者,去人参、大枣、生姜,加五味子、干姜。又《伤寒论》少阴篇318条四逆散方加减法中又云:"咳者,加五味子、干姜。"是可证明,此二药为治寒饮咳嗽之对药。详干姜味辛,具发散之力,五味子味酸,有收敛之功。二药为伍,一散一敛,一开一合,正应于肺之呼吸吐纳开合之用。故不治嗽而嗽可止,不治咳而咳可除,若再配以细辛,则治寒饮之在上焦者,甚为得力。此例重在说明仲景方,有诸多对药,颇有妙义可法。如桂枝、茯苓之化气利水,龙骨、牡蛎之安神宁志等皆是。

8. 多向调节组合

薯蓣丸。此方出《金匮》治虚劳诸不足风气百疾病。方中含药21味,可谓多而且杂,然细审其组合,皆有法度。徐彬曰:"虚劳证多有兼风者,正不可着意治风气,仲景以四君、四物,养其气血,麦冬、阿胶、干姜、大枣,补其肺胃,而以桔梗、杏仁,开提肺气,桂枝行阳,防风运脾,神曲开郁,黄卷宣肾,柴胡升少阳之气,白蔹化入荣之风。虽有风气,未尝专治之。谓正气运而风气自去也。然薯蓣最多,且以此为汤名者,取其不寒不热,不燥为滑,脾肾兼宜,故以为君,则诸药皆相助为理耳。"从而可见,此方已从气血、阴阳、肺肾脾胃及升发、滋养等多方面着眼,多意向调节,进行组合。凡诸药味多之大方,病情复杂之复方,其方药之组合,均具此意。兹不烦举。

以上仅举八法为例。在《伤寒》、《金匮》方中,尚可举出很多,限于篇幅,兹不详举。从以上八法中,已不难看出,此种组合法则,是以生理功能,病因病机病候及治则为理论基础,根据病情演变之多向性、多因性、多变性及复杂性等因素,而进行遣方用药。故在方药组合方面,可体现其相辅相成,相反相成,互为依存,互为制约的辩证思想,并顾及于病情之主次标本、轻重缓急等之临机处置之灵活运用,以达到最佳之治疗效果。仲景方之所以能久用而不衰者,正因其法度严明而又灵活善变也。故后世不仅遵而用之,且在方剂发展方面,树立了典范,启迪于后世,其功匪浅。

三、分合加减组合

分合加减,指某些医方的分解或合并、加味或减味而构成一新的医方而言。经重新组合之新方与原方,在功效与主治方面,亦均有所不同。此在《伤寒》、《金匮》方中,尤不鲜见。亦为医方组合方式之一。以下举例说明。

1. 分解组合

即将某一主方分解为两方,或将其中某几味药分解为另一医方。如:桂枝甘草汤与芍药甘草汤,乃将桂枝汤方分解为二方。桂枝汤原方为桂枝、芍药、甘草、生姜、大枣五味。别将桂枝与甘草组合为桂枝甘草汤;将芍药与甘草组合为芍药甘草汤。

甘草干姜汤,乃从四逆汤中分解出。四逆汤原方为甘草、干姜、附子三味,将甘草与干姜组合为甘草干姜汤。

2. 合并组合

即将某两方合并为一方。如:桂枝麻黄各半汤、桂枝二麻黄一汤。乃将桂枝汤与麻黄汤合并为一方,因合并之用量有多少之不同,故虽均为二方之合,而名方不同。关于此二方之计量,《伤寒论》林亿等有详考,兹不烦录。

桂枝二越婢一汤,乃将桂枝汤与越婢汤(见《金匮》第十四篇水气病方)合并为一方。二方计量,林亿等亦有详考。

柴胡桂枝汤,乃将小柴胡汤与桂枝汤合并为一方。

桂枝去芍药加麻黄细辛附子汤,乃将桂枝芍药汤与麻黄细辛附子汤合并为一方。

3. 加味组合

即将某方再加某药或某几药别为一方。如:

白虎加人参汤,即白虎汤方加人参也。

桂枝加桂汤,即桂枝汤方,再加大桂枝用量。

桂枝加葛根汤,即桂枝汤方加葛根、麻黄二药。

柴胡加芒硝汤,即小柴胡汤方加芒硝。

以上所举皆从方名中可显而见者,另有方名中不曾显示者,如:

小建中汤,乃桂枝汤方,芍药用量加倍,又加胶饴而成。

桂枝人参汤,即理中汤加桂枝而成。

4. 减味组合

即将某方减去某药,另为一方。如:

桂枝去芍药汤,乃将桂枝汤方减去芍药。

干姜附子汤,乃四逆汤减去甘草也。

此类医方,在《伤寒》《金匮》方中,例数较少,另有大量医方,多为有加有减之方。

5. 加减组合

即将某方减去某药,再加某药或某几药。如:

桂枝去芍药加附子汤,即将桂枝汤方减去芍药,再加附子。

桂枝去芍药加蜀漆牡蛎龙骨救逆汤,即桂枝汤方,减去芍药,再加蜀漆、牡蛎、龙骨。

此类医方,大都在方名中,即可显示其加减情况,而有些医方则不言加减,其实亦加减方也。如:

麻杏石甘汤,即麻黄汤方减桂枝加石膏也。

麻杏薏甘汤,即麻黄汤减桂枝加薏苡仁也。

黄芪桂枝五物汤,方中共有黄芪、芍药、桂枝、生姜、大枣五味。其实即桂枝汤去甘草加黄芪也。

又如卷十二咳嗽诸方,小青龙汤后有桂苓五味甘草汤、苓甘五味姜辛汤、茯苓五味甘草去桂加姜辛夏汤、茯苓甘草五味姜辛汤、苓甘姜味辛夏仁黄汤五方,虽未明言加减,实则皆小青龙汤之加减方。吾名为五加减小青龙汤,尤可显示仲景医方加减组合之妙法也。

6. 随证加减

此乃某一证候主方而兼或然证时,主方不变而药味随证有加减之治。如:

小青龙汤方加减。太阳篇第40条:"伤寒表不解,心下有水气,干呕发热而咳、或渴、或利、或噎、或小便不利少腹满,或喘者,小青龙汤主之。"方后云:"若渴,去半夏,加栝蒌根;若微利,去芫花;若噎者,去麻黄,加附子;若小便不利少腹满者,去麻黄,加茯苓;若喘者,去麻黄,加杏仁。"

小柴胡汤方加减。太阳篇第96条:"伤寒五六日中风,往来寒热,胸胁苦满,嘿嘿不欲饮食,心烦喜呕,或胸中烦而不呕、或渴、或腹中痛、或胁下痞鞭、或心下悸、或小便不利、或不渴身有微热、或咳者,小柴胡汤主之"。方后云:若胸中烦而不呕者,去半夏、人参,加栝蒌实;若渴,去半夏,加人参、栝蒌根;若腹中痛者,去黄芩,加芍药;若胁下痞硬,去大枣,加牡蛎;若心下悸、小便不利者,去黄芩,加茯苓;若不渴,外有微热者,去人参,加桂枝;若咳者,去人身、大枣、生姜,加五味子、干姜。

四逆散方加减。少阴篇第618条:"少阴病,四逆,其人或咳、或悸、或小便不利,或腹中痛,或泄利下重者,四逆散主之。"方后云:"咳者,加五味子、干姜,并主下利;悸者,加桂枝;小便不利者,加茯苓;腹中痛者,加附子;泄利下重者,加薤白。"

以上三方之加减用药,充分体现了仲景医方,在运用中,根据病情变化,随时调整其组合结构的原则性与灵活性,及随证施治的辨证思想。

《伤寒》、《金匮》方之组合法则,不仅对方剂学理论的体现,具有重要意义,而且对方剂的发展,提供了重要的思路和原则。因此,对后世影响,尤为重大。如方药组合之君臣佐使,为方药所必备。对方药多向调节之组合,亦方家所常用,如东垣先生,特对其自立补中益气汤,论之甚详。并列随证加减及四时加减 30 余条。对方药之分合加减组合,后世方中,尤为多见,如从仲景方中析出之四物汤,六味地黄丸等,或以某方为母方而衍化之子方,则比比皆是。即后世之合并方,如平胃散与五苓散并合为胃苓汤、平胃散与二陈汤合并为平陈汤等亦甚多。因此,对《伤寒》、《金匮》方之组合法则进行深入研究,对方剂学理论的完善与发展,确有重要意义。

刊于《中国中医药学报》2004 年第 2 期

叶、吴二家对温病学术的继承与发展

温病学说,滥觞于《内经》、《难经》,继之以仲景先师之《伤寒杂病论》。然当初创之际,难能完备。虽有清人陆九芝先生,力辟明、清两代诸家之论与方,特对叶天士与吴鞠通二公之术,尤多微词,独以仲景先生"阳明病"诸论,以概"温病",终未免偏执之见。故难能为后世法。

详明、清两代,在《内》、《难》的基础上,继承了南北朝以来至金、元时期千余年之成就,加以当代大量临床实践的总结创新,遂使温病学说在继承的基础上,有了空前的发展。温病学说作为一个学科,具有一定的理论、学说、治则、方药、预防等多方面内容,形成了自身的学术体系。叶天士与吴鞠通二位,贡献尤为卓著。

一、叶天士承前启后

叶天士名桂,清代康熙、雍正年间吴门临床大家,声闻海内,一生忙于诊务,留于后世之文献,多出于门人及向慕者之手。一为对温病之理论阐发,一为临证诊籍。

(一)《温证论治》

1. 出典

本文首载于乾隆末年唐笠山纂辑之《吴医汇讲》第一卷。唐氏在文前加按称:"所著《温证论治》二十则,乃先生游于洞庭山,门人顾景文随之舟中,以当时所语,信笔录记……",此文后被华岫云收入《种福堂公选温热论医案》中,名"温热论",此后有章楠收入《医棒喝》,名"温病论";王孟英收入《温热经纬》,名"外感温热篇"宋兆淇收入《南病别鉴》。以上三家,均为之作了注释,特如章虚谷云:"盖《内经》言,寻常风气,不能伤人,其伤人者,名虚风贼邪,……人中虚风,如天时寒冷,则风从寒化而成伤寒;天时温暖,则风从热化而成温病。以其同为外感,故证状相似,而邪之寒热不同,治法迥异,岂可混哉。二千年来,纷纷议论,不能剖析明白。近世叶天士,始辨其源流,明其变化。不独为后学指南,而实补仲景书之残缺,厥功大矣"足见其对后世之影响,非纸书所能尽言。

2. 内容

详该论内容,《吴医汇讲》首刊时称二十则,考其全文分二十一段,疑夺"一"字。后宋兆淇收录时,按其段落,各命以题名:第一论温病大概、第二论化热入营、第三论邪留三焦、第四论里结阳明、第五论白舌、第六论黄舌、第七论薄黄舌、第八论绛舌、第九论燥绛舌、第十论紫舌、第十一论淡红舌、第十二论芒刺舌、第十三论血迹肿大舌、第十四论如烟煤舌、第十五论黑舌、第十六论粉白滑石并斑疹、第十七论白㾦、第十八论齿血、第十九论齿燥齿枯、第二十

234

论齿垢、第二十一论妇人温病。

从以上二十一论内容可见，天士对温病与伤寒之病机、辨证、望舌、治法等，均作了概括的说明与具体的论述。如病机方面所谓"温邪上受，首先犯肺，逆传心胞"，"伤寒之邪，留恋在表，然后化热入里；温邪则化热最速"等；辨证方面如所谓"辨营卫气血"、"邪留三焦"等；望舌方面，对舌苔之白、黄、黑，舌质之红、绛，质地之润、滑、燥等，对辨证与治疗之重要意义均有详述；辨瘢诊、白痞及齿垢之吉凶，均系临床观察所得；治法方面如所谓辛凉散风、甘淡驱湿、凉血清热、透热转气、分消上下、芳香辛散等，亦颇具新意。凡此等等，体现了其对温病学说比较系统、全面的发展。

另外，其所论某些治法，不仅可用于温病范围之某些病证，且对内科杂病亦可采用。如云："气病有不传血分，而邪留三焦，犹之伤寒中少阳病也。彼则和解表里之半，此则分消上下之势，随症变法，如近时杏、朴、苓等类，或如温胆汤之走泄"。此特以杏、朴、苓三药为代表，示上下分消之意。杏仁辛开肺气以治上焦，厚朴苦辛下气以治中焦，茯苓淡渗利湿以治下焦。三药相合，以成分消之势，堪称妙法。后之藿朴夏苓汤，分消中下焦湿邪，与此法亦可谓同工。凡此类法，对湿热结滞于中下焦诸病，均可取效。又如论三焦不从外解，湿热结滞于胃肠者称"慎不可乱投苦泄……虽有脘中痞痛，宜从开泄，宣通气滞，以达归于肺，如近世之杏、蔻、橘、桔等，轻苦微辛，具流动之品可耳。"此法用于胃肠病之由于气滞湿郁者，亦颇可行。

3. 学术思想源流

叶天士对外感湿热之论述，在理论上，首先是取法于《内经》，如将所谓卫气营血之关系，作为湿热病演变之程序及病变层次，均以《内经》论卫气营血之生理与病机为基础，根据临床所见病候情势而灵活运用。其所论治法，则多取法于《素问·至真要大论》言外感六淫诸病之治法，而加以活用。其次是取法于仲景先生之《伤寒论》，如辛凉解表，取法于大青龙汤也，上下分消，取法于小柴胡汤也。小柴胡汤，虽云各解表里，而仲景则明言"上焦得通，津液得下，胃气因和，身濈然汗出而解"。是知此方亦有上下分消之意。如此等等，尽在善学者之体察。其他如金元时期刘守真寒凉诸法，及明清间温热病诸名家之学说，亦必对叶氏有所影响，然虽取法于前人，而犹能通变。尝云："剂之寒湿，视疾之凉热。自刘河间以暑火立论，专用寒凉；东垣论脾胃之火，必务温养，习用参、附；丹溪创阴虚火动之论，又偏于寒凉。嗣是宗丹溪者多寒凉，宗东垣者多温养。近之医者无定识，假兼备以体中，借和平以藏拙，甚至朝用一方，晚为一剂，而无有成见。盖病有见证，有变证，有转证，必灼见其初终转变，胸有成竹，而后施之以方。否则以药治药，实以人试药也。"从而可见，叶氏犹善于继承前人之学术者，故方能师古不腻，多所创新，而启迪后学。

（二）温病医案

1. 出典

叶氏医案，盖生前未曾系统整理，故多散佚，今日所见，皆后人搜集整理本，特以华岫云整理本收案较多，影响较大。

华岫云，时亦吴门名家。据《种福堂公选良方》所具其姻亲杜玉林序云："华君岫云，精通岐黄之术,常存救人之心,孜孜不倦。向慕吴门叶天士先生,为当世卢扁,留心觅其医案,约计盈万,分门选刻,其成十卷,名曰《临证指南医案》,已通行海宇矣。"又其自序云:"近见吴阊叶氏晚年日记医案,辞简理明,悟超象外,其审证则卓识绝伦,处方则简洁明净。案中评证,方中气味,于理吻合。能运古法而仍周以中规,化新奇而仍折以中矩,……惜其医案,所得无多,不过二三年间之遗帙,每细心参玩,只觉灵机满纸。"又云:"至其一生之遗稿,自有倍蓰于此,个中义理,必有不可思议者,自必存在诸及门处,什袭珍藏,尚未轻以示人也。"据此可见,叶氏之医术,当时在社会上已有极大的影响,引起人们的广泛关注。

2. 内容

今存《临证指南医案》乾隆三十一年刊十卷本中,共收内科、妇科、儿科病百余门,其中卷五收风门4案,寒门6案,风温门10案,温热门45案,暑门54案,燥门9案,疫门5案,癍痧疹瘰门16案。这200多外感诸证病案,虽非叶氏所治此类病证之全部,而且仅存一次性诊案占绝大多数,但从其理法方药等方面的综合分析,亦完全可以体现叶氏治温热病的学术思想。

又华氏"凡例"有云:"每门之后,附论一篇者,用治法头绪颇繁,故挈其纲领稍为叙,以便后人观览。又恐世医之辈,文才有浅深,遂约同志措辞,不必离古,观者幸勿因其俚俗而忽之。"故每门之后,均有医论一篇,温热门、风门、湿门为华岫云,寒门为华玉堂,风温、温热、暑、燥、癍痧疹瘰诸门为邵新福,疫门为邹滋九。论中所云,多能揭示叶氏论病、立法、遣方、用药之要义,也是对叶氏学术思想的发挥,其对于叶案之深入探讨,亦颇有裨益。

3. 学术思想举例

观叶氏诸案,虽多处言及仲景《伤寒论》六经形证,而不袭其旧,师仲景诸法,而多能通变,取仲景诸方,而善于化裁,且犹多宗法于近代诸家之治,取辛寒与辛凉为法。特以卫气营血论病,故多能别开生面。如温热门顾案云:"近代喻嘉言,议谓芳香逐秽宣窍,颇为合理。"又张案云:"夫温热时厉,止行气分而渐及于血分,非如伤寒足六经,顺传经络者。"又褚案云:"痰臭呛渴,是欲内闭,惜不以河间三焦立法。"又如暑门杨案云:"仲景伤寒,先他六经,河间温热,须究三焦。"湿门张案云:"此温蕴气中,足太阴之气,不为鼓动运行,试以痞结胸满,仲景列于太阴篇中,概可推求其理矣。"李案云:"未得药益,清阳先已受伤,此汤药难以进商也,议用丹溪小温中丸三钱,专以疏利肠中。"仅此数例,已可见天士之善于继承前贤而加以化裁运用,故得成为一代宗师。有关其治温病诸门之学术思想,华岫云等人,论之甚详,今仅录"湿门"华岫云论一则为例,其谓:"今观先生治法,若湿阻上焦者,用开肺气,佐淡渗,通膀胱,是即启上闸,开支河,导水热下行之理也;若脾阳不运,湿滞中焦者,用术、朴、姜、半之属,以温运之,以苓、泽、腹皮、滑石等,渗泄之,亦犹低洼处,必得烈日曝之,或以刚燥之土培之,或开沟渠以泄之耳。其用药总以辛苦寒治湿热,以苦辛温治寒湿,概以淡渗佐之,或再加风药。甘酸腻浊,在所不用。总之,肾阳充旺,脾土健运,自无寒湿诸证;肺金清肃之气下降,膀胱之气化通调,自无湿火、湿热、暑湿诸证……"华氏此论,可谓得叶氏治湿之要领,至其具体施治,自当于治湿诸案中寻之,犹能见其运用之妙,变化无穷。诸家余论,亦多能发挥叶氏学术思想,兹不烦举。

以上仅举叶氏治湿病诸法之大端一二,以示叶氏承前启后之功,余不详述。

二、吴鞠通继承发展

吴鞠通,名瑭,江苏淮阴人,为清代乾、嘉及道光间一代名医。早年治举子业,因家人病,多为庸医误治,遂立志学医,后游学于京师,得检校前朝及近世名著,在治温方面,得益于叶天士尤多。时京师大疫,所治多效,自此,声名大噪。其著述有《温病条辨》、《吴鞠通医案》、《医医病书》三种,今仅就其继承与发展温病学术方面的成就,加以论述。

(一)《温病条辨》著述缘起

详其自序云:"犹子巧官病温,初起喉痹,外科吹以冰硼散,喉遂闭。又遍延诸时医治之,大抵不越双解散、人参败毒散之外,其于温病治法,茫茫乎未之闻也,后至发黄而死。……又阅三载,来游京师,检校《四库全书》,得明季吴又可《温疫论》,观其议论宏阔,细察其法,亦不免支离驳杂,大抵功过两不相掩。癸丑岁,都下温疫大行,其死于世俗之手者,不可胜数,因有志采辑历代名贤著述,去其驳杂,取其精微,间附己意以及考验,合成一书,名曰《温病条辨》"。从而说明吴氏之所以确立这一选题,是由于自家遭到温病的危害,因而感到温病方面,前人虽已积累了不少经验,但缺乏系统的总结和理论上的提高。因此,吴鞠通的选题,是具有一定的先进性、科学性,并且具有广泛的社会需要。这是此书之所以能够很快得到社会公认和广泛运用的很重要的基础。

(二)资料的选择和运用

吴氏自序中曾云:"历取诸贤精妙,考之《内经》,参以心得,为是编之作"。并特别推崇叶天士先生,认为其"持论和平,立法精细"。故书中采摭叶氏医案之内容特多。

据粗略检计,书中采纳内容较多而又十分明显的是《黄帝内经》、《伤寒论》、《金匮要略》、《临证指南医案》。采纳《内经》内容,如首卷《原病篇》,全取《黄帝内经》条文共19条。采用《伤寒论》与《金匮》中有关内容大都加以变通活用。而对叶天士《临证指南医案》的采纳,据粗略统计,直接引用者近80条,约占上中下三篇内容的三分之一。其具体使用情况,分别作一分析说明。

上焦篇从叶案温门、燥门、湿门、疟门、呃门引用病案约8条;中焦篇从叶案暑门、湿门、疸门、疟门、痢门、燥门等引用病案33条;下焦篇从叶案温热门、痢门、燥门等引用病案33条;下焦篇从叶案温热门、痉厥门、暑门、湿门、疟门、痢门、妇科热入血室门等引用病案共34条。

从吴鞠通引用的医案中可以看出以下几个问题:

(1)在症状方面作了增删,保留和补充了该证主要症状,以反映其辨证的特点。

(2)在病机方面,做了大量的阐发。从理论上对该证做了较为详尽的说明。

(3)在多个病案处方中,选择了叶氏在理法方药方面有代表性医案处方,做为代表方剂,予以命名,补充剂量,使其上升到方剂学领域。对少数处方,吴氏根据自己的经验,做了小的调整,即对药味有所增删。

（4）有些方药的运用，虽非直接取材于叶案，但仍是师法于叶案。如热入心包等证对三宝（至宝丹、紫雪丹、安宫牛黄丸）的运用，在叶氏治该类证候时，例证甚多。故吴氏之取法亦源于叶氏。

（5）有的处方，虽在叶案中没有对应的病案，但类似的处方，却不乏其例。如上焦篇的银翘散、桑菊饮等，下焦篇的大定风珠等，均属吴氏综合叶天士对各类证候常用药物，而组合成的新方剂。

（6）师其法而立诸方。吴氏对叶案研究较深的一个方面，就在于他不是单纯套用叶案的某一处方或模仿某一处方去立论，而是深入地研究了叶天士的学术思想、用药特点、治疗大法、辨证规律等，并结合自己的实践经验，加以灵活运用。如轻清解表、甘寒增液、辛开苦降及多法泻下等，都充分体现和运用了叶氏治疗温病的学术思想。就是三焦辨证的创立，也是受叶天士治湿病有三焦分治法之启迪。

（三）取法叶氏，验证于患者

吴鞠通不仅善于总结前人的经验，而且是一个实践家，他崇尚叶氏治温病诸法之精善，遂自用叶氏法治诸危证，多收良效。《温病条辨》自序曾云："癸丑岁，都下温疫大行，诸友强起瑭治之，大抵已成坏病，幸存活数十人。其死于世俗之手者，不可胜数"。由于他博采众长，广为实践，故能以医名大江南北。后人以其"上为吴又可之诤臣，下导王孟英之先路"，不为过也。今存《吴鞠通病案》卷一均为温病伤寒类，计有风温、温疫、温毒、冬温、暑温、伏暑、湿温、中燥、疟、伤寒等十门。观其立法处方，均于叶氏病案颇多相似，特别是病人下焦用滋阴息风之法，力挽危局；神昏谵语之证，用清营开窍之法，清神定志；邪在上焦者，用轻清宣泄之法，解表而不伤阴，如此等等，足可说明吴鞠通颇能得叶天士之真谛。如果说叶氏病案不够完整，难以证实疗效，则吴鞠通病案中保存有大量比较完整的病案，而且有不少医案，情况复杂，病势危重，经精心调治，多转危为安，足可以解除怀疑叶案有无疗效者之迷惘。当然我们也不可能认定叶吴二人在学术上已达全善，其所治诸证，绝无一疵，但从总体着眼，对温病学说的发展，其功颇堪称颂。

自《温病条辨》一书于清嘉庆十七年（公元1812）首先刊行后，据《中医图书联合目录》著录，已有48版之多，这在同类著作中，应属盛况空前。从这一点看，足以说明《温病条辨》产生了很高的社会效益。而且直至今日，在治疗温病方面，仍在广泛运用该书中之法与方。从吴鞠通《温病条辨》，再到吴氏本人及广大中医界的临床运用，是经历了一个实践—理论—再实践的过程，尤其从其疗效来看，更说明它具有较高的科学性。

（四）在继承的基础上求得发展

通过分析研究吴鞠通精选叶天士医案及前贤有关著作，著成《温病条辨》一书，可以看出吴氏的主要成就有以下几点：

1. 选其精要，择其理法

《温病条辨》中所列各证，在叶氏医案中都有大量类同或近似之处方。吴鞠通是经过了精心地分析比较，领会了叶天士的学术思想后，方选取部分有代表性的处方立证定名，决不是盲目的兼收并蓄。尤其重要的是，吴氏善于明理与择法，即吴氏自云："古人有方即有法,故取携自如,无投不利,后世之失,一失于测证无方,识证不真,再失于有方无法,本论于各方条下,必注明系用《内经》何法,俾学者先知识证,而后有治病之法。先知有治病之法,而后择方。有法同而方异者,有方似而法异者,稍有不真,即不见效,不可不详察也"。

2. 分析证候,探索规律

书中所列诸证,皆从理论上加以注明,并对多数处方,加以方论,使理法方药,得成完璧,充分反映其学术思想。故自云:"一切议论,悉于分明,俾纲举目张,一见瞭然,并免后人妄注,致失本文奥义"。在体例方面,吴氏不曾以病为纲,而是以上、中、下三焦为纲,以病为目。这不仅体现了温热诸病发病时有许多病异而证同处,时异而治同处,应该充分运用中医同病异治,异病同治的原则,而且避免了许多不必要的重复,简练概括了温病发病的一些基本规律和辨证要点,有执简驭繁之效。

3. 师古不泥,化裁活用

吴氏善于活用《伤寒论》诸方,并对叶氏诸方作了调整,还从大量叶氏医案中,选用了共性方药,而自立新方,如银翘散、桑菊饮之类。这体现了吴氏师古不泥古,自如化裁运用,却仍不失其规矩。正如所谓:"大匠诲人,必以规矩,学者亦必以规矩,是书有鉴于唐宋以来,人自为规,而不合乎大中至正之规,以至后学宗张者非刘,宗朱者非李,未识医道之全体,故远追《玉函经》,补前人之未备,尤必详立规矩,使学者有阶可升。至神明变化,出乎规矩之外,而仍不离乎规矩之中"。

4. 结合己验,发展提高

吴氏在温病治疗方面除了采用前人经验外,也有自己的经验。如六承气方的运用(护胃承气汤、新加黄龙汤、宣白承气汤、导赤承气汤、牛黄承气汤、增液承气汤),就体现了他运用下法的经验。另外在卷四杂说部分,有关"汗论"、"风论"、"本论起银翘散论"、"寒疫论"、"温病起于手太阴论"、"燥气论"、"外感总论"、"治病法论"、"风温温热气复论"等,都有不少可取之独创性见解。总之,吴鞠通充分利用前人经验,同时结合个人心得体会,对温病的诊断和治疗,系统的加以整理,并进行了理论上的阐发,使温病学说得到了很大的提高。故后人将吴鞠通列为清代治温四大名家,不为过焉。

(五) 几点启示

从吴鞠通《温病条辨》之作,可以看出他完全运用了中医传统的科研方法,在继承前人经验的基础上,结合个人实践,作出了显著成果,并起到了很好的社会效益。不过,我们决不能满足于仅知道吴氏做过很大成绩,而是要从中得到些启示,继续总结现时的经验,不断发扬祖国医学。

(1)选题得当。应当针对急需要而又有广泛实践基础,并有比较可靠疗效的课题,进行研究整理,方可具有实践性、先进性和科学性。

(2)有大量临床资料可供选择。这是最基本的素材,否则难能做到精善。

(3)有较高的辨认能力。欲对前人经验和当代名老中医经验的科学总结和继承,必须自身有较高水平,才今领悟其中奥妙,学术特色,新的经验等,否则容易形成泛泛之谈,难能反映真正水平。

(4)坚持以中医理论为指导。对中医临床效果必须按中医理论体系去总结,否则往往看不到经验所在,甚至把精华误认为糟粕。

(5)正确的思路。用正确的思路,对各种感性认识进行分析,通过整理加工,分析综合,使其上升到理论的高度。

(6)有明确目标的继承发扬。祖国医学在各个领域都既有大量的前人实践经验和理论知识,又有当代的丰富经验,很值得我们认真加以选择继承,并不断提高,最终通过这样的反复过程,推动祖国医学的发展。

(7)有较高的实用价值和社会效益。在防治疾病的问题上,作为医生的职责应当是急病人所急,想病人所想。因此,我们必须针对社会急需要解决的问题做贡献,才能产生最高的价值和最大的社会效益。

总之,我们借鉴前人的治学经验和传统的研究方法,主要是为总结、研究、整理当代的经验,推动祖国医学的不断发展。

载于《碥石集》第二集,中国中医药出版社 2001 年 11 月出版

论医者当通哲理

自古医家，无不重视有关哲理的学习和研究。以从中吸取科学的思想，以阐明医学方面的内容，并将其思想和方法，作为认识医学客体的方法来运用。这对医学理论的形成和发展起到了积极的指导作用。我国最早的医学经典著作《黄帝内经》就是一个典型的代表。书中充分体现了西汉以前的唯物观和辩证法，如阴阳五行学说，气一元论的物质观、变化观、运动观、整体观等。它集古代医理和哲理之大成，从而形成了祖国医学独特的理论体系。正由于此，它当之无愧地成为千年不朽之经典。唐代大医家孙思邈曾提出，要想成为真正有才学的大医，除学习医学名著外，尚需学习《易经》、《老子》、《庄子》等哲理书籍。明代大医家张介宾进一步指出"天地之道，与阴阳二气造化万物，人身之理，以阴阳二气而长养百骸，《易》者，易也，具阴阳动静之妙，医者，意也，合阴阳消长之机。虽阴阳已备于《内经》，而变化莫大乎《周易》，故曰天人一理者，一此阴阳也。医易同源者，同此变化也。岂非医易相通，理无二致，可以学医而不知易乎！"（《类经附翼·医易义》）这是两位旷代医家取得成功的精深体验。后世医家如唐宗海，著《医易·通说》，邵同珍，著《医易一理》，都无不强调医哲二者的密切联系。

《易经》是我国现存最早的反映事物变化规律，含有丰富的辩证思想的一部著作。古代医学家，为了寻求真理，摆脱神学、迷信思想的束缚，推动学术的发展，准确地反映客观事物规律性，应用和借助当时哲理学的帮助，这是必然的。祖国医学与古代的哲学哲理结成盟友，使祖国医学的发展始终追寻着一条健康的大道，其理论历千年的实践而颠扑不破，证明了其中蕴涵的丰富哲理和科学性。这是我们必须继承研究的宝贵财富。

恩格斯说："不管自然科学家采取什么样的态度，他们还是得受哲学的支配，问题在于，他们是愿意受某种坏的时髦哲学的支配，还是愿意受一种建立在通晓思维的历史和成就的基础上的理论思维的支配。"（《自然辩证法·自然科学和哲学》）。古代如是，今天如是，其他自然科学如是，医学亦不例外。故我们在继承和发扬祖国医药学遗产，进行传统的中医理论的研讨时，只有自觉的以马克思理论为指导，精通科学的哲学理论，才能准确的认清其中精华所在，并使之在现代不断得到科学的发展。

刊于《黄河医话》，北京科学技术出版社 1994 年 10 月出版

第四部分

临证诊疗一隅

试述《黄帝内经》的辨证施治理论

《黄帝内经》是我国现存最早较为系统论述中医学的经典著作。它不仅具有系统的理论知识和丰富的实践经验，而且从理论与实践的结合上，奠定了辨证施治的基础，为后世辨证纲领和治疗原则的发展，开创了广阔的道路。下面分别举例谈谈《内经》中有关辨证与治疗方面的一些重要原则。

一、辨证施治的着眼点在于一个"变"字

病变过程，由于病因性的、体质性的、时间性的、治疗性的、正邪斗争性的种种因素，常使病情变化多端和错综复杂，所以《内经》对疾病的论述，正是从多变中去认识它。这种变化，主要有以下几种情况，即性质性的变化、程度性的变化和转移性的变化。

性质性的变化，即寒变为热，热变为寒；虚变为实，实变为虚等。如《素问·热论》所谓"人之伤于寒也，则为病热。"就是属于这类情况。亦或初为热证，由于阳气脱失，亦可变为虚寒之证，这都可导致性质性的变化。

程度性的变化，指病变过程中之由轻转重，或由重转轻等。如《素问·五藏生成篇》论述五脉之病，初在阴阳表里二经经脉，甚则入脏，即属此类。

转移性的变化，指病变的传变，《内经》称之为"传"或"移"。如《素问·气厥论》所谓肾移寒于肝，脾移寒于肝，心移寒于肺，肺移寒于肾，胞移热于膀胱等。《素问·标本病传变篇》所谓"夫病传者，必病先心痛，一日而咳，三日胁支痛，五日闭塞不通，身痛体重，三日不已死"等，都属此类。

总之，《内经》对疾病的认识，着眼点在于一个"变"字。

二、辨证的一般原则

这里指的是辨证中带有普遍性的规律，并不是指的辨证的具体纲领，今试举以下几个方面。

1. 辨标本

《素问·标本病传篇》曰："凡刺之方，必别阴阳，前后相应，逆从得施，标本相移。故曰：有其在标而求之于标，有其在本而求之于本，有其在本而求之于标，有其在标而求之于本。故治有取标而得者，有取本而得者，有逆取而得者，有从取而得者。故知逆与从，正行无问，知标本者，万举万当，不知标本，是谓妄行。"这里不仅指出了病在标本的一般情况，而且指出了辨标本的重要意义。这里所谓标本，主要指病体而言。包括了辨别病变的本质与症候，内病与外症，主要方面与次要方面，先发病与后发病，下位与上位等。这对于确定治疗措施有

很重要的意义。如《水热穴论》指出水病是"其本在肾,其末在肺"。就是指水病的主要病变在于肾不能主水,而导致水泛高原。所谓其末在肺,就是说,肺处于次要地位。当然,这种病症,随着病情的变化也是可以转化的。这一原则,对指导临床辨证,颇有意义,故张介宾曾云:"今见时医,非但不知标本,而且不知缓急。不知标本,则但见其形,不见其情。不知缓急,则所急在病,而不知所急在命。故每致以标作本,以缓作急,而颠倒错乱,全失四者之大义"。叶天士则以类中风之例,阐明后人所谓"急则治其标,缓则治其本"之义。他说:"即如类中风一症,因痰因火,俱因本元不足,而猝然倒仆,痰涎壅甚,不能开口进药,自然先通其窍,或吐其痰,使得开口,然后究本寻源而用药,岂非急则治其标,缓则治其本乎?"足见历代医家重视辨标本之治的一斑。所以在临床时必须注意辨别病情之标本缓急,以确定正确的治疗原则。

2. 辨逆从

所谓逆从,也就是逆顺。《内经》中所谓逆从,包括二种意义:一指经脉走向之逆从。这对针刺治疗,有重要的意义,如《素问·标本病传篇》曰:"病有标本,刺有逆从。"根据经脉走向之逆从,总结出的"迎而夺之","随而济之"的针刺方法,即所谓迎随补泻法。一指病情之逆从,如《灵枢·师传》所谓"顺者,非独阴阳脉,论气之逆顺也。"并在《素问·太阴阳明论》中,以脾胃之变化,说明"阴阳异位,更虚更实,更逆更从,或从内,或从外,所以不同,故病异名也。"凡病情"从则生,逆则死。"所以辨别病情之预后,及时采取应变的措施,很有重大意义。《灵枢·玉版》曾以痈疽五逆证及杂病五逆证,以示后学。痈疽五逆证为"以为伤者,其白眼青,黑眼小,是一逆也;内药而呕者,是二逆也;腹痛渴甚,是三逆也;肩项中不便,是四逆也;言嘶色脱,是五逆也。除此五者,为顺矣。"杂病五逆证为"腹胀身热脉大,是一逆也;腹鸣而满,四肢清,泄,其脉大,是二逆也;衄而不止,脉大,是三逆也;咳而溲血脱形,其脉小劲,是四逆也;咳,脱形,身热,脉小以疾,是谓五逆。如是者,不过十五日而死矣。其腹大胀,四末清,脱形,泄甚,是一逆也;腹胀便血,其脉大,时绝,是二逆也;咳溲血,形肉脱,脉搏,是三逆也;呕血,胸满引背,脉小而疾,是四逆也;咳呕,腹胀且飧泄,其脉绝,是五逆也。如是者,不及一时而死矣。"以上所论,在今日看来,虽不必都是死证,但足见当时对辨别病情逆从,是作为一个很重要的问题提出来的。从以上逆证来看,主要症与脉两方面谈的较多,这对后世医家有很大的启发,所以临床时,必须注意脉证是否相应,以判断病情的逆顺,如崔嘉彦诊脉《四言举要》中所举脉证顺逆者数十例,确为经验之谈,崔氏惠于后学非浅。

3. 辨神

神是人体生机的外在表现,根据神的情况,可以判断生机的盛衰存亡。所以《移精变气论》中说:"得神者昌,失神者亡。"

辨神主要有三个方面,一曰目神、二曰脉神、三曰色神。

目神反映精神,精神寄于内脏,养于水谷之精气,现于精明,形于语言。人体生理病理变化,都可引起精神变化,故《灵枢·本神》说:"是故用针者,察观病人之态,以知精神魂魄之存亡得失之意,五者已伤,针不可以治之也。"由于神的活动,是以人体生机为本,又与五脏有关,故辨精神,可以了解五脏病变的情况及生命活动盛衰。如所谓"神有余则笑不休,神不足则悲。""衣被不敛,言语善恶不避亲疏者,此神明之乱也。"就是辨精神之例,其对临床方面的重要意义,早已不言而喻。

脉神,主要是反映脉的生机。正常的脉象,应当是比较充盈、流畅、清晰,并能应时应变。也就是说脉搏应保持一定的充盈度、流速和有序,并且能随着气候、情志、运动的变化而有所变化,随着病理变化而有所反映。在《内经》中,则在很大程度上强调了脉搏的胃气存亡。如《素问•平人气象论》曰:"平人之常气禀于胃,胃者,平人之常气也。人无胃气曰逆,逆者死。""人以水谷为本,故人绝水谷则死,脉无胃气亦死。所谓无胃气者,但得真脏脉,不得胃气也。所谓脉不得胃气者,肝不弦,肾不石也。"关于脉搏得随时而变,应病而变,在《内经》中论述得都很多,若变与时与病相应,保持有胃气得和缓从容之象,乃是反映脉之有神,反之就是失神。

色神,指五色的荣润程度,凡五色荣润而活者为有神,五色枯暗而无华者为无神。《内经》有关五色之辨,论之甚详,如《素问•五藏生成篇》所论五色之见生见死,《素问•脉要精微论》所论五色之夺与不夺,其他篇中所论五色与五脏之应与不应,与病情之应与不应等,都说明,色之有神无神,应与不应,对辨证有很大意义。后世根据这些原则,发展为辨舌色、辨小儿指纹之色等,也都要注意辨色之有神无神。

4. 辨形气

形在此指人的形肉之体,气在此指人的功能。形与气,相辅相成,又可相互转化,如《素问•阴阳应象大论》所谓"味归形,形归气,气归精,精归化"就是这个意思。因而在辨证中,注意形气关系与形气变化至关重要。如《玉机真藏论》曰:"凡治病,察其形气色泽,脉之盛衰,病之新故,乃治之,无后其时。形气相得,谓之可治;……形气相失,谓之难治;……"说明形与气必须相得,也就是相称,才是正常现象。《三部九候论》曰:"形瘦脉细,少气不足以息者危;形瘦脉大,胸中多气者死。形气相得者生。"这里用一个具体的证候,说明形气相失的危、死现象,提示医者加以注意。《刺志论》曰:"气实形实,气虚形虚,此其常也,反此者病。"这是一个很重要的论点,说明人的器官、形体与功能应当是辨证的统一,才是正常的现象,反之就是病态。比如形体完好而功能很低,或功能很高而形质很弱,这就是反常、不平衡,失去了相对统一性,就要生病。在《灵枢•寿夭刚柔》中,又从病因的角度,进行了论述,其谓:"风寒伤形,忧恐忿怒伤气,气伤脏,乃病脏,寒伤形,乃应形,风伤筋脉,筋脉乃应,此形气外内之相应也。"论述了外感内伤都可以造成对形气的损伤。总之,《内经》辨形气的观点,对临床确有指导意义。

5. 辨虚实

这里所说的虚实,包括两种意义,一指正邪关系中的虚实,如《素问•通评虚实论》中所谓"邪气盛则实,精气夺则虚。"一指机体自身中形或气的充盛或减弱,如《八正神明论》中所论月郭满时则血气实,肌肉坚,月郭空时则肌肉减,经络虚,就是属于这种情况。

在正邪关系中,凡邪气盛者,都属实证,正气虚者,都属虚证。《素问•玉机真藏论》中所谓"脉盛皮热腹胀前后不通闷瞀,此谓五实。脉细皮寒气少泄利前后饮食不入,此谓五虚。"就是一个具体的说明。在《通评虚实论》中,则从多方面论述了虚实证的症状、病机、预后、治法,对医疗实践有很大启示。由于正邪双方的相互斗争,在发病过程中体现双方力量对比的虚证和实证,通常是错综复杂的,如正虚邪盛,正盛邪微,正邪俱盛,虚实夹杂等不同情况皆是。因此,在临床时,必须尽可能分清正邪双方所处的地位,确定完善的治疗原则,才能收到较好的效果。

人体在无外邪干犯的情况下,形气虚实的出现也是很复杂的,有病理性的,有生理性的。在发病过程中,病理性虚实与生理性虚实又能互相影响。病理性虚实又有两种情况,有的是由于形气的亢盛或衰减造成的。有的是由于一方不足导致另一方的偏亢,就不是真正的实证,如阴虚导致阳盛,或阳虚导致阴盛,治疗时就要"求其属",王冰所谓"益火之源,以消阴翳,壮水之主,以制阳光。"至今不失为两句名言。必须要认真辨析,不可含混。生理性的,如《八正神明论》所谓月郭满与月郭空对气血的影响。《生气通天论》所谓"平旦人气生,日中而阳气隆,日西而阳气虚,气门乃闭。"乃是说明一日间人气的虚实。这是由人体适应自然变化造成的生理变化,但将此作为一种治疗措施来运用,则是必须注意的问题。《内经》所谓"月生无泻,月满无补,月郭空无治。"他如四时之刺,针刺补泻之时,都属这类情况。近年研究在不同时间给药,会有不同疗效,恐都与此有关。所以辨虚实,也是一个辨证的关键。

《内经》中有关辨证的原则,还可以举出一些,这里就不多谈了。

三、治疗学的一般原则

《内经》一书,可以说是集我国汉以前医学之大成,其在治疗学方面,由于具有较长时期广泛实践的基础,因而,能够在理论上加以概括和总结,其中不仅有丰富具体的治疗方法,如《素问·至真要大论》所谓"寒者热之,热者寒之,温者清之,清者温之,散者收之,抑者散之,燥者润之,急者缓之,坚者软之,脆者坚之,衰者补之,强者泻之"等,都是具体的治疗方法,而且更为重要的是《内经》中提出了一些更加具有指导意义的治疗原则。这里重点谈谈以下几个方面。

1. 治病求本

这是《内经》有关治疗学中的一个非常重要的指导思想。张介宾曾经作过发挥性的论述,他说:"凡事有必不可不顾者,即本之所在也,故举其略曰:死以生为本,欲救其死,无伤其生;邪以正为本,欲攻其邪,必顾其正;阴以阳为本,阳存则生,阳亡则死;静以动为本,有动则活,无动则止;血以气为本,气来则行,气去则凝;证以脉为本,脉去则去,脉凶则凶;先者后之本,从此来者,须从此去;急者缓之本,孰急可忧,孰缓无虑;内者外之本,外实何伤,中败者堪畏;下者上之本,滋苗者先固其根,伐下者必枯其上;虚者实之本,有余者拔之无难,不足者攻之何忍;真者假之本,浅陋者只知见在,精妙者疑似独明。"张氏此论,虽不够全面,但他确实指出了一些病变的主要方面,有一定参考意义。根据《内经》原文精神,这里所谓求本,乃是指病变本质的阴阳所在,病变的主要方面,多种疾病中的主要疾病等。也就是说,只有找到了主要的矛盾和矛盾的主要方面,才能更好地确定具体的治疗措施。

2. 以平为期

人的生理活动,得以保持正常状态,最主要的条件是保持相对稳定,相对平衡,互相协调。如内环境对外环境的平衡协调,五脏之间的平衡协调,六腑之间的平衡协调,脏与腑之间的平衡协调,脏腑与经脉之间的平衡协调,脏腑与体表之间的平衡协调,形与气之间的平衡协调等。总之，人体内部及人体与自然界之间的对立双方，虽然是在矛盾中生存，但必须保持相对的平衡，才能维持正常的生理活动，反之，就要发生疾病。所谓"一阴一阳之为道，偏阴偏阳之为病。"就是这个意思。治疗的目的，就在于通过某种针对性的措施，使人体出现的不平衡状态，恢复为平衡协调的状态。《移精变气论》所谓"治之极于一"就含有此意。这里所说的"一"，从狭义方面讲，就是统一，也就是平衡协调。因此，在治疗时，一方面竭力谋求不平衡的状态恢复平衡，另一方面必须注意，切不要乱投药物，再给患者造成新的不平衡。

3. 因时因地制宜

由于人体与自然环境是一个统一的整体，四时气候变化及地理环境不同，都能对人体生理变化与疾病变化发生影响，因此，治疗时，必须注意这些因素，根据不同的情况，采用不同的治疗措施，也就是说，要因时因地制宜。如《灵枢·本输》曰："四时之序，气之所处，病之所舍，针之所宜。"《四时气》曰："夫四时之气，各不同形，百病之起，皆有所生，灸刺之道，何者为定？……四时之气，各有所在，灸刺之道，得气穴为定。"《寒热病》又曰："凡此四时，各以时为齐。"都是讲四时气候的变化不同，产生的疾病不同，对脏腑的影响不同，因而要采用不同的治疗方法。这就叫"以时为齐"。也就是以四时气候情况作为确定治法的准则。在《素问》运气诸篇与《灵枢》针刺诸篇中并提出了很多药食与针刺的具体方法，足兹参考。在地理环境方面，《内经》也很注意，如《异法方宜论》中提出的五方治法和《五常政大论》所谓"地有高下，气有温凉，高者气寒，下者气热。……阴精所奉其人寿，阳精所降其人夭"等，都是指由于地理高下所造成的差异。所以治疗时必须因地制宜，故南方与北方，彼地与此地，病情不同，治法有异，就是这个道理。

4. 形志并重

形指人的形体，志指人的精神。疾病的产生，有精神方面的因素，有形体方面的因素；病之已成，有形体方面的痛苦，有精神方面的痛苦。所以《素问·血气形志篇》提出了形乐志苦、行乐志乐、形苦志乐、形苦志苦等不同情况。同时又多次提出精神因素对人体的影响和导致的疾病，并指出了有人因"尝贵后贱"而致病的情况。根据这个道路，作为一个医生，不仅要注意病因方面的精神因素，而且在治疗方面，也要注意精神因素。这就是说，医生不仅要能够解除患者形体上的痛苦，而且要能够解除其精神上的痛苦，甚至有些疾病，主要是由于精神上的痛苦引起的，这就必须用精神的力量去治疗精神上的痛苦。《素问·移精变气篇》所谓"古之治病，惟其移精变气。"就含有此意。现在治疗，有时只知针刺服药，不知运用精神治疗，这不是一个十全的医生，甚至有的患者精神上十分痛苦，而由于没有在形体上找到病形，得不到医生的同情，就更为错误。因此，治疗疾病时，必须形志并重。否则，将使病人"精神不进，志意不治，故病不愈。"

其他，如治疗方面的整体观、治未病等，都是很重要的治疗原则，也是治疗学中重要的指导思想，必须加以注意。

通过辨证原则与治疗原则的有机结合，灵活运用，这就是祖国医学的辨证施治体系，也是治疗疾病重要的指导思想。

刊于《中医药研究杂志》创刊号 1984 年

《伤寒》、《金匮》方之运用

今存《伤寒论》与《金匮要略》二书中医方,为宋以后仅存之汉末医家张仲景先生所著《伤寒杂病论》一书之遗存。该书中所存医方,不仅是我国现存唯一之经典医方,而且对后世及当代,在临床应用及方剂理论的研究方面,均具有十分重要的意义。

本题所谓《伤寒》、《金匮》方之运用。并不是也不可能全面论述《伤寒》、《金匮》全部医方之临床应用。仅就个人及先公在运用该书中某些医方之具有典型性病例,结合个人体会,聊为介绍。

(一) 伤寒类

1. 重证感冒用柴胡桂枝汤例

昔日吾治感冒,凡风寒外闭,高热无汗而无咽肿咳嗽者,概不用辛凉解表之剂,以其解表发汗之力不足,难以奏效,且易迁延时日,故必以辛温之法治之,重者,尤需遵《伤寒》论法,奏效较速。常可一剂知,二三剂即解。1960年春,吾在济南市南灵岩寺山东省中医进修学校任教时,某星期日,附近六里庄一病家请出诊。为一中年男子,因感冒风寒,高热不退(在40°以上)恶寒甚,全身战慄,覆被而卧,无汗,口不渴,头痛身疼,胁下疼,二便正常。舌白苔质微红,脉浮而有力。此风寒外束,太少合病之证。由于汗孔不开,邪难外解,遂有内传之势,仍当从汗法为主,驱邪外出,则不致内传。处方用柴胡桂枝汤,无或然证,不加减,用常人量(昔日用量,一般皆二三钱,个别用三五钱),取一剂。嘱服后,明日再诊。次日,病家来人告知,药甚效,服后,病人自云,似何处不适,药力可及何处,服后不久,全身汗出,热退身适。因上课而无暇再诊,遂少加调整,减量以求微汗,取二剂。嘱服后再告,至第四日,来人告知,病已基本痊愈,不欲再服药,遂嘱其将息几日,以待痊愈。

2. 产后感冒用小柴胡汤例

昔在农村曾治一张姓妇女,产后感冒。因产后数日,护理不慎,偶感风寒,头痛不适,身烦热,微恶风寒,偶闻咳嗽,无痰,咽喉无肿痛,无汗,口微渴,二便正常,舌红苔白,脉浮数。此证系产后,气血方虚,卫气不固,故为风寒侵袭,虽无汗,以新产多虚,不宜发汗。邪仍在表,化热不甚,宜使外透,故以小柴胡汤轻剂小和之,加干姜、五味子,以宣发肺气。以其新产多虚,故参、生姜、大枣皆留用。取一剂,嘱服后再告,后无音信,疑无效而更医。数年后,又求诊,始告,当时仅服半剂病即愈。吾不解其意,原系当日服头煎后,即小汗而解,次日未曾服用二煎,病即愈,故曰半剂。是见仲景方之效,用之得当,颇为得心应手。

3. 感冒愈后、汗出恶风用桂枝加附子汤例

20世纪60年代,在附属医院带实习生,接诊省教育厅一干部,二三月前患感冒,发热无

汗,头痛身痛,恶风寒,服用中西药,汗出病解后,初只感易汗,每动则汗出,饭时亦易汗出,汗多时,微恶风寒,始不曾介意,后则持续不愈。始就医,观其用方,有补者,有和者,皆未效,诊其脉,浮大而虚,舌苔白,二便如常,口不渴。是乃因感冒发汗太过,有伤表阳,致令卫气不固,而营气不守于内。仍当和其营卫,助其表阳,遂用桂枝加附子汤方。初服即有效,汗出见少,数剂后,病已大好转,大动或食用过热餐饮,仍有小汗,后于方中再加黄芪,调理而愈。

(二)杂病类

1. 腹痛用小建中汤例

详《伤寒论》本云:"伤寒阳脉涩阴脉弦,法当腹中急痛,先与小建中汤。"后世方书,多以此方以肉桂易桂枝,减去胶饴,为治虚寒心腹痛之要方,如明代龚廷贤《寿世保元·心胃门》云:"心腹痛,不问寒热新久,一服立止。"用官桂、白芍、甘草三味,水煎服。吾家行医三代,凡肝胃不和,气质偏虚而心腹痛者,皆用此方。先公每以白芍、肉桂、甘草、生姜、大枣五味为主。凡男子气虚者,加炙黄芪,女子血虚者,加当归;兼气滞者,加枳壳、木香。吾用时,若兼食滞者加鸡内金(可用 15~30g);痛甚者,加元胡。此方既能和胃,又能疏肝。温中而不滞腻,疏导而不伤损。亦王道之剂也。此方验案特多,不烦举。

2. 胁腹痛用柴胡桂枝汤例

凡胁腹痛者,多系肝郁所致,木郁乘脾,故胁腹部疼痛。凡因怒气伤肝,肝气犯胃,或近代所谓胆囊炎等证,皆可发此证。柴胡桂枝汤,本治《伤寒》之方,今以治此证者,异病同治也。吾常以柴胡、黄芩、半夏、白芍、甘草为主,凡舌黄有热者,桂枝减量,年轻体壮者,可不用参。若肝胆疾患,再加郁金、佛手、茵陈等,偏热者加生山栀。曾以此方治心腹或胁腹痛而有热象者,尝获良效。去年曾治一老年女性。数年前曾经某医院确诊为胆囊炎,此次发作后,经医院治疗,效不佳,求治于吾,观其体质较虚,呈病态状,胁下连上腹作痛,食欲欠佳,消化稍差,舌黄腻,脉弦数。即以此方治之。初服三剂痛减,继以此方加减调理而愈。检前方之所以不效者,寒凉克伐之药,用之太过,有伤正气,脏腑之功能失用也。

3. 火气卒中用大承气汤例

火气卒中之病,宋以后医籍有详论,兹不烦述。然运用之妙,在于辨证,古今之法,咸有其宜,从标从本,无失气机。今所介绍者,为长子之病。1980 年,因气怒所伤而卒中,遂送至县医院就诊,迨我回家,已第四日,时已四肢瘫痪,舌强难言,头痛如裂。医院尚未最后确诊。治法除一般性药品外,每日必用甘露醇以降颅压,头痛可稍减,然余证不见好转,后经上级医院来医会诊,意为蛛网膜下腔出血,根据当时条件,转外科,风险甚大。内科无特殊治疗,因此,吾建议加中药治疗。见其舌红紫苔焦黑有芒刺,脉沉弦而数,大便已七八日不行。此火郁极盛,下窍不通,有鼎沸之势,若不急为釜底抽薪,徒以扬汤止沸之法取治,必生险情,遂以大承气汤为主,急通其便,佐以栀子芩连等,直折火势。服一剂后,大便即通,头痛已减,二剂,大便通畅,头已基本不痛,停甘露醇,三剂后,头不痛,至第五剂,手足能动,口能言,一周后,经人搀扶,可以下床。吾见病情好转,遂回济,嘱其出院后,再来济调治。后未住几日出院,由一人陪同,乘火车来济,经调养几月,已基本恢复。然因初起,迁延数日,在脑力与体力方面,少受影响。当时若再延误数日,恐酿成大祸。后忆其病重时,用甘露醇者,扬汤止沸也,从标之治。吾用大承气汤者,釜底抽薪,从本之治也。故服用后,火势得以遏制,病情立即好转。

4. 咽痛用肾气丸例

咽痛之病,因风热之邪外袭者有之,当清热散风,可用银翘散方,重用桔梗、牛子、菊花、马勃等,散解之。因肺胃火热上炎者有之,当清泄里热,可用河间先生凉膈散,效甚佳。然因虚火上炎者,亦复有之,不可用清法。今举一例,曾治一老年患者,主诉为咽喉痛,经检其咽部微红,扁桃体亦略有肿大,其他无不适,舌无特殊变化,脉浮缓,既无风热外袭之证,又无肺火上炎之候,仔细询问,方知数年前,已患有小便后余沥不尽之意,正此病乃其源也。是乃肾气已虚,膀胱失于固摄,虚火上炎所致,当从本为治。方用济生肾气丸方,即《金匮》肾气丸方,再加牛膝、车前子。服后,效甚佳,连用数剂,咽不痛,小便亦无余沥之感。此引火归源法也。

5. 风湿热痹用桂枝芍药知母汤例

风湿热痹为一常见之痹病,历代医籍,均有记载,治法及方药颇多,吾曾以《金匮》桂枝芍药知母汤加减,治愈重证病人二例。

其一,尤姓,女,中年。原在 50 年代,于产后患是证,全身关节疼痛,微肿,身热,恶风寒,行动不便,舌红苔淡黄而腻,二便正常,口不渴,脉沉数。初按祛风湿活络法治之,效不显,病情有发展之势,亦曾另请别医为治,亦不效。复请我治。病情较前尤重,且两目有明显红丝。风湿郁热,灼血伤筋,经络不通,气血不畅。治以祛风湿、通经活络为主。以桂枝芍药知母汤,去附子,加赤芍、丹皮、地龙、苡仁等为治。水煎服,初服后,无反应,三剂后,奏效,遂坚持以此方随证加减,惟地龙量不减,直至痊愈,前后二月有余,服药数十剂,愈后,无任何后遗症,亦不曾复发,活至 80 岁左右寿终。

其二,褚姓,男,青年,1960 年,吾在省中医进修学校任教时,学校工作人员褚某之子,患风湿热痹。先请任教之几位老教师诊治,数日后,药不效,病情有所发展,约我同往会诊。时已卧床不起有日矣,高热不退,关节疼痛,重著不灵,小便黄,口渴不欲饮,舌苔甚厚腻色黄,舌质红,脉滑数。此风湿热痹,湿遏热伏之证,真阳不布,邪热不退,湿邪不化,经络受阻,痹而不通。吾意用桂枝芍药知母汤,然方中有附子,颇有些顾忌,吾意先以小量用之,视其能否承受,意在扶其真阳,化解湿邪,湿邪化则邪无依附,亦可退矣。如陈修园所谓:“太阳一出,则爝火无光。”故先用此方,佐以活络之药,附子用小量,知母用大量,加防己、苡米、茯苓等。以麻、桂走表以汗之,以术、苓走里而利之,附子、生姜扶阳,知母、芍药护阴,取多向调节之法。初服一剂,甚平和,继服之,稍觉舒适,体温有下降之势。乃将附子加量,知母亦加量,连服三、五剂后,体温开始下降,舌苔亦开始剥落。意颇得,后附子加至八钱,知母、芍药亦至两余,以附子虽能助阳,亦当防其劫阴,故必阴阳兼顾。其后病情日见好转,体温亦渐降下,舌苔成片脱落。关节疼痛大减,肢体亦能活动。坚持用此法,终至痊愈。此证亦未按治风湿热痹之常法,而能有此功效者,意在从本而治,多方兼顾,慎识病机,敢于用药也。

6. 胃气上逆用半夏厚朴汤加味例

曾治一老年妇女,患胃气上逆嗳气频作之证。原由心情不爽,致令胃气不和,心下痞闷,食欲不快,时时嗳气。舌白腻,二便正常,脉浮滑。始用旋覆代赭汤加减及二陈汤加减等方治之,皆不效。另请他医及去某医院诊治,或谓高血压,或谓胃神经官能证,亦皆不效,仍求我治,此时已嗳气之声连续不停,心下痞满烦闷,精神不爽。吾意其病,仍系痰饮阻滞中焦,胃气不能升降,因师仲景半夏厚朴汤、橘皮竹茹汤等方之意,用橘皮、半夏、茯苓、厚朴、生姜、苏叶、莱菔子、竹沥等药。取以苏叶与莱菔子等为伍者,一升一降,应胃气之本寒也。加茯苓者,化痰且能安神也。不用甘草者,中满忌甘也。竹茹易竹沥者,以其涤痰除烦之力,胜于竹茹。初服后,甚觉舒适。二三剂后,嗳气发作减轻。精神亦有所改善。效不更方,坚持服用,直至痊愈,终生未再犯过。前治用方,与本次亦不殊异,何不效者,过用沉降之药,偏治一端也,虽有橘皮、半夏等,涤痰之方为不足也,故前不效而后效。

7. 水气病用桂枝去芍药加麻辛附子汤例

水气为病,心下痞满,坚大如盘者,《金匮》有二方,一者桂枝去芍药加麻黄细辛附子汤,一者枳术丸。二方虽同治此证,然前者偏于气化不行,水停心下,后者偏于气滞不行,水停心下,二方均常使用。今举用前方一例。曾治一中年男子,患心下痞满有日,常感心中不适,食欲欠佳,下肢及面部稍呈虚浮状。自觉心下有如大盘压覆,外观亦可见心口处略向外膨隆,按之不硬不痛。二便无明显变化,舌苔薄白,脉浮滑。此水气不化,聚结心下,当以化气行水为主。用桂枝去芍药加麻黄细辛附子汤原方。服三剂后,身微似汗,小便较前增多。继服数剂,诸证皆轻,心下亦不痞满,后以健脾利气法,调理而愈。

8. 皮肤痒疹用白虎汤例

皮肤痒疹,本为常见之病,其病因多系风寒、湿热或接触及食用毒物引起,常用清热祛风或发汗等法治之,然亦需辨证用药,今举一例。曾治一中年女性郭某,先由我附院皮肤科医生诊治,服药不效,介绍给我,自述原因不明,突发面部出现红色皮疹,痒甚。面热发烧,口大渴,二便正常。问之,别无不适,月事正常。见前方用凉血散风药,亦不为过。古人曾云"治风先治血,血行风自灭"。然此证,据口大渴、面部热甚,乃热在阳明气分也。故用"凉血散风"而不效。改白虎汤为主,加双花、连翘、菊花、桑叶,以辛寒重剂清阳明之热,以辛凉轻剂散气分之热。服头剂即热减痒轻,连服数剂即愈。此以气分之热清而病即愈,不用风药而痒亦止。故无论大病小恙,皆需辨证明确,即可奏效,不必求奇也。

(三) 土单方类

在《金匮》中有不少土单方,特别是第25与26两篇中,大都为土单方,很值得注意,有些也很有效。昔日我家在农村,先祖父时,就很注意用一些土单方治病。今举两例。

1. 地浆水之运用

《金匮》第24篇"治食生肉中毒方:掘地深三尺,取其下土三升,以水五升,煮数沸,澄清汁,饮一升即愈。"此即地浆水也。第25篇又云治食诸菌中毒及蜀淑闭口者,皆用地浆水治。可知其有解毒之用。昔在农村时,夏秋季节,农民因食用不洁饮食而中毒吐泻不止者,以地浆水煮绿豆、鲜竹茹等饮用,或以地浆水煎藿香、陈皮等饮用,一般均可愈。少数危重者,先饮此以止吐,再加藿者正气散类药亦愈。若早期治疗,不曾有死亡者。

2. 苦参煎汤外用

此方原在《金匮》第3篇,治狐蜜病,"蚀于下部则咽干,苦参汤洗之。"吾乡野外苦参甚多,常取鲜者煎浓汁,加猪胆汁,用以治疥癣、皮肤痒疹或中湿热毒气皮肤瘙痒者,甚效。去年夏吾回乡日,村邻之女儿,在新疆患过敏性痒疹,经中西医已治月余不效,定要回来求诊。询之,始知原在十余年前患下肢瘙痒之疾,经我传授此方治愈。故今次定要回来求治。不过,此次病情较重,见全身皆发痒,痒甚、热甚,且有轻度水肿,经以凉血散风法,治愈而归。

仅举此两例,意在说明有些土单方,若用之对证,效甚佳,特在农村,尤可利用当地产药物资源,治疗某些疾病。

吾家自祖父始,三世行医,经方时方,均选用之,父亲常云:有是证,用是药。吾亦谓:证无古今,方无贵贱。不过对《伤寒》、《金匮》中方,倍加重视者,以其组合有法度,部伍较严密。用之得当,效尤快捷。故书中诸方。临证每当首选,以上选诸案例,均从临床选及。亦皆一得之见,仅供参考。

上述诸端,亦系个人在前人研究的基础上,结合个人学习之心得,仅就与《伤寒》、《金匮》方相关的几个方面,聊述管见。其中由于个人水平所限,错误之处,在所难免,尚望同道有以匡正之。

2003年5月于山左历下之琴石书屋

制方贵在法严

中医治病,立法制方,至关重要。方药为武器,法度是原则。若法度不严,配伍不当,则难收良效,故不可不审慎从事。关于方制所宜,早在《黄帝内经》与《神农本草经》中已经提出。如《素问·至真要大论》曰:"君一臣二,制之小也;君一臣三佐五,制之中也;君一臣三佐九,制之大也。"又曰:"主病之谓君,佐君之为臣,应臣之为使。"《神农本草经》曰:"药有君臣佐使,以相宣摄合和。"所谓君臣佐使,实即制方的法度,也可以说是处方的原则。故李东垣曾明确指出:"主病之为君,兼见何病,则以佐使药分别之。此制方之要也。"

所谓"君",乃指制方时,必须注意病变的主要方面,选择针对性的药物以为主药。所谓"臣",乃指能辅助君药以加强疗效的药物。所谓"佐",一则有辅佐君药,帮助解决其他问题的药物;一则指监制君药以制约其某些毒性、烈性之偏的药物。所谓"使",乃指某些引经或具有调和诸药作用的药物。按此原则制方,则既注意了病变的主要方面,又注意了病变的非主要方面;既照顾到发病的主要症状,又照顾到发病的次要症状;既发挥了君药的主导作用,又发挥了臣、佐、使药的协同作用;既突出了君药的某些气味,又监制了与病证有碍的某些气味。使君臣佐使,各有所宜,共同发挥应有的作用,达到一定的治疗目的。这在制方方面,确是一个非常重要的原则。如果不按此原则去制方,指导思想不明确,选择主药不恰当,用药剂量无主次,配合药物不协调,则很难收到预期的疗效。

历代名医所制名方,所以能经久而不衰者,正以其法度严谨,配伍得当。每张有效优秀的方子,无不如是。

古人常以治军与治政之术,以喻医道。军贵法度严明,步伍严整;政贵纲纪应时,择人得当;医贵诊断明确,制方有法,选药精当。若下工制方,有法而无方,有方而无法,诸药杂陈,四气并施者,视人命如草芥,医者之戒也。

载于《黄河医话》,北京科学技术出版社1994年出版

疡科补法的运用

补法之用于疡科，主要是大补气血，温补脾肾。今举数方以证之，如《金鉴外科》载方托里消毒散，药用皂刺、银花、甘草、桔梗、白芷、川芎、生黄芪、当归、白芍、白术、人参、茯苓。治痈疽已成，气血虚弱不能外托者，或溃后脾胃虚弱，脓血不尽，不能收敛者，均有良效。此方之效，尽在补气血，健脾胃之力。又如《外科全生集》载方阳和汤，药用熟地、白芥子、鹿角胶、肉桂、炮姜炭、麻黄、生甘草，治一切阴疽阴寒之证，此方重在温阳补血，散寒通滞。上述二方，于痈疽溃而不敛或阴结不散之疾，效果颇佳。盖此等证，非补气血，不足以托毒外出，非温肾阳，不足以消散寒凝。吾曾治一青年，初患疮疡，败血流注，散发数处，因迁延失治，致令稀脓不尽，疮口不收，且骨瘦如柴，卧床不起，经某医院治疗，不见好转，以为不治之证，后予即用上二方轮服，数剂后脓液减少，疮口渐趋收敛，精神好转，食欲增进，经治月余，气血大壮，肌肉渐丰，逐渐能起床行动，后即康复。足见疮疡虚证，非温补不足以奏效。又如《疡医大全》载方四妙汤（即神效托里散），药用生黄芪、当归、金银花、甘草等。顾世澄谓："此疡科首用捷法。"又云："澄自幼及今数十年来，凡治一切痈疽，皆赖此方。遇大证金银花每加至六两四两，黄芪加至两许，当归加至二两⋯"先父连三公一生治疮疡亦善用此方，吾从父学医时，常云此方惟邪热炽盛时不宜用，其他不管阴证阳证，或半阴半阳证，皆可临证酌用。故吾治疮疡，除邪热炽盛或阴寒凝结者，亦以此方为首选方，已溃未溃，均可随证加减，施用颇多，效亦称佳。此方虽称四妙，而更妙者为黄芪、当归二药并用，奏大补气血之功，盖气血盛壮，未成脓时，可促进气血流畅，促其消散，已成脓时，能托毒外出，不致内陷，已溃之后，能使腐去新生。足证归芪补血气之功，于疡科实为重要。

刊于《中医杂志》1989 年第 8 期

疡科消法的临床运用与体会

消法为中医治法中的一大法。今仅就其在疡科中的应用,略述一二。

关于痈疽的形成,有虚实两个方面。外科诸书皆有专论,如明代汪机《外科理例》有"疮疽分虚实用药","治疮分补泻"等论。实证之痈疽皆因气血凝结,火毒太盛所致,故以清热解毒活气活血为主。

我在少年学医时、先祖父士洲公亦常告之谓,凡痈疽之实证,皆为邪毒为害,必致气血郁滞,故欲消之,必行气活血,方能奏效。

消法,其用于痈疽时,主要是行气活血,祛瘀消肿,散结软坚。今举数方以证之。如《金鉴·外科》载方复元通气散,药用青皮、陈皮、瓜蒌仁、穿山甲、金银花、连翘、甘草等,旨在行气活血,消肿散结。此方治痈疡红肿坚实,乳痈初起,产后败血流注为痈,跌仆损伤瘀血成痈等证时,确有较好效果。又如《外科正宗》载方疮科流气饮,药用当归、甘草、紫苏、人参、白芍、官桂、黄芪、防风、枳壳、乌药、桔梗、厚朴、槟榔、木香、川芎、白芷等,用于气血凝滞,邪搏经络,结成肿块之证,吾常用于湿痰瘀血流注肿痛等病,颇有良效。此亦行气活血、消瘀散结之消法。再如《金鉴·外科》载方通经导滞汤,药用香附、赤芍、川芎、当归、熟地、陈皮、紫苏、牡丹皮、红花、牛膝、枳壳、甘草、独活等,治妇人产后败血流注。或跌仆损伤瘀血流注等,效亦颇佳。若将两方相较,则前者侧重于利气化湿,后者侧重于活血散瘀,虽均属消法,然同中有异也。

刊于《中医杂志》1989 年第 11 期

三种动物药的临床应用

动物药为血肉有情之品,用之得当,常获良效,根据个人经验,谨举三药临床应用略陈一二。

(一) 地龙

地龙通络清热平喘之力,甚为可靠。①地龙用之通络,如王清任补阳还五汤之治中风气虚血瘀,阻滞经络,配地龙于补气活血药中,甚为得力,用之于临床,效亦颇佳。余又常用之于风湿热痹,湿热阻络,关节疼痛,屈伸不利,热象明显时,于清热利湿活络药中加地龙用之,效亦颇佳。曾治张某之妻,年 40 余,产后患风湿热痹,始恐产后多虚,以温散活络方治之不效,继以清热利湿活络药,效亦不显,患者身热目赤,苔黄脉数,关节疼甚,活动困难,乃以加味二妙汤加地龙用,效果很好,终以此法得效全功,愈后从未再发,现年已进八十,身体仍然健壮。②邪热犯肺,灼津为痰,阻滞气道,喘促难平者,麻黄、三子等配以他药,亦属入选之方。然当热邪炽盛时,余常选用泻白散加地龙用之,其他平喘祛痰药皆可随证加减,唯地龙一药,绝不可无,成人每用至 6g 至 9g,儿童酌减。以此方治此类患者,不分少壮,甚觉得心应手。③小腿臁疮,缠绵难愈,常用地龙 9 至 12g,微焙研细末,深层黄土(浅层不洁),可根据创面大小,用 60g 或 120g,炒干研细末,以鲜豆腐渣(即做豆腐过滤后之粗渣)适量,调地龙、黄土末敷患处,外用布包好,干则另换。曾治一高姓少年女子,患是病数年不愈,用此方治之,不久即痊愈。

(二) 鸡内金

鸡内金消食导滞之力甚佳,余常用于治胃脘痛及食滞之病。凡胃脘痛之由于气血郁滞者,其运化之功能亦必受到影响,饮食亦难消化,常常发作剧痛,女性尤为多见。可以元胡 15g,鸡内金 30g,水煎服。元胡既能行血中气滞,又能行气中血滞,且止痛力强,故用于气血瘀滞者较为得体。鸡内金独具消食导滞之功,且平和而无伤正之弊,二药为主,再随证佐以他药即可,但不需药味过多,即可奏效。又小儿伤食之证较为多见,因有些药物的气味,小儿难以接受,可用鸡内金为主药,加炒神曲、炒麦芽、炒山楂,共为细末,每服 3~6g 调服,若用于成人可加大剂量。此药气味芳香,最宜服用。

(三) 五倍子

五倍子之收敛作用,甚有独到之处。《医学纲目》载方治滑精不止,用五倍子 30g,茯苓 60g 丸服。余常治一滑精病人,诸法皆不效,试之此方,果收其效。后常以此方治是病症,效果颇佳。本方药味虽少,有理在焉,肾备阴阳二气,而具动静开阖之机,需使开阖适度,则守者自守,泄者自泄。本方一利一收,正合此意。故汪昂曰:"一泻一收,是以能尽其妙也。"又治脱肛不收,民间常以鳖头焙末,搽敷有效,余则以此方再加五倍子末调入用之,效更佳,取其收敛之用也。

刊于《中医杂志》1990 年第 2 期

针药治疗胃脘痛

胃脘痛一病,属常见病与多发病之类,多因气怒忧思、饮食所伤感受寒凉所致。此病发作时,虽均以胃脘痛为主证,但因病因不同,故病情不一。临床所见,主要有以下几种类型,可用下方为治。

1. 虚寒型

常见胃脘痛喜温喜按,舌白滑,脉沉迟或迟细,体瘦弱。可用小建中汤加减。
白芍 15g　肉桂 10g　炙甘草 6g　生姜 3 片　大枣 3 枚(去核)。水煎服。
兼血虚加当归 15g,气虚可加黄芪 15g,痛甚加元胡 10g,兼气郁加广香 6g。

2. 湿热型

胃脘痛,舌苔黄腻,痞满厌食或嗳恶,脉沉缓或滑疾,可用温胆汤与藿朴夏苓汤合方加减。
陈皮 15g,制半夏 15g,茯苓 10g,枳实 10g,竹茹 10g,藿香 10g,厚朴 10g,广郁金 10g,鸡内金 15g,生甘草 6g。水煎服。
兼食滞甚加神曲、炒麦芽、炒山楂各 15g,胃热甚加黄连 6g。

3. 食滞型

胃脘胀痛、心下痞满、拒按,嗳气厌食,或恶心呕吐,舌苔黄厚而腻,脉沉缓或滑数,可用平胃散与四消饮合方加减。
苍术 10g,厚朴 10g,陈皮 15g,制半夏 10g,炒神曲 15g,炒麦芽 15g,炒山楂 15g,槟榔 10g,鸡内金 15g,生甘草 3g。水煎服。
痛甚加元胡 15g,白芍 15g,便秘加酒军 10g。

4. 气滞型

胃脘胀满,兼胁下痛,遇怒则甚,气上冲逆,得矢气则减,舌苔白厚,脉沉滑或沉弦。可用木香顺气散加减。
香附 10g,乌药 10g,枳壳 10g,青皮 10g,陈皮 10g,炒神曲 10g,炒麦芽 10g,炒山楂 10g,莱菔子 10g,广木香 6g,甘松 6g,生甘草 3g,水煎服。
兼胁痛加佛手 10g,柴胡 10g,便秘加酒军 10g。

5. 血瘀型

胃脘刺痛拒按,痛有定位,舌红暗,脉沉实,可用愈痛散与失笑散合方加减。
五灵脂 6g,蒲黄 6g,元胡 10g,当归 15g,莪术 6g,香附 10g,赤芍 15g,生甘草 6g。水煎服。

偏寒者加肉桂 10g,偏热者加炒山栀 6g,公英 10g。

针灸疗法:针灸疗法可单独施行,亦可配合中药治疗,常用穴位:中脘、内关、足三里等,偏寒虚者可兼用灸法。

注意事项:本病患者,要特别留意精神、饮食及生活方面的调控,尽可能消除病因方面进一步损害,且有利于药效的发挥。

以上仅系中医药治疗常规大法,若病情复杂者,务需请医诊治,不可盲目服药。

《医药养生保健报》2000 年 2 月 28 日

呼吸系病诊治一得

呼吸系脏器,我常称之为"呼吸之府",是中医脏腑学说中重要器官与功能系统之一,亦即指与呼吸相关的一些脏器或器官。所谓"呼吸之府病",乃是指与此一系统之脏腑或器官所发生之疾病。本文所论,由于时间及个人水平所限,不是全面系统地评述这方面的诊治,仅是就呼吸之府的几种常见病在诊治方面的个人体会,供同道们参考。

一、"呼吸之府"的基本概念

在中医学传统理论及学术体系方面,对脏腑学说的基本体系,主要是以五脏为核心的五脏体系。而此一体系又是以"人与天地相参"为指导思想、与五行学说相结合的五行体系。《素问》之金匮真言论、阴阳应象大论及五运行大论等,皆属于此。在唐人有关著作如王焘《外台秘要·明堂》中,又谓之"五脏旁通"。后世在脏腑学说有关论著中,也大都沿用此说。

然而在《素问》及《灵枢》中,也有诸多论述脏腑的内容,并不曾涉及五时五方及五行学说,而主要是论述脏腑的功能。如《素问》灵兰秘典论、六节藏象论、五藏别论、经脉别论及《灵枢·五癃津液别》等。加之其他有关篇章中之散论脏腑功能的内容。可见《内经》对脏腑学说的学术体系,不仅是五行体系一种模式,还具有功能体系之另一模式。而且,也只有这后一种模式,也就是功能系统模式,才是体现脏腑在生理功能方面的相互关系。因此,本文中提出的"呼吸之府",意在说明,人体司呼吸之出入及其生化作用,乃是一个系统工程,是由多个脏器及器官共同完成,并不是某一脏器或器官的职能。所谓"府"者,泛指体内之脏器或器官也。府之本义,为物之聚集处,又引申为体内藏物之处。故以之泛指体内之某些脏器或器官。

呼吸之府,据《素问》及《灵枢》有关内容,主要说明以下几个问题:

第一,呼吸气化之府,指肺及相关脏器与器官进行的呼吸之气,及呼吸之气与水谷之气在体内之气化活动的相关脏器。

第二,呼吸出入,是人体气化进行内外交换的主要形式。内气者,人体受纳天地之气味而化生之气也。外气者,天地之清气也。吸入者,天地之清气也,呼出者,气化过程所产生之浊气也。故通过呼吸出入,吐故纳新,以保持人体之气的新陈代谢。

第三,人体受纳天地之气味,必须经过一系列的气化过程,才能发挥作用。此种气化过程,主要赖气之生化作用。而此种生化作用,主要体现为气之出入升降。《素问·六微旨大论》云:"出入废则神机化灭,升降息则气立孤危。故非出入则无以生长壮老已。非升降则无以生长化收藏。是以升降出入,无器不有。故器者,生化之宇,器散则分之,生化息矣。故无不出入,无不升降。"肺脏的呼吸出入,对人体之气的生化及气机的出入升降,具有特殊的作用。当然,就生化的全过程而论,尚需有其他脏器或器官的作用。

第四,胸中为大气抟聚之处,故名为"气海",实则当肺之处。此居上焦之位,心、肺居于其中,卫气宣发于此。故气海者,既为大气抟聚之海,亦为大气生化之宇。所谓抟聚之处者,水谷生化之气与吸入之气,皆汇于此也。所谓生化之宇者,汇于气海之气,犹大气生化之器也。气又为血运行之源。所谓气血运行之源者,以脉得肺之朝,气得卫之宣发,则去其故而纳其新矣。亦如江河之有源头活水也。

第五,就气之运行而言,主要有两个途径。一者气血循于脉中,散于诸络,渗于孙络,输于脏腑,以供人体之滋养。盖气之与血,相依而行,故后世有"气为血帅,血为气母"之说。实则血得气以行,气得血而载也。故气血之行也,血不得无气,气亦不得无血,二者相辅相成也。二者,卫气行于脉外。此即所谓"上焦开发,宣五谷味,熏肤充身泽毛,若雾露之溉,是谓气。"此虽言"五谷味",以其从上焦开发,自胸中而出,实则五谷所化之气及肺所吸入之天气也。详此气既得充贯于一身及脏腑之内外,实则阳气之主体也,犹人体之护卫也。

第六,由于肺主皮毛,而营卫之气循经脉而行,特别是上焦开发之卫气的护卫作用,构成了一身之藩篱。因而形成了三阴三阳脉之"关、阖、枢"。杨上善以关阖枢为人身之气门,三阳为外门,三阴为内门。颇得经义。实则人体之防卫功能,或称之为防卫体系,乃人体抵御外邪之内外两道屏障。故外邪之袭人,必须通过内外两道屏障,后则可进入体内。因而外邪之感人,又与肺气及经脉之气,有着密切的关系。

二、诊 治 一 得

有关呼吸气化之府的病证,临床所见很多,本文不可能全面系统的进行论述,仅就其中几种常见病之诊治,略陈管见。所谓诊治一得,则并非全面系统地讲述某种病的防治方法,也仅是对此类病的诊治,根据中医的理论、前贤的论述、个人的经验,在理、法、方、药的结合方面,简要介绍个人的心得而已。

(一) 感冒

1. 病名

关于感冒之名,曾有人以为是现代医学病名,其实是一种误解。近年出版之《实用中医内科学》则云:"感冒之名,见于北宋《仁斋直指方》,该书在'伤风方论'中论述《和剂局方》参苏饮时指出:'治感冒风邪,发热头痛……'。"此说亦有误,①《仁斋直指方》为南宋杨士瀛著,非北宋人。②参苏饮方,出于《太平惠民和剂局方》系淳祐新添方,淳祐乃宋理宗年号,在士瀛著作景定之前。该方原谓"治感冒发热头痛……"可见非杨士瀛论述中所出。尽管《内科学》引书失考,而"感冒"之名出于宋代无疑,说明此名是中医病名,不是西医病名。

2. 治法

本病治法,前人早已提出了很多治则与方法,如《素问·至真要大论》所谓"风淫于内,治以辛凉,佐以苦,以甘缓之,以辛散之。"《伤寒论》中提示的解表发汗诸法及方等,均为要法。然而在临床运用时,有些问题,尚应注意。

（1）解表：解表之法，有辛温、辛凉之别，风寒用辛温，风热用辛凉，为学界所熟知。然发汗之用，过与不及，皆非正治。即是风热之邪，初当汗解，亦当适当加辛温，以助汗出。如用银翘散方，必加重荆芥，效果尤佳。若偏于寒者，邪束无汗，身痛头痛者，以柴葛解肌汤法，用之颇当。若涉于三阳，热甚不解者，可用辛凉重剂加柴胡，石膏之类，较易奏效。

（2）发汗：发汗是手段，不是目的。目的是祛邪。风寒或风热之邪，自皮毛而侵入人体，必为其求去路。如瘀血之破逐，水气之汗、利，痰湿之逐除，食滞之吐、下，也都是为病求去路。所以风寒或风热之邪，必从汗解，也是为病求去路。即是邪入少阳或阳明者，也多从汗解。如《伤寒论·太阳病篇》第96条小柴胡汤服法云："温覆微汗愈。"又阳明篇230条云："阳明病，胁下硬滞，不大便而呕，舌上白苔者，可与小柴胡汤，上焦得通，津液得下，胃气因和，身濈然汗出而解。"根据二条经文之义，亦尽可说明治感冒早期，或无汗，或汗出不彻者，必尽快求得汗出。而发汗之药，必以轻开宣发为是，若沉降重滞者，则有碍于发汗。又中药之发汗剂与某些西药之迫汗法，其效应犹自不同。由于汗出不彻或迫汗退热而病邪不解者，临床甚为多见。我常用方，凡风热者，仍以银翘散，重用荆芥、防风、桑叶、薄荷、双花等轻宣之法以透之。若风寒则以羌活、荆芥、防风、葛根等为主，少加细辛，以助荆、防等宣通发越之力，特别是肺窍不利，鼻塞声重者，用之尤宜，以缓解紧束闭塞之寒邪，则一身之毛窍可开，四末之关节可利。不仅如此，其伤于寒邪较重者，辛温发汗之法，亦不可废。昔年吾在农村行医时，凡伤寒较重者，均以麻桂发汗，轻者常以偏方大葱、生姜、红糖、苏叶、薄荷、葛根等，汗出而愈者甚多，此亦师法于麻桂也。

至于吴鞠通先生《温病条辨·上焦篇》第16条所谓"太阴温病不可发汗，发汗而汗不出者，必发斑疹……禁升麻、柴胡、当归、防风、羌活、白芷、葛根、三春柳。"此指温邪劫阴之病，非一般外感伤寒也，不可不辨。

（3）调和营卫：调和营卫之法，始于张仲景先生《伤寒论》，在该书中应用甚广。今举其二。

一者，太阳篇第53条云："病常自汗出者，此为营气和，营气和者外不谐，以卫气不共营气谐和故尔。"第54条云："病人脏无他病，时发热自汗出而不愈者，此卫气不和也。"第95条云："太阳病，发热汗出者，此为荣弱卫强，故使汗出。"此三条明确提出，凡属于营卫不和，用方均为桂枝汤。是知桂枝汤有调和营卫的作用。

二者，桂枝汤的应用。《伤寒论》用桂枝汤方，不仅是太阳中风及营卫不和之证，在所必用。其他用桂枝汤之证亦甚多。如42条"太阳病，外证未解，脉浮弱者，当以汗解。"44条"太阳病，外证未解，不可下也……欲解外者，宜桂枝汤。"45条"太阳病，先发汗不解，而复下之，脉浮者不愈……当须解外则愈。"56条"伤寒不大便六七日，头痛有热……其小便清者，知不在里，仍在表也，当须发汗。"其他如阳明篇之164条、234条、240条，太阴篇之236条，厥阴篇之372条，霍乱篇之387条等，均为用桂枝汤法。从上文可见，诸凡发汗后，当复汗者，里证已具，外证不解者，外证不解而正气不足者，发汗后余邪不尽者，均可以桂枝汤为法，以调其荣卫。根据此一原则，我们在处理外感邪气表证未尽，均当参照此法以治之。

3. 感冒初起用苦寒重剂刍议

当今治感冒处方，就一般情况而言，不论冬夏，以辛凉平剂银翘散为主者颇多。殊不知本方原系吴鞠通根据叶天士先生治温病初起之病案用药组合而成。如《临证指南医案》风温、温热两门中,发病初期阶段,可见有此法案例,然不知在风、寒两门中,治外感初起,尤以辛散为主。不可不知,即是吴鞠通先生《温病条辨·上焦篇》第四条亦云:"太阴风温、温热、温疫、冬温,初起恶风寒者,桂枝汤主之。"吴氏自注云:"按仲景《伤寒论》原文,太阳病但恶热不恶寒而渴者,名曰温病,桂枝汤主之。盖温病忌汗,最喜解肌。桂枝本为解肌,且桂枝芳香化浊,芍药收阴敛液,甘草败毒和中,姜、枣调和营卫,温病初起,原可用之,此处却变易前法,恶风寒者,主以桂枝,不恶风寒,主以辛凉,非敢擅违古训也。仲景所云不恶风寒者,非全不恶风寒也。其先亦恶风寒。迨既热之后,乃不恶风寒耳。古文简质,且对太阳中风热时,亦恶风寒言之,故不暇详耳。盖寒水之病,冬气也。非辛温冬夏之气,不足以解之。虽曰温病,既恶风寒,明是温自内发,风寒从外搏,成外热内寒之证,故仍旧用桂枝辛温解肌法,俾得微汗,而寒热之邪皆解矣。"详吴氏此论,可谓善治温病而又善解《伤寒》者,此亦其所以著《条辨》一书"自条自辨"之用意所在也。

然今之治感冒者,时见起始即用大苦大寒之药,既违前哲之遗训,又不合于病情,今试举其例。

一者,大剂量大青叶、板蓝根之加用。此指用辛凉解表中,加用大剂量之大青叶、板蓝根等药。

详大青叶之药用方,今见早期文献如《千金方·伤寒》有五方中有大青,乃治腑脏温病阴阳毒等病。如"治心腑脏温病阴阳毒,战掉不定惊动方:大青、黄芩、栀子、知母、芒硝、麻黄、玄参、石膏、生葛根、生地黄。"凡此五方,皆治伤寒温病之热毒内蕴所致病证。又《外台秘要》卷一诸论伤寒方,载《小品方》"疗伤寒三、四日不差,身体热方",其中有大青,又载《集验方》"疗伤寒热病十日以上,发汗不解及吐下后诸热不除及下利不止,斑出方",其中有大青。此亦治伤寒温病有热毒之方。故自《别录》以下之本草,亦皆谓其性味苦寒,主治时气温病热毒烦渴,斑疹发狂等证。

板蓝根之药用方,今见当以清初成编《医方集解》,有普济消毒饮(云出东垣),"治大头天行,初见憎寒体重,次传头面肿盛,目不能开,上喘,咽喉不利,口渴舌燥。"(本方亦见于《证治准绳·类方》,亦云出东垣,然今存东垣书中不见)而本草书类,则自《日华子本草》以下,亦皆云其性味苦寒,主治天行大头温毒等病。考此二药之用于治感冒,今几为常规用药,然据我个人之浅见,此二药因味苦性寒,与治外感初起宜从表解,而用辛温或辛凉之法,颇难协调。且因其味甚苦,宜伤胃气,性寒则沉降,不利于发散,加以用量偏大,故时见用之不当,而引起某些坏证,当为注意。故我近些年治感冒,则不用此二药,效果亦颇佳。

二者,感冒初起而咽痛者,或加大量山豆根、黄芩之类。详感冒初起,因肺气不宣,邪闭咽喉者,亦当以轻清宣散为主,如叶天士先生所谓"有风加薄荷、牛蒡之属",颇适用于此,即吴鞠通先生自拟银翘散方,亦只云"项肿咽痛者,加马勃、元参"。而山豆根、黄芩乃大苦大寒之药,用之于早期,甚不利于邪气之外透,反致闭滞难解,亦或导致他变。凡大苦大寒之药,用之于邪热上炎或热毒凝滞之证则可,若用之于邪束肌表,肺气不宣之证,则非其所宜。

以上所举,吾常见有用之不当而引起之变证,故陈此管见。

4. 感冒后遗症及变证诊治举例

据我多年所见,感冒病,若非及时治疗,或治疗不当常留下某种后遗症或变证,今举例如下:

(1) 治不及时,邪未尽解例。尝治一农民,初因感冒外邪,头痛身痛,不曾及时治疗,迁延时日，病仍不解。观其脉舌，已无明显异常，乃邪留于肌表，营卫不和所致，处方以桂枝汤加羌活、独活、荆芥穗、细辛等，水煎服。服初剂后，即觉甚为舒适，晚间似有温热感。此邪气将解，卫气外达，营卫将和之兆，后服三剂而愈。

（2）汗后病愈，卫气不固例。尝治省教育厅一干部，初患感冒，经治疗后，诸证尽退，惟常汗出，且有微恶风寒之感，已三月之久。查其脉舌，亦无大变。此乃汗后邪气虽退，而营卫不和，表虚不固之证。以桂枝加附子汤原方治之。初服三剂，即见小愈，即以原方继服数剂而愈。

（3）强令热退而外邪不解例。凡感冒有不从外解，或迫汗热退，或他药退烧者，亦常致邪未尽解，而周身不适者，吾常以小发汗法治之。此亦师法于仲景《伤寒论》桂麻各半汤与桂二麻一汤等小发汗剂之意。属风寒型者，以辛温轻剂，风热型者，以辛凉轻剂，小发其汗，病常豁然若失。即以我自病为例，去岁去北京高级讲习班讲课前 10 余日，突然发烧咳嗽，经查白细胞增高，恐迁延不愈，误了行期，乃取西药青霉素点滴法治之，连用五日，热退咳减。然我自觉精神欠佳，食欲不振，周身不适。是知热虽退，而邪仍未解，遂以小发汗之药夜服，温覆微汗。次日，即感身轻而病愈。似此等情况，多有因服中药不便，或初起不愿服中药者，致令邪留不去，常以此法治之。

（4）误用苦寒重剂而变为湿证例。此类情况，在临床时有所见，特别是有些阳虚体质或脾胃功能较弱者，尤难承受大剂量苦寒药。吾治此证，多以辛香芳化之法为治。今举一例，初因感冒迁延不解，咽痛咳嗽，某医院医者处一方，辛凉重剂，加黄芩、板蓝根、石膏、知母、山豆根等，皆大剂量，连服六剂，病情不觉好，且又腹泻，日二三次，诊其脉浮缓，舌苔白而滑腻。是为寒药所伤，表邪未解，脾胃之气不振，营卫不行，此当解表与温里并行，用芳香温化之法，以轻清宣散，重用藿香、佩兰等药为治。

（5）寒药伤胃救治例。凡感冒初起，有胃气不佳而素不耐苦药者，或幼儿胃气尚未壮者，若过用大苦大寒之药，常为损伤胃气。昔在农村日，时见有此等情状，常以甘寒清淡之品，以复养其胃气。方以鲜芦根、鲜茅根、鲜竹茹、鲜薄荷、鲜忍冬藤、茶叶、绿豆等煎汤，加白糖少许，每次少量，频饮以代茶。此亦仿薛生白先生五叶芦根汤方义，常获良效。若胃中有热或素有湿热者，则以薛生白先生《湿热病篇》第 17 条方。详该条云："湿热证，呕恶不止，昼夜不差欲死者，肺胃不和，胃热移肺，肺不受邪也。宜用川连三四分，苏叶二三分，两味煎汤，呷下即止。"此方立义，甚得治法之玄机。盖一开一阖者，天地之道也。一升一降者，动静之机也。此方以苏叶之辛开，升也；以黄连之苦下，降也。亦堪称辛开苦降之范式。生白先生此方，亦必从张仲景先生泻心汤方悟出。其方虽异，理本一致。诚善法古人者。

5. 防治小议

有关感冒病之防治，立方多注重于解毒。而另一方面，更当注重于护正。详《素问》遗篇"刺法论"云："黄帝曰：余闻五疫之至，皆相染易，无问大小，病状相似……如何可得不相移易者？岐伯曰：不相染者，正气存内，邪不可干。"这话很有道理，当然，我们也不可把它绝对化，所谓"邪不可干"也是有条件的。据我体会，感冒之防治，首先应注意避寒，发病之初，常因伤于寒而卫气受损所致。其次是早治，若稍觉不适即用药，常可一汗而愈。至于素体较弱而频易感冒者，常服以玉屏风散合桂枝汤，时可奏效。玉屏风散方黄芪与防风并用，具一开一阖之用,桂枝汤有调合营卫之功。若正气开阖得宜,营卫调和不乱,邪气自不易干犯。

(二) 咳喘

咳与喘,本是两种病状,因二者互有因果关系,或同时存在。又由于病因与病机亦常同,故常并称。在中医文献中,有时亦单称咳嗽。

咳喘之病,在中医文献中,早已有专篇记载,如在我国经典文献《素问》中,特有"咳论"一篇。对咳嗽的病因、病机、辨证、针刺治则,均有详细论述。对今日临床之辨证论治,仍具有重要意义。

另有今日遗存之张仲景方《金匮要略》一书中,卷上有"肺痿肺痈咳嗽上气"一篇,论述了肺痿、肺痈病所致之咳唾上气及别病引发之咳嗽上气的病因、病机及方药主治。卷中有"痰饮咳嗽"一篇,论了痰饮病及因痰饮引发之咳嗽的病因、病机及方药主治。上述两篇内容,对指导实践和临床应用,有着十分重要的学术价值。特如"痰饮咳嗽"篇治咳逆倚息不得卧之五加减小青龙汤方,可称为辨证施治的法式,古方化载之典范。其不仅有实际运用的价值,而更重要的是能给人以启迪。

就中医文献而言,仲景之后,有关本病的论述,可以说是代不乏书。仅从以上引书来看,古人早已说明,咳嗽不是一种独立的疾病。它乃是多种疾病及多脏器病变所发的一种病候。从病因方面看,有外感与内伤的不同,就外感而言,亦有风寒与风热等差异。因此,就咳嗽而论,乃是一个十分复杂的病变,今日不可能也无必要作全面而系统的论述,就我个人而言也无此水平和经验供大家参考。故仅就几种病的有关情况,谈谈个人的点滴体会。

1. 外感咳嗽

(1)证治举要:外感咳嗽,一般与感冒并发,初起按感冒病处理。其中邪闭于肺,以咳为主证者,则需别为处治,常见寒邪犯肺,仲景《金匮》诸方,用之多验。而热邪犯肺者,清人陈平伯先生《外感温病篇》列风温12条,则甚有应用价值。其首条云:"风温为病,春月与冬季居多,或恶风或不恶,必身热咳嗽烦渴,此风温病之提纲也。"自注云:"春月风邪用事,冬初气暖多风,故风温之病,多见于此,但风邪属阳,阳邪从阳必伤卫气,人身之中,肺主卫,又胃为卫之本,是以风温外薄,肺胃内应,风温内袭,肺胃受病……故恶风为或有之证,而热渴咳嗽为必有之证。"陈氏此论,已将风温咳嗽之主证或证及病机,作出了既概括又具体的说明,为治疗此类病证,提示了要义。

根据陈氏条文中所列诸证,在辨证、病机及治法方面,今择其要者,加以说明。

第2条,舌苔白者,邪在表也,当凉解表邪。

第3条,舌苔微黄者,热在肺胃也,当凉泄里热。

第4条,口大渴,烦闷谵语,乃热灼肺胃,当泄热和阴。

第11条,口渴神迷,手足瘛疭,乃热劫津液,金囚木旺,当息风清热。

上述诸证,大致可反映风温咳嗽的主要病变。对每一种病,均点出了辨证要点、病机所在、治疗大法,可以算是理法方药的结合,理论和应用的结合,颇可启迪后人。

下面再看其遣药处方。陈氏所列处方,除结合运用某些成药方外,皆为自拟方,更可说明纯系经验之谈。如:

凉解表邪,当用薄荷、前胡、杏仁、桔梗、桑叶、川贝之属。杨素园曾谓此方"前胡、桔梗，一降一升，以泄肺邪，诚善然。"详本方不仅前胡、桔梗一升一降，薄荷、桑叶二药，亦具一升一降之功，薄荷辛香，善于起散，且长于清利呼吸之上道——咽喉；桑叶之经霜者，独得秋金之气，以启肺脏肃降之功。二药亦相需相使，相得益彰。杏仁能宣泄肺气，川贝能清化热痰，二药亦可以收升降之功。总之，此六药，按三组配合，可以说十分得体，使肺气升降之功得行，风温之邪得泄，则可以收凉解表泄之功。此方十分轻灵，以热尚不重，故不必用重剂也。

凉泄里热，当用川贝、牛蒡、桑皮、连翘、橘皮、竹叶之属。此方王孟英先生曾有所评议。王氏以为"苔黄不甚燥者，治当如是。"此言诚是。按此法虽云"凉泄里热"，不如以"清宣里热"为是，以邪虽入里，未至炽盛之时，故仍当以清宣之法，使热邪仍从外解。故桑皮一药，过于寒降，不利外解。橘皮一味，性偏于湿，不利于清化。故不若以吴鞠通氏桑菊饮与银翘散二方合用，加川贝以清化热痰为宜。

泄热和阴，当用羚羊角、川贝、连翘、麦冬、石斛、青蒿、知母、花粉之属。此方王孟英亦谓"嗽且闷，麦冬未可授，嫌其滋也……木火上冲而干呕，则青蒿虽清少阳，而嫌乎升矣，宜去此二味，加以竹茹、栀子、枇杷叶则妙矣。"孟英此议亦颇当，然所加药则不尽是。凡此等证，邪热已甚于肺胃，必当以清泄里热之重剂，同时必须清化热痰，免其壅滞于肺中，阻滞升降之机。吾常用双花、连翘以清解温热，石膏、知母以清泄肺胃，以川贝、竹沥清化热痰；呼吸不畅，痰不易出者，加旋覆花、地龙，以桔梗、前胡镇咳止嗽；若呕恶者，加竹茹、芦根，和胃降逆；咳甚者，加杏仁、枇杷叶，降逆止咳；若在小儿，则尤易伤神动风，可加用紫雪丹，既可清热解毒，又可开窍息风。

以上主要介绍了陈平伯先生治风温病的几条有代表性的条文，和我对于此类病的治疗方法，仅供参考。

此等风热咳嗽，在今日较多见者，即现代医学称之为肺炎一病，常见有些同志，在治本病时往往只知有桑菊饮、银翘散、麻杏石膏汤方，所以在辨证施治时，即不够灵活和准确，或者以为有了抗生素类药，中医药已经没有用武之地了。其实不然，下面介绍三例都曾经是用抗生素而效不显，经用中医药治愈者。

（2）证治举例

1）湿热困肺胃。徐某，女，青年。在县公安局为其兄嫂看孩子。因外感身热咳嗽，经医院检查，确诊为肺炎。即以西药片剂口服兼针剂肌肉注射。经一星期后，病情不见好转，遂延余诊治。经检，初起发热恶寒，咳嗽有痰，食欲不振。经治疗后，表证已退，唯咳嗽加剧，胸闷吐黏痰。呕吐恶心，饮食难进，形容憔悴。大便不爽，小便短赤。面色黄，舌苔黄腻，脉浮滑。此证乃外感之邪，初袭肌表，肺合皮毛，致令肺气不宣，咳嗽不已，正如陈修园先生所谓："肺如钟，撞则鸣。风寒入，外撞鸣。劳损积，内撞鸣。"此病乃外邪撞于肺所致。凡外邪初袭，合当以解表宣肺为治。今迁延不已，邪气遂化热入里。且由于肺气不宣，气化不行，聚而为湿。《内经》云："饮入于胃，游溢精气，上输于脾，脾气散精，上归于肺，通调水道，下输膀胱，水精四布，五经并行。"是证乃肺胃之气化不行，气机之升降失职，水精不得四布，与邪热合化，而成湿热之证，故咳嗽频作，呕恶不已。治当以清宣芳化为法，停西药。处方：双花、连翘、川贝、竹茹、陈皮、制半夏、茯苓、佩兰、薄荷、枳壳、桔梗、生甘草，水煎服。服二剂后，呕恶大减，饮食可进。咳嗽有减缓之势，舌苔呈淡化之状。接前方继服三剂，诸证大减，舌红苔黄，咳痰较多。是湿热渐化，肺气得宣，胃气已开。治以清化宣肺为主。处方：双花、连翘、川贝、瓜蒌皮、橘红、制半夏、茯苓、枳壳、桔梗、杏仁、黄芩、生甘草,水煎服。服三剂后,诸证均大减,身热已退,舌红苔淡黄,咳轻,有少量黄痰,二便畅通,食欲增加。此湿已化,气化得宣,气机得通。治以清肺养阴为主。处方:双花、连翘、川贝、知母、清半夏、茯苓、黄芩、竹茹、枳壳、桔梗、生甘草,水煎服。服三剂后,病已大减,尚有轻度咳嗽,脉、舌亦趋于正常,后以此方去枳壳、桔梗,加沙参、麦冬,调理而愈。

2) 气血两燔。鞠某,男,青年农民。起病即身热咳嗽,微恶风寒,无汗,面部潮红,精神不爽,食欲不振,小便短少。舌红苔薄黄,脉洪数。初步印象为肺炎,从证候分析看,为风热袭肺之证,因家庭条件不便,不欲服中药,遂给予青霉素肌注加口服西药治疗。三日后,病情不见好转,且有进一步发展的趋势。全身高热不退,咳嗽加剧,且带有少量锈色痰,精神不振,舌红绛,苔黄,脉洪大。显系气血两燔之证。处方:双花、连翘、生地、元参、丹皮、黄连、川贝、麦冬、竹茹、桔梗、杏仁、石膏、知母等,水煎服。本方重用双花、连翘者,一则清热解毒,一则提透外邪,使其外达。石膏、知母清气分之热,丹皮、黄连凉血清心,生地、元参、麦冬凉血护阴,加之川贝、竹茹之清化热痰,杏仁、桔梗之宣通肺气。乃取于吴鞠通之清营汤及仲景之白虎汤加减化裁而成。又加服紫雪丹,清热解毒,开窍醒神。服后,无他变,病情稳定,不见有发展之势。三剂后,病情有很大好转,身热减退,咳嗽减轻,未再见锈色痰。舌红苔黄,脉浮数。继服二剂,去紫雪丹。再诊,病情已大见好转,身热已退,微咳,痰黄色,脉浮,舌红苔淡黄。邪热已基本消退,尚有余热未尽除,当以清肺养阴为主。处方:双花、连翘、麦冬、川贝、知母、桔梗、元参、黄芩、竹茹、生甘草等。后仅服此方调理而愈。

3) 风热袭肺。高某,男,青年学生。初因感冒,发热恶寒,咳嗽,头痛身痛。服用一般治感冒药后,病未解,身热、咳嗽增重,入省级某医院住院,诊断为肺炎,用西药针剂点滴。治数日,咳嗽不减,身热居高不下。其父母恐生变证,求治于余。据称,自患病以来已近十日,始终未能出汗,颇感恶风寒,身热咳嗽亦不减,口渴,大便不畅。据病家所云,此病虽数日,但表证仍然未解,且有弥留三阳之象。由于表证未解,肺气不宣,仍当以解表为先务,用辛凉重剂。处方:柴胡、葛根、双花、连翘、荆芥、薄荷、牛蒡子、桔梗、川贝、石膏、菊花、生甘草等,水煎服。服二剂后,回告,初服后,全身溱溱汗出,体温呈下降之势,诸证亦稍有缓解,二剂服完,诸证均有所减退。考虑到邪热盘留于三阳有日,既已透出,当因势利导,可用前方继服二剂,但不可责令出汗,一切顺其自然。服后,诸证大减,体温已接近正常,咳嗽亦减轻许多,二便通畅,口不渴。舌红,苔淡黄,脉浮大,此外邪已基本解除,惟肺部余热未尽,当以清宣肺热为主。处方:双花、连翘、桑叶、川贝、杏仁、知母、麦冬、前胡、生甘草等。服后,诸证皆平复,咳嗽亦大减,遂以原方调理而愈。

2. 慢性咳喘

慢性咳喘也是一种常见病与多发病,在农村尤为多见,各种年龄段均有,以老年人尤多。从病因方面看,有外感引起的,有内伤引起的。从脏腑方面看,以肺、脾、肾三脏病变为主。从病机方面看,主要是气机不利,肺气不宣,痰饮滞碍。其总的治法,当用理气降逆,宣肺化痰为主。

此种病变,病情十分复杂,方药亦难枚举。今仅以本人临床常见的几种病证,聊为简介。

(1) 痰饮咳喘。本病以咳喘为主,秋冬季为甚,重者常见面目浮肿,倚息不得卧,痰稀或黏滞不易出。本病所见诸候,多系气化不行,肺气不宣,水津凝聚为痰。吾治此病,则谨遵仲景《金匮·痰饮咳嗽篇》所云"病痰饮者,当以温药和之"的原则,以小青龙汤为主方。关于本方的运用,在《金匮》该篇中,除有小青龙汤本方治"咳逆倚息不得卧"一条外,另有服小青龙后,诸多变证而随证治之五方,我名之曰"五加减小青龙汤",其审证之准,用药之巧,真可以算得上是神来之笔。也是仲景先生在《伤寒论》太阳上篇16条中所谓"观其脉证,知犯何逆,随证治之"的典范,当然该条指犯汗、吐、下、温针等致坏病。本条指服小青龙汤所见变证,病情虽不尽同,其道理却是一样,不论法或方,全在于灵活运用。

根据仲景五加减小青龙汤证所示,及治本病大法之义,我治本病用本法有以下几点体会:①治本病以"温化"为主,尽量少用苦寒类药,以本病重在促进肺气之布化,寒则不利于阳气的温煦。②小青龙汤中干姜、五味子、细辛三药,至关重要,在五加减方中,仍有四方有此三药。详此三药中干姜、五味子二药,一散一敛,正可助肺气之开阖作用,故仲景方中凡有咳者,常加此二药。细辛性味辛温,《本经》谓"主咳逆"。《别录》谓"温中下气,破痰,利水道"。故特适用于慢性痰饮咳嗽。③凡心肺气虚者,不可用麻黄,喘可用杏仁。此正仲景所谓"麻黄发其阳也。"④凡有水气泛滥,可加桂枝、茯苓二药,化气利水。

(2)肺气上逆咳喘。本病之特征是痰涎壅盛,胸满喘鸣。常用方如三拗汤、三子养亲汤、苏子泽气汤加减等。我曾治过两例,皆学龄儿童,其喘鸣之声,非一般所见,而是自喉中发出一种特殊的高音调类金属器声音。确实应了陈修园所谓"肺如钟,撞则鸣"的描述。另一特点是咳嗽并不严重,病人亦无甚大痛苦,这大概就类似《金匮》咳嗽上气篇所谓"咳而上气,喉中水鸣声"之证。我即以射干麻黄汤(射干、麻黄、生姜、细辛、紫菀、冬花、五味子、半夏、大枣)为主方。另考虑本病主要为肺气上逆、痰气壅滞。特加旋覆花、柿蒂、地龙、白芥子、竹沥五药。以柿蒂、旋覆花降肺胃之浊气,浊气下降,则肺气肃降之令得行;以地龙白芥子破痰缓急,白芥子辛通之力,远胜苏子。竹沥一药,据我体会,其行痰化浊之力甚好。我曾治一老妇,胃气不降,浊气上逆,嗳噫之声,频作不停,诸药均未奏效,后重用竹沥,甚为得力,竟得全愈。我治此肺气上逆之病人,证候大致相似,用方亦基本相同,均为首服即见效,十余剂而愈。不曾复犯。

(3)肺燥咳喘。肺本清金之脏,常得水津之气濡润之,则清肃之令得行。若因肺燥而咳喘者,主要特征是干咳少痰,或痰黏滞不易出,唇舌易干,舌红苔干。在老年人中尤为多见。我常用鲜梨膏方,令其常服,方用鲜梨汁、鲜姜汁、鲜萝卜汁,各适量,竹沥一两,川贝母一两为细末,蜂蜜一斤,先将蜜煮沸,再将诸汁放入,煮沸后,稍炖,倒入盆内,将竹沥汁、川贝末放入搅匀后即成。每二三匙,水和服。过去有些人,特别是老年人,冬季咳喘不已者,用此二三剂,即可渡过。若用药时,即以清燥救肺汤为主,二冬、二母,即天冬、麦冬、知母、贝母,再加五味子,在所必用。此方治肺燥甚好,我常用以治肺痿、肺痨之肺燥型者,均有良效。

(4)脾肺气虚咳喘。本病也以老年人为多见,其特征为体质较弱,咳不甚,喘为主,而喘尤以动则甚,若卧而不动,则无大痛苦,多见舌色淡、苔白滑、脉细数或虚数。甚者懒于言语,正如《灵枢·海论》所谓"气海不足则气少不足以言"。又《灵枢·邪客篇》云:"五谷入于胃也,其糟粕、津液、宗气,分为三隧。故宗气积于胸中,出于喉咙,以贯心脉,而行呼吸焉。"故本病常涉及肺、心、脾三脏。常以补中益气汤为主方,加天冬、麦冬、五味子、川贝,其中二冬有润肺止嗽之用,麦冬与五味子合原方中人参,又成生脉散,足以壮心肺之气,加之川贝之清化热痰。用之甚为有效,昔在农村有些老病号,每犯病时,均以此法救治。

(5)肺肾阴虚咳喘。凡干咳无痰或少痰,而体质比较瘦弱,伴有舌体瘦,质红少苔,脉象细弱者,一般讲,并非单属肺阴虚,当从肺肾两虚取治。有时虽见有阴虚火旺之象,不可过用苦寒药,宜遵王太仆所谓"壮水之主,以制阳光"之法,求其本也。常以六味地黄汤加天冬、麦冬、五味子、川贝,均可收效。

其他各种类型者尚多,兹不烦述。

3. 肺痈

肺痈病,早在仲景先生遗书《金匮》中,已有专篇论及,并存方二首,即葶苈大枣泻肺汤(葶苈子、大枣)、桔梗汤(桔梗、甘草)。在今存宋林亿等校本中,附有《千金》桂枝去芍药加皂荚汤,苇茎汤,葶苈大枣泻肺汤(按即仲景方),《外台》桔梗白散(按即仲景《伤寒论》方)。可见在汉代对本病之病因、病机及治方,已有深刻的认识。

又详今存《千金方》卷十七肺痈第七,仅存桔梗汤,葶苈大枣泻肺汤及黄昏汤三方。《外台》卷十肺痈方,收录仲景《伤寒论》方一首,《集验》方(陆贽)一首,《千金》方二首,《备急》方(元希声)一首,《古今录验》(甄权)方四首(含苇茎汤)。从两书所列诸方,不难看出,从晋经南北朝至隋唐时期,对本病的治疗方药,又有了新的发展。后世皆相继沿用。特别是苇茎汤一方,几成为治本病之常备方。然而对苇茎汤的出典,自林亿等校定《金匮》称"千金苇茎汤",后世皆因袭旧说。详今《千金》中无此方,而《外台》中有此方,云出《古今录验》,该书乃甄权所集,甄氏先于孙思邈数十年,且该书又多系集前人之方,故本方非出于《千金》,林亿未详考,后世亦未详察。故贻误至今,特为附记。

对本病的治疗,宋至元明时期,基本上没有新的较大的发展。惟在清初问世之《石室秘录》中,所出三方,别具新义。一为正医法方:元参一两、生甘草一两、金银花八两、当归一两、麦冬一两,水煎服。一为内医法方:元参二两、麦冬三两、生甘草五钱、金银花十两,先以金银花煎汤,煎余药,煎二次服用。一为缚医方:金银花一两、元参五钱、人参三钱、甘草三钱。此三方有以下几个特点:①三方中均有金银花、元参、甘草,构成治本病的主要药。②组方药味少,重在突出主药的功用。③用药量大,其用量均超出常规用量的数倍至十数倍。④将治外痈之要药,引入治内痈方中,乃是一种创新。详金银花一药,用之于治诸毒恶疮,在本草书,亦首见于《本草纲目》,故李时珍云:"忍冬,茎叶及花,功用皆同。昔人称其治风除胀,解痢逐尸为要药,而后世不复知用;后世称其消肿散毒治疮为要药,而昔人并未言及。乃知古今之理,万变不同,不可一辙论也。"而《秘录》又将其用于治内痈。可见古人在学术方面,也是在继承的基础上,不断创新和发展。

吾家自吾祖父开始,父亲与我均以本方为基本方,加减化裁,曾治愈多例患者,效颇佳。今举二例。

张某,男,老年农民。患病时,我方学医,由我祖父诊治,患者具体情况已不记,只知患者发高热,卧床不起,曾有三次大口吐脓血,腥臭异常。即以本方为主,终得全愈,无任何后遗症,直至终年,身体健康,生活全能自理,至九十余而寿终。

后我用此方时,乃以本方双花、元参、麦冬、甘草四药为主,再加桔梗、菊花、地丁、公英、败酱草等。盖本病以热毒在肺中蕴郁已成,非大剂量清热解毒之药,不足以攻伐之,故双花至少用至三两以上,助以菊花、公英、地丁等治外痈之药,以制其毒;因其脓血已成,必加桔梗以排脓毒。其热邪既盛,且又大量损耗肺阴,故用元参、麦冬,重在护阴,又可清热。又本病初起时,常似外感表证,凡是有吐腥臭痰者,不必遵先表后里之法,即当急用清热解毒之剂,以免延误时日。今举一例。

　　李某,男,中年农民,初病即请某医院诊治,效不显,病情加重,且告知病危,举家惶恐,因正值农历春节,特由其支书邀请我去出诊。患者高热不退,面部潮红,呼吸困难,时吐腥臭脓血,食减体虚。诊脉洪数,舌红苔黄。见无危象,即请家属放心,应急时调治,即以上述方,服二剂后,病情稳定。继服三剂,诸证渐减,脓痰亦渐少。效不更方,直服至热退身安,脓痰亦基本不见。复以清热养阴方:天冬、麦冬、知母、川贝、双花、元参、黄芩、桑白皮、生甘草等调理而愈。

　　以上乃是我对这几种病的肤浅认识和个人体会,仅供同道参考,不当之处,还望大家指正。

载于《碥石集》第三集,上海中医药大学出版社2002年出版

临床诊治一得举隅

吾生于中医世家,自幼随祖父与父亲学医。独立行医以来,在祖父与父亲的言传身教与严格要求之下,在临证的过程中,逐渐积累了大量的临床经验和病案,其中包括内外妇儿各科之病证。拟在暇时,将其加以系统整理。在此仅举诸例,以示中医之辨证施治。

一、各科验案举例

(一) 内科证治举例

内科病证范围极广,包括了外感时病与内科杂病。在此仅略举数例,以兹说明。

1. 高血压

高血压病是临床比较常见的病证,尤以老年人为多见。有关高血压病的病因病机及治疗大法,但就其大端而言,心、肝、肾二脏有变,责其本也;火、气、痰之说,乃其因也;眩晕、头痛为其象也;滋阴潜阳、降火息风,是治之大法。就具体病证而论,治疗多需标本兼顾,方克奏效。

在具体的方剂选用方面,根据个人的临床实践,镇肝息风汤、首乌延寿丹、天麻钩藤饮等,皆常选之方。若表现为阴阳俱虚时,又当以阴阳双补为主。

如果在发病时,或病程中某一阶段,表现为肝火旺盛,风火上扰,则当以清泻肝火为上。常见头痛眩晕较重,兼见目赤烦躁、舌红苔黄、脉弦数等症。若不直折其肝火,诚难息其内动之风。针对此症,常用之基本方为:

夏枯草 30g,菊花 15g,黄芩 15g,苦丁茶 9g,桑叶 9g,龙胆草 9g,刺蒺藜 9g,怀牛膝 15g,桑寄生 15g。

在此基础上,再据症加减。如惊悸,加生龙骨、生牡蛎;舌干津亏,加生地、麦冬;大便干,加肉苁蓉、元参;目眩甚,加小胡麻、草决明;肢麻,加地龙、钩藤;头痛甚,加白芷、蔓荆子。待其肝火平熄之后,再根据证候变化,酌情调治,以固其本。此为急则治其标,缓则治其本之意。

2. 肺脓疡

肺脓疡属中医肺痈病。有关此病之治疗,早在《金匮要略》中即有记载,后在《千金》、《外台》中均著录有很多治方。自此之后,历代医家集累了许多经验,创立了许多药方,其中不少药方长期为临床选用。如桔梗汤、千金苇茎汤等。

吾家自先祖以来,在治疗本病时,凡邪热壅滞较甚,身热脉数大者,则尽早选用《石室秘录》中有关治肺痈之方。该书共有治肺痈的方剂三首,正治法中一方为元参 30g,生甘草 30g,金银花 24g,当归 30g,麦冬 30g。内治法中一方为元参 60g,麦冬 90g,生甘草 15g,金银花 300g。外治法中一方为金银花 30g,元参 15g,人参 9g,甘草 9g。方虽有三,但其原则和特点却基本相同。①总的治疗原则是清热解毒,润肺养阴。②药味少,量大。③重用擅治外痈之金银花为君。

根据上述三点,选其内治法中的方剂为主,又根据煎服的实际需要,制小其量,即:金银花 150g,元参 30g,麦冬 30g,甘草 9g,再参考《金匮》、《千金》等方,加桔梗 9g,薏米 15g,苇茎 15g,合欢皮 15g,合为基本方。再根据临床所见,随症加减。若喘甚者,加苦葶苈 6g;痰多,加川贝母 9g;脓血多时,加服醒消丸 3g,日 2 次。

叔祖公壮年时,曾患是病,大吐脓血有 3 次,病情较为危重。祖父即以此方为主,加减调理,终得痊愈,无任何遗患。后至 90 岁而寿终。

又李某,中年,春节前患是病,曾延医治之,暗示以病情危重,需防后事,举家惊恐。吾以上方为主,随症加减,亦获全效。

此方妙在重用清热解毒排脓之药,以祛其邪,又以元参、麦冬养阴生津之药,以固其本,标本兼顾,补泻兼施,而收全功。

3. 遗精

遗精,又名失精、遗泄,是指不在性交时精液自行泄出而言,多属心肾之病。遗精有梦遗和滑精之分。或因房事不节,肾元亏损,精关不固而泄;或因烦劳过度,多思妄想,以致心火亢盛,心肾不交而泄;或因下焦湿热,郁热于内,痰湿下注;或因病后体虚而遗者。

《医学纲目·梦遗白浊》云:“王元硅虚而泄精,脉弦大,累与加减八物汤,吞河间秘真丸及珍珠粉丸,其泄不止。后用五倍子一两,茯苓二两,为丸服之良愈。此例五倍子涩脱之功,敏于龙骨、蛤粉也。”

曾诊治一患者王某,男,20 岁,未婚。患遗精,先以知柏地黄汤加固精药治之不效,后以清肝肾之火及固涩收敛等法亦不效。数月间,面黄肌瘦,不梦亦遗,白日精自滑下,脉弱无力,一派肾气不固,精气外泄之象。根据《医学纲目》所载,拟遗精方一首与服。服一剂后,大有好转。再服两剂,精气已固,肌肤充润。后以丸剂稍加调理而愈。

遗精方:五倍子 30g,茯苓 60g 二药共为细末,为丸或为散。每日空腹服 6g,早晚各 1 次,温水送服。

该方适用于遗精梦遗,或滑精不止者。此方虽简,然其理甚妙。方中用茯苓之开泄,且入心宁神,加五倍子之固涩闭阖,且入肾经敛浮火,正可以应肾脏动静开阖之机,心肾交通之制。此方效果妙在茯苓,不单取其宁神之效,且有补肾之功。补肾不独地黄、鹿茸之类,茯苓利水渗湿,有助肾司水液之功,亦为补也。此方服时,忌辛辣之物。相火旺者,可加知母、黄柏;虚甚者,酌加补品。

(二) 外科证治举例

1. 脓疱疮

脓疱疮,又称黄水疮,是常见的化脓性皮肤病。该病多发于夏秋季节,皮损主要表现为脓疱,具有传染性。本病的病因,主要是湿热毒邪熏蒸皮肤所致。

曾自拟一方,治疗脓疱疮,屡试得验。三黄苦参膏,方药组成如下:

黄连、黄柏、大黄、苦参各等份。

诸药共为细末,凡士林适量调成软膏每日1次。

此方适用于脓疱疮之湿热证者。其审证要点为:脓疱较密集,疱黄,周围有红晕,破后糜烂,面鲜红等。方中黄连、黄柏、大黄、苦参均有清热解毒、燥湿止痒之功,合而用之,效力尤宏。临证用时,若湿邪偏盛,皮损渗出液过多者,亦可取细末干搽患处。

2. 鹅掌风

鹅掌风,即手癣,亦包括手部慢性湿疹、掌蹠角化症等。本病多因风湿凝积,气血失养所致。初起掌心及手指皮下生小水疱,瘙痒,继而疱破,迭起白皮,脱屑,日久皮肤粗糙变厚,甚则皲裂疼痛,入冬加重,自掌心可延及遍手。进一步发展,可引起指甲变厚,色灰黑而脆,病程缠绵。临床治疗一般是以外治法为主,有的可以内服药为主。

曾诊治一患者乔某,男,30岁,患鹅掌风,手足皆裂,时流鲜血,痒痛难忍。处方:

全当归5g,川芎9g,杭白芍9g,生地9g,防风9g,荆芥9g,蒺藜9g,何首乌9g,黄芪4.5g,甘草4.5g,白鲜皮9g,土茯苓9g,双花9g,黄连6g。

上药水煎温服,数剂而愈。

方中黄芪益气托毒;当归、白芍、生地养血和血;川芎活血行滞;防风、荆芥祛风除湿;何首乌养血祛风;蒺藜入肝经,能祛风止痒;白鲜皮祛风燥湿,清热解毒;土茯苓除湿解毒;双花、黄连清热解毒;甘草调和诸药。上药合用,共奏益气养血,燥湿祛风止痒之功。

3. 阴疽

陈某之妻,36岁。患股阴疽,漫肿无头,皮色不变,稍痛微热,已十余日。此时若治以温化,或可消散。若投以苦寒,则必致冻结不散。处方:

黄芪15g,全当归15g,南双花24g,甘草6g,乳香4.5g,没药5g,淮牛膝6g。

水煎温服。服2剂后,全部消散,乃嘱其更服2剂而愈。

方中黄芪味甘性微温,能补气升阳,托毒生肌;全当归性微温,能补血活血止痛;双花轻宣疏散,清热解毒;乳香、没药活血祛瘀,消肿止痛;牛膝活血祛瘀;甘草解毒止痛,缓和药性。合而用之,则毒消肿散,不溃而愈。

(三) 妇科证治

1. 滑胎

滑胎,又名数堕胎,是指连续多次自然流产者。现代医学名之曰习惯性流产。滑胎之因,多由于脾肾两虚,冲任不固,胞脉失养,带脉失约所致。

吾家三代临床常用屡验的保胎丸方,治疗频惯堕胎者,效颇佳。

保胎丸:杜仲240g(糯米煎汤浸透炒去丝),续断60g(酒浸焙干),山药80g。将杜仲、续断共为细末,另以山药末作糊,调上药为丸如梧子大。亦可将三药共为散剂。每日空腹服6g。

患者岳某之妻,患坠胎2次,面色苍白,体虚无力,舌淡苔薄白,脉沉弱。现又妊娠2月,处以上方10剂,服毕诸症悉除。胎儿足月而生,康健无疾。

考保胎丸一方,收载于《本草纲目》杜仲下,云出《杨氏简便方》,无方名。《达生篇》名保胎丸,谢观《中国医学大辞典》名保胎丸。云出《千金》,但查今《千金·妇人方》中无。诸书药味虽同,但剂量不一,今以《本草纲目》为准。

本方主要用于肾气不足,胎元不固之频惯堕胎证。方中杜仲、续断有壮肾固胎作用,山药补脾以资化源。若染淋毒,湿热内蕴,可加金银花、土茯苓等清热解毒药。本方经吾家三代临床应用数十年,治疗是证甚多,均获良效。

2. 崩漏

崩漏,指妇女在行经期间,阴道大量出血,或持续下血,淋漓不断者,亦称崩中漏下。一般以来势急、出血量多者为"崩",以出血量少或淋漓不净者为"漏"。《济生方》云:"崩漏之疾,本乎一证,轻者谓之漏下,甚者谓之崩中。"本病的发生,是由冲任损伤,不能制约经血所致。《诸病源候论》云:"崩中之状,是伤损冲任之脉。冲任之脉,皆起于胞中,为经络之海,劳伤过度,冲任气虚,不能约制经血。"引起冲任损伤的原因,有血热、血瘀、脾虚、肾虚等。重视辨证需根据病证所见,随时调整方药。

患者于某之妻,32岁。症见崩漏日久,色萎黄,食少纳呆,体倦乏力,脉弱无力。此患者乃因脾气亏虚,统摄无权,冲任不固所致。处方:

人参6g,白术6g,茯苓4.5g,甘草3g,当归12g,川芎6g,白芍6g,熟地6g,炙黄芪6g,胶珠6g。

水煎温服。服5剂后,病势已衰。后改服胶艾四物汤,继服数剂。改以八珍丸调理而愈。

(四) 儿科证治举例

1. 泄泻外治例

张某之子,6岁。夏令泄泻,未能及时治疗,病情加重,遂致水泻不止,半日许,已衰弱无力,饮食不进,脱水之象十分明显,面色萎黄,舌苔白滑,脉数而无力。治则当急止其泻。然由于患儿药食难进,先以外治法施治。处方:

枯矾6g,黄丹3g。

上药共研细末。葱、姜适量,捣如泥,调上药,敷脐上用布缠紧。

敷药一时后,患儿泻止,精神好转,欲进饮食。后嘱其注意调理,遂愈。

在患儿药食难进的情况下,汤药煎服止泻的方法,已难奏效。选用了外治法,药方对证,奏效迅速。方中枯矾味酸涩,入大肠经,有较强的涩肠止泻作用。黄丹即铅丹,味辛咸,入脾经,亦能涩肠收敛而止泻。二药合用,加葱姜捣汁,合敷于脐上,共奏收敛止泻之功。

2. 泄泻内治例

王某之子,2岁,因腹泻住某医院数日,医治无效,遂出院求治。患儿面色萎黄,大便日数次,质清稀,夹有不消化物,腹微满,舌淡苔滑,脉沉而无力。乃因脾胃虚弱,运化无力所致。治法当以健脾为主,佐以消导之品。处方:

党参6g,炒白术10g,茯苓10g,炒扁豆10g,炒莲肉6g,苡仁10g,炒山药10g,鸡内金

10g,桔梗 6g,砂仁 6g,炙甘草 3g。

水煎服。服 1 剂后,患儿腹泻即减,继服数剂而愈。

泄泻,以大便次数增多,便质稀薄或呈水样,或完谷不化为特征。病机在于脾病湿盛,运化失职。腹泻有暴泻与久泻之分,暴泻多实,久泻多虚。本例患者,乃属脾胃虚弱,运化无力所致。方用参苓白术散加减。方中党参、白术健脾益气燥湿;山药、莲子肉、茯苓、薏苡仁、扁豆健脾渗湿止泻;砂仁醒脾和胃,炙甘草益气和中;桔梗可开提肺气;鸡内金消食导滞。诸药合用,共奏益气健脾,和胃渗湿之功,使脾胃健运,湿去泻止。

二、辨证施治心得

辨证是分析和辨认疾病的证候,施治是针对病证采取相应的治疗手段和方法。辨证施治是中医理法方药在临床上具体运用最重要的两个环节,是诊治疾病过程中相互联系,不可分割的两个部分。

辨证施治是中医治疗学的精华所在,只有辨证准确,施治有方,才能取得很好的临床疗效。今举数例。

(一) 同病异治例

同一病证,可因人因时因地的不同,或由于病情的发展,病型的各异,病机的变化,以及用药过程中正邪消长等差异,治疗上应根据不同的情况,采取不同的治法,即所谓同病异治。

今以肺炎的治疗为例说明之。曾诊治了诸多肺炎患者,大多是由于外感引起的。虽西医诊断同属肺炎,但因其临床见症有别,故其治疗方法与用药也各不相同。

曾诊治一肺炎患者。该病人为一青年女性,经县医院确诊为肺炎,接受了一段时间的西医治疗,疗效不显。患者除有一般的肺炎症状外,恶心呕吐较甚,食欲不振,舌苔黄腻而厚。中医辨证属上焦湿热壅闭,不能蒸发。以二陈汤为基础,和胃化湿,加清宣肺热之药。患者服药后,效果明显。一剂即见恶心呕吐症减,舌苔变薄,数剂后诸症均减。后更方以清肺汤为主,清热宣肺化痰,经十几天的治疗而愈。

另一例肺炎患者,肺炎症状已十分明显,咳嗽,吐铁锈色的痰,高热不退。当时在农村治病,也是中西药并用。曾给患者用过几天抗生素,但效果不佳,病情有加重之势。患者除咳嗽吐痰、高热等症之外,尚有一比较典型的症状,就是舌质红绛。由此分析,患者不是一般的病在气分,而是病已入营分。故以《温病条辨》的清营汤为主,加以清化肺热之药。服药后,效果立显。患者热退咳减,病情好转,后经调治,一周而愈。

近期又诊治一例,患者经省级医院确诊为肺炎,住院治疗十余天,高热不退。此患者由感冒引起肺炎,高热不退,且有明显的表证。由于患者表证尚在,高热明显,仍应以解表为主,处方在柴葛解肌汤的基础上,加清化肺热之药。服药后,患者周身汗出津津,热退迅速,诸症减轻。表证消退之后,予以《医宗金鉴》的清肺汤,药物包括:天冬、麦冬、知母、贝母、黄芩、橘红、桑白皮,应用时再加上双花、连翘、菊花、公英、杏仁、川贝等药。服数剂而愈。

从以上三例可见,虽然同是肺炎的患者,但临床见症有别。从中医的角度来看,我们就不应该单纯用清热解毒之法治之。必须针对病人的具体情况,辨证用药,同病异治,方可取得满意的疗效。

(二) 湿困热炽用附子例

附子辛甘大热，属燥烈之品，易于伤津耗液，临床上多用于治疗寒证。凡属热证及阴虚患者就应忌用或慎用。但只要辨证明确，用药对症，亦可用于治疗湿遏热伏之证。

20世纪60年代初，在中医进修学校任教期间，褚某之子患风湿热，高烧不退，全身瘫软，卧床不能动，周身疼痛。当时，在校的几个老师都去看过了，效果不十分明显。后邀我前去会诊。大家在一起商讨治疗方案时，吾以为应该用《金匮要略》的桂枝芍药知母汤。但是原方中有附子，患者当时高烧不退，是否应该去掉附子呢？有的认为附子不可用，但我主张要用附子。因为从病候上看，患者舌苔黄腻厚浊，说明湿热炽盛，乃湿遏热伏之象。此热为邪热，乃真阳不布，邪热炽盛所致。若真阳得以布化，则湿邪可祛，热邪得退。退热的关键，在于化湿。化湿则需要人体真阳的布达。附子辛甘大热，能温肾、助阳，可助真阳布达。在第一剂药中，附子的用量较少，以试探之，服药后，患者平稳，未有不良反应。第二剂药中，加重了附子的用量，服药后，患者舌苔松动，体温下降。以后附子用量逐剂加重，至八九钱。在加重附子用量的同时，加重了知母、白芍的用量。因为附子乃燥热之品，在助阳的同时，有劫阴之弊。加知母、白芍，以防附子劫阴。连服数剂后，患者舌苔大片脱落，体温下降，疼痛减轻，肢体恢复了活动能力。

在诊治此例时，之所以敢于用附子，关键在于辨证准确，抓住了舌苔黄腻厚浊这一关键的证候，认定此例属湿邪很盛。湿性属阴，困阻了真阳的布化。用附子助其真阳布达，则邪热可除。正如陈修园所云：太阳一出，则爝火无光。此例说明，只有抓住关键的证候，进行辨证施治，才能取得良好的疗效。

(三) 癫病用补法例

癫病，是精神失常的一种疾患，属于癫狂一类的疾病。癫病以沉默痴呆，语无伦次，静而多喜为特征；狂病以喧扰不宁，躁妄打骂，动而多怒为特征。癫属阴，狂属阳。癫病一般都是从火、气、痰、瘀四个方面来着手论治。癫病属阴，还应该考虑到用补法治疗。前人早有论述，如《石室秘录》、《验方新编》等书中，均曾记载过此法。

曾诊治一十几岁的少年，因上学期间受到精神刺激，症见沉默痴呆，语无伦次，失眠。用药以人参、白术、茯苓、菖蒲等药为主，且用量较大，人参用至八九钱，白术用至一两。用药巧妙之处，在于少加几分附子。据前人介绍，患者服药之后，应沉睡多时。果如其言，患者服药后，当晚睡眠甚好。醒后，精神明显好转。按此法治疗，患者不久而愈。

所以，辨证用药时，要根据中医的理论，全面地考虑问题。辨证明确，选方用药得当，才能疗效明显。

(四) 治病求本例

治病求本，是中医辨证论治的一个根本原则。治病求本之法则，最早见载于《黄帝内经》。如《素问·阴阳应象大论》云："治病必求于本。"此后历代医家多遵循之。《医门法律》亦云："故凡治病者，在必求于本，或本于阴，或本于阳，知病所生而直取之，乃为善治。若不知求本，则茫如望洋，无可问津矣。"今举数例，以示对治病求本之法的应用。

(1) 咽痛治肾例。曾诊治一名50余岁的患者。主诉咽喉疼痛，症见咽部轻度充血，扁桃体微肿,无其他不适。详问其病史,患者始言其多年来小便余沥不尽。由此分析,患者当属肾阳亏虚,膀胱失于固摄而小便余沥不尽。咽喉疼痛,乃因虚火上炎所致,非实火所为。处方济生肾气丸,即六味地黄汤加附子、肉桂、牛膝、车前子。服药后效果良好,继服数剂,诸症皆除。此方用药,并未针对咽喉疼痛而设,但通过补肾起到了治咽喉疼痛的效果。

(2)经闭治脾例。曾诊治一经闭者,为经产妇,孩子已大,但月经迟迟未来。面色萎黄,身体虚弱,头晕乏力,精神萎靡,长期腹泻。患者的主诉为经闭,但是综合分析诸症,本病的关键在于脾胃虚弱,气血生化之源不足所致。故治疗时,并未从治经闭入手,而是按腹泻的方法进行论治。方以参苓白术散为主,加诃子、肉蔻等固涩之品,附子助阳。服此药数剂后,患者腹泻停止,诸症均减,月经亦来潮。此例说明,如果治疗时仅从妇科考虑,以大补气血为法治疗,使用大量的补血药,如当归、生地等药尚有滑肠的作用。服后,可能反而会使腹泻加重,患者更虚,则对经闭的治疗更加不利。从脾胃着手,补其血液生化之源,则不治经闭而经闭得愈。

(五) 二方并用例

二方并用。即给患者同时开两张处方,两方隔日交替服用。此种治法,多用于病情复杂者。因为开一张处方,涉及面广,用药多,则方子大而杂,重点不突出,故改用此法治之。

曾诊治一崩漏不止的妇女。患者症见崩漏不止,迁延数月,身体虚弱无力,面色萎黄。患者病情比较复杂,乃因思虑伤脾,怒气伤肝,肝不藏血,脾不统血所致。总的治则应以调理肝脾为主。给患者开了两张处方。一方用归脾汤,固本为主;另一方用逍遥散,平肝和胃。二方隔日交替服用。用药后,效果良好,调治月余,崩漏下血得止。

外科病二方并用例。曾治一青年,初患疮疡,败血流注,散发数处。因迁延失治,致令多处破溃,稀脓不尽,骨瘦如柴。经某医院治疗,不见好转,以为不治之症。此属阴疽,而患者身体又极度虚弱,急须转阴为阳,又须托毒外出。为开二张处方,一方为外科治疗阴疽的常用方,即《外科全生集》的阳和汤,促其由阴转阳;另一方为《医宗金鉴》的托里消毒散。二方交替服用,数剂后脓液减少,疮口渐收,精神好转,月余而愈。

(六) 重剂专攻例

处方用药,常取一般用量。但若病情需要,亦可破例大剂重用。曾治一姓王的老年患者,大腿内侧生有一无名疮毒,红肿灼痛,边缘不清。患者体质尚好,无气血衰退之象。此例应该重剂专攻。当时在处方中加大了清热解毒药的用量,金银花用至半斤,菊花、公英、连翘等用量都很大。药量之大,令患者家属都十分吃惊。煎药时,需用大锅来煎。患者服药之后,效果甚佳,连服数剂,肿痛消散,未破而愈。

临床亦常取陈士铎《石室秘录》之方。该书中方,药量大者,譬如治肺痈的方子,用量就很大。重剂的目的在于发挥药物专攻的作用。重剂专攻,常可收到意想不到的效果。

刊于《浙江中医药大学学报》2006年第2期

中医治痈疽验案举例

痈疽是中医外科的主要内容,所以古代称外科亦名"疡科",外科医生亦称"疡医"。在中医留下的很多古籍中,也常以"疡医"命名,譬如明朝顾世成的《疡医大全》。中医治疗疮疡,在外科病历中占有很重要的地位。

我家三世为医,皆善治痈疽。祖父树洲公曾治过两例腹部生疮,延误时间已久,形成瘘管,与肠壁粘连,可从瘘管中流出肠道黏液或粪便类秽滞,偶有蛔虫从瘘管中爬出,均由我祖父为之治愈。我继承祖业,已治过许多痈疽之病,有些是用西药无效者,转用中药治愈。

治疗痈疽,首在辨阴阳。阳性者,红肿疼痛,较易破溃;阴性者,漫肿无头,皮色不变,迁延时间较长。其次,要区分肿疡与溃疡,治法亦自不同。再者,要看痈生部位,有些部位容易发生险症和恶症,或久久难愈,譬如"三背(手背、足背、肩背)不生疮"即属此意。在治疗过程中,还需注意尽快使毒邪向外,以免发生内陷。凡痈疽疼甚或灼痛者,不必担心,这是疮毒向外的表现;若肿疡突然不疼或疼痛骤减,疮面有塌陷之时,需谨防疮毒攻心,造成险症,甚至亦可形成死症。有些痈疽溃后需内服药与外用药结合,促其早日愈合。诊治过程中,要时常注意病人的神色和脉象,凡精神清爽、脉象洪大者,虽痛苦难忍,不必惊恐,是正常现象;凡脉象变为微弱或沉细、精神不爽者,务需提防。此治痈疽之大法也。临床需要根据病人的实际情况辨证施治。以下仅举数例。

案例 1

孔某,男,中年。始觉背部疼痛难忍,红肿无头,已二三日。观其部位,适当下大背处,局部红肿,按之痛甚,舌红苔黄,脉洪数,精神与二便均正常,食欲尚可。遂与活血散瘀、清热解毒为方,用仙方活命饮与神授卫生汤轮服。数日后,红肿方盛,但属向外扩展之势。某日病家来告,患者疼痛减轻,精神不爽,急为诊时,见肿面显现皱纹,肿处有塌陷之象,病人精神亦不如前几日,微现心烦、恶心,急与黄连内疏汤与护心散煎服。次日心烦、恶心之症皆减,局部又灼痛甚,前方再服一剂,继清余毒,见疮面已经破溃,呈现脓头多处。遂易以溃疡治法,以托毒外出为主,兼扶正气,方用四妙汤与八珍汤合方加减。

处方:黄芪三钱,当归五钱,双花三钱,甘草一钱,生白术一钱半,茯苓一钱半,党参一钱半,川芎一钱半,白芍二钱,桔梗一钱。

服后脉仍洪数,疮口扩大,脓点增多,食少心烦,发热,口渴,大便微溏,此正吾祖尝谓"溃而不敛者,脾虚也"。急用补气血、扶脾胃、托毒外出之法。

处方:党参三钱,黄芪三钱,白术二钱,川芎二钱,白芍二钱,当归二钱,双花二钱,茯苓三钱,皂刺一钱,桔梗一钱,甘草一钱,陈皮一钱,天花粉二钱,水煎服。

服数剂后,病家告知,疮面脱下腐肉一块,形成指余深之陷窝,病家惶恐不安,不知能否痊愈。吾见其疮口局部红润细软,不显恶象,遂令患家每日用忍冬藤煎汤清洗局部,另用生肌玉红膏外敷,内服托里消毒散。经调治数日之后,可见疮口已无腐肉,逐渐有新的肉芽生成,经此调治后,疮口逐渐愈合,饮食、精神、脉象各方面均恢复正常。经治月余,疮口肌肤逐渐丰满,最终愈合,无任何后遗之症或不适之感。

按 此证虽属恶疮之类,治疗过程亦有所反复,并出现过疮毒内陷的现象,但终因医者与病家配合得当、治疗无误,溃前以清热解毒为主,溃后以托毒补养为主,遂始患者平复如故。

案例 2

张某,男,中年。初因劳动时不慎,将足关节扭伤,未及时治疗,肿痛增重,经检查,局部疼痛较甚,不敢活动,其他舌苔、脉象等,均无大变。当以活血散瘀为主。

处方:公丁香一钱半,广木香一钱半,血竭一钱半,儿茶一钱半,川军二钱,红花五钱,当归五钱,赤芍三钱,丹皮二钱,川膝三钱,乳香二钱,甘草一钱,水煎服,两剂。

服后局部痛甚,但肿势减轻,肋部与手背已同时肿起,痛甚时不敢深呼吸。究其原因,原在扭伤前,肘部有一小疮疖未愈,此必血中毒气未尽,酿成热毒败血之证,若不急治,恐为危证。

处方:柴胡三钱,生地三钱,当归四钱,赤芍三钱,连翘四钱,牛子三钱,黄芩二钱,生山栀三钱,花粉二钱,甘草二钱,防风二钱,香附三钱,大白三钱,水煎服。

服后肿痛呈发展之势,特别肋部一处,有抽痛的感觉,乃毒气上干、肝气不舒所致,脉见弦数之象。再以清热解毒、疏肝解郁活血为治。

处方:青皮四钱,陈皮四钱,连翘四钱,甲珠三钱,双花三钱,漏芦二钱,红花三钱,川膝二钱,广木香二钱,白芷二钱,大白二钱,甘草三钱,水煎服。与前方交替服用。

服后肿块渐消,肋部抽痛减轻。继用上方各一剂,服后肿势已停止发展,惟手背处已化脓,需改服透脓之方。

处方:黄芪五钱,当归五钱,双花一两,甲珠三钱,皂刺三钱,白芷二钱,乳香二钱,与前青皮方各一剂煎服,交替服用。

服后手背已溃破,肋部肿势仍不散,继用前青皮方两剂。

又方:黄芪五钱,当归五钱,双花一两,甘草二钱,甲珠二钱,皂刺二钱,白芷二钱,乳香二钱,桔梗二钱,大白三钱,香附三钱,连翘三钱,水煎服,两剂,与青皮方交替服用。

四剂服后,足部与手部肿势均已消退,热象明显解除,惟肋部肿而不溃,乃因气血不足,阳化无力,有转阴之势。改用阳和汤与小金丹同服,两剂后,肋部肿块溃破,遂改用四妙汤加味托毒外出。

处方:黄芪五钱,当归五钱,双花一两,皂刺三钱,甲珠二钱,白芷二钱,炮姜一钱,鹿角胶二钱,甘草三钱,水煎服,两剂。服后,诸症俱已减轻,肋部溃疡已逐渐缓解,再以托里消毒散收功。服后已基本痊愈。

按 此证初因足部扭伤,未及时治疗,复因肘部一小脓疖化脓未愈而引起的脓毒败血之证,而引发多处肿疡。先是活血散血、清热解毒,而使手足之肿疡均愈;然肋部终因气血不足、阳气无力,后改服化阳之剂,促其溃破,前后将近一月,终得痊愈。

案例 3

解某,男,青年。始身发痈肿,后变成多发性痈肿,肋部、股部、肋部皆已破溃,因家境贫寒,未能及时治疗。后病情十分危急,正气虚羸,体弱无力,住县城某医院。治疗一段时间,未见好转,劝其出院,回家休养。其父邀我为之诊治,经查病人已十分虚羸,骨瘦如柴,食欲不振,各处溃疡排出清稀脓液,如败浆之状,面黄无神,萎靡不振,舌淡少苔,脉微弱无力。此证系因气血虚弱,阳气衰败,疮疡已完全阴化,需急与扶正壮阳,大补气血,方可托毒外出。

处方1:托里消毒散加减;处方2:阳和汤,各两剂。

二方交替服用,服后病情稳定,有好转的势头,精神亦稍振。继服此方各两剂,脓液渐稠,体力增加,脉象亦较前增强,各方面情况均见好转。后继用此方,各服至十余剂,亦能排出脓液,体质不断增强,精神亦见明显好转。说明气血逐渐旺盛,阳气逐渐恢复。终因家境贫寒,未能坚持服用。经过一段时间的疗养,最后终于完全恢复。

按　此证原为多发性肿疡,因患者体质较弱,亦未能得到及时治疗,导致气血衰败,脓毒败血之症。又因未能及时采用扶正祛邪之法,几成危症。后以托里消毒散为扶正祛邪、托毒外出,兼补气血;又以阳和汤促其化阳,终得转机。遗憾的是,患者未能坚持治疗,病情稍有延缓,但终因正气恢复,得以痊愈。此种二方交替之法,是我在治疗一些复杂病情的时候经常使用的一种方法。

案例 4

鞠某,男,青年。始于胸部与小腹下各起肿块一处,疼痛难忍,难以下床行走。延医未至,应用大量抗生素类药物,治之无效,举家惶恐遂求余为治。经查,肿块虽然红肿硬痛,但尚未汇脓,寒热时作,脉象与舌象、神志均无大的异变,此非危证,遂告慰家人,积极治疗。以清热解毒、活血散瘀解结为法。

处方1:柴胡三钱,生地三钱,当归四钱,赤芍三钱,川芎二钱,连翘四钱,牛子三钱,黄芩二钱,栀子二钱,花粉二钱,甘草二钱,防风二钱,香附三钱,乌药二钱,大白三钱,水煎服。

处方2:青皮三钱,陈皮三钱,连翘三钱,甘草三钱,甲珠三钱,双花三钱,漏芦二钱,西红花三分,川膝二钱,广木香一钱半,大白三钱,白芷二钱,水煎服。

二方各一剂,先服柴胡方,后服青皮方。二方服后,寒热减轻,肿痛减缓。继以前方各服一剂,服后,寒热已除,肿痛大减,惟肿块尚未消散。继以化瘀散结为主,间用清热解毒。

处方:青皮四钱,陈皮四钱,连翘四钱,甘草三钱,甲珠三钱,双花三钱,漏芦二钱,西红花三分,川膝二钱,广木香二钱,白芷二钱,大白三钱,香附三钱,水煎服。服后诸症大减,肿块亦消。继服二剂,肿块全消,行动如常。仍以前方继服五剂,以防余毒未尽。

按　此证虽初起未得及时为治,但未成溃烂之势,故重用活血化瘀散结等类药,终得全消。

案例 5

张某,女,中年。数年前于小腹下及腹股沟处生一脓疡,曾经在县某医院用抗生素治疗,汇脓后手术切开引流,逐渐愈合。一年后又曾复发,复经医院切开扩创清洗,再次愈合。年余后再次复发,经几次西医治疗,未曾痊愈。后其儿来济求学,求治于余。患者体质尚可,别无他症,乃因余毒未得完全清除,当以补养气血,兼用解毒之法,以断其后患。

处方:黄芪五钱,当归五钱,双花二两,连翘五钱,甲珠三钱,白芷二钱,公英一两,地丁一两,菊花三钱,甘草三钱,水煎服。

服十余剂后,年余后吾归乡探亲,得见病人,亲述始末,言自服吾药后,已经两载矣,不曾有再发之势,乃病毒已尽也。

按　此证初发虽及时切开引流,伤口愈合,但终因内毒未能尽除,导致多次复发。后以补养气血,兼用大剂量的清热解毒,而使其内毒得除矣。

案例 6

陈某,女,老年。于寸口部位生一肿疡,红肿疼痛,局部有烧灼感。经查,体质尚可,精神正常,惟痛甚、烦躁,食欲稍减,二便正常,脉象洪数,舌红苔黄。此痈毒流于手太阴经,结于脉口,急需重剂清热解毒、兼顾正气、托毒外出,以免内陷。

处方:黄芪三钱,当归三钱,双花一两,甲珠三钱,皂刺三钱,白芷三钱,公英五钱,地丁五钱,菊花五钱,花粉三钱,甘草二钱,水煎服。

服二剂后,红肿加甚,有溃脓之势,病人言烦躁甚,时有恶心感,盖年事已高,热毒较甚,须谨防疮毒内陷。继用前方,加黄连二钱,兼服护心散。服二剂后,烦躁恶心之症皆除,疮面边缘疼痛稍减,破溃之势已成。继服此前黄芪方,疮已溃矣,脓毒大泻,肿部松软。嘱每日以忍冬藤煎汤清洗患处,继服前方二剂,肿势已消,脓水渐减。病人食欲、二便、脉象均无异变。改服托里消毒散以补正托毒,数剂后遂愈。

按　此病虽是老年患者,然因治疗及时,且与清热解毒剂中始终注意顾护正气、托毒外出,故病势虽凶,亦按时溃破,脓出毒泻,病得痊愈。

案例 7

张某,男,年八十余。年事已高,行动不便,运动较少,遇冬以来,因天气寒冷,得不到足够的保温,于大趾端生一小溃疡,无疼痛感,仅有少量脓液。适逢吾回家探亲,请为诊治。经查,体力较衰,气血虚羸,下肢逆冷,溃疡面较小,亦不疼痛,惟有脓点长期不愈。此因气血虚弱、阳气不足、无力托毒,已难能化为大痈。此证无需外治,当为内治,补血通阳为主,佐以解毒。

处方:当归五钱,肉桂二钱,白芍三钱,细辛一钱,甘草二钱,通草二钱,双花五钱,菊花五钱,大枣三枚,水煎服。服数剂,疮口痊愈,四肢亦温矣。

昔吾在临床之日,治痈疽病例较多,常遵古方,加以活用。如阳证仙方活命饮、神授卫生汤、五味疗毒饮;阴证者阳和汤、小金丹;结聚硬肿者六气饮;气血偏虚者四妙汤;溃后者托里消毒散;疮毒内陷者,黄连内疏汤、护心散等皆常法也。临床之际,尽在灵活加减运用,方可出效。以上仅举数例而已,不当之处,望方家指正。

参苓白术散治脾虚泄泻证治举案

参苓白术散一方,原出于《局方》,治脾虚泄泻。吾家三世业医,经多次使用,只要辨证准确,效颇佳。现根据个人多年临床体验,聊为介绍。

一、方　　源

《太平惠民和剂局方》卷之三治一切气门"绍兴续添方":

参苓白术散:治脾胃虚弱,饮食不进,多睡少力,中满痞噎,心忪气喘,呕吐泄泻及伤寒咳噫。此药中和不热,久服养气育神,醒脾悦色,顺正辟邪。

莲子肉去皮,薏苡仁,缩砂仁,桔梗炒令深黄色,各一斤。白扁豆姜汁浸,去皮,微炒,一斤半,白茯苓,人参去芦,甘草炒,白术,山药各一斤。

右为细末,每服二钱,枣汤调下,小儿量岁数加减服。

后世医籍多有引用此方者,《张氏医通》卷十六祖方载:"参苓白术散(《局方》一名参术散),治胃虚喘嗽,大便不实。"治大便不实基本方,"每服四五钱,加姜枣煎服",较《局方》之差异,除用量增大之外,是以姜枣煎汤服。而且所言主治,亦小有差异。清代乾隆年间,御编《医宗金鉴》杂病心法要诀泄泻门载列本方治脾泄。可见本方对脾虚泄泻尤为后世医家所采用。

二、病案举例

根据我多年临床运用本方的经验,凡有明显脾虚之征者,如食后不久即大便稀溏,或每日大便次数较多而稀溏者,或大便稀溏而又带有未消化好的食物残渣者,或便溏而完谷不化者,或大便溏甚而难以控禁者,另见舌苔白滑,脉象较弱者,均可视为脾虚而用本方。

案例 1

王某,男,青年。主诉饭后不久即需大便,大便稀溏,食欲及消化能力均正常,体质亦无改变。诊时舌苔薄白,脾脉沉弱。此乃脾虚所致,中气升提之力不足,故而食后不久即大便稀溏。用参苓白术散原方,先服 2 剂,药效明显,食后大便可以停的时间较长,且大便稀溏的程度也有所减轻。继服数剂而愈。

案例 2

"文革"期间,去济南军区某团林政委家,为其家属诊病,诊后林云:"吾有一病,已有多年,是否可治?"其自述云,每日大便次数较多,且有些稀溏,腹不疼,饮食如故,别无他感。诊时其舌苔薄白,脉象无大变,唯脾脉较弱,此乃脾虚所致。遂处参苓白术散原方,按 3 剂汤剂的剂量,作散剂服用,每服二钱(6g),早晚各一次。后不久,再去其家中为其家属诊病,林云:"吾服汝方,未剂半,病已愈矣。"

案例 3

章丘婴幼儿某,因泄泻住省某大医院,用西法治疗数日不效,请为诊疗。病者为一男婴,尚在哺乳期,大便稀溏,次数较频,稀便中夹带有乳食残渣。经诊察,舌苔薄白,体质较弱,脉象沉细,显是脾虚泄泻。处参苓白术散原方,加鸡内金 6g,按儿童用量分多次服用。遂带方回乡服用,日后电话告知,服本方效果甚佳,仅服三五剂即愈。

案例 4

陈某,女,银行离休干部。患者素有糖尿病、高血压、冠心病、房颤等老年性疾病。本次因感冒高烧住省立某医院,除服用西药外,加用中药银花、连翘、大青叶、苦参、黄连等大剂量苦寒药,导致病人严重的泄泻不止,日一二十次,近似滑泄的程度,不及入厕。遂急邀我为之诊治。经检视,病人已极度虚弱,舌苔白滑,脉象促结之脉频繁出现,且沉弱无力。此病原是外感引起,病在太阳,本应辛散解表,而医者却以大剂量的苦寒沉降药,导致脾胃虚寒之太阴里证。由于脾胃虚弱已甚,务当先顾护脾胃,兼收滑脱。以其外邪尚未全解,用方当以平和为法,且肠胃中腐恶之气未尽解除,不可顿收,故用参苓白术散加鸡内金、炒乌梅、煨肉蔻,水煎服。服一剂后,电话告知,药已生效,对大便有一定的控制能力,次数亦有减少。遂嘱以原方继服,未几日即愈。

案例 5

汤某,男,省行离休干部。因感冒住省立某医院,因高烧不退,使用大剂量抗生素,结果导致大便溏泄,在电话中咨询求治。因患者素有糖尿病、脑梗死、脑萎缩等老年性疾病,且食欲欠佳,体质较差。遂嘱用参苓白术散或丸,每服 2 克。后在济南某药店中购得参苓白术丸,服用数日后,便溏即止,遂愈。

案例 6

张某,女,青年。大便溏泄,日二三次,已有多年,遇阴雨天气加重。食欲及消化能力皆正常。舌苔薄白,脉沉细弱,尤以脾胃脉为弱。处以参苓白术散,服用 5 剂,即获显效,大便恢复正常,日一次。嘱原方继服 6 剂,以巩固疗效。

三、讨 论

明吴崑《医方考》卷之四脾胃门收是方,但无姜枣。云:"脾胃虚弱,不思饮食者,此方主之。"解曰:"脾胃者,土也。土为万物之母,诸脏腑百骸受气于脾胃而后能强。若脾胃一亏,则众体皆无以受气,日见羸弱矣。故治杂证者,宜以脾胃为主。然脾胃喜甘而恶苦,喜香而恶秽,喜燥而恶湿,喜利而恶滞。是方也,人参、扁豆、甘草,味之甘者也。白术、茯苓、山药、莲肉、薏苡仁,甘而微燥者也。砂仁辛香而燥,可以开胃醒脾。桔梗甘而微苦,甘则性缓,故为诸药之舟楫,苦则喜降,则能通天气于地道矣。"吴氏对本方所做的方解,其言甚当。本方对脾胃虚弱所致之泄泻病,甚见稳妥之功。此方原以四君子汤为本,为调补脾胃的王道之剂,方中诸药,无峻烈之气,无致邪伤正之嫌。外加苡仁、扁豆等,颇具健脾除湿之功。山药、莲肉性皆平和,既可怡养脾胃之气,又具固涩之力,颇宜于泄泻之病。借桔梗之升提作用,使中气得以上升。而诸药和合,共收健脾强胃止泻之效。凡泄泻者,虽由脾虚而致,然其消化之功必有所损,肠胃中常有留滞之物,故可加鸡内金,既有消导之力,又具收涩之用,性亦平和。又或滑泄甚者,可加炒乌梅、煨肉蔻、煨草果加以固涩,甚至可加罂粟壳以禁固之。脾胃虚寒较甚者,可酌量加干姜、附子,温补脾肾之阳,以获补土之功。

　　以上仅系个人一得之见,谨供方家参考。

肺炎诊治举例

肺炎一病,为现代医学病名,西药治疗大多以抗生素为主,中医诊疗多属于肺热咳喘类疾病,治疗时非用一法可愈,根据病人的体质、发病时间和病后反应、病情轻重、病程的不同阶段,进行辨证施治。今举例如下。

案例 1

徐某,女,青年,荣成人。患者寒热往来,咳嗽较重,呕恶不已,身热气喘,胸部隐痛,时吐浊痰,颜面潮红,舌苔黄腻,脉浮滑而数。经县某医院确认为肺炎,用青霉素及磺胺类药诊治数日,病情不减。

经诊查,此症乃湿热困于中上二焦,浊痰壅闭肺中,当治以清宣肺热、祛痰化浊之法。

处方:陈皮二钱,半夏二钱,茯苓二钱,枳壳二钱,桔梗二钱,天冬三钱,麦冬三钱,桑白皮二钱,地骨皮二钱,川贝二钱,双花三钱,沙参二钱,竹叶二钱,甘草一钱,水煎服。

服二剂后,呕吐减轻,咳嗽亦缓,舌苔逐渐淡化,脉象渐趋平静,示病情有缓解之趋势。当以清肺退热、化痰解毒为主。

处方:天冬三钱,麦冬三钱,知母二钱,川贝二钱,陈皮二钱,黄芩二钱,桑白皮二钱,枳壳二钱,桔梗二钱,沙参二钱,双花三钱,蒌仁二钱,半夏二钱,甘草一钱,水煎服。

服二剂后,病情已大为减轻,并可进饮食。精神、体力均有好转。以此方继服 6 剂而愈。

按　本病虽是肺热咳喘,但从舌苔、脉象方面辨别,主要属于湿热困扰、痰浊不化、肺气壅闭、气机不畅。故本案首诊选用二陈汤为立方基础,加味清宣肺热之品,以调和肺胃二脏为主,使其呕吐的症状迅速得以缓解,咳嗽亦逐步减轻,说明肺胃湿热逐步化解。二次更方时,是因肺热之邪尚未完全解除,故立方以清肺汤为主,重在清肃肺热,加以宽胸理气祛痰之剂,病情很快得以缓解。由于病情未发生新的变化,故谨遵效不更方的原则,一直服至邪退病愈为止。从本病所用药物来看,并无大剂量清热解毒药,而能取得较好的效果,就在于从湿热这一根本病因着手进行治疗;若使用大剂量清热解毒药,反易致黏滞之湿邪难以尽快化解。充分体现辨证求因、治病求本的指导思想。

案例 2

鞠某,男,青年,荣成人。开始发病即以发热恶寒、咳喘为主,短期内未能及时治疗,病情加重,高热不退,吐锈色痰,胸部隐痛,卧床不起,舌红苔黄,脉象洪数。肺炎症状已经十分典型,西医以青霉素针剂注射,连用三日,病情不见好转,且有加重趋势,舌质变为绛色,说明病证已属气营两伤,遂改服中药。治以气营两清为主。

处方:生地三钱,赤芍三钱,丹皮三钱,竹叶六钱,天冬三钱,麦冬三钱,黄芩三钱,黄连三钱,双花三钱,连翘三钱,石膏五钱,知母三钱,川贝三钱,水煎服。

服二剂后,病情稳定,咳嗽稍减,继用上方,再服二剂后,身热渐轻,咳嗽大减,锈痰不见,舌质色已转红，说明营分之邪已逐步外透。遂以原方去生地，加元参、桑白皮各三钱。继服数剂后，病情已大为好转。经清利肺热，养营止渴之法调理而愈。

　　按　本病虽属肺热咳嗽，使用青霉素治疗疗效不显，说明抗生素并不是对每个病人都十分敏感。改用中药后，也不是以单纯清肺热为主，而是邪气已经入于营分，属于气营两伤，遂遵叶天士先生透热转气之法，一方面加用凉血之药，另一方面又加用石膏、知母等清气分之药，使热邪尽快由营分转入气分；再以清肃肺热等药，最终达到治疗目的。

崩漏治验

崩漏为妇科常见病,缘因经血不调、产后及小产后血出不止。血来如山崩者谓之崩,淋漓不止者谓之漏。治疗之时,大致上是本于急则治其标,缓则治其本的原则。治标者,先治血也,血不止必致脱阴亡阳,血止后再予以缓剂调理。治本者,调其脏腑也,凡崩漏之病,多由肝脾二脏及冲任二脉不调所致,肝藏血,脾统血,多怒易伤肝,多思易伤脾,肝脾二脏受损,血气得不到正常运行,冲为血海,任主胞胎,崩漏之血,虽与他脏有关,然皆出自胞中。此治崩漏之大法也。今举数案为例。

案例 1

王某,28 岁。停经三月,忽因小产大出血,如崩倒之势。患者精神不振,脉象虚弱,卧床难起。此证急需先治其血,再做其他处理。

处方:血余炭二钱,百草霜二钱,共为细末,黄酒冲服。

服药后,血渐止。约有三时之久,患者出现虚脱现象,自觉气息将竭,呼吸浅急,头昏痛,闭目无神,时将气竭。诊其脉浮而濡,乃出血亡阴,阳气无所依附,已将脱矣。盖有形之血不能速生,必生于无形之气,当速服回阳之剂以固脱壮神。

处方:人参三钱,附子二钱,水煎服。

服后半小时许,元气渐复,精神稍振。至次日,血未再下,唯觉四肢发热,此阴虚之征也。

处方:当归五钱,川芎二钱,白芍三钱,生地三钱,黄芪五钱,人参一钱,水煎服。

服后,发热略减,稍觉恶心,乃血液循行不足、脾气不振之故。当以补血健脾之法治之。

处方:人参一钱,白术二钱,茯苓二钱,当归三钱,川芎二钱,白芍二钱,生地二钱,艾叶二钱,阿胶珠二钱,炙甘草一钱半,水煎服。

服后,恶心止,唯觉身体无力,患者胃气欠佳,不愿服药。乃嘱其注意调节饮食,卧床休息,后乃痊愈。

按　此病来势很急,故先以百草霜、血余炭二药,以处之方便,用之及时。以此法止血,亦为我家三世行医常用之经验。此证经服上方后,未再大出血,随即出现了一些阴阳虚脱、胃气不振等现象,以常法调理之,病人很快得以康复。

案例 2

董某,30 岁。患者因产后大出血不止,面色萎黄,气虚无力,脉象微弱,急需先治其血,免致亡阴亡阳之症。

处方:血余炭二钱,百草霜二钱,黄酒冲服。

服药后,血崩之势有所缓解,但患者衰脱之象仍很明显,需立服益气回阳之剂,以防病势发展。

处方:人参三钱,附子二钱,水煎服。

服后病人精神有所好转,脉象仍很虚弱,仍需补气固脱为本。

处方:人参二钱,黄芪五钱,当归五钱,川芎二钱,坤草三钱,荆芥炭一钱半,炙甘草一钱半,水煎服。

服后,体力有所恢复,精神有所好转,下血的情况亦趋于正常,但面色仍见萎黄,脉象较弱。再以调理气血为本,促其康复。

处方:党参三钱,白术三钱,茯苓二钱,黄芪三钱,当归三钱,川芎二钱,坤草三钱,艾叶二钱,阿胶珠二钱,炙甘草一钱半,水煎服。

服上方数剂后,病人精神体力均有所恢复,病情亦稳定。嘱其加强饮食调理,注意休息,后即康复。

按 本病亦属血山崩倒、来势凶猛之例,故与之急服止血之剂,以挽其虚脱之势。血崩减缓后,因其处于产后,不可再用大剂量止血药,以免造成恶露不下、腹满腹痛之症,故以正常调理气血之法,加用坤草,以助其宫缩之力也。后再以饮食调养为主,和于《内经》所谓"谷肉果菜,食养尽之"之意。

案例 3

王某,42 岁。月事 3 月未行,骤然血崩,带有血块大下,引起虚脱,脉浮芤,必小产也。当先止其血,以免不虞。

处方:血余炭五钱,百草霜一钱,黄酒冲服。

服后片刻,血即止。唯虚脱不堪,身热,面色苍白,更以汤剂调治。

处方:当归五钱,川芎二钱,酒芍三钱,熟地二钱,阿胶二钱,艾叶二钱,党参二钱,炮姜炭一钱,炙甘草一钱半,水煎服。

服本方后,血未大下,无其他变症。遂连服数剂而愈。

按 本案服止血药后,出血情况很快得到控制,患者也未发生其他变症,所以按正常调理气血之法予以治疗,即可康复。

案例 4

于某之妻,32 岁。患者崩漏已久,淋沥不断,食少无力,面色萎黄,脉弦而无力。此出血已久、脾胃伤损所致,当以理血健脾为主。

处方:人参三钱,白术二钱,茯苓二钱,炙甘草一钱,陈皮一钱半,半夏一钱半,当归三钱,川芎一钱半,荆芥炭二钱,水煎温服。

服后,血仍未止,乃冲任损伤,当补而固之。

处方:人参二钱,白术二钱,茯苓一钱半,炙甘草一钱,当归三钱,川芎二钱,白芍二钱,熟地二钱,炙黄芪二钱,阿胶珠二钱,水煎服。

服后,病势有好转,乃改服胶艾四物汤。数剂后,血遂止,因身体虚弱,改用八珍丸调理而愈。

按 此证因患病时间较长,虽无虚脱现象,但身体损伤较为明显,主要以调理气血、健补脾胃,兼用止血之药,最后以气血双补之药收功。

案例 5

于某之妻,35 岁。患者小产后下血不止月余,遂至体虚无力,恶心不适,寒热往来,气短心悸，头眩目痛，每经注射葡萄糖后则稍轻。然病情仍如故，心中时有烧灼感，胸胁刺痛，脉沉弦而数，重按无力。此病乃因下血过多，肝失所养，气郁不畅，加之阴虚而阳亡，脾气亦衰。当先以调理肝脾为主。

处方：当归三钱，白芍三钱，白术二钱，茯苓二钱，柴胡二钱，薄荷一钱半，丹皮一钱半，炒栀子一钱半，枳壳二钱，陈皮二钱，香附二钱，甘草一钱，水煎服。

服2剂后，寒热退，恶心减，食欲增加，血水仍时下，乃元气下陷，不能载血上行，当升而补之。

处方：补中益气汤加苍术三钱，酒芍三钱，香附二钱，丹皮二钱，水煎服。

服4剂后，病势大减，更当补而提之。

处方：补中益气汤合胶艾四物汤，水煎服。

服数剂后，血水渐少，饮食大增，神清气壮，唯口燥心悸，更当以温补气血、调其神志。

处方：归脾汤加阿胶三钱、麦冬三钱、五味子二钱。

服数剂而愈。嘱其加以饮食调养，使身体康复。

按　本病因病情较久，未能得到及时治疗，导致血下不止，兼夹水湿之气。说明患者因小产后下血过多，致肝脾两脏功能失调，而且由于脾气虚弱，而致心神不宁、心脾两虚之象。故在治疗方面以调理内脏为主，而非专以止血为法；若单以止血之法治之，未免舍本逐末。本病始终以肝、脾、心三脏为着眼点，分步骤地予以调理。此之所谓"缓则治其本"也。

案例6

葛某，30岁。此患者为本家族弟之妻，在南京部队某医院工作。因产后恶露不止，已两月有余，导致身体虚弱，食欲减退，欲改服中药治疗，特来信求治。据信中所言，经医院多方调治，尚未发生大的变故，又不曾言及有重大不适病候，仅言产后下血不止，体质较虚。吾视此病定是脾气虚弱不能摄血、中气下陷，血亦随之下行，当以补中益气结合四物汤等法，益气补血，稍加止血之品予以调治。

处方：人参三钱，白术三钱，炙黄芪三钱，当归三钱，陈皮二钱，升麻一钱，柴胡二钱，川芎二钱，炒白芍二钱，熟地二钱，艾叶二钱，阿胶三钱，炙甘草一钱，生姜三片，大枣三枚去核，水煎服。

未及1月，来信告知，此方服后效果十分明显，约服十余剂，即痊愈出院。

按　此患者因产后恶露不止，又长时间下血，导致身体虚弱，虽在医院多方治疗，才使患者没有发生大的症候变化，亦未造成大的损伤，但没能从整体、脏腑关系上进行调理，故致患者长时间不愈。本次处方，没有采用过多的止血药剂，而是从根本上进行调理，所以患者很快得以痊愈。

吾及此证，无论是产后或是经期，引起长时间的下血不止，而导致的虚损证，基本上都是从这一思路出发，每收良效。

上述六案，基本上可以反映吾家三世行医，对治疗本病的思路和方法。总起来说，主要是掌握以下几点：

首先是前文提到的"急则治其标，缓则治其本"，凡来势凶险、下血量大者，必须尽快从标而治，以止血为先，故多采用血余炭、百草霜、荆芥炭等，急服之，条件允许时，最好以黄酒冲服，不方便时亦可以白开水冲服。取黄酒者，以其有活血之功也。凡大失血得到控制以后，首选应该想到的是虚脱亡阳,而非补血。这就是在案中所提到的"有形之血不能速生,必生于无形之气"。阳气一脱,则生命立尽,在此种情况下,护住阳气,即能护得生命。当出血基本得到控制以后,就要着眼于内脏的调理,也不是单纯的止血,这是治病求本的一种思路。

属慢性、长期的漏下不止者,也不是单纯着眼于止血,大多数为内脏功能失调,故当以调理心、肝、脾三脏为主,因心主血肝藏血脾统血也。三脏的功能得以恢复,自然可收止血之功。常用处方基本上以下几方为主:逍遥散、归脾汤、补中益气汤、胶艾四物汤。此时兼带用一些止血之药,如炒荆芥、阿胶珠等比较缓和者;体质偏于阳虚者,尚可用干姜炭、荆芥炭、地榆炭等;若下血夹有血块、少腹痛而拒按者,则当注意不要过多地用止血药,还需要适当地采用活血药以防其瘀,如桃红四物汤等即属选用之例,否则容易造成闭门助盗,病亦难愈。

在治血证中,还应注意到,适当地加入理气药,使陷者可以升提之,瘀者可以舒解之,滞者可以通利之。此辨治血证之要义也。

感冒病证治浅见

一、述　古

感冒系感受风寒暑热等外邪引发之疾病，邪气多自皮毛或口鼻而入，轻者常见鼻塞、流涕、喷嚏、头痛、恶风等证。重者则有发热、恶寒、无汗、咳嗽等证。若治不及时，则可发生诸多变证，若迁延失治，亦可留下诸多后遗症，甚至终身难愈。故对此证，不可小视。

感冒之病，古籍早有论述，自《黄帝内经》《伤寒论》及本草、病源、方书类著作，均有所论及，惟名称及病候，尚无统一或规范之论证。至宋代始，渐以"感冒"或"伤风"命名者为法，后世沿用者遂众。

宋《太平惠民和剂局方·淳祐新添方》参苏饮云："治感冒发热头痛，或因痰饮凝固，兼以为热，并宜服之。若因感冒发热，亦如服养胃汤法，以被盖卧，连连数服，微汗即愈。"又明戴元礼《秘传证治要诀》卷之二诸伤门"伤风寒"附感冒云："感冒为病，亦有风寒二证，即是伤寒外证，初感之轻者，故以感冒名之，若入里而重，则是正伤寒，与前项太阳证亦同。今病人往言之伤寒，不知轻则为感，重则为寒，又重则为中。"又熊宗立《名方证治类证医书大全》寒门，亦列有"感冒"之名。

宋·陈言《三因极一病证方论》卷四"叙伤风论"，曾对伤寒与伤风进行辨析。又元人葛雍编《伤寒直格》卷中"伤风表证(一曰中风)"，实乃论《伤寒论·太阳病上篇》太阳中风，非后世所言"伤风"。

明人张景岳先生《景岳全书》卷十一"杂证谟"对伤风论证云："伤寒之病，本由外感，但邪甚而深者，遍传经络，即为伤寒；邪轻而浅者，止犯皮毛，即为伤风。皮毛为肺之合，而上通于鼻，故其在外则为鼻塞声重，甚者并连少阳、阳明之经，而或为头痛，或为憎寒发热；其在内则多为咳嗽，甚则邪实在邪，而为痰为喘……"此论对伤寒与伤风之异同，辨之甚详。

清人林佩琴《类证治裁·伤风》论治云："风者，天之阳，经云：虚邪贼风，阳先受之。风邪伤卫，故腠理疏者，善病风。其证恶风有汗，脉浮、头痛、鼻塞、声重，咳嗽痰多，或憎寒发热。惟其人卫气有疏密，感冒有深浅，故见证有轻重，治法不宜表散太过，不宜补益太早。须查虚实，审轻重，辨寒热，顺时令。经云：风淫所胜，平以辛凉，佐以苦甘。凡体实者，春夏治以辛凉，秋冬治以辛温。解其肌表，风从汗散。体虚者，固其卫气兼解风邪。恐峻行发散，汗多亡阳也。如初起风兼寒，宜辛温发表，郁久成热，又宜辛凉疏解，忌初用寒凉，致外邪不能疏散，郁热不得发越，重伤肺气也……。"林氏此论，对伤寒证治，可谓详而且尽。特所谓"查虚实，审轻重，辨守势，顺时令"四则，诚可谓治外感病之纲要也。

清以后医籍，此病称感冒者渐多，一者沿袭宋以后人称谓，一者译著西学医籍，亦称感冒。如1951年上海新医书局出版之庄畏仲、连洁群编译之《庄连氏内科学》中，即有"普通感冒"与"流行性感冒"之名，今日中西医则皆名"感冒"。"感冒"者，感受、冒犯风寒等引发以发热恶寒、头痛身痛为主证之外感类疾病。

二、病 因 病 机

感冒皆因六淫之邪及时行疫气所致。如《伤寒论·伤寒例》引《阴阳大论》云："凡时行者,春时应暖而复大寒,夏时应大热而反大凉,秋时应凉而反大热,冬时应寒而反大温,此非其时而有其气,是以一岁之中,长幼之病多相似。此则时行之气也……夫欲候知四时正气为病及时行疫气之法,皆当按斗历占之。"

所谓非时之气者,四时之气候,至失其时序,或至失其常态,人体正气难能适应时,则感而为病。疫气者,成无己注谓,"疫者,暴厉之气。"详"疫气"说,古已见诸史籍。《说文·疒部》:"疫,民皆疾也。"段玉裁注:"郑注:《周礼》两言疫疠之鬼。"朱骏声《说文通训定声》注引《字林》云:"病流行也。"又《素问·遗篇·刺法论》云:"黄帝曰:余闻五疫之至,皆相染易,无问大小,病状相似。"汉阮瑀《为曹公作书与孙权》:"昔赤壁之役,遭离疫气,烧船自还,以避恶地……"

据上述诸说可证,感冒犹古隋、唐时如《诸病源候论》、《外台秘要》等书中所谓"天行病"或"时气论"中一种也。其发病有以下特点:①其主病候,不问长幼皆相似。②病因皆系外因,除非时气之外,尚有疫气。③有不同程度的传染性与流行性。

感冒之感染途径,主要有两个方面,一者外感,一者上受。外感者,由皮毛而入,上受者,由口鼻而入。

外邪自皮毛而入,则可致营卫不和,皮毛又为肺之外合。故皮毛不合,亦可致肺气不宣,肺之上窍不利。皮毛犹肌表之属,亦三阳脉之外门所在,外邪犯于肌肤亦可致三阳开合失度,故寒胜气闭者,常为毛孔闭塞,风胜气疏者,常为毛孔开放。

三、辨 证 立 法

感冒之病候,虽曰长幼相似,此大致言之,若具而言之,常因季节、年龄、体质、邪气、病位等不同,则病情每自有别。约而言之,除一般病候外,可见以下辨证特点。

风寒外束,常见憎寒、壮热、头痛、身痛、无汗、舌红苔白、脉浮紧。为邪在表,治宜辛温发汗。

风热外袭,常见发热恶风,头、身不适,微汗或虽有汗而病不解,舌红、苔白厚或微黄,脉浮数。治宜辛凉解表。

风热上受、肺气不宣,轻者常见咳嗽、喉痒或咽痛,发热,不适,有汗或无汗,舌红,苔白或微黄,脉浮数。治宜辛凉解表、轻清宣肺。重者咳甚、痰黄,气逆声浊,治宜辛凉宣肺,清热解毒。

风温挟湿、邪犯上焦,常见咳嗽、痰稀白、胸闷气逆,舌红苔白腻或黄腻,脉沉数或浮滑。治宜辛开宣泄,芳香化湿。

湿热犯中下二焦,常见脘腹不适,呕恶或泄泻,头痛身重,舌红苔黄腻,脉服缓或滑数。治宜辛泄疏散,芳香化湿。

风寒外束,太少合病,常见憎寒壮热,往来发作,胸胁不适,头痛、身痛等证,舌红苔白,脉弦数或浮紧。治宜辛开疏泄,透邪外出。

风寒外束,三阳合病,常见憎寒壮热,口渴肌热,无汗或汗出不畅,舌红苔黄而干,脉服数有力,治宜辛凉与辛开并用,透热外泄,化汗解表。

热郁化火,炎上灼津,常见壮热恶热,口舌溃烂,舌干口渴,面红目赤,头痛头晕,舌红苔黄,脉洪数。治宜苦寒直折兼辛凉解热,若口舌溃疡,宜兼用清热解毒。

以上所举,仅为常见证候类型特点及治疗大法。

感冒病除年老体衰、婴幼弱质及个别重证或严重合并证外,一般少有死证,轻者亦可自愈,中度者若及时治疗,三五日亦可愈,重证或严重合并证,则时日较长,若迁延失治引发之变证、或治疗不当导致之坏病,则当临证相机处治。

四、常 用 方 选

1. 加味麻黄汤

治风寒感冒表实无汗。

麻黄 5g 桂枝 6g 炒杏仁 6g 荆芥 6g 桔梗 6g 薄荷 3g 甘草 3g

(以上所定剂量,仅按常规用量,临证处方,应根据个体病情,自为增减,下同。)水煎服。

2. 加减羌活汤

治风寒感冒,头痛身体无汗或微汗。

羌活 6g 防风 6g 白芷 6g 细辛 3g 川芎 5g 独活 6g 麻黄 3g 桂枝 6g 甘草 3g
水煎服。

3. 银翘散

治风热感冒,邪留肌表。

银花 15g 连翘 9g 桔梗 6g 竹叶 3g 荆芥 9g 淡豆豉 6g 芦根 6g 牛蒡子 6g 薄荷 6g 桔梗 6g 甘草 3g
水煎服。

4. 加味桑菊饮

治风热感冒,热在上焦者。

桑叶 6g 菊花 9g 连翘 6g 薄荷 6g 桔梗 6g 炒杏仁 6g 牛蒡子 6g 芦根 6g 银花 9g 甘草 3g
水煎服。

5. 解表宣肺饮(仿陈平伯"凉解表邪"法定)治风热感冒,邪热犯肺者。

银花 9g 薄荷 6g 前胡 6g 白前 6g 桔梗 6g 桑叶 6g 牛蒡子 6g 川贝母 6g 连翘 6g 炒杏仁 6g 甘草 3g
水煎服。

6. 加味麻杏石甘汤

治感冒上受犯肺，郁热不解者。

麻黄 6g　炒杏仁 6g　石膏 15g　桔梗 6g　双花 15g　川贝母 6g　瓜蒌皮 9g　连翘 6g
甘草 3g

水煎服。

7. 加味香薷饮

治暑热感冒，表实无汗者。

香薷 6g　藿香 9g　佩兰 6g　双花 10g　荆芥 9g　扁豆花 10g　薄荷 6g　连翘 6g　竹
叶 6g　川朴 6g

水煎服。

8. 藿香正气散

治湿热感冒，邪犯中下焦者。

藿香 12g　茯苓 9g　紫苏 9g　大腹皮 9g　炒白术 9g　制半夏 9g　白芷 6g　陈皮 6g
厚朴 6g　桔梗 6g　甘草 3g

水煎服。

9. 柴胡桂枝汤

治风寒感冒，邪犯太、少二阳经者。

柴胡 9g　桂枝 6g　黄芩 6g　党参 6g　制半夏 6g　白芍 6g　甘草 3g　生姜 3 片　大
枣三枚（去核）

水煎服。

10. 柴葛解肌汤

治四时感冒引及太阳、少阳、阳明三阳合病者。

柴胡 9g　葛根 9g　羌活 6g　白芷 6g　桔梗 6g　赤芍 6g　黄芩 6g　石膏 9g　甘草 6g
（若下利，或服后下利者，去石膏）

水煎服。

11. 防风通圣散

治表里同病，外证表邪不退，内证大便不畅者。

防风 6g　荆芥 6g　连翘 6g　麻黄 5g　薄荷 6g　川贝 6g　当归 6g　白芍 6g　白术 6g
山栀子 6g　石膏 9g　大黄 6g　芒硝 6g

水煎服（或为散剂，每服 6g，早晚各一次）。

12. 二陈宁嗽饮（自拟方）

治湿邪犯肺，肺气不宣，咳逆不止者。

陈皮 9g　制半夏 9g　茯苓 9g　双花 15g　川贝 6g　桔梗 6g　炙杷叶 6g　白前 6g
前胡 6g　旋覆花 6g　甘草 6g

水煎服。

13. 桂枝汤

治感冒表虚证,微热恶风汗出不愈者。
桂枝 9g　白芍 9g　甘草 6g　生姜 3 片　大枣 3 枚(去核)
阳虚加制附子 3g,气虚加黄芪 9g,血虚加当归 9g。水煎服。

14. 宣肺通窍饮

治轻型感冒,鼻塞流涕,咽喉不适者。
麻黄 3g　炒杏仁 6g　细辛 5g　桔梗 6g　牛蒡子 6g　薄荷 6g
水煎服。

15. 银翘甘桔汤(自拟方)

治感冒上受,热结咽喉者。
桔梗 9g　甘草 6g　蝉退 6g　僵蚕 6g　马勃 6g　薄荷 6g　牛蒡子 6g　蚤休 6g　升麻
6g　连翘 12g　双花 15g
水煎服。

16. 大青龙汤

治风寒感冒,表里俱实者。
麻黄 6g　桂枝 6g　炒杏仁 6g　石膏 9g　甘草 6g　生姜 3 片　大枣 3 枚
水煎服。

17. 玉屏风散合桂枝汤

对气血虚弱适应能力较差者,常服此方,有一定预防作用。
黄芪 15g　白术 9g　防风 9g　桂枝 9g　白芍 9g　甘草 6g　生姜 3 片　大枣 3 枚(去核)
水煎服。

18. 预防感冒方

适用于感冒流行期。
银花(忍冬藤亦可)30g　贯仲 20g　板蓝根 30g　绿豆 30g　甘草 6g
水煎服。

五、治感冒廉简方

此类方适用于农村,或穷乡僻壤缺医少药之处。

1. 治风寒感冒方

适用于发热恶寒无汗者。

葱白连须饮 30g　生姜 20g　苏叶 10g

煎汤温服,被覆取汗。

2. 治风热感冒方

适用于发热恶风或微恶寒,无汗或微汗者。

金银花(无花时,可以其藤叶代)30g　薄荷 6g　葛根 10g　桑叶 10g　苏叶 6g

水煎服,待汗出。

3. 治暑热挟湿型感冒方

适用暑湿冒风,头痛头晕,恶心或呕吐、大便稀溏,发热或微恶风寒,有汗或汗出不彻者。

鲜荷叶 15g　薄荷 6g　白扁豆花(无花以白扁豆代)10g　藿香 10g　陈皮 10g

苏叶 6g

水煎温服。

六、用药配方注意事项

(1) 感冒初起,大多为邪气外束,毛孔闭塞,故当从汗解,以辛开发散为主,切忌苦寒沉降之药,不利于邪气外出。

(2) 风寒外束,辛温发汗重剂用麻黄时应慎重,特别对肝阳上亢及心、肺气虚型病人,尤当注意。此在《金匮·痰饮咳嗽篇》中,仲景已有明训云:"麻黄发其阳故也。"

(3) 温邪上受,入喉犯肺,邪尚轻浅,咳嗽喉痒者,可遵叶天士与陈平伯先生法,以宣肺为主,用药宜轻灵疏泄为上,不可用苦寒重剂。

(4) 寒束较重,无汗畏寒,头身痛重,除以辛温解表外,可加羌、独、防风等药,不仅有助于发汗之力,亦有祛风止痛之功,效更佳。

(5) 若邪热持续不退者,多系从阳化热,内合阳明者,应适当加用辛寒之药,仍从汗解。以热郁至极,需得辛寒,方可化汗也。但用石膏时,需根据体质强弱,斟酌用量。若体虚之人,用之过量,亦可导致便溏,腹中寒故也。

(6) 凡感冒挟湿,无论胃肠有无证状,因湿性腻滞,均不易疏泄,又不可加用苦寒,宜用藿香、佩兰等芳香化湿之品,方可化解。

(7) 若老年体虚之人,用发汗药宜适量,以防汗多亡阳。凡体虚不易作汗者,宜酌加参、芪等药,以助其气化之力。

(8) 若邪入较深,病情较重,或误治坏证等,当参照有关学科治法,临机处治,兹不烦述。

刊于《天津中医药》2010 年第 1 期

第五部分 中医文献发展史

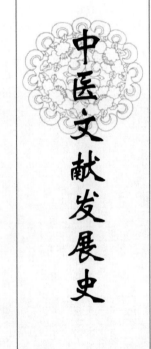

两汉及三国时期中医文献发展概述

从汉朝立国到三国统一归晋,经历了四百七十余年的时间。在这期间有过像西汉时期的文帝、景帝、武帝、昭帝、宣帝等及东汉时期的光武帝、明帝、章帝、和帝等比较安定的时期,国家的政治经济形势比较稳定,生产与文化事业也得到了相应的提高。但是也有楚汉逐鹿、新莽篡汉、三国分裂等动乱时期,经济衰退,科学文化受挫的时期。但这一时期,从总的方面看,中国的封建社会正处于稳定阶段,伴随着生产力的新发展,科学文化水平不断提高。加之秦及先秦时期留下的大批文献资料,为汉代文化的发展,提供了有利的条件。随着科学技术的进步,自战国以来,简、帛等书籍载体被广泛应用,加之秦始皇统一文字等,均为汉代文化发展奠定了基础。反映在各种文献事业上,值得提及者有两大方面。一是对汉前及汉初文献,进行全面系统地研究;一是在前朝文献的基础上,创造和发展形成了一大批新的文献。这两方面,在医学文献领域中,均有所体现。体现于该时期文献著述与整理的另一特点,则是托古之风较盛。西汉人刘安的《淮南鸿烈》云:"世俗之人,多遵古而贱今,故为道者,必托之于神农、黄帝,而后能入说。"这一点在中医文献中,也有所体现。以下从文献概况与学术成就两个方面进行论述。

一、文 献 概 况

(一) 书目著录医书

《汉书·艺文志·方技略》著录医书共有四个门类,三十六家,八百六十八卷,即:医经七家,二百一十六卷;经方十一家,二百七十四卷;房中八家,一百八十六卷;神仙十家,二百又五卷。

详本志"叙论"云:"汉兴,改秦之败,大收篇籍,广开献书之路。迄孝武世,书缺简脱,礼崩乐坏。圣上喟然而谓曰:朕甚闵焉!于是建藏书之策,置写书之官,下及诸子传说,皆充秘府。至成帝时,以书颇散亡,使谒者陈农求遗书于天下。诏光禄大夫刘向校经传、诸子、诗赋,步兵校尉任宏校兵书,太史令尹咸校数术,侍医李柱国校方技。每一书已,向辄条其篇目,撮其旨意,录而奏之。会向卒,哀帝复使向子侍中奉车都尉歆卒父业。歆于是总群书而奏其《七略》。故有《辑略》、有《六艺略》、有《诸子略》、有《诗赋略》、有《兵书略》、有《术数略》、有《方技略》。今撮其要,以备篇籍。"

从此叙论中所及诸事,主要说明以下几个问题。第一,汉初,大收篇籍,广开献书之路。第二,汉初所收之书,至汉武帝时之数十年间,有些书已残缺,书简脱落。足见汉初所收之书,多为前朝旧籍。第三,由于旧籍时间较久,保存不善,始将藏书造策著录,并置写书官进行抄录,充置秘府(皇家藏书之所)保存。第四,汉武时求遗书,自经传六艺之外,兼及诸子百家,故书雅记,数量大增,故《文选》李善注引《七略》云:"百年之间,书积如山。"第五,至汉成帝时约百年时间,所藏故籍,又有所散亡,乃命刘向等,复求遗书于天下,官府藏书,又为增多。第六,刘向等校书,按专业分工,使各有其责,各有所司,以保证校书质量。医书则由侍医李柱国负责。

根据此一历史背景,可知当时对医籍的搜求、收藏、整理等工作,亦在此例。从而说明,汉初官府藏书,是在秦王朝藏书的基础上继续搜求,其中必有大量秦代及先秦遗书,加之后来搜求之书,又有汉人诸多著作。故刘向校书时,就医书而言,其中亦含有大量前朝故籍。

就刘向等校书的方法而论,本叙论只言及"条其篇目,撮其旨意"。然而后世学者根据刘向等校存之古籍及有关资料,总结其校书方法有非常具体的内容。如元和、孙德谦《刘向校雠学纂微》一书,总结有二十三条。近人蒋元卿先生《校雠学史》一书,又概括为六条,即:一、兼备众本;二、比勘文字;三、篇第审定;四、定立书名;五、厘定部居;六、叙述源流。想此类具体的校雠方法,当时恐非仅用于经传、诸子、诗赋、兵书、数术等书,李柱国所校方技,亦必遵循此法,对医书进行整理。

根据此一思路,我们似可设想,《汉书·艺文志》著录"方技略"诸书,当有以下几个特点。

第一,著录诸书,皆刘向等校书时整理过之主要医籍,并非西汉时秘府之全部库存医书,当然更不是西汉时期存世之全部医籍。

第二,根据其他五略著录内容分析,凡知其撰人或传人者,皆有所注明,而"方技略"诸书,则无一注明者。又凡汉人作品,除注明撰人之方式外,有的则以姓名为书名,如"诸子略"中道家之《郎中婴齐》十二篇,注:"武帝时。"有的则以姓氏为书名冠词,如"诸子略"中道家之《刘向说老子》四篇等。若据此推论,恐"方技略"中著录诸书,其原型当然可能有汉代佚名氏所依托者,然有相当部分皆系接受秦王朝旧藏及武帝以来搜求之前朝旧籍。

第三,由于班固继其父所修之《汉书》,并未另行编纂"艺文"部分内容,仅是将刘向父子校书所撰之《七略》,"删其要,以备篇籍",因而"方技略"著录之书,恐难能反映西汉时期医家著述之基本面貌。

第四,刘向等所校诸书,根据总结其校书具体方法,并不是单纯地在文字方面的比勘异同,实际上是进行了一次古籍整理工作。也就是说对书名、篇章、部居、文字等,均有程度不同地加工整理。从而说明,有些医籍,恐系出于此次校书时的重新编纂而综合整理。因此,此中诸多著作或其所据祖本,亦当系前人遗著。

以上几点,对今日探讨西汉时期医学文献情况,有一定启发和帮助。

东汉时期,因《后汉书》无"艺文志",则只能借助其他方法,了解当时医学文献有关情况。

(二) 古籍援引医书

现存汉代古籍中援引之医书,有两种情况,一者可能为前朝遗籍,二者可能为汉人撰著,今举例说明。

(1)《史记·仓公传》中曾有阳庆授淳于意诸书,已见前引,有可能为汉以前旧籍。又有淳于意教其弟子高期、王禹、冯信、杜信、唐安等书,除乃师阳庆授意之书外,尚"教以经脉高下及奇络结当论俞所居……"及"案法(按《太平御览·方术部·医一》引作审法)逆顺、论药法、定五味、及和剂汤法",又有"四时应阴阳"等。详以上诸说,究竟是否全系书名,尚难考定,但肯定会有别传医籍无疑,亦或有意所自撰者。另该传记谓"今意所诊者,皆有《诊籍》"。

是知淳于意自撰有《诊籍》,乃平日诊病之记录。详今《史记》中所记诸病案,当是其中的一部分。

(2)《汉书·楼护传》:"楼护,字居卿,齐人,父世医也,护少随父为医长安,出入贵戚家,护诵医经、本草、方术数十万言,长者咸爱重之。"

此传文涉及医者,文虽不长,但给我们启示很多,主要说明以下几点:第一,楼氏家族,世代业医,至其父为医于京都长安,出入贵戚之家,虽非侍医,亦当时医名较高者。第二,楼本齐人,去淳于意时代,已一百余年,其先世始业医者,亦或为意之再传弟子。第三,楼氏家中,由于世代积累,藏书极多,故楼护少年时,曾诵读医书达数十万言。详今存《素问》、《灵枢》二书总合字数,亦不过二十万字左右,一部《本草经》,尽多不过数万字,若数十万字,当含医书若干种。第四,当时楼氏家中藏书,已有医经类书,此与《汉书·艺文志》所记同。至楼护所读之医经为何种,从后来流传情况看,有可能为《黄帝内经》及《外经》。第五,从医书名称看,医经类书,当汉末之时,已在社会上流传。又本草之书已经问世,此与《汉书·艺文志》著录者有所不同。从而可证,在西汉末期,当有大量医籍,包括前朝旧作及时人新作,在世间通行。

(3)《后汉书·方术列传·郭玉传》:"郭玉者,广汉雒人也。初有老父不知何出,常渔钓于涪水,因号涪翁,乞食人间,见有疾者,时下针石,辄应时而效,乃著《针经》、《诊脉法》传于世。"

又《华佗传》:"临死,出一卷书与狱吏曰:此可以活人。吏畏法不敢受,佗亦不强,索火烧之。"据此记,佗确有著述,然已化为灰烬。后至晋·王叔和《脉经》中收佗论,应是流传于世间之散论。至于后出之《华氏中藏经》,乃系后人依托之作。又传末所附异术之士"寿光、唐虞、鲁女生三人者,皆与华佗同时,寿光年可百五六十岁,行《容成公御妇人法》。"此又房中术之流。

《太平御览·方术部·医二》引《何颙别传》:"《张仲景方·序》:卫汎好医术,少师仲景,有才识,撰《四逆三部厥经》及《妇人胎藏经》、《小儿颅囟方》三卷,皆行于世。"

又"医四"引《玉匮针经·序》曰:"吕博(按即吴人吕广,此避隋炀帝杨广讳改字)少以医术知名,善诊脉论疾,多所著述。吴赤乌二年,为太医令。撰《玉匮针经》及注《八十一难经》。大行于世。"

仅从以上诸书所引,可知汉代及三国时存世医书及时人著述甚多,而不见于著录者,尚不知几许。然后世大都亡佚,故不见书目著录。若今日存世者,则犹寥若晨星矣。

(三) 医籍引见诸书

由于汉代医书,存世甚少,即晋初医著,亦仅存《脉经》及《甲乙经》二书,然此为数不多之书中,亦可见其引用前人著作的一些情况,今举三书为例。

1.《伤寒论》

现存本为汉·张仲景遗著,晋·王叔和撰次,内有张仲景序云:"余撰用《素问》、《九卷》、《八十一难》、《阴阳大论》、《胎胪》、《药录》,并《平脉》、《辨证》,为《伤寒杂病论》十六卷。"

序中引用诸书名,皆为首见,且如《阴阳大论》、《胎胪》、《药录》、《平脉》、《辨证》诸书,均不曾著录于别书。又详书中内容,在"伤寒例"中有明引《阴阳大论》文,又"平脉法"与"辨脉法",恐即《平脉》部分内容。在今本《伤寒论》与《金匮要略方论》中诸多辨证之条文,亦或有《辨证》一书中内容。

2.《脉经》

《脉经》为晋初王叔和撰。其自序曾云:"今撰集岐伯以来,逮于华佗,经论要诀,合为十卷。"是知该书乃集自前人依托之岐伯医书内容以至两汉及晋初诸名家之作,撰集而成。今从其具体内容中可见者有:

(1)《素问》、《针经》,见卷三及卷六引经文。

(2)《四时经》,见卷三。

(3)扁鹊曰、岐伯曰等,见卷四第五。今皆不见于别书,盖当时均有别篇单行之书。

(4)《张仲景论脉》,见卷五第一。

(5)《扁鹊阴阳脉法》、《扁鹊脉法》、《扁鹊华佗察声色要诀》、《扁鹊诊诸反逆死脉要诀》等,均见卷五。

(6)张仲景《伤寒杂病论》之条文,则分别见于卷七、卷八、卷九中。

(7)医律、热病阴阳交部、热病并阴阳部、少阴部、厥逆部、阴阳竭尽部、重实重虚部、阴阳相附部。以上诸名,见于卷七小字注文,皆不见别书著录。然其内容,大都见于今本《伤寒论》中,亦或仲景弟子所撰《四逆三部厥经》,所收乃师《伤寒杂病论》中部分条文,今亦别无所据,尚待考。

(8)《仲景评脉论要》,见卷七。详此部分条文,大都不见于别书,疑系张仲景别有论脉之书,亦或系原《伤寒杂病论》中部分内容。

(9)《手检图》,见卷十。

3.《针灸甲乙经》

《针灸甲乙经》一书,乃晋初皇甫谧撰著,详该书自序中,对汉代医学文献有三点值得研探之处:

第一,"近代太医令王叔和撰次仲景遗论甚精"。详皇甫谧与王叔和几为同时代人,其所言王叔和撰次张仲景遗论之事,可进一步证明仲景之书散亡之后,经王叔和重为撰次,方得传世。

第二,"按《七略》、《艺文志》:《黄帝内经》十八卷,今有《针经》九卷、《素问》九卷,二九十八卷,即《内经》也。"此乃就今存文献所知,认定《素问》、《针经》为《黄帝内经》之最早者。同时说明自东汉后期以来,《针经》与《九卷》,为同书异名而存世,亦或系两种不同传本。亦可说明《素问》与《九卷》(或《针经》),是作为两个独立部分,分别计卷而并行于世。

第三,"又有《明堂孔穴针灸治要》,皆黄帝岐伯遗事也。"此亦医学针灸《明堂》一书文献著录之最早者。其中可供研讨者有三:一者,《明堂》一书,亦托名黄帝与岐伯之作,而不是其他古人;二者,该书之形成时间,当在汉代刘向校书之后;三者,该书全称或为《明堂孔穴针灸治要》,后世称《明堂》者,或系简称。其基本内容,今存于《甲乙经》及《外台秘要》中。又皇甫谧自序云:"伊尹以亚圣之才,撰用《神农本草》以为《汤液》。"详伊尹,商代人,其时已有《汤液》之书,当不足信。《汤液》者,《通鉴》载"伊尹著有《汤液本草》",此亦难为凭。又敦煌卷子有梁·陶弘景《辅行诀脏腑用药法要》云:"商有圣相伊尹,撰《汤液经法》三□(按此当为"卷"

字),为方亦三百六十首。上品上药,为服食补益方者,百二十首;中品中药,为疗疾祛邪之方,亦百二十首;下品毒药,为杀虫辟邪痈疽等方,亦百二十首。凡共三百六十首也。实万代医家之规范,苍生护命之大宝也。今检录常情需用者六十首,备山中预防灾疾之用耳。检用诸药之要者,可默契经方之旨焉。"按此说与皇甫谧所谓"撰用《神农本草》以为《汤液》"之义犹合。又云:"汉晋以还,诸名医辈,张机、卫汜、华元化、吴普、皇甫玄晏、支法存、葛雅川、范将军等,皆当代名贤,咸师式《汤液经法》,愍救疾苦,造福含灵。其间增减,虽各擅其异,或致新效,似乱旧经,而其旨趣,仍方圆之于规矩也。"又云:"张机撰《伤寒论》,避道家之称,故其方皆非正名也,但以某药名之,以推主为识耳。"是则说明陶氏所述《汤液经法》之方与上举诸名医选用医方之间的关系。又据今存《伤寒论》张仲景自序所谓"勤求古训,博采众方"之义,说明仲景书中之方,有博采前人医方者较多。

根据以上所记,特别是晋初皇甫谧所谓之《汤液》一书,结合陶弘景所述《汤液经法》与众医方之关系,似可初步推想,《汤液经法》一书,或系汉人依托伊尹,收集当时存世名方编撰而成。此所以陶弘景称之为"经方"者,以源于《汤液经法》也。

从以上三书援引之医学文献看,亦可证在汉代及三国时期存世之医籍,大致有三类情况,一者,汉以前医学旧籍存世仍多;一者,汉人根据或使用前朝医学文献,综合编纂之医籍;一者,时人编纂之医籍。总之,此一时期,医学文献存世尚多,惟后来大都亡逸,传世者极少。

(四) 存世医籍

汉代及三国时期医籍之存世者,现能确定或基本能确认者,已寥寥无几。今举数种,聊为说明。

1.《黄帝内经素问》

该书自宋代学者,已开始否定为黄帝时之作,并对其成书年代,进行了探讨。如邵雍以为七国时书,程颢以为是战国时人作,司马光以为"此周汉之间,医者依托以取重耳"。近些年来有不少学者,通过文字气象、学术发展情况、音韵等多方考证,倾向于形成于西汉时期。由当时医家,根据或利用存世之汉以前医学文献,通过编辑加工,综合整理,使诸多散在文献,合编为一。亦即皇甫谧所言,为《黄帝内经》中之九卷。

2.《灵枢经》

《灵枢经》一书,经后世学者多方考证,即张仲景《伤寒论·序》所言之《九卷》,皇甫谧《针灸甲乙经·序》所言之《针经》,此书的形成情况,经近代学者考证,与《素问》亦同。此书即皇甫谧所言《黄帝内经》之另外九卷。至于《灵枢》之名,虽今存文献中,首见王冰注《黄帝内经素问》,而"灵枢"之名,似与道家有关,故其命名,疑在南北朝时,出于黄冠之手。

以上二书,也就是《黄帝内经》一书的问世,是对中医基础理论方面包括阴阳、五行、藏象、经络、腧穴、针道、诊法、治则等全面而系统的概括与总结,是中医基础理论方面的奠基之作,为后来中医学术的发展,打下了良好的基础,故后世奉为中医学的经典著作。

至于《素问》、《灵枢》是否即《汉书·艺文志》著录之《黄帝内经》,近人提出了诸多质疑,并有持否定意见者。但根据提出的诸多理由,似难成为定论。据学者对我国天文、历法等科技发展水平的断代及文字、语音等文化演变的历史情况,倾向成编于西汉者,亦颇多(其具体情况,尚需专论,兹不烦述)。因此,在尚无确证之前,仍据皇甫谧说,维持旧论。同时,皇甫谧氏去刘向父子校书时,仅三百年左右,去班固修《汉书》时,亦仅二百余年。其时或有其他文献或传说为据,故尚不能认为皇甫谧说毫无根据。至于从今存《素问》、《灵枢》之内容看,至少可以认为其基本内容,在汉代传本中,已皆具备而无疑。这从《针灸甲乙经》之内容,即可予以证明。

3.《神农本草经》

《神农本草经》一书,本系依托之作,既无撰人,《汉书·艺文志》又不曾著录,故对其成书年代,则众说纷纭。如:敦煌残卷梁陶弘景《神农本草经集注·叙录》云:"旧说皆称《神农本草经》,余以为信焉……但轩辕以前,文字未传,如六爻指垂画象稼穑,即事成迹,至于药性所主,当以识识相因,不尔,何由得闻,至乎桐君,乃著在篇简,此书应与《素问》同类。便后人多更修饬之耳……今之所存,有此四卷,是其本经。出生郡县,乃后汉时制,疑仲景、元化等所记。"又云:"本草时月,皆在建寅岁首,则从汉太初后所记也。"详陶氏之说,信乎疑乎,义犹两可。

北齐·颜之推《颜氏家训·书证》:"史之阙文,为日久矣;加复秦人灭学,董卓焚书,典籍错乱,非止于此。譬犹《本草》,神农所述,而有预章、朱崖、赵国、常山、奉高、真定、临淄、冯翊等郡县名,出诸药物……皆由后人所羼,非本文也。"颜氏之说,则信为"神农所述",其郡县诸名,"由后人羼入"。

宋·释赞宁《简谱》云:"今详神农作《本草》非也。三五之世,朴略之风,史氏不繁,纪录无见,斯实后医工,知草木之性,托名炎帝耳。"

又宋·罗泌《路史》云:"《汉纪》虽及本草,而志无录,梁《七录》始有之,止三卷,是故或谓古无其书,非也。昔楼护少诵医经、本草,则汉世尝有之,特未广尔。"

余如唐宋以后本草诸书及《本草经》辑本等,多曾对其成书年代有所探讨。详本草之名,始见《汉书》平帝纪、郊祀志及楼护传。楼护传,前文已引,又平帝纪云:五年,"征天下通知逸经、古记、天文、历算、钟律、小学、史篇、方术、本草及以五经《论语》、《孝经》、《尔雅》教授者,在所为驾一封轺传。"又郊祀志云:成帝初即位,"方士使者,副佐本草待诏七十余人,皆归家。"又按该书原有所出郡县名,陶氏已言及,皆汉制。是前人因囿于神农旧传之义,故以汉郡县特汉人所加焉。证之诸说,应以汉代成书之说为是。窃疑或初成于前汉而终成于后汉之世。故当汉末至三国时,复有《吴普本草》等,盖本草之学,应始于此。

《神农本草经》原书早亡,今存辑本,皆明清以来,学者据《太平御览》及《证类本草》等有关文献辑复。

《本草经》一书,详记上、中、下三品三百六十五药之功效、主治、生长环境等有关内容。另有"序录"之文,提出如君臣佐使、阴阳配合、单行、相须、相使、相畏、相恶、相反、相杀之七情,四气五味等药性理论;在剂型方面,有丸、散、水煮、酒渍、膏煎等;在服药时间方面,则根据病情,有先食服、后食服、空服旦服、饱满夜服等不同服用方法。如此等等,说明本草之学,已开始向理论方面发展。

《本草经》一书,是对汉及汉以前药物治疗经验的概括和总结,象征着本草学已开始形成,故后世奉之为本草的经典著作。该书对后世影响极大,它不仅是本草的奠基之作,而且其功效主治,直至今日,仍具有应用与研究的价值。然其中上品药中,诸多"延年神仙"、"轻身不老"等说,亦系受秦汉时方士、神仙之流的影响,此亦历史之局限所致。

4.《难经》

《难经》一书,现存本皆署曰"卢国秦越人撰"。然考之古代文献,《史记·扁鹊传》中不曾言及此书,《汉书·艺文志》亦未著录。《隋书·经籍志》及引梁代书目,虽有《黄帝八十一难》及《黄帝众难经》之名,但均未著录撰人,直至《旧唐书·经籍志》始著录为秦越人撰。关于《八十一难》之名,在今存文献中,首见于《伤寒论》张仲景序。

详《难经》一书,为解经之作,至其所解何经,有唐杨玄操《难经·序》首言所解之经为"《内经》二帙,帙各九卷,而其义幽赜,殆难穷览,越人乃采摘英华,抄撮精要,二部经内凡八十一章,勒成卷轴,伸演其首,探微索隐,传示后昆,名为《八十一难》。"后人多沿袭其说。迨至元、明间吕复始提出,"所引经言,多非《灵》、《素》本文。盖古有其书,而今亡之矣。"今详书中所具设问之词,约有三种,一者浑称"经言",共有二十六题,居全书近三分之一;一者称书名,即六十三难与六十四难所言《十变》;一者直问,即不称"经",亦不言何书。其中除《十变》外诸设问之词,有的见于今《素问》、《灵枢》,有的与该书文异而义同,有些问题,则不见于《素》、《灵》,甚有个别者,与之相左。因此,若以为《难经》所解之经为《内经》之说,似难成立。

根据现有文献及《难经》的内容分析,似可认为,《难经》一书,或出于汉人佚名氏依托之作,其所解之经,并非《黄帝内经》,当是另一家言。其中有诸多问题,如诊脉"独取寸口"、"三焦有名无形"说、"命门"说,均可体现另一学术流派的不同学说。也是汉代医学基础理论文献的一个特点。

5.《明堂经》

关于古《明堂》一书,除西晋皇甫谧《针灸甲乙经》有大量引文外,在后人如唐人杨上善及王焘等,亦皆提及,并在其著作中,有所引用,而古《明堂》这一早期针灸学专著之原著,却早已亡失,然诸多古籍,有书虽亡而内容或部分内容尚存者,亦不鲜见。如宋人郑樵《通志·校雠略》在"书有名亡实不亡论一篇"中曾专论及此。文中除以文史诸书为例,并举医书为例。详古《明堂经》一书,基本上属于此种情况。考之晋·皇甫谧《针灸甲乙经》援引类编之《明堂经》文,唐·杨上善类编《黄帝内经明堂》(原为十三卷,今仅存序及卷一,《旧唐书·经籍志》及《新唐书·艺文志》著录之《黄帝内经明堂类成》十三卷,当为此书)及唐·王焘《外台秘要》卷二十九援引之《明堂经》文,虽其体例尚难确断,就其内容而言,大致可知,古《明堂经》一书,应为三卷本,内容包括经脉、脏腑形态及五脏旁通、360多个腧穴、腧穴主治等,据内容推断,其成书年代,必在《黄帝内经》之后,故极有可能成编于西汉末期或东汉时期。其内容亦基本上可以辑出,故是书虽亡,实则未亡。

6.《伤寒论》

今存《伤寒论》为宋臣林亿等校定本。详《伤寒论》一书,宋以前书目著录或别书援引,并无是名。如隋、唐时书目著录有《张仲景方》或《张仲景药方》,《新唐书·艺文志》又有《伤寒卒病论》之名等等。则今名有可能为南北朝或隋唐间人所取。观其内容,实则张仲景《伤寒杂病论》中之"伤寒"部分。

7.《金匮要略方论》

今存《金匮要略方论》，亦宋臣林亿等校定本。详宋以前亦无是名，其内容疑含于《张仲景方》或《张仲景药方》十五卷本中。今《金匮》林亿等序文云："张仲景为《伤寒卒病论》（按"卒"，疑为"杂"字之坏文而误）合十六卷，今世但传《伤寒论》十卷，杂病未见其书，或于诸家方中载其一二矣。翰林学士王洙在馆阁日，于蠹简中得《仲景玉函要略方》三卷，上则辨"伤寒"，中则论"杂病"，下则载其"方"并疗"妇人"，乃录而传之。是则可知今名乃林亿等沿用旧名略为简化而校为定本，流传至今。又详今本林亿等序文后，遗存有九十七字云："仲景金匮录岐黄《素》《难》之方，近将千卷，患其混杂烦重，有求难得。故周流华裔九州之内，收拾奇异，捃拾遗逸，拣选诸经筋髓，以为方论一编……"

经检今《肘后备急方》葛仙翁自序文有云："省仲景、元化，刘、戴《秘要》《金匮绿帙》《黄素方》近将千卷，患其混杂烦重，有求难得。故周流华夏九州之中，收拾奇异，捃拾遗逸，选而集之，使种类殊分，缓急易简，凡为百卷，名曰《玉函》……"若将两文对照，何其相似乃尔。是则可知王洙所见《仲景玉函要略方》三卷，必南北朝或隋、唐时人，据葛仙翁《玉函方》，抄取有关仲景医方及论，别为一书，并仿之葛序，聊为前序，遂成此编，传之宋代，为林亿等将"杂病"及"妇人"部分析出，校定为《金匮要略方论》三卷。此亦仲景书源流演化之一端。总之，该书为仲景原《伤寒杂病论》中部分内容则无疑。

从今存以上二书之内容与晋王叔和《脉经》中所收仲景书内容互相对照，虽有一定差异，但似可认定，此二书基本保存了张仲景原《伤寒杂病论》一书的主要内容。

张仲景作为汉末一代宗师，对医学文献的贡献极大。《伤寒杂病论》的问世，体现了医学的总体水平，特别在临床治疗方面，有了新的发展与提高。

从该书内容及张仲景自序看，它是一部以《内经》基础理论与临床实践相结合的产物。故书中对各种疾病的论述，亦可谓有论、有说、有理、有法、有方，体现了理、法、方、药的治疗学理论体系。在辨证方面，对病与病、证与证、病与证之间的关系，充分显示了辨证的思想，体现了六经辨证、脏腑辨证、阴阳、表里、寒热、虚实辨证等具体方法。在治疗方面，充分反映了"法"在治疗中的意义和作用，使治疗方法由朴素的感性的方法过渡到理性指导的阶段。对方剂学的发展，已达到了比较成熟和完善的阶段。方剂从简单的不稳定的经验方过渡到有方名、有主治、有相对稳定的药味（有些方剂并有加减）、有剂量、有制法、有服法、有禁忌等。使方剂这一药物治疗的重要形式，达到了系统的理论化水平。

总之，张仲景《伤寒杂病论》的问世，具有划时代的意义，具有承前启后的作用，体现了理论与实践相结合的精神，创立了辨证施治的体系，首创临床各科（包括"伤寒"与"杂病"、"妇人病"等）专著，对后世医学的发展产生了巨大的影响。

（五）古籍援引之医论、医言

古代援引汉代医籍或医家医论与医言亦较多，今举数家为例。

1.《后汉书·方术列传·郭玉传》

"医之为言意也。腠理至微，随气用巧，针石之间，毫芒即乖，神存于心手之际，可得解而不可得言也。"此与《灵枢经·九针十二原》言针道"粗守形，上守神"之义，亦颇相似，言医者当静意守神,不可疏失时机。且病气之变化,微而难测,有时尽在意度,难以言状。故"医之为言意也"一语,传为后世医家名言。

2.《韩诗外传》卷一第二十章

"天地有合,则生气有精矣;阴阳消息,则变化有时矣。时得则治,时失则乱。故人生而不具者五:目无见,不能食,不能行,不能言,不能施化。三月微呴而后能见,七月而生齿而后能言,期年髑就而后能行,三年脑合而后能言,十六精通而后能施化。阴阳相反,阴以阳变,阳以阴变。故男八月生齿,八岁而龀齿,十六而精化小通。女七月生齿,七岁而龀齿,十四而精化小通。是故阳以阴变,阴以阳变。故不肖者精化始具,而生气感动,触情纵欲反施化,是以年寿亟夭而性不长也。"

按此文在刘向《说苑》中亦具,惟文少异。此文不仅说明阴阳互变的基本道理,而且其男八女七之生理变化周期说,对研讨《素问·上古天真论》文言"天癸"周期的学术渊源,很有参考价值。又此文不见于今存医籍中,可能为汉代或汉以前古医籍中,具有此说。

3.《后汉书·方术列传·华佗传》

"佗语普曰:人体欲得劳动,但不当使极耳。动摇则谷气得销,血脉流通,病不得生,譬如户枢终不朽也。是以古之仙人者,为导引之事。熊经鸱顾,引挽腰体,动诸关节,以求难老。吾有一术,名五禽之戏,一曰虎,二曰鹿,三曰熊,四曰猿,五曰鸟。亦以除疾,兼利蹄足,以当导引。体有不快,起作一禽之戏,怡而汗出,因以著粉,身体轻便而欲食。"按华氏五禽戏,亦导引之术也。今陶弘景《养性延命录》引《导引经》中,详述五禽戏之具体方法,或系该书所见,系华佗之遗法。故此记对深入探讨华氏之五禽戏,具有重要文献价值。

4.《易纬通卦验》卷下

该书论一年二十四节之风当至不至,或不当至而至,物候及十二经脉发病情况。今举正文及郑玄注文四则为例。

小寒,合冻。当至不至,人手太阴脉虚,人多病喉痹;(注:痹字误也,当为喉痹……手太阴脉,起手大指内侧,上贯咒唾,散鼻中)未当至而至,则人手太阴脉盛,人多热。

大寒,雪降。当至不至,人足少阴脉虚,多病蹙逆、惕、善惊;(注:足少阴脉起于足上系)未当至而至,则人足少阴脉盛,人多病上气嗌肿。

立春,雨水降,条风至。当至不至,人足少阳脉虚,多病疫疟;(注:此当与火同为足少阴脉,言阳非)未当至而至,则人足少阳脉盛,人多病粟疾疫。(注:粟,痤肿也……脉亦当为足少阴矣)

雨水,冻冰释。当至不至,人手少阳脉虚,人多病心痛;(注:于脉,宜为手太阳,云少阳似误。心痛,坎也。手太阳起于手小指端,上颐,下目内眦)未当至而至,则人少阳脉盛,人多病目。(注:言脉亦当为于太阳也)

按《易纬通卦验》,为《易纬》八种之一。详诸纬书,均汉代依托儒家经义宣扬符箓瑞应占验之书,其内容虽多附会人事吉凶,预言治乱兴衰,颇多怪诞之谈;但对天文、历法、地理、医学等知识,均有重要学术价值。本书注者郑康成,即郑玄,生当汉末,为经学大师,注文引经脉诸文,对研讨经络学说,颇具重要文献价值。

综观上述《通卦验》及郑注援引经脉诸文,有以下特点:①该文引经脉已具十二脉之数,特"手心主"一脉之称谓,与今存《灵枢·经脉》同,说明该书引文之祖本,较之马王堆医书十一脉系统为晚,当与《灵枢·经脉》成文时代相近或相同,经脉系统已臻完善。②郑注引经脉诸文,与今存《灵枢·经脉》有一定差别,如言手太阴脉"上贯咒唾(按二字义未详),散鼻中","足太阳脉起小指端,至前两板齿","足少阴脉起于足上系"等,均与《灵枢·经脉》不同。③从郑注援引手太阴、足少阴、手太阳、足太阳四脉之起始与走向看,皆起于四肢末端,其走向呈内向性。亦与《灵枢·经脉》不同。从而说明郑注引文之祖本,当与《灵枢·经脉》为不同系统之经脉传本,或为另一家言也。是则可知,在汉代当有经脉不同系统之多种传本,惜后皆亡佚。

又本书所述历法、物候、发病等,亦反映汉代有关气象医学内容,与《灵枢·九宫八风》之说,似为同一学术体系,犹医学气象学之不同流别也。

5.《春秋元命苞》

该书为《春秋纬》书之一种,亡佚后,今存辑本中,有少量医学遗文,可供研讨汉代藏象学派之多家学说。今摘取数端如下:

头者,神所居,上圆象天,气之府也。

脑之为言在也,人精在脑。

目者,肝之使。肝者,木之精,苍龙之位也。

鼻者,肺之使。肺者,金之精,白虎之位也。

耳者,心之候。心者,火之精,上为张星,火成于五,故人心长五寸。

阴,肾之泻。肾者,水之精,上为虚危。

口者,脾之门户。

脾者,土之精,上为北斗,主变化者也。脾之为言坿著也。如龙盘虎伏,合坿著也。

胃者,脾之主府禀气。胃者,谷之委,故脾禀气也。

膀胱者,肺之府也。肺者,断决。膀胱亦常张有势,故膀胱决难也。

6.《韩诗外传》

该书有援引五脏六腑之说,与今存《素问》、《灵枢》说亦颇有差异。该文云:"惟夫命本人情,人有五脏六腑。何谓五脏? 情藏于肾,神藏于心,魂藏于肝,魄藏于肺,志藏于脾。何谓六府? 咽喉量入之府,胃者五谷之府,大肠转输之府,小肠受成之府,胆积精之府,膀胱精液之府。"

7.《白虎通·情性》

该书为东汉班固撰,本篇有诸多论藏象之说。结合五常(仁、义、礼、智、信)、五行与五脏的关系,亦为合经学之论。惟其引用前人医论,如《春秋元命苞》等,颇具文献价值。另有诸多佚名氏之论,今摘要如下:

或曰:口者心之候,耳者肾之候。

或曰肝系于目,肺系于鼻,心系于口,脾系于舌,肾系于耳。

六府者何谓也? 谓大肠、小肠、胃、膀胱、三焦、胆也。府者,为藏宫府也。故《礼运记》

曰:六情所以扶成五性也。胃者,脾之府也,脾主禀气,胃者,谷之委也,故脾禀气也。膀胱者,肾之府也。肾者主泻,膀胱常能有热,故先决难也。三焦者,包络府也,水谷之道路,气之所终始也。故上焦若窍,中焦若编,下焦若渎。胆者,肝之府也。肝者,木之精也,主仁,仁者不忍,故以胆断也。是以肝胆二者,必有勇也……小肠、大肠、心、肺府也,主礼义。礼义者,有分理。肠之大小相承受也。肠为心肺主,心为皮体主,故为两府也。

通过以上诸书对藏象的记载,足可看出,其与今存《素问》、《灵枢》之藏象学说,虽有相同或相近之处,然亦有诸多不同之处。从而似可证明,在汉代医学文献中,有关藏象的学说,并非全属一个体系,而是具有多家不同的学派。反映了人们对藏象的认识,从多方面与多角度的经验总结,形成了不同的学说,对探讨人体生理与病理变化,推动学术的发展,具有一定的促进作用。

(六) 出土文物医学文献

在近代出土之文物中,有不少系汉代古医籍或古医籍残文,均有重要文献学价值。其中前引如长沙马王堆汉墓医书,另有安徽阜阳汉简古医书《脉书》与《引书》,其成书年代究在汉以前或西汉时期,实难确认,然在先秦时期的可能性大,但亦不能完全排除在西汉前期的可能性。今再举两种为例。

1.《流沙坠简》

英籍探险家斯坦因于 1906 年至 1907 年间,考察我国新疆之和阗、尼雅、楼兰古城遗址及甘肃敦煌汉代长城郭燧遗址时,发现了大批汉文及粟特文、佉庐文、婆罗谜文文书,书写材料多木质简牍。法籍汉学家沙畹曾系统整理斯氏此次考察所获汉文文书,编著《思坦因在东土耳其斯坦所获汉文文献》。1910 年,罗振玉得知沙畹正在考释汉文简牍,翌年即向沙氏索取有关资料。1912 年沙氏提供了手校本,罗氏随即与当时也侨居日本的王国维,据此手校本进行了释文和考证,于 1914 年在日本京都出版了《流沙坠简》。

据王国维该书序言云:"敦煌所出者,皆两汉之物;出罗布淖尔北者,则自魏末以迄前凉;其出和阗旁三地者,都不过二十余简,又皆无年代可考。然其古者,犹当为后汉遗物,其近者,亦当在隋、唐之际也。"

按《流沙坠简·方技类·医方》共有完、缺简文十一枚;残纸一片,有字三行,右边行字亦残缺。据整理注记,其残纸出蒲昌海北;十一枚简文,除"涂牛领"方不记出处外,余皆出于敦煌。"涂牛领"方一简,虽无出处,但若从文字字体及书写风格看,与其他简亦颇相似,故很可能是同出一地,而原整理漏记。从简文字体看,亦皆为汉代隶书,此与王国维所谓"敦煌所出皆两汉之物"的考证亦相符。

从内容方面看,据罗振玉氏按云:"右医方十一简,内第三及第七以下共六简,确为兽医方,其他诸简,虽未能确指,然简式书法相同,疑是一书……又诸简载处方者姓名凡二,曰臣安国,曰漕孝益,每方之前,又载病之徵候,多如后世医者之诊案。"

从上述情况分析,当时出土之医方简文仅十一枚,且有多半已不完整。故有可能这仅是原藏中极小的一部分。从内容分析,它可能是一部完整的"兽医方"。从《周礼》记载之医事制度看,官家为保护御用大牲畜,已专设兽医以治兽病,迨至汉代,至少亦当有数百年的历史,在治疗方面,定已积累有众多的治疗经验与医方。然《汉志》著录,仅"数术类"有《相六畜》三十八卷,而无医方书。故《流沙坠简》之兽医方,对兽医方书源流的考证,具有重要文献价值。又为汉代已有兽医医方书,提供了实物证据。

2.《武威汉代医简》

1972 年甘肃武威汉墓,出土了一批文物,据整理者考证,此墓当系东汉早期墓葬。与其他文物同时出土的,还有一批简牍医方,原无名,经整理者定名为《武威汉代医简》。据该书"简牍整理概况"介绍,"原简册已散乱,各简上也没有编号标志,以致原册编联的先后次序几无可寻之迹。经过清理,现存简牍九十二枚,计:简七十八枚,牍十四枚。"

该书所载各科医方 30 余首,包括杂病、金创、妇人、目病、针刺及膏药等。选用药物达一百余种。

所列诸方,基本上是无名方,仍具有古代纯朴经验方的特点。但也有个别方,已初具有名方之义。如"白水侯方",方末并记云:"建威耿将军方,良禁,千金不传也。"说明此方之传人,及为"禁方"之价值。此方后在唐孙思邈《千金翼》卷十二第二犹有"周白水侯方",药味略有变动,说明此方流传之久。又有"千金膏药方","千金"二字,示珍贵也,亦具方名之义。说明医方已开始由无名方向有名方之过渡,同时也证明,医方已由纯经验的基础,向理论化、成熟化发展的趋向。亦可显示出医方的发展,从《黄帝内经》所载之方,到《武威汉代医简》之医方,到汉末张仲景书所收医方的发展过程和源流关系。故《武威汉代医简》对研讨方剂学的发展和源流,具有重要的文献价值。

3. 人体经脉漆雕模型

《文物报》1993 年第二期载何志国、唐光孝《我国最早的人体经脉漆雕》一文报道,1993 年 2 月四川绵阳西汉古墓,出土文物中有一件"人体漆雕格外引人注目",又云:"我们推测它可能与经脉有关。其体表分布的红色线条当为人体经脉。人体正面从头顶、经胸腹、至脚两条线;背面则有三根线条,两根从头顶经背部至脚,一根从头顶至股缝;两臂各有三根线条,从指尖,经手臂至颈,与头部线条联接,形成网络。头部和手部线条最为复杂,头部正面纵线条就有五根,横线条三根,与躯干和手臂的线条联接;背纵向分布和交汇的线条也有五根,形成彼此相通的风格。线条俱为红漆描绘,宽 0.1~0.15 厘米。线条虽多,但行径有序,显然有所意图。上述线条分布与《黄帝内经》记载的十二经脉有些相似,头部和手背密纹的线条可能是支脉。"

从该文所述,结合图片所示,此人体模型所描绘线条,虽无文字说明,当属经脉图像无疑。此"人体漆雕"模型,不仅记载经脉分布和走向的早期文献内容,与马王堆及张家山出土之经脉文献,同为研究早期经脉学说的可靠依据。其另方面的意义,作为一种特殊的文献载体,或者说模型图像,是迄今为止文物发现之最早者,也就是说,至晚在西汉时期,已亦之。故其学术价值尤为可贵。

(七) 胎教方面的文献

胎教问题,虽其来已久,然在汉以前之今存文献中,尚不见记载,而在汉代文献中,不仅多书记载,而且有专篇论述。今举例如下。

(1) 汉贾谊《新书》卷十"胎教杂事"一篇,对胎教有关问题,作出了专题性论述。如援引

《青史氏之记》云："古者，胎教之道，王后有身之七月，而就蒌室，太师持铜而御户左，太宰持斗而御户右，太卜持蓍龟而御堂下，诸官皆以其职御于门内。此三月者，王后所求声音，非礼乐则太师抚乐而称不习；非正味则太宰荷斗而不敢煎调，而曰不敢以侍王太子。"又举例云："周后妃妊成王于身，立而不跛，笑而不喧，独处而不倨，虽怒而不詈，胎教之谓也。"

（2）《大戴礼记·保傅》亦记载《青史氏之记》说，唯与《新书》所记文字，小有出入。有北周学者卢辩注"青史氏"文云："一曰青史子"清人聘珍谓："《汉书·艺文志·小说家》。《青史子》五十七篇。古史官记事也。"是则可知《青史氏之记》，或当汉前史官记事之书。又"蒌室"，《大戴记》作"宴室"，卢注云："宴室，夹室，次宴寝也。亦曰侧室。自王后以下有子，月震，女史皆以金环止御。王后以七月就宴室，夫人妇嫔就以三月就其侧室，皆闭房而处也。"

（3）《韩诗外传》卷九云："吾怀妊是子，席不正不坐，割不正不食，胎教之也。"

从以上诸书可见，在汉代文献中，对胎教问题，虽仅言及王后之事，然必及于百官与庶民。可见，在当时已深知妊妇之生活、饮食、情志等，均可影响胎儿的成长，故特对胎教问题，尤为重视。此犹胎教之早期文献也。

（八）道教医学文献

道教始于东汉后期，就其思想体系的渊源而论，原在秦汉时期，由于统治阶级的宗天神学及谶纬神学思想的影响，及于社会对宗教的需要，加之秦汉王朝对鬼神祠祀，特别是秦皇、汉武等，迷信于方士求仙不老之术，是教道成立的主要社会背景。在思想体系方面，由于汉代自武帝以来，崇尚黄老之说，主张清静无为的道学观念，是教道形成的思想基础。加之东汉后期的各种社会矛盾日趋激化，人民群众对汉王朝的统治日趋不满。故在顺帝时期，首由张陵在西蜀创太平道，又由其入道者需交纳五斗米，故又称"五斗米道"。

道教的教义，不论其思想体系源于何家，但有一个明显的特点，即有神论者，他们不仅创造了诸多之神，而且把人也神格化了，远者如老子，近者为创始人张陵，已经不是一个普通的人，而是一些精神不灭的神。

道教形成之后，为宣传和传播教义，自然需要一定的理论、学说与神仙不老之术。同时，为能切实做到养生长寿，导引行气，自然需要与医学结合，因而形成了教道医学所具有的某些特色。以下仅举二书为例。

1.《太平经》

《太平经》的真正作者，古无确记，现亦难考。据《后汉书·襄楷传》：襄楷字公矩，平原隰阳人也。好学博古，善天文阴阳之术。桓帝延熹九年，自家诣阙上书曰："臣前上琅邪宫崇受干吉（按或称于吉）神书，不合明听。"又云："初，顺帝时，琅邪宫崇诣阙，上其师干吉于曲阳泉水上所得神书百七十卷，皆缥白素、朱介、青首、朱目，号《太平清领书》。"李贤注："神书，即今道家《太平经》也。其经以甲乙丙丁戊己庚辛壬癸为部，每部一十七卷也。"是则襄楷传中所言干吉神书或《太平清领书》，即《太平经》也。

今存《太平经》一书，残缺较多，就其内容而论，诸如阴阳、五行、天文、历算、驱灾祛邪、守一养神、祝由复文等无论及。其中固有诸多自然科学方面的知识与朴素的辩证法思想。但总的思想体系，则不失其神道设教的基本教义。今仅以医术为例。（按用王明先生《太平经合校》本）

经抄乙部阙题：真人问曰：凡人何故数有病乎？神人答曰：故肝神去，出游不时还，目无明也；心神去不在，其唇青白也；肺神去不在，其鼻不通也；肾神去不在，其耳聋也；脾神去不在，令人口不知甘也；头神去不在，令人眴冥也……夫神精，其性常居空闲之处，不居污浊之处也；欲思还神，皆当斋戒，悬象香室中，百病消亡；不斋不戒，精神不肯还反人也。皆上天共诉人也。所以人多积病，死者不绝。

卷五十草木方诀：草木有德有道有官位者，乃能驱使也，名之为草木方，此谓神草木也。治事立愈者，天上神草木也，下居地而生。立延年者，天上仙草木也，下居地而生也。治事立诀愈者，名为立愈之方；一日而愈，名为一日而愈方；百百十十相应愈者是也。此草木有精神，能相驱使，有官位之草木也……

卷五十刺诀：灸刺者，所以调安三百六十脉，通阴阳之首而除害者也。三百六十脉者，应一岁三百六十日，日一脉持事，应四时五行而动，出外周旋身上，总于头顶，内系于脏。盛衰应四时而动移，有疾则不应，度数往来失常，或结或伤，或顺或逆，故当治之……此得天经脉谶书也。

卷九十三方药厌固相治诀：……今天师拘校诸方言，十十治愈者方，使天神治之也；十九治愈者方，使地神治之；十八治愈者方，使人精神治之。过此以下者，不可用也。……是万二千物，悉皆受天地统而行，一物不具，即天统有不足者，因使其更相治服也。

又卷一百四至一百七有复文若干道。

按所谓"复文"，即后世之"符文"，唯该书复文，虽人不解其意，亦大多为复字，如卷一百七十神祐复文之"羉"、"犐"、"乥"等。即由某字或某几字叠合而成，或取某几字加某种偏旁叠合而成。此概为"复文"之意，与后来"符文"纯由点、线、圈等曲折弯转叠合者不同，符文亦极少有明显的字形，纯属符号性的。凡此等"复文"或"符文"，即代表天帝或神的意志或方法，故取为神祐，或用驱邪，或用以疗病。

以上诸端，已足可反映，在道教医学中，亦有某些合理的或比较合理的成分，亦即具有一定科学意义的内容，如言"三百六十脉、通阴阳之道而除害者"，又言"三百六十脉者……总于头顶，内系于脏"等，其"总于头顶"之说，今《素问》《灵枢》中皆不具其义，惟《金匮玉函经·证治总例》有云："三百六十五络，皆归于头。"当源于是。此亦可谓对经脉学说的另一家言。

尽管该书中有关医学方面，有诸如此类内容，但作为道家早期的这一经典著作，其立说的基本思想是"神权"和"天命"，人只不过是"神权"和"天命"的代表者或奉行者。这在上文引诸有关医学内容中，已表述得非常明确。如人之所以数有病者，乃"上天共诉人也"。草木之所以能治病者，以"天上神木也，下居地而生"。灸刺之治病者，"此得天经脉谶书也"。方之所以可用者，"是万二千物，悉皆受天地统而行"，如此等等，大凡如是。此所谓天，绝非物质的天，自然界的天，而是精神的天，意志的天，也就是上帝的代称，神的观念。故在道教医学文献中，一直是受这种教义规范的约束，贯穿着神学的思想。

作为道经经典的《太平经》，也是今存有关道教医学文献的最早著录者。

2.《参同契》

《参同契》，汉末魏伯阳撰。伯阳，史无传，晋葛洪《神仙传》云："魏伯阳者，吴人也，高门之子，而性道术，不肯仕宦，闲居养性，时人莫知其所从来。谓之治民、养身而已……伯阳作《参同契》《五相类》，凡二卷，其说如似解《周易》，其实假借爻象以论作丹之意，而儒者不知神仙之事,多作阴阳注之,殆失其奥旨矣。"

该书虽不著撰人,然因书中多用廋辞隐语,据宋俞琰云,魏氏之名,亦隐于文中。如卷下云:"委时去害,依托丘山,循游寥廓,与鬼为邻,化形而仙,沦寂无声,百世一下,遨游人间,敷陈羽翮,东西南倾,汤遭阸际,水旱隔并,柯叶萎黄,失其华荣,吉人相乘负,安稳可长生。"俞琰云:"此乃魏伯阳三字隐语也。委与鬼相乘负,魏字也;百之一下为白,白与人相乘负,伯字也;汤遭旱而无水为易,阸之厄际为阝,阝与易相乘负,阳(按繁体为陽)字也。魏公用意,可谓密矣。"此说不无道理。

详该书内容,虽曰言《易》,实则是对秦汉以来内养与丹术之总结与发展。正如清乾隆五十三年元真子董德宁《周易参同契正义》再识云:"三篇之作,总叙大易、内养、炉火三道。是以上篇言易道为多,而次之以内养,其炉火则兼及之;中篇则内养为多,而易道次之,炉火则又次之;下篇乃炉火为多,而内养为次,易道更为次也。此三篇之中,其三道之详简有不同也如此。故魏公之三篇者,以象三才之体也。"该书在道教中影响较大,一直流传至今,而从未间断。其内养与炉火之术,对两晋及南北朝期间影响尤大,故后起之作,多不胜举。

以上二书,作为道教早期古籍,具有一定的代表。其中有关医学之内容,已具有道教的某些特色。作为医学基础理论,在《太平经》中,已突出了对精、气、神的论述。为后来《黄庭经》的问世,奠定了基础。而《参同契》之内养与炉火,则是继承先秦以来,养生法与黄白术(即丹术)的成就,加以发展而成。另外,道教用以驱邪治病之复文,后来竟发展为有些教派的主要法宝,对医学方面,也有一定影响,实则为医学领域之异端而矣。

二、学 术 成 就

根据以上情况,尽可说明,两汉三国时期医学文献,是一个十分辉煌的时代,它具体反映了这一时期医学发展的伟大成就,主要表现为以下几个方面:

1. 理论基础的建立与学术体系的形成

中医学术,在直观的感性经验的基础上,经过长时期的总结,特别是受先秦时期,阴阳五行学说被广泛运用于各个学术领域作为说理工具的影响,在中医学中,亦借用了阴阳五行学说作为自己的理论基础,说明人体生理、病因、病机、诊法、治则等有关问题的机理。两汉三国时期文献,在继承先秦医学成就的基础上,体现得尤为完备。从而说明,中医学术,已从感性知识,发展到理性阶段,建立了以阴阳五行学说为主体的理论基础。

在学术体系方面,亦从多家学说的发展中,形成了以五脏六腑及十二经脉为主体的藏象经络学说,并根据"人与天地相参"的指导思想,与"阴阳五行"的理论基础,形成中医学术体系的框架结构,为中医学术的发展,奠定了坚实的理论基础。这在汉代最终成编的"医经"类书,特别是《黄帝内经》是最富有代表性的著作。

2. 一批经典性著作的问世

在汉代最终形成及汉代形成的大量著作中,今日犹存世的一批著作,如上述诸书,虽经后人多次整理及辑复,难能尽复旧貌。但就其内容来看,应当说,基本上属于原作。这一批文献之所以能够存世而流传至今,绝非偶然。主要是由于它是该时期学术水平最高、应用价值最大的代表性著作。它不仅对中医学术的发展,具有重要的指导意义,而且对中医当前和今后的继承发扬,仍有重要的学术价值。故后世奉之为经典,良有以也。

3. 辨证施治的奠基之作。辨证施治是中医治疗学中的一大特色

它把治疗从直觉的感性阶段上升到理性阶段,体现了治疗学中理法方药的完整过程。辨证,意味着说理与立法,施治,意味着遣方与用药。张仲景撰用之《辨证》一书,当属此类著作,《隋书·经籍志》著录之《辨病形证》,或即此书之传本。又张仲景医书,犹充分体现了辨证施治的法则。从辨病到辨证,从六经辨证到脏腑辨证,从同病异治到异病同治,从方剂变化到药味加减,均可充分显示这一法则的运用。故仲景著作,是在总结汉代及汉以前治疗经验的基础上,对中医治疗学的一个飞跃,是辨证施治的奠基之作,为中医治疗学的发展,打下了良好的基础。

4. 方剂的完善与成熟,医方的运用,由来已久

《汉书·艺文志》著录"经方"有经方十一家,二百七十四卷。然皆亡佚,不得详知。今所见者,唯《素问》、《灵枢》中仅具数方,特有近年出土之汉简医方,如马王堆医书《五十二病方》及《武威汉代医简》,从诸多古医方看,概犹"经方"之属。类此诸方,皆无方名,惟言主治何病证等。故仍为纯经验之记录。然仲景医书,乃博采众方(亦或合《汤液经法》等方书),故所存诸方,大都具方名、主治、药味、用量、煎法、服法及加减、禁忌等,说明对诸多医方,经多次运用调整,严密的选汰,合理的配伍,已形成一批定型的处方,予以命名,而成为有名方。此乃医方发展的一大进展,象征着医方的完善与成熟,为方剂学的发展奠定了基础。故梁陶弘景赞曰:"张仲景一部,最为众方之祖宗。"又有《汤液经法》三十二卷,虽亦亡佚,然在敦煌卷子中有署名陶隐居撰著之《辅行诀脏腑用药法要》,其中引《汤液经法》16 方,大多与仲景书基方合。当是旧籍遗方。若此,尤可证明,该时在方剂方面,确已达到成熟阶段。

5. 一批专科、专病及综合性著作的形成

在汉代及三国时期成书的文献中,有一批属专科性或专病性医书。在专科性医书中,针灸如郭玉之《针经》、托古之《明堂孔穴针灸治》等;妇科如卫汛之《妇人胎藏经》;儿科如卫汛《小儿颅囟方》;本草如托古之《神农本草经》、张仲景撰用之《药录》、吴普之《吴普本草》等;按摩如《汉书·艺文志》著录托古之《黄帝岐伯按摩》;诊法如张仲景撰用佚名氏《平脉》等。在专病性著作中,如《汉书·艺文志》著录之《五脏六腑痹十二病方》、《五脏六腑疝十六病方》、《五脏六腑瘅十二病方》、《客疾五脏狂癫病方》、《金创瘲疭方》等。综合性著作中,如《汉书·艺文志》著录之《妇人婴儿方》,为两科合著;又有张仲景撰用之《胎胪》,据近人余嘉锡先生考证,"妇人婴儿方书也。胎谓妇人胎脏,胪与颅皆从卢得声,古字通用,即颅囟也。"是说有一定道理;此中最有代表性者,为张仲景《伤寒杂病论》,实为一部多学科综合性医学著作。惜大都亡佚,幸存者唯仲景书经后人多次整理之《伤寒论》、《金匮要略》二书。这批医籍的问世,不仅说明中医学术的发展,已及较高水平,而且在文献著述方面,亦具有重大成就。

6. 针灸学术的成熟及文献的形成

针灸作为一种治疗技术,固是在较长实践中逐渐发展起来,并且逐渐由经验而概括为理

论。如果说《素问》与《灵枢》为针灸学术的发展提供了理论指导,而《明堂》一书,则是在理论的指导下,为针灸学术的应用,提供了范本。因此,汉代针灸学术的成熟,主要表现在以下几个方面:第一,经络系统的建立,说明人们对经脉的认识,已达到系统、全面和完善阶段。第二,腧穴体系的建立,包括名称、部位、归经、针刺深度等,说明人们对腧穴的认识,已相当深化;第三,针刺手法的运用,已根据中医理论,提出了诸多可操作性原则与方法;第四,腧穴的主治与禁忌,已进行系统的总结。而《黄帝内经》有关针灸学术方面的众多论述,及《明堂》一书的问世,正充分体现了以上几点,说明针灸学术已臻成熟阶段。

7. 本草学的创立

据现有文献足资考证者,先秦时期尚无"本草"之名,亦未发现有本草方面的专著,而《汉书·艺文志》亦无著录。故《神农本草经》一书,据近代学者考证,倾向于该书成编于汉代者日多。"本草学"者中医药物之学也。《本草经》一书,它不仅记录了每一药物的功效主治等,而且对药物理论方面的问题,亦有所论述,而且概括出某些共同性与规律性的内容,说明人们对药物的认识,已不是简单的感性知识的阶段,而是逐步向理论方面发展。故《本草经》的问世,象征着本草学的创立。

8. 传世医学文献的整理与著录

如果说先秦时期,传世医书尚多以单篇别行的形式出现的话,而到了两汉时期,则经过官方或个人的整理,而发展为较多的综合性医书。西汉刘向校书,是首次由官方组织的大规模的文献整理,其中"方技"部分,由侍医李柱国担任。最后由刘向父子总合著录,形成了《七略》,后被班固删选其要,编成《汉书·艺文志》,此为今存首次对文献之著录,也是医学文献的首次著录。个人整理今存世者如张仲景书。其自序云:"乃勤求古训,博采众方,撰用《素问》、《九卷》、《八十一难》、《阴阳大论》、《胎胪》、《药录》,并《平脉》、《辨证》,为《伤寒杂病论》合十六卷。"是知该书,从某种意义上讲,也是一次文献整理工作。当然,仲景之书,并非单纯地对已有医学文献的编辑,而是吸收已有文献,结合个人经验进行的整理工作。

9. 对"房中"与"神仙"学术的重视

从《汉书·艺文志·方技略》著录之方技书,不难看出有两个特点,一者就门类而言,医经、经方,与房中、神仙并列四类,足见其在方技文献中的地位;一者就家数与卷数而言,医经、经方合共十八家,四百九十卷;房中、神仙合共十八家,共三百九十一卷,亦近半数。足见其存世文献及整理入目者之多。详自古王室贵族,一方面过着荒淫侈奢的生活,一方面又追求神仙不老之术,在秦汉两代帝王如秦皇、汉武等,尤重此事。此正统治阶级在个人追求中的矛盾现状。为了迎合统治者的需要,房中、神仙之类文献的大量问世,并被官方较多地整理入目,与此种历史的社会背景有一定关系。当然,就房中与神仙两类文献内容而论,除具有淫秽与荒诞的一面外,更多的是对性医学与养生学的研究,具有重要的学术价值。

10. 对胎教问题的重视

胎教之事,虽据史料所记,其来已久,然据现存古文献所记,仍当以汉代更为重视,且对后世之影响尤为深远。如北齐·颜之推《严训·教子》云:"古者,圣王有胎教之法,怀子三月,出居别宫,目不邪视,耳不妄听,音声滋味,以礼节之。"其例一也。

11. 气象医学的滥觞

气象医学是研讨气象变化对人体的影响以至于致病的学说。在今存《灵枢经》中已有"九宫八风"一篇,言及太乙游宫及八风致病情况,或系汉代或汉以前文献,被收入该书中。详八风之说,由来尚矣,在《吕氏春秋》、《史记》、《淮南子》中均有这方面的记载。然记有太乙游宫及八风致病者,则莫详于《易纬书》。如《乾凿度》卷下云:"故太一取其数以行九宫。"郑玄注:"太一者,北辰之神名也。居其所日,太乙常行于八卦日辰之间,曰天一,或曰太一。出入所游,息于紫宫之内外,其星因以为名焉。故《星经》曰天一。太一主气之神。行犹待也。四正四维,以八卦神所居,故亦名之曰宫。天一下行,犹天子出巡狩,省方岳之事,每率则复。"此说与《灵枢·九宫八风》之义尽合,可证其渊源本同。又《通卦验》卷下云:"凡此阴阳之云,天之云,天之便气也。坎、震、离、兑为之,每卦六爻。即通于四时二十四气,人之四支二十四脉,亦存于期。"其二十四气八风之当至不至或未当至而至所致经脉之病,前已摘引。此较之《灵枢·九宫八风》文,尤为详备。又张仲景撰用之《阴阳大论》一书,在今存《伤寒论·伤寒例》尚存部分引文。可证其以二十四气为序言医学气象者也,与"九宫八风"说,显非一家之言,自是另一流派。凡此类记载,正为早期气象医学文献之渊源。与后来运气学说内容,虽非一种体系,然从气象医学而论,亦不无源流关系。

12. 道教医学的初创

宗教作为一种人类社会特有的现象,早在人类祖先进入文明社会之前,便已悄然产生在人类精神活动之中,不管经过多少时代变化,它始终保持着其共有的特点——有神论,演变为不同的形式与教义。道教则是产生于后汉,以元始天尊、太上老君为教祖,以不老神仙、清静无为等为宗旨的一种宗教。处于其教义的规定性,必然地与方技类之"神仙"一派有相同处,与医学相结合,因而在早期的道经经典中,便包含有诸多与医学有关的内容,并在继承先秦行气导引术与黄白术的基础上,通过进一步的总结发展,形成了特有的内养修炼等方法,在理论上也具有自身的某些特色,为道教医学发展开创了道路。

以上是为两汉三国时期医学文献之概况与成就。凡此种种,皆据历代文献所载、前人研讨所得及个人管窥之见。由于资料及个人水平所限,不当之处在所难免,望各位方家予以批评、指正。

刊于《亚洲医药》2002 年第 4 期

隋唐五代医学文献发展概述

中国自魏晋至南北朝时期,经历了三百余年的分裂局面,终于由隋文帝杨坚,继北周之基业,建立了隋朝,统一了天下,使北、南两方均获得了相对的稳定,经济亦有所增长,科学文化事业亦有所发展。隋末,由于隋炀帝之奢华,赋税日增,阶级矛盾日趋恶化,终于暴发了农民运动,最后由李渊夺取了国家政权,建立了唐朝。阶级矛盾有所缓和,社会安定,经济发展,文化事业更加繁荣,对外交流特别是与日、朝等国的交流,比较频繁,推动了科学文化的发展。由于李家王朝对儒、道、释三教,均采取利用的态度,故三教的思想体系,在科学文化方面均有所体现与影响,在医学文献方面也同样如此。因此,医学文献中,不仅具有儒家的某些学术思想,也渗入了道、释两教的神学观念。在文献整理方面,推动了医学经典校雠的进一步发展。同时由于医学受到官方的重视,不仅使诸多经典医学文献的学习得到了进一步加强,而且出现了一些官修医书。唐代中后期,国势渐衰,生产日降,阶级矛盾加剧,特别是后期,多次农民起义,李唐天下终于覆亡,中国又处于五代十国达五十余年的分裂局面。由于政局不稳,社会动乱,科技文化的发展受到一定影响,医学文献问世亦少。但就隋唐时期的总体情况而论,医学文献仍然有新的发展。以下对该时期医学文献发展概况加以简述。

隋唐五代时期,医学文献的成就主要有以下几个方面。

1. 病源学专著的问世

在隋代以前,远至《黄帝内经》一书著述的时代,对病因、病机问题,虽有诸多论述,但均系附论于有关篇章中,或其他专著中兼论病源。自隋代吴景贤、巢元方等《诸病源候论》问世,体现了中医学术在病因、病机方面具有了系统、全面的认识,在基础理论文献领域,填补了一项空白。其内容不仅学科齐全,而且对病与证等的病因、病机、证候以至于病变类型等各个方面,均具有较为详尽地论述,是对后世影响较大的一本病源学专著。

2. 对经典著作的注释

对于医籍的注释,由来已久,从《黄帝内经》中保留的诸多释文来看,或可追溯到先秦时期,而对一部医籍的全文注释,则此前已有三国时期吕广注《难经》、南北朝时全元起注《素问》等,迨至隋唐时期,由于学术的不断发展,语言文字的不断变化,在文化领域内,无论是儒家、道家等,除对一批古典著作的某些白文本行注释外,对过去有注者,亦需进行疏证或重注。因而在隋唐时期,注释之学亦颇盛行。涉及医学领域,则突出表现为对经文的注释及古籍的释音。

经文注释方面,有杨上善《黄帝内经太素》及《黄帝内经明堂》,王冰注《黄帝内经素问》,上述三书,不仅对文理进行了训释,对医理进行了阐发,而且对原本的篇章结构也进行了不同程度的调整,是对后世影响较大的注本。

在语音方面,魏晋南北朝时期,汉语语音已演变为中古音,故自魏晋至隋唐,就语音史分期而论,即为中古音时期。此时期,不仅与汉及汉以前上古音语音有所不同,而且语义方面,随着时代的演进,也发生了某些变化,故自魏晋以来,随着对古籍的注释,并有诸多音释或释音之作。由于隋唐时期存世之古典医籍,大都形成或最终形成于汉代。有些古籍中并含有先秦文献。故其中有些字音或字义,实已难解。故上述 3 书之训释,均含有若干音释内容。另外,并且有对某一医籍进行音释的专著。如《旧唐志》著录有苏敬撰《本草音》3 卷,殷子严撰《本草音义》二卷。《新唐志》著录有王冰《素问释文》一卷,《宋史·艺文志》著录有杨玄操《素问释音(一作"言")》一卷。《通志·艺文略》著录有王冰《素问音释》一卷。《日本国见在书目》著录有杨玄操撰《八十一难音义》一卷等。均系对最终成书于汉代之古医籍的释音,并有少数文字的释义。此后,宋、元、明、清诸多注家,亦常仿此例。

3. 官修医书

在隋唐五代时期,医学文献由于得到官方的重视与支持,故有官方组织编写的多种医书,主要有以下几种:

(1) 隋代《四海类聚方》二千六百卷,《四海类聚单要方》三百卷。这两部书均由隋文帝与隋炀帝让官方组织编写。

《诸病源候论》亦系官方组织巢元方、吴景贤等医官编撰。

(2) 唐代唐太宗贞观年间,"(甄权)入为少府,奉敕修《明堂》,与承务郎司马德逸、太医令谢季卿、太常丞甄立言等校定《图经》"。(见《千金翼》卷二十六第一)

唐高宗显庆年间,李勣、苏敬等奉敕编纂《新修本草》等书。

又乾封后,杨上善奉敕撰《黄帝内经太素》及《黄帝内经明堂》。

武则天天授年间,张文仲奉旨集当时名医共撰《疗风气诸方》。

唐玄宗开元十二年,御撰《广济方》颁行天下。

唐德宗贞元十二年,敕撰《广利方》于州府。

(3) 五代后蜀翰林学士韩保升与诸医工编撰之《蜀重广英公本草》(《蜀本草》),后蜀主孟昶自为序。

以上诸官修医书,对后世均有较大影响。如《新修本草》,则为中国第一部政府颁行之药典,亦为世界第一部药典,《新修本草图经》则为第一部本草彩色图谱。

4. 本草文献的新发展

该时期在本草文献方面,又有新的发展,除上述诸多官修本草之外,私人撰著之本草文献,亦具有一定特色者,主要有以下几种:

(1) 药物采集类文献:如佚名氏《入林采药法》、《太常采药时月》、《四时采药及合目录》等,皆为总结历代采集药物之经验,惜诸书皆亡佚。

(2) 药物种植类文献:如《种植药法》,后亦亡佚。

(3) 药物异名类文献:如《石药尔雅》;又如《诸药异名》,后亡佚。

(4) 外来药物类文献:如《胡本草》。详记汉代与西域诸地通商后,通过外交途径或天竺僧及阿拉伯客商之来华者,引进诸多药物,逐步收入本草文献。然专记外来药物者,当以此书始,惜亦亡佚。

（5）地区性药物文献：如《南海药谱》。《证类本草·序例上·补注所引书传》云："《南海本草》，不著撰人名氏，杂记南方药所产郡县及疗疾之验，颇无伦次，似唐末人所作，凡二卷。"

（6）食药类药物文献如《食性本草》。详《证类本草·序例上·补注所引书传》云："《食性本草》，伪唐陪戎副尉剑州医学助教陈士良撰。以古有食医之官，因食养以治百病，故取《神农本草经》泊陶隐居、苏恭、孟诜、陈藏器诸药关于饮食者类之，附以己说……"

以上两部书，在宋官修本草中尚有所援引。

从上述诸书可见，隋唐时期本草文献，已分化为若干不同层类，各有专著，后世本草之专项文献编撰，亦仿此例。

5. 针灸文献的新发展

针灸文献，主要有三方面的成就。

（1）在旧《明堂》的基础上整理研究：由于旧《明堂》沿传已久，流传过程中又多致讹误，归穴体例亦不合实用，故需加以重新整理。如杨上善撰注之《黄帝内经明堂》、甄权所修《明堂》等均是在旧《明堂》的基础上整理而成。

（2）经脉腧穴流注系统的进一步完善：如果说在魏晋南北朝时之针灸文献中已有含"流注"之义，惜书皆亡佚，具体内容尚难考定。然在隋唐时期之针灸文献，打破旧《明堂》以部区归穴的体例，而采用按经脉流注系统归穴之文献，今存本则尚有杨上善《黄帝内经明堂》残本，在十二经脉之外，别有奇经八脉一卷，内容不详。然据仅存卷一，"手太阴"一经穴位排列，则为中府、天府、侠白、尺泽、孔最、列缺、经渠、太渊、鱼际、少商。是则说明该书是按《灵枢经·经脉》之经脉走向依次归穴，故手太阴脉首中府而终少商，而王焘《外台秘要·明堂》亦本于旧《明堂》及《针灸甲乙经》。其归穴体例，一者按十二经脉归穴，奇经八脉之穴亦归于有关经脉中，一者根据《灵枢经·本输》之经脉流注走向，即皆起于四肢之末端，依次内行，故手太阴经之归穴，起于少商而终于天府。则说明两书虽皆以经脉之归穴，然所本不同，体系自异，形成了两种不同流派，为针灸腧穴系统的形成，开辟了新的思路与方式。其他如王冰注援引之《经脉流注孔穴图经》及《中诰孔穴图经》等，体例不详，据其书名义，亦或按经归穴者。

（3）经脉腧穴图的发展：继魏晋南北朝时期各种腧穴人图形之后，在隋唐时期诸多经脉图经类文献，已不满足于人图的要求，相继代之以十二脉图，如《外台秘要·明堂序》云："比来有经而无图，则不能明脉俞之会合；有图而无经，则不能论百疾之要也。由是观之，书之与图，不可无也。又人形不同，长短异状，图象参差，差之毫厘，则孔穴乖处，不可不详也。今依准《甲乙》正经……共十二经脉，皆以五色作之，奇经八脉，并以绿色标记，诸家并以三人为图，今因十二人而画图人十二身也。"此等彩绘十二经脉腧穴图，是针灸图谱文献的一大创举。

6. 医方类文献

隋唐时期医方类文献，书目著录甚多，可详见各朝书目，其具有一定特点者，略举数例。

（1）大型方书的编纂：即上述隋代官修《四海类聚方》二千六百卷及《四海类聚单要方》三百卷。此等特大型医方书，则可谓空前之医方巨著。惜因传抄不易，及至唐代已散亡殆尽。

（2）不同剂型方书：医方之剂型，自来有多种，然以剂型为例而编撰医方书者，则始于汉晋，承继于隋唐。如《隋志》著录之《杂汤方》、《散方》、《杂散方》、《疗百病散方》、《杂药酒方》、《百病膏方》等，说明医方之各种剂型日渐发展，经验逐步成熟，方剂不断增多，故有此不同剂型医方书问世。

（3）地区性医方书：如《新唐志》著录之《岭南急救方》及《南行方》等，皆为首见南方地区性医方文献。详史书所记，自汉代马援等南征，士卒多染疫疠，且每言南方恒多瘴气。故此类著述，乃地区性医方文献，后世医家，亦多注意于地区性医方或地方性疾病治疗经验的总结。

7. 专科与专病类文献

隋唐时期在诸多前朝既有学科的文献建设方面，亦十分可观，但仍以各种方书的编纂为主要内容，并且有几种新的学科文献问世，特举例如下。

（1）口齿类文献：如《口齿论》、《排玉集》等，为论口齿病之专著，详《巢氏病源》卷二十九"齿病候"有二十一论；《外台秘要》卷二十二齿病类凡二十二题，援引多家治齿病方，说明隋唐时期，对齿病的认识与治疗，已达相当水平，此两书为齿病之专著也。

（2）传尸、骨蒸病文献：如《玄感传尸方》、《骨蒸病灸方》等，详"骨蒸"之病，在《巢氏病源》中属于"虚劳"，且有众多此类文献。《玄感传尸方》早亡佚，今《外台秘要》卷十三"传尸方四首"，收苏游论6则，即出于此书。其论有云"先内传毒气，周遍五脏"及"死讫复易家亲一人"等，已初步认识到此病之互相传染，崔知悌《骨蒸病灸方》亦佚，今《外台秘要》卷十三"灸骨蒸法图四首"注云："崔氏别录灸骨蒸方图并序，中书侍郎崔知悌撰，"盖此云当与《骨蒸病灸法》为同书。今《外台秘要》引文，可见一斑。详此两书，为今见治劳专著之著录者。

（3）瘰疬病文献：如《隋志》著录有赵婆《疗㿀方》一卷。㿀，"瘰"之假借字，瘰疬之病，早在《黄帝内经》早已有记载，《巢氏病源》及《外台秘要》均有较多论述。作为专著文献，此为首见。

（4）消渴病文献：如《隋志》著录谢南郡《疗消渴众方》一卷。消渴病自《内经》始，历来论述较多，《巢氏病源》卷五凡八论，《外台秘要》卷十一例十八题，收多家治消渴方。作为专著文献，则首见于此书。

（5）医史文献：如甘伯宗《名医传》。详医史文献，古皆散见于文史及医籍中，惟《名医传》一书，始有医史专著。然此书所记，亦传记体，不含其他内容。

（6）法医性文献：五代时期和凝曾撰有《疑狱集》一卷，并经其子和蒙增订。该书乃汇集汉以后离奇疑案，其中涉及诸多法医知识为法医专著之滥觞，对宋代法医学著作的问世，有所启迪。

8. 出土医学文献

近代出土医学文献，截至目前，尚无超过敦煌者。在以敦煌为主的西北地区出土隋唐时期写卷子本医书，种类多，历史跨度大，这一部分卷子本，在学术、医史、文字、考证、文献、文物等方面，均有十分重要的学术价值，是一份宝贵的医学文献遗产。

9. 医学教育方面的文献

唐代医学教育，在前朝的基础上，已形成了整套教育制度。其教育规格"考试登用如国子之法"，乃属医学高等教育。专业设置，医科有体疗、疮肿、少小、耳目口齿、角法等；学制则各科不等。教材以医学古典著作如《素问》、《针经》、《针灸甲乙经》、《神农本草经》、《脉经》等为主。初步建立了以古典医籍为教材的模式，为后来的医学教育打下了基础，确立了医学经典著作在医学教育中的地位。药科除授课外，并特设药园供学生实习。这种理论与实际相结合的方式，具有先进性与实用性。

10. 儒、道、释三教对医学的影响

由于唐代对儒、道、释三教虽有主次之别，但均采用为我所用的态度，在医学文献中亦受到一定的影响，并有所反映，今就其最有代表性者，略举数端。

孙思邈《千金方·大医习业》一文提出，凡欲为大医，除规定读诸医学古籍及近代诸名家的著作外，"又须妙解阴阳禄命，诸家相法及灼龟五兆，《周易》六壬，并须精熟，乃得为大医……又须涉猎群书，何者？若不读五经，不知有仁义之道；不读三史，不知有古今之事；不读诸子，睹事则不能默而识之；不读《内经》，则不知有慈悲喜舍之德；不读《庄》、《老》，不能任真体运，则吉凶拘忌，解涂而生，至于五行休王，七耀天文，并须探赜。若能具而学之，则于医道，无所凝滞，尽善尽美矣。"按孙思邈设计的这种大医模式，其医学内容，固可为法，而其他方面，则无异于儒道、百家及星相占卜之大杂烩，诸如孙思邈所举诸家，作为知识的一个侧面，知之则可，若依之以断吉凶则不可，若以大医所必备则非是，此亦反映当时的某些社会思潮对医学的影响。

由秦汉兴起至魏晋南北朝盛行之长生不老术的服石之风，在魏晋时期，主要由道教者流传加以推行，在医学文献中亦颇具地位、在隋唐时期，道教在这方面对医学的影响仍在继续、故《巢氏病源》、《千金要方》、《千金翼方》及《外台秘要》仍收录有诸如服石、咒禁、符箓、杂忌等方面内容，亦足以反映一定的社会背景与思想基础、术数对医学的影响，由来已久，早在先秦两汉时期，即有文献可证，如《灵枢》之"通天"及"阴阳二十五人"等，均具有术数学的思想内涵、又如近些年出土的马王堆汉墓医书中"禹藏埋胞图"及睡虎地秦简之"人字图"，以时间及方位埋胞而决定婴儿之生长发育情况等内容，亦具有术数学思想。《隋志》五行类著录之胎产诸书，其书早亡佚，内容亦不详。若就其名与归属类例而论，不难看出，其中虽或具有某些医学文献之内容，但更重要的是反映术数及道教的某些学术思想。

在该时期医学文献中反映释、道及术数者，尚不乏其他，不再烦举。

以上为隋唐五代时期医学文献基本情况之概述。上述诸端，由于个人水平所限及资料难全，未当及谬误处，切望方家匡正。

刊于《天津中医药大学学报》2006 年 9 月第 25 卷第 3 期

第六部分 中医文献整理研究

中医文献整理研究刍议

中医文献,有古近之分,但一般所谓中医文献,常指辛亥革命以前之中医古代文献而言。它是中医伟大宝库的具体体现,是中医学术的宝贵遗产,是中医理论知识与临床经验的载体,是中医学术研究的基础,是中国传统文化的重要组成部分。因此,如何对待这一民族文化与中医学术的宝贵财富,不仅是我们继承发掘中医学遗产的重要课题,也是继承发掘民族文化遗产的重要课题。以下就中医文献的整理研究,略陈管窥之见。

一、中医文献整理研究历史的简要回顾

对于中医文献的整理研究,究竟从何时开始,虽然难以判断其准确的年代,但可以肯定地认为,从中医文献大量出现后,随之而来的,便是对这些文献的整理研究。今从《素问》、《灵枢》所收篇文看,至少成书时,已收载前人整理过的一些文章的旧貌。如《素问》中的"阳明脉解"、"脉解"、"针解"及《灵枢》中的"小针解"四篇解文,应是对汉以前某些古文献的注释,后为《内经》作者收为正文。又如《素》、《灵》正文中保留的少量校文,应是对别本异文的校勘。又如《素问·离合真邪论》云:"黄帝问曰:余闻《九针》九篇,夫子乃因而九之,九九八十一篇。"《灵枢·九针论》云:"岐伯曰:夫圣人之起天地之数也,一而九之,故以立九野。九而九之,九九八十一。"这两段论述基本相同,均在说明有人将《九针》九篇,衍释为八十一篇。据此,足可说明不仅《内经》中保留有成书前经整理过的文章,且在先秦时期,已在中医文献整理研究方面做了大量工作,作出了重要的贡献。

若就有正式文献史料可察论起,对中医文献的整理研究,至少应从西汉开始。今以各个历史时期几次大的举措为例,进行简要回顾。

(一) 汉代对中医文献的整理研究

如果说在先秦时期以至西汉前期,作为医学文献,多处于单篇别行、师徒相传的禁书阶段,那么到了西汉时期,在政治方面得到稳固、经济上得到发展之后,必然要求在科学文化领域要有一个新的发展,以适应政治经济发展和人民生活的需要。因而随着文化事业的发展,也促进了医学的发展与中医文献的整理研究。具体体现在以下几个方面:

1. 一批经典理论著作的形成

如《汉书·艺文志》中著录的"医经七家",及别书所载针灸明堂类、本草类著作等。据学者研究考证,大多以为是由汉人在先秦文献的基础上,托古编纂而成(当然也有的学者持另外的观点,此不详论)。如今日存世之《黄帝内经》,其原形祖本,也应是此一时期的产物。其他如《神农本草经》、《明堂经》等,亦大致出于汉人之手。它不仅对医学理论上有所发展和提

高,而且也有利于医学的推广。例如,《汉书·楼护传》云:"护少随父为医长安,出入贵戚家,护诵医经、本草、方术数十万言。"此亦足可说明,诸多医学著作,至少已在一些士大夫手中,广为流传。

2. 医学方书的编纂

如《汉书·艺文志》中著录"经方十一家",即属乎此。从近些年出土汉简如《五十二病方》及《武威汉代医简》等,亦可证实。这种经方书籍,亦为当时学者利用医方文献或禁方整理而成。

3. 临床医学著作的形成

这当然不是说在汉以前并无临床医学文献。但对后世影响最大的,仍以汉末张仲景之《伤寒杂病论》为是。他借助《素问》、《九卷》、《八十一难》、《阴阳大论》、《胎胪》、《药录》,并《平脉》、《辨证》等多种医学文献,经整理研究编纂而成书。由于其影响较大,后人奉之为医学经典。今日存世之《伤寒论》、《金匮要略》,即是该书散失后之整理本。

4. 对经文的注释

由于有些先秦文献,传至汉代,已成古医籍,因语言文字的变迁或含义不明,必须加以注释,如前引《内经》"四解"篇文即是。又如《八十一难经》之类著作,实际上是解经之书。它仅是摘取某些医经语句加以阐释而已,故可为医经摘要注解之书。

5. 中医文献的著录

关于中医文献以不同的形式著录,当然可以追溯到汉以前。但是作为书目专题著录,则应是始于西汉刘向校书,时由李柱国校方技,最后由向、歆父子共成《七略》,其中包括"方技"部分。后经班固取舍,纳入《汉书·艺文志》中,为首见中医书目。后人对西汉时期中医文献的了解,幸赖此目存世。

从上述情况看,汉代在中医文献整理方面取得了重大成绩,对后世具有极大影响。

(二) 唐代中医文献整理

唐代在南北朝时期整理研究的基础上,主要有两方面的重大成就。

1. 大型方书的编纂

今存唐人编纂之大型方书主要有孙思邈《千金方》及《千金翼方》、王焘《外台秘要》。此三书均系以前代文献为基础,进行分类编纂的类书型方书。如《外台》一书,其自序云:"凡古方纂得五六十家,新撰者数千百卷,皆研其总领,核其指归。"今查其引用文献达近百种。《千金方》因标引出典较少,难以计数,然其自序亦云:"乃博采群经,删裁繁重,务在简易,以为备急。"可见二家之书,均是以大量古代文献,经研究整理、编纂而成。

2. 医经训释

对医经之训释,原在南朝已有梁人全元起为《素问》训解,然宋后已亡。今存世本,唯有唐杨上善《黄帝内经太素》、王冰次注本《素问》。此两家注本，不仅对经文进行了全面注释，而且对卷次、篇次，均有不同程度的整理，特别是《太素》一书，完全打乱了《素问》、《灵枢》二书的界限，将二书原文重新进行类编，并加以注释。这两种注本对后世均有重大影响。

其他整理中医文献方面尚多，兹不烦述。

（三）宋代中医文献整理

宋代由于政府对中医文献研究的重视，工作尤为突出。主要有以下几方面成就：

1. 校正医书局校书

宋代对医书的校勘，曾有过多次，但成就比较突出的应是校正医书局，特别是林亿等所校诸书。如今存《素问》、《伤寒》、《金匮》、《脉经》、《甲乙》、《千金》、《外台》等校定本，均出自林亿等人之手。林亿等此次校书，不仅对版本进行了整理，亦对全文进行了校勘，而且对校勘方法及校勘记的书写等，都为后人积累了丰富的经验，留下了宝贵的资料，值得我们认真总结。

2. 大型方书的编写

宋代由政府主持编写大型方书有两次，一是《太平圣惠方》，一是《圣济总录》，这两部书基本上是以类书方式编纂的。遗憾的是在正文中既无出典，在附录中亦无书目，故对其资料的来源，难以详查。尽管其在整理方法上不足效法，但其保留宋以前古文献资料的价值，还是应该肯定的。

3. 对仲景著作的整理研究

宋代对张仲景著作的整理研究，包括多方面的方法和内容。有版本研究者，如《伤寒论》、《金匮要略》、《金匮玉函经》等版本的发掘整理；有原文注释者，如成无己《注解伤寒论》；有类证研究者，如成无己《伤寒明理论》；有结合临床整理研究者，如许叔微所著诸《伤寒》书等。总之，宋代对仲景著作的整理研究是卓有成效的。

4. 各类医书整理出版

宋代由于印刷事业的发展和印刷技术的提高，为医学书籍的整理出版创造了更有利的流通和传播条件。所以，官办与私办印制单位，出版发行之医书，较之此前，均有大批量增加，其中不少为精校本与整理本。惜今存医学刊本已不多矣。

（四）明清时期之中医文献整理

明清两代对中医文献的整理研究，作出了较大成就。整理的范围较广，采用方法较多，具体体现在以下几个方面。

1. 大型丛书与类书的编纂

明、清两代所编大型丛书与类书，多收入医学内容。同时，在医学界也单独编过一些大型类书与丛书，这方面内容多不胜举。

2. 版本源流的考证

这方面特别是一些图书收藏家或从事图书工作的学者，在这方面做了大量工作。

3. 各种经典医籍的校勘、注释、辑佚等

特别是在清代，由于受朴学的影响，在注释方面，均有新的发展。

4. 医学专业目录的编纂

自明代《医藏书目》问世后，清代在书目的编纂方面，又有所进展，亦可为后来医学专业书目编纂的先导。

5. 医史人物传记的编辑

这方面的资料，以前多散行。至明清时期，始搜集整理，编纂专集，为中医专史之滥觞。其他研究整理工作，尚在多有，此不多举。

以上所举，并非对古代中医文献整理的总结，而是举出这些例证，说明中医文献整理研究的历史功绩和现实意义。从以上所举诸端，尽可说明，中医文献的整理研究，既是对中医学术的继承，又是对中医学术的发扬；既是对前人经验的总结，又可对后人运用以启示；既是对前代文献的整理，又是对前代文献的提高；既可丰富基础理论，又可指导临床实践；既有历史的意义，又有现实的意义。总之，中医文献整理研究的过程，就是对中医学术继承发扬的过程。它是整个中医工作的重要方面，它是研究中医学术的一个重要的基础工程，故不可等闲视之。

二、中医文献的学术价值

浩如烟海的中医文献，就中医古籍而言，目前虽无准确的统计数字，然而有万种左右，是毫无疑义的。就这些存世古医籍论，其学术价值，主要体现于以下几个方面：

1. 中医学术的载体与宝库

众多的中医文献，全是以文图的形式，记录下中医学术数千年来积累的丰富理论知识和临床经验。这数亿万言的文字记录，是中医知识的主要载体。因此，离开了这一中医知识的载体，也就无从谈到中医学术。当然，作为知识的主要载体，还有一重要方面，就是掌握中医知识的人。但这二者并不能完全替代。因为人们所能掌握的这一部分中医知识，决不能说就是中医文献知识的总合或全体。所以，文献作为中医知识的载体，它当然是中医伟大宝库的组成部分，而且是一个重要的组成部分。

2. 中医基础理论的渊薮

医学理论同别的理论一样，不是靠某个圣人如黄帝、岐伯的天才创造，或是某种先验的东西，它是在大量实践的基础上进行概括、总结、归纳、抽象的结果。因此，理论的形成，是一个学术发展的过程，是一个不断提高和充实的过程，是一个不断演化的过程。所以，对中医

学基本理论知识的整理研究,虽然前人已做了大量的工作,但并非一次或几次可以终结,我们仍然需要在大量文献研究的基础上,去进行规律的探索和理论的概括。

3. 中医学临床应用的指导

在大量中医古籍中,除了基础理论性著作外,有相当一部分是属临床医学。其中又有两方面内容,一为临床各科理法方药,一为历代医学临床验案与经验体会的实录。此类文献,不仅是临床医学两千余年实际经验的全面记录,而且对当前和今后的临床医学,仍有十分重要的指导与启迪。故为历代学者所注目,且为文献整理研究的重点之一。特别在明、清医学文献中,有许多这方面很有成就的著作,颇为临床医家注重。

4. 医史研究的素材

作为医学的历史专著,史无其书。在大量的历史文献中,仅有散在的一些历史资料与医林人物传记。虽然近代学者,已从大量史料中进行归纳总结,写出了一些医史专著。但由于此类资料的分散与零散,加之大量资料的流失,因此,对医学史的编纂,也不望一次成功。今后仍需从大量历史文献的素材中去挖掘和探索,并在此基础上进行研究,认真总结祖国医学自身发展的条件和规律。

5. 类书与丛书编辑的基础

从医学学术的角度看,由于历史条件的局限,医学文献较多属于个人之见,缺乏系统、全面的整理总结。为了使某一学科或某一系统的知识或文献资料更加条理化或系统化,需要进行类书性编辑工作。或者为了对某一医家或某一学派的学术,进行全面而系统的研究,需要进行个人著作或某一学派的丛书编辑。虽然在这方面,历史上及近些年来,已有过此类著作,但它远远达不到社会应用与学术研究的需要,今后仍需继续完成这方面的任务。而这种工作的基础,正是浩如烟海的历史文献。

6. 中医文献与中医文献学

由于中医文献历史悠久,批量较大,内容广博,体裁不一。而在大量历史文献中,体现了文献自身的理论、规律、体系、方法等方面的内容。诸如中医文献流别、结构、著录、载体、文体、校勘、注释、辨伪、辑佚等。其中某些方面,虽与文史文献学,有诸多类同之处,但作为一种专业文献,毕竟有其自身的特点。因此,要探索和研究中医文献的文献学理论和体系,当然可以文史文献学为借鉴,但重要的是通过大量中医文献整理研究,总结自身的规律,体现本学科的特色。所以,中医文献学的研究,是离不开中医文献的。

7. 中医文献与传统文化

医学文献所记载的医学科学,乃是中华民族传统科学文化体系中的一个分支,或者说是总体中的一个部分。任何一门科学文化的形成与发展,都离不开本民族传统文化总体水平的制约。而作为总体文化的一个分支或部分,也必然和科学文化的总体有着不可分割的联系。作为祖国医学的指导思想,特别突出地强调了"人与天地相参"的观点。因而,在医学这一领域,它所涉及的知识覆面是相当广泛的,诸如天文、地理、气象、物候、历法、术数、音乐、哲学、典制等自然科学与社会科学等,均有所论及。因此,在中医文献的宝库中,也蕴藏着这方面的知识财富。

8. 中医文献与古典文体

古典文体,指古代文章体裁或体制。它是以文字语言记录各种文化与科学知识文章的特有形式。在中医文献的各类文章中,总是借助各种文体记录中医学的内容。所以,在中医文献中,对来自民间或文人之手的各类文体,诸如诗歌词赋,散文公文,甚至以医学为内容的小说变文寓言等,不仅形式繁多,而且颇具时代特色。因此,它既对研究古典文体有一定价值,又对文章形成年代的探讨,有一定参考意义。

9. 中医文献与古代汉语

古代汉语,是我国古代汉文化的一种记录和传授知识的工具。作为中医的主要组成部分或者说是主体的汉医,当然是与汉民族文化分不开的。因而作为它的语言工具,自然是古代汉语。在中医文献中,保留了大量古汉语方面的宝贵资料。清代有些汉学大师,如顾炎武、朱骏声等,均曾在音韵、文字学研究方面,从中医文献中大量取证。遗憾的是,有些这方面的研究,反而忽略了浩如烟海的中医文献,致使有些论述,未能取得足够的书证。所以,中医文献也是古汉语研究的重要素材。

10. 中医文献与历史文物

作为中医古代文献,均为辛亥革命以前的遗物,远者已二千余年,近者亦上百年。就从它本身的价值和遗留的时间而言,也尽属文物之例。而且作为中医文献,它不仅是一种综合的科学文化的载体,就其物体本身而论,它又是社会生产,物质生活和多种技能的实际体现和实物证据。可为研究我国古代的政治、经济、科学、文化等方面的进展,提供客观的证明。

三、中医文献整理研究的主要内容

文献整理研究,或者更具体地说是古籍整理研究。这是继承发扬民族文化的千秋大业,中央和国家的领导同志,曾对此有过多次指示,

国务院古籍整理出版办公室也提出了具体的意见。近些年来在各个系统(包括中医古籍整理)也做了大量工作,取得了显著的成绩。但是,并不可认为,古籍整理研究工作可以到此为止,或者说可以告一段落。甚或有人认为古籍整理已经没有什么工作可作,或者没有什么有益的工作可作。如果持这种观点来对待民族文化遗产,那是十分危险的。我们认为今后在古籍整理研究方面仍应按中央和国家领导指示精神,继续整理,努力研究,为挖掘民族文化遗产,为发扬医学科学技术,为振兴中华文化事业,作出应有的贡献。

关于古籍整理研究的涵义及方式,黄永年先生在《古籍整理概论》中曾说:"古籍整理者,是对原有的古籍作种种加工,而这些加工的目的是使古籍更便于今人以及后人阅读利用,这就是古籍整理的涵义,或者可以说是古籍整理的领域。超过这个领域,如撰写讲述某种古籍的论文,以及撰写某种古籍的研究专著,尽管学术价值很高,也不算古籍整理,而只能算古籍研究。"并对古籍整理的方式,提出了选择底本、影印、校勘、标点、注释、今译、索引、序跋、附

录等九个内容。此对中医古籍整理来说，也有一定意义。然就中医古籍的整理与研究，且不去探讨概念的界定和涵义的说解。就当前仍当进行的工作而论，个人认为，主要应包括以下几项内容：

1. 善本影印

重在提供价值较大的善本。供整理研究古医籍人员应用及图书资料的保存。

2. 标点

由于大多数古医籍，本无标点，或仅有简单的断句，对今日缺乏古汉语知识的读者来说，阅读和使用尤为困难。故需以新式标点加工整理。

3. 今译

即以现代汉语对于原著进行翻译，以利古籍的普及。对古籍的今译，要符合信、达、雅的要求，其难度亦相当大。如果弄得不好，有失原意，则贻误后学。

4. 校勘

对古医籍来说，除了作者原稿尚存，或出版时间不久而出版时校对又较严的书以外，凡经多次翻刻传抄者，可以肯定地说，无一不需校勘。否则，以讹传讹。特别是某些关键性文字，常可由字误而造成文义与理解方面的众多歧义。故古书必校而方可读。

5. 注释

有些古医籍成书较早，如先秦两汉的著作等，或后世医家文风尚古者，由文字语言音声之变，故后人读古人书，常感困难，加之有些文章，词语简单，语义含混，尤需进行阐发。故有些古医籍，必须加以注释，一则扫除文字方面的障碍，一则阐明义理，方可更好地发挥作用。

6. 类编

由于古医籍内容，无论是一家之言，或杂合众说，或作为一种学术体系，在文字记录的系统性、逻辑性等方面，都有些不足。故前人为了便于学习与应用，为了探索学术思想的体系，为临床资料的积累，都进行了大量工作，取得了宝贵经验。比如类书的编纂，或对某一著作的分类研究等。但这只能是这一工作的基础，今后仍有大量的工作要去完成。

7. 丛书编辑

古医籍丛书编辑，据书目著录，现存尚有元刻元杜思敬编《济生拔粹》残本，明以后编纂及刊印之丛书，则大量存世。从而说明前人在丛书编纂方面，已作出了相当成就，而且也积累了丰富的经验。但也存有诸多不足之处，比如指导思想、选择版本、收载内容、加工方式等，都可在汲取前人经验教训的基础上，编辑出版更好更精更切实用的丛书。

8. 史书的编纂

中医专史的编写，仅是近几十年之事。这方面已取得了一定成绩，积累了一定经验。但在中医文献及其他文献中,加之近些年出土文献,仍有大量资料,应进一步挖掘,以便客观地、全面地、实事求是地对中医学的形成与发展,作出历史的评价,编写出本学科的专史。

9. 文献工具书的编纂

由于中医古籍书品种众多、版本复杂、内容丰富、检索不易,故自明清以后,特别是民国以来,有不少学者,十分注意中医古文献工具书的编写,诸如书目叙录、版本考证、各类索引、文字音韵、通释语义等各类工具书籍。近些年来,也有不少学者,在这方面作了许多有益的工作。但总起来看,这方面的工作,与中医文献的实际情况及社会需要,尚未能相称。因此,对中医文献工具书的编写,也是一项十分艰巨的任务。

10. 中医文献理论的研究

文献理论的研究,也就是文献学的研究。在中医这一学科领域,也仅是在建国以后,才有些学者注意到这一学科的建设和理论方面的研究,并已作出了可喜成就。但随着中医文献整理研究工作的不断深入与扩展,中医文献专业的建立和中医文献整理研究人才的培养等,都要求我们在学科体系的建立、教材建设及中医文献理论的研究方面,做出新的成就,满足社会需求与教学的需要。因此,在这方面,也还有艰难而繁重的任务,等待我们去完成。

从上述情况尽可说明,中医文献是中国传统科学文化的一个重要组成部分,是中国医学科学的主要载体和宝库。中医古代文献的数量是相当多的。对中医文献的整理研究,具有悠久的历史,就他们做出的成就而言,无论是从历史方面或现实方面来看,其贡献和意义都是巨大的。就现存中医古文献而论,其价值是多方面和多层次的。对如此众多的中医文献进行整理研究,工作是多方面,意义是重大的。总起来看,在中医文献这一领域,无论是对古籍的整理、对人才的培养、对文献理论的研究、对临床资料的积累和前人经验的总结等,均有大量的工作等待我们去完成。这就是继承发扬祖国医药学遗产这一伟大光荣的任务,所赋予我们文献研究工作者的历史使命。

以上所论,仅是个人管窥之见。由于个人文献知识有限,从事中医文献研究的时间不长,工作不多,其中错误之处,在所难免,望同道们批评指正。

刊于《中医文献杂志》1995 年第 4 期

常用中医古籍校勘记及训诂注记书写要求

为落实卫生部(83)卫中字第19号文件下达的中医古籍整理出版第二批任务,使我片承担各书在编写体例方面达到规范的要求,根据附件三"中医古籍校勘整理与编辑工作要求"中规定的原则,参考前人在这方面的经验,特拟定了一个"常用中医古籍校勘记及训诂注记书写要求",供参加整理的同志参考。

由于我们水平有限,经验不足,文中表述不当和举例不确之处,在所难免,望同志们提出修改意见。

一、校勘记书写要求

(1)凡属明显脱字,当据校本增补者,可记:

某　原脱,据某本或某书某卷某篇补。如:《素问·本病论》:"太阳不退位,即春寒复作,冰雹乃降,沉阴昏翳,二之气,寒犹不去,民病痹厥,阴痿失溺,腰膝皆痛,温疠晚发[1]。"

[1]太阳不即位,……温疠晚发　此四十一字原脱,据金刻本补。

(2)凡校本比底本字多,而疑底本有脱文者,可记:

某　此后(竖排写此下。下同)某本或某书某卷某篇有"某"字(字数在二字以上者,可写"某某"等几字。下同),疑脱。如《素问·阴阳离合论》:"阳明根起于厉兑[1]。"

[1]厉兑　此后《灵枢·根结篇》、《太素·阴阳合》均有"结于颡大"四字,据上"太阳"之文例,疑脱。

(3)凡校本比底本字多,而无法判断是否底本有脱文者,可记:

某　此后某本或某书某卷篇有"某"字。如《素问·金匮真言论》:"八风发邪[1]。"

[1]邪　此后《太素·阴阳杂说》有"气"字

(4)凡属明显衍文,当据校本删者,可记:

某　此后原衍"某"字,据某本或某书某卷某篇删。如《甲乙经》卷一第一:"肝[1],悲哀动中则伤魂。"

[1]肝　此后原衍"气"字,据《灵枢·本神篇》及以下文例删。

(5)凡底本比校本字多,而疑为衍文者,可记:

某　某本或某书某卷某篇无,疑衍。如《素问·金匮真言论》:"飧泄而汗出也[1]。"

[1]飧泄而汗出也　新校正云:"详飧泄而汗出也六字,据上文疑剩。"

(6)凡底本比校本字多,而无法判断是否为衍文者,可记:

某　某本或某书某卷某篇无。如《素问·阴阳应象大论》:"厥气上行,满脉去形[1]。"

[1]厥气上行,满脉去形　《太素》卷三首篇无。

(7)凡底本字倒,当据校本乙转者,可记:

某某　原作"某某"，据某本某卷某篇乙转。如《素问》王冰序："重经合[1]而冠针服。"

[1]经合　原作"合经"，据离合真邪论篇新校正乙转。

(8)凡底本文句前后倒置，当据校本改正者，可记：

某某　原在"某某"句下，据某本或某书某卷某篇改。如《素问·上古天真论》："八八，天癸竭，精少，肾藏衰，形体皆极[1]。"

[1]天癸竭，精少，肾藏衰，形体皆极此十二字原在"肝气衰，筋不能动"句下，据《素问绍识》说移此。

(9)凡氏本与校本字句互倒，而无法判断是否底本为倒置者，可记：

某某　某本或某书某卷作"某某"，疑倒。如《素问·奇病论》："亦正死明矣[1]。"

[1]亦正死明矣　《甲乙经》卷九第十一作"亦死证明矣"。疑"正死"二字互倒。"正"为"证"之通借字。

(10)凡底本与校本不一，无法判断孰是异文，可记：

某某　某本或某书某卷某篇作"某某"。如《甲乙经·手太阴及臂凡一十八穴第二十四篇》："专金二七[1]水之父母。"

[1]专金二七　"专"下原校云："此处缺文。""二七"《明堂类成》作"金九"。

(11)凡底本与校本不一，难以论定，但校本于义较长，能提出一定倾向性意见者，可记：

某某　某本或某书某卷某篇作"某某"，义胜。如《甲乙经·精神五脏论》："精气并于脾则饥[1]。"

[1]饥　原校云："一作畏。"《医学纲目》："畏，当作思。"据上下文例，作"思"义胜。

(12)凡底本原缺文用虚缺号——□表示，而又无法证实为何字者，可记：

□□　原缺文。如，《太素·顺养》："黄帝曰：余闻先师有所心藏，……则而行之"一段杨上善注："不可□□[1]。"

[1]□□　原缺文。

(13)凡底本误字，当据校本改正者，可记：

某　原误作"某"，据某本或某书某卷某篇改。如《甲乙经·精神五脏论》："精舍志[1]。"

[1]志　原误作"气"，据《灵枢·本神篇》、《太素》卷六首篇改。

(14)凡属明显错别字，可迳改。改后用铅笔注明原作"某"，以备核查，不写校勘记。如《甲乙经·手太阴及臂凡一十八穴第二十四篇》"孔最"穴条，原作"刺入三呼，留三分"，可迳改为"刺入三分，留三呼"。改后用铅笔标明"分"原作"呼"；"呼"原作"分"。

(15)凡底本疑有误，而校本亦同，别无所据者，可记：

某某　诸本同，疑有误，或疑为"某某"之误。如《六因条辨·春温辨论》："人生[1]一小天地。"

[1]生　诸本同，疑为"身"字之误。

(16)凡原文前后不一，显有矛盾或错误，当据一处改正者，可记：

某某　原误作"某某"，据本书某卷某篇改。如《素问·灵兰秘典论》："肖[1]者瞿瞿。"

[1]肖　原误作"消"，据本书气交变大论及新校正引《太素》改。

(17)凡原文前后文稍异而义同者，可不校；如文中有矛盾而难以判断是非者，可记：

某某　本书某卷某篇作"某某"。如《素问·针解篇》："徐出针而疾按之[1]。"

[1]徐出针而疾按之　《灵枢·小针解》作："言徐内而疾出也"。与此文义不同。

（18）凡属引用书名或人名有错误者，可不改，于校记中说明。如《六因条辨·阴症八难》："《内经》所谓[1]益之源，以消阴翳也。"

[1]《内经》所谓 下文原系《素问·至真要大论》王冰注，非《内经》所谓，当是作者记误

（19）凡引用具体史实、或人、地、年代之记述显有错误，原文不改，可于校记中说明。如《齐氏医案·吐血论》："仲景立法，至详且尽，惜《卒病论》十六卷，起死回生，因禄山兵火，散失无传，总缘王叔和以伪撰而乱仲景，阴阳乖舛，倒乱六经[1]。"

[1]仲景立法……倒乱六经 此文记述史实及年代有误，盖仲景汉人，禄山唐人，叔和晋人。仲景之书，非失于唐安史之乱，且安史乱后，岂能有所谓叔和伪撰。

（20）凡引文与原书虽不一致，但文我无出入，文义亦通，属义引、节引、缩引者，可不校。如《吴注素问·至真要大论》"热因寒用，寒因热用，塞因塞用，通因通用，……可使必已"一段引王冰注，原注有六百余字，而吴崑所引，只二百余字，文虽有变而义则同，即系缩引。

二、训诂注记书写要求

1. 注字音

凡属难字、僻字、异读字，均当注音。记如：

（1）《素问》王冰序："验事之不忒[1]。"

[1]忒（tè 特） 差错。

（2）《素问·金匮真言论》："春善病鼽[1]衄。"

[1]鼽（qiú 求） 鼻塞也。

（3）《素问·金匮真言论》："其徵[1]。"

[1]徵（zhǐ 纸）我国古代五声音阶中的一个间级。

2. 释通假

凡属通假字者，记如：

（1）《素问·生气通天论》："高粱[1]之变。"

[1]高粱 膏粱之通借字。

（2）《甲乙经》卷三第二十五："手心主之脉，出于中指之端，内屈中指内廉，以上留[1]于掌中。"

[1]留 流、溜之通借字。

3. 正字形

注明异体字、古体字、避讳字。记如：

（1）《太素·九气》："怒则气逆，甚则欧[1]血。"

[1]欧 呕的异体字。

（2）《素问·五常政大论》："发生之纪，是谓启㪿[1]。"

[1]㪿 古陈字。

（3）《医林指月·医学真传·医道失传》："仲景先师《伤寒·序》云：经络府俞，阴阳会

通,玄[1]冥幽微。"

[1]玄 原作"宀",避清帝玄烨讳故,今改正。

4. 解词义

解释专用名词、术语、字义、古药名等。

(1) 当被训释词与训释词为互训(词义相同)、引申(词义之间有引申)、假借、声训(用相同的声音来沟通词义)关系时,用"某,某也"表示。记如:

①《素问·上古天真论》:"恬惔(tián dàn 田旦)[1]虚无。"

[1]恬惔(tián dàn 田旦)恬,静也,惔,安也。(互训关系)

②《素问·针解篇》:"菀陈[1]则除之。"

[1]陈 久也。(引申关系)

③《素问·至真要大论》:"余锡[1]以方士。"

[1]锡 赐也。(假借关系)

④《太素·痹论》:"湿气胜者为著痹[1]。"

[1]著痹 杨上善:"湿气多住而不移转,故曰著痹。著,住也。"(声训关系)

(2) 当被训释词与训释词之间义隔而通(两词之间本不联系,但在上下文中发生了关系)、音近义通、古今异语时,用"犹"表示。记如:

①《素问·生气通天论》:"日中而阳气隆[1]也。"

[1]隆 王冰注:"隆犹高也,盛也。"(义隔而通)

②《素问·通评虚实论》:"春亟[1]治经络。"

[1]亟 王冰注:"亟,犹极也。"(音近义通)

③《灵枢·痈疽》:"蓤蘜草[1]。"

[1]蓤蘜草 犹连翘草。

(3) 说明事物的某种性能和状态时,用"貌"表示。记如:

《素问·风论》:"怢栗[1]而不能食。"

[1]怢栗 王冰:"怢栗,卒振寒貌。"

(4) 此外,"曰"、"谓之"、"为"均可应用,三者作用相同。既可以对被词释词用词组加以训释,又可以用同义词或近义词加以解释。

①《素问·五藏生成篇》:"多食酸则肉胝䐢[1]而唇揭。"

[1]胝䐢 皮厚曰胝,肤缩曰䐢。䐢同皱。

②《素问·异法方宜论》:"其治宜毒药[1]。"

[1]毒药 王冰:"能攻其病,谓之毒药。"

③《素问·五运行大论》:"其眚[1]为陨。"

[1]眚 《内经难字音义》引《左传》注:"眚犹灾也。月侵日为眚。"

5. 详出处

注明成语、典故、俗语等出处。

①《脉经·序》:"致微疴成膏肓[1]之变。"

[1]膏肓 指难治的重病,亦称"病入膏肓",详见《左传》成十年。

②《伤寒论·序》:"余每览越人入虢之诊[1]。"

[1]入虢之诊　指扁鹊为虢太子治愈尸厥病之事。详见《史记·扁鹊仓公列传》。

③《素问·疟论》:"无刺漉漉[1]之汗。"

[1]漉漉　《吴下方言攷》:"汗大出貌。吴中谓物大湿者,曰湿漉漉。"

6. 明句义

凡句读难明,疑窦丛生,诸说并存者,应予辨明。

王冰次注本《素问·脉要精微论》:"尺内两傍,则季胁也,尺外以候肾,尺里以候腹。中[1]附上,左外以候肝,内以候鬲;右外以候胃,内以候脾。上附上,……。"

[1]中　原属上读,义难通。据《类经》卷二第二、《素问直解》及顾观光《素问校勘记》改。

说明

一、上文关于引用《甲乙经》一书的书名和篇名,提供了两种书写方式:一是用书名卷次篇次,如《甲乙经》卷九第十一;一是用书名篇名,如《甲乙经·手太阴及臂凡一十八穴第二十四》。由于《甲乙经》中有许多篇名,字数较多,有的长达二十余字,书写不便,故在正式行文时,以用第一种书写方式为好。其他文献,如《类经》、《脉经》等,亦可仿此写法。

二、文中所举校、训序码,均用[1],只代表序码书写方法,非表示本文中校、训的实际序数。

三、"中医古籍校勘整理与编辑工作要求"中原规定,提校提训的字目和词目,应加以引号,我们认为引号过多,不便阅读,故例文中提校提注的词、字目,暂时都未用引号。

载于《中医古籍整理出版情况简报》第2期(1984年5月1日)

中医古籍整理点校本编辑体例、抄写规格和标点注意事项

编者按：本文为华北、山东片评审组根据卫生部中医司有关中医古籍整理的文件精神，结合中医古籍整理编辑体例、抄写规格和标点注意事项的要求，通过点校工作的实践总结出来的。其基本精神与《中医古籍校注通则》所附"编辑体例、抄写规格和标点注意事项"一致，惟有对点校本中的若干具体问题进一步作了明确说明，故本文可供点校者参考。

根据卫生部中医司关于中医古籍整理研究第二批任务 1983 年青岛会议和 1984 年北京会议文件精神与要求，结合编写过程和审阅样稿中所遇到的一些具体问题，为统一体例和规格，经研究讨论，特制定编辑体例、抄写规格和标点注意事项。供点校本各书编写人员使用。

一、体例及训校注意事项

（1）全书编排顺序：封面、内封、出版说明（由出版社撰写）、点校说明、原书序、目录、正文、原书跋、其他（如索引、考异、勘误、参考书等）。根据各书特点进行编排。

（2）一般书只保留原总目录，删去分卷目录。大部头书（如全书、大型类书）既保留总目，也保留卷目。

（3）一、二类书繁体竖排，校注脚码用〔一〕、〔二〕，三类书简体竖排，校勘肩码用〔1〕、〔2〕。注文与校记中引原文加引号，横排本用""，竖排本用『』；如果引文中又有引文，能不套用引号者，尽量不套用，必须套用者，横排本先""后''，竖排本先『』后「」。

（4）校勘、训诂提示的字句，均不加引号。校勘记只提示与校勘有关的字数，不必提示文句。提示字句之下或后空一格，写注文或校记。提示语句过长者，中间可用删节号。

（5）一、二类书，校勘与训诂统一编码，首码上加冠一注字。三类书虽不要求训诂，但首码前仍需加冠一注字，如注〔1〕。余不加注字。"注"字上或前空二格，回行空四格。如《本草易读》卷三。

注〔1〕甘麦大枣汤 原脱，据方药组成及主治补。

校记注文，均在当页栏内见，并以页为单位编排码次。若码数过多，栏内写不完时，不超过一行者，可写在栏外，超过一、二行者，应按排压缩正文行数，注文后如有空行，勿再使用。如按此法尚难解决者，可写在下页，但此页不能再续写正文。校记注文与正文间空一行，在行中间划一长线，八开稿纸两端各空六格，十六开稿纸两端各空四格。若适逢一个单元（卷或章等）之最末一页，不管正文后余多少空行，若有注文者，均紧接正文后划线，线后写注文，注文不必靠后排。

（6）原书插图，有历史、版本价值者，将原图拍摄制版影印。如原图过分失真或系一般

参考图,可按原图摹绘复制。每图贴于另纸上,并标出图名或序数,注明插入××页。稿中应在排定插图位置处,占三行画一长方框,框中注明图名或序数。

(7) 封面只署原书撰者名,点校者名署在内封上。只标点断句者,署在点校说明中。一般中、小型书籍。人数不宜多,亦不可挂空名。凡搜集资料、编目、抄写者,概不署名。

(8) 一、二类书之训诂,应尽量从严从难掌握,一般性词字,不必训释,不可形成校注本。凡书中引用其他医学名著或经典之原文,不必加训。三类书只校点不训诂。训诂应以历代训诂专书为主,举凡《康熙字典》、《中华大字典》、《辞源》、《辞海》等,不可直接引用。训诂出证,不限多寡、以准确简明为主,力避繁琐考证。

(9) 避讳字,无碍于文理者,于首见时出注,并注明下同,不必回改;凡有碍于文理者,回改后出注。

(10) 一般异体字或俗写字,从底本,不训诂。底本不一者,应从该书大多数写法,前后律齐,不必出注。注明通假字,应先列假字,后列本字。如放、做之通借。

(11) 注音采用汉语拼音加直音法,拼音字与直音字之间空一格,书于提示字句处,加括号。有二字相连均需注音者,可连注,两拼音字之间空一格。如恬淡(tián dàn 田旦)。竖排本,汉字竖写,拼音字横写。

(12) 校记中为说明问题或辩明是非,可适当结合运用训诂方法。

(13) 凡需训诂之词字多次重出者,于每篇首见时加注,当篇再见不重注,但需注意后篇之注必须与篇首之注同。

(14) 校勘只限于该书因传抄翻刻时致误处,对于作者学术见解中之明显错误,只宜指正,不必改正。如《松峰说疫》卷之一"䯏"字注:"䯏,脊梁后骨[1]"。

注[1],䯏,脊梁后骨䯏与骺通。《素问·脉要精微论》:"病足䯏肿,若水状也。"王冰注作"足骺肿"可证。此云:"脊梁后骨"者,或本于《广韵》等"牛脊后骨"之解,此非是。

(15) 凡需校勘之词字多次重出者,每见必校。

(16) 凡脱文无据补入时,则用虚阙号□,按数字一一补入;无法计算字数的,用不定数虚阙号□补入,二者均不另出标记,只在点校说明中举例述及即可。

(17) 书中虚词有误者,应从别本校正,若虽与他校本互异而无关宏旨者,不出校。

(18) 凡书中内容无误,仅与同类他书互异(如药物与俞穴之主治、药物剂量、针刺深度及灸之壮数等),不出校。

(19) 凡目录与正文标题不一或互误者,可互勘订正;目录凌乱不堪者,可重新编排,均不出校,只在点校说明中述明。

(20) 书中引用他书处,凡属缩引、义引及节引,不失原义者,不出校;若与原义不符,如属著者原误,原文不改,出校指正,如属后来致误者,改后出校说明。

(21) 他本中多出的序跋,价值较大者,可酌情补入。序跋的校勘与训诂,按正文处理。

(22) 点校说明内容包括:作者生平简历、学术思想、著述情况,本书的学术价值,本书版本流传情况,过去对本书整理概括,本次整理所据版本、主要校本、整理方法与体例,正文与目录增删与条理情况,及需加说明的事项等。

二、抄写规格和标点注意事项

(1) 目录抄写要求:卷次起行顶格写,类次起行上(前)空一格写,篇次起行上(前)空二格写。

（2）序跋的标题，竖排本起行上空二格，横排本居中。署名（包括年月、职衔、字号等）另起行，以最末字下（后）空二格为准。例如：

大明天启四年岁次甲子黄钟之吉景岳子自序于通一斋

若署名在二人以上者，可平列，字数不等时，应以字多者为准，两端字等平。若撰著人与参校人均署名者，其规格与形式，可仿效原书，酌情处理。

（3）各卷前的书题及卷次，竖排顶格，横排前空二格。著者署名另起行。如：

类经图翼一卷

古会稽通一斋景岳张介宾著

（4）正文的标题，竖排本一、二级，分别上空二、三格，三、四级，依次类增空格数；横排本一、二级居中，三、四级，可酌情居中或边排。标题过长一行写不完者，可多行抄写，起行与回行相平，行两端之空格数相等。正文，起行空二格，回行顶格。

（5）抄写书体，不得用草写或俗写，务需字迹规范清楚。简化字应严格按 1964 年国家公布的一、二批简化字方案抄写，不得使用杜撰的简化字。

（6）竖排本，大字正文在稿纸方格内居中抄，小字（夹注、反切等）抄于方格右半部；横排本，大字亦居中抄，小字抄在方格下半部，以示大小字的区别。更为了防止互混，必须用铅笔在小字右侧（竖排）或下方（横排）划线，以引起注意。凡原书有朱、墨分书内容者，在朱色字旁（右）或字下划蓝线，以示区别。

（7）原文中有经文、注文（非夹注，而是指一般释义或按语）相间，经文按正文格式书写，注文抄写时另起行，空三格，回行空二格（需用铅笔注明"另体"）。例：黄帝曰：针入而肉著者何也？岐伯曰：热气因于针则针热，热则肉著于针，故坚焉。肉著者，吸著于针也。针入而热，肉必附之，故紧涩难转而坚不可拔也。

（8）原书中的眉批，竖排本以小字抄于稿纸天头处。横排本如内容属段落性批语，则改写在段落之前，起行空三格，回行空二格；如果属某一字、句的批语，可作为夹注处理，写在该字、句之后，均抄小字，然后接写正文。在二种批语前，均须加写一有方括号的［批］，小字旁（下）加铅笔线。

（9）原书中每见隔以○者，抄写时作空一格处理，竖排本标明空格符号用＜，横排本标明空格符号用∨。符号用铅笔写。凡书中原有之空格，当据上下文文义，酌情是否去留，若需保留时，亦按上法处理。

（10）凡本草书与针灸书中属示题性的药名与穴名，其后紧接着成段叙述本药、本穴内容者，此药名及穴名后均空一格，回行顶格，药名及穴名下（旁）划红线。例：

白扁豆　甘淡，入足太阴经气分，……。

丰隆　外踝上八寸，下外 陷中……。

（11）方药抄写规格：竖排本：方名起行顶格，右侧划一红线，下空一格抄治证，治证回行空一格。方中药物起行空二格，回行也空二格，右几味制法、服法等，起行空二格，回行空一格。

横排本：方名起行空二格，下划一红线，后空一格抄治证，回行顶格。方中药物起行空二格，回行顶格。右几味制法、服法等，起行空二格，回行顶格。但原文中的"右"、"右药××味"之类的"右"字，一律改为"上"字，并在点校说明中予以说明。

（12）方药，每药之间空一格，不标点；药后剂量、炮制等须标点，但末字下不加句号。药后剂量、炮制等小字写在稿纸格内的下（右）半部，并划出铅笔线。例：

止传汤××××，××××……

熟地<u>一两</u>　人参　百合各<u>一两</u>　荆芥炒黑，<u>一钱</u>

（13）书中人名、地名、方名、药名、穴名等，一概不用专名线或旧书名线。标点古籍不宜用省略（……）、反诘（!?）等符号。

（14）校注（包括夹注）中，不论原文或注文，凡属书名，一律加书名号。竖排者竖用（《》），横排者横用（《》）。书名加篇名者，两者之间隔以圆点，如《素问·上古天真论》，单纯出现篇名的不加书名号。

（15）凡校注中所引用文献，原则上书名宜用其全称，如书名过长者，或需反复引用，可在初出现时使用全称，注明此下简称××××，并在点校说明中述明。篇名过长者，也可先列书名，后列卷次篇次。如《脉经》卷四第二。

（16）原文中的引文，一律不加引号。

（17）注意文义语气，正确使用标点符号。

刊于《中医古籍整理出版情况简报》第 4 期 1985 年 3 月

中医古籍整理文字处理与校勘记的书写

一、文 字 处 理

文字处理是指对底本原文及校文用某种方式进行处理,是校勘工作的重要环节。一般有以下几种方式:一是凡断为底本有误者,则直接予以改动,名曰径改。如宋臣林亿等校《素问》所谓"正谬误者六千余字",可能属于此类。又近人校书,对少量以为误文处,亦有直接改动者。此法固可避免烦校,然弊端亦多,常易发生误断妄改而不知原貌者,故一般不宜采用。二是不改动底本原文,只在校勘记中加以表述。此法固可避免误改或妄改,然其确为误者,若不改动,不便引用,且若以为此据进行译释,亦难合乎"信"的要求。三是明确有误处,改动原文,并在校勘记中加以说明。此法较他法为善,故今人校书,大都采用此种方式。又有既校又释之书,若校与释分别列项,眉目亦觉清楚。然有的校文,需与训释结合分析,方可行断,故亦可校、释合项,一般为先校后释,行文较为方便,今人亦多采用此种方形式。再者,对底本中诸多古今字、异体字、俗体字、通借字等,是否要一律改为通行体,个人认为似可区别对待。凡研究价值较大去古较远的重要典籍等高层次读物·应尽可能保留原貌,既可避免因历次改字造成的文字混乱,又可保存其多重性价值。对距今较近与异形字较少的一般读物,则可改为通行体。另外,校改只限于版本之误,至于作者本人学术之误,则不可改动,但可加按指明。

二、校勘记的书写

校勘记的书写,虽无特定格式,但习惯上也有常行的成例。张舜徽先生曾归纳有十种常见情况和注记方式如下:①凡文字有不同者,可注云:某,一本作某(或具体说明版本名称)。②脱一字者,可注云:某本某下有某字。③凡脱二字以上者,可注云:某本某下有某某几字。④凡文字明知有误者,可注云:某当作某。⑤凡文字不能即定其误者,可注云:某疑当作某。⑥凡衍一字者,可注云:某本无某字。⑦凡衍二字以上者,可注云:某本某下无某某几字。⑧字倒而可通者,可注云:某本某某二字互乙。⑨字倒而不可通者,可注云:某本作某某。⑩文句前后倒置者,可注云:某本某句在某下。张舜徽先生揭示的方式,是不改动原文的写法。若欲改动有误言语,提供佳本,则校记写法与上不同。如有衍文可注云:某下原有某字,据某本或某书删。脱文可注云:某,原脱,据某本或某书补。误文可注云:某,据某本或某书改。倒文可注云:某某,原作某某。据某本或某书乙正。疑文可注云:某,疑作某。异文可注云:某某,某本或某书作某某。至于校书时遇到的具体情况是多种多样的,可酌情处理。总之,在书写校勘记时,应注意以下几点:①提校之文,不宜过多,凡需一字或几字者,尽可能提一字或几字;需校句者提句。②据校之版本应标记版本具体名称;据校他书应标记书名及卷、篇名称,以备核查。③行文时应注意文字精练、语言准确、表义明了。④改动原文务须慎重,凡把握性不大者,宁在校记中提出倾向性意见,亦不轻改动。⑤必要时,可说明据校的理由。

　　盖古籍整理工作并非易事,一本书全部校完,还应写一篇校记,将有关问题诸如著者生平,学术思想及对该书的评价、版本源流的考证、选用底本、校本及有关资料、底本与校本的基本情况、前人有无进行过整理等,一一作出交待。只有如此孜孜以精其业者,才能校出一部好的校本。

刊于《中国医药学报》1993 年第 8 卷第 3 期

校勘中医古籍的一般程序和方法

一、中医古籍为什么要进行校勘

中医文献浩如烟海,其中古医籍占有相当大的数量,但由于年湮代远,经多次传抄与翻刻,流传下来的本子,几乎无一不存在这样那样的差误,已不同程度的失去原貌。如不加以校勘,便不能为读者提供准确而可靠的文献资料,甚至会造成理论探讨和临床应用中的错误。

就现有古籍中存在的问题,概言之,主要有以下几种情况:

衍:多出来的文字。

脱:亦称夺,脱漏的文字。

讹:文字有错误。

倒:文句倒置。

错:错简,指文句错处于异位。

讳:因辟讳而造成换字或缺笔。

异:据异文,亦称异体,指不同版本间的文句不同而难以论定是非者。

读(音逗):句读有误。

混:指本人注文、后人注文或粘注混作正文。

残:文字残缺无法辨认或联不成文者。

增:后人增补的内容。

减:后人删去的内容。

为了使古籍恢复旧貌或接近原貌,故必须进行校勘、整理,方能提供出佳本。

二、选　　题

由于中医古籍数量很多,不可能一下子全面进行整理,所以只能分别缓急,选择题目进行整理。一般地说,选题时首先应考虑:

(1)历史价值和应用价值:有的古籍有重要的史学价值,有的不仅有史学价值,而且有很重要的现实使用价值。

(2)弄清其学术思想与资料渊源:如有的著作有一定学术流派与师承关系,其学术思想,甚至具体内容都有源流可循。有的著作属杂集诸家之言而后汇为一书,有的著作则是以某几种书的内容为基础而进行重新编纂。

(3)辨别真伪:古籍中有一部分署名,并非作者的真实姓名,概属伪书。在伪书中大体有以下几种情况:托古人之作,托先世之作,托仙人之作,托名人之作,窃他人之作。这里要注意一个问题,就是伪书不等于没有价值。

三、掌 握 资 料

(1)搜集有关的版本、抄本、绢本及出土的文献资料。

(2)本书引用他书的资料。

(3)他书引用本书的资料。

(4)与本书学术思想有关的图书资料。

(5)前人整理研究本书的有关资料。

四、弄清版本源流,比较版本优劣

古籍流传愈久,传本愈多。有的由于后人的多次整理,形成不同系统的传本,因此要进行考证,把传本的源流搞清。如果有不同系统的传本,尽可能弄清哪一系统传本比较接近原貌。

在各科传本中还要互相比较、分析,一般地说,在刊本中,官刻本、私刻本优者居多,坊刻本、特别是小书商家的刊本,质量较差。在分析比较中尽可能弄清版本中存在的主要问题。

五、确定底本和校本

(1)底本:①一般地说,选底本,应以祖本为佳,次者以早期版本较好。②书为足本,内容完整而无残缺。③经前人精校过的本子。

(2)除底本外的其他较好版本:可选作校本用,同时还要选择一部分他校本,凡本书引用的他书,或引用本书的他书,以及与本书学术思想及内容有关的一些书籍,都可作他校本运用。校本亦应选用较好版本。

六、校勘的方法

校勘的方法,现一般采用陈垣先生提出的四校法:一为对校法。即以同书之祖本与别本对校。二为本校法,以本书前后互证,而抉择其异同,则知其中之谬误。三为他校法,以他书校本书。四为理校法,遇无古本可据,或数本互异,而无所适从之时,则需用此法。

对一本书的具体校勘可以分两步走。

(1)初校:全校和死校。所谓全校,就是底本与其他校本之不同处,一律全校出来,以免有所遗漏。所谓死校,即叶德辉所谓"据此本以校彼本,一行几字,钩乙如其书;一点一划,照录而不改。虽有误字,必存原文。"也就是说对校文先不加可否,不写判语。

(2)终校:选校和活校。所谓选校,就是选留具有一定意义的校文进行处理,其无关宏旨与校本有误者,可以弃置不用。所谓活校,如叶德辉所云:"活校者,以群书所引,改其误字,补其阙文。又或错举他刻,择善而从;择善而从,版为一式。"也就是说,对校文除了一部分确实难以论定的异文外,都要加以判断,提出处理意见,并对原文进行订正。这是当前使用较多的方法。

另外,在具体运用中,尚有以下各种办法:①全校保留,活校处理。②全校保留,死校处理。对底本原文也有改动与不改动两种办法。上述各法各有利弊。

七、判 断 是 非

所谓判断是非,就是指对全部校文,通过分析比较,看其是否属于衍文、脱文、讹文、倒文、错简、讳文、异文、句读有误、注文混入正文、残文、后人增补文、后人删削文等情况。其中有些比较容易判断,有些则需用多学科综合知识去分析判断,特别是在文理与医理亦通的情况下,常常不补引起注意。因此在判断是非时,常需运用文字学、训诂学、语法学、避讳学、音韵学及与各种学科有关知识去分析判断,才有可能作出正确的结论。

八、文 字 处 理

运用活校时,就要对全部校文,提出结论性或倾向性意见,并对这些意见加以文字表述,进行处理。文字表述时要求尽量做到语言简练、表义准确。

在这方面,前人已总结出很多经验。如张舜徽先生在《中国古代史籍校读法》中提出:"一、凡文字有不同者,可以去:'某,一本作某。'(或具体写明版本名称)二、凡脱一字者,可注云:'某本某下有某字。'三、凡脱二字以上者,可注云:'某本某下有某某几字。'四、凡文字明知已误者,可注云:'某当作某。'五、凡文字不能即定其误者,可注云:'某疑当作某。'六、凡衍一字者,可注云:'某本无某字。'七、凡衍二字以上者,可注云:'某本某字下无某某几字。'八、字倒而可通者,可注云:'某本某某二字互乙。'九、字倒而不可通者,可注云:'某本作某某。'十、文句前后倒置者,可注云:'某本某句在某句下。'"

张氏仅举了上述十种情况为例,在具体校书中还有更多的复杂情况。至于校勘记的具体写法,曾有本人起草的"常用中医古籍校勘记及训诂记的书写要求"一文,载于卫生部中医司中医古籍整理出版办公室编"中医古籍整理出版情况简报"第二期,可供参考,兹不复赘。

九、写一篇点校说明

一本书校勘完毕,应写出一篇点校说明或校后记。其内容可包括:作者生平简介,学术思想和评价,版本考证,底本中存在的主要问题,选用的底本和校本,体例等,一一作出交代。

十、校勘的最终目标

(1)弄清版本源流。

(2)力求恢复原貌或接近原貌。有的书去古较远,又经后人多次整理,古本已久佚而无踪迹可循,则只能争取恢复早期面貌。

(3)为读者提供一最佳本或范本。

全国中医古籍整理研究座谈会讲话提纲 1986 年 3 月

中医古籍校勘简议

　　中医古籍是祖国医学伟大宝库的具体体现,前人总结积累的丰富医药学理论与实践经验,主要寄存于这些古医籍中。由于现存诸多古医籍,远者已有千余年,近者亦有数百年或上百年,经多次传抄翻刻,或散失后重新整理,或整理人随意笔削损益及妄加改动,加之语言文字的变迁及政治因素的干扰等使许多古医籍不同程度地存有失真之处,给后来的读者,增加了许多困难,甚至造成某些理论上的错误。整理研究,使获尽可能恢复或接近本来面貌,乃是对古医籍正确理解与运用的首要条件,而校勘则是古医籍整理的主要方式之一。下面就校勘问题,加以简议。

一、现存古医籍中存在的一般问题

　　现存诸多古医籍中,除版本混乱、真伪相间、删繁就简等诸多问题外,就文字方面,概言之,有以下几种情况:

　　衍文　亦称剩文,指较原文多出来的文字。有衍字、衍句、衍行、衍页等不同情况,在诸多衍文中,有涉上或涉下而衍出之重文或近似异文,较易辨认;有与上下文无关的衍文,甚至造成误读,则需仔细分辨,如《素问·调经论》"血之与气并走于上则为大厥"一文,通常读为"血之与气,并走于上,则为大厥"。如此则与前后文义亦顺矣。

　　脱文　亦称夺文,指原文脱漏或丢失文字。也有脱字、脱句、脱行、脱页等不同情况。凡诸脱文,大多系传抄或翻刻时无意脱落,或存世时久因散装而脱落,如《甲乙经》医统本卷一第一"热则腠理开营卫通汗大泄"下,证之明蓝格抄本、正统本及《素问·举痛论》,脱"故气泄矣"四字,但也有的脱文,系后整理时有意删除或妄改者。

　　讹文　亦称误文。如形近之误、篆书、隶书、草书等变楷之误、有不识古人行文常例之误、不识讳字之误、一字二分及二字合一等之误等;句误者,指整个文句有误等,以至于物名、篇名均可致误,情况比较复杂。如《素问·举痛论》林亿等新校正云:"按本篇乃黄帝问五脏卒痛之疾,疑举乃卒字之误也。"详古书多以正文某几字为名,《内经》亦多有此例。故林亿等所见甚是。

　　倒文　指上下文倒置。有上下两字或几字倒置者,有上下句倒置者。如《小儿药正直决》卷下小惺惺圆云:"每服二三岁二圆"。然聚珍本作"二三岁每服二圆"。是知"每服"与"二三岁"倒置,正之下文"小儿才生,便宜服一圆"文例。乙正后则文义为顺矣。

　　错简　本指古代简书因编绳断绝重新串联时误致简片错简。如《素问·宣明五气篇》"名曰阴出之阳,病善怒不治"。林亿等新校正云:"按阴出之阳,病善怒,已见前条,此再言之,文义不伦,必古文错简也。"此说甚是。

　　讳文　指避帝王名讳或著者私讳等。如《素问》中有遗留避南朝梁武帝父肖顺之讳,改

"顺"为"从"者；王冰注避唐高宗李治讳改"治"为"理"者。《太素》中避李渊讳改"渊"为"泉"者，避李治讳改"治"为"疗"等。各个历史时期的医籍中均有讳文，惟有些讳文曾经后人回改，故一书中常有避与不避之差。

误逗 指句逗有误。古医籍虽不标点，然从注文分句中，常可见逗误处，如《素问·脉要精微论》一段王冰注分句为"尺内两傍则季胁也，尺外以候肾，尺里以候腹中；附上，左外以候肝，内以候鬲，右外以候胃，内以候脾；上附上，右外以候肺，内以候胸中……"根据前后文例，可证"尺里候腹中"之"中"字，当从下作"中附上"为是，王氏误逗也。

残缺 指一种书残缺不全。严格地讲，残缺不全亦属于脱失，然习惯上将缺页或缺卷者，常称曰缺或残缺。如《太素》一书，原刊本与抄本缺失较多，近年日本贺川浩藏又获三卷加以复刻，称"缺卷复刻《黄帝内经太素》"。又如《甲乙经》正统本，现仅存前三卷抄本，且卷三之末，亦有缺页。

烂文 指文句残缺甚难分章句者。如《素问·针解篇》自"人肝目应之九"至"四方各作解"一段，王冰云："此一百二十四字，蠹简烂文，义理残缺，莫可寻究。"杨上善《太素》注亦云："章句难分，但指句而已也。"

坏文 指书稿载体如帛、纸等被虫蛀或损坏所致文字残缺不全等。若原件尚在者，固可辨认，然有些残存部分，为一独立字形，若传抄日久，常易混为正字，义则晦矣。如《素问·三部九候六论》："所言不死者，风气之病及经月之病，似七诊之病，而非也，故言不死。"王冰注"经月"为"月经"，杨上善注："经脉间有轻之病。"详文义，王、杨二注似非是。故疑"月"乃"闲"之坏文，闲为痫之假借。经或为痉之假借。如马王堆汉墓帛书《五十二病方》，痉又以颈、胫字相假，痫均作闲可证。

文注相混 指书中正文与注文相混。古医籍注文多作小字夹注，诸版刻体小字多为双行，而抄写体则多作单行。若抄时字抄大，故特易与正文相混；正文大字抄小，则易与注文相混。如今存《甲乙经》卷一第一有"杨上善云"一段62字，显系后人增补之注言语，然今则与大字正文相混矣。

异文 诸校所见不同文字，皆可统称为异言语。而在校书时，对各种异文判断后，则常将难以论定是非的文字称作异文，所谓并存异文，即指此类文字。如《素问·上古天真论》"不时御神"，林亿等新校正云："按别本时作解。"按作"时"作"解"，义均可通。本作何字，难以判定，故并存之。

增补 指后人的文字。如《素问·六节藏象论》自"岐伯对曰：昭乎哉问也"至"孰少孰多，可得闻乎"一段，林亿等新校正云："详从前岐伯曰：昭乎哉问曰至此，全元起注本及《太素》并无，疑王氏之所补也。"

删改 指被后人随意删改的文字。前人整理古籍，有时出于主观臆断，随意对原文进行删改，遂失本义。这在明代尤为突出。如吴崑之《素问吴注》、方有执《伤寒论条辨》等，均有径自删改处。又如耿鼎灏类次、闵纯夫重订之《石室秘录》，不仅在文字方面有所删改，且对用药剂量作了很大改动，全失原书用药特点矣。

节略 指对古医籍原文的删节和省略。有的仅是对书中少数文字的节略，有的则是对全书的节略，特别有些大型图书，后人为便于传抄，曾将内容大幅度节选。如明代陈履端整理宋刘昉的《幼幼新书》，较之影宋抄本虽书名、卷数依旧，然在内容方面删节甚多。又古引书时，亦多有节略，不可不知。

以上仅就古医籍中常见的文字错误聊作介绍，若欲详论，当然尚可举出许多。常言古籍之衍、脱、误、倒概指此也。

二、校 书 选 题

由于存世古医籍数量较多，不可能也无必要一一加以校勘，而且有些较近代著作，存在问题不多，也无需校勘。故校书选题，亦如科研选题，要经过充分论证。一般说，应注意以下几点。

（1）学术价值：中医古籍具有多方面价值，但要选校一本书，首先应注意该书在医学方面的价值，其综合价值越高，校勘释义的价值越大，否则，意义不大。

（2）弄清其学术渊源：如有的著作有一定学术流派师承关系，其学术思想，甚至具体内容，都有源流可循；有的著作集诸家之言而汇为一书，或以某几种书而重行编纂；也有的纯系个人发挥。弄清这些问题，有利于校勘工作的进行。

（3）辨别真伪：所谓真书，即书的内容为署名人亲自撰著，或由他人代撰及重新编纂。所谓伪书，即书的内容与署名人毫无关系。在伪书中大体有以下几种情况：托古人之作，托先世之作，托仙人之作，托名人之作，窃他人之作等。如《黄帝内经》即为依托黄帝之作也。后世不少署扁鹊、仲景之书，亦有后人依托之作。如某目录书中著录有某图书馆收藏之《黄帝神圣工巧甲乙经》抄本二卷，署名晋皇甫谧撰。经实地考察，从文气到内容一见便知，系近代人依托之伪书。这里需要说明的是，伪书不等于没有价值，重在辨认清楚，以便按相应的时代水平进行评价。

对学术及版本学知识有要深入的研究，至少要有所了解。这是因为要校好一本书，不仅是几种本子核对一下就能解决问题，必须深入至学术领域，才有可能发现深层次的不易发现的问题。除此以外，校书人尚需有比较广博的文史及文献学知识，否则，就比较困难。因为书中内容涉及范围，往往是多知识领域的。从而说明校勘工作，并不是被某些人认为的"雕虫小技"，不能登大雅之堂，或易如拾芥，是任何人都能做得了的事情。因此，要想真正校勘一本有价值的书，必须经过详细的准备和充分的论证，才有可能把工作做好。

三、掌握版本及有关资料

校勘工作最基本的也是最主要的条件是掌握版本及有关资料。通常应注意从以下几方面进行搜集。

第一，搜集有关刊本及抄本。当今存世之古医籍，宋以前医著的宋刊本已寥若晨星，皆成稀世之宝，元刻本亦为数不多，明刻本亦成珍本。明以后医著的存世早期刊本则不鲜见。然诸多刊本中，特别是早期医学名著，刊书有以假乱真者，有以次充好者。有影仿刻本者，最为逼真，近代影印诸书，实失之矣。早期抄本有重要价值，故必对欲校之书的版本情况，作一详细的调研，才能对刻书的版本情况，作出正确的分析。

从纵的方面搜集资料。所谓纵的方面，乃指该著作引用前朝之文及后世又引用该著作之文的有关资料，这些资料有重要校勘价值。如《甲乙经》一书，原文皆源于《黄帝内经》与《明堂经》一书，故今存《素问》、《灵枢》可以取校。又后世《外台》、《千金》、《铜人》，甚至明代

《医学纲目》，均对《甲乙经》有不同程度的引用，故亦可取校。这是由于今存《甲乙经》，最早为明《医统正脉全书》刊本，而另书引文，皆源于更早的传本或刊本，当然，若后世医著，有祖本为据或手稿尚在者，后人引文，则无意义。所谓后不校前者，概指此耳。

从横的方面搜集资料。所谓横的方面，指与某著作相同或相近的历史时期的其他有关资料。任何一门学术所具有的水平，都受时代总体科学与文化水平所制约，不可能单独跨越其历史时期。因此，不仅在专业知识方面，能具体反映其断代水平，就是在语言、名词、文字、气象等方面，也常可反映其时代特征。如《黄帝内经》一书，今人绝不相信那个时代的作品，相反在先秦或秦汉时代的许多著作中，倒有诸多与《内经》文义相同或相近处。所以，这类资料常可帮助单靠版本难以解决的问题。

第二，搜集与该书学术思想体系有关的文献资料。一本书中所反映出的学术思想体系，均有其一定的渊源，或反映了一定的师承关系。如金元时期诸著作中之易水学派、丹溪学派等，在理论基础、辨证论治、遣方用药等方面，都可体现其学派的某些特点。因而这方面的资料常可用来互校，以补版本等诸校所不及处。

搜集前人整理本书的有关资料，有些古医籍，前人曾进行过整理，如宋臣林亿等所校诸医书，校记均载于书中，提供了相当多的文献资料，对后人再整理研究有重大学术价值。也有的复经后人多次整理，有别本存世，或附记于其他书中。这类资料，既可提供校勘方面的经验教训，又能直接提供一些早期可供参考的学术资料，故应尽可能搜集齐备，力求提高校勘质量。

四、弄清版本源流，确定底本与校本

凡诸古医籍流传愈久，传本愈多；且重要医籍，传抄翻刻者必多，传本尤多。由于后人多次整理，常可形成不同的传本系统，则应尽可能弄清哪一系统传本更接近原貌。在弄清版本源流的基础上，并要弄清各版本的主要优缺点和存在的问题，然后确定底本与校本。

底本 亦称工作本。需选择早佳本作为工作本。选择底本，一般按以下原则掌握：①以祖本为佳，次则早期刊本较好，尤其以古远本，以宋、元刊本存世者为珍贵，明刊诸本亦属佳本。②为足本者，内容当完整而无残缺。③经前人精校过的本子。

校本 亦称据校本。凡底本以外诸刊本，可选择有代表性的前期刊本作为校本。有些医籍，刊本极多，后来刊刻及本次质差者，不必列为校本，以免烦校。其他与校勘对象有关的书籍则为他校本，他校本亦须选用佳本。他校本若有多系统者，尚需多备别本；特别是他校本自身有异文疑有歧义时，犹须多参别本，以防误断。

五、校 勘 方 法

前人在校书方法上已积累的许多宝贵经验。从出校范围论，有全校与选校之别。全校者指不论虚词与实词及校者认为有义与无义，凡属异文，均予出校；这对研究人员及高层次读物意义较大，它可体现出多重性学术价值，并可避免校书人的主观臆断。唯出校烦多，对一般读者似无必要。选校者，指校书人认为有意义或有价值的异文则出校，对一般读者则可，对研究者来说则显然不足；尤其出于校书人的疏漏或主观臆断，常易漏校。从校断的角度论,有死校与活校之别,死校法,即对所出校文概不加断语,这样虽可避免校书人的某些误断或主观片面,但常使一般读者,面对诸多异文,无所适从。故现在校书,一般不取此法。活校法,即对校文经过分析研究,加以判断是非,或提出倾向性意见,就具体校法而论,宋臣林亿等所校医书,已取多法相校,即取众本相校法、以他书相校法、本书自校法、以理相校法。如今存林亿等所校《素问》、《伤寒论》、《金匮》、《脉经》、《千金》、《外台》等均保留了这些校勘方法的应用实例。近人陈垣先生则根据其校《元典章》的经验,概括为对校法、本样法、他校法、理校法。今人校书,一般均以此四校为法。

对校法 则以同书之祖本或别本相校,遇有异文,则出校记,这是校书的最基本的方法,也是应最先采用的方法和最简易的方法,校异出文,然后结合理校加以判断是非。

本校法 即以本书前后互证,而抉择其异同。凡一家著述,从学术思想到理论体系,必有自家特色,就是在语言文字等方例方面,也有惯可循,如字例、词例、韵例、对文等,常可据此而证诸对校法不易发现误文。故对校勘内容需要在各方面加以掌握,才能提高校勘水平。然若系纂集多家学术为一书的著作,因其非出于一时一人之手,用本校时,自需慎重,且不可强其不同而合诸一。

他校法 "凡其书有采自前人者,可以前人之书校之,有为后人所引用者,可以后人之书校之,其史料有为同时之书并载者,可以同时之书校之。此等校法,范围较广,用力较劳,有时非此不能证明其讹误。"陈垣先生此言甚是。故欲校一书,非对其学术源流及有关文献深入了解不可,否则,不易校好。

理校法 "遇无本可据,或数本互异,而无所适从之时则需用此法。此法须通识为之,否则鲁莽灭裂,以不误为误,而纠纷愈甚矣。"据陈垣先生所言,理校包括两种情况:一者,对各种异文的校断,需据文理或医理以断其是非;二者,在无别本可循,而医理文理难通者,亦可据理而断。然用此法,最当慎重,若因自家知识有限,鲁莽武断,最易致误。

从校勘方法而论,固有四校之分,而在具体运用时,是必以四校合参。不管对校、他校及本校,均需结合理校而断。又从出校对象而论也往往是多证并存。如对一条异文,既有对校之证,又有他校之证。存证愈多,可信性愈强,据改的理由愈充分。然而,也有的异文,诸书均误,底本即不可从,而别亦不可信,则需纯靠理校加以判断。因而校书行断,既需有充分的证据,又需有高度的才识,才有可能作出正确或较正确的判断。然而有些医籍,特别是已古远的医籍,不仅无祖本可言,即早期刊本或抄本亦甚鲜见,故难免有诸多异文,特别是字义互通或相近者,甚至少数并有歧义者,即使再高明的校书家,亦难尽为论定,亦属常情。对异文的是非判断,学术性甚强,一般需结合该书的学术思想体系、语文结构、行文常例、医理文理等纵横比较,并借助训诂学、文字学、文献学等知识综合分析。因此,校断是校书人专业水平、分析综合能力、对校勘对象的熟悉程度及文献研究方法掌握情况的集中体现。

在出校范围方面,一般的作法是,凡据校诸本中明显的误文则不出校。但有的校书家,同样出校如言"某本作某,非是"。这样做虽然多占篇幅,增加校文,但能全面反映各种版本的具体情况,且可避免因臆断而未收的漏校,对研究人员来说,亦有重要意义。

刊于《中国医药学报》1993 年第 2 期

新中国中医文献整理研究工作简要回顾

中医文献的整理研究工作，自古以来，历代均做了大量工作，为中医事业和中医学术的发展做出了重要贡献。然自清末至民国期间，西学东渐之后，政府因受民族虚无主义的影响，不仅使中医事业和中医学术受到了歧视和排挤，中医文献的整理研究也难逃厄运。中华人民共和国成立后，党和政府及时制定了对待中医的正确政策，使中医事业得到了长足的发展。以下仅就此一时期，中医文献整理研究方面的基本情况，作一简要的回顾。

一、新中国成立初期的中医文献整理研究

新中国成立以后，党和政府对中医事业给予了极大的关注。毛泽东主席十分重视中医药学，曾就发展中医、团结中西医以及中西医结合等重大方针政策问题，作过许多重要指示，并尖锐地批判了歧视和排斥中医的错误思想。

毛泽东主席特别强调要努力继承发扬祖国医药学遗产，并提出要设立中医研究机构和中医院校，要让中医进医院工作，对于古代中医药文献，要及时加以整理出版。各地认真贯彻党的中医政策，一批中医研究机构、中医院校和中医医院相继办起来，大批中医进了医院、医药院校和科研机构。

1954年10月，中共中央批转中央文委党组《关于改进中医工作问题给中央的报告》，《报告》中提出："整理出版中医古籍：出版中医中药古籍，包括整理编辑和翻印古典的和近代的医书，以及请对中医确有研究的人选题创作等项工作……。"对推动中医古籍和今著的出版，起到了重要的作用。

1955年，中医研究院成立，周恩来总理题词"发扬祖国医药遗产，为社会主义建设服务"，为中医的研究工作（包括文献研究），建立了自己的机构。

1956年，北京、上海、广州、成都四所中医学院成立，为中医高等教育事业的发展奠定了基础。

在党和政府的正确指引下，随着中医事业的复兴和发展，中医文献整理研究方面的主要工作有：

（1）影印和重印中医古籍：为贯彻党和政府的中医政策，人民卫生出版社和上海科技出版社及各地方出版单位影印和重印出版了一大批的中医古籍，如《素问》、《灵枢》、《脉经》、《针灸甲乙经》等，为学习和研究中医学术提供了图书资料。

（2）古医籍的译释：以今译或语释的形式，对一些经典医籍《素问》、《灵枢》、《伤寒》、《金匮》等书进行了整理研究。如《素问白话解》、《灵枢经语释》等，为中医经典文献的学习和普及，提供了文本。

（3）七本古医籍的整理：国家计划的中医古籍整理研究工作，始于20世纪60年代。

1964年3月26日,卫生部门为落实国家十年规划第36项"整理语译中医古典著作"规定的任务,在南京中医学院召开会议,决定对《素问》、《灵枢》、《难经》、《针灸甲乙经》、《脉经》、《诸病源候论》、《针灸大成》等七本古典医著,按校勘、训诂、集释、语译、按语等项进行整理研究。参加此项工作的有:南京中医学院、河北中医学院、山东中医学院、黑龙江祖国医学研究所。由南京中医学院负责牵头,卫生部中医司直接领导。这是首次将中医文献的整理研究工作纳入国家规划之内,对后来中医古籍的整理研究具有重大影响。

(4) 整理出版了一批近代医著及名老中医经验集,为中医学术的发展提供了新的经验。

二、"文革"后的中医文献整理研究

"文革"期间,中医文献整理研究工作曾一度中止。"文革"结束后,才得以继续进行。在卫生部(后归国家中医药管理局)的领导下,首先是完成了国家十年规划关于《素问》等七本中医古书的整理研究工作。自80年代起,又开始由政府统一规划和组织的、较大规模的中医古籍整理工作。

1981年7月14日,陈云同志的秘书王玉清同志到北京大学召集座谈会,传达了陈云同志关于整理古籍的重要指示。陈云同志指出:整理古籍是一项很重大的工作,工作量很大,关系到子孙后代。他认为:仅作标点、校勘、注释还不够,青年人读不懂,要作今译,要使搞理工的人也能懂得,争取做到能读报纸的人多数都能看懂。要下决心,搞个领导班子,搞个规划,十年、二十年、三十年。第一个十年先把基础打好,把愿意搞的人组织起来;第二个十年也要有一班人接上去;第三个十年再接上去,逐步壮大。搞上三十年,就能培养出相当一批人,就不会后继无人了。尽管国家现在有困难,也要花点钱。八个亿、十个亿、二十个亿。当然,钱不是一下子拿出,一下子花完,是逐年用的。以上设想,准备报中央研究决定。

同年9月17日,中共中央书记处根据陈云同志的意见,讨论了整理我国古籍的问题,作出了七条指示。①整理古籍,把祖国宝贵的文化遗产继承下来,是一项十分重要的、关系到子孙后代的工作。②整理古籍,为了让更多的人看得懂,仅作标点、校勘、注释、训诂还不够,要有今译。③整理古籍,需要有一个几十年陆续不断的领导班子,保持连续的核心力量。④要由规划小组提出一个为期三十年的古籍整理出版规划。⑤现在有些古籍的孤本、善本,要采取保护和抢救的措施,散失在国外的古籍资料,也要通过各种办法争取弄回来或复制回来。⑥古籍整理工作,可以依托于高等院校,有基础、有条件的某些大学,可以成立古籍研究所。⑦为办好整理古籍这件事,尽管国家现在有困难,也要花点钱,并编造一个经费概算,以支持这项事业。整理古籍是一件大事,得搞上百年。当前要认真抓一下,先把领导班子组织起来,把规划搞出来,把措施落实下来。

1982年1月16日,卫生部党组开会,决定对中医古籍进行整理出版。2月3日,将会议纪要发送人民卫生出版社。

同年6月7日至12日,卫生部在北京召开了中医古籍整理出版规划工作座谈会,中医界一些知名专家、学者出席了会议。崔月犁部长到会讲了话。通过讨论,初步拟定了中医古籍整理出版的九年规划和落实措施。决定建立"卫生部中医司中医古籍整理出版办公室",机构设在人民卫生出版社,办理日常工作。会后将《规划》下发各省市参办。

同年7月22日,国务院古籍整理出版规划小组组长李一氓同志,请卫生部吕炳奎、魏福凯同志及人民卫生出版社刘学文、刘广洲等同志座谈,强调了中医古籍整理出版的重要性和迫切性,是上对祖先、下对儿孙后代的大事。

1983年1月18日,中医古籍整理出版办公室正式成立,办公室设在人民卫生出版社。3月11日正式启用印章。自此,中医古籍整理出版的具体工作,均由古籍办负责。中医古籍整理出版办公室成立之后,联系国内一部分著名中医专家,着手制定中医古籍整理出版规划。

3月22日,卫生部(83)卫中字第13号"关于落实《伤寒论》等六本经典著作整理任务的通知"中,将《伤寒论》、《神农本草经》、《针灸甲乙经》、《诸病源候论》、《金匮要略》、《中藏经》6种书列为第一批重点整理的书目。其中《伤寒论》由北京中医学院任应秋、刘渡舟任主编,《神农本草经》由中医研究院马继兴、谢海洲、尚志钧任主编,《针灸甲乙经》由山东中医学院张灿玾任主编,《诸病源候论》由南京中医学院丁光迪任主编,《金匮要略》由浙江中医学院何任任主编,《中藏经》由湖南省中医研究所李聪甫任主编。与此同时,由人民卫生出版社组织并征求了国内部分中医专家的意见,制定了中医古籍整理出版十年规划,拟定整理书目共561种。

同年4月21日至27日,卫生部中医司在沈阳召开了中医古籍整理出版座谈会。会议主要是讨论落实1982年至1990年中医古籍整理出版规划中第一批12种古籍的整理出版任务。出席会议的有承担任务的负责人、整理者和有关专家、学者、编辑共40余人。12种古医籍是本次整理研究的重点课题,是在原6种古医籍的基础上,增加了6种。包括《素问》(天津中医学院郭霭春主编)、《灵枢经》(辽宁省中医研究院史常永主编)、《脉经》(广州中医学院沈炎南主编)、《难经》(上海中医学院金寿山、吴文鼎、凌耀星主编)、《黄帝内经太素》(成都中医学院李克光主编)、《内经知要》(未落实主编人,后经专家审议,其学术地位与前11种不相称,遂撤销)。

同年8月20日至25日,卫生部中医司在青岛召开了"全国中医古籍整理出版规划落实工作会议"。会议落实了中医古籍整理出版第二批任务,共200种医籍。落实古籍整理分片负责、分级管理的组织工作。全国划为十片,有十位学术牵头人,有京津片的施奠邦、东北片的史常永、华北山东片的张灿玾、上海片的张镜人、江西江苏片的万友生、浙江福建片的潘澄濂、两广片的邓铁涛、西南片的凌一揆、中南片的欧阳锜、西北片的张学文。会后卫生部以"(83)卫中字第19号"文件下发,并有附件三"中医古籍校勘整理与编辑工作要求"等具体规定。此后,中医古籍整理在全国出现了空前的大好形势。

在此期间,中古办除继续逐个落实规划项目外,还落实了《中医方剂大辞典》、《中华本草》、《中医古今脉案》、《中医年鉴》、《汉方研究》5种大项目。

是年,上海市中医文献馆创办的《杏苑中医文献杂志》问世。该杂志由上海市卫生局主管,后改名为《中医文献杂志》。从此,中医文献学科有了一份专业杂志,至今,也是全国唯一的一份中医文献方面的杂志,为中医古籍文献研究文章的发表提供了方便。

1984年4月20日至26日,卫生部中医司古籍办在北京召开"十一种重点中医古籍样稿审定会"。会间,总结了前一段工作的经验,确定古籍整理要纳入科研管理范围,要按科研程序办事。

同年7月9日,卫生部中医司向中医古籍整理研究重点主编单位发出"关于十一种重点中医古籍整理任务进行课题论证的通知",并附有"中医古籍校注通则"。

1985年9月23日,卫生部下达了"关于对中医古籍与文献整理研究工作进行调查的通知",由成都中医学院赵立勋、辽宁中医学院王永谦分别带领两个调查组去各省进行调研,对全国现有中医善本图书及从事中医文献整理研究的机构和人员的情况作了初步的了解。

1986 年 3 月 18 日,国家中医药管理局在通县三间房召开了"全国中医古籍文献整理研究座谈会",会议总结了前四年的工作,研究了下一步的任务。

同年 8 月,卫生部发出"关于印发《中医古籍研究整理出版的管理办法》的通知",下达了中古办制定的古籍整理研究编写与出版工作的具体管理办法。

同年 11 月,国家中医药管理局"重大科技成果评审委员会"正式成立。首次评审会在天津召开,评审内容包括中医文献研究及古籍整理方面的成果。从此,中医古籍文献研究的成果,已被认定为科研成果,可纳入国家科研系列,参加评奖。

1986 年 12 月,国家中医药管理局在成都召开审定全国普通高等学校医药本科中医类专业目录修订论证会,共分十三个专业(含中医文献专业)。1987 年 5 月,国家教委在杭州召开会议,审定"全国普通高等学校医药本科专业目录"。两次会议,对中医文献专业的设置,均予以肯定。后落实在山东中医学院设置此专业。这说明中医文献专业已正式纳入国家教育系列,为培养中医文献专业人才创造了条件。

1988 年 1 月 7 日至 22 日,国家中医药管理局在沈阳召开"十一部中医古籍整理研究工作会议",研究其定稿和出版工作。此后这 11 种古籍整理规划之书已有 9 种相继出版,并获得了国家中医药管理局的科技进步奖。第二批古籍整理规划之书,亦皆相继出版,有的也获得了国家中医药管理局科技进步奖。

1988 年以后,古籍办虽然没有再进行新的布置,但是全国范围的中医古籍整理研究工作仍在继续进行,且取得了很大成绩。

1994 年,通过全国中医文献界诸多老同志的努力争取,终于成立中医文献分会,定名为"中国中医药学会文献分会",于本年 10 月 23 日至 26 日,在天津召开成立大会。由马继兴、余瀛鳌分别任正、副主委,张灿玾、史常永、钱超尘、萧敏才等为常委。从此,中医文献研究也有了自己的学术团体。

自 1994 年以后,不仅完成了原规划之中医古籍整理研究图书,而且还增加了许多新著,并带动了中医文献研究学术的发展。

总之,在国家古籍整理出版规划领导小组和原卫生部中医司中医古籍整理出版办公室(后归国家中医药管理局)的领导下,中医古籍文献的整理研究及出版工作,均取得了显著的成绩。中医古籍整理研究事业进入了一个繁荣、兴盛的时期,在整理研究过程中,学者们本着去粗取精,去伪存真,推陈出新,古为今用的原则,对每一种古籍,均做了大量的调查研究和翔实的考证工作,并对某些古籍进行了深入研究。对某些重要理论问题进行了深入研究和阐发。一部分孤本和善本古籍,如《经穴解》、《杂病治例》等,经整理出版后,在社会上重新得以流通,成为传世的著作。而且还开展了许多新的任务,譬如工具书的编写、大型类书的编纂、孤本和善本的挖掘及中医文献理论性著作等,均取得了很大的成绩,为中医文献的进一步整理出版,打下了良好的基础。

以上所述,仅限于个人收藏之部分有关会议文件所及,如有不当,至祈同道们见谅。

刊于《中医文献杂志》2003 年第 3 期

概述《黄帝内经》的校勘与注释

　　祖国医学是一个伟大的宝库,几千年来,积累了大量的图书资料,其中包藏着丰富的理论知识和临床经验,是我们继承和发展祖国医学的重要文献。但是,由于年代久远,历经传抄翻刻,衍、脱、误、倒之处,在所难免,加以文字变化,语言古奥,给学习和使用者,带来许多困难,所以必须加以校勘和注释,才能很好地发挥作用。下面着重就《黄帝内经》的校勘、注释做一简介。

一、《黄帝内经》为什么需要校勘

　　《黄帝内经》一书,作为祖国医学的经典著作,它不仅是对此前医学文献的系统整理,奠定了中医学的理论基础和学术体系,而且对中医学术日后的发展,产生了巨大的作用与影响。因此,历代医家,无不重视对该书的学习与研究。又因其含括内容,除医学之外,亦涉及于其他方面,故另有诸多学者,亦对该书有较多地关注。就当前和今后中医学的继承与发展而论,仍不失其重要的学术价值与指导意义。然而,因该书历时较久,早期史籍,亦无详记,故有关该书的作者、形成年代、流传演变及学术渊源等诸多情况,虽经历了学者多方研究,然有些问题,尚难取得共识,且因年代久远,战乱兵火及传抄翻刻时,致误严重。对于《黄帝内经》的讹误,古人已有发现,如:

　　刘骐《文集》:"《内经》十八卷,除《素问》外,九卷不经见且勿论,姑以《素问》言之,则程邵两夫子,皆以战国书矣,然自《甲乙》以来,则又非战国之旧矣,自朱墨以来,则又非《甲乙》之旧矣。"

　　朱震亨《格致余论》:"《素问》载道之书也,词简而义深,去古渐远,衍文错简,仍或有之。"

　　刘纯《医经小学》:"读《素问》有不晓者,奈何? 乃上古之书,中间多有错文误讹,且通其可通,缺其所可疑。"

　　刘奎《瘟疫论类编》:"《内经》多系后人假托,况乃屡经兵火,不无错简鲁鱼,势所必然。"

　　从上述诸家所论可知,古人早已看到《内经》一书由于各种原因,造成的错讹是很明显的。

　　所以,诸多古籍流传至今,由于各种原因造成的讹误的情况是比较普遍的。因此,对其进行整理研究,发现与订正其中讹误,乃是首要前提。此亦校勘对古籍整理有十分重要意义之原因所在。

二、《黄帝内经》的成书年代

　　关于《黄帝内经》的成书年代,无疑是一个比较复杂的问题。原因有四:一者作为黄帝与岐伯、伯高、少俞、少师、雷公等问答之书，此无疑是托古之作，故其真正的作者，时犹难知；一者《黄帝内经》与今存《素问》《灵枢》的关系，尚存有诸多异议；一者今存《素问》《灵枢》，历时较久，多经后人传抄整理，在某些方面，恐已非汉人所见《素问》《九卷》或《针经》之本来面貌；一者就今存《素问》《灵枢》之内容而论，在文字方面，气象各异；在学术方面，兼收并蓄；在时间方面，跨度较大。因此，要探讨该书成书年代，应将《汉志》著录之《黄帝内经》与今存《素问》《灵枢》分别加以具体分析，或可对该书形成的大致年代，作出比较切近实际的判断。

（一）古人研讨的情况

从现有文献记载，有关该书之成书年代，大致有以下几种说法。今按立说之年代先后为序，加以说明。

1. 为黄帝与岐伯等君臣问答之作

晋皇甫谧《针灸甲乙经·序》云："夫医道所兴，其来久矣。上古神农，始尝草木而知百药；黄帝咨访岐伯、伯高、少俞之徒，内考五脏六腑，外综经络、血气、色候，参之天地，验之人物，本性命，穷神极变而针道生焉。其论至妙，雷公受业，传之于后。"

《难经集注》杨玄操序云："黄帝有《内经》二帙，帙各九卷。而其义幽赜，殆难穷览，越人乃采摘文华，抄撮精要，二部经内，凡八十一章，勒成卷轴，伸演其首，探微索隐，传示后昆，名为《八十一难》。"

宋沈作喆《寓简》云："《内经素问》，黄帝之遗书也。"

宋林亿等《针灸甲乙经》新校正序云："或曰《素问》《针经》《明堂》三部之书，非黄帝书，似出于战国。曰：人生天地之间，八尺之躯，脏之坚脆，腑之大小，谷之多少，脉之长短，血之清浊，十二经之血气大数，皮肤包络其外，可剖而视之乎？非大圣上智，孰能知之，战国之人物何与焉。"

宋郑樵《通志·三皇纪》："（黄帝）察五运六气，乃著岐伯之间，是为《内经》。"

从以上几家，足可看出，此说在历史上曾有一定影响。此说立论的依据，盖本于书名有"黄帝"之称，又以书文具黄帝与岐伯、伯高、少俞、少师、雷公等对问之词，故云该书乃出于黄帝。然而自宋以来，特有诸多学者，别出异议，另立新说。

2. 成书于先秦之说

如宋邵雍《皇极经世书》云："《素问》《阴符》，七国时收也。"

《二程全书》程颢曰："观《素问》文字气象，只是战国时人作，谓之三坟书则非也。"

宋司马光《传家集》云："谓《素问》为真黄帝之书，则恐未可……此周汉之间，医者依托以取重耳。"

宋朱熹《文集》云："窃意黄帝聪明神圣，得之于天，其于天下之理，无所不知……愈疾引年之术，以至其间庶物，万事之理，巨细精粗，莫不洞然于胸次，是以其言有及之者，而世之言此者，因自托焉，以信其说于后世。至于战国之时，方术之士，遂笔之于书，以相传授。"

明程敏政《新安文献志》引宋王炎云："夫《素问》乃先秦古书，虽未必皆黄帝、岐伯之言，然秦火以前，春秋战国之际，有如和、缓、秦越人辈，虽甚精于医，其察天地阴阳五行之用，未能若是精密也。则其言虽不尽出于黄帝、岐伯，其旨亦必有所从受矣。"

明清时期,持此说者颇多,兹不烦举。

上述诸家之说,是对黄帝、岐伯所著,已有所疑,但综观其意,具有以下特点。就时间而论,已下至周秦时期,个别以为且及于汉代。有的则明确提出为战国时期。就编著方式而言,多以为系后世医家或方术之士依托之作。此说从文字气象、学术发展的断代水平及《素问》等现本内容着眼,比之前说,较为符合华夏文化发展的历史进程与时代特色。然而有些学者,仍难免受历史局限性的影响,具有一定上智下愚、圣哲先验等唯心史观。

3. 成书于汉代

如明顾从德翻刻宋本《素问》跋云:"家大人未供奉内药院时,见从德少喜医方术,为语曰:世无长桑君指授,不得饮上池水,尽见人五脏。必从黄帝之《脉书》《五色诊候》,始知逆顺阴阳,按奇络活人。不然者,虽圣儒无所从精也。今世所传《内经素问》,即黄帝之《脉书》,广衍于秦越人、阳庆、淳于意诸长老。其文遂似汉人语,而旨意所从来远矣。"

明郎瑛《七修类稿》云:"《素问》文非上古,人得知之,以为即全元起所著,犹非隋唐文也。惟马迁、刘向近之,又无此等义语。宋聂吉甫云:既非三代以前文,又非东都以后语。断然以为淮南王之作。予谓《鸿烈解》中内篇文义,实似之矣。但淮南好名之士,即欲藉岐黄以成名,特不可曰述也乎。或医卜未焚,当时必有岐黄问答之书,安得文之以成耳……予故以为岐黄问答,而淮南文成之者耳。"

从上述二家所论,足可看出,其对《黄帝内经》成书年代的推断,已不限于一般文化史的发展情况及文字气象、图书外形特征等立说,而是从书的内部特征,用历史文献比较的方法,进行分析。亦即根据书文的某些具有明显时代特征的内容,与该时期其他文献相比较,进而推断其相关学说、理论、概念等形成的上限与下限,进而推断《黄帝内经》成书的大致年代。此法从方法论的角度论,无疑具有较强的科学性及历史现实性的意义。但是,此法有一重要的条件,即所用文献必须具有一定的可比性与可靠性。所谓可比性,即比较的内容应属相同或相近范围内者。所谓可靠性,即比较使用的文献,应属相同或相近时期者,否则,推断的结果,必然发生很大或一定的误差,导致错误的结论。

顾从德氏所言乃父之意,提及"其文遂似汉人语",并特言及黄帝之《脉书》及秦越人、阳庆、淳于意诸长老,无疑是与汉司马迁《史记·扁鹊仓公列传》及《八十一难经》等古文献作过比较后所作推断。此一思路当然是正确的,比较的内容也有一定意义。但缺乏更为具体的分析,并限于历史条件的限制,未能提出更有说服力的证据。

郎瑛所论及引宋人聂吉甫语,提及马迁、刘向、刘安诸人及《淮南鸿烈解》(按即淮南王刘安撰《淮南子》)一书。亦系与司马迁、刘向、刘安等人著作直接作过比较,特别是《淮南子》中有些内容,与今存《素问》某些篇章,从文字气象、理论观点、具体事物等方面,颇为相似。其所谓"或医卜未焚,当时必有岐黄问答之书"则是,且亦符合秦汉时期尚托古之风的历史背景,其大致年代,限在西汉时期,也有一定道理。然仅据以上诸端,而断言"安得文之以成耳",则尚缺乏有说服力的证据。

4. 非成于一时一人之手

元明间人戴良《九灵山房集·沧州翁传》引吕复曰:"《内经素问》,世称黄帝、岐伯问答之书,乃观其旨意,殆非一时之言;其所撰述,亦非一人之手。刘向指为韩诸公子所著,程子谓出于战国之末。而其大略，正如《礼记》之萃于汉儒，而与孔子、子思之言并传也。"

吕翁此论，对《内经素问》之成书年代，首言"观其旨意，殆非一时之言"，说明其对该书内容，通过比较分析，得知其旨意，并非出于同一历史时期。以此为前提，继而提出"其所撰述，亦非一人之手"，吕翁对全书内容，采用了具体分析与历史比较的方法，无疑是正确的，所得结论，就全书所具内容及采用素材的渊源而论，也是可信的。因此，后世诸多学者，多遵此说。

吕翁又举前人谓成于战国二例，一者谓"刘向指为韩诸公子所著"。详今《汉书·艺文志·阴阳家》著录《黄帝太素》二十篇，注云："六国时，韩诸公子所作。"吕翁所言，盖指此也。此乃将唐人杨上善撰注之《黄帝内经太素》认定为阴阳家之《黄帝太素》一书，后人亦有遵此说者。然细审今存《黄帝内经》，从内容及类例证之，恐吕翁之说，难以成立（详见后章）。一者谓"程子谓出于战国之末"，已见前程颢说。自后又另举一例曰，"而其大略，正如《礼纪》之萃于汉儒，而与孔子、子思之言并传也"。详《礼纪》一书，为汉宣帝时戴德删定。书本所收为秦汉以前儒家治礼所辑解释和补充性传习文献，多取材于先秦古书。故其中除不详出典之文献外，其称名者，则以春秋时人，特别是孔子及门弟子论礼之说为多。此例旨在说明，《黄帝内经》一书，其取材虽及于先秦，然亦非出于一时一人之后，而最终删定成编之时，当属之汉人之作。

吕复先生的此一论和此种论证的方法，于后来学者对《黄帝内经》成书年代的研究和探讨，启迪颇多，并取得了比较符合我国医学发展历史实际情况的成就。

（二）近人研讨的情况

近代对《黄帝内经》成书年代的研究，主要根据现存《黄帝内经素问》与《灵枢经》二书的有关内容，与现存历史文献相比较而进行分析判断。由于依据的文献及论证的方法、分析的角度等有所不同，故推断的结果亦颇有差异。大致言之，约为三种，即成书于先秦时期、成书于西汉时期、成书于东汉时期。

主张成书于先秦时期者，主要是以《素问》与《灵枢》中的某些内容，与先秦古文献有近似之处或相同观点为依据而立论。但此一说法，只注意到其上限文献中某些相同或相近之处，而忽视了其不同之处及下限文献中的断代水平及我国古文献的发展、聚散、整理、演变等历史背景。因而，此一说法，似难成立。

从今本《素问》的内容来看，大致可分为三个部分。第一部分，即除去运气七篇及遗篇二篇外的篇目，当是《素问》成编时的基本内容；第二部分，即运气七篇；第三部分，即遗篇二篇。各部分的成书年代，也不相同。

第一部分：根据现有文献记载，除《汉书》据《七略》所作"艺文志"载有《黄帝内经》、《黄帝外经》之外，其他如《史记》及先秦诸书，皆无《内经》或《素问》等有关记载。而见于记载的书名，多为今所不见者，如扁鹊仓公传中所记诸书及近年出土的医学简书帛书等，这些书，有的与《内经》中引用的书名相似，有的则与某些内容相近。再结合西汉前期崇尚黄老，依托黄老撰书与政府下令收书献书的历史背景来分析，故认为，《内经》一书，有可能是西汉前期的医家或学者，将汉以前比较重要和成熟的医学著作汇编集成，托为黄帝所作，后为刘向著录于《七略》中，故其基本内容的成编时间，似当在西汉前期。

第二部分：是运气七篇。即天元纪大论、五运行大论、六微旨大论、气交变大论、五常政大论、六元正纪大论、至真要大论,这部分内容或谓唐代王冰补入,因《素问》至隋唐时期已缺第七卷,王冰自称得其先师秘藏,在整理《素问》时将其补入。故后世有人怀疑为王氏所作。宋林亿等则以为王冰采自《阴阳大论》之文。如新校正云:"详《素问》第七卷,亡失久矣。按皇甫士安,晋人也,序《甲乙经》云:'亦有亡失。'《隋书》经籍志载梁《七录》亦云:'止存八卷。'全元起,隋人,所注本乃无第七。王冰,唐宝应中人,上至晋皇甫谧甘露中,已六百余年,而冰自谓得旧藏之卷,今窃疑之。仍观天元纪大论,……至真要大论七篇,居今《素问》四卷,篇卷浩大,不类《素问》前后篇卷等,又且所载之事,与《素问》余篇略不相通。窃疑此七篇乃《阴阳大论》之文,王氏取以补所亡之卷。犹周官亡冬官,以《考工记》补之之类也。又按张仲景《伤寒论》序云:'撰用《素问》、《九卷》、《八十一难经》、《阴阳大论》。'是《素问》与《阴阳大论》两书甚明,乃王氏并《阴阳大论》于《素问》中也。要之,《阴阳大论》亦古医经,终非《素问》第七矣。"然而,运气学说究竟起于何时呢?清人缪希雍以为起于汉魏之后,日人丹波元胤则以为起于隋以后。从现有文献分析,阴阳大论之文的说法,是有一定道理的,如《伤寒论》中伤寒例引阴阳大论之文,文句虽有不同,但均属于气象方面的内容,亦可见其一斑。至于六节藏象论言运气一段七百余字,据新校正云,全元起本与《太素》俱不载,且与下文难合,亦非《素问》原文,显系后人所加,或王冰补入,以为后文运气诸篇之伏笔。根据运气七篇的具体内容分析,如干支纪年,四分历法,天体演变理论,气象物候等变化情况,与东汉时期之天文、历法、《易纬》及郑康成注等有关文献相对照,诸多相似之处,因此似可认为,有关运气学说的产生,虽有可能早于此时,但其学术体系的形成和运气七篇的成编,当不能早于东汉时期。

第三部分是《素问》遗篇。即"刺法论"和"本病论"。这两篇内容,王冰注《素问》时尚缺,仅目录中保持了两篇篇名,并注明"亡"。至宋代,林亿等校正《素问》时发现有流传本,但林氏等对这两篇内容持否定态度。如新校正云:"详此二篇,亡在王注之前,按病能论篇王冰云:世本既阙第七二篇,谓此二篇也。而今世有《素问》亡篇及昭明旨论,以为此三篇,仍托名王冰为注,辞理鄙陋,无足取者。"其后四十余年,刘温舒著《素问入式运气论奥》,又将这两篇附列书后,故有人疑为刘氏所作,其误可知。周学海说:"二篇义浅笔稚,世皆斥其伪矣,揣其时,当出于王启玄之后,刘温舒之前,决非温舒所自作也。"这种分析是有道理的。

三、古代传抄整理翻刻的情况

唐以前之书多为简书或帛书,《内经》一书,亦不例外。

(一)《内经》三种主要流传本

(1)晋·皇甫谧《针灸甲乙经》序云:"按《七略》、《艺文志》:《黄帝内经》十八卷,今有《针经》九卷,《素问》九卷,二九十八卷,即《内经》也,亦有所亡失,……又有《明堂孔穴针灸治要》,皆黄帝岐伯遗事也。三部同归,文多重复,错互非一,……乃撰集三部,使事类相从,删其浮辞,除其重复,论其精要,至为十二卷。"

(2)杨上善《黄帝内经太素》,根据其注文中称老子为玄元黄帝,当是在唐时撰注,乃将《素问》、《针经》合并分类编撰而成。一说乃战国时韩诸公子所撰,杨上善为之注解。此说本于《汉书·艺文志》阴阳家有《黄帝太素》一书,云韩诸公子所作。若云即杨注之《太素》,尚难从。

（3）《素问》古本已失。梁·全元起之训解本亦失,唯于《素问》新校正中可考出其卷次与篇目。现存《素问》,乃王冰之整理本。王序云:"其中简脱文断,义不相接者,搜求经论所有,迁移以补其处;篇目坠缺,指事不明者,量其意趣,加字以昭其义;篇论合并,义不相涉,阙漏名目者,区分事类,别目以冠篇首;君臣请问,礼仪乖失者,考校尊卑,增益以光其意;错简碎文,前后重叠者,详其指趣,削去繁杂,以存其要;辞理秘密,难粗论述者,别撰《玄珠》,以陈其道。凡所加字,皆朱书其文,使今古必分,字不杂糅。"

今存三种流传本,唯王冰次注本自宋刻后,诸本差别不太大,《甲乙经》一书,已非原貌,其中多有后人妄改及增补处。如林校《素问》、《千金》等所引《甲乙》之文,多与今本不同,而今本则多与《素问》同,故知为后人妄改。《太素》一书,残缺较甚,其中多有与《素问》、《灵枢》不同,颇可参考。

（二）历来传抄翻刻情况

（1）《汉书·艺文志》著录医经七家中,有《黄帝内经》十八卷。

（2）据皇甫谧《针灸甲乙经》序云:"今有《针经》九卷,《素问》九卷,即《内经》也。"是晋时尚存十八卷。皇甫谧首指《内经》即《针经》与《素问》二书总称。

（3）《隋书·经籍志》著录有《黄帝素问》九卷,注:梁有全元起注八卷本。《黄帝针经》九卷。注:梁有《黄帝针灸经》十二卷。

（4）《旧唐书·经籍志》著录有《黄帝素问》八卷。《黄帝针灸经》十二卷,另有《黄帝针经》十卷,灵宝注《黄帝九灵经》十二卷。

（5）《新唐书·艺文志》著录有全元起注《黄帝素问》九卷,王冰注《黄帝素问》二十四卷。《黄帝针灸经》十二卷,《黄帝针经》十卷,灵宝注《黄帝九灵经》十二卷。

（6）《宋史·艺文志》著录有王冰注《黄帝内经素问》二十四卷,全元起注《素问》八卷。《黄帝灵枢经》九卷,《黄帝针经》九卷,《黄帝九虚内经》五卷。

《通志·艺文略》著录有:全元起注《素问》九卷,王冰注《黄帝素问》二十四卷,林亿补注《素问》二十四卷。灵宝注《黄帝九灵经》十二卷,宝应《灵枢》九卷,《内经灵枢经》九卷,《黄帝针经》九卷。

宋以后,《内经》他本皆佚,唯存王冰次注林亿等补注《素问》和今本《灵枢经》,此二书在明以后,又经过多次翻刻,国外日本和朝鲜也曾多次翻刻,其中大多数版本,现在尚存于国内各大图书馆中。

四、《黄帝内经》的校勘

（一）校勘的具体方法

多年来,前人在古籍校勘方面,积累了许多宝贵经验,摸索了一些规律,很值得后人借鉴。特别是今人陈垣先生,在《元典章校补释例》中提出的校法四例,实为校订一切书籍的基本方法,并且是比较接近于科学的方法。足供我们参考和运用,今摘录如下:

昔人所用校书之法不一,今校《元典章》所用者四端:

一为对校法。即以同书之祖本或别本对勘。遇不同之处,则注于其旁。刘向《别录》所谓"一人持本,一人读书,若怨家相对"者,即此法也。此法最简便,最稳当,纯属机械法。其主旨在校异同,不校是非,故其短处在不负责任,虽祖本或别本有讹,亦照式录之,其长处在不参己见,得此注本,可知祖本或别本之本来面目。故凡校一书,必须先用对校法,然后再用其他校法。

二为本校法。本校法者,以本书前后互证,而抉摘异同,则知其中之谬误。吴缜之《新唐书纠谬》,汪祖辉之《元史本证》,即用此法。此法于未得祖本或别本以前,最宜用之,予于《元典章》,曾以纲目校目录,以目录校书,以书校表,以正集校新集,得其节目讹误者若干条。至于字句之间,则循览上下文义,近而数页,远而数卷,属词比事,抵牾自见,不必尽据异本也。

三为他校法。他校法者,以他书校本书,凡其书有摘自前人者,可以前人之书校之;有为后人所引用者,可以后人之书校之;其史料有为同时之书所并载者,可以同时之书校之。此等校法,范围较广,用力较劳,而有时非此不能证明其讹误。丁国钧之《晋书校之》,岑刻之《旧唐书校勘记》,皆此法也。

四为理校法。段玉裁曰:"校书之难,非照本改字,不伪不漏之难;定其是非之难。所谓理校法也。遇无古本可据,或数本互异,而无所适从之时,则需用此法。此法需通释为之,否则卤莽减裂,以不误为误,而纠纷愈甚矣。故最高妙者此法,最危险者亦此法。"

上述四法,近校中医古书时,亦多用此法。如国家科研项目七本中医古书(《甲乙经》、《素问》、《灵枢》、《诸病源候论》、《难经》、《脉经》、《针灸大成》)之校释,即采用此四校法。

另外叶德辉曾提出"死校"、"活校"两法,亦可参考。其谓:"令试言其法:曰,死校;曰,活校。死校者,据此本以校彼本,一行几字,钩乙如其书;一点一划,照录而不改。虽有误字,必存原文。……活校者,以群书所引,改其误字,补其阙文。又或错举他刻,择善而从;择善而从,版归一式。……"大抵初学从事校书,先宜死校,学业有成,必从活校,实则在校书时,两注并非截然分开,而当灵活的交相为用。

至于校记之写法,虽无定例,但习惯上也有些常例,张舜徽归纳的十种常见的情况和不同的注记方法,录以参考:

(1)凡文字有不同者,可注云:某,一本作某(或具体说明版本名称)。

(2)脱一字者,可注云:某本某下有某字。

(3)凡文字有不同者,可注云:"某,一本作某,"(或具体写明版本名称)。

(4)凡脱一字者,可注云:"某本某下有某字。"

(5)凡脱两字以上者,可注云:"某本某下有某某几字。"

(6)凡文字明知已误者,可注云:"某当作某。"

(7)凡文字不能即定其误者,可注云:"某疑当作某。"

(8)凡衍一字者,可注云:"某本无某字。"

(9)凡衍两字以上者,可注云:"某本某字下无某某几字。"

(10)字倒而可通者,可注云:"某本某某二字互乙。"

(11)字倒而不可通者,可注云:"某本作某某。"

(12)文字前后倒置者,可注云:"某本某句在某句下。"

上述情况之一,有前后数见者,但于首见时注明:"下同"或"下仿此"等字样。

下面就校勘中医古书(侧重于《内经》)时,常见的一些情况和注记语词,举例说明。

（二）校勘常用词语举例

1. 词首动词

详　详，审的意思。《说文》："审议也。"《书·蔡仲之命》："详乃视听。"《素问·四气调神大论》："此春气之应，养生之道也。"王冰注："初五月小桃华。"新校正去："详小桃华《月令》作桃始华。"又"肾气独沉。"新校正云："详独沉，《太素》作沉独。"

按　按，与案同，审查，查验的意思。《汉书·贾谊传》："验之往古，按之当今之务，日夜念此之孰（熟）也。"《素问·上古天真论》新校正云："按全元起注本在第九卷。"

2. 衍文

所谓衍文，乃指因抄用时误增的字句，剩文、多文义同。

衍　《素问·上古天真论》："被服章。"新校正云："详被服章三字疑衍。"《生气通天论》："其气九州九窍五脏十二节。"《素问》校勘记："经言人气上通于天，不得连及地之九州，州可九，亦可十二，非若九窍之一定不易，此二字，盖衍文。"

剩　《素问·金匮真言论》："冬不病痹厥，飧泄而汗出也。"新校正云："详飧泄而汗出也六字，据上文疑剩。"

多　《素问·平人气象论》："乳之下，其动应衣，宗气泄也。"新校正云："按全元起本无此十一字，《甲乙经》亦无，详上下文义，多此十一字，当去。"

去　《素问·六节藏象论》："肝者，……其味酸，其色青。"新校正云：详此六字当去。按《太素》："心，其味苦，其色赤；肺，其味辛，其色白；肾，其味咸，其色黑。今惟肝脾两脏载其味其色，据阴阳应象大论已著色味详矣，此不当出之。今更不添心、肺、肾三脏之色味，只去肝、脾二脏之色味可矣。其注中所引阴阳应象大论文四十二字，亦当去之。"

添、加　《素问·刺腰痛篇》："引脊内廉，刺足少阴。"注："复溜主之。取同飞阳。注：从腰痛上寒不可顾至此经语，除注并合朱书。"新校正云："按全元起本及《甲乙经》并《太素》自腰痛上寒并无，乃王氏所添也。"今注云："从腰痛上寒至并合朱书十九字，非王冰之语，盖后人所加也。"

删削、删　《素问·刺疟篇》："疟脉满大，急刺背俞，用五胠俞各一，适行至于血也。"王冰注："谓调适肥瘦，穴度深浅，循《三备》法而行针，令至于血脉也。背俞，谓大杼，五胠俞，谓譩譆主之。"新校正云："详此条从疟脉满大至此注终，文注共五十五字（今为五十七字），当从删削，经文与次前经文重复，王氏随而注之，别无义例，不若士安之精审不复出也。"

3. 脱文

脱文，亦称夺文，指抄用古书时而误脱的字。

脱、脱漏、脱简　《素问·三部九候论》："中部之候相减者死。"林亿等："详旧无中部之候相减者死八字，按全元起注本及《甲乙经》添之，且注有解减之说，而经阙其文，此脱在王注之后也。"《素问·方盛衰论》："若伏空室。"新校正云："按《太素》云：若伏若室，为阴阳之有，此五字，疑此脱漏。"

阙　阙与缺义同，指抄用时缺而不书脱漏的文字，如《素问·逆调论》："主卧与喘也"项下,王冰注:"寻经所解之旨,有不得卧而息无音,有得卧行而喘,有不得卧不能行而喘,此三义悉阙而未论,亦古之脱简也。"

夺 夺与脱义同,故有脱文者,亦常用"夺"字。

少 《素问·阴阳别论》阴阳之结一段,新校正云:"详此少二阴结。"

无 某前无某。《素问·脉要精微论》:"岐伯曰:反四时者。"新校正云:"详此岐伯曰前无问。"

补 《素问·六节藏象论》:"岐伯对曰:昭乎哉问也"至"可得闻乎"一段数百字。新校正云:"详从前岐伯曰昭乎哉问也至此,全元起注本及《太素》并无,疑王氏之所补也。"

《素问·刺志论》:"气虚身热,此谓反也。"新校正云:"按《甲乙经》云:气盛身寒,气虚身热,此谓反也,当补此四字。"凡当补,皆指有明显脱文处。

4. 错简

古代的书以竹简按次串联编成,错简是说竹简前后次序错乱,后用为古书中文字颠倒错乱之称。

错简 《素问·平人气象论》:"命曰反四时也。"新校正云:"详命曰反四时也此六字,应古错简,当去。"《素问·六节藏象论》:"不分邪僻内生,工不能禁。"王冰注:"此十字,文义不伦,应古人错简。次后五治下,乃其义也,今朱书之。"

移、移置 《素问·玉机真藏论》:"黄帝曰:见真脏曰死。"新校正云:"详自黄帝问至此一段,全元起本在第四卷'太阴阳明表里篇'中,王冰移于此处。必言此者,欲明王氏之功于《素问》多矣。"凡移置者,皆指有明显错简处。

5. 讹文

讹与误义同,都是指抄写时致误的字。

误、疑误 《素问·玉机真藏论》:"是顺传所胜之次。"新校正云:"详上文是顺传所胜之次也七字,乃是次前注,误在此经文之下,不惟无义。兼校之全元起本《素问》及《甲乙经》并无此七字,直去之,虑未达者致疑,今存于注。"

非 《素问·阴阳别论篇》:"生阴之属,不过四日而死。"新校正云:"按别本作四日而生,全元起注本作四日而已,俱通,详上下文义,作死者非。"

不应 某与某不甚相应。《素问·脉要精微论》:"帝曰:脉其四时动奈何?知痛之所在奈何?知病之所变奈何?知病乍在内奈何?知病乍在外奈何?请问此五者,可得闻乎?岐伯曰:请言其与天运转大也"新校正云:"详此对与问不甚相应。脉四时动,病之所在,病之所变,按文颇对,病在内在外之说,后文殊不相当。"

从、当从 《素问·三部九候论》:"以左手足上,上去踝五寸按之,庶右手足当踝而弹之。"臣亿等按:"《甲乙经》及全元起注文并云:以左手足上去踝五寸而按之,右手当踝而弹之。全元起注云:内踝之上,阴交之出,通于膀胱,系于肾,肾为命门,是以取之,以明吉凶。今文少一而字,多一庶字及足字。王注以手足皆取为解,殊为穿凿。当从全元起注旧本及《甲乙经》为正。"

当为 某当为某之误。《素问·经脉别论》:"表里当俱泻,取之下俞。"王冰注:"取足六俞也。"新校正云:"详六字当为穴字之误也。按府有六俞,脏止五俞,今脏腑俱泻,不当言六俞,六俞则不能兼脏,言穴俞则脏腑兼举。"

　　正　《素问·刺疟篇》:"欲闭户牖而处,其病难已。"新校正云:"按《甲乙经》云:其病难已,取太溪,……诸注不同,当以《甲乙经》为正。"

　　改　《素问·气交变大论》岁火太过这一节"雨冰"原作"雨水"。王冰注:"今详水字,当作冰。"《素问校释》按:"岁火太过,胜极必衰,衰则寒水乘之,故有雨冰,且下岁水太过文,亦作雨冰,当以王说为是,据改。"

　　倒　文字颠倒之义。《素问·生气通天论》:"阴者藏精而起亟也。"顾观光云:"起亟两字疑倒。"

　　乙转　校正倒文之义。如《素问》王冰序:"重经合而冠针服。"顾观光改"经合"为"合经",校勘记云:"经合原作合经,按离合真邪论下新校正云:全本名经合,在第一卷,又于第二卷重出,名真邪论,今据以转乙。"

6. 重文

　　重　《素问·阴阳离合论》:"余闻天为阳,地为阴,日为阳,月为阴,大小月三百六十日成一岁。"新校正云:"详天为阳至成一岁,与六节藏象篇重。"

7. 异体

　　指文虽不同,而义皆通,或难以论定者等,称为异体文,故并存之。

　　两见　两见之,互相成义。《素问·阴阳应象大论》:"人有五脏化五气,以生喜怒悲忧恐。"新校正云:"按天元纪大论悲作思,又本篇下文肝在志为怒,心在志为喜,脾在志为思,肺在志为忧,肾在志为恐,玉机真藏论作悲,诸论不同。皇甫士安《甲乙经》精神五脏篇具有其说。盖言悲者,以悲能胜怒,取五志相胜而为言也。举思者,以思为脾之志也。各举一,则义俱不足,两见之,则互相成义也。"

　　两通　义两通。《素问·玉机真藏论》:"取之以时。"注:"候可取之时而取之,则万举万全,当以四时血气所在而为疗尔。"新校正云:"详取之以时,《甲乙经》作治之趋之,无后其时,与王氏之义两通。"

　　各通　义各通。《素问·调经论》:"是故守经隧也。"新校正云:"按《甲乙经》经隧作经渠,义各通。"

　　两言之　《素问·刺腰痛篇》:"厥阴之脉令人腰痛,……其病令人善言默默然不慧。"王冰注:"故病则善言,风盛则昏冒,故不爽慧也。"新校正云:"按经云善言默默然不慧,详善言与默默然二病难相兼,全元起本无善字,于义为允。……盖王氏亦疑而两言之也。"

　　某作某　某当作某。《素问·六节藏象论》:"关格之脉赢。"新校正云:"详赢当作盈,脉盛四位以上,非赢也,乃盛极也。古文赢与盈通用。"

8. 存疑

　　存疑　《素问·针解篇》最后一段,一百二十余字,杨上善已云:"章句难分,但指句而已。"王冰又云:"义理残缺,莫可寻究,……姑且载之,以佚后之具本也。"林亿时,比王冰所见本,又残一字。似此,只可存疑待考。

　　未详　《素问·刺腰痛篇》:"解脉令人腰痛。"新校正云:"按全元起云:有两解脉,病源名异,恐误未详。"《太素》卷十六杂诊:"弊弊绰绰。"杨注:"弊弊绰绰,未详。"

　　疑作　某疑作某。《素问·举痛论篇》:"故卒然痛死不知人,气复反则生矣。"王注:"言脏气被寒拥胃而不行,气复得通则已也。"新校正云:"详注中拥胃疑作拥冒。"

9. 注混作文

　　注为文　《素问·奇病论》:"有癃者,一日数十溲,此不足也。身热如炭,颈膺如格,人迎躁盛,喘息气逆,此有余也。"注:"是阳气太盛于外,阴气不足,故有余也。"新校正云:"详此十五字旧作文写,按《甲乙经》、《太素》并无此文,再详乃是全元起注,后人误书于此,今作注书。"

　　沾注　指后人附加的注文,误入正文中。《灵枢·九针十二原》:"膀胱……通谷,本节之前外侧。"刘衡如云:"外侧,《太素》卷十一《本输》无,疑是后人依《明堂》沾注。"

10. 互文

　　两处文字虽有不同,而文义可以相互照应者。

　　互文　《素问·金匮真言论》:"是以春气在头也。"新校正云:"详东方言春气在头,不言故病在头,余方言故病在某,不言某气在某者,互文也。"

（三）文义方面

1. 看用词是否严谨或确切

　　安　安贴,妥贴之义。《素问·五运行大论》:"南方生熟……其令郁蒸。"王冰注:"郁,盛也。蒸,热也。言盛热气如蒸也。"新校正云:"详注谓郁为盛,其义未安。"

　　允　《素问·刺腰痛篇》:"厥阴之脉令人腰痛,……其病令人善言默默然不慧,刺之三痏。"新校正云:"按经云:善言默默然不慧,详善言默默二病难相兼,全元起本无'善'字,于义为允。"《说文》:"允,信也。"《左传》传二十八年:《军志》曰:"允当则归。"又,当也,如《易·升》:"龙升大吉。"

　　得　《素问·藏气法时论》:"脾病者,日昳慧,日出甚。"新校正云:"按《甲乙经》日出作平旦,虽日出与平旦时等,按前文言木王之时皆云平旦而不云日出,盖日出于冬夏之期有早晚,不若平旦之为得也。"得,适宜的意思。

2. 看词字应如何衔接

　　属　《素问·脉要精微论》:"尺里以候腹中。"校勘记:"中字应下属。"

　　接　上下文不相接,《素问·金匮真言论》:"夏暑汗不出者,秋成风疟。"新校正云:"详此下义(按:指此平人脉法也一名),与上文不相接。"

　　连　连上下文。《素问·气厥论》:"善食而瘦入,谓之食亦。"新校正云:"按《甲乙经》入作又。王氏注云:善食而瘦入也,殊为无义,不若《甲乙经》作又,读连下文。"

3. 看文理通顺与否

　　通　义通。《素问·阴阳别论》:"凡阳有五,五五十二五阳。"新校正云:"按玉机真藏论云:故病有五变,五五二十五变,义与此通。"

义亦通。《素问·汤液醪醴论》:"五脏阳以竭也。"新校正云:"按全元起本及《太素》阳作伤,义亦通。"

同 义同。《素问·玉机真藏论》:"于春夏而脉沉涩。"新校正云:"按平人气象论云:而脉瘦。义与此同。"

文异义同 《素问·阴阳应象大论》:"阳胜则热,阴胜则寒。"新校正云:"按《甲乙经》作阴病则热,阳病则寒。文异意同。"

4. 根据上下文的气势进行分析

文势 《素问·奇病论》:"有病口苦取阳陵泉。"新校正云:"按全元起本及《太素》无口苦取阳陵泉六字,详前后文势,疑此为误。"

(四) 其他

1. 断句

《素问·阴阳应象大论》:"而知病所生以治。"新校正云:"按《甲乙经》作知病所在,以治无过。下无过二字,续此为句。"

2. 通假字

《素问·生气通天论》:"味过于辛,筋脉沮弛,精神乃央。"王冰注:"央,久也。"新校正云:"按此论味过所伤,难作精神长久之解。央乃殃也,古文通用。如膏粱之作高粱,草滋之作草兹之类。盖古文简略,字多假借用者也。"又如:以通已,如《素问·五常政大论》:"夫经络以通,血气以从。"懦通濡,《灵枢·五味论》:"膀胱之脆薄以懦。""懦",《太素》作"濡"。叶通汁,《灵枢·九宫八风篇》"叶蛰之宫",《太素》作"汁蛰之宫"。

3. 音韵

冯舒《诗经·匡谬》:"《素问》一书,通编有韵。"说明《素问》中韵文很多,《灵枢》亦如是,所以凡属韵文处,可以从音韵方面,证其有无讹误。如:

《素问·上古天真论》:"上古之人,其知道者,法于阴阳,和于术数,食饮有节,起居有常,不妄作劳。故能形与神俱,而尽终其天年,度百岁乃去。"新校正云:"按全元起注本云:饮食有常节,起居有常度,不妄不作。"全注本,于韵为叶,于义为胜。又脉要精微论:"微妙在脉,不可不察(读祭),察之有纪,从阴阳始,始之有经,从五行生,生之有度,四时为宜。"《太素》"宜"作"数"。度、数音相叶,当是。又著至教论:"上知天文,下知地理,中知人事,可以长久(读几、以)以教众庶,亦不疑殆(读以),医道论篇,可传后世。可以为宝。"这一小段,也是韵文,独"可以为宝"四字,于韵不叶,于句为单,似为剩文,或后人沾注。《灵枢·官针》篇:"九针之宜,各有所为,长短大小,各有所施也,不得其用,病弗能移。"宜、为、施、移皆歌韵,四字句,独多"也"字,疑衍。

4. 避讳

在封建社会时,帝王的名讳,有时行文,须当避而不用,所以称避讳,要用时采取换字或缺笔的办法。这在古书中屡见不鲜,从今本《内经》看,并不算多,《素问·玉机真藏论》中之"真脏",杨上善《太素》注云:"古本有作正脏,当是秦始皇名正,故改为真耳,义同也"如果这个材料属实,别是"正"字,当是后人回改,此亦猜想耳。又如《灵枢·本输》篇太渊,《太素》作"太泉"。《千金》同《太素》,林亿注云:"即太渊,避唐祖名,当时改之。"《素问》中之"逆从",《太素》皆作"逆顺"。《素问》作"从",乃南朝齐梁武帝避其父萧顺之讳改,皆属于此。另有避家讳者,更难查寻。故避讳之文,当注意考校。

以上就校勘问题作了概括的介绍。另外,在校勘时,所用底本和他本,必选择善本为好。所谓善本,清人张之洞之说为是,他说:"善本非纸白版新之谓,谓其为前辈通人用古刻数本,精校细勘,不讹不缺之本也,善本之义有三,一曰足本,二曰精本,三曰旧本。"建国后出版之影印本,皆系善本,可选用。

校勘之目的,在于复原存真,故凡删削补改,务须慎重,必论据十足,方可行之,否则昔是今非,彼是此非,妄加改动,必致面目全非,或谓其不切实际者,即当改动,这种观点,是不正确的。古人之作,受一定历史条件限制,其是则是,其非则非,随意改动,就不是原义了。

校勘时,有全校与选校之别,全校者,有文必录,选校者,乃选其有意义者,进行校勘,对文不害义者,可不校,以省烦文,现多采用选校法。

五、《黄帝内经》的注释

(一) 注释《内经》的体裁

(1) 全释:将全文进行注释。如:王注本、马注本、张注本等。

(2) 选释:如:《内经知要》、《素灵类纂约注》。

(3) 提注:不录全文,只提出应释之句、词、字等加以注释,如:《素问识》。

(4) 白话解:将原文用白话进行解释。如:《素问白话解》、《灵枢白话解》。

(5) 语释:用语体文对原文进行解释。

(二) 注释的方法

1. 本经自解

以本经彼处之经文,解释此处之经文。如:《素问·上古天真论》:"食饮有节,起居有常,不妄作劳。"王冰注:"食饮者,充虚之滋味。起居者,动止之纲纪。故修养者谨而行之。《痹论》曰:'饮食自倍,肠胃乃伤。'《生气通天论》曰:'起居如惊,神气乃浮。'是恶妄动也。《广成子》曰:'必静必清,无劳汝形,无摇汝精,乃可以长生。'故圣人先之也。"这也是引经互证的一种方法。

2. 他书解本经

以其他古籍,以解本经之文。如《类经》一卷古有真人、至人、圣人、贤人:"呼吸精气,独立守神。"注:"《胎息经》曰:胎从伏气中结,气从有胎中息。气入身来为之生,神去离形为之死。知神气可以长生,故守虚无以养神气。神行即气行,神住即气住。若欲长生,神气须注,心不动念,无来无去,不出不入,自然常往,勤而行之,是真道路。"

3. 直解、直讲

根据自己的理解,对经文进行解释。如高世栻《素问直解》四气调神大论:"故阴阳四时者,万物之终始也,死生之本也,逆之则灾害生,从之则苛疾不起,是谓得道。"注:"四时之气,不外阴阳。阴阳之气,徵于四时。故阴阳四时者,乃万物之终而复生之本也。若逆之则灾害生,从之则苛疾不起,从而不逆,是谓得道之圣人。"

再如高玉章《素问直讲》上古天真论:"岐伯对曰:上古之人,其知道者,法于阴阳,和于术数,食饮有节,起居有常,不妄作劳,故能形与神俱,而尽终其天年,度百岁乃去。"讲:"天师岐伯承黄帝之问,乃起而对曰:上世古人,知此保养天真之道者,皆效法天地之阴阳,而寒暑难伤;合五行之术数,而摄养得法;一饮一食有节制,患不生于饥渴醉饱;一起一居有常规,变不伏于冷暖逸劳。且不妄用其力而过作;不妄图其功而过劳,身体安舒,绝无外致之灾,血气调和,焉有内伤之疾。所以外而形骸与内而神气,皆得俱全,得以尽终其天所与之年寿,越度百岁而乃去也。"

4. 章句

以分章析句解说其意义的一种体裁,是分析章节句读的意思。如孙鼎宜《素问章句》(稿本)。《伤寒杂病论章句》;太阳经;[太阳病][出太阳上]冒下四证。发热一。○风中于卫,其性皆阳,故发热甚捷,不似伤寒,必郁而后发。汗出二。○卫病则表不固。恶风三。○伤寒自恶风,恶风者,见风而觉寒,非若伤寒者,无风时忧憎寒也。脉缓者四……

5. 集注

集合诸家之注解以释之,以前尚无纯粹之《内经》集注本,张志聪注《素问》虽名集注,但仅是有集注之内容。如:

《素问集注·脉要精微论》:"骨者,髓之府,不能久立,行则振掉,骨将惫矣。得强则生,失强则死。"注:"髓藏于骨,故骨为髓之府,不能久立,髓竭于内也。髓竭则骨将惫矣。此五者,得府气之强则生,失强则府坏而脏将绝矣。以上论观五脏有余不足,六府强弱,形之盛衰。杨元如曰:强者,六府之气强也。府者,脏之合。府阳而脏阴,阳外而阴内。是以头背腰膝将惫,犹借府气之强,故曰观六府之强弱。"莫子晋曰:"府之气强,由五脏之有余,五脏之不足,又借府气之盛强。故曰腰者,肾之府,转摇不能,肾将惫矣。阴阳脏府之互相资生也。"

《难经集注》十四难:"损其肝者,缓其中。"吕曰:"肝主怒,其气急,故以针药以缓其中。"丁曰:"肝主怒,以甘缓其中,以土味和其肝,当补足厥阴合曲泉穴是也。"虞曰:"怒则气逆,脉乃强急,以凭方术,以缓其中。《素问》曰:肝苦急,急食甘以缓之。又曰:宜食甘,粳米,生肉,枣,葵味皆甘,甘性缓也。"

6. 引注

注释时引用前人的注解以释经文。可以分如下几个方面:

(1) 全引:《素问经注节解》六节藏象论:"肾者主蛰,封藏之本,精之处也。其华在发,其充在骨,为阴中之太阴,通于冬气。"王冰注:"地户封闭,蛰是深藏,肾又主水,受五脏六府之精而藏之,故云主蛰,封藏之本,精之处也,脑为髓之海,肾主骨髓,发者脑之所养,故华在发,充在骨也。"

(2) 缩引:《吴注素问》至真要大论:"帝曰:反治何谓? 岐伯曰:热因寒用,寒因热用,塞因塞用,通因通用,必伏其所主,而先其所因,其始则同,其终则异,可使破积,可使溃坚,可使气和,可使必已。王注曰:热因寒用者,如大寒内结,以热攻除,寒甚格热,热不得前,则以热药冷服,下嗌之后,冷体既消,热性便发,情且不违,而致大益,是热因寒用之例也。……是为反治也。"王冰此注原有六百余字,吴氏缩为二百九十四字。

(3) 节引:《黄帝内经素问译释》阴阳类论:"脘下空窍,堤闭塞不能。"高士宗注:"空窍,汗孔之窍也;堤,犹路也;……少阴之气,客游于心脘下,是阴客于阳,水胜其火,致三焦不能出气以温肌腠,一似空窍之路闭塞不通。"

(4) 二说互补:引两家之注,可以互相补充,使意义更加完满。《黄帝内经素问解释》通译虚实论:"邪气盛则实,精气夺则虚。"张志聪:"邪气者,风寒暑湿之邪;精气者,荣卫之气也。"张景岳:"邪气有微甚,故邪盛则实;正气有强弱,故精失则虚。夺,失也。"

(5) 二说并存:二说义异,难以定论,故并存之。或倾向于一家之言。《黄帝内经素问解释》玉机真藏论:"浸淫",吴崑:"热不得去,浸渍而淫,邪热渐深之名。"张志聪:"肤受之疮"故解作疮名,因其渐渐蔓延扩大,故称为漫淫。

7. 串解

把几句话或一小段内容联贯起来而不是逐句地解行解释。

《吴注素问》生气通天论:"故病久则传化,上下不并,良医弗为。"注:"阳谓之上,阴谓之下,阳中有阴,阴中有阳,谓之并,言风寒为病之久,则邪气传变,阳自上而阴自下,谓之不并,是水火不相济,阴阳相离,虽有良医,弗能治也。"

8. 词解

对语词部分进行注解。

《素问直讲》上古天真论:"昔在黄帝,生而神灵,弱而能言,幼而徇齐,长而敦敏,成而登天,乃问于天师曰:余闻上古之人,春秋皆度百岁,而动作不衰,今时之人,年半百而动作皆衰者,时世异耶? 人将失之耶?"注:昔,往昔,黄帝:姓公孙,少典之子,为有熊国君,以土德王,故称黄帝,因居轩辕,又号轩辕氏。生,谓初生,神灵,智慧也。弱,谓少年。能言,能语言也。幼,谓幼年。徇:顺也。齐:正也。

(三) 注释的注意事项

对《黄帝内经》的注释,除了掌握一定的方法外,根据前人整理古籍的经验及训诂原则的要求,还有诸多需要注意的事项。

1. 结合语言的时代性,根据实际,进行注释

语言作为一种社会交际和交流的手段,约定俗成,一旦成立,固有其稳定性的一面。然而他作为社会交际与交流的手段,必然随着社会的发展变化而发展变化。有些语言,就带有鲜明的时代特征。因此,在训释语言时,必须注意其社会性与历史性。

　　由于古医籍中保存的文字语言时限较长,上至先秦,下至清末,上下二千余年,而后者又常常援引前书,故从文字气象、语言特点、修辞手段与表达方式、词语使用等,均有不同程度的差异。如:

　　从文字气象言,以《素问》为例,如运气七篇大论与余篇相较,明显看出,七篇大论之文字华丽而顺畅,较之余篇为晚出矣;而余篇中又如最后七篇——著至教论、示从容论、疏五过论、徵四失论、阴阳类论、方盛衰论、解精微论等,文字晦涩,古朴诘屈,必系先出。是尤可证其非出于一时一人之手笔。

　　就音韵而言,《素问》《灵枢》中诸多韵文,皆属古音古韵。如《素问·上古天真论》有文云:"上古之人,其知道者,法于阴阳,合于术数,食饮有节,起居有常,不妄作劳,故能形与神俱,而尽终其天年,度百岁乃去。"林亿等新校正云:"按全元起注本云:食饮有常节,起居有常度,不妄不作。"这段文字,以古韵律之,乃是韵文,且可知林亿等引全注本于韵为叶,而王注本疑有误。这段文字,当然以古韵读之,方才上口,若以今韵读之,则难解矣。若后来诸医籍如隋唐医籍韵文、宋元以后医籍韵文,音皆有别。此之所以需知字音的历史性变化,方不致在校训时发生疑误。

　　就词语而言,诸多词语,并非一成不变,亦可体现其时代特征。如妇女之"月经",在《素问》中称"月事",如《上古天真论》云:"女子二七天癸至,任脉通,太冲脉盛,月事以时下,故有子。"《睡虎地秦墓竹简·出子》称"朔事",马王堆汉墓帛书《胎产书》称"月朔"。《伤寒》《金匮》中则有"经"与"经水"之称。王叔和《脉经》载仲景妇人病文,更有"月水""月经"之称,是则可知《内经》成书之前,本无"月经"之称,故杨上善注《太素》"经溲不利"之"经"为月经,疑非是。

　　这种复杂的情况,在古医籍中,亦多不胜举。只要注意语言的稳定性与可变性这一特点,从历史的实际出发,自能得到准确的解释。

2. 考析疑义与歧义,并存异说

　　《黄帝内经》由于流传较久,传抄翻刻次数较多,其中疑文歧义,所在甚多;各家异说,亦复有之。而历来注家,屈就原文强作说解者,亦不少见。诸如此类,必当进一步加以考析,务求本义,以存其真。如《素问·厥论》云:'厥阴之厥……腹胀,泾溲不利。"《灵枢·本神》云:"(脾气)实则腹胀,经溲不利。"《太素》卷六注:"女子月经并大小便不利。"后世注家,或从王注,或解如字,似均未得其本义。详泾、经二字始文当为"巠",如金文大克鼎,毛公鼎之"经",均作"巠",又经、泾二字古文通,如马王堆汉墓帛书《战国纵横家书·谓燕王章》"经阳君",今《战国策·燕策》作"泾阳君"。《说文·巛部》:"巠,地下水脉。"《内经》以水泉比小便者,如《素问·脉要精微论》云:"水泉不止者,是膀胱不藏也。"此水泉不止者,即小便不止也。证之此文,则泾溲不利者,小便不利也。故本作巠溲,作泾与经者,皆后文假借者也。

　　另外,古《黄帝内经》中亦常有诸疑难之处,诸家注释,亦众说纷纭,莫衷一是。若能取得可靠依据,加以解决,固为善也。否则,宁可姑存异说,广备思绪,不可仅凭臆测,盲目武断。

3. 注意学术源流

　　对《黄帝内经》的整理研究,自古及今,可明显看出在学术上的继承与发展。后人总是在前人研究的基础上,去粗取精,去伪存真,不断发展,逐步提高。因此,在前人注文中,一方面体现了学术发展的源流;一方面体现了每一历史断层的发展情况。然而,在前人注释中,多有暗引前人注文处。如《素问》王冰注,仅以上古天真论与四气调神大论为例,马莳师其义或暗引其文者,约有三处。如"未央绝灭",王冰注:"未期久远而致灭亡。央,久也,远也。"马莳注亦引王注。而吴崑注暗引王冰注约 20 处。如"是以志闲而少欲,心安而不惧,形劳而不倦。"王冰注:"内机息故少欲,外纷静故心安,物我两忘,是非一贯,起居皆适,故不倦也。"吴崑注则照录王注。张介宾注则暗引王冰注、马莳注、吴崑注约 7 处。如"上古有真人者",吴崑注:"真人者,不假修为,天真俱全。"张介宾注:"真,天真也。不假修为,故曰真人。"因此,在引用古注时,务须详审源流,切不可张冠李戴,混淆真迹。

4. 充分利用本证本训

所谓本证本训,乃指原著固有之证据与训释。此类内容,有的出于著者本人之手笔,有的出于同时代人之手笔。正由于此,故乃是后人注释之重要依据。

以个人著作言,其行文风格,惯用之修辞手段与表达方式,必有其个人特征表现于书文。此可以其常例为释。

就字、词、文句而言,自注之义或同期之他注文,尤能反映本义。如今存《素问》中,除三篇解文——阳明脉解、脉解、针解外,其他篇中,亦常夹带有诸多解文。凡此等释文,固为本训,参考意义尤大。

5. 充分运用前人旧注与其他文献资料

对《黄帝内经》之注释,前已言明,为时甚早。诸此旧注,对后世注释或再注,有重要的学术价值。这是由于:

(1)前人旧注,有的去古尚近,对诸多字词古音古义的掌握较后人尤切。如诸多古籍中所附"音释",皆源于当时之音书;所释词义,亦具有其时代特征,故甚可借鉴。

(2)前人旧注,特如宋以前旧注,其时参考之他医籍颇多,此后皆佚,如王冰注《素问》时引用之《中诰孔穴图经》、《经脉流注孔穴图经》、《正理伤寒论》等,不仅后人未见此,即史志及目录诸书,亦未见著录。然前人作注时,诸多旧籍尚存,其学也尤广。

(3)前人校注时,原著别本存世尚多,且原著引用或参考之别籍,尚有存者。如林亿等校勘诸书,时所用诸多别本,后皆亡佚。以《素问》为例,时梁人全元起注本尚完好无缺,另有《灵枢》之别传本,《九墟》亦存世。又如明李时珍撰著之《本草纲目》引用书目,其中有相当多之书,明以后皆亡佚。故后人仅得从前人注中见其部分引文。而这部分引文,均有重要学术价值。

(4)前人旧注,虽难免有强解或误解之处,这种时代与知识的局限性,后人亦不必苛求与苛责,然其诸多精辟之论与卓越之见,对原文奥义已具切当者,即勿须后人烦言。

6. 引文要准确,尽可能使用第一手资料

对《黄帝内经》之注释,或校定文字,或解析文义,或引证前说,或出据书证,难免引用前人文献。而前人在引用文献时,有诸多情况不可不知。有明引某家注文,实则有所压缩或并合,如《吴注素问·至真要大论》引王太仆(王冰)注"病生之类有四,……有道存焉"一段,前文系对王冰注文之并合,后七句乃师其文而概言其义。又如"王注曰:热因寒用者,……其寒

积久泄以热下之者同此"一段,前文系对王冰注之缩引,末一句乃师其文而概言其义,两段均非王冰原文。另外在《黄帝内经》中有不少托名之作,引用时必须加以辨别,如时有引《内经》文曰:"正气存内,邪不可干。"详本文乃出于今存《素问遗篇·刺法论》,然本篇及另外之本病论两篇,宋林亿等校《素问》时曾曰"辞理鄙陋,无足取者",已认定其并非原来遗篇之文。后世医家亦大都认为其或当唐宋间人之伪作。故不得称其为《内经》之文。

鉴于上述情况,在引用前人文献时,应尽可能使用第一手资料,并注意考证其学术源流,以期准确无误。非不得已时尽量不从他书转引。

7. 选择版本

由于古医籍,大多流传时间较长,经手较多。在未行雕版印刷之前,皆以手抄的方式进行传播,在传抄过程中,有时因抄录时使用祖本欠佳、无意中抄误或脱落,或抄录者随意增益或改动,常常造成抄本间的差异;在雕版印刷之后,也可因雕版时技术欠佳及核校不严,亦或因雕版人有意作伪或随意改动而造成版本间的混乱与差异。正由于此,今存世医籍,诸多有不同系统的版本,即使同一系统的版本,也因多次翻刻,出现文字上的差别。因此,欲对某书进行注释,首先需选择好底本。这是注释工作的基础,也是注释的首要条件。如《针灸甲乙经》一书,现存版本有明蓝格抄本、明正统刊本、明吴勉学校刊《古今医统正脉全书》本三个系统,而《古今医统正脉全书》本,后来又有多种复刻本,文字间亦小有差异。从三种版本系统的具体情况分析,明抄本中,虽保存似林亿等校定前的某些面貌,然衍脱误倒的情况比较严重,正统本中虽无林亿等校文,然是否原于林亿等校定前之本,现亦难考定,且仅存前三卷,并非完本。《医统正脉全书》本,虽有些衍脱误倒处,然较之前二种版本,优处较多,故欲对该书进行校勘与注释,只能选此本为底本。

正确的注释,基于准确的原文。若原文有误,则注释亦绝难正确。因此,在进行注释时,在选好底本的基础上,首先应校定原文。仍以《针灸甲乙经》为例,除以明抄本与正统本相校外,又因《甲乙》载文,皆源于《素问》、《针经》及《明堂》。《素问》一书,今有王冰次注、林亿等校定本存世,《针经》一书,以学者考定,即今《灵枢》。而古《素问》、《针经》,又有别传类编本《黄帝内经太素》存世。当然,若单取注释时,校定文字,不必如进行校勘之既详且尽,只当于有碍于注释处,加以校定即可,其他情况,从略可也。此注释工作之所以需选择版本之重要性也。

8. 详略得当,繁简适宜

注释之宜详宜略,宜繁宜简,固无定式。历来注家,亦各展其才。总之,凡疑难之文,并需辅以考证处,宜详宜繁,对具有一般难度处,则可略可简。就一般情况而言,去古愈远之书,难度愈大,其注释之文,亦常繁。明代朱统锽先生《水经注笺序》云:"有谓郦注太赘者,经固宜简,注固宜繁。经宜据实以书,注宜旁引以证。"清代杭世骏先生犹云:"诠释之学,较古昔作者为犹难。语必溯源一也;事必数典二也;学必贯三才而穷七略三也。"今人周大璞先生《训诂学初稿·作注》亦云:"属于普及读物,读者是初学者,注释就要详尽些,历史人名、地名及典章制度,一定要注释清楚。属于为专家阅读的古籍,可以旁征博引,多所汇纂,并着重在观点、方法上的启示。但不管哪一种注释,容易使人误解的词语,一定要出注,即使这一词语很普通、很常见。"诸家所言,诚如是也。从而进一步说明,若供高层次人员阅读者,宜详宜烦;供一般人员阅读者,可略可简。今以古医籍注文为例,析其详略烦简。

注释之详略繁简,应根据书和内容与阅读对象酌定。不仅书与书之间有差别,即一书之中,章节字词间之难易亦自不同。凡宜详宜繁者,简而略之则义难深明,宜略宜简者,详而繁之,则语赘词泛。又有借题发挥或枝蔓离题者,无论其详略,则不在此例也。

9. 义有未尽,酌加按语

按语亦作案语,或略称按与案。是对某些疑难复杂的问题的进一步说明、揭示与考证等。清周中孚《郑堂札记》卷二:"遇有乖碍处,辄作按语以申明之。"

对按的运用有两种情况,一者为校者或注者行文起首语,如《素问》新校正文起首均作"按"或"详"字。这里有考、察之意。清戴震《应州续志序》:"凡旧文失核,必按诸史事。"一者对某些疑难乖碍之文所作的重点说明,内容不限,诸如内容或文义不详,需进行交代者;对某些问题,需引导读者进行深入思考或探讨者;历来歧义较多,需进一步交代或提出见解者;原文乖错,难原其说,需加以说明者;内容繁杂,需予分析归纳者等等,均可酌加按语。本文所言,即后者之义。

另外,在古注中,有诸多中加"按"字而实属按语性的注文,甚属多见。如杨上善《黄帝内经太素》注,有时注后另起文而论述者,如卷十一"气穴"论背腧法注:"以上言量背输法也。经不同者,但人七尺五寸之躯,虽小法于天地,无一经不尽也。故天地造化,数乃无穷,人之输穴之分,何可同哉!……"此注仅首句指明文义,后则详述诸家如《扁鹊灸经》、《秦承祖明堂》及《曹氏灸经》等取背腧不同法之意义。亦属按语之类。

总之,凡按语之加,文无定体,字无限数,然必具新意。若浮泛之论,冗赘之语,则失之矣。

10. 不攘人善,不没其实

清孙诒让先生《周礼正义·略例十二凡》云:"今疏于旧疏,甄采精要,十存七八,虽间有删剟移易,而绝无屚改。且皆明楬贾义,不敢攘善。"明李时珍《本草纲目·凡例》云:"诸家本草,重复者删去,疑误者辨正,采其精粹,各以人名书于诸款之下,不没其实,且是非有归也。"是前哲于著述注释之道,体现了严谨的学风和实事求是的精神。因此,为古医书作注,难免参考前人旧注,凡欲择善而从,或博众说时,尽可能直书其名,按文照录,一则学术源流比较清楚,二则是非各有所归。

以上仅是对古医籍中的一些主要问题,略作介绍或说明。至于今存古医籍中阙疑之处,所在犹多,务在临文之时,或考诸史籍,或取诸书证,或悟彻医理,或识破本义,或暂以存疑,切不可牵强屈就,以讹传讹,如是则欲求原义,尤为难矣。

《黄帝内经素问》校勘后记

《素问》是我国现存最早的医学典籍之一,与《灵枢经》合称《黄帝内经》。它集中反映了我国古代的医学成就,开创了祖国医学独特的理论体系,奠定了中医学发展的基础。该书问世两千多年来,由于在医学理论与医疗实践方面有着重大的指导作用,故后世医家无不将其奉为医学经典,视为学医必读之书。

一、《素问》的作者、成书年代及命名意义

历代学者考证认为,《素问》既非一时之言,亦非出自一人之手,而是从战国下迄汉唐的漫长时期里,由多人不断增补汇集而成。书名冠以"黄帝",乃是前人依托之作。《淮南子·修务训》云:"世俗之人多尊古而贱今,故为道者必托之于神农、黄帝而后能入说。"宋代司马光也说:"谓《素问》为真黄帝之书,则恐未可。黄帝亦治天下,岂终日坐明堂,但与岐伯论医药针灸耶? 此周汉之间,医者依托以取重耳。"

关于《素问》的成书年代历来有以下三种意见:一认为成于周秦之间、战国之时。如宋人邵雍说:"《素问》、《阴符》,七国时书也。"程颢说:"《素问》书,出战国之末,气象可见。"明人胡应麟说:"盖周秦之际,上士哲人之作。"清人魏荔彤说:"轩岐之书,类春秋战国人所为,而托于上古。"一认为书成于战国至西汉之间。如明人方孝孺说:"世之伪书众矣,如《内经》称黄帝,《汲冢书》称周,皆出于战国秦汉之人。"一认为书成于西汉。如明郎瑛说:"《素问》文非上古,人得知之,……宋聂吉甫云:'既非三代以前文,又非东都以语,断然以为淮南王之作。'予意《鸿烈解》中内篇文义,实似之矣。"

从今本《素问》的内容来看,大致可分为三个部分,每个部分的成书年代亦当不同。

第一部分是除去运气七篇及遗篇的部分,大都是《素问》成编时的基本内容。对于这部分内容的成书年代,近代学者多认为成于战国时期。但根据现有文献记载,除《汉书》据《七略》所作"艺文志"有《黄帝内经》、《黄帝外经》之外,其他如《史记》及先秦诸书,皆无《内经》或《素问》之名,而见于记载的书名,又多为今日所不见者,如《史记·扁鹊仓公传》所记诸书及近年出土的医学简书、帛书等,有的与《内经》中引用的书名相似,有的则与某些内容相近,说明此时某些医学专著已经形成,而《内经》似尚未成编。到了西汉前期,政府几令收书献书,时又崇尚黄、老,或由当代医家及学者,将汉以前比较重要和成熟的医学著作汇编集成,依托黄帝所作,而成《内经》一书,后为刘歆著录于《七略》中。因此,这部分内容成编于西汉前期的可能性较大。

第二部分是运气七篇。这部分内容是唐代王冰补入的。因《素问》至隋唐时期已缺第七卷,王冰自称得其先师秘藏,在整理《素问》时将其补入,故后世有人怀疑为王氏所作。宋·林亿等则以为王冰采自《阴阳大论》之文。新校正云:"详《素问》第七卷,亡已久矣。按皇甫

士安,晋人也,序《甲乙经》云:'亦有亡失'。《隋书·经籍志》载梁《七录》亦云:'止存八卷'。全元起,隋人,所注本乃无第七。王冰,唐宝应中人,上至晋·皇甫谧甘露中,已六百余年,而冰自谓得旧藏之卷,今窃疑之。仍观《天元纪大论》……《至真要大论》七篇,居今《素问》四卷,篇卷浩大,不与《素问》前后篇卷等,又且所载之事,与《素问》余篇略不相通,窃疑此篇乃《阴阳大论》之文,王氏取以补所亡之卷,犹《周官》亡《冬官》,以《考工记》补之之类也。又按张仲景《伤寒论》序云:'撰用《素问》、《九卷》、《八十一难经》、《阴阳大论》。'是《素问》与《阴阳大论》两书甚明,乃王氏并《阴阳大论》于《素问》中也。要之,《阴阳大论》亦古医经,终非《素问》第七矣。"从现有文献分析,林亿的说法是有一定道理的。如《伤寒论》中伤寒例引《阴阳大论》之文,均属气象方面的内容。至于《六节藏象论》言运气一段七百余字,据新校正云,全元起本及《太素》俱不载,且与后文难合,显系后人所加,或王冰补入,以为后文运气诸篇之伏笔。至于运气学说究起于何时,清人缪希雍以为起于汉魏之后,日人丹波元胤以为起于隋以后。从运气七篇的具体内容分析,如干支纪年、四分历法、天体演化理论、气象物候等情况,与东汉时期之天文、历法等文献记述诸多相似,因此,似可认为,有关运气学说的产生,虽可能早于东汉,但其学术体系的形成,当不能早于东汉时期。

第三部分是《素问·遗篇》,即《刺法论》和《本病论》。这两篇内容,王冰注《素问》时尚缺。仅目录中保存了两篇篇名,并注明"亡"。至宋代,林亿等校正《素问》时发现有流传本,但林亿等对此二篇持否定态度。其后四十余年,刘温舒著《素问入式运气论奥》,才将这两篇附于书后。有人疑为刘氏所作,显然是错误的。周学海说:"二篇义浅笔稚,世皆斥其伪矣。揣其时,当出于王启玄之后,刘温舒之前,决非温舒所自作也。"这种分析是有道理的。

关于《素问》一书的命名意义,前人亦有不同的说法。林亿等新校正说:"所以命名《素问》之义,全元起有说云:'素者,本也。问者,黄帝问岐伯也。方陈性情之源,五行之本,故曰《素问》。'元起虽有此解,义未甚明。按《乾凿度》云:'夫有形者生于无形,故有太易,有太初,有太始,有太素。太易者,未见气也。太初者,气之始也。太始者,形之始也。太素者,质之始也。气形质具而疴瘵由是萌生。故黄帝问此太素质之始也。'《素问》之名,义或由此。"后世马莳、吴崑、张介宾等皆合元起之说。姚际恒及日人丹波胤氏,皆宗林亿之义。据《汉书·艺文志》阴阳家中有《黄帝太素》,经方中又有《泰始黄帝扁鹊俞拊方》,而隋杨上善注《内经》亦取名《黄帝内经太素》,则林亿等关于《素问》之名的解释,似较合乎道理。其含义就是说,通过问答阐明人体形质形成后所发生的有关问题。至于不明"问素"而名《素问》者,正如丹波元胤所谓"犹屈原有'天问',是倒置而下字尔。"

二、《素问》历代版本及校勘注释情况

《素问》一书,自汉以来,历代多有传抄与翻刻。据皇甫谧《甲乙经》序云,晋时有九卷本。《隋书·经籍志》著录有《黄帝内经》九卷,注云:"梁八卷。"另有全元起注八卷本。《旧唐书》与《新唐书》均载,唐代有八卷本,全元起注九卷本,另有王冰次注二十四卷本。《宋史·艺文志》载有王冰二十四卷本,全元起八卷本。据林亿等新校正云,王氏本与全氏本并不一致,全本除有缺卷外,所存篇目、内容及编次,多与王本不一。自宋以后,原本及全注本皆佚,惟余王冰次注本。今存《素问》版本尚有:金刻二十四卷本(已残),元至元胡氏古林书堂刻十二卷本。明代有:正统道藏五十卷本,鳌峰熊宗立氏种德书堂仿元刻重刻十二卷本,嘉靖间赵简

王朱厚煜居敬堂刻十二卷本,嘉靖二十九年庚戌(1550年)武陵顾从德翻宋刻本二十四卷本,嘉靖后影宋二十四卷本,万历十二年甲申(1584年)绣谷书林周曰校刊二十四卷本,周对峰刻本,书林詹林所重刻熊氏种德堂十二卷本,万历二十九年辛丑(1601年)新安吴勉学校勘医统正脉二十四卷本等。清代有:四库全书二十四卷本,道光二十九年己酉(1849年)据蒋宝素家藏宋刻本重刊二十四卷本,咸丰二年壬子(1852年)金山钱熙祚氏守山阁校刊二十四卷本,光绪十年甲申(1884年)京口文成堂仿宋刻本二十四卷本等。民国期间有:《四部丛刊》二十四卷本,《四部备要》二十四卷本等。建国后有:1955年商务印书馆据《四部丛刊》校勘改正铅印二十四卷本,1956年人民卫生出版社据明顾从德翻宋刻本影印二十四卷本,1963年人民卫生出版社据明顾从德本校勘铅印二十四卷本。此外,日本刻本有:田中清左卫门刊十二卷本,安政三年(1856年)度会常珍翻刻顾从德二十四卷本,安政四年(1857年)山城屋任兵卫刊二十四卷本等。朝鲜刻本有:1615年内医院刻本等。以上版本,对《素问》的校勘工作颇有参考价值。

　　唐以前的古代书籍,多为简书或帛书,由于年代久远,很容易错落佚失或损坏,致使文讹义失。且由于古今时代不同,文字语言不断变迁,所以对古书进行校勘整理,一直为历代学者所重视。据现有文献记载,对《素问》的校勘整理,是从隋唐开始的。唐王冰鉴于《素问》"世本纰缪,篇目重叠,前后不伦,文义悬隔",于是将其内容讹误处,经过分合增删,校勘整理,分成二十四卷。现存《素问》版本,都是据王冰次注本传刻而成。至宋代,仁宗景佑二年(1035年),丁度等曾校正《素问》(见《玉海》),高若讷也曾著有《素问误文阙义》(见《宋史·艺文志》),惜皆失传。至仁宗嘉祐二年(1057年),国家设立校正医书局,曾校正多种医书,《素问》亦在其中。经高保衡、林亿等校正的《素问》,为现存最早的校勘本。至清代,许多学者和医家从版本学和训诂学的角度,对《素问》又进行了大量的考据工作。其中有胡澍的《素问校义》,俞樾的《内经辨言》,孙诒让的《札迻》素问部分,顾观光的《素问校勘记》,张琦的《素问释义》,沈祖绵的《读素问臆断》(稿本),冯承熙的《校余偶识》,江有诰的《先秦韵读》素问之部,于鬯的《续香草校书》素问部分,周学海的《内经评文》等。俞樾、孙诒让对经学训诂很有研究,江有诰颇通音韵学,顾观光既是世医,又懂天文历法,所以他们在训校方面的见解,确有较高的参考价值。此外,日人度会常珍的《校讹》,丹波元简的《素问识》,丹波元坚的《素问绍识》,收取诸家论述,或兼以己按,亦颇有可取之处。建国后,许多学者也对《素问》做过不少校勘方面的工作,如人民卫生出版社出版的校勘本等,对学习和研究《素问》,都有一定的帮助。

　　对《素问》的注释工作,当首推梁人全元起,他对《素问》进行了全面的注解,又名《素问训解》,至宋时尚存,后亡佚。此后隋唐时期杨上善,将《内经》撰为《太素》三十卷,分类名篇加以注释,很有参考价值,惜已不全。唐人王冰,除对《素问》进行整理外,还全面做了注释,对经义颇多阐发,为后学所宗,是现存最早的全释本。明代马莳,著有《素问注证发微》,对《素问》也有一定发挥。吴崑著有《吴注素问》,对某些经文有比较深入的理解,惜有主观臆断擅改原文之处。张介宾则将《素问》、《灵枢》合两为一,分类编纂而成《类经》,他在王、马、吴等注解的基础上进一步发挥,文字简洁,详而不乱,颇为后人称道。李念莪选取《素问》、《灵枢》重点内容,分为八类,辑成《内经知要》。注释虽无重要发挥,但对初学者比较方便。清人张志聪与其门人合著的《素问集注》,由于发挥了集体的聪明才智,故其注文亦多可参之处。其后志聪门人高世栻,以为志聪《集注》喻义艰深,晦而不明,又另为注解,名曰《素问直解》。此外,姚止庵的《素问经注节解》,薛雪的《医经原旨》,汪昂的《素灵类纂约注》,黄元御的《素问悬解》等,也有一些较好的注文。建国后,除对《素问》编写了一些节选注释本外,全面进行注释的有:山东中医学院的《黄帝内经素问白话解》,南京中医学院的《黄帝内经素问译释》。二书参考诸家之言,对经文加以注解,并用语体文翻译,对学习和研究《素问》也有很大帮助。

三、本次对《素问》的校释情况

本次校释体例,是根据《七本中医古书校释执行计划》的要求拟定的,计有提要、原文、校勘、注释、语译、按语等项内容。

1. 提要

主要将通篇大意言简意赅地加以说明,列于篇首。

2. 原文

在底本原文基础上,经分段校勘整理而成。

3. 校勘

按对校、本校、它校、理校四种方法进行。凡原文中有脱漏、倒置、衍文、讹字、疑义等,均按以下方法处理:

(1)原文中有明显错字、别字者,予以直接改动,不加校勘记。例如"嗌"误作"溢"、"已"误作"巳"、"澈"误作"彻"等即是。

(2)底本原文与校本、据校本各书不一,而显系底本错讹或脱漏者,则直接予以改动,并在校勘记中注明据改、据补、据删的版本或据校之书名、卷次、篇次或篇名。本次据改者共有一百二十余条。例如,《生气通天论》云:"故圣人抟精神","抟"原作"传"。《素问校义》云:"传字义不可通,王注谓'精神可传,准圣人得道者乃能尔',亦不解。所谓'传',当为'抟'字之误也。"按"抟",古"专"字。《史记·秦始皇本纪》:"抟心揖志"。索隐曰:"抟,古专字。"《吕氏春秋》适音为"抟",于义为是,故据改。《脉要精微论》云:"心脉搏坚而长,……当消渴自已。""消渴"原作"消环",虽王冰作"言其经气,如环之周,当其火旺,自消散也"之解,但其义甚迂曲。《脉经》卷六第三、《甲乙经》卷四第一中、《太素》卷十五五脏脉诊均作"消渴",足证"环"字误,故据改。本次据删者十余条。例如《奇病论》云:"无损不足,益有余,以成其疹。""疹"后原有"然后调之"四字,《甲乙经》卷十二第十、《太素》卷三十重身病均无。新校正云:"按全元起注云:'所谓不治者,其身九月而喑,……生后复如常也,然后调之。'则此四字,本全元起注文,误书于此。"故据删。本次据补者四十余条。例如《刺志论》云:"气盛身寒,气虚身热,此为反也。""气盛身寒"四字原无,《甲乙经》卷四第一下有此四字,若无,则下文"气盛身寒,得之伤寒"句无着落,故据补。又《遗篇·本病论》关于"三阴三阳不退位"一段,原通行本均脱"太阳不退位"一节,唯金刻本"阳明不退位"一节后有"太阳不退位,即春寒复作,冰雹乃降,沉阴昏翳,二之气寒犹不去,民病痹厥,阴痿失溺,腰膝皆痛,温疠晚发"四十一字,故据补,补后则内容完整。

(3)底本原文与校本或据校各书不一,而难以定论谁是谁非者,或怀疑原文有误而论据不充分者,原文一律不予改动,只在校勘记中注明其互异或疑误之处。本次共指出互异处一千一百余条。例如《举痛论》云:"劳则喘息汗出",对于"息"字,则指出:元刻本、道藏本、《甲乙经》卷一第一均作"且",《太素》卷二九气作"喝",以并存其义。疑原文有误者二百余条。例如《阴阳应象大论》云:"是以圣人为无为之事,乐恬憺之能,从欲快志于虚无之守。""守"字在此义难释,《素问校义》云:"守字义不相属,当为宇。……'从欲快志于虚无之宇',与《淮南·俶真篇》'而徒倚乎汗漫之宇'句意相似,高诱注亦曰:'宇,居也。'宇与守形相似,因误而为守。"此说可参,故录于校勘记中。

(4)底本原文与校本或据校各书不一,而显系它书错误者,则不予校勘,以省繁文。

4. 注释

凡遇含义不清、各说互异者,典故偏僻、资料难寻者,医理难明、意义费解者,字词古奥、音义难明者,均加以注释。本次共注释3700余条。其往释方法是:

(1)凡难字,一般分音注与义注两种。音注时用汉语拼音加汉字直音。义注则用通俗易懂的文字加以解释,有些字并用训诂的方法予以注释。例如"起亟(qì,气)":不断地扶持和支援。起,在此有扶持、支援的意思。《国语·晋语》:"世相起也。"韦注:"起,扶持也。"亟,《广韵》《集韵》均释为"频数也"。《汉书·刑法志》集注:"亟,屡也。"王冰注云:"亟,数也。"在此可引申为不断的意思。又如《五常政大论》从革之纪云:"其主鳞伏彘鼠",对于"鼠"字,注家多解作"老鼠",于义难合。《集韵》瘫,通作鼠,训忧病。《尔雅》释诂:"瘫,病也。"孙注:"畏之病也。"详经文本义,当是猪为水兽,畏于火气,故为病。于义为顺。

(2)词、句、段落注释时,有的用直解,有的选用前人较为精辟的注文,有的则二法兼取之。凡意见不一,难以定论者,则采用二说或数说并存,或发表某些倾向性意见,以资参考。例如,《奇病论》云:"有病口甘者,病名为何? 何以得之? 岐伯曰:此五气之溢也,名曰脾瘅。""五气":诸说不一。王冰、马莳以为五脏之气。马莳注:"五气者,五脏之气也。"吴崑以为"五气,腥焦香臊腐也。"张志聪、高士宗以为脾土之气。张志聪注:"五气者,土气也,土位中央,在数为五,……在脏为脾,……脾气溢而证见于外窍也。"杨上善、张介宾以为五味、五谷之气。张介宾注:"五气,五味之所化也。"当以后说为是。盖五味入口,藏于胃,为脾所化,其气上溢,故为口甘。

5. 语译

以直译为主,将原文之古汉语译成简明通俗的语体文。凡难以用直译表述者,则采用意译的方法。译文段落一般与原文一致。

6. 按语

凡原文有必要作进一步阐述者,需引导读者对某些内容进行深入思考者,历来争议较多需加以交代或提出一定见解者,内容繁多需加以概括归纳者,均加按语说明。例如对《至真要大论》病机十九条的按语为:本文所述病机,即所谓病机十九条的具体内容。它是以五运六气的属性、发病特点及其与内脏相应的理论为基础,对运气诸篇中有关五运六气所致主要病证之病机的概括和总结。提示人们对运气所致病证,必须从各种不同的证候中,认清其病因属性的本质,推求其病变的共同点,从而正确地进行防治。这对于临床方面有着非常重要的意义。至于文中所谓"诸"、"皆"二字之义,乃是泛指五运六气所致多数主要证候的一般情况,并不能包括一切同类证候的病机,因为这些证候常随体质与气候等特殊变化而有所不同。如腹胀一症,即有热结阳明的实热证,也有寒伤脾阳的虚寒证等。所以对本文所述病机,不能视为是一切五脏六淫致病的病机模式。文中所述六气致病的病机,仅有五气,独缺燥气一条,亦或古经有脱文。金人刘完素增补燥气一条云:"诸涩枯涸,干劲皴揭,皆属于燥。"又云"涩,物湿则滑泽,干则涩滞,燥湿相反故也。如遍身中外涩滞,皆属燥金之化,故秋脉濇,濇者,涩也。或麻者,亦由涩也。由水液衰少而燥涩,气行壅滞,而不能滑泽通利,气强攻冲而为麻也。……皴揭,皮肤欲裂也……"使六淫所致病机得趋于完整,有其一定的实际意义。同时,刘完素在《素问玄机原病式》中,对病机十九条的阐述也有一定发挥,并能结合实际,灵活运用,颇有参考价值。

总之,《素问》是祖国医学中最重要的文献之一,有丰富的内容和完整的理论体系,两千多年来,在祖国医学中一直居于显著地位,对后世医学的发展有着深远的影响。为了继承和发扬祖国医学遗产,深入研究《素问》一书,仍然具有十分重要的意义。

刊于《山东中医学院学报》1981 年第 3 期

《针灸甲乙经》整理研究漫谈

《针灸甲乙经》是中医现存最早的一部针灸学专著,也是最早最多地收集和整理古代针灸资料的重要文献。该书自问世以后,对国内外针灸学的发展,起到了承前启后的巨大作用,今后仍不失为研究针灸学的重要典籍。现将其有关问题,重点加以论述。

一、作者生平简介

《针灸甲乙经》为西晋时皇甫谧所撰。谧字士安,幼名静,自号玄晏先士,安定朝那(今甘肃省灵台县)人,生于东汉建安二十年(公元 215 年),卒于西晋太康三年(公元 282 年),终年六十八岁。

谧家系当时朝那望族,据《晋书》卷五十一《列传》云:"汉太尉嵩之曾孙也,出后叔父,徙居新安,年二十,不好学,游荡无度,或以为痴。"后得其后叔母的规劝,"谧乃感激,就乡人席坦受书,勤力不息。居贫,躬自稼穑,带经而农,遂博综典籍百家之言。沈静寡欲,始有高尚之志,以著述为务。"由于其耽玩典籍,忘寝与食,故时人谓之"书淫"。

谧生当汉、魏与晋三朝时,社会动荡,人民贫困,士庶多崇接世利,置身仕途,然士安却隐身乡里,不求利禄。或劝其修名广交,乃作"玄守论"以答之。曹魏时,相国司马昭辟谧等三十七人,"皆拜骑都尉,或赐爵关内侯,进奉朝请,礼如侍臣。"唯谧不就。及晋之后,武帝司马炎曾多次征召,均为其托病谢绝。后"又举贤良方正,并不起,自表就帝借书,帝送一车书与之,谧虽羸疾,而披阅不息。"

谧于曹魏甘露年间,即患风痹,"躯半不仁,右脚偏小。"乃潜心于医学,因见"《七略》、《艺文志》、《黄帝内经》十八卷,今有《针经》九卷,《素问》九卷,二九十八卷,即《内经》也。亦有所亡失,其论遐远,然称述多而切事少,有编不次,……又有《明堂孔穴针灸治要》,皆黄帝岐伯遗(原误作选,据《医经正本书》改)事也,三部同归,文多重复,错互非一。……乃撰集三部,使事类相从,删其浮辞,除其重复,论其精要,至为十二卷。"即今存《针灸甲乙经》。谧又曾因服寒食散,违错节度,致令"隆冬裸袒食冰,当夏烦闷,……"于是乃"求诸本草,参以《素问》,寻故事之所更,参气物之相使,并列四方之本,"撰"解散说及将服消息节度",并曾为亲友治愈多人。《隋书·经籍志》载:梁有皇甫谧、曹翕《论寒食散方》二卷,已亡。又《皇甫士安依诸方撰》一卷,其书后皆不存,现仅在《诸病源候论》及《医心方》中,尚保留其部分内容,是为研究寒食散的重要文献。

谧所著述诗赋诔颂论难亦甚多,又撰有《帝王世纪》、《年历》、《高士传》、《逸士传》、《列女传》、《玄晏春秋》等,时并重于世,现大多已亡佚。

二、《甲乙经》的主要内容及其对后世的影响

《针灸甲乙经》全书十二卷,128篇。其内容大体可分为两大类。从一卷至六卷为祖国医学的基本理论与针灸学的基本知识;从七卷至十二卷为临床治疗部分,包括各种疾病的病因、病机、症状和腧穴主治。卷一主要论述人的生理功能,如五脏六腑、营卫气血、精神魂魄、精气津液等的功能和作用,以及脏腑与肢体五官的关系等。卷二论述十二经脉、奇经八脉、十二经标本、经脉根结、经筋等的循环路线和发病情况,以及骨度、肠度与肠胃所受等。卷三为腧穴主治部分,共厘定了腧穴348个(其中单穴49个,双穴299个),并采用分部依线的方法,划分了头、面、颈、胸、腹、四肢等35条线路,详细叙述了各穴的部位、针刺深度与灸的壮数。卷四论述了诊法,包括望、闻、问、切四诊的具体内容,重点论述了四时平脉与脏腑病脉、死脉,以及三部九候的诊断方法。卷五为针道,详述了九针的形状、长度和作用;针刺的手法和补泻的方法;针灸的禁穴和禁忌等。卷六是以阴阳五行学说为核心,论述了生理与病理等方面的一些具体问题。从七卷至十二卷为临床治疗部分,包括内、外、妇、儿等科,尤以内科为重点。内科共有43篇,其中属于外感病的6篇,内伤杂病32篇,五官病5篇。主要论述了因六淫、七情及其他致病因素所造成的五脏病、六腑病、经脉病、五官病等上百种病症。外科共有三篇,提出了将近30种病症,特别是对于痈疽(包括内痈)的论述较为详尽。妇科1篇,提出了近20种妇科疾病。主要论述了妇人重身九月而暗的病因、妊娠脉象,产后热病的预后和诊断,以及其他妇科杂病。儿科1篇,提出近10种儿科病症。主要论述了主要论述小儿惊痫、瘛疭、飧泻、食晦、脐风等病症。在治疗方面,书中介绍了晋以前针灸治疗各科疾病的丰富而宝贵的经验,全书共列有腧穴主治800多条,为后世针灸治疗方面,打下了良好的基础,确是一份宝贵的遗产。

由于本书是将《素问》等三部书的内容采用了"使事类相从"的归类方法,把散见于各篇章的一些相类的经文汇集一处,使对每一个问题的论述较系统的联贯在一起,这就为阅读带来不少的方便。如卷一之精神五脏论第一,便是把《灵枢》之本神篇、九针论,《素问》之举痛论、五藏生成论、宣明五气篇、阴阳应象大论等六篇中有关精神五脏的经文汇集于一处,使人读起来可以系统看出精神五脏的形成、生理活动和病理变化。又如卷五针道第四所论述的针法,其中即包括了《灵枢》之九针十二原篇、官能篇,又包括了《素问》之宝命全形论、刺禁论等篇中有关刺法的经文,这样就可以全面了解针刺前的注意事项、施针方法、针下感应、补泻手法、针灸禁忌,以及误刺致变等一系列有关针道的问题。

在理论上,绝大部分均系《灵枢》与《素问》内容,通过分类编纂而成,故可以认为它是从《内经》派生出来的另一部《内经》系统的传本。因此,《甲乙经》实为研究《内经》的重要参考文献。

特别值得注意的是,由于古本《明堂》早佚,而《甲乙经》则是根据古《明堂》厘定了腧穴,现存第三卷中,并将《明堂》中腧穴主治内容,分列为第七至第十二卷各种疾病之主治部分。这从《外台》卷三十九之《明堂》,亦可得到证实。故从《甲乙》、《外台》两书内容综观,似可以认定古《明堂》之书虽佚,但其内容基本上保留于该两书中。因此,《甲乙》一书,又是研究和探讨古《明堂》的主要文献之一。

该书自问世以来,受到历代医学界的高度重视,如《新唐书》卷四十八百官志载:"医博士

一人,正八品上,助教一人,从九品上,掌教授诸生,以《本草》、《甲乙》、《脉经》分而为业。"列《针灸甲乙经》为医家必读之书。王焘《外台秘要》卷三十九明堂序云:"《明堂》、《甲乙》是医人之秘宝,后之学者,宜遵用之,不可苟从异说,致乖正理。"强调本书的重要性和规范化。《宋史·选举三》载:"凡小方脉以《素问》、《难经》、《脉经》为大经;……针疡科去《脉经》而增《三部针灸经》。"说明宋代亦以此书为针灸外科医家必读之大经。宋·程迥《医经正本书》又云:"古今方士言医道者多矣,宜折衷于《素问》、《难经》、《甲乙》、张仲景、王叔和等书。"这些记载充分说明了《针灸甲乙经》在历代医学教育中的地位。

自南北朝至隋唐时期,随着中国医学的对外交流,《针灸甲乙经》亦传至国外,曾对日本、朝鲜产生过极为深远的影响,公元 701 年日本依唐代制度,颁布《大宝律令》,其《疾医令》中规定:医生必修《甲乙经》、《新修本草》、《素问》等书。朝鲜医事制度,亦曾效仿隋制,设医学,置医博士,并用《素问》、《难经》、《甲乙经》等教授学生。说明当时日本、朝鲜的医学教育,《甲乙经》占有重要地位。

在历代医学著作中,《甲乙经》亦为重要文献根据。《外台秘要》卷三十九明堂,即是以《甲乙经》有关针灸部分为主要内容,宋以后的许多针灸著作中,也都引用了《甲乙经》的内容,并在此基础上不断有所发展;在国外的医学著作中,也有一些引用过《甲乙经》文,如日本针博士丹波康赖撰《医心方》,即收入了本书的内容。

在医学文献的整理研究方面,《甲乙经》对医经与针灸医籍的考订,也有重要价值,如宋·林亿等校《素问》时,即是以《太素》、《甲乙》为主要校本,近人肖延平氏校《太素》时,亦以《甲乙》为主要校本。

总之,《甲乙经》问世以来,直至今日,对医学理论的传授,医学文献的整理、针灸临床应用,都具有十分重要的作用。

三、版本源流考

《针灸甲乙经》据今本自序云,原为十二卷。《隋书·经籍志》载:《黄帝甲乙经》十卷,音一卷,梁十二卷。《旧唐书·经籍志》载:《黄帝三部针经》十三卷,皇甫谧撰,疑包括音一卷。《新唐书·艺文志》又载:皇甫谧《黄帝三部针经》十二卷。由于以上史志记载卷数不同,结合命名含义的分析,近世学者提出了两种不同见解。一者以为隋志为十卷,《外台》引《甲乙》内容云出丙卷(即今本三卷)、庚卷(即今本七卷)等,应是以十天干记卷,当为十卷。所谓甲乙者,既是以十天干起首二字得名。然而同出唐代文献之《新修本草》引《甲乙》文,又有子卷之说(即今本十一卷),故仍认为应是十二卷,"甲乙"取编次之意,因古传本早佚,二说暂难定论。《宋史·艺文志》载:皇甫谧《黄帝三部针灸经》十二卷,即《甲乙经》;另有林亿《黄帝三部针灸经》十二卷,前者或系林亿等未校正之传本。又宋·郑樵《通志略·医方类》载:脉经类有《黄帝甲乙经》十二卷;明堂针灸类有皇甫谧《黄帝三部针灸经》十二卷。二书别出两类,各亦不同,当是不同的流传本。又南宋王执中《针灸资生经》中引《甲乙》文近三十条,与今本《甲乙经》颇有不同处,疑系采用别本。从林亿新校正内容分析,林亿等曾用数种传本进行过校勘,多属一般性异文,尚未发现有较大差异。

从现有文献记载:《甲乙经》的最早刊本,当属于北宋时,北宋初期林亿等参照《太素》、《素问》、《九墟》、《九卷》、《灵枢》、《针经》、《黄帝古针经》等十余种古医籍,对《甲乙经》进行了校订整理,改称为《新校正黄帝针灸甲乙经》,于熙宁二年(公元 1069 年)刊行。此本后已佚失。南宋及金、元时期有无刊本,暂未见现存书目记载。

现存国内外各种版本及抄本,居所见版本及资料,均系由宋本衍化而来,大致可分为三个体系。一是明·吴勉学嘉靖(公元 1522～1566 年)刊本。肖延平氏曾以此本校《太素》(见《黄帝内经太素》例言);余氏亦曾以此本校过《医统正脉》本《甲乙经》,据校文分析,此本与医统本基本一致,只有少数文字差异,序例下林亿、孙奇、高保衡等署名后,无"明新安吴勉学校"一行七字。现已下落不详。明·万历二十九年(公元 1601 年),吴勉学校刊《医统正脉》,其中有《甲乙经》一书,此本是流传最广的一种传本。其重刊本与复刊本有清朱文震刊本,道光五年(1825 年)竹纸本,光绪十一年(1885 年)存存轩刊本,光绪十三年(1887 年)行素草堂刊本,光绪三十三年(1907 年)京师医局刊本,1912 年上海江左书林石印本,1923 年北京中医学社刊本,1931 年上海中原书局石印本,1936 年上海大东书局《中国医学大成》排印本,1941 年《中国医药汇海》本等,中华人民共和国建立后,商务印书馆与人民卫生出版社又刊行过《医统正脉》的点校本与影印本,台湾地区出版的几种刊本,也都是《医统》本系统;在日本有 13 世纪末八尾勘兵卫本、植村藤右卫门本,1971 年盛文堂影印八尾勘兵卫本,1978 年《针灸医学典籍大系》据植村本之影印本等。此外,《四库全书》本,亦属《医统正脉》系统,(据《四库全书提要》载:两淮盐政采进八卷本。近查北京图书馆藏《四库》本,亦为十二卷八册,内容与《医统》本无异)。此系统刊本前有林亿等奏文及序例(疑是林亿等校书时所加),后无富弼,王安石等刊行碟文,正文中有加冠《素问》、《九卷》等书名条文及《难经》、张仲景等书内容一百余条,日本小岛尚真氏早已提出似非《甲乙经》旧文;另外有注文混为正文者数十处,如"杨上善曰"之作正文,最为明显。一是正统本体系:明·正统二年(公元 1437 年)刊本早佚,现只遗存 1～3 卷抄本。据有关文献记载,此残本有多种抄本。现已见到的有《东洋医学善本丛书》影印日本内阁文库藏本。另有小岛尚真据校《医统》本校文,小岛氏称之为"医学所储重抄本"。从校文与抄本对比来看,文字略有差异,可能系抄时致误。此本无林亿等奏文。正文中亦无"杨尚善曰"及注文混为正文之内容,也无林亿等校文,而正文中尚有些差别较大之异文。如卷三足阳明巨虚下廉穴条,医统本作"足阳明与小肠合,在上廉下三寸",正统本作"在上廉下三寸,足阳明脉气所发"等。此本曾有人认为或系据宋臣林亿等未校之传本翻刻。然医统本卷一第九"所谓交通者,⋯⋯五脏皆受气也"一段,据林亿新校正云:"此段旧在经脉根结之末,今移在此。"正统本与今医统本同。故也有的学者认为系有人根据新校正文及《千金》等有关文献之整理本。因而有关正统本之据本为何,尚难定论。一是明抄本,据有关文献记载所知,明抄本至少有三种,如明初抄本,曾经张金吾、莫友芝、陆心源、缪荃孙等人收藏,现下落不详,静嘉堂藏明抄本,未见其书,内容不详;明兰格抄本,此本卷前,两序及序列署名款式与医统本基本相同,唯序例后皇甫谧署名无"士安"二字,此后亦无林亿、孙奇、高保衡衔名。卷末有王安石、曾公亮、赵抃、富弼等镂版碟文,并有清乾隆辛卯(1771 年)戴霖及朱筠二氏跋文(朱为乾隆进士,藏书家)。正文中,此抄本增加许多黄帝问、岐伯对等字样,与序例说明不一。另外,此抄本注文混为正文处及别字脱文,较《医统》本更多,还有不少异文。篇名后或段前加注经文出处,亦与《医统》本不同。又如卷一第一言"九气"一段。《医统》本脱"寒则腠理闭,气不行,故气收"一节,明抄本不缺,但与《素问·举痛论》文全同。查《素问》此文新校正云:"按《甲乙经》气不行作营卫不行。"以此推之,言此本据宋本所抄之说,尚难肯定。亦或抄书人有所校补,尚待考证。固此本究系据何本抄录,不易定论,与《医统》本相较,不善处亦颇多。现已收入《东洋医学善本丛书》,于1981年影印出版。另据有关文献记载,尚有些刊本与抄本,大都属于以上三种体系的传本或翻刻本,兹不复赘。

四、现存版本中存在的问题

现存《针灸甲乙经》流传本的情况,我们在前人整理研究的基础上,通过进一步分析比较,觉得该书除由于历代传抄翻刻时核对不严而致误者外,还有一些问题值得注意。大致有以下几种情况。

1. 疑为后人增补的经文

本书作者在序文中曾明确交代"今有《针经》九卷、《素问》九卷、二九十八卷,即《内经》也。""又有《明堂孔穴针灸治要》,皆黄帝岐伯遗事也,三部同归。文多重复,错互非一。""乃撰集三部,使事类相从,删其浮辞,除其重复,论其精要,至为十二卷。"所以正文中皆不冠以原书名,如卷一《五脏变输第二》篇,前为《灵枢·顺气一日分为四时》之部分经文,后为《素问·四气调神大论篇》之少数经文。《五脏六腑阴阳表里第三》篇,为《灵枢·本输》与《师传》之经文。然今本中尚有加冠书名及人名代书名之条文90余处,约计:《素问》51条,《九卷》23条,《灵枢》1条,《难经》11条,张仲景10条。这一点不仅与原序言所言不合(原序中未涉及《难经》及张仲景之书)且与体例亦不相协。所以对这一部分条文早有人提出疑问,以为此系后人所增补,并非谧书旧文。但这部分条文,可能增时较早,故当前我们见到的所有本子,都有这部分经文。

另有卷十二第一篇似林亿等增补1条133字,据小字注文云系"原本漏,今以《素问》、《灵枢》补之。"然亦多可疑处,正文与今《素问·解精微论》文颇有不同处,与《太素·水论》亦有别,且《灵枢》并无此文。究系何因,亦需进一步考证。

2. 注文混为正文

在今通行本《甲乙经》中,除上述情况外,尚有属于按解性质的条文30余条,这类条文即不见于三部(《素问》、《针经》、《明堂》)之中,亦不见于上述如《难经》等医籍中,应是后人注文,被抄刊者混为正文。其中又可分为两种情况,一者疑在林亿等新校正之前即混入。如卷一《精神五脏论第一》第八段后,自解曰:"肝虚则恐……一过其节,则二脏俱伤"一段共87字,第十段,自"或言心与肺脾二经有错何谓也……一过其节,则二脏俱伤"一段共68字。《五脏变俞第二》最末一段后有21字。《五脏六腑官论第四》有两处,共43字。上述条文,在正统本中均有,在林亿等新校正时所用的别本中,也未见有不同。上文解心之志一节,林亿等在《素问·阴阳应象大论》"人有五脏化五气,以生喜怒悲忧恐"文下按曰:"诸论不同,黄甫士安《甲乙经·精神五脏篇》具有其说。"其在《调经论》中,亦引此文谓"黄甫士安云"。足证林亿等认此文为谧语。小岛尚真氏亦以为此系士安之文。尽管林亿、小岛氏等以此为正文,但与士安自序云"撰集三部"之义不符,且综观全书中仅第一卷中有此等文五处二百余字故亦疑是后人注语,混为正文,唯其混同较早,故得以滥真。或曰士安在自序中曾云"论其精要",此当系士安自论,此说似亦难安。若云精要,则三部之中岂能仅此数处精要,若既加论则士安于三部之中,选此十余万文,断无以此数处为精要而加论之理。盖此"论"字,非论说之论,当训为选择之义。如《国语·齐语》:"论此协材。"《吕览·当染》:"古之喜为君者,劳于论人。"注皆云"择也"。"论其精要"者,即"择其精要",而《甲乙》正文,正是士安于三部之中,"删其浮辞,除其重复",选择其中精要部分,"使事类相从",而成此书。所以这一类条文,似非原书旧文。

第二种情况,疑系后人注语,误入正文。如卷一《精神五脏论第一》第八段"二脏俱伤"后,"此经互言其义耳,非有错也"十一字及"杨上善云"一段六十二字,《五脏大小六腑应候第五》第二段后"杨上善云"一段(在今本《太素》卷六《五脏命分》,义同而文稍异)46字,又第十三、十四、十五、十六、十七段后各有"于义为错"、"其义相顺"等字样。卷二《奇经八脉第二》九段后8字,卷五《针灸禁忌第一上》中十条56字。上共220余字,今正统本中均无。小岛氏以为系宋臣校语,当为细书小字,况杨上善隋人,其言安得入士安集中,当系宋臣新校正引用而无疑。故此类文字,疑系后人注文。

3. 不同版本中的差异

在目前见到的几种版本中,前面已经谈过,大多数是经宋臣林亿等校正过的和医统本同一体系的版本。这里着重谈谈正统本与普通流传本中存在的一些差别,其中属于以上二项者,已分别谈过。以下再谈谈第三卷中的一些情况,在卷目穴位总数中,两本皆误,今医统本作"总计六百五十四穴,单四十八穴,双二百九十九穴。"按实有穴数记之,医统本所差较多,而正统本只少记一双穴,故总数差二。在分部穴次排列方面,两本互有讹误。

在正文中,其中又可分为两种情况,一种是正统本减文处,记有19篇27处,约有260余字。如神庭穴文,医统本作"禁不可刺,令人癫疾目失精。"而正统本却无"令人癫疾目失精"七字。又如府舍穴文,医统本作"此脉上下入腹络胸结心肺,从胁上至肩,此(原误作比)太阴郄,三阴阳明支别,刺入七分,灸五壮。"而正统本少22字。又如乳中穴文,医统本作"乳中禁不可灸刺,灸刺之不幸,生蚀疮,疮中有脓血清汁者可治,疮中有息肉若蚀疮者死。"而在正统本中则无"灸刺之"以下28字。第二种情况属于异体文,如手太阴肺脉第二十四篇孔最穴有文作"专(新校正云:此处有缺文)金二七水之父母。"义甚难解。杨上善《黄帝内经明堂》残本卷第一则作"专金金九,水之父母"。杨注云:"西方金位,数当于九,故曰专金金九。金生水,故曰父母也。有本为二七也。"足见杨氏所见《明堂》本,已有异文。而正统本则作"手太阴脉气所发"七字。又如足阳明脉第三十三篇,巨虚下廉穴下云:"足阳明与小肠合,在上廉下三寸。"正统本则作"在上廉下二寸,足阳明脉气所发"。巨虚上廉穴下云:"足阳明与大肠合,在三里下三寸。"正统本则作"在三里下三寸,足阳明脉气所发"。

诸如以上种种情况,在没有新的资料发现之前,难亦论定是非。

除此以外,《医统》本与明兰格抄本互异与互误处,约有三千余处,与正统本残卷互异与互误处约有六百余处。足证自宋以后,各流传本之间差异之大。

4. 文字脱漏

这里所指的脱漏,不是个别字的脱漏,乃是指较多字数的脱漏。《甲乙》中之脱文,可分为两种情况,一是明显的脱文,如卷一《五脏六腑官第四》论关格一节"不得相营也"下,正统本有"故曰关,阳气太盛则阴气弗能荣也"十四字,与下文"故曰格"相接。与《灵枢·脉度篇》、《太素》卷六《脏腑气液》亦基本相同,显系《甲乙》脱漏。第二种情况是疑脱之处。如几个小篇,特别是像卷十二《气有所结发瘿瘤第九》,全篇只有"瘿,天窗及臑会主之。瘿瘤,气舍主之"14字。既然《甲乙》此等文源于《明堂》,而《外台》又援引《甲乙》,今《外台》卷三十九《明堂灸法》尚有"浮白主瘿气,天牖主颈有大气"。《千金》卷三十《瘿瘤第六》尚有"脑户、通天、消砾,天突主颈有大气"。若谓《千金》语出后人尚可,若据《外台》之文推论,此篇内容之简,疑为脱漏所致。

至于医统本中存在的其他问题,与一般古籍大致相同,兹不复赘。

另外,现存《甲乙》各种版本中腧穴总数只有348穴,唐代《千金》与《千金翼》据甄权《明堂》收腧穴数,则为349穴。唯《外台》卷三十九《明堂》中载穴,膀胱人一节,尚有膏肓腧一穴,然其文字表述与他穴皆有所不同,且列与长强穴之后,位次亦非是;有脾人一节,尚有后腋、转谷、饮郄、应突、胁堂、旁庭、始素七穴,若据上下穴位考证,至少尚脱食门、腋阴、腋胁三穴,虽不知据何书补入,但总数已达三百五十余穴。唐以后针灸诸书载穴之数,现系后人逐渐增至今日十四经腧穴总数。有关腧穴总数,早在《内经》中已有说明,如《素问·气穴论》云:"气穴三百六十五,以应一岁。"《气府论》云:"手足诸鱼际脉气所发者,凡三百六十五穴也。"他如《调经论》所言"三百六十五节"。王冰注:"三百六十五节者,非谓骨节,是神气出入之处也。"《太素·虚实所生》杨上善注:"节即气穴也"。《灵枢·九针十二原》云:"节之交,三百六十五会。……所言节者,神气之所游行出入也,非皮肉筋骨也。"故《内经》中记载腧穴数,仅以《气府论》言,后世注家,虽计数不一,然皆超过三百六十五数。如《太素·气府》杨上善注:"总二十六脉,有三百八十四穴,乃是诸脉发穴之义,若准《明堂》,取穴不尽,仍有重取以此。"然今存《甲乙》腧穴总数,若以"气穴三百六十五,以应一岁"之说论之,尚差十七穴,不知系《明堂》中原无,还是《甲乙》有脱文,目前尚难定论,姑存疑待考。

五、对林亿等新校正之分析

现在流行之通行本《甲乙经》,基本上都是经过宋臣林亿等新校正后的本子。因此,对林亿等之新校正必须做出分析,这与我们今天对该书的阅读和再校都是大有益处的。

根据林亿等新校正序,对《甲乙经》的版本和校勘情况,是这样表述的:"大哉《黄帝内经》十八卷,《针经》三卷,最出远古,皇甫士安能撰而集之,惜简篇脱落者已多,是使文字错乱,义理颠倒,世失其传,学之者鲜矣。……国家诏儒臣校正医书,今取《素问》、《九墟》、《灵枢》、《太素经》、《千金方》及《翼》、《外台秘要》,诸家善书,校对玉成"。从而可以看出,《甲乙经》在宋代的流传本,已是"简篇脱落","文字错乱"处较多。经林亿等整理后,又使该书进一步完整。从现行本中初步统计,新校正校记约有600余条,其中大致分为以下几种情况:

(1)旁参他书互校者,记有《太素》、《素问》、《九墟》、《九卷》、《灵枢》、《针经》、《黄帝古针经》、《难经》、《脉经》、《千金》、《千金翼》、《外台》、《吕广募腧经》、《铜人》等260余条,其中有关《内经》的内容就近于200条。在这些校记中大多属于《甲乙经》与其他医籍之异体文。这就是说,在宋代《甲乙》与《内经》之异文处,仅有此数而已。然而今日所见《甲乙》与《内经》之异体文及互误处,竟有四千余处。说明这些本子在宋代以后的流传过程中,又有很大变动,又需进一步互校。

(2)别本对校者,约有200余条,从行文的形式上看,称一本、有本、古本、一云、一作、又作、一曰等。这些不同的称谓,不是林氏行文不严,当是用以区别不同的版本。如卷一第十六土形之人"左宫之人,比于右足阳明,阳明之下兀兀然。"校记:"一曰众之人,一曰阳明之上"这部分资料,应予足够重视,是校勘的重要依据之一。现行本中,有很多讹误处,可以据此而改。如卷一第四最末一句"关格者,不得尽而死矣"。"尽"后林校云:"一作尽期",与《灵枢·脉度篇》同,故当据补"期"字。卷四第一上春脉条"不及则令人胸满引背,下则两胁胠满"。上"满"字下,林校云:"一作痛",与《素问·玉机真藏论》、《太素·四时脉形》同,且作"满"而曰引背,义不安,例难寻,又与下文"满"字重,故当据改为"痛"字。又如卷六第二标本先后条"人有客气同气","同气"义难通,林校云:"同一作固"。《素问·标本病传篇》亦作"同",林校云:"按全元起本同作固。"是《甲乙》、《素问》均误,当据改为"固"字。足证这一部分资料于对校中可参处甚多。

(3)引注旁校者,约有130余条,其中主要是援引《素问》王冰注,个别引了全元起注。王冰注主要根据《经脉流注孔穴图经》、《中诰孔穴图经》、《甲乙经》、《针经》等书,尤以前二者为多,这些书起码是唐以前针灸著作,对考证针灸文献是很有价值的,再参考《素问》王注中其他有关针灸内容,对《甲乙经》校勘,是很有益的资料。如卷三身柱穴,原作"灸三壮",林校云:"气府论王冰云:灸五壮"。与正统本及《外台》同,故当据改。特别是今《素问》王注异文处较多,故可互参。

(4)林亿等自语,记有近40条,属移改、增补、指缺、疑误等的文字说明及注语、按语等,对校勘也有一定的参考价值。总之,林亿等对《甲乙经》的新校正,虽不及《素问》新校正之详细,但仍是很有价值的。所以这一部分资料对《甲乙经》的再校,实属重要的依据。

六、对《甲乙经》整理研究的现状与趋势

对《甲乙经》的研究,近些年来,主要有以下几个方面:①关于皇甫谧的生平及其学术上的成就;②中医基础理论的研究;③腧穴的研究;④刺灸法的研究;⑤针灸临床的研究;⑥有关《明堂》的研究;⑦《针灸甲乙经》有关文献学方面的研究。关于皇甫谧生平及其在学术上的成就,在一些专题讨论会,如1983年甘肃省召开的皇甫谧学术讨论会及杂志文章,都对皇甫谧的生平、学术上的成就及《针灸甲乙经》的命名、卷数、成书年代等进行过研究和探讨。在中医基础理论方面的研究,由于《甲乙经》的理论部分基本上都是取材于《内经》,故有关《内经》理论的探讨和词义的训释,都与《甲乙经》有关。在腧穴研究方面,除一般临床和穴位考订外,对穴名释义者,早期有杨上善《黄帝内经明堂类成》,惜只残存手太阴一经。今人有高式国氏《针灸穴名解》、张晟星等人编的《穴名释义汇解》等,在前人研究的基础上进行了新的探讨;我院张善忱氏主编的《针灸甲乙经腧穴重辑》,乃参考《素问》王冰注、《千金》、《外台》等,对《甲乙经》全部腧穴有关内容进行了汇集。对刺灸法与针灸临床的研究,多见于有关报导文章,虽非专为研究《甲乙经》而作,但都与研究本书有关。

对《明堂》的研究,由于至唐以来古本《明堂》早已佚失,故《针灸甲乙经》一书成为现存保存古本《明堂》内容较多的唯一著作,近世研究《明堂》者如日本莜原孝市之"《黄帝内经明堂》总说",其关于"隋唐前之《明堂》"一节,亦认为《甲乙经》系保存古《明堂》之重要文献。今人马继兴研究员也曾参考《甲乙经》对古本《明堂》作过研究,并认为《甲乙经》中有关《明堂》的内容,"实际上即《黄帝明堂经》的一种早期传本"。《针灸甲乙经》有关文献学方面的研究,内容较为广泛,诸如版本、校勘、辑佚、注释、语释等均曾论及。在版本方面,有马继兴研究员对

《甲乙经》版本作过较为详尽的考证。日本莜原孝市"《甲乙经》总说"一文,对《甲乙经》传本流源及现存版本情况,也作过比较详细的介绍。上述二家对《甲乙经》版本的研究,做出了较大成就。在校勘方面,见于文献记载者,最早为宋·林亿等人,取多种传本参以《素问》、《九墟》、《灵枢》、《太素》、《千金》、《外台》等十余种古医籍,作了较为详细的校勘,共出校记600余条,其中旁参他书互校者260余条,别本对校者200余条,引注旁校者约有130余条,林氏自按者,约40余条,所出校记,有较高参考价值。明·吴勉学曾校刊过《医统》本《甲乙经》。惜未出校记,其校勘详情,不得而知。日本·小岛尚真氏,曾以重抄正统本残卷及《素问》、《灵枢》等,对医统本进行过校勘,其中除保存有正统重抄本内容外,对今本中一些加冠书名的条文,提出了疑义,均以朱笔涂盖,以为非《甲乙》旧文。又有耐须恒德氏,亦曾参之《内经》,对《甲乙经》进行过批校,清末有元和陆氏抄本,并有陆润庠参以《内经》之朱墨批校。民国间,余氏曾以嘉靖本校过医统本。由于嘉靖本存否不详,从此校文中可见其一斑。中华人民共和国成立后,商务印书馆有铅印医统本正脉点校本,此后又有人民卫生出版社出版之刘衡如点校医统本。1979年人民卫生出版社出版山东中医学院编《针灸甲乙经校释》本。该书参以《内经》、《太素》、《千金》、《外台》及正统本、嘉靖本等有关资料进行校勘,共出校记2600余条。辑佚方面,近代有孙鼎宜氏"取《甲乙经》所载,汇为二卷。列八图以明之,据《千金》、《外台》以校之",辑成《明堂孔穴针灸治要》一书。在注释语译方面,最早有《隋书·经籍志》载《针灸甲乙经》音释一卷,此后又有过一些注释类著作。如《甲乙经注》四卷,《甲乙义宗》十卷,《甲乙经私记》三卷(见《日本国见在书目》及《医心方》等),但均已失传。以后未见有《甲乙经》注释方面的著作,1979年人民卫生出版社刊行我院编《针灸甲乙经校释》,是按提要、校勘、注释、语译、按语五项进行整理,共出注释2800余条。

　　总之,近代国内外对《针灸甲乙经》的研究更加广泛和深入,从总的发展趋势看,一方面随着针灸医学的发展,从事临床实践研究者越来越多,从事理论探讨者,也不乏其人;另一方面是从事文献研究,随着各种版本和资料的充实,整理研究的水平也越来越高。

刊于《中医杂志》1985年第3期

仲景著作文献研究简议

仲景学术,为祖国医学宝库中一灿烂明珠,其影响之大,推行之广,实属罕见。千百年来,仅就其理论、应用及文献研究等方面的著作,也称得上是浩如烟海,汗牛充栋。但由于仲景著作年代久远,其学术博大精深,故仍有许多问题尚待进一步加深研究,探索源流,辨别真伪。现仅就仲景著作文献研究方面的三个问题,在前人研究的基础上,略抒管见。

一、仲景著作之考证

仲景著作问世之后,深得时人赞许,然经三国兵变,即已散佚,幸得晋·王叔和整理,方得再现。后复经永嘉之乱,又遭兵劫,此后辗转传抄,遂失庐山真面目矣。故后世史志著录及医籍征引种种,名目繁多,称谓不一,亦难免真伪相间。现举宋以前之主要者如下:

(1)《隋书·经籍志》有《张仲景方》十五卷;张仲景《评病要方》一卷,并附记梁有《辨伤寒》十卷;张仲景《疗妇人方》二卷。另有《五脏论》五卷,不著撰人。

(2)《旧唐书·经籍志》有《张仲景方》十五卷(注:王叔和撰),又有《五脏论》一卷,不著撰人。

(3)《新唐书·艺文志》有王叔和《张仲景药方》十五卷,又《伤寒卒病论》十五卷,还有《五脏论》一卷,不著撰人。

(4)《郡斋读书志》有《金匮玉函经》八卷(注:汉·张仲景);《仲景伤寒论》十卷。

(5)《直斋书录解题》有《伤寒论》十卷,汉长沙太守南阳张机仲景撰,其文辞简古奥雅,又名《伤寒卒病论》,凡一百一十二方;《金匮要略》三卷,张仲景撰,王叔和集,林亿等校正。

(6)《崇文总目》有《金匮玉函要略》三卷,张仲景撰;张仲景《口齿论》一卷。

(7)《通志·艺文略》有张仲景《脉经》一卷;《张仲景方》十五卷;张仲景《评病要方》一卷;《金匮玉函》八卷;《金匮玉函要略》三卷;张仲景《五脏论》一卷,又《五脏荣卫论》一卷,不著撰人;张仲景《口齿论》一卷;张仲景《疗妇人方》三卷;张仲景《伤寒论》十卷(注:晋·王叔和编次)。《通志》所载,显系综合以前诸书著录而兼收之也。

(8)《宋史·艺文志》有张仲景《脉经》一卷,又《五脏荣卫论》一卷;张仲景《伤寒论》十卷;《金匮要略方》三卷(注:张仲景撰,王叔和集);张仲景《疗黄经》一卷;又《口齿论》一卷;《金匮玉函》八卷(注:王叔和集);张机《金石制药法》一卷;《金匮方》三卷,不著撰人。

从上述书目著录仲景著作中,可看出一些很值得注意的问题。如以数量论,愈后愈多,《隋志》仅有四种,而《通志》则有九种之多。著作名称,亦前后不一,雅俗不同。早期称《张仲景方》或《张仲景药方》等,后世则有《金匮》、《玉函》等雅号。前书不著撰人的著作如《五脏论》,后世则署为张仲景撰。前世不曾著录之著作如《口齿论》,而宋代书目又有新增。如此等等,疑点颇多。前人也曾作过考证,如《后汉书艺文志考》云:"按仲景诸书,晋·王叔和为之论集,乱其原本,自后分并次序,一任医家之颠倒,名目众多,至不可诘难。然循流溯源,叔和去汉犹近,欲寻仲景之迹,舍叔和其何能明。欲叔和所论集,则自以《隋志》为得实。考《隋志》载仲景书……共四种二十八卷耳。而《宋志》所载,其目倍于《隋志》……计之得七种(按未包括《金石制药法》),而《隋志》、《疗妇人方》、《评病要方》尚不及也。则仲景书已有九种矣。初不解其故,因取今所存《金匮要略》,反复观之,恍然悟曰,《宋志》所载之书,即《隋志》所载之《仲景方》,实一书。观其所载《脉经》一卷、《五脏荣卫论》一卷、《金匮要略方》三卷、《疗黄经》一卷、《口齿论》一卷、《金匮玉函》八卷,合之适符十五卷之数,可证也。今其书则杂揉于《金匮要略》中,……试以《宋志》十五卷,合以《伤寒论》十卷,《评病要方》一卷,而析出《要略》中妇人方二卷,非仍二十八卷之旧乎。"似此强合《隋志》二十八卷之数,则与别书著录之卷数,难以尽相契合,究其内容,亦乏实证,故难以尽信。根据古代文献流传演变的历史特点,众书目著录诸仲景著作,特向我们提出了这样一个重要问题,即著录诸书,究竟哪些确系仲景著作,或与仲景著作有关,哪些有可能是出于假托之作。

梁启超在其《中国历史研究法》第五章第二节中,谈到"鉴定史料之法"时曾云:"其书前代从未著录,或绝无人征引而忽然出现者,十有九皆伪。"这对于研究仲景著作,颇有参考意义。如今存《伤寒论》及《金匮要略》诸内容,不仅前世书目中均有著录,自晋·王叔和《脉经》以下诸要籍中,亦皆有征引,是其真也无疑。而其他著作,则颇多疑处。如《五脏论》一书,宋以前史志虽有著录,均不著撰人。然《崇文总目》及《通志》等则标明为张仲景撰。又详《敦煌古医籍考释》收敦煌卷子有张仲景《五脏论》甲、乙、丙、丁四种传本,特以甲本与乙本存文较多。今以甲本为例,其中有一段文中有"陶景注经"、"雷公妙典"、"仲景其方"、"雷公《药对》"、"□侠正方"(注:疑应作"宋侠正方"。宋侠,北齐人,撰有《经心录》,见《隋书·经籍志》;又旧抄本作"桐君药录")、"刘涓子秘述"、"淮南葛氏之法"(按:此当指葛洪之法。葛本晋丹阳句容人,在南朝齐至陈时,设淮南郡于当涂,句容应在此辖区内,此当出于该时人手笔,故称"淮南葛氏")、"《集验》之方"(按《集验方》为北魏、北周时姚僧垣撰)等语。且特据"仲景其方"一语,则《五脏论》文,显非仲景自述。又征引上述诸家,皆东晋及南北朝时人也,且其下限,及于南朝末时,故疑张仲景《五脏论》,或出于南朝末期人手笔,复经隋唐时人抄录。当然,其中也或有仲景这方面著作遗文,是此书当系假托之作,故《医方类聚》引《五脏论》中"医人"内容,虽见于敦煌卷子,然字、句方面。多有差异,且不署撰人,或别有所本,亦可为证。又如《宋志》所载张仲景《疗黄经》一书,《汉志》原有《五脏六腑痹十二病方》四十卷,然不著撰人,后则佚失,诸书不录。隋、唐诸志中,亦无疗黄专集著录,而《宋志》中,忽出张仲景《疗黄经》一卷,另又有扁鹊《疗黄经》三卷,蒋淮《疗黄歌》一卷。似此等等,不能不引起怀疑。且就今存《伤寒论》、《金匮要略》而言,本有治黄之专篇及专方存焉,何再出《疗黄经》一卷。故此书亦或系宋以前好事者,集历代疗黄诸方及时人之法,假托为仲景之作。又如《宋志》著录张仲景《口齿论》,在《新唐书》中仅有邵英俊《口齿论》一卷,别无他家口齿类著作;又详古医籍征引,如《外台》牙齿病援引诸家方论近二十种,《医方类聚》齿门援引诸家方论近六十种,均无仲景《口齿论》方。故是书亦疑系后人假托之作。凡著录愈后出者,这种可能性愈大。而早期如《隋志》中著录别书,是否系后人摘取仲景著作有关内容编纂成册,或仲景确有是作,现亦难考。从而说明,历代书目著录之仲景著作,定有真伪之别。至于清人补、续之《后汉书·艺文志》所列仲景著作,皆系搜集后世著录辑补,更难为凭。

二、《伤寒杂病论》传本研究

据今存《伤寒论·张仲景序》，该书原称《伤寒杂病论》，原书早佚，今所见者，多系宋以后传本及宋以前古医籍传文。现举其要者如下：

（1）《脉经》传文。卷七为伤寒内容，卷末附记云："治伤寒形证所宜进退，王叔和集仲景评脉要论。"卷八、卷九为杂病及妇科内容。

（2）《千金》传文。孙思邈曾云："江南诸师，秘仲景要方不传。"故《千金》仅有伤寒条文四十余条，杂病若干条，散见于各病中，应是当时仲景著作散传于社会者，仅此而已。

（3）《千金翼》传文。孙思邈自云："论曰：伤寒热病，自古有之，名贤睿哲，多所防御，至于仲景，特有神功，寻思旨趣，莫测其致，所以医人未能钻仰……今以方证同条，比类相附，须有检讨，仓促易知。"可证思邈此时已得伤寒之全，然重为编排，非原书之次矣。

（4）宋臣林亿等校定《伤寒论》。林亿序称："总二十二篇，证外合三百九十七法，除复重定有一百一十二方。"

（5）宋臣林亿等校定《金匮玉函经》。林亿等自疏云："《金匮玉函经》与《伤寒论》同体而别名。欲人相检阅而为表里，以防后世之亡逸，其济人之心，不已深乎！细考前后，乃王叔和撰次之书，缘仲景有《金匮录》，故以《金匮玉函》名，取宝而藏之之义也。"本书内容，正如林亿等所云，"与伤寒论同体而别名"。而晁公武氏却以为即《金匮玉函要略方》，此误也。《金匮玉函经》自卷二至卷八，与《伤寒论》内容虽大致同，然亦颇多异处。卷一《证治总例》一篇，三言张仲景曰或仲景曰文，且兼言"地水火风"及"四百四病"等佛家用语，则显非仲景之作。故就其主体而言，或系《伤寒论》别传本，复经后人增"证治总例"于前，而成此篇也。

（6）宋臣林亿等校定《金匮要略方论》。林亿等自序云："翰林学士王洙在馆阁日，于蠹简中得仲景《金匮玉函要略》三卷，上则辨伤寒，中则论杂病，下则载其方，并疗妇人……以其伤寒文多节略，故所自杂病以下，终于饮食禁忌，凡二十五篇，除重复合二百六十二方，勒成上中下三卷，依旧名曰《金匮方论》。"据此，则王洙所得《金匮玉函要略》三卷本，有可能为宋以前《伤寒杂病论》传本之一。其辨伤寒部分，或因"文多节略"，且与林校他本《伤寒论》传本大致同，故不曾再校进呈，唯将杂病部分新校问世。然从林亿等自序及今存《金匮要略》与《脉经》卷八、卷九内容对照，可见有如下几个问题值得注意：从内容方面看，虽大致同，然篇目及条文则有增减分合处。如《脉经》第一为"平卒尸厥脉证"，《金匮》第一为"脏腑经络先后"；《脉经》第四为"平霍乱转筋脉证"，今在《伤寒论》第十三"辨霍乱病脉证并治"；《脉经》"平黄疸寒热疟脉证第九"，《金匮》则为"疟病第四"及"黄疸病第十九"。其他如文字及条数等，亦互有差异。但从总体分析，似可认定《脉经》卷八所载，主要是源于《伤寒杂病论》中杂病内容。《脉经》卷九为妇人病，此与《金匮》妇人病三篇内容差别较大，《金匮》条文，大都见载于《脉经》，而《脉经》中却有相当多条文，不见于《金匮》。据上述情况，并回顾《隋志》著录仲景著作，不妨提出如下设想：①原王洙所得《金匮玉函要略》，证与方分立，妇人病诸方证与杂病分立；②据此体例及今本《金匮》妇人病诸篇条文情况分析，似可认为，仲景该书早期传本中，不包括妇人病，而王洙所得本，或后人摘取部分疗妇人病方附载书中，故在卷下；③《隋志》著录《张仲景方》十五卷、《评病要方》一卷，疑即《伤寒杂病论》早期传本，若按方证分立之例，十五卷者当是论证，一卷者，或系载方；④《脉经》妇人病诸篇内容，或即《隋志》著录张仲景《疗妇人方》二卷。宋人郑樵曾谓："书有亡者,有虽亡而不亡者。"据于此说,似可大致认为,《脉经》卷七、卷八含《伤寒杂病论》内容,卷九含《疗妇人方》内容,是原书虽亡,其主要内容亦存《脉经》中。

(7)《太平圣惠方》传文。该书卷八有《伤寒论》传文若干条,多有与宋臣诸校本不同处,以其成书在北宋之初,故颇有参考价值。

(8)敦煌医学卷子《伤寒论》残文。此虽为数不多,以其出于唐以前,参考价值亦较大。

(9)日本康治本《伤寒论》。据书末记系唐德宗贞元乙酉年写本,日本康治二年(当南宋高宗13年)'沙门了纯重抄本,惜仅存64条50方。康平本《伤寒论》,末记康平三年(当北宋仁宗38年)二月十七日侍医丹波雅忠。此或系北宋以前旧本,然书末附记80余字,现缺近半,故难推其原委。综览全文,其篇目及条次,与宋臣校本大致同。唯无"辨脉法"、"平脉法"及诸"可"与"不可"等篇内容。且多有将正文作小字夹注或旁注者,与《脉经》等早期医籍传文亦均不同。又据后记"可令逅四部之教习(下缺一字)也"之义,疑系后人改写本,以为教经之用,恐非古传真貌。

另有近世始出之长沙与桂林古本《伤寒论》,细审藏者之序及附增内容,学者多疑系假托之作,恐非长沙旧文。

总之,《伤寒杂病论》虽佚,然就今存古文献而论,当以《脉经》、《千金翼》及王珠所得旧藏本,或更接近原书内容。至其条数之多少及文字差异,亦传抄中互有存亡所致也。

三、《伤寒论》内容与体例探讨

上述几种《伤寒论》传本及传文,体例差异较大,今举其要者,作一初步探讨。

宋臣林亿等校定本,主要包括辨脉法、平脉法、伤寒例、辨痓湿暍脉证、辨三阴三阳病脉证并治、辨霍乱病脉证并治、辨阴阳易差后劳复病脉证治及诸"可"与"不可"凡二十二篇,仍保留十卷本。

《金匮玉函经》主要包括证治总例、辨痓湿暍、辨脉、辨六经病形证治、辨厥利呕哕病形证治、辨霍乱病形证治、辨阴阳易差后劳复病形证治、辨诸"可"与"不可"病形证治、辨热病阴阳交并生死证等计八卷。卷一证治总例显系后人编撰,已如前述。然其"论热病阴阳交并生死"与《脉经》卷七论热病诸篇相比,则有一共同之处,即均有《素问》刺热篇或评热病论及《灵枢·热病》部分经文,另有较多条文,则《内经》亦不具。

康平本《伤寒论》主要包括"伤寒例"、"痓湿暍"、"辨三阴三阳病"、"霍乱"、"辨阴阳易差后劳复病"等。

《脉经》卷七主要包括第一至第十七为汗、吐、下、温、灸、刺、水、火等诸"可"与"不可",热病阴阳交并少阴厥逆阴阳竭尽生死证、重实重虚阴阳相附生死证、热病生死期日证、热病十逆死日证、热病五脏气绝死日证、热病至脉死日证、热病损脉死日证等。

《千金翼》卷九、卷十主要包括太阳病用桂枝汤法,用麻黄汤法,用青龙汤法,用柴胡汤法,用承气汤法,用陷胸汤法,杂疗法;阳明病状,少阳病状,太阴病状,少阴病状,厥阴病状,伤寒宜忌,发汗吐下后病状,阴阳易病已后劳复。此虽系孙思邈重新编排,但肯定会保留古传本之某些原型,如辨三阳三阴病,宜忌总篇中诸宜与忌(即《脉经》言"可"与"不可")等。

从以上诸书篇目及体例看,差别较大,现对以下几个问题,作一初步探讨。

1. "伤寒例"究竟是不是原书内容

首先有明人方有执提出"削伤寒例",并大肆抨击王叔和,兼及成无己。以为叔和编述,为作伪之罪魁,无己注解,朦胧为训,"伪不容有,无之可也,既应无之,削之足矣,故从削"。详观今"伤寒例"文,有所谓"今搜采仲景旧论,录其证候诊脉声色,对病真方有神验者、拟防世急也。"此显非仲景自语,当系叔和为文。然文中明言"搜采仲景旧论",则"伤寒例"中诸论,似非叔和杜撰也。且文中诸多引《阴阳大论》文,与仲景自序撰用《阴阳大论》之义亦合。又《脉经》卷末记云:"治伤寒形证所宜进退,王叔和集仲景评脉要论。"其中有"脉损"诸条,亦见于"伤寒例"中。此末记虽系后人追记,亦可证明前人早已认定"伤寒例"等文,原属仲景旧论,叔和集之而已。

"辨脉法"与"平脉法",古传本不一,如《金匮玉函经》有"辨脉"而无"平脉",康平本(《伤寒论》)则二篇均无。后世注家,多有删除者,方有执则并二篇为"辨脉法",且移于辨诸病之后。其谓"此篇已下,皆叔和述仲景之言,附己意以为赞经辞,譬则翼焉,传类也。"又云:"夫传不可以先经,论脉亦无先各脉而后平脉之理……皆非叔和之旧,其为后人之纷更明甚。"观方氏此论,实失之矣。详《脉经》卷五"张仲景论脉第一"诸论,今具《伤寒论·平脉法》中,足证叔和不敢自膺,特标明为张仲景论脉。又《脉经》卷一第十二"言迟者风也"至"针灸数十百处乃愈"一段,"平脉法"中亦具此文。结合《伤寒论·序》所谓"撰用《素问》、《九卷》……并《平脉》、《辨证》"语义分析,似可认为"平脉法"与"辨脉法",不仅为《伤寒论》内容,而且有师承或有所本,并非仲景杜撰。序言之《平脉》、《辨证》,当系古医籍之缩语,方有执释平脉为平人之脉,误之甚也。平与评同,又与辨通,故平脉释评脉或辨脉之义均通。

2.《伤寒论》中有无《素问》、《九卷》内容

仲景自序明确言云:"勤求古训,博采众方,撰用《素问》、《九卷》……"而今存古传本中,大多不具今《素问》、《灵枢》具体内容,故后世医家,颇有异议。然《脉经》卷七"病可刺证第十三"论热病诸文,均见于《灵枢·热病》;"病不可刺证第十二"文末有小注云"出《九卷》"。"热病生死日证第二十"诸文,均见于《素问·刺热篇》及《灵枢·热病》;又"重实重虚阴阳相附生死第十九"中,亦有文见于《素问·通评虚实论》。卷末附记云:"王叔和集仲景评脉要论"。此文究系宋臣校文误作大字正文,或宋以前人附记,现亦难考,但可说明,附记者亦认为《脉经》引此《内经》原文,乃仲景书旧文。又《金匮玉函经》卷六"论热病阴阳交并生死证"中,亦有《素问·评热病论》及《灵枢·热病》部分经文,亦或另有所本。且《伤寒论》别篇中亦有少量《内经》原文。因而,此等经文,很有可能系仲景撰用者。若此,则与仲景序言之义亦合。另外,《脉经》卷七尚有较多有关热病条文。既不见于《素问》、《九卷》(今《灵枢》)中,亦不见于《伤寒》、《金匮》中,唯《金匮玉函经》卷六中,尚保留少量条文。又详《脉经》卷七第一有两条云:"右二首出医律。"第十八中有若干表明条文出处之小字标目,如"右热病阴阳交部"、"右少阴部"、"右厥阴部"、"右阴阳竭尽部"等。第十九,一云"右重实重虚部",一云"右阴阳相附部"。上述诸文,当系叔和自语。凡此标目,究系另出别书,抑或仲景书中原有此目,现亦难考。特如"少阴部"有十条,"厥阴部"有七条,今均见于《伤寒论》少阴与厥阴篇中,比较支持后说。综观上述诸文,对仲景撰用《素问》、《九卷》情况的考证,似可提供一定的文献依据。

3. 汗、吐、下等诸"可"与"不可",是否《伤寒论》旧文

详《伤寒论》古传本及古医籍传文,大都具此内容,唯日本康平本无。然后世对此文颇多非议。如元人王安道云:"夫叔和增入者,辨脉、平脉与可汗、可下等诸篇而已。其六经病篇,必非叔和所能赞词也。"及明人方有执复云:"凡痉湿、辨脉上下篇、可汗不可汗、可吐不可吐、可下不可下、发汗吐下后诸证,皆叔和分经及述经外之余言,附以己意以撰次之。"夫安道在前,有执在后,执此以诋毁叔和者,代有其人。探讨这一问题的关键,似在于分辨宋臣林亿等校定之两种伤寒古传本,即《伤寒论》与《金匮玉函经》,在诸"可"与"不可"诸篇首的一段按语,该文云:"夫以为疾病至急,仓卒寻按,要者难得,故重集诸可与不可方治,比之三阴三阳篇中,此易见也。又时有不止是三阴三阳,出在诸可与不可中也。"此文两书虽同,然篇目及具体内容差别较大,《玉函》特多出若干内容。是则说明本文非出于宋臣之手。详析重集之义,一者寻按易得,一者使"不止是三阴三阳"之条文有所归属。然重集者究系何人,似非叔和莫属。既云"集",则决非自撰。又详西晋皇甫谧曾云:"近代太医令王叔和撰次仲景遗论甚精。"谧与叔和同时代人,去仲景甚近,其为言也,足可为征。是此云所集者,近谧所谓撰次遗论之义也。从而,似可认为条文内容,不管源于何书,叔和撰集之时,当出于仲景遗论中也。

刊于《中国医药学报》1992 年第 3 期

张仲景妇科文献研究简议

仲景先生作为一代医学大师垂法于万世，后人尊之为"圣"，良有以也，其伤寒杂病遗论，早已蜚声海内外，并奉为医学之经典，功不待言。今所议者，乃仲景于妇科文献方面的贡献，聊作探索性研究。

一、仲景妇科文献的提出

今存《金匮要略》卷下有妇人病三篇44条，涉及妊娠、产后及妇人杂病等多种病证。然而据某些古籍所载，仲景著述之妇科文献，似不止于此。概言之，有以下几个理由。

第一，上有所承。详《伤寒论》仲景自序，言其撰用《胎胪药录》一书，近人余嘉锡先生云：《胎胪药录》，妇人婴儿方书也。胎谓妇人胎脏，胪与颅皆卢得声，古字通用，即颅囟也。仲景所举《素问》、《九卷》、《八十一难经》、《阴阳大论》，皆周秦以前书，则《胎胪药录》是否即《妇人婴儿方》，尚难考定，然其谓乃"妇人婴儿方书"之说则甚是。是则说明仲景妇科文献是上有所承的。

第二，下有传人。《太平御览》卷七二二引《何颙别传》曰："卫汛好医术，少师仲景，有才识，撰《四逆三部厥经》及《妇人胎藏经》、《小儿颅囟方》三卷，皆行于世。"又南宋中后期之张杲《医说》与周守忠《名医蒙求》中，亦均有类同之说，惟"汛"作"沈"，疑形近相误。如《医说》云："卫沈不知何郡人也，仲景弟子，知书疏，有小才，撰《四逆三部厥经》及《妇人胎藏经》、《小儿颅囟经方》三卷，皆其所制，知名当代。"注："出《仲景方》。"此明出典，尤为重要，详《张仲景方》均有著录。《旧唐书·经籍志》并云为"王叔和撰"。又《医说》载张伯祖文，亦云："出《仲景方》序论"。据上述诸说，《张仲景方》一书，原系王叔和撰集，疑原有王叔和"序论"一文，或介绍仲景事迹及关内容。叔和去仲景甚近，故其言卫沈师承仲景之事，尤为可信。是则说明，仲景确将其妇儿医方或著述，授于卫沈。

第三，史有著录。《隋书·经籍志》著录有张仲景《疗妇人方》二卷。此后诸史志，虽亦有《妇人方》，然未有署仲景之名者。或隋以后亡佚，亦或并合于其他有关著作中，现已难考。

从上述情况分析，仲景于妇科病方面，是在继承前人的基础上，另有自己的著述，并传于其弟子卫沈。至于《隋志》著录之《疗妇人方》，究竟是出一仲景自撰，或由后人再撰，尚难断定。但不管怎样，历史上曾有过仲景先生治疗妇人之方书行世，是不容置疑的。

二、现存《金匮要略》及妇人病考

《金匮要略》一书问世，当然是出于林亿等人之后。观该书宋臣序得知，王洙于馆阁蠹简中所得《金匮要略方》三卷，"上则辨伤寒，中则论杂病，下则载其方并疗妇人"，宋臣等"自杂病以下终于饮食禁忌,凡二十五篇,……勒成上中下三卷,依旧名曰《金匮方论》。"详王洙所得本及林亿等整理本之正名,均有"要略"二字。按"要略"应是对"繁杂"言。从这个意义上讲,是否在于说明,书之内容,原已不全,或有所删节,故特加"要略"二字,就治妇人病之内容而论,林亿等序称王洙本之排列,上卷伤寒,中卷杂病,下卷"载其方并疗妇人。"从这一排列顺序看,似应作这样的理解,即"疗妇人"这部分内容,并不与杂病相衔接,而是在"方"后,从而不妨提出这样的设想,"疗妇人"这部分内容,并非《金匮玉函要略方》据本原有,或为后来传抄人从传世仲景《疗妇人方》中抄录而增附于书中,故顺次于方后。

又详"金匮"与"玉函"等雅号,对仲景书并无特殊意义。特今本〈金匮要略方论〉林亿等序后,尚有另行低格佚名氏"仲景金匮录岐黄素难之方,近将千卷,患其混杂烦重,有求难得。故周流华裔九州之内,收合奇异,捃收遗逸,拣选诸经精髓,以为方论一编"一段,颇多疑义。首句句读,有作"仲景《金匮》,录岐黄《素》《难》之方"者。详《隋书·经籍志》有《金匮录》二十三卷,注:"京里先生撰。"而《宋志·艺文志》《崇文总目》及《通志艺文方略》均有未署撰人之五卷本《金匮录》。此《金匮录》与本文所言有无关系,虽难断定,而从文例看,若作"仲景《金匮录》",则与下句"岐黄《素》《难》之方",恰成对文,于义为顺。若作此文,义固可安,然考之古籍疑尚未释。如今存《肘后备急方·葛仙翁自序》云:"余既穷览墳索,以著述余暇,兼综术数,省仲景、元化、刘、戴《秘要》《金匮绿秩》《黄素方》,近将千卷,患其混杂烦重,有求难得。故周流九州华夏之中,收拾奇异,捃收遗逸,选而集之,使种类殊分,缓急易简,凡为百卷,名曰《玉函》"。又《抱朴子·内篇》卷十五云:"余见戴霸、华佗所集《金匮绿囊》、崔中书《黄素方》及百家杂方五百许卷,甘胡、吕傅(疑为博之误)、周始、甘唐通、阮河南等,各撰集《备急方》,……余所撰百卷,名曰《玉函方》,皆分别病名,以类相续,不相杂错。"从葛洪两文分析,《金匮绿秩》与《金匮绿囊》,当是一书,秩与帙通,书衣。太秩与囊义同。然著者究系何人,从文字间尚难断定。但不管怎样,在葛氏之前,确有一加冠"金匮"二字含仲景著述内容的基书存世。金匮二字惟宝贵珍藏之义,这与后来孙思邈"江南诸师,密仲景要方不传"之叹犹合。又详《周礼·天官冢宰下》贾公彦疏云:张仲景《金匮》不具,疑当有别。或今本脱,亦可为前说之证。又若将葛文与今存《金匮》佚名氏之文并观,何其相似尔。然葛文"九州之中"之"中"字。此作"内"当是隋文帝杨坚父"忠"之嫌讳。然而书中诸多"坚"字,何以不避杨坚讯,这从唐人杨上善注《太素》如正文"治"字不避李治讳,而注文改作"疗"字之例,或可得到解释。这大概是古人处理经文讳字的一种方式。因疑《金匮玉函要略方》一书,系隋人节选《金匮绿囊》与《玉函方》中有关仲景医方,另抄录部分治妇人方附于书后,并摘取葛氏《玉涵方》序部分文字,略作改变,赘于书前而成,仍保留"金匮"与"玉函"原义,另加"要略方"二字,以示节略,因得是名。以其文多节略,传抄较易,故得流传于世。适至宋代,遂密藏官府,疑王洙所得本,即此书也。复经林亿等整理,删除伤寒,以诸方附之文下,并将治妇人方连于杂病后,保留原佚名氏之文,仍仿旧义,取名《金匮要略方论》,遂成定本,流传至今。

三、王叔和《脉经》治妇人病考

今详《脉经》一书,收载仲景著作内容较多,其中卷九中除最末一篇为"平小儿杂病证"外,余者全为妇人病。

关于王叔和编撰张仲景遗著之事,前人褒贬不一。晋人皇甫谧曾云:"自仲景于今八百余年,唯王叔和能学之。"近人余嘉锡则云:"以余考之,王叔和似是仲景新授业弟子,故编定其师之书。"然后世诋毁叔和者,亦颇有其人。个人认为前者为是,特如皇甫谧,与叔和基本上属同时代人,其言尤可信。从《脉经》载文看,叔和撰次仲景遗书,似皆忠于原著或实录。如《脉经》卷八、卷九两卷中收载内容,一般也认为源于仲景之学,然而也有的将不见于今存《伤寒》、《金匮》者,归为叔和自撰,个人认为前者为是。

从今存《金匮》与《脉经》有关妇人病的条文相较,自数量上差异较大。《脉经》共出 116 条,而《金匮》则仅有 43 条。其中与《脉经》相同或基本相同者有 36 条,《脉经》不具者有 7 条。而《脉经》余出条文尚有 70 条。这 70 条中,除第一篇诊妊娠法与第八篇诊死生法《金匮》中全无外,其余几篇之内容,均与《金匮》条文混编。就是《金匮》中不具有条文,从文字气象等方面看,也可以说是基本相同或完全相同。关于《金匮》中不具的条文,主要有两种类型,一者,纯理论性条文而无方治者,一者以问曰与师曰问答体及但云师曰之条文,《金匮》中大都不具。而这种形式的条文,在今存《伤寒论》的某些篇,却占有不同程度的数量。如平脉法篇共有文 40 条左右,而此类形式即有 21 条。有的篇中"师曰"作"答曰",义均同。在《金匮》杂病诸篇也有此类条文若干条。这种条文的所谓"问"与"师"究竟是虚设或实录,从历史的情况和条文内容分析,应属实录。也就是说,是由仲景弟子记录乃师的亲授或师徒问答的实录。从这一点看,也比较支持余嘉锡先生的观点。这个记录者应包括叔和在内。因此,《脉经》中收载的这部分治妇人病的条文,其谓叔和撰集仲景之学术则可,若以为是叔和自家学术,则未这可也。从而似可认为,这部分内容,大致有三种情况,一者不加冠别词的条文,应是出于仲景自著。当然,在仲景自著中必有仲景承接其前人论述的内容。一者但冠"师曰"的条文,当是出于仲景口授的实录。一者加冠"问曰"与"师曰"或"答曰"的条文应是师徒问答的实录。但不管什么形式存在的条文,均属于仲景之学。

四、仲景对妇科方面的贡献

根据上述情况分析,仲景在妇科方面的著述,就今存文献而言,应包括《金匮》卷下"妇人妊娠病","妇人产后病"及"妇人杂病"三篇与《脉经》卷九的第一至第八篇。实有条文 120 条。

从历史的情况分析,仲景在妇科方面,亦有所师授或继承。这部分内容,本皆含于《伤寒杂病论》中。此书散失后,或由弟子或再世传人,将遗文所得实录单编独行为《疗妇人方》,唐以后再度佚失。叔和则将其所得编入《脉经》之中。当然,今存《脉经》,已非叔和旧貌,其间脱误错讹之处,亦所难免。

从两书仅存 120 余条条文分析,仲景妇科学术之贡献,主要有以下几个方面。

重视对怀妊的诊断及男性与女性的诊别。《脉经》所载,较之《内经》,又增加的新的内容,后来的《诸病源候论》中,诸多类同的条文,很可能是源于仲景著作。至于这些方法的科学性和实用价值,当然还需要做深入的研究和检验,方可作出准确的判断。

分经养胎学说的形成。在马王堆汉墓帛书《胎产书》中,虽已有十月养胎之法,但未提及与经脉的关系,而《脉经》则记有十经以应十月养胎之说,并指出"手太阳少阴不养者,下主月水,上为乳汁,活儿养母"的理论。后分经养胎说,基本上均源于此。

保留了许多传世的经典性医方。如桂枝茯苓丸之用于胞宫有瘀血诸症;治漏下半产之芎归胶艾汤,后世从中提出归、芎、芍地命名之四物汤,为理血之祖方,亦为治血之基本方;治妇人妊娠常服之当归散,后世并以方中之芩、术为安胎圣药。治转胞之肾气丸后人去桂附命名为六味地黄丸,成为补肾之基本方。其他如治脏躁之甘麦大枣汤,下瘀血之抵当汤,温暖胞宫之温经汤等方,至今仍视为常效方。足见该书所存古方之价值所在。

对病机与疾病的精辟的见解。如"带下有三门,一曰胞门,二曰龙门,三曰玉门。已产属胞门,未产属龙门,未嫁属玉门。"明确指出带下病所在非一,故治当有别。又如新产妇人有三病,一者病痉、二者病郁冒、三者大便难的病机论述,都是很有道理的。

仲景对妇科急重病证的预后诊断,亦具有重要参考价值,体现了正虚邪实者多死,正盛邪衰者则生的机理。当然,彼时所谓死证,今则不一定皆死。

从学科体系看,仲景妇科内容,已基本形成了妇科病几大门类,即月经病、胎前病、产后病、杂病等,虽然今存本中所列病种及方治尚不多,但其基本框架,已具雏形。

另外,在《脉经》卷九第二第 27 条云:"师曰:若宫里张氏不瘥,复来相问。"林亿等校注云:"臣亿等详此文脱误不属,无本可校,以示阙疑。"从宋臣校注可知,此文原已脱误不全。然从余文中可见,此非一般叙述,而是有里籍与姓氏的病案实例。再结合其"师曰"与"问曰"等条文内容分析,足可证明这是仲景先生与其弟子结合具体实例所作的病机分析与病案讨论,更具有实际的价值。故从现存文献记载论,似可认为《史记·仓公传》最早记载了病案,则《脉经》中当是最早记有病案的讨论者。

总之,仲景先生不仅在伤寒方面有卓著成就,在妇科方面贡献亦大。且幸存诸文,曾由后人整理,单编独行。今存《金匮》与《脉经》中有关妇人病的内容,当属仲景。从学术方面看,已具妇科的雏形,在病机与方治方面,都具有重要的应用价值。拙文所及,由于水平与资料所限,臆测之处,亦难免,意在探讨,原非定论,语有不当,望方家指正。

刊于《首届亚洲仲景学术会议论文集》1993 年

扁鹊著作文献研究刍议

扁鹊是我国古代一位伟大的医学家,不仅在当时对医学有过重大贡献,而且对后世医学的发展有着极大的影响,特为《史记》传中仅收的两名医学家之一。但由于在西汉时期,对有关扁鹊的资料,已有所散佚,故《史记·扁鹊传》中有许多疑点,虽经历代学者多方考证,至今尚难定论,而围绕扁鹊著作的文献研究,也尚有许多问题,需要进一步探讨。这对于扁鹊医学思想和医学发展史的研究,均具有重要意义,现仅就扁鹊著作文献研究方面,作些初步探讨。

一、志书目录书著录之扁鹊著作

历代史志及目录著作,自《汉书·艺文志》始,著录扁鹊著作较多,今仅举宋以前者为例。

(1)《汉书·艺文志》医经类有《扁鹊内经》九卷、《外经》十二卷。经方类有《泰始黄帝扁鹊俞拊方》二十三卷,此书无疑系他人编纂,合三人之方为一书,然其取材,当时定有扁鹊方书之专册存世。

(2)《隋书·经籍志》有《黄帝八十一难》十二卷,附记"梁有《黄帝众难经》一卷,吕博望注,亡。"此二书均不著撰人。又有《扁鹊陷冰丸》一卷、《扁鹊肘后方》三卷、《扁鹊偃侧针灸图》三卷,凡此诸书,皆《汉志》所不载。

(3)《旧唐书·经籍志》及《新唐书·艺文志》均著录有《黄帝八十一难经》,并首次注明为秦越人撰。

(4)《宋史·艺文志》有秦越人《难经疏》十三卷,不著撰人,《扁鹊针传》一卷,扁鹊注《黄帝八十一难经》二卷,秦越人撰《扁鹊脉经》一卷,《扁鹊疗黄经》三卷,又《枕中秘诀》三卷。

(5)《郡斋读书志》有《子午经》云扁鹊撰。

(6)《通志·艺文略》有《黄帝八十一难经》二卷,注:《唐志》注秦越人,《难经疏》十三卷,候自然撰;《扁鹊针传》一卷,《扁鹊偃侧针灸图》三卷,《扁鹊陷冰丸方》一卷,《扁鹊肘后方》三卷,《扁鹊秘诀》一卷,《扁鹊疗黄经》一卷。《通志》所载,明显看出,系综合前代著录诸书而兼收之也。

其他目录著作中则未见新作,仅就《汉志》、《宋志》中著录扁鹊著作已达十余种之多。而且同其他著作一样,有一个共同的现象,即《汉志》中著录诸书,后皆不见,而后世著录诸书,又不见于前世,且宋代诸目录中著录之著作为最多。这就向我们提出了一个很重要的问题,即究竟哪些著作确与扁鹊有关,哪些是出于伪作。

二、古籍引用扁鹊著作及扁鹊著作传文

在古医籍中多有引用扁鹊著作书名及著作传文者,现仅举宋以前诸古医籍为例:

（1）《史记·扁鹊仓公列传》中曾有扁鹊得长桑君禁方,并记有扁鹊言"病有六不治",但不曾记扁鹊有何著作。又在仓公传中,则云公乘阳庆传给仓公有黄帝、扁鹊之《脉书》、《五色诊病》等书,又云"臣意即避席而拜谒受其《脉书》、《上下经》、《五色诊》、《奇咳术》、《揆度》、《阴阳》、《外变》、《药论》、《石神》、《接阴阳》、《禁书》。"此中是否《脉书》有黄帝、扁鹊之别,拟或其他诸书亦有黄帝、扁鹊之分,现已难考。但有一点可以肯定,即上述诸医著,在《黄帝内经》中,大部分有所提及或引用,可证《史记》为言之不谬也。

（2）《伤寒论·张仲景原序》:"撰用《素问》、《九卷》、《八十一难》、《阴阳大论》、《胎胪药录》,并《平脉》、《辨证》,为《伤寒杂病论》合十六卷。"这是就现有文献中《难经》名称的第一次出现。

（3）《脉经》卷四第五有"扁鹊曰:脉一出一入曰平,……脉俱绝死矣"一段940余字,论脉行长度及五损脉,不见于《难经》。《脉经》卷五:扁鹊阴阳脉法第二,论三阴三阳脉;扁鹊脉法第三,论平脉与病脉;扁鹊华佗察色要诀第四,论察面、目、唇、舌、爪等以知病;扁鹊诊诸反逆死脉要诀第五,论诸死证共30余条。其中有两大段,与《素问·大奇论》文基本相同,且这两段文字在《千金方》中引用时均无。这就提出了这样的问题,究竟是王叔和引用扁鹊此文时就连同这两段长文,还是选取《内经》之文而附载于扁鹊文后,这一问题的探讨,对研究扁鹊学说与《内经》的渊源关系,有着十分重要的意义。

（4）《千金方》引文。《千金方》中引"扁鹊曰"较多,今举要者如下:

自卷十一至卷二十论脏腑诸病的十卷中,如肝脏脉论第一:"扁鹊曰:肝有病则目夺精虚,虚则寒,寒则阴气壮,壮则梦山树等。实则热。热则阳气壮,壮则梦怒。"又"襄公问扁鹊曰:吾欲不诊脉,察其音,观其色,知其病生死,可得闻乎? 答曰:乃圣道之大要,师所不传,黄帝贵之过于金玉。入门见病,观其色,闻其呼吸,则知往来出入吉凶之相,角音人者,主肝声也……"此段文字,明显看出,有夹杂后人行文,如"方在第×卷中"等,有宋刊《千金方》无此文,可证。其他文是否均为"扁鹊曰"文,尚待进一步考证。以下各脏同此例,唯无"襄公问扁鹊曰"至"则知往来出入吉凶之相"一段浮文。看来这一段浮文,统贯于五脏之首。此文在体例上,颇与《内经》黄帝与岐伯等问答体相似。很有可能是源于早期托名扁鹊著作之传文。又筋极第四"扁鹊曰:筋绝不治九日死,何以知之? 手足爪甲青黑,呼骂口不息。筋应足厥阴,足厥阴气绝则筋绝。引卵与舌,筋先死矣。"又卷十二胆腑脉第一:"扁鹊曰:足厥阴与少阳为表里,表清里浊,其病若实,极则伤热,热则惊动精神而不守,卧起不定,若虚则伤寒,寒则恐畏,头眩不能独卧,发于玄水,其根在胆,先从头面起肿至足"。其余各脏腑,均同此例。另外卷二十七养性序第一有"扁鹊云"一段560余字,谈养性之要。卷二十八扁鹊诊诸反逆死脉要诀第十四一段,与《脉经》卷五第五大同小异,已于前述。

（5）《千金翼方》卷十二养老食疗第四,有卫汜称扁鹊一段二百余字,说明亦引过扁鹊的有关文献,又卷二十五有扁鹊云,前后两段约有数百字,特别是有黄帝问扁鹊文,前后两段亦有数百字。似此类文字则更为明确地显示了在唐以前的古医学文献中,特有黄帝与扁鹊问答类的内容,与春秋时期之秦越人(扁鹊)无关。《千金》及《千金翼》引用诸文,均不见载于《难经》,说明隋唐时期署名扁鹊之著作,尚在多有。

又有《外台》中有少数方治,大都自别书转引,《医心方》中亦有所引用,但为数不多。

从以上诸书引文看,在唐以前,确实存有一些署名扁鹊之著作,内容亦相当广泛,诸如藏象、经脉、诊法、证治、针灸、养生等方面,均有所论,其文不见载于《难经》,与《内经》亦有诸多不同处。

三、《难经》撰人及所解之经

《难经》一书，从以上所引诸书来看，其名称与撰人问题，存在许多矛盾。就名称而言，有《八十一难》、《黄帝众难经》、《黄帝八十一难》、《黄帝八十一难经》、《难经》等。这里有一个值得注意的问题，就是自南朝萧梁以下，书名亦多加有"黄帝"二字，或示其源流关系。

有关撰人一事，早期如《帝王世纪》云："黄帝有熊氏，命雷公岐伯论经脉，傍通问难八十一为《难经》，教制九针，著《内、外术经》十八卷。"后如梁之《黄帝众难经》、《隋志》之《黄帝八十一难经》，皆不著撰人。至《旧唐书·经籍志》及《新唐书·艺文志》始明确标明为秦越人撰。迨至《宋志》复云扁鹊注《黄帝八十一难经》，注云：秦越人撰。又有宋王应麟《玉海》之秦越人《黄帝八十一难经》注引王勃序曰："《八十一难经》，医经之秘录也。岐伯授黄帝，黄帝历九师以受伊尹，伊尹授汤，汤历六师以授太公，太公授文王，文王历九师以授医和，医和历六师以授秦越人，秦越人始定立章句，历九师以授华佗，华佗历六师以授黄公，黄公以授曹夫子元"。此序现载宋李昉等编《文苑英华》，据《新唐书·王勃传》云："（勃）常谓人子不可不知医，时长安曹元有秘术，勃从之游，尽得其要。"是此王勃序，即唐人王勃所作；曹夫子者，曹元也。勃言不知何据，虽近乎荒唐，然亦在说明，《难经》与托名黄帝之医学著作有渊源关系。

从上述诸文反映的情况分析，关于《难经》的名称虽记述不一，实指一书，似无异议，八十一难之数，亦符合古医籍惯例，如《素问》、《灵枢》皆八十一篇者，取九九八十一之义也，至其撰人，据现有文献所载，乃自隋唐时始认定为秦越人撰。

有关《难经》所解何经，前已言过，从早期本书命名均冠以"黄帝"二字来看，已可见其端倪，示其渊源。似在标明《难经》所解，犹黄帝之经也。明确回答这个问题的，似为杨玄操氏，今存《难经集注·杨玄操序》云："《黄帝八十一难经》者，斯乃勃海秦越人之所作也。……按黄帝有《内经》二帙，帙各九卷，而其义幽赜，殆难究览。越人乃采摘英华，抄撮精要，二部经内，凡八十一章，勒成卷轴，伸宣其道，探微索隐，传示后昆，名为《八十一难》。"本于此义，故《宋史·艺文志》竟直书为"扁鹊注《黄帝八十一难经》二卷。秦越人撰。"今存《难经集注》本所谓十家注者，亦连秦越人，方得十家之数。又《郡斋读书后志》云："采《黄帝内经》之精要，凡八十一章，编次为十三类，其理趣深远，非易了，故名《难经》。"这大概可代表较为通行的看法。然而元、明间人的吕复，则提出不同的意见，其谓"《难经》十三卷，乃秦越人祖述《黄帝内经》，设为问答之辞，以示学者，所引经言，多非《灵》、《素》本文。盖古有其书，而今亡之耳。"遂后之徐春甫，亦沿用吕氏说，他们的基调，一方面承认"祖述《黄帝内经》"另一方面又指出"所引经言，多非《灵》、《素》本文，盖古有其书，而今亡之耳。"因此对这个问题，还有作进一步探讨的必要。

四、对几个主要问题的初步设想和推论

鉴于扁鹊文献领域，古籍所载，前后不一，诸家论证，众说纷纭，今仅就其中的几个问题，根据现有文献，提出些极不成熟的看法。

（1）扁鹊应有著述。根据《史记·扁鹊仓公列传》所记，首先是扁鹊曾接受乃师长桑君之《禁方》，并明言"乃悉取其《禁方》书，尽与扁鹊"。这说明不是口授，而是一种有形的载体。

而以扁鹊之为医,名闻天下,随时随地应变,过邯郸为带下医,过雒阳为耳目痹医,入秦为小儿医。不会终身独守《禁方》,定当有所发展,应有方书以传于世。又仓公传中所言扁鹊《脉书》,若据张家山汉墓出土之汉简医籍题名《脉书》及扁鹊屡用刺法而论,所谓《脉书》疑系以经脉为主体之著作。

(2)《扁鹊内经》与《外经》或为托名之作:《史记》选扁鹊仓公作传,定是当时在医学人物中影响最大、原始资料较多的二家。在仓公传中,详记当时许多医学著作,又在仓公诊籍中,记述有《脉法》、《热论》等书。定系当时医学著作之主要而有代表性者,仅此而已,而且与今存《黄帝内经》中记述的一些古医籍名,大都能相吻合。然而《汉志》中,特出黄帝《内、外经》、扁鹊《内、外经》、白氏《内、外经》医经三家。盖《汉志》原本于刘向父子之《七略》,刘氏父子后于司马迁作《史记》百年上下。故诸多研究《黄帝内经》者,早已有人提出其成书的条件与背景,认为很有可能系时之好事者,集诸医著,汇为一编,托名黄帝,遂为著录。根据这个设想去推论,扁鹊《内、外经》,也很可能另外有人也利用当时存世之医著,或加以扁鹊之医著,汇集成编,托名扁鹊,亦被著录,所谓白氏《内、外经》者,亦或若是。当然,亦不能排除古人依托黄帝臣中,有扁鹊其人。如唐孙思邈《千金翼方》卷二十五诊气色法第一中,即有黄帝问扁鹊之文。亦当进一步考证。

根据《汉志》对医经类叙录所云:"医经者,原本血脉经络骨髓阴阳表里,以起百病之本,死生之分,而用度针石汤火所施,调百药齐和之所宜。"说明医经诸家内容,大体皆属于此。似此等巨著,不管托名于谁,绝不是某个人的发明创造,而是一种时代的产物,扁鹊《内、外经》也同样如此。再者,由于医经三种,可能内容有些雷同,故唯《黄帝内经》得以传世,余者则佚而不存,也符合古医籍流传存佚的一般规律。

(3)后世著录诸多扁鹊著述,必有伪作;梁启超先生在《中国历史研究法》第五章第二节,谈到"鉴别史料之法"时,曾云:"其书前代未著录,或绝无人征引而忽然出现者,十有九皆伪"。这一条对于我们研究扁鹊著作,有一定参考意义。正如前述,扁鹊著作,在汉以前文献中仅有的几种,后皆佚失,然自隋、唐至宋代则出现了数种,是很值得怀疑的,且在古医籍中,已知系托名前人或当代名人或托名神仙隐士者,自不鲜见。以前我曾考查了某图书馆收藏署名晋·皇甫谧《黄帝神圣工巧甲乙经》的抄本二卷著作,经检阅,即时发现,从首页署名皇甫谧的序到二卷内容,都可看出其行文用语及编排内容,不仅与《针灸甲乙经》毫无关系,而且是一本为时较晚的伪作。就《宋志》著录之扁鹊《疗黄经》而论,在《汉志》中原有《五脏六腑痹十二病方》四十卷,然不著撰人,后则佚失,诸书不录,《隋志》中亦无疗黄专集著录。而《宋志》忽出扁鹊《疗黄经》三卷,另又有张仲景《疗黄经》一卷,又有蒋淮《疗黄歌》一卷,似此等书,不能不引起怀疑,所谓扁鹊及张仲景之《疗黄经》很有可能均系伪作。又如《隋志》载扁鹊《陷冰丸方》一卷,陷冰丸义,前人无释,颇似一丸药名,详《后汉书·臧洪传》有云:"恐贼乘冻而过,命多作陷冰丸,以投于河"。则"陷冰丸"者,当是用典,或乃治沉寒痼冷诸方,名之为《陷冰丸方》,因疑此书,亦后人托名之作。

(4)《难经》所解,似非《黄帝内经》。关于《难经》所解,究系何经,已如前述通行的看法是为《黄帝内经》作解,但早已有人提出疑问,甚至提出否定的意见。

要研究这个问题,仍需从《难经》本文中去探索答案。详《难经》设问之辞,主要有三种类型。一者为"经言"类,共有二十六难,占八十一难总数近三分之一;一者为书言类,仅六十三与六十四难,均称《十变》言。"《十变》言"在三十四难的答辞中首先出现,日本·滕万卿

《难经古义》注："《十变》，古书篇名"。究是篇名还是书名，当然还可以研究，但这个思路是对的。一者为迳言类，所谓迳言，指既不引经，也不引书，直接提出问题，共有五十三难。在"经言"类与直言类中，有一个共同的现象，就是有些问题，见载于《黄帝内经》，有的问题与《黄帝内经》文异而义同，有的问题则题同而义异，有些问题，不见载于《黄帝内经》。现以"经言"类举例，七难言三阳三阴之至，《素问·平人气象论》有三阳而无三阴；十五难曰："经言春脉弦、夏脉钩、秋脉毛、冬脉石，是王脉耶，将病脉也。"《素问·平人气象论》有此文。七十四难："经言春刺井，夏刺荣，季夏刺俞，秋刺经，冬刺合者，何谓也？"《灵枢·顺气一日分为四时》作"冬刺井，春刺荣，夏刺俞，长夏刺经，秋刺合"。十九难所谓"脉有逆顺，男女有恒"及二十难所谓"脉有伏匿"等；《黄帝内经》无此文与此义。十七难与二十一难所言"经言"之文，均见于《脉经》引"扁鹊诊诸反逆死脉要诀。"从上述情况说明，若认定《难经》所解为《黄帝内经》，则诸多疑义，难以解释。根据这一情况，特别是十七难与二十一难中，"经言"，又与《脉经》卷五引扁鹊文相合之例，不妨提出这样的思路，《难经》所解，有可能是《扁鹊内经》或《外经》中的部分经文。这里又有另一个问题，既设想为《扁鹊内、外经》，为什么尚有相当一部分经文，见载于《黄帝内经》。已如前述，《扁鹊内、外经》很有可能与《黄帝内、外经》同为托名之作，时人在编纂该书时，均使用了当时存世的相同素材，如经脉、刺灸等等。因而有些问题，则可见载于两书中。另外如《脉经》、《千金》等古医籍征引扁鹊著作，亦有可能系《扁鹊内、外经》或其他扁鹊佚著中内容，现已难考。

以上是对扁鹊著作文献研究几个主要问题的初步探讨和极不成熟的看法。由于资料的困乏和个人水平的限制，欠妥及错误之处，在所难免，切望诸明家，有以教焉。

刊于《中国医药学报》2002 年第 1 期

张仲景医方考析

中医学有名医方,在现存医学文献中,最早见于汉末张仲景先生撰著之《伤寒杂病论》的后世整理本《伤寒论》与《金匮要略》中。而医方,在古代又称之为"经方",今存《汉书·艺文志》保留有汉代刘向父子校书所撰《七略》,有经方十一家,二百七十四卷,其中特有《汤液经法》一书,而后世不传。今仅就仲景医方及《汤液经法》之有关情况,试为探讨。

1. 仲景医方出典

张仲景医方,源出张机所撰《伤寒杂病论》,因其书散佚后,原书遂不复存世。后经晋人王叔和整理,其医方遂流传于后世。如晋人皇甫谧《针灸甲乙经·序》云:"近代太医令王叔和,撰次仲景论甚精。"可证王叔和整理张仲景遗论,信而有徵。至于叔和整理本以何命名,今已无从考证。而隋、唐之世,乃有张仲景医方传世。如《隋书·经籍志》著录有《张仲景方》十五卷,《旧唐书·经籍志》著录有"《张仲景药方》十五卷,王叔和撰"。《新唐书·艺文志》亦同。至宋代官私撰书目,已不见有著录者。惟《政和经史证类本草》引书书目中,尚列有该书,说明北宋时期尚有存本。另有《金匮要略》及《伤寒论》等书入目。而今存世者,亦唯林亿等校定之《伤寒论》(按又有林亿等校定之《金匮玉函经》一书,为《伤寒论》之别传本)及《金匮要略方论》。二书卷端均署汉·张仲景述,晋·王叔和撰次,宋·林亿等校正。因知是书,即王叔和撰次之仲景遗书的遗存本,亦或即隋、唐时著录之《张仲景方》的遗存本,亦或为隋、唐之际,后人对张仲景医方的整理本。

2. 张仲景存世医方简考

今存《伤寒论》与《金匮要略方论》(以下简称《金匮》)本,林亿等序文中对其内容所含方、法,均有统计数字。如《伤寒论·序》云:"总二十二篇,证外合三百九十七法,除去复重,定有一百一十二方。"《金匮·序》:"凡二十五篇,除重复,二百六十二方。"在各篇题下,又各有具体数字。按此二数字之总合,二书中含有张仲景医方 374 首。然详查二书篇目所计医方,《伤寒论》112 方,两数正合,而《金匮》一书,篇目下计方,据明赵开美刊本所载,目录中所计,从第二篇至第二十五篇,共 257 方,在正文篇目下计方,则为 246 方,而今存本实有方,则仅有 243 方。不足林亿等所云 262 方之数。然第二十五篇尚有 12 方,在目录篇及正文篇中,均未计其数。若再加此 12 方,当为 255 方,与 262 方之数,尚差 7 方。这可能与重复方等诸方法不同而出现的差异,也可能在林亿等校定之后,经后世多次传抄翻刻,医方又有所脱失,因而造成了统计数字的不同。

从今本所存 255 方来看,有以下几种情况。①255 方中,自第二篇至第二十二篇,均系有名方,共有 201 方,加上第二十三篇中具有名方 4 首,共 205 首。②第二十三篇除 4 首有名方外,尚有 15 首无名方,加二十四与二十五篇两篇,共有无名方 47 首。③在 205 首有名方中，与《伤寒论》重复者，据目录中所列，有 31 首。故实有有名方约为 174 方。加《伤寒论》122 首，共为 296 方。④此 296 方，尚含有《金匮》中附方 23 首，即《外台》9 首，《千金》9 首，《千金翼》1 首，《古今录验》1 首，《近效》1 首，崔氏（疑为崔文仲）1 首，《肘后》1 首。上述诸书，乃晋、唐人所集医方，在今存《千金》、《外台》等本中，可见有的标明为仲景方，有的不曾标明。而此类附方，必系后世或林亿等整理时所附，故今日已很难判定所附诸方，是否尽为仲景原书中方。因此，今存张仲景医方，已不足 300 首矣。

3. 仲景医方简义

现存仲景医方，可见有以下一些特色。

（1）有诸多医方，已具有了方名。医方之始，大都是无名方，如《内经》遗方及近年汉墓出土之医方，若马王堆汉墓帛书《五十二病方》及《武威汉代医简》等皆是。而医方从无名方过渡到有名方，乃是方剂发展过程中一个划时代的进步。

（2）诸多有名医方，基本上已经具备了一首完整医方的要素，特别是那些具有代表性的医方，如桂枝汤、小柴胡汤等，具有方名、药物、计量、炮制、煎法、服法、主治、禁忌等内容，体现了医方发展已近成熟阶段。

（3）医方的命名，逞多样化。①以主药命名者，如桂枝汤、麻黄汤等。②以全部药物命名者，如麻黄杏仁石膏甘草汤、麻黄附子细辛汤等。③以医方加减命名者，如桂枝去芍药汤、桂枝加厚朴、杏子汤、桂枝去桂加茯苓白术汤等。④以合方命名者，如桂枝麻黄各半汤、桂枝二越婢一汤等。⑤以某象征意义命名者，如青龙汤、白虎汤、玄武汤等。⑥以姓氏命名者，如侯氏黑散等。⑦以药物总数命名者，如三物小白散、五苓散等。⑧以功效主治命名者，如泻心汤、陷胸汤、承气汤、四逆汤等。⑨以主药合总数命名者，如黄芪五物汤、厚朴七物汤等。凡此等等，反映医方命名的多样化。但无论以什么形式命名，主要应体现“名以举实”这一基本准则，方可显示方名的意义所在。

（4）无名方。无名方，主要在《金匮》杂疗第二十三、禽兽虫鱼禁忌第二十四及果实菜谷禁忌第二十五三篇中，杂疗方主要有治卒死、尸厥、自缢、溺死、筋骨损伤等方。二十四与二十五两篇，主要为救治食物中毒之方。该类医方主要有两个特点：①药味少，方法简便，求取较易。②多用治仓促急证。恐此类医方，大都来源于民间，符合简、便、验、廉的要求。足证仲景先生已十分注意从民间及文献中，搜集用之简便的简易方，故后世亦多有效仿者。

以上诸项，主要是为了进一步探讨仲景医方的渊源关系而加以论述，其他方面，兹不烦述。

4. 仲景医方的来源

关于仲景医方，前人曾有谓“群方之祖”说，也就是说张仲景医方，乃医方之始，这仅是由于在今日所存医方之有名方中，别无早于仲景遗存之《伤寒》与《金匮》者，然细考史籍，似可发现以下几点，也可以认为是仲景医方之源头所在。

（1）在仲景之前已有诸有名方存世。证据是：①《金匮》中有“侯氏黑散”一方，定系引用方无疑。②《史记・仓公传》中，记有下气汤、半夏丸、苦参汤等有名方。可证在西汉前期，已有了有名医方。③晋人王叔和《脉经》中，记有防风竹沥汤、秦艽散、平胃圆（丸）、泻脾圆、建中汤、肾气圆等有名方 10 余首，其中建中汤、肾气圆二方，亦见于仲景遗书中，余者则不见于仲景遗书。是当可证仲景与叔和所引医方,皆当源于汉人医学文献中。

（2）仲景之学原有师承。详《太平御览·方术部·医二》:"《何颙别传》曰:同郡张仲景,总角造颙,谓曰:君用思精而韵不高,后将为良医,卒如其言。"又宋·张杲《医说》云:"后汉张机……受术于同郡张伯祖。"(注云:出《何颙别传》)是则说明,仲景之学,原有师承,有些医方,亦可出于乃师。

（3）张仲景先生,为一代良医,又逢乱世,其医术高明,著述甚丰。定非墨守师法者,亦必"有所发明,有所发现,有所创造,有所前进"。故根据个人经验,别立新方,亦属常事,特别如《金匮》、《伤寒》中,诸多化裁运用而别立方名者,极有可能乃出于仲景师徒之手。故仲景医方,当有一部分,出于自撰。

根据以上几点,当系仲景医方之来源。

刊于《碥石集》第三集上海中医药大学出版社 2002 年出版

古《明堂经》的学术价值

详古《明堂经》一书，作为针灸学最早的专著，无疑是对古《针经》一书在针灸学术方面的继承与发展，主要体现在以下几个方面：

1. 继承与发展了《黄帝内经》的针灸学术

从《明堂经》的具体内容看其经脉部分，乃是原于《针经·经脉》篇，有关五脏的小大、高下、坚脆、偏倾及六腑的小大、长短、厚薄、结直、缓急等方面内容，全是本于《针经·本藏》篇，另有关于脏腑旁通方面内容以手太阴肺为例：其行金，其色白，其时秋，其味辛，其日庚辛，其志忧，其气天，其音商，其声哭，其荣毛，其主皮毛，其液涕，其窍鼻，其畜马，其谷稻，其星太白，其数九，其变动欬，其恶寒，其尅肝，其生肾，其臭腥，其果桃，其菜葱，其脉毛，其经脉手太阴等，以皆散见于《内经》有关篇文中，其腧穴部分见于《素问·气血》篇气腑论、骨空论、水热穴论及今存《灵枢》中九针十二原及本输篇有关腧穴内容，亦均可见于《明堂》中，从而说明《明堂经》中有关针灸的主要内容大都继承《黄帝内经》，然而在腧穴总数及腧穴主治方面，则是在《内经》的基础上有极大的发展，足可说明《明堂》作者，对于针灸学术的继承与发展对后世学者也颇有启迪。

2. 厘定了针灸腧穴的定位与归经

关于腧穴的定位归经，在《内经》有关篇名中，大都有所说明，但也有些腧穴不曾作过详细交代，在《明堂》中则均有所说明与归属，详见今《甲乙经》卷三，就腧穴总数而论，也较《内经》增加了许多，基本上完成了以应周天 365 度之数，实有穴数 348 个，可见在《明堂》撰著时代，关于针刺腧穴的理论，已基本上趋于成熟。

3. 总结了此前关于腧穴主治的临床经验

原在《内经》中有关腧穴主治问题，提示的原则经文较多，具体应用的较少，而《明堂》中，每一个穴位，都载有具体主治的病症，可证有关腧穴方面，《明堂》一则继承了《内经》的经验，一则系统的总结了腧穴临床应用方面的经验，如：列缺一穴，据《外台》所辑，其主治病症已达数十项之多，说明《明堂经》一书，为腧穴的临床应用提供了重要的文献依据。

4. 体现了奇经八脉循行部位及腧穴

关于奇经八脉的循行路线，在《内经》中，只有任、督、冲三脉论述较详，其余诸脉论述甚简。在《难经》中，对八脉的循行部位虽较《内经》较详，在奇经腧穴方面《内经》也只部分有系统论述，如《素问·气府论》有任脉之气所发者 28 穴，冲脉气所发者 22 穴，余则皆简。在《明堂》中虽然不曾专论过奇经八脉的循行问题，但在腧穴项中凡八脉之会，均有所说明。明代李时珍先生《奇经八脉考》一书，即根据八脉会穴的内容具体描述了奇经八脉的循行路线，此亦可以说明《明堂》中对奇经八脉的认识，更加具体，为后世对奇经八脉的研讨，提供了重要的文献依据。

5. 说明了足三阴胸腹部外行线与奇经的关系

《灵枢·经脉》篇对足三阴循行路线的论述，其与胸腹部者，皆是内行线与肾足少阴之脉上骨内廉，贯脊属肾络膀胱，其直者，从肾上贯肝膈入肺中，循喉咙，夹舌本。然足少阴脉在体表部均有腧穴可供使用，凡此诸穴依托于何经，在《明堂》中有明确的说明，据《甲乙》卷三第十五从俞府至步廊共 6 穴（单穴数），皆云足少阴脉气所发，又卷三第二十自幽门至横骨，凡 11 穴，皆记为冲脉足少阴之会。此足可说明，足少阴在胸腹部经脉之外行线是与冲脉相会而行，这不仅说明足少阴腹部诸穴不有所依托，而且说明了足少阴经与冲脉相会的关系，其余经脉亦同此例。

6. 体现了《黄帝内经》"四关"及"十二原"诸穴在治疗方面的重要意义

详《灵枢·九针十二原》篇有文云"四关主治五脏。""四关"指双侧肘膝四个关节，又云"凡此十二原者，主治五脏六腑之有疾者也。"详《外台》所辑腧穴主治对"四关"部位的腧穴及十二原穴主治内容一般较别穴为多，如："太渊在手掌后陷者中，灸三壮。主胸痹逆气，寒厥急，烦心，善唾，哕噫，胸满嗷呼，胃气上逆，心痛欬逆，烦闷不得卧，胸中满喘，背痛，肺胀满彭彭，臂厥，肩膺胸满痛，目生白翳，眼青转筋，掌中热，乍寒乍热，缺盆中相引痛，数欠，喘不得息，臂内廉痛，膈饮烦满，病温身热，五日以上汗不出，厥心痛，卧若徒居心间痛，动作痛益甚，色不变者，肺心痛也，妬乳，噫，胃气上逆，心痛，唾血，振寒，嗌干，口僻，肘中痛，痎疟，瘈。"

从而说明《内经》有关"四关"及"十二原"的理论乃是从实践当中总结出来的。又为《明堂》有关腧穴主治加以证实，故此理论应该在临床实践中大力挖掘和发展。

7. 为针灸学专著发展奠定了基础

由于《明堂经》一书，作为针灸专著的第一部著作，具有经典性文献的重要价值，其原书虽散佚不传，但其内容却被一些重要的针灸文献保存了下来，一直为针灸学者所应用，而且自有唐以来在古《明堂经》的启迪之下，又出现了一些新的明堂类著作，后世诸多针灸学著作虽有的不以明堂命名，但也是受《明堂》的启迪，而且在针灸理论与腧穴主证方面又极大的丰富和发展，应当归功于《明堂》，为针灸学专著奠定了良好的基础。

以上所述，是在前人研讨的基础上，结合个人所见，限于水平，不当之处，请批评指正。

刊于《中华临床医药杂志》2002 年创刊号

从《温病条辨》谈临床经验总结
——中医传统科研方法例述

祖国医学现有文献资料,已有几千年的历史,将现存各个不同历史时期的医籍互相对比,可以清楚地看出其基础理论和临床学科的形成与发展,有着明显的阶段性、实践性、继承性和不断创新与发展。如基础科学的经络学说,从长沙马王堆汉墓出土的帛书《足臂十一脉灸经》、《阴阳十一脉灸经》到《灵枢经·经脉篇》的内容看,充分显示出从初步形成到发展完善的历史面貌。从穴位方面看,《内经》中许多有穴无名和有部位无穴位到《明堂》(指《针灸甲乙经》以前,后已佚失的《明堂》),充分显示出其从穴位定位定名和主治方面的发展。在临床学科方面,如临床辨证及方剂确立,从武威汉代医简到张仲景《伤寒杂病论》(散失后经后人整理为《伤寒论》与《金匮要略》),也充分显示出辨证理论的形成及方剂学的发展与确立。从温病学说的发展来看,也充分显示出温病学说与伤寒的分化,理论体系的形成等,从以上几个方面来看,都足以说明祖国医学的发展过程,随着历史进程的社会需要,形成自身的一套科研方法,推进了我国医学的不断前进,当然,从一个具体学科或某一方面的情况分析,发展也不平衡,进展也有快慢,经历也有曲折,但从总体方面看,中医传统的科研方法,确是促进了中医学的发展。

下面就以《温病条辨》为例,看吴鞠通氏是怎样运用了传统的科研方法,推进了温病学说的发展。

一、选题的确立

《温病条辨》自序云:"犹子巧官病温初起喉,外科吹以冰硼散,喉遂闭。又遍延诸时医治之,大抵不越双解散、人参败毒散之外,其于温病治法,茫茫乎未之闻也,后至发黄而死。又阅三载,来游京师,检校《四库全书》,得明季吴又可《温疫论》,观其议论宏阔,细察其法,亦不免支离驳杂,大抵功过两不相掩。癸丑岁,都下温疫大行,其死于世俗之手者,不可胜数,因有志采辑历代名贤著述,去其驳杂,取其精微,间附己意以及考验,合成一书,名曰《温病条辨》。"从而说明吴氏之所以确立这一选题,是由于自家遭到温病的危害,并亲自看到其对社会的危害,因而感到温病方面,前人虽已积累了不少经验,但缺乏系统的总结和理论上的提高。因此,吴鞠通的选题,是具有一定的先进性、科学性,并且具有广泛的社会需要。这是此书之所以能够很快得到社会公认和广泛运用的很重要的基础。

二、资料选择和运用

吴氏自序曾云:"历取诸肾精妙,考之《内经》,参以心得,为是编之作。"并特别推崇叶天士先生,认为其"持论和平,立法精细"。故书中采撷叶氏医案之内容特多。

据粗略检计,书中采纳内容较多,而又十分明显的是《黄帝内经》、《伤寒论》、《金匮要略》、《临证指南医案》。如首卷《原病篇》,全取《黄帝内经》条文共 19 条,对《伤寒论》与《金匮要略》中有关内容大都加以变通活用。对叶天士《临证指南医案》,据粗略统计,直接引用者近 80 条,约占上中下三篇内容的三分之一。其具体使用情况,分别作一分析说明。

上焦从叶案温门、燥门、湿门、疟门、呃门引用病案 8 条;中焦篇从叶案暑门、湿门、疸门、疟门、痢门、燥门等引用病案 33 条;下焦篇从叶案温热门、痉厥门、暑门、疟门、痢门、妇科热入血室门等引用病案共 34 条。

从吴鞠通引用的医案中可以看出以下几个问题:

(1) 在症状方面作了增删,保留和补充了该证主要症状,以反映其辨证的特点。

(2) 在病机方面,做了大量的阐发。从理论上对该证做了较为详尽的说明。

(3) 在多个病案处方中,选择了叶氏在理法方药方面有代表性医案处方,作为代表方剂,予以命名,补充剂量,使其上升到方剂领域,对少数处方,吴氏根据自己的经验,做了小的调整,即对药味有所增删。

(4) 有些方药的运用,虽非直接取材于叶案,但仍是师法于叶案,如热入心包等证对三宝(至宝丹、紫雪丹、安宫牛黄丸)的运用,在叶氏治该类证候时,例证甚多。故吴氏之取法亦源于叶氏。

(5) 有的处方,虽在叶案中没有对应的病案,但类似的处方,却不乏其例。如上焦篇的银翘散、桑菊饮等,下焦篇的大定风珠等均属此类。乃吴氏综合了叶天士对此类证候常用药物,而组合成新的方剂。

(6) 师其法而立诸方。吴氏对叶案研究较深的一个方面,就在于他不是单纯套用叶案的某一处方或模仿某一处方去立论,而深入地研究了叶天士的学术思想、用药特点、治疗大法、辨证规律等而结合自己的实践经验,加以灵活运用。如轻清解表、甘寒增液、辛开苦降及多法泻下等,都充分体现了叶氏治疗温病的学术思想。就是三焦辨证的创立,也是受叶天士治湿病有三焦分治法之启迪。

三、取法叶氏,验证于患者

吴鞠通不仅善于总结前人的经验,而且是一个实践家,他崇尚叶氏治温病诸法之精善,治诸危证,多收良效。《温病条辨》自序曾云:"癸丑岁,都下温疫大行,诸友强起瑭治之,大抵已成坏病,幸存活数十人。其死于世俗之手者,不可胜数"。由于他博采众长,广为实践,故能以医名大江南北。后人以其"上为吴又可之诤臣,下导王孟英之先路",不为过也。今存《吴鞠通病案》卷一均为温病伤寒类,计有风湿、温疫、温毒、冬温、暑温、伏暑、中燥、疟、伤寒等十门。观其立法处方,均于叶氏病案颇多相似,特别是病入下焦用滋阴息风之法,力挽危局;神昏谵语之证,用清营开窍之法,清神定志;邪在上焦者,用轻清宣泄之法,解表不伤阴,如此等等。足可说明吴鞠通颇能得叶天士之真谛。如果说叶氏病案不够完整,难以证实疗效,而吴鞠通病案中则保存有大量比较完整的病案,而且有不少医案,情况复杂,病势危重,经精心调治,多转危为安。足可以解除怀疑叶案有无疗效者之迷惘。当然我们也不可能认定叶吴二人在学术上已达全善,其所治诸证,绝无一疵,但从总体着眼,对温病学说的发展,其功颇堪称颂。

自《温病条辨》一书于清嘉庆十七年(公元 1812)首先刊行后,据《中医图书联合目录》著录,已有 48 版之多,这在同类著作中,应属盛况空前。从这一点看,足可以说明《温病条辨》产生了很高的社会效益。而且直至今日,在治疗温病方面,仍在广泛运用该书中之法与方,从吴鞠通《温病条辨》,再到吴氏本人及广大中医的临床运用,是经历了一个实践-理论-再实践的过程。从其疗效的情况来看,同时也说明它具有较高的科学性。

四、在继承的基础上求得发展

通过对吴鞠通精选叶天士医案及前贤有关著作,著成《温病条辨》一书的分析研究,可以看出吴氏的主要成就有以下几点:

1. 选其精要,择其理法

在《温病条辨》中所列各证,在叶氏医案中都有大量类同或近似之处方,吴鞠通是经过了精心地分析比较,领会了叶天士的学术思想后,而选取了部分有代表性处方立证定名的,而绝不是盲目的兼收并蓄。尤其重要的,在于明理与择法,即吴氏自云:"古人有方即有法,故取携自如,无投不利,后世之失,一失于测证无方,识证不真,再失于有方无法,本论于各方条下,必注明系用《内经》何法,俾学者先知识证,而后有治病之法。先知有治病之法,而后择方。有法同而方异,有方似而法异者,稍有不真即不见效,不可不详察也"。

2. 分析证型,探索规律

书中所列诸证,皆从理论上加以注明,对大多处方,加以方论,使理法方药,得成完璧,充分反映其学术思想,故自云:"一切议论,悉于分明,俾纲举目张,一见了然,并免后人亡注,致失本文奥义"。在体例方面,吴氏不曾以病为纲,而是以上、中、下焦为目。体现了温热诸病发病时有许多病异而证同处,时异而治同处,充分运用中医同病异治、异病同治的原则,而避免了许多不必要的重复,又概括了发病的一些基本规律和辨证要点,起到执简御繁的效果。

3. 师古不泥,化裁活用

吴氏采用叶氏诸方,有不少作了调整,特别是从大量医案中,选用了共性方药,而自立新方。如银翘散、桑菊饮之类,以及对《伤寒论》诸方的运用,都体现了师古不泥古,而能化裁运用,然而仍不失其规矩,即其所谓:"大匠诲人,必以规矩,学者亦必以规矩,是书有鉴于唐宋以来,人自为规,而不合乎大中至正之规,以至后学宗张者非刘,宗朱者非李,未训人医道之全体,故远追《玉函经》,补前人之未备,尤必详立规矩,使学者有阶可升。至神明变化,出乎规矩之处,而仍不离乎规矩之中"。

4. 结合己验,发展提高

吴氏在温病治疗方面,除了采用前人之经验外,也有其自己的经验。如六承气方的运用(护胃承气汤、牛黄承气汤、宣白承气汤、导赤承气汤、新加黄龙汤、增液承气汤),就体现了他运用下法的经验。另外在卷四杂说部分,有关"汗论"、"风论"、"本论起银翘散论"、"寒疫论"、"温病起于手太阴论"、"燥气论"、"外感总数论"、"治病法论"、"风温热气复论"等,都有不少可取之见解。总之,吴鞠通充分利用前人的经验,结合个人的心得体会系统地加以整理进行理论上的阐发,使温病学说得到了很大的提高。故后人将吴鞠通列为清代治温四大名家,不为过焉。

五、几 点 启 示

从吴鞠通《温病条辨》之作,可以看出他完全运用了中医传统的科研方法,在继承前人经验的基础上结合个人实践,做出了显著成果,起到了很好的效益。虽然吴氏做出了很大的成绩,但我们决不能满足于此,而是从中得到些启示,继续总结当代的经验,不断发扬祖国医学。

(1) 选题得当。应当针对当代急需要而又有广泛实践基础并有比较可靠疗效的课题,进行研究整理,方可具有实践性、先进性和科学性。

(2) 有大量临床资料可供选择。这是最基本的素材,否则难能做到精善。

(3) 有较高的辨认能力。对前人经验和当代名老中医经验的科学总结,必须自身有较高水平,才能领悟其中奥妙,总结其学术特色、新的经验等,否则容易形成泛泛之谈,难能反映真正水平。

(4) 坚持以中医理论为指导。对中医临床效果必须按中医理论体系去总结,否则往往看不到经验所在,甚至把精华误认为糟粕。

(5) 有正确的思路,进行分析,对各种感性认识,通过整理加工,分析综合,使其上升到理论的高度。

(6) 有明确的目的,继承发扬。祖国医学在各个领域都有大量的实践经验和理论知识,又有当代的丰富经验,都值得我们认真地加以继承,并不断提高,通过这样的反复过程,推动祖国医学的发展。

(7) 有较高的实用价值和社会效益。在防治疾病的问题上,作为医生的职责,急病人所急,想病人所想,这就是最大的社会效益。因此,我们必须针对社会急需要解决的问题做贡献,才能产生最高的价值,更有效地保护生产力。

总之,我们借鉴前人的治学经验和传统的研究方法,主要是为总结、研究、整理当代的经验,推动祖国医学的不断发展。

刊于《吉林中医药》1989 年特刊

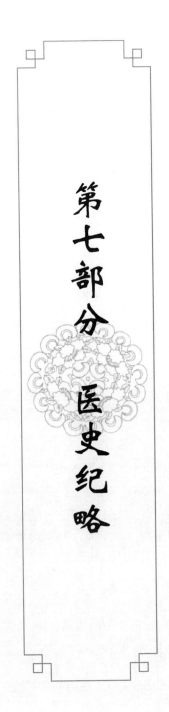

第七部分　医史纪略

山东省中医研究班记略

山东省中医研究班,全称"山东省中医研究所研究班"。由于当时的中医研究所尚未正式成立,故简称"山东省中医研究班"。有关办班的具体情况,因未能留下完整的档案资料,办班人员及学员,亦大都谢世,后人知其事者亦甚少,今特访诸知情者及吾个人谨记,著之笔端,以备有兴于我省中医发展史者之一览。

一、历 史 背 景

祖国医学为中华民族在传统文化摇篮中培育起来的一份宝贵遗产,其对中华民族的繁衍昌盛与广大人民的保健事业,做出了重大的贡献。然而近百年来,西学东渐之后,西医传入中国,视中医为不科学。另有某些受过西方教育的人,在对中国传统文化批判之余,中医也难逃此运。新中国成立后,党中央和毛主席对中医在卫生工作方面的贡献和它的学术价值,多次给以肯定性评价,并批示有关部门,认真贯彻党的中医政策。但当时在卫生部门工作的个别同志,对中央的批示精神未曾认真贯彻执行,仍然坚持"中医不科学"的错误思想,对中医采取了轻视、歧视的态度,进行了改造与排斥的措施,使中医工作遭到了极大的损失。如1951年12月27日卫生部《关于组织中医进修学校及进修班的规定》的通知中,"课程标准"一项,明确规定:"中医进修学校的课程为基础医学(包括解剖、生理、病理、医史、药理、细菌、寄生虫学),预防医学(包括公共卫生、传染病学),临床诊疗技术(包括内、外科、急救科、针灸疗法、组织疗法),……"等等。这在我省的某些地、市卫生部门举办的中医进修班的课程中,已可见一斑。这显然是令中医学习西医,并借以改造中医。又如1952年10月4日卫生部发布的《医师、中医师、牙医师、药师考试暂行办法》一文,规定中医师考试科目,也有大部分西医内容。1953年,毛泽东主席和党中央对卫生部个别领导在中医工作方面的错误,及时进行了批评和纠正,才使中医工作得以健康的发展。

1955年我省卫生厅中医处,为加强对中医学术的研究,拟建立中医研究机构——中医研究所,但因当时建所的条件尚不具备,故先以中医研究所名义,筹办第一期中医研究班。一则为中医学术研究奠定基础,一则为中医学术机构的建立,培养人才。遂由中医处正式下文,进行筹办。

二、基 本 情 况

筹备工作自1955年冬开始,1956年4月正式开班。

(1)工作人员:第一期班主任林竹亭,总揽研究班党、政、财、文及教、研等一切事宜。秘书,由学员李少川兼任。文书,范秉欣。管理员,王炳仁。图书管理,张成亭。会计,马信济。伙食,李爱书。打字员,范玉英。另有炊事员赖大海等3人。

研究班的各项任务,尽由班主任领导这班人员负责完成。

另有李光弟、李更实、秘发才、高××等,虽然编制在研究班,但主要是负责筹办中医院新院的基本建设。后均归中医院。

(2)住址:开始住杆石桥附近一公房(原系教会用房)。夏季,迁山东省卫生干校内(即后来山东中医学院住地)。1958年又迁入山东省中医院院内(即现山东中医药大学附院)。

(3)党政领导:研究班由卫生厅中医处直接领导,大的政治运动,随山东省中医院活动,政务工作单独进行。1958年山东省中医研究所成立后,研究班归研究所直接领导。

(4)学员来源:第一期,由卫生厅中医处下达通知,由各地基层卫生部门,选送地方名医或具有一定声望的中医来班学习。从学员工作单位可见,大都是公立医疗机构与联合医疗机构之中医,其中任联合诊所正副所长者,占有一定比例。第二期与第三期,鉴于各地选送之学员水平差距较大,乃由学员提名推荐,但亦难免有照顾关系等弊端,然学员总体水平,应属中、高等者居多数。

(5)办班宗旨:开始办班的目的,主要是为发展我省中医事业和继承发扬中医学术,选拔和培养一批高质量的中医人才,对办班的具体任务和方法是学习为主,或以研究为主,尚不十分明确,根据学员水平参差不齐等实际情况,和三期研究班的不同成就证明,当是边学习边研究,总的目的是通过整理研究中医文献,进一步提高业务水平。

(6)三期研究班简介

第一期:班主任,林竹亭。学员,42人。时间,1956年6月至1957年6月。任务,《黄帝内经素问》的整理研究。

第二期:班主任,于振海。学员,18人。时间,1957年4月至1958年4月。任务,编写《中医基本理论》。

第三期:班主任,于振海。学员,22人。时间,1958年5月至1958年12月。任务,《伤寒论》的整理研究。

三、三期中医研究班概况

中医研究班于1956年6月开班,至1958年12月结束。前后两年半的时间,共举办了三期,此后又由山东省中医研究所于1959年举办了我省第一期西医学习班(学员15人),后转交山东中医学院办理;中医业务方面的提高,转交山东省中医进修学校办理,兹不详述,以下仅就三期中医研究班事,根据现有资料,略述概况。

1. 第一期研究班

(1)时间:1956年6月至1957年6月。

(2)学员:由卫生厅中医处下文,请各地按标准选送有名望之中医参加研究班工作(当时因研究班办班宗旨系学习还是研究,尚不十分明确)。

此期学员有42人,因名单佚失,现仅知有钟岳琦、梁铁民、路子林、周凤梧、徐国仟、王万杰、张志远、张珍玉、叶执中、冯鸣九、李少川、孙敬琅、韩伯衡、张瑞丰、范振鹏、王阶、徐运千、丁中山、刘益斋等人。

(3) 任务：本期主要任务是对《黄帝内经素问》的整理研究。

整理研究方法，系选定三位主要撰稿人负责起草，然后印发给学员学习讨论，逐条征求意见，反复进行修改。最后定稿，定名为《黄帝内经素问白话解》。1958 年 9 月由人民卫生出版社出版，主编人为周凤梧、王万杰、徐国仟。关于该书的编写情况，在"前言"中云："本编的底本是山东省中医研究所研究班的第一期同学学习《内经素问》时的学习材料。这一材料的产生，是在林竹亭同志的领导与主持之下，首先作出初稿，经过全班 42 名同学反复讨论，然后由我们加以综合与整理而成的，因此，本编也可以说是研究班的集体创作。本编中有一部分关于针灸方面的问题，是由钟岳琦、范振鹏两位同学写出初稿；另外，张珍玉、张志远、叶执中诸同学也协助写出部分初稿。然后经过同学们讨论后，由我们整理修订的。"

由于该书以白话文进行译注，对一般习读此书者，颇有帮助，故曾被出版社作为重点推广书籍之一。

(4) 学员去向：该班学员之去向有以下几种情况。

1）少数学员，由于 1957 年 2 月未结业时，选送去山东省中医进修学校任教，有张志远、张珍玉、李少川、钟岳琦、梁铁民、叶执中、韩伯衡等。此时，山东中医进修学校正在筹建中，该班班主任林竹亭亦调任进修学校副校长，这批学员由林竹亭携往进修学校，犹为该校之首批骨干教师。

2）少数学员于 1957 年 6 月结业后，留任教员。有徐国仟、周凤梧留研究班任教员，王万杰去中医进修学校任教。

3）个别学员调任行政职务，有路子林于开班不久即调山东省中医院任副院长。

4）少数学员留山东省中医院任职。如冯鸣九，后曾任副院长，张瑞丰曾任外科科主任。

5）大部分学员于结业后，仍回本地区安排，大都留地、县级医院工作。

2. 第二期研究班

(1) 时间：1957 年 4 月至 1958 年 4 月。

(2) 学员：现存山东省中医研究院三份学员登记表，互有差异。三表中共有傅乃杰、李程之、周次清、梁玉栋、韩伯章、刘天章、韩少白、韩毅仁、冯凯轩、高仲书、孙隆九、王陆嘉、王星阶、沈梦周、王近唐、郝瑞蒸、李全治、任宪东、李炳勋、李守恒、仲绍文、王延俊等 22 人。当是初入学时登记名单，根据现存当时中医研究所之总结所云，仅有 18 人，当系结业时实有人数。

(3) 任务：本期研究班，由于办班的指导思想尚不十分明确，加以领导生疏、时间短、人数少等主客观条件的影响，为了迎接西医教学任务，仅编了一本《中医基础理论》。该书的编写，系分工完成，学术思想不统一，内容较为紊乱，尚需作相当的修正，才能运用(见 1958 年 7 月 22 日"研究班简单情况报告")。

(4) 学员去向：本班学员有以下几种去向。

1）个别学员，未到结业，即调往山东省中医进修学校任教，如郝瑞蒸、李全治。

2）个别学员于结业后，留在研究班任教。如周次清，后于山东中医学院成立时，调学院任教。

3）其他学员，除少数留省、地级医疗卫生部门工作外，大部分仍回原地区安排；个别学员于山东中医学院成立后，调学院任教，如沈梦周。

3. 第三期研究班

（1）时间：1958 年 5 月至 1958 年 12 月。

（2）学员：入学时 23 人，结业时 18 人。此期学员，由于名单未找到，故已难详。

（3）任务：据 1958 年 7 月"研究班简单情况报告"所云，"前两期对研究班的性质是学习还是研究，并不明确，而且也影响到工作方法的进行。"前两期的工作方法基本是在自发学习的口号下进行的，经验中发现，这种做法有缺点。主要是学员思想较难掌握，有的做教师（以辅导的面目出现），有的做学生，学员思想容易发生混乱。第三期为了纠正这个缺点，就明确提出研究班的性质主要是研究，通过研究，达到学习提高的目的。

本期工作计划计有三点。第一，注解《伤寒论》；第二，研究 5 种至 10 种危害最大的难治之急慢性疾病的中医治疗经验。第三，将个人所长无保留地献出。据 1959 年 1 月 12 日"中医研究班第三期工作总结报告"称，该班在短短八个月的时间内"不但做了些中医学术研究整理工作，参加一部分门诊工作，也积极投入了钢铁运动、交心运动、清洁卫生等政治运动，表现了中医队伍衷心拥护党的领导，向往党的领导及每个中医个人的进步要求……"

本期完成的具体任务是：①完成了一部 45 万字的《伤寒论》阐释整理工作；②参加门诊占总学习时间四分之一；③献方 401 首；④编审《山东验方第二集》，并审查稿件 6 种。

（4）学员去向：本期学员初开班为 23 人。结业时仅有 18 人。有以下几种情况。

1）学员宋华柱一人，由卫生厅中医处调往南京，参加江苏省中医学校（秋改南京中医学院）受卫生部委托举办的第二期教学研究班学习。翌年，与同去八人结业后，有七人留山东中医学院任教。

2）因病回家者 2 人。

3）高仲书一人中途调山东医学院附属医院工作。

4）因肃反运动由原单位要回者 1 人。

结业时尚有 18 人，大都回原地，由卫生部门安排工作。

四、办班的经验体会

山东省中医研究班，仅办了三期，时间不足三年，距今已有四十多个春秋。虽然其在我省中医药事业发展的历史长河中为时较短，然今日回首往事，却也为我们留下了诸多经验教训，值得我们去借鉴。

1."继承发扬中医药学术"，是发展中医药事业最基本的指导思想

回顾百年来中医学术和中医事业发展的事实证明，中医经历了一段十分坎坷的历程。自清末至民国年间，备受政府和某些盲目崇洋的所谓"学者"们的歧视与批判，甚至被列为"消灭"的名录。抗战期间，在沦陷区内，除了一些中医世家和师徒门第，已很少有人青睐此业，完全处在自存自亡的状态。在解放区和大后方，中医药人员处于民众的需要，为医疗保健和抗日救亡活动，尽到了医药卫生工作者应尽的义务。但在卫生部门某些领导者心目中，中医虽可"团结"和"利用"，但中医不科学这项"桂冠"，仍难摘除。建国后，卫生部个别领导处于"中医不科学"的错误认识，不仅未能制定出发展中医的正确措施，反而采用以西医改造

中医的错误主张。见于此一惨痛的历史教训,山东省中医处为认真贯彻毛主席和党中央提出的发展中医的政策,举办了三期中医研究班。尽管在办班过程中,尚有某些不足之处,但其坚持继承发扬中医学术、发展中医事业的大方向,无疑是正确的。

2. 从中医文献与中医基础理论的整理研究入手,对继承挖掘中医药宝库,具有重大学术价值

中医药学在数千年的历史时期,为中华民族的生衍繁殖及卫生保健事业,作出了重大的贡献,不仅在于它的临床疗效和使用价值,而更重要的还在于它是在中国传统文化的基础上,结合中医自身的特点,通过实践验证和理论思维,创造性地形成了中医的理论基础和学术体系,它是一个伟大的宝库,是中国传统文化精华的组成部分。这正是它久经考验而益进,久经折磨而未亡的原因所在。1958年毛主席在××批文中强调指出:"中国医药学是一个伟大的宝库,应当努力挖掘,并加以提高。"是对中医药学的高度评价和学习研究的指导方针。中医药学伟大宝库,一方面体现于诸多名老中医所具有的理论知识和实践经验中,一方面记载于浩瀚的中医文献中。三期研究班的第一期与第三期,分别选择中医经典著作《黄帝内经素问》与《伤寒论》作为整理研究任务,而且作出了一定成就,特别是《素问白话解》一书,当时曾被人民卫生出版社列为重点推荐书目之一。虽然尚未达到高层次水平,但就大方向而论,无疑是正确的。第二期着眼于中医基础理论的研究,虽未能达到满意的成果和统一的认识,但大方向也是正确的。

3. 政策导向和任用干部是完成任务的关键因素

建国初期,在中医工作方面,所以出现了严重的错误,主要是卫生部个别领导,对中医学术的认识有严重错误,因而导致了中医事业得不到应有的发展,在学术上否定中医理论,在教育方面则设置中医进修机构,用西医改造中医等一系列错误的措施,使中医事业难以健康地发展。而本次中医研究班的创建,乃是山东省卫生厅中医处为认真贯彻党的中医政策和继承发扬中医学术、培养高水平中医人才而采取的一项重要措施。首期研究班,特选调林竹亭同志任班主任。林为原文登县林村人,生于一个小康之家,民国年间,去江苏无锡针灸名家承淡安先生创办的无锡针灸学校学习,结业后,悬壶于乡里。"卢沟桥事变"后,林竹亭同志处于国难当头匹夫有责的爱国热情,毅然决然投身抗战。历经抗日战争、解放战争至和平建设时期,他除了服从革命的需要外,特对党的中医事业尤为关注。1942年,正当敌人对胶东根据地实行封锁之际,他奉胶东行署指派,在海阳县郭城南桂山村,开办了桂山药房,为支援抗战和保障根据地的卫生工作的需要,发挥了重要的作用。解放后,是他在潍坊地区亲手筹建了潍坊市中医院,为潍坊地区中医事业后来的发展奠定了基础。此次又受命筹建山东省中医研究班,也是在条件十分简陋的情况下,他带领着十几个人的工作班子,为培育中医人才,开创了新的局面。至1957年冬,又是他带领部分研究班学员去灵岩寺,创办了山东省中医进修学校。从而说明,要办好中医事业,选用熟悉中医学术、热爱中医工作和忠于党的中医事业的干部,是一个比物质条件更为重要的问题。

4. 通过再学习和再教育的实践检验,是选拔人才的重要途径

研究班三期学员的来源,是由基层卫生组织和学员推荐,选调来班学习。就学员水平而

论,虽有高低之别,然大都经过一定家传、从师、专业学校教育或自学等学习过程和多年临床经验,具有独立工作或不同程度的研究能力。经过在研究班一段时间的再学习和再教育,在学术水平和研究能力方面,均得到了相应的提高,通过检验而选留下来的学员,经过多年的实践证明,绝大多数后来均为各单位的学术骨干和学术带头人。如在一、二期研究班选留的27名学员中,有当时随林竹亭去山东省中医进修学校任教的张珍玉、张志远、钟岳琦、梁铁民、韩伯衡、李少川、叶执中及后调去的王万杰、郝瑞蒸等,不仅很好地完成了中医学校的教学任务,并编写了进修用的教材。以上诸人及当时结业后留在研究班任教的周凤梧、徐国仟、周次清等,1958年8月,山东中医学院成立后,均陆续转入学院任教,成为中医学院的开创者和学术带头人,为中医高等教育事业,做出了重大的贡献。留在山东省中医院(后为山东中医学院附属医院)及山东医学院附属医院工作者,亦皆成为骨干力量。结业后回原地安排工作者,后来有不少成为地、县两级名医。事实证明,通过检验其分析问题的能力和解决问题的能力以选拔人才的方法,较之仅凭分数成绩及学历、学位用人的方法,更能显示其理论知识和工作能力的实际水平,更容易发现人才。

5. 不足之处

三期研究班,无疑取得了很大成绩,为我省中医事业的发展,具有一定推动作用,但由于主客观因素的影响,不足之处,亦在所难免。

首先是办班的目的,虽然是为了"物色医药干部,充实省直属机关,开展中医工作"。但对于办班的性质和任务,是学习机构还是研究机构,并不十分明确,因此,必然影响到工作计划的安排,如第一期与第二期研究班,因未能制定出明确的工作计划,难免有些盲目性。

其次是,由于一二期在政策思想上贯彻的不够深入,在新旧学术思想上曾发生过激烈的争论,甚至影响到学员之间的团结,尤以二期较为明显。

第三,在学术问题上,过多地强调精神作用,忽视了实事求是的学风。如第三期研究班的工作计划中的三项任务,并没有充分注意学员的实际水平和工作条件。通过八个月的时间,虽然也取得了一定的成绩,实际上并未能完全和更好地达到预定的目标。如计划第二项,"研究5种至10种危害最大和难治之急慢性疾病的中医治疗经验",从主客观条件而论,都是短时间难以完成的。但在1959年1月13日的"总结报告"中,并未接受这一教训,而是强调所谓"相信群众发动群众","多快好省"、"加快速度"、"破除迷信打破保守"、"敢想敢说敢做"等不切实际的内容。在学术研究问题上,这种历史的教训,应当引以为戒。

上文主要据我个人所闻知之中医研究班办班的一些情况,加之最近山东中医研究院李长华院长提供了该院现存仅有的几份档案资料,另外有曾在中医研究班工作过的张志远教授和范秉欣同志回忆到的一些情况,撰集而成。由于历史档案佚失较多,故对办班的具体内容,很难全面和准确地反映三期研究班的实际情况。加之我个人水平有限,不足和错误之处,在所难免,望知情的同志,加以补充、修正和批评指正。

刊于《中华医史杂志》2008年10月

忆山东省中医进修学校

山东省中医进修学校,是新中国成立后由省卫生厅最早创办的一所中医进修基地。它虽然仅有不到 10 年的校龄,但是,其对山东中医药事业发展及对我省中医人才的培养等方面的贡献之大,都是前所未有的。我曾在该校进修过,后又在该校任教。现就我所知有关该校的一些基本情况,作一回顾,亦或对中医事业今后的发展,有所借鉴。

(一) 历史背景

中国医学已有数千年的历史,是历代人民群众与疾病斗争的经验总结。早在秦汉时期,便形成自身的理论基础和学术体系,并通过广泛临床实践,积累了丰富的临床经验,对中华民族的繁衍昌盛,具有无可替代的贡献。然自满清末期以至民国期间,西学东渐,西医相继进入我国,于是,在医药卫生界甚至执政当局中的某些人,开始对中医采取歧视与排斥的态度,以致欲消灭之。抗日战争与解放战争时期,在解放区与根据地,也有些同志受这种思潮的影响,认为中医不科学,必须加以改造或限制。新中国成立后,卫生行政部门某些领导对待中医的方针,所谓"中医科学化",也是受"中医不科学"的影响。在此种思想的指导下,中医学术不仅不能得到很好的继承与发展,而且还要接受改造和限制。当时各地举办的中医进修班,都开设有大量的西医课程,就是部分中医教材中,也掺进了不少所谓"中医科学化"实则为中医西医化的内容。

直至 20 世纪 50 年代初,党中央和国务院对卫生行政部门的某些领导"不能贯彻执行党和政府对中医的政策"的错误进行了严肃批评。1954 年 10 月 20 日《人民日报》社论对中医的历史功绩和学术给予了正确的评价。社论指出:"继承和发扬这份文化遗产,认真学习和研究它的学理和实践经验,用科学方法加以整理和总结,逐步提高它的学术水平和医疗水平,使它更有效地为人民服务,这是我国医学界的一项十分光荣的艰巨任务。做好这一工作,不仅大大有助于我国人民的保健医疗事业的发展和提高,而且能使世界医学的内容更加丰富起来。"从此,各地卫生行政部门,及时端正了中医工作的方向,贯彻了党中央和国务院制定的中医政策,并相继召开了中医代表会议。在这一时期,我省中医工作形势大好,各级医疗机构吸收中医人员参加,出版部门出版大量中医古籍,供学习中医使用,各种宣传媒体对中医工作也进行了相应的报道。广大中医药人员均感到中医事业有了发展,中医学术有了提高,中医人员也有了希望,为我省后来中医工作的发展打下了良好的基础。

1956 年,省卫生厅为继承发扬中医学术,筹办起山东省中医研究所研究班,第一期由林竹亭同志主持,第二期与第三期由于振海同志主持。学员由各地推荐,然后调来参加学习班,学习班的任务主要是对中医的经典著作进行研究整理。如第一期曾对《黄帝内经素问》进行过研究整理,后定名为《黄帝内经素问白话解》,1958 年由人民卫生出版社出版。这是首次将《素问》原文译为白话文,在学术界具有一定的影响。研究班第二期又曾对汉末张仲景遗著《伤寒论》作过专题研究。似此等对中医经典的专题研究,不仅是对中医学术的继承发扬,而且对学员本身素质也是一种极大的提高。

(二)筹建山东省中医进修学校

1. 学校概况

中医进修学校自 1956 年冬开始筹办,1957 年招收第一期进修学员。先后共招收中医进修学员 4 期,1959 年接受山东中医学院委托办《中医学概论》师资班一期,1960 年办全国正骨师资班一期,共培养中医人员数百人,为我省中医工作的开展和中医学术水平的提高,起到了重要的作用。

(1) 校址:当时校址设于长清县方山之灵岩寺。此寺原系东晋以来我国著名寺院之一,建国时已僧去舍空,曾有山东省立医院四分院置此(后改名山东省灵岩寺疗养院)。此地在京沪铁路万德车站东约 18 华里,有山路可通马车,直达寺中。寺区有山泉数处,可供数百人饮用。因原有僧舍及空房不足应用,遂将山门、天王殿、大雄宝殿等神像毁掉,除千佛殿外,余者均作办公用房。此处环境十分幽静,只是交通不便,凡学员入校及工作人员外出办公,均需步行。学校虽远离城镇,但并无现代化交通与运输工具,仅有几辆自行车和一驾马车。全校人员的生活用品和粮、菜等,就靠马车从万德运来。生活条件亦较简陋,既无电灯,也无自来水。晚上是用煤油灯照明。更没有什么娱乐场所,偶尔能看一次露天电影,乃是离寺数里外的空军后勤某仓库驻地处。就在这样的条件下,学校领导忠于事业,工作人员安于职守,教学人员忙于备课,广大学员勤于学习,形成了一种团结、紧张、勤学、敬业的良好学风。

(2) 党政机构:学校党务工作,由党支部领导。支部书记由副校长谢子刚担任。行政方面,有正副校长 3 人,校长李光迪(因负责筹建省中医院,未能到职),副校长林竹亭、谢子刚。林校长曾在江苏省无锡市针灸专家承淡安先生举办的中国针灸医学专门学校学习,后在家乡行医。"七七事变"后,他见国家正处于危急存亡之秋,山河破碎,民不聊生。于是,毅然决然走上了革命的道路。建国后,他原在潍坊市负责中医工作,后调济南,主持第一期中医研究班。1956 年冬,又带领研究班部分学员来此筹办中医进修学校。校成员部分是原疗养院人员,有陈鲁卿、张洪剑、姜洪通、张修成、杨茂棣、胡连峰、王东泉等 20 余人。进修学校开始由卫生厅直接领导,以后归山东中医学院领导。

(3) 教务管理:设教务科,负责学校的教务工作。主任曲衍海,副主任宋洛川,另有一教务员孙承南。曲主任本是中医,尤长于针灸,后参加革命,亦负责卫生工作多年。宋老少年读私塾,习儒家经典,后又读新制中学。毕业后,从事中学教育,后又为烟台一资本家聘教专馆,此间,又自习医书,最后舍教从医,为一代名医,对中医经典颇有研究,尤长于《伤寒》。

(4) 师资队伍:学校初建时,教师大都由中医研究班学员转来,有李少川、钟岳琦、李全治、张珍玉、韩伯衡、王万杰、孙宏谋、叶执中、孙伯农、郝瑞蒸、张志远、梁铁民等 12 人。其中李少川、钟岳琦、李全治教针灸,张珍玉、韩伯衡、王万杰教《内经》,孙宏谋、孙伯农教《金匮》,叶执中、张志远教《伤寒》,郝瑞蒸教外科,梁铁民教骨科。有时,根据教学的需要,一人还需负责两个学科的讲授。虽人数不多,但基本上可以代表我省中医界的基本面貌和学术水平。这些同志可以说是建国初期我省中医教育事业的奠基人。上述人员,构成了进修学校师资基本队伍。当时由于人数不多,而且亦非正式学校,另方面诸多教师大都来自临床,因而并未形成正规的教研室或教研组。教学人员除个别操作性与技能性较强的学科如骨伤、推拿、针灸等外,大都可根据需要,调整使用。

（5）课程设置及教材:进修班的课程设置,完全改变了过去改造中医时所谓"中医科学化"的错误方针,以"继承发扬"为指导,主要开设中医的经典著作及临床各科,如《黄帝内经》《伤寒论》《金匮要略》及内科、外科、针灸等课程。所用教材,基本由教师自编,限于当时的条件,都是以油印机自印的课本为主。当时虽然全国各省市成立中医进修班者较多,但并无统一教材,大都为各校自编自用。进修学校所编的这套教材,经过几次使用和出版社出版。

（6）图书设备:学校设有图书室一处,有一人管理。限于当时的物质与经济条件,仅有部分常用中医古籍及近代著作,大部分为新排本及部分影印本,古本书极少,少数为清版木刻,还谈不到善本。但就这些,对来自基层的学员来说,也可以算是大开眼界。后来,虽逐步有所添置,也还是种数及册数均感不足。

（7）学校的各种活动:该校虽条件较差,但在学校党政部门领导下,各项工作亦皆照常进行。在党务工作及政治思想工作方面,均按上级部署执行。下面着重介绍其他方面活动情况。

1）业务活动。当时的业务工作,仅有教和学两个方面的活动。教师当然是以教为主。课堂教学任务很重,每周有20多节课。教师们除了备课、讲课之外,还要深入到同学中去进行辅导、答疑,征求意见等,所以很少有闲暇时间。当时只有几位老先生带家属,其余均为单身。只有星期天才有空料理一些个人的事情。同学们则尤为紧张,每周除去周四与周六下午为政治活动时间外,每日上午四节课,下午两节课。上课时不停地写笔记,下午下课后,以小组为单位,组织学习讨论。晚上在油灯下自学。每日黎明即起,在寺塔周围,松柏林内,琅琅读书,学习热情十分高涨。有时,同学之间相互交流学习心得,基础好的同学主动帮助水平较低的同学。学校领导经常召开班干部会议,征求同学在学习与生活方面的意见,及时转达给有关部门和全体教师,并要求教师不断改进教学方法,提高教学质量。有时,同学对某一课程意见较多时,还要专门组织课堂集体辅导,凡此,皆有力地促进了教学工作的不断改进。

2）生活多彩。原在疗养院时期,便有数次组织,有过两次彩演。1960年国庆节时,曾组织排演过"三堂会审"与"空城计"。还到空军后勤某仓库驻地进行慰问演出,只聘用一退役鼓师,由我来操琴,演员全由学员担任,效果还不错。平时,则仅在星期六晚上或星期日,在一起拉拉唱唱。

（8）门诊部:为方便教职工看病及周围群众就医,特设门诊部一处。附近村庄亦皆知灵岩寺有好医生,每日来诊者不断,宜针者为之针,宜药者开方取药。个别疑难病症,亦常请几人会诊。有时重病来诊不便者,亦常出诊,极大地方便了周围群众,所以深得当地群众的信任和赞誉。

（9）学员:进修学校学员,由省分配名额,各县卫生部门选送。入学后,先编班上课,同时要求每人写论文一篇,便于了解学员水平。1957年第一期4个班,约200人左右,全为医药班。结业后,有崔新斋、刘洪祥、孙重三、陆永昌、张哲臣等5人留校任教。朱同华留作图书管理工作。另有少数人员留省中医院(后更名山东中医学院附属医院)。

1958年第二期4个班,约200人,其中医药3个班,针灸1个班。"五一"节后,接上级文件,卫生部委托江苏省中医学校(是年秋,改南京中医学院)举办第二期中医教学研究班,给我省8个名额,由进修学校在师生中选派。先选送马龙泉、刘献琳和我三人。后又选张珍玉、潘瑞五、宋华柱(为中医研究班第三期学员)、刘东奎、梁伟京五人。本期进修班结业后,省级单位留人较多。如吕筱山、房明甫、杨紫垣、李克绍、曲芹塘、张善忱等,留山东中医学院任教;李庭玉、王文正、孙以谓、王景唐、吕同杰、萧子高、李绍发、刘铭谦、姜臣、方基庆、陶瑞秀等,留省中医院;林长春、张果孝、臧郁文、郑玉。是年7月,在南京中医教学研究班学习的7人(原有马龙泉,因病退回),结业回校,报到后,林校长告知,山东中医学院已通知,从南京回来的学员,全部留在学院任教,大家先回家听候调令。约在9月份调入我们6人,唯潘瑞五一人仍留青岛。国庆节后,学校受中医学院委托,办一短期《中医学概论》师资班。当时正普遍号召西医学中医之时,教材用《中医学概论》,因师资缺乏,故卫生厅特令办此短训班。因济南无校舍,进修学校的教师又大都来自济南,故此班由进修学校承办,教务处特派我和原在灵岩寺的韩伯衡先生主讲。此班教学,根据我的建议,分两段进行,第一段教师课堂讲授,第二段学员备课试讲。春节前结业后,学员全部回原单位。这部分学员,后来大都在各地所办西学中班讲过课。

1960年第四期2个班,约100人,为师资班。此班虽名曰师资班,其实也是中医进修性的。第一学期由韩伯衡与我主讲。韩讲《内经》,我讲《伤寒》。以后的课程,均由中医学院派教师来讲授。是年春,进修学校受中医学院委托,在此举办全国性正骨进修班。此班系卫生部委办,学员从各省市有关单位选送,由梁铁民先生主讲,陶瑞秀同志助讲,暑假前结业。师资班于是年冬,又接受一任务,与在校工作人员,组成中医拜访团,分赴各地市,走访名老中医,进行采风访贤。因此,课程未能按期上完,学员们要求延期。至1962年上半年,又补讲了几门课,我又为他们讲了《温病学》,至暑假结业。此后,由于各种原因,未再招生,学校约在1964年前后撤销。此前,业务人员基本上都已转入山东中医学院。此时,仅有部分管理人员,也归并于山东中医学院。

(三)历史的借鉴

中医进修学校,作为一所中医进修机构虽然仅有不足10年的校龄,但它给人们留下的印象,它对中医事业的发展所起的作用,它对我省中医工作的影响,均在山东中医史上留下了光辉的一页。今日回顾山东省中医进修学校的这段历史,确有许多经验,对今后中医的正规教育与业余教育,均可以作为借鉴。概而言之,主要有以下几点。

(1)首先是坚定不移地贯彻执行以"继承发扬"为主要内容的党的中医政策。中央确立的中医政策,是在认真总结近百年来和建国后中医事业和中医工作历史经验教训的基础上提出来的。只有坚定不移地坚持这一政策,中医工作才能端正方向,中医事业才能发展,中医学术才能提高。中医在医疗保健中的作用,才能得到充分的发挥。

(2)领导的决心,是办好中医事业的关键所在。当时的中医进修学校,虽然只有林、谢两位副校长主持工作,但是他们那种敬业的精神,他们在贯彻执行党的方针政策方面的那种决心,实在令人感佩,就在如此简陋的条件下,硬是把学校办得有声有色。学员后来提起在灵岩寺学习的经历,无不引以为荣。

(3)坚持抓教学质量,不搞花架子,不作表面文章。学校的业务工作,由副校长林竹亭负责,他虽患有严重的肺气肿(每年冬季都有一段时间不能坚持工作),但他对教学质量却十分关心,经常召开会议,听取意见,督促改进。有时还亲自进行检查。特别是1961年夏季,学员在下面实习针灸,他不顾自己的身体羸弱,硬是叫我陪同他,骑着自行车到崮山、张夏等医院去检查,实是令人感动。

(4) 坚持好的学风,带动好的作风。凡在灵岩寺中医进修学校工作和学习过的同志,都不会忘记,那里的工作、生活和学习等物质条件之差,恐怕是独一无二的。但就在这样的条件下,大家的工作热情之高,学习热情之大,却是无与伦比的。正是因为有一种好的学风带动了一种好的作风,才使人产生了无穷的力量。

(5) 不拘一格,知人善任。当时在灵岩寺工作的教师和学员乃是来自全省各地市,有来自济南、青岛等大城市者,有来自县、乡基层者,年龄有年过花甲者,有正当青春年少者。学校能以识才为务,不拘一格,知人善任,并特别注意留用了一大批青年学员,后来都成为中医的骨干,有的担任了中医机构的领导职务。山东省中医进修学校的这段历史,虽已是40余年前的往事,但是,它对我省中医事业的贡献和影响,却永远留在人们的心目中。今当忆念之余,谨成七绝一首,奉给我的母校。

医坛设教道山深,立雪程门得福音。
仁术光临齐鲁地,昔年种杏尽成林。

以上所及,系据个人所有资料,并访及范秉欣、姜洪通、郭宗建等同志所忆,其中错误及缺漏处,在所难免。望知情同志,予以补正。

刊于《山东卫生》2002年10月

以治病救人为己任

——忆我的祖父和父亲

今当我从事中医事业行将六十年之际，每忆起培养和教育我的长辈——我的祖父和父亲，至今犹感到一种榜样的力量，使我在不断地奋进和追求。

当我初进小学接受文化教育的第二年，卢沟桥事变爆发，至 1940 年，家乡沦陷。从此，我们那里也处于抗日战争最艰苦的地区之一，当时我仅受了六年的小学教育，便不得不下学。是日本侵略者，夺去了我继续受教育的机会，使我在后来的成长过程中，不得不付出更多的代价。自此，我便在祖父和父亲身边，从事中医事业，决定了我终生的职业。由于两代长辈的耳提面命和言传身教，并且在潜移默化的过程中，逐渐培养和形成了做一名医生必备的素质和应有的行为观念。在业务方面，也为我打下了良好的基础。

我的祖父士洲公，字登瀛，乳名鞠兴。少年时，因家道衰落，只读过四年私塾，便下学务农，中年时期，因两次患病，几被庸医所误而丧命，又因受一远房亲戚的影响，乃立志学医。后以行医为务，以救人为己任，深得病家信赖，乡里称颂，远近闻名。曾被牟平县一资本家老东家徐翁请去诊病，终获显效，载誉而归。时此翁患水肿病，曾经三医为治（有其自家药房坐堂先生，又另请外医两名），均不效。经祖公详察病情，细审前方，遂别开思路，为处一方，初剂服后，病人即感舒适，三剂后，水肿见消，经十余日治疗，水肿已大致消退。临走时，病翁感谢不已，并亲为之送行，后来又请过一次，效亦佳。祖父一生，深知病家之苦，因能急病人所急，凡有求诊者，不论晨昏寒暑，不论亲疏远近，有求必应，随叫随到，从不骄矜自恃。其处方用药，亦颇能体察病家之艰难，尤其对贫困之家，倍加体贴。时在农村，不仅不收诊费，且常以土单验方为治，有些小伤小病，常可不费分文，自寻些土产药材，即可治愈。如对一般感冒，除个别重证，极少用药者。后来自开药铺，亦非专为图利而卖药。常备贵重药材，如参、茸、犀、羚等，不到万一，绝少使用。且当时习惯，凡取药者，大多不交现金，因此，有许多贫穷之家，交不起药费者，均为免除。祖父看病时，亦必为病人详说病因、病情，并注意为病人解脱忧虑，告知注意事项，甚得病人悦服和信赖。而且当时吾乡习俗，常有以病困医之恶习，难以进行问诊。祖父则根据自己的经验及季节、年龄、性别、境遇等不同情况的发病规律，循循善诱，引导启发，使病人诉说自己的病状或隐情，以便做出正确的诊断和处方，而不是马虎从事，或自炫技高。这种实事求是的精神和科学的态度，在当时社会条件下，实属难能可贵。祖父一生，治好了许多疑难大病，如我三爷患肺痈病，曾三次大吐血，高烧不退，均为祖父治愈。直至我行医时，尚遇许多老病号，提到当年祖父活命之事，仍念念不忘其恩。由于祖父在我地声望很高，直至老年，慕名而求诊者，仍然不断。自培养我父亲成名之后，凡远道求诊者，均由我父亲承担。祖父一生，身居农村，医余之时，则坚持参加劳动，他胸怀坦荡，与人为善，虽几经乱世，均能善为处置，所以终获高寿，至86 岁病逝。故后，远近闻知者，无不哀念，送葬之日，邻里乡亲，挤满一街，以无限哀惋之情，送走了这位一生以治病救人为己任的老人。

我父亲树乾公，字连三，对外以字行。少年时从本村一恩贡生张学南先生读私塾六年，即下学,跟我祖父学医,由于父亲自来聪慧,学习勤奋,在祖父的直接指导下,学医四年,18岁开始应诊,且初战告捷。时离我村约30华里处,有一病家,来请我祖父出诊,因祖父已外出,由父亲代行。去后,村民皆窃窃议论道,未请到老先生,请来一小先生。言外之意,是不知可否。患者系一中年男性,经父亲仔细检查,乃肝肾阴虚所致之下痿病,通过治疗,终获全愈,声名大振。父亲行医时,在技术上不仅继承了祖父的经验,而且又有所发展。在医德医风方面,一仍祖父家法。在技术方面,不仅注意到临床经验的应用,而且注意到理论的指导,后来,我常听病家称赞,父亲不仅病看的好,而且医理讲得透,甚为病家信服。二十多岁时,按当时地方政府规定,行医需经政府考试,父亲因年龄不及规定数,虚报两岁,赴县应试,张榜时,名列前茅。从此,这位青年医生,竟享誉一方,但父亲从不满足于一时的成就,仍然坚持不懈地博览群书。当时,他诊务很忙,只能在空暇时间坚持学习。正由于他善于学习和总结,故治病常能以巧取胜,如曾治一般氏女,产后胃脘痛,多方不效,后考虑到必因产后气血不足,脾胃虚弱,竟以六君子汤加当归、川芎而获愈。正当父亲为自己的事业而踌躇满志之时,1940年正月,我县被日本侵略军占领,他因受到惊吓,肺病发作。又因父亲办事公正,竟有人提议要父亲参加为日本人办事的维持会,他为逃避此事,不得不带病去威海生生堂药房坐堂。后日本据点被八路军拔掉,便立回家中。后又在1942年冬,日本鬼子大扫荡时,又遭毒打,几乎毙命,但他不顾个人安危,坚贞不屈,表现了我中华儿女的高风亮节。从此,他的身体便十分衰弱,不能远出应诊。自1943年以后,则着力培养我来继承祖业,把他的愿望,也寄托在我的身上。1958年,村中干部为满足社员和乡亲的愿望,组建了保健机构,特请父亲出山,为大伙看病。从此,在他晚年的二十余年中,便一直坚守在救死扶伤的岗位上,不分昼夜,不计寒暑,随叫随到,随来随诊。始终坚持以治病救人为己任,以敬业爱岗为本分,不恃技以自傲,不借技以敛财。而且对每个病人,都要认真负责地进行询问和检查,从不马虎从事,或敷衍应付。

　　父亲看病,仍遵祖父常法,力求做到使病人少受痛苦,在治疗上少走弯路。凡初诊病人,除十分有把握者,极少开两剂药,一般只开一剂,待病人服药后,根据病情变化,再做取舍。不似今日有些医生,初次接诊,即开五六剂,往往有药未服尽,即丢弃不用者。有时亦先用偏方,作诊断性试探性治疗,此种办法,对某些病情复杂者,尤为适宜。父亲看病,更注意病家的经济负担,谚云:床上有病人,床下有愁人。所以,在父亲一生,特注意一般小灾小病,尽可能用小方、单方,或土产药材治疗,有时可不药而愈。如60年代初,生产救灾时,群众因吃野菜而过敏或中毒者极多,父亲即以当地土产之金银藤、菊花、蒲公英、紫花丁熬汤服用,无一不愈。

　　在父亲应诊的岁月里,诊务一直很忙,每日远近求诊者,络绎不绝,甚至有远道慕名而来者。如牟平县一老妇,因病而行动不便,其子慕名而来,代诉病情,经父亲多次细心调治,终获全愈,后其子以厚礼来谢,父亲则婉言谢绝。在他晚年的岁月里心绞痛频发,但他仍然坚持为求诊者服务。然而这不幸的时刻,终于到来,时在1981年5月7日下午,他一如既往地为来诊者全都看完后,欲往村外散散步,行至村头,心脏病突发,坐于路边,及至子女闻讯赶来时,已来不及抢救,就此结束了他的一生。噩耗传出,远近闻知者,无不为之震悼。迨我由济南匆匆赶回时,已是故后第三日。父亲生前,知我在外,工作很忙,所以一应家务及他身体健康状况,极少告知,惟曾告知家人,死后,务须等我回家看他一眼,再行火化。我从济南赶回家,看到父亲最后遗容时,早已泣不成声。我带着无限的愧疚和哀伤,同弟妹们一起,送父亲遗体去火化场。最后,响应政府号召,连骨灰也不曾留下。父亲的一生,可以算得是为人民的健康,服务到最后时刻。而连死后埋葬其骨灰的弹丸之地,也不曾占用。今当父亲逝世二十一周年之际,我们做儿女者,不仅是对他老人家的怀念,而且对他老人家以治病救人为己任的高尚品格,尤为敬仰。

总结祖父与父亲两代行医之所以受到病家和乡亲们的如此尊敬,主要有以下几点:

1. 以仁为本

孟子曰:"仁者爱人,有礼者敬人。爱人者,人常爱之。敬人者,人常敬之。"医之为业,必具爱人之心,方可无私无欲。所以古人以医为仁术,即由乎此。凡病家之所患,痛苦万状,医者必以病人之所苦如己之苦,以病人之所忧如己之忧,方可发恻隐之心,以慈悲为怀。以行人道主义。

2. 以德为先

德犹道德或德行。我国古代有关人的德材,早已提出很高的要求。如《周礼·地官·师氏》:"以三德教国子。"郑玄注:"德行,内外之称,在心为德,施之为行。"《素问》中所谓"五过四德",更是对医者的具体要求。故医德为关乎医者灵魂与行为之大事。历来大医,无不强调医者必以德为先。只有那些具有高尚医德者,才能配作高尚的医家。

3. 以情为重

医生的职责,主要是为广大人民解除疾病痛苦,保护人民的身体健康。因此,对病人必须有深厚的同情心,才能有高度的责任感。如孙思邈先生所云:"若有疾厄来求救者,不得问其贵贱贫富,长幼妍蚩,怨亲善友,华夷愚智,普同一等,皆如至亲。"只有如此,方能对病人具有体贴之情,而且甘心情愿地为他们服务。

4. 以廉为准

作为医者,不仅要体贴病人的痛苦,而且还需体贴病家的经济负担。凡为医之道,若以药谋财,以医致富,以术待沽,等等,皆非善道。至于以伪行骗,以诈售奸者,犹下流之辈,何能言医。故为大医,务需以清廉为准。

5. 以慎为务

医者,司命之道,务需审慎从事,切不可草菅人命。张仲景先生曾云:"观今之医,不念思求经旨,以演其所知,各承家技,始终顺旧,省疾问病,务在口给,相对斯须,便处汤药……所谓窥管而已。夫欲视死别生,实为难矣。"诚如是言。故为医者,不得有半点马虎。必时事谨慎,以免疏失。

6. 以诚为信

医疗活动,是一种双边活动,也就是说,在整个治疗工作中,医者务必取得患者在行为与心理方面的密切合作,方能取得良好的效果。欲达于此,医者首先要取得患者的信任。而欲得患者的信任,则必须以诚恳的态度和诚实的思想对待患者,方能取得患者的信任。

今当祖父逝世三十八周年,父亲逝世二十一周年之际,思及往事,感慨万千。在我从医将近六十年的岁月里,始终遵照祖父与父亲的言教与身教,谨慎从事,以继承先人遗志,服务于祖国,服务于人民。今谨以此文,告慰于先大人在天之灵。

刊于《山东卫生》2002 年第 7 期

我的祖父张士洲传略

张士洲,幼名鞠兴,字登瀛。山东省荣成市下回头村人,生于1878年(清光绪戊寅年),卒于1964年。其高祖文榛公读私塾有年,下学后,未入仕途,遂去石岛镇从事商务,以善于经营,后晋升经理,故家中亦颇有田产,晚年因其两子不善持家,乃辞归,至光绪十九年寿终。其父学川公,因体弱多病,且不善操持,故家业衰落。至士洲公青年时期,已难以维持。故公仅读完私塾四年,即辍学务农。1897年(光绪二十三年)与脉埠村萧氏女结婚,有一男五女。

公兄弟五人,家中丁口众多,尝因家人及自身患病,或为庸医所误,故遂发奋学医。始习本草、脉学及《医宗金鉴》及诸家方书,后习《内经》《伤寒论》《金匮要略》等经典著作。时因自患腹痛病,几次服药未效。家人遂求治于邻村栾某,栾处一方,公阅后,自度方不对证,若用其方,恐生变故。家人则极劝试服,遂减半服之,果疼尤甚而难忍,急服解药,方免于难。后自度其病,久痛不愈者,肠中必有积滞,遂自拟一方,用巴豆、甘遂等峻泻之药,并告知家人,成败在此一举,举家慌恐不安,劝勿服,公云已服,果泻下恶物甚多,并大蛔虫一条,痛遂缓,继以另方调理,病渐愈。自此,尤奋力攻读,四方求诊者日多。时有打铁孙家一患者,因季冬外感风寒,高热不退求治,经诊为热入阳明,处以白虎汤,病家去滕家镇药店取药,适逢栾某在,问病者患何病,何人处方,病家如实告,栾某云:夏不用麻黄,冬不用石膏,时正冬令,今用此方恐非是。病家空回,公问之,乃实告,于是与病家同去药店与栾某辩理,栾无言以对,遂取药而归,患者服药亦愈。自此,为方便病家,遂于清末自开药铺,取堂号名"保元堂"。四方求诊者日多,并曾两次去牟平县徐家村一富豪家看病。徐家除经商外,亦有药铺,聘用先生坐堂。因徐翁病水肿,经三医治无效。公去日,三医俱在。诊毕,与之协商处方,三医云,吾等均曾用药,今请先生为治。公诊其病乃脾、肾之气不振,水道不行所致,处以胃苓汤加减。服头剂,患者甚觉舒适,继服一剂,水肿见消,一医辞去,再服一剂,肿势大减,另一医亦辞去,唯本堂医每日陪诊,经几次调理,约半月余,病已基本痊愈,遂辞归。公一生对诸多疑难之病,每奏良效。其三弟士沉患肺痈,甚危重,曾三次大口吐脓血,公以《石室秘录》方加减,重用双花,终得痊可,无任何后遗症,至90而寿终。其四弟士泽,本在朝鲜汉城经商,日寇侵华时,遭人暗算,仓卒回家,幸免于难,然产业尽无。不久,患中风不语,半身不遂,公急以通关散开窍,以续命汤加减调治,病情渐好,后以资寿解语汤加减,终得起,愈后尚可从事一般劳动,至80余而病逝。邻女张某,腹部痈疡,治未及时,溃及腹内,形成脓漏,蛔虫及粪便可从漏管中外出,公以托里消毒散养其气血,托毒于外,以护膜之法,以护其内,终得痊愈。单家村岳某之子,少年患肾风,肿及一身,面色㿠白,公先以五苓散及五皮饮等方加减,以利其水,后以济生肾气丸方以固其本而痊可,无任何后遗症。崂山屯村徐某,外感风寒,高热数日不退,公诊其六脉洪大,目赤舌黄,内热炽盛。乃以三黄石膏汤直折其火,热遂退,后以竹叶石膏汤清解余邪,遂愈。滕家村滕某,习武,后从名师张焕珠,以自恃其技,与其师相较,被师一脚踢出丈余,经其师点穴方起,然下腹疼痛难忍,延公为治,公诊毕云,幸尔师脚下留情,仅伤经络,未损及脏腑,遂以复元通气散方加减,活血化瘀,通经活络,服而愈。公治诸常见杂病,又善用小方偏方等,患者可不费银两而愈。如南墹村滕某,骑骡外出,因骡惊奔将其摔跌,神昏不醒,公令以童便、黄酒,乘热灌服,不久乃醒,后继以活血化瘀药服之而愈。又凡产后恶露不尽小腹作痛者,均嘱用童便、黄酒、红糖,加温乘热服用,足可抵生化汤。凡夏秋季因寒热不调及饮食不洁所致腹痛及吐泻者,每用藿香、陈皮,以地浆水煎服,少有不愈者。凡一般流行感冒发热,即民间所谓时行病者,均不曾开药,嘱病家采用当地产之苏叶、薄荷、葛根、忍冬藤、菊花等,煎汤温服,令汗出,均可愈。或遇病情难辨时,亦常先以偏方作探试性治疗。待确诊后,再为处方用药,常获好的效果,且免病家枉费银两。公行医一生,不仅谨慎从事,且每为病家着想。谨遵"胆大心小,智圆行方"及"医乃仁术"之古训,深得病家信赖。求诊中有贫穷之家,多有讨偏方者,有实处无力付药费者,即为之免除。故远近闻名,皆知有"兴先生"。

公治病,谨遵中医经典理论与法度,以指导临床。凡治内科杂证迁延日久者,尤重脾、肾二脏,以脾、胃为后天之本,肾为先天之本也。治妇科诸病,尤重肝、脾二脏,以肝藏血、脾统血也,凡月经不调者,多因怒气伤肝、思虑伤脾,使藏血与统血之功能失调所致。凡瘟热之病,每易传经,变幻不定,故邪在表时,先以偏方令汗,或予处方,亦只取一剂,以观其变,自可随机处置,免为坏证或逆证,贻误患者。又如崩漏失血过多者,必急为补气固脱,以"有形之血不能速生,必生于无形之气也。"凡诸顽麻核肿日久不愈者,尝谓"此非顽痰,即为死血也。"必以豁痰化瘀之峻剂以逐之。治痈疽之病,则谓"肿而不溃者血虚,溃而不敛者脾虚。"故溃前常以四妙汤加减,溃后则以托里消毒散加减,多收良效。治诸虚实夹杂之证,必虚实兼顾,或主次有差,凡补之不受,泻之有损者,病必难治,当耐心调理,不得急治。若此等等,皆经验之谈也。

公之治病,不仅以审慎为务,常先施以王道之剂,平和之方,亦可收良效,非紧要之际,不取霸道之药,以免邪去正损,贻患难复。且诊治之时,特能耐心为病人详述病情,坚定自愈信心,注意自身调护。尝谓"三分医药,七分保养",以期医者与病者的配合,甚为有益。对少数以病困医者,尤能根据多年经验,循循善诱,耐心引导,使患者解其疑虑,公其隐私,详述病情,以免误诊,争得患者之信任,积极配合治疗,故甚得医家之赞赏。公诊脉特重古训"三部九候"之法,每病均在左、右手之寸、关、尺部,按浮、中、沉法反复审察,度其脏腑常变,结合病情,告知病人,甚为患者信服。

公一生,不仅以德治医,亦以德治邻,凡邻里之中,不论公私,必能相助。凡婚丧之家,均请为料理;民事纠纷,必请为调解;村政公事亦必请为协办。凡有求者,皆尽力而为。原村后有荒山及荒地若干亩,皆非私产。民国年间,政府划为官产,允公、私购买,在烟台设官产处,经理此事。公之表弟殷某供职于是。时村中公议,欲去官产处报官荒,购归村产,分予各户,遂遣公去烟台办理。至后,投住村民张树东商号,翌日,去官产处请其表弟操办。殷云:你是否想买,若买,我可为你办理,因系官产,谁买都可以,公云:吾乃受村中委托,来办此事,非欲自购也。殷云:当今之世,有如汝辈者乎!遂按公意办妥。此次在烟,食宿用度,均从俭。归后,村中十分满意。分田时,欲多分一区,以示报酬。公坚辞不受,一切秉公分配,甚得村民赞许。村中宗谱,已数十年未修,若不继修,诚恐失绪,公有见于此,遂于民国二十五年(1936年),协同村长,共同监理。幸祖宗"神主"尚存,几经核准,终得续成,为张氏宗族留此史谱。公一生乐与人善,而不与人争,凡邻里有难,有求必应,友朋有事,从不推诿。故邻里或村族间有事,必求其帮助或调解。

卢沟桥事变后,至 1940 年,日寇侵占荣成,家乡沦陷,在中国共产党和抗日民主政府领导下,不久,将日寇赶至沿每几个小城镇。时尤坚决支持党和政府的号召,积极参加抗日救亡活动。1942 年冬,日寇对胶东大扫荡,惨遭敌人毒打,但亦不顾安危,坚守国人气节。在抗日战争与解放战争期间,积极参加区医联会组织的活动,宣传党的卫生工作方针。战争年代,由于敌人的封锁,药材短缺,公对一般性伤病尽量利用地方产的几十种中药材,组合成偏方及验方,令患者自采自用,甚得群众欢迎。

中华人民共和国成立后,文登地区卫生科为贯彻党和政府的中医政策,召开中医代表会,公为荣成县代表参加会议,会间,推为大会代表发言,表示坚决拥护党和政府的中医政策,谦虚谨慎,积极工作,为发展中医事业而努力奋斗。深受与会领导及代表的赞许。

1955 年合作化运动时,积极支持其孙灿坪,响应政府号召,带头组成联合诊所。1958 年人民公社成立,村中组建保健站,公以 80 余高龄,继续为群众健康服务,出而应诊。1964 年 3 月 3 日病逝,享年 86 岁。殡之日,村中老少,立满街头,为之送葬,以寄哀思。

公有男名树乾(字连三,以字行)继承父业,犹一方名医,长孙灿坪,亦继承祖业,后曾任山东中医学院院长及山东中医药大学终身教授、博士生导师。

刊于《医界》2007 年 3 月

先父树乾公传略

张树乾,原名树芝,后改树乾,山东省荣成市下回头村人,生于1906年(清光绪三十二年),卒于1981年。少从本村恩贡生张学南先生读私塾6年,下学后,从父士洲公习医。时有北埠村清末庠生于先生来求其父诊,问及其名,乃赐字连三,后遂以字行。年二十,与南山殷家村孙氏女结婚。有五男三女。

公自幼聪慧,不尚游玩,敏而好学,从父学医,先读《药性歌》及《濒湖脉学》等启蒙之学,并参以相关著作,继读《医宗金鉴》杂病、外科、妇科、儿科等"心法要诀",后读《黄帝内经》及《伤寒论》、《金匮要略》等经典著作,参阅诸家医著。公一生勤于学习,博览群书,不限门派。尝谓"学无止境,开卷有益"。

年19,始独立应诊,首次出诊为北乔头村王可景病,患卧床不起足不任地已数月矣,经数医不效,公诊为下痿,系肝、肾阴虚,不能养血荣筋,故筋骨萎弱,处以六味地黄汤加当归、杜仲、牛夕、川断等,以滋补肝肾,强筋壮骨,终得起,后至老年,未再发足疾。公初至,邻人窃谓,未请到老先生,来一小先生,不知可否? 此诊首战功成,声名遂震。

1928年,荣成政府公安局举行中医考试,按规定年龄遂增报两岁得以应试,有论文一科,题作"六味地黄丸何用泽泻为?"公谨遵清人柯韵伯对此方之解,据《内经》文义所谓"一阴一阳者,天地之道,一开一阖者,动静之机"及"三补三泻"之义,加以阐发论述之,甚得;加之其他科目,成绩亦颇佳。试毕,有诸多落榜者,而公得中,亦可谓少年得志。三年后,再一次考试,公复中,因得"荣成县公安局考取中医士"之称,自此尤享誉一方。

公治病,亦遵其父士洲公教诲,谨守中医辨证法度,每奏良效。时有小落村闫成发先生,在大连德生泉号任经理,因操劳过度,患肺痨咳血,特回乡请医,公以拯阴理劳、清燥润肺等法调治,病情稳定,逐渐恢复,闫特赠以匾额(上书"术高岐黄"),以示谢意。又如孔家庄孔某之妻殷氏,产后患胃痛,几次易方效不显,后思当系产后气血两虚,胃气不振所致,以六君子汤加当归、川芎,竟一剂知,数剂而愈。桑梓村汤某之妻,因多次落胎,其夫提出离婚,妻不肯,特来求治,询之,每落胎时,均已有四月以上,胎身糜烂无皮,诊系胞中湿热之毒,难以育胎,遂以清利湿热加以解毒之法治之,孕后,又以知柏地黄汤养阴清热,加银花解毒,再加川断、杜仲保胎,足月生一男婴,满月后,夫妻抱婴儿同来致谢。又有邻妇高氏,以体质素弱,数滑胎,始以常法保胎药未效,后于未孕之前,先以大补气血,兼固肾气之药服之,孕后再以保胎药服之,果效,遂生一男婴,终成壮男子。又一邻妇,患子嗽,肺热较甚,治以泻白散加味,嗽少减,然嗽甚则小便自遗,因思泻白散原有粳米,以肺热较甚未用,必中气下陷所致,后服遂加粳米,效遂佳,即以此方数剂而愈。文登城建昌药方毕副经理之妻,年已五十左右,十余年前,生一女,后因体质素弱,数年前已停经,患不寐证亦多年,曾几经诊治均无效,毕有次来送药时,言及此事,因思此证必体弱血亏,冲、任失养,营血失调所致。《内经》云:"心藏脉,脉舍神。"神不守舍,故难入寐也。处以血府逐瘀汤。服数剂后有睡意,继服后,可睡二三小时,患者亦觉体强神安,数月后,竟有孕。虽未足十月,亦顺产一男婴,后因保育条件欠佳,亦夭折。此患者五十余岁,已停经数年,服此方后竟能怀孕,亦奇证也。凡此,亦均于平正中获良效,亦犹规矩中现机巧也。故声名大震,并曾受牟平县徐家村富翁徐某之请,为其家人治病。

1940年,日寇侵入荣成,家乡沦陷,在日军下乡扫荡时受惊吓而咳血。不久,日寇又在邻村滕家镇建据点,成立维持会,为日伪服务,有人提议,可请张连三参加,公闻后愤曰:断不为日寇服务,为逃避此祸,遂急与威海市生生堂大药房联系,不久,事成,遂去该药房坐堂。至秋后,滕家镇敌据点被共产党领导的人民政府及人民武装袭扰撤退,荣成腹地全部解放,即归,但因染病体弱,后则难以应诊。1942年冬,日寇对胶东实行拉网式大扫荡时,又遭毒打,守志不屈,险于毙命。自此,体力日衰,亦难应诊。自1943年后,致力于培养其子灿珅、继承祖业,终成。1955年,响应政府号召,积极支持其子,带头组成荣成县"崂山区联合诊所"。

公为人,颇具父风,忠厚善良,不务私利。治医以仁为本,治邻以和为贵,凡邻友有难,必尽力相助。如村邻张某家,与某家发生纠纷,诉诸官局,几经勒索,不予结案。后求之公,经多方疏通,遂得了断。又如1938年村民某家,遭小落村土匪四人,夜入其家行劫,后事发,被共产党领导的文登县天福山起义军派兵至小落村逮捕三人(跑一人)归案。应邀协同村长去大水泊村了此公案。正以常怀爱人之心,故犹常获人爱之报也。如1937年春,自家建屋已平口,上梁之日,忽来骤雨,村邻皆自动带席箔,将屋蒙好,方免雨淋墙倒。时小落村闫成发适来复诊,亦帮助记名号席。事毕,闫曰:"古人云,千金治产,万金治邻。"今日之事,足可证先生平日与邻为善,仁心可见也。正由于公处事公正,能以仁心待人,故邻里中有民事或家务纠纷者,必请为调解之;凡村中政务有需帮办者,亦必尽力而为。1947年,村民参军者张灿然、张士千二人,于孟良崮战役壮烈牺牲,村中特为之立碑纪念,其碑文即由公撰并书,且亲请其内兄孙成修刻成。故村民尤为赞许之。

1958年,农业合作化以后,村党支部及村行政为全村民众的卫生保健事业计,特请公及其父等四人,组建大队卫生室(后改保健站等名称),一方面为本村社员看病,一方面对外应诊,自此,每日忙于诊务,四方求诊者,亦日多。不仅有诸多享受公费医疗之干部,时来就诊,而且远地及邻县慕名求诊者亦不鲜见。甚得当地广大干群之赞誉。公一生治岐黄业,以治病救人为己任,从不以谋利为务,且从不接受病家馈赠财物。如牟平一病家,从报纸报道获知荣成张连三先生,医术甚高,特来为其父求方,患者因感受风寒,关节疼痛,行走困难,经多医调治无效,根据其子陈述之病情,为处一方,患者服后,终获全愈,后其子带厚礼,亲来致谢,公坚辞不受,病家甚为感激。

公自来体质较弱,日寇时期,先因惊吓而咳血,后又遭日军扫荡时毒打,故体尤差。花甲之年,即患肝阳上亢等病,顿戒烟、酒,至古稀之后,多病缠身,但仍继续为患者服务,最后两年,因心绞痛频发,仅能在家中应诊。1981年5月7日,仍坚持应诊一日,至近晚时诊毕,扶杖去村头散步,心绞痛突发,抢救未及,遂病逝,享年76岁。公晚年曾数次病甚,知其子灿珅在外,公务繁忙,虽有思念之情,不曾相告,惟嘱其子女曰,吾死后,必待你兄归后,再火化。因至故后第三日,子归,谨遵生前遗嘱,丧事一切从简。临行时,邻里皆含泪叹息,送走了曾为全村村民服过务的慈善老人。事后,外地继有来求诊者,闻知仙逝,无不为之惋惜。

公治医一世,始终坚持以四大经典为本,治病务求明理,理明则法定,法守则方立,故患者常谓公对医理的分析,甚为透彻。诊脉问病,务在心细,理、法、方、药,均有规矩。临床各科,始以《医宗金鉴》奠基,参以后世百家。治热病以《伤寒论》及清代温热诸家方为主,参以金人"河间解利诸法"甚为得心应手。常谓"求知务在于博览,运用不限于一家。"无论经方、时方,"有是证,用是药",不拘一格。诸家虽有学派之长,然寸有所长,尺有所短,临床运用,尽在医家调遣耳。公一生勤于读书,汉、唐、金、元,以及于近代名家,无不涉猎,择善而从。处方用药,灵活多变,尝谓"病无常形,医无常方"。公以为,病患于身,人人有别,不可拘守于成法,取效尽在于变通。

公有遗著《病案选录·附验方》七卷。约30余万字,皆平日验案记录,其中第一至第五卷为内科,含诸般杂病50余种;第六卷为妇科,含胎前及产后杂病20余种,第七卷为外科,含各种杂病30余种。所录病案,均公自书,资料翔实,记录齐全。基本可以体现公之学术思想,实践经验,治学思路,用药法度等,甚可启迪于后学。所附验方,亦皆公平日所见及所用者,大都为单、简小方,颇具实用价值。

公之长子及长女,皆习医。长子灿玾,1958年调山东中医学院执教,曾任该院院长,继任山东中医药大学终身教授、博士生导师。长女春兰,亦学医,在村保健站工作。公又曾受本县中医师王传志之拜托,培养其弟王传杰习医,后在其村保健站工作。70年代,又曾带其孙增岷习医,后亦调山东中医药大学从事实验工作。

刊于《医界》2006年2月

山东中医进修教育的先驱者
——忆林竹亭、宋洛川二老

中医学之进修教育,建国后约在50年代初期,山东省不少地区或县卫生部门,均曾先后举办过中医进修班,对诸多中青年(也有少数老年中医)在业务方面,特别对中医经典理论方面的进一步提高,起到了较好的作用,并为他们在学术方面的互相交流,提供了良好的机会。

在这方面,我省有两位老同志,较早地参与和承担了此项任务,并做出了很大成就,他们就是林竹亭和宋洛川二老,现据我个人所知,略记如下:

林 竹 亭

林竹亭,山东省文登市林村人,约生于清光绪末年,卒于1965年,少年时期,在本村读私塾5年,下学后,半耕半读医书,1921年至1935年在本村杏林堂行医。1935年7月去无锡承淡安先生所办针灸讲习班学习针灸,至是年12月,是时正处于抗日战争前夕,自文登去无锡,交通亦不方便,往返必经上海,当时的上海,社会秩序亦十分混乱,幸赖一乡友,在上海做事,协助办理食宿及购票等事。有一次,友人偕往戏院看戏,中间,其友有小事离座,适值一女招待,纠缠不去,正在难解之时,其友人归,用几句上海话便将其斥走。1936年至1938年7月,继续在杏林堂药店行医。是间,林竹亭已行医18年,应是在医术方面已有丰富经验的一位地方上的名医,生活上至少亦应为小康之家。此时,"七七事变"已爆发一年,文登、乳山一带,虽未沦陷,但胶东形势已相当紧张。据其自云,当时他也不是共产党员,然处于"国难当头,匹夫有责"的关键时刻,总感到前途莫测,国之将亡,安能有家,将来要想自求安闲,恐难如愿。作为一名个人生活无虑、甚得民众尊敬的医务工作者来说,有此忧国忧民的责任感,亦属难能可贵,于是他抛弃了舒适的小康之家,毅然决然地参加了共产党领导的抗日民主政府的工作。开始在蓬黄掖五支前方军医处任干事。1939年2月至1941年4月,在东海战委会做地下工作(执行医务),后又调牟平县贸易局任局长。1942年8月至1947年12月,在胶东行署直属桂山药房任经理,经营药材业务,下设门诊部和药厂,对解决胶东解放区药品缺乏的困难,起到了重要作用。1948年5月,调昌潍地区工作,曾任潍坊特别市卫生局秘书、市总社秘书、专区总社秘书及副主任等职,1954年至1956年5月,在昌潍专署卫生科工作期间,他亲手筹办了潍坊市中医院,后潍坊地区中医界同道言及此事,无不津津乐道。

1956年6月,林竹亭调济南"山东省中医研究所研究班"任班主任。事实上,此时山东省中医研究所尚未成立,仅先以研究所的名义,成立了研究班,因此研究班的一切筹建工作,均由以林竹亭为首的几个人,在白手起家的情况下,把研究班办成,而且为我省中医进修教育奠定了良好的基础(详见拙文"山东省中医研究班纪略")。

1957年3月,林竹亭又调去灵岩寺,筹办"山东省中医进修学校",任第一副校长,时校长并未到职,因此,学校的一切筹建工作,均由林竹亭、谢子刚两位副校长承担,仍是在十分困难的条件下,把学校办得颇有声色,为我省中医进修事业,做出了重大贡献(详见拙文"忆山东省中医进修学校"),以下仅我在该校学习和任教时所知有关林竹亭办学事,聊述数端。

1958年2月,我县卫生局选送我与林长春同志参加省中医进修班2期学习,到校后,任第三班副班长。开始接触的初步认象,觉得他很严肃,不苟言笑。后来,每星期日上午,要去参加学校领导召开的班干部会议,主要是听取学员在生活与学习方面的意见,特别是对每位老师讲课的意见,他都认真记录,然后转告给任课教师,足证他在教学方面十分重视对质量的要求。

是年5月,我与马龙泉、刘献琳同学(后又去5人),被选送去南京江苏省中医学校(秋后改南京中医学院)参加卫生部委托办理的教学研究班学习,翌年7月结业归鲁,留山东中医学院任教。此时中医进修学校的教师,多数已调来中医学院任教,故是年冬,进修学校又办一《中医学概论》师资班,学院复派我去任课。春节后,又办一师资班,我继续留下任教。此间与之接触较多,并知其患有咳喘病,每至冬季常需休息治疗,但平时仍坚持上班工作,而且对每事都非常认真。今举两事为例。

1960年春,师资班初开两门课,一是《内经》由韩老师主讲,一是《伤寒》由我主讲。讲过一段后,在班干部会上,对《内经》提出了很多问题,认为未讲明白。下午,他直接找到我,要我去辅导一次,我当即说明,此事恐不妥,还应请主讲老师去辅导为好,故不曾答应,少时。教务科宋洛川老又来,特说明是领导研究决定,还是由你来辅导为宜,你无需顾虑,他事由领导来处理。我只好答应,于是连夜准备,写一提纲,次日林校长又亲来办公室,问可否,我云可以,见我两眼红丝,复问你是否一夜未眠,我说不要紧,于是立即进行辅导,几位领导也亲临听讲。事后,告知我,同学比较满意,并提出我曾读错了一个字,此事足证他对工作方面毫无马虎之处,对学术问题,也不讲情面。

1960年,又曾办一针灸班。故特安排在附近几处公社医院实习。不久林校长提出,要我陪他下去检查一下,看看效果如何,由于他平日因肺气不足,时发咳喘,我十分担心他的身体能否坚持下来,而且当时亦无别的交通工具,只能骑脚踏车,但他坚持要去,我只好陪他同行。一路上特加关照,因他多年不曾骑车,加以气力不佳,故仅能在平路或下坡时骑上,而且由于把不稳车把,车子左右摇摆较甚,令人十分担心,每上坡时,我先把他的车推上,再回头赶我的车。每到一地,认真听取学员和医院领导的意见。就这样,利用两天的时间,总算是安全归来,足见他对工作这种认真负责的精神,和一个共产党员特有的品格,令人十分感佩。

特别令我难以忘怀的是,他外似严肃,但内怀关爱,是年冬放假时,他曾亲自问我有路费否,家中有困难否,作为一个领导干部,能如此体贴职工,是十分可贵的。后来中医进修学校撤销,他亦来中医学院,不久,因身体欠安,离休在家,暇时,吾时去看望,尤念念不忘中医事业,后于1965年冬病故,不啻失我良师,每念及此,不胜怅然。

宋 洛 川

宋洛川,山东省乳山市人,约生于清光绪末年,卒于1971年。少年时在本村读私塾。1916年至1917年,在海阳县单级师范读书,自1918年至1926年,大部分时间是在小学任教。1927年至1938年,在烟台家塾教学,据云,此间在生活上颇为优裕,有时夏季嫌烟台气候炎热,便携弟子去大连学习,在待遇上,亦颇优厚。暇时,亦常浏览些近代文学及新文化运动以来的新作品,并开始习读医书。

1938年是其执业以来的新起点,他放弃了从事多年的教育工作,回到老家,开业行医,从此步入当地名医之列,直至1954年。

建国后,文登专署卫生部门,为贯彻中央卫生部有关中医工作的政策,筹办了中医进修班,1954年,特聘宋老去该校任教,主讲《伤寒论》。1955年,调来济南山东省立中医院工作。

1957年2月,调山东省中医进修学校任教务副主任(副科级。主任是曲衍海,次年调离),此时,他已是中共党员。从此,与林竹亭校长共同完成了中医进修学校的历史使命。他虽然未再登台讲课,但仍担负着教材编写等任务,当时所用《伤寒论讲义》,即由宋老主编,后于1959年,由山东人民出版社出版,定名《伤寒论串解衍义》。

1958年春,我来该校学习。入学不久,因我喜爱文艺,尤好京剧,会操京胡,故得学校几位同好的老师和同学交厚,常于星期六晚,去教师办公室相会或清唱,每至,宋老必在,并时常聆听其对京剧的品评,知其对京剧亦颇有研究。某次谈间,获知他于1954年,在文登专署卫生局召开的中医代表会上,与我祖父士洲公相识,并知我已继承祖业,行医乡里,故对我亦特加关注。是年5月,我等数人,选送去南京参加教学研究班学习,临行前,赠我二书,一为《社会发展史》,一为《辩证唯物主义与历史唯物主义》,问我读过否,我曰:不曾读过,此前我确实尚不曾接触过这方面的书籍。他特嘱我好好读一读这两本书,我去南京读过此书后,又特买了些马列主义的有关著作,进一步学习。宋洛川老,乃是我学习马克思主义著作的引路人,对我后来在这一新思想领域的学习与提高,具有重要的指点作用。

1959夏,我们从南京归来,留山东中医学院执教后,是年冬,复来中医进修学校任教,此间与宋老亦可谓朝夕相处。暇时及星期日,他必至教师办公室闲话或长叙,大都交谈些学术问题,我每感获益良多。他在医学方面,尤擅于仲景之学及《难经》,其他如史学、儒家、道家、墨家、名家、法家等先秦学术思想方面的著作,均有一定研究。在文学方面,尤喜读《聊斋》。总之,他对中国传统文化这种广收博采的治学精神,亦颇令人叹服。更为令人赞许的是如此年岁的一位老知识界学人,竟能自觉地学习马克思主义的立场、观点和方法,去探讨医学与文史哲方面的有关问题,对于我后来的治学思路,具有一定的影响。

宋洛川老的为人,不仅平易近人,而且善解人意。我们在闲谈时,常借紧张、繁忙的工作而需要轻松之机,请他讲些历史典故,听起来,不仅可记诸历史要事,而且亦饶有兴趣,对我印象较深者如"张良持箸献策"、"石崇奢华斗富"、"王猛扪虱而谈"、"石勒听读《汉书》"、"谭道济唱筹量沙"、"赵匡胤谨遵母命"等,每事均能以历史唯物主义的观点,分析诸多历史事件与历史人物之功过是非,对听者亦颇有启发。

宋老不仅在学术方面具有诲人不倦的精神,而且亦乐于提携后学,指出或暗示你的缺陷及不足之处。对我印象较深者有两次:一者,那时因工作关系,常往来于济南与灵岩寺两地,时有书信过从。有一次,他忽然对我说,"你是不是不会写信?"我立即意识到我的信写得不好,一者不识文体,一者行文太白,亦不练达。后遂再攻尺牍,以补缺学。另一事是,我自来中医学院任教后,深感责任重大,各方面均应成为学生的表率,然我的书写却不令人如意,后来即立志练习书法,当时除临摹过一些名帖外,平时办公,包括上门诊带学生实习,亦尽用毛笔。其实,当时主要为应用而已,并无意介入书法。某年夏,我在一把黑色折扇上,以广告色学以涂鸦,被宋老索看后,问是谁所书,我复问,写的怎样? 宋老云,写得不错。我遂云自书,他略带惊讶地说,你不会写字!我以半开玩笑的语气对他说,士别三日,当刮目相视,宋老与我相视而笑。是知宋老早已发现我的字写得不好,今日得其认可,心亦稍安。其实在我们的闲谈中,宋老亦曾多次言及书法之事,亦知识分子必具之修养,大概也是对我的一种暗示,我总算未负其良苦用心。

中医进修学校撤销后,宋老亦归于中医学院,1964年,学院正获准承担国家十年规划"七本中医古书"整理研究课题《针灸甲乙经》的编写任务,原拟由林竹亭、宋洛川二老负责,然林老翌年因病仙逝,宋老亦因患喉病,声音嘶哑,难以工作。至1969年秋我亦奉命,参与此项工作。我们的办公室与宋老同院,但因宋老身体不好,我们的工作又十分繁忙,虽相处年余,然能坐下来交谈的机会亦不多。1966年,《甲乙经》校释工作,初步完成,我亦归校,宋老已做了喉癌手术,安上一人工喉,勉可言谈。此间亦不曾再会,后"文化大革命"开始,直至1971年,我校与山医合并搬迁楼德时,方知宋洛川老亦驾鹤西去。

总结宋老的一生,其文化修养,可谓新旧学兼备,其知识领域,可为广收博采,其医学水平,堪称儒医大师,特别可贵的是作为一个老知识分子能自觉接受马克思主义的新思想,且能用之于治学实践,非易事也。

今日回忆四十年前,与林、宋二老相处往事,不胜感慨之情,二老虽已仙逝有年,然其勤勤于中医事业之功,桃李犹存。尤感二老对我嘉惠甚多,诚良师与尊长也。惜于生前,未能答报,今特借此寸毫,聊表思念之情云:

> 四十年前往事循,杏林学子踏轻尘。
> 书声朗朗修坟典,鸟语嘤嘤唤岁春。
> 数度临坛归鹤去,几番翘首梦周频。
> 今朝复忆程门雪,银汉青云酹北辰。

刊于《山东卫生》2008年5月2日

难忘的历程——建院三十周年回忆

山东中医学院建院至今,已经走过了三十年的路程。三十年前的 10 月 6 日,在我省中医教育史上是一个不平凡的日子。回首沧桑,历历往事,三十年的曲折、坎坷、耕耘收获,不禁令人感慨万千。

祖国医学,对中华民族的繁衍昌盛有着不可磨灭的贡献,她与现代医学一样,受到城乡广大人民群众的信赖。但由于历史的原因和民族虚无主义的影响,曾阻碍了对祖国医学的继承和发扬,给广大中医工作者心灵上留下了累累伤痕。

党的中医政策的及时发布和实施,纠正了中医工作的偏差,为继承和发展中医事业,指出了正确的方向,使中医工作步入了正确轨道。1955 年至 1958 年,山东省立中医院(后改为山东中医学院附属医院)和省中医研究所相继建立,标志着我省中医医疗和科研在医药卫生工作中,初步取得了应有的地位;继而山东省中医进修学校的建立,是我省中医教育的开端,使过去不被重视的乡村医生和"坐堂先生"登上"大雅之堂",真正成为卫生战线上的合法战士,这一地位的取得,实在是来之不易,全靠党的正确领导。

随着社会主义建设事业的发展,基于我省中医事业的需要和广大中医工作者的愿望,省委、省政府的大力支持,山东中医学院终于在 1958 年 10 月诞生,开创了我省高等中医教育史。尽管当时的条件非常简陋,没有校舍(暂住省中医院内),缺乏教材和教师,更谈不上起码的教学设备,但是在党的领导和中医政策的感召下,经过全体师生的艰苦奋斗,克服了重重困难,顶住了"下马风",渡过了三年灾害,使学院得以健康成长。

在各级党和政府的关怀下,经过几年的努力,我省中医高等教育首届毕业生问世了,他们肩负着时代的使命,人民的期望,学校的嘱托,奔赴各自的工作岗位。尽管他们在培育过程中存在着这样那样的不足之处,但我省中医界毕竟有了自己培养的大学生,这是多么值得骄傲的啊!截至 60 年代中期,我院已初具规模,具备了一般的教学条件,各个学科的师资队伍已初步形成。几届毕业生踏上社会,为中医队伍注入了新鲜血液,为中医事业的发展充实了后备力量。在此期间,还培养了几批"西学中"人员,其中有相当多的同志,为继承发扬祖国医药学遗产,作出了积极的贡献。

正当我院发育成长之际,"文化大革命"爆发了,学院也难逃厄运。学校的人力、物力、财力,遭受了极大的损失,而更为不幸的是,把山东中医学院和山东医学院合并到一起,迁往农村办学,从此,山东中医学院的名字消失了。这时,关心党的中医事业的广大干部和教师无不心情沉重;眼看着刚刚成长起来的中医教育事业被削弱和肢解,无不心急如焚。一批有识之士,冒着各种风险,纷纷要求恢复、重建中医学院。经过几年的努力,终于得到了国务院的批准。当全体师生听到这一消息时,内心之激动,情绪之热烈,难以言状。1976 年元旦,山东中医学院的校牌,重又悬挂到原校址的大门旁,可谓"双喜临门"!虽然当时的校园已破烂不堪,教学设备已损失殆尽,但毕竟又看到了希望。

金秋时节,迎来了中医学院建院三十周年,全院师生无不为之欢欣鼓舞,高兴之余,回忆过去,展望未来,更增奋进之勇。

自建院至今,我院职工人数由当时的不足百人,发展到现在的 800 余众。宿舍楼、图书馆、两用堂、教学楼等拔地而起;电教室、语音室、各类研究室、计算机室、摄像室等也都鸟枪换炮;价值 10 万元以上的大型仪器如超薄切片机、超速离心机、电生理仪、红外分光光度计、万用显微镜等就有 30 余种;学校藏书量也增至 17 万余册。师资队伍也发展壮大起来,素质不断提高。我院逐步增设了新专业,培养了大批本科生、夜大生、函大生和研究生,还接收了几批外国进修生。科研水平也进入了较高层次。我们的《山东中医学院学报》也办的颇有特色。我院的影响日益扩大。

为什么能取得如此显著的进步呢? 主要是国家实行改革开放的政策带来了繁荣,中医政策得以深入贯彻,也是中医、西医、中西结合医及全体师生精诚团结奋斗的结果。

"四人帮"被打倒,全国人民欢欣鼓舞,特别是党的十一届三中全会以来,全国形势发生了极大变化,各项事业得到了蓬勃发展。在中医工作方面,卫生部召开了一系列工作会议和提出的许多政策措施,都给中医工作带来了新的希望,尤其是党和国家许多领导同志的多次批示和讲话精神,使中医工作包括中医高等教育不断取得新的成就。尽管祖国医学的发展经历过一段曲折的道路,但其强大生命力越来越被历史所证明。在改革开放的大好形势下,中医工作正以新的步伐前进。近几年来,由于省委省府的直接领导和有关部门的大力支持,全员广大教职工的共同努力,我院得到了迅速发展。生员扩大,设备更新,专业增多,条件改善,并为今后进一步发展,打下了良好的基础。

我们一定要不负众望,为祖国医药学的继承发展,面向未来,面向世界,为人类的健康事业作出自己应有的贡献。

历史赋予我们的使命,永远是光荣而艰巨的,我们必须把握前进的航向,汲取历史的经验教训,在继承前人成就的基础上,锲而不舍,发奋图强,遵照中医理论体系,遵循中医自身规律,采用各种先进的方法和手段,为把我院建设成为高水平的山东中医高等学府而努力奋斗。

刊于《山东中医学院学报》1988 年 9 月

艰难岁月

"文革"期间,于1970年夏,省革委决定,山东中医学院与山东医学院合并,迁至新泰县楼德公社楼德大队办学,我校限1970年国庆节前必须迁出,山东医学院限国庆节后迁出,此时我正在淄博市源泉公社,学院革委会与市卫生局革委会合办一中医学习班,按学院通知,学习班于国庆节前提前结束。于1971年1月,两院正式合并,不分中西医,统称中西医结合专业,编为四个大队,分驻楼德(校本部驻地)、曲阜、枣庄、新汶(后移住新泰),正式招生开学,上课后不久,原中医学院的领导和教职工普遍认为照此下去,由于各种原因,中医学业难以保证,势必削弱,后来又预感到中医学业有被吃掉的危险,于是不顾政治风险,要求设置中医专业,终经有关部门批准,于1972年冬,校领导向克同志授意,令我与刘玉芬同志返济,成立中医系。中医系虽然成立,但在实际工作中所经历的困难和挫折,实在难以解决,中医学业仍无法保证。因此,大家强烈要求中西两院分开办学。终经省革委批准,于1976年元月1日,恢复山东中医学院,通过5年来的艰难岁月,总结经验教训,主要有两点。①中西两院合并办学,中医专业的教学质量难以保证;②在目前的条件下,要突出或强调中西医结合专业是不现实的。现将我个人此五年的《履历》,摘要选录,聊见一斑。其中缺漏或欠妥之处,在所难免,望当事诸位批评指正。

2008年3月五龙山人张灿玾识

一九七〇年

5月22日,通过教育革命一段时间的实践,进行了书面总结,第一,用毛泽东思想统帅业务课;第二,改进教学方法的几条原则和具体措施:(一)全面贯彻毛主席的教育思想和教学方法;(二)少而精;(三)理论联系实际;(四)集体备课;(五)互教互学;(六)调查研究。

5月,省革委召开教育革命会议。回校与向克同志一起参加会议,张铚秀亲自听取汇报。会后,卫生厅王育林同志认为我们的汇报有实际内容。

7月,学习班理论课结束,分配到各公社医院实习。

8月,按学校通知,学习班实习提前结束,要把教材编好,把总结写好。学校又增派了部分教师,帮助编教材。按学校通知精神,决定编写四本教材:《中医学基础》《中药学》、中西医结合《内、儿科学》《外、妇科学》。实习提前结束,学校领导及工军宣队领导,淄博市及博山区卫生部门领导均到此,参加了结业典礼。计有向克、陈树声、市革委的领导、市卫生局王则波、医院老傅同志及工军宣队的部分同志。会后,全体同志去村西河滩上合影留念。结业典礼后,我和老师们又留下,集中了一段时间,日夜加班,把教材编完交博山区卫生局付印。

9月,返校,是时省里已决定中医学院与山东医学院合并,仍名山东医学院,近期即需搬迁至新泰市楼德镇。我回校后,又用了几天的时间,写了一篇总结,登于《大众日报》头版。

总结写好后，匆匆收拾行装，于 9 月 28 日去楼德。开国庆节开始整党。

11 月下旬，省卫生局通知我去北京由卫生部召开的全国中西医结合工作会议。至济与原厅长王瑛同志，办公室王治安同志，军代表王主任，招远赤脚医生王心悦同志，青岛台西医院王正锷同志同行，至京住北京饭店。

会间，听了卫生部领导报告，进行了讨论，传达了周恩来总理关于中西医结合工作的指示，学习了有关文件，交流了经验，制定了今后规划，会议至 12 月 19 日已基本结束，唯尚联系等待安排周恩来总理接见。在等待期间，会上又安排了一系列参观和学习等各种活动。

一九七一年

1 月，在北京继续学习"批陈整风"等有关文件及参观学习如"中草药展览会"等活动。

1 月 26 日（农历腊月三十日），福成结婚。本与家中定好，今年春节回家。但由于在京开会，不仅不能回家，而且亦不许与家中通信，家中十分焦急。幸赖有父亲关照，方将成儿婚事办妥。

除夕晚我们山东代表，也由王瑛同志出资，在北京饭店小宴，这恐怕也是一生中第一次。此时，我也深知家中不知如何在挂念着我。

2 月 6 日，晚 7 时 15 分。周恩来总理在人民大会堂西藏厅接见全体中西医结合会议与会代表及工作人员。与总理同来的尚有李先念、邱会作、李德生和国务院业务组及中央有关部委的领导同志，在座尚有卫生部军管会主任陈仁洪、副主任谢华等同志。接见自 7 时 16 分至 11 时 20 分。总理除询问部分基层代表的有关情况时，有诸多插话外，并对当时卫生部主管中医工作的林伟同志讲，管中医工作，要学中医，要懂中医。最后，又发表了重要讲话。是夜，全体代表无不激动万分。我亦深感这是我一生最幸运的时刻。总理接见后，会议结束，归济返校。回校，见到家中多次来信，我立即向家中写了回信，汇报了这段会议情况，不久接到父亲和家人来信，知我在京开会，受到了总理接见，也都十分高兴，只是盼我能早日回家看望。

回济返回楼德，我立即向院领导作了全面汇报，传达了有关文件。又遵照院领导的决定，向楼德的全体教职学工进行了汇报。

是时学校整党工作春节前已经结束，自 1 月 1 日始，两校正式合并。教职工已分为四个大队，派住楼德、枣庄、曲阜、新汶，分头办学。中医教师亦同样分住四地。同时，在济之留守处，又办一西学中班。当时安排我在教革部教育组工作。由李文轩任组长，我任副组长。我遂在教革部支部补办了整党材料和登记手续。

3 月，省卫生局，调我回济，宣讲全国中西医结合工作会议精神，并帮助筹办"山东省、济南部队中西医结合工作会议"，曾向中医院，山医附院及济南市卫生局等单位作过汇报宣讲。

4 月 10 日至 29 日，在济参加山东省与济南部队召开的全省、全区中西医结合工作会议。会间，听取了杨得志、白如冰、傅家选、赖仲生等同志的讲话及王瑛同志的发言。制定了今后意见。会议代表很多，声势很大。

两次中西医结合工作会议后，我省更为突出强调中西医结合，关于中医教育方面，在中西医结合的形式下，实质是取消或削弱了中医。在当时的山医，中医专业已不存在，统称中西医结合专业。

　　6月,各大队反映教学工作问题很多,尤其中医教师反映中医教学方面存在的问题,更为强烈。原有中医学院的不少干部和广大中医教师,一直认为,长此下去,中医势必为西医吃掉。教革部副部长蔡和同志,于六月中旬,带我去新汶了解教育革命情况。我特意了解过中医教学情况,形势的确很严重。回校后,曾向院和部的领导作了口头汇报,并提出我的意见。面对此种情况,某些领导同志则以为是有些干部和知识分子留恋大城市,思想回潮,不断进行批判和压制。因而,在干群中出现消极对抗情绪,日趋严重。楼德有不少干群,暇时在家打煤油炉子,自炊自食,有人还送我一个,亦常用此自炊。

　　7月,中央正在召开"教育革命工作会议",山医有原副院长方春望同志参加。会间告知学校,可去江西参观。7月8日,蔡和同志奉上意告知,由我院及青医、济南卫校三家组团,叫我带队去江西。7月9日,去济南省卫生局,听取了领导的意见后,一行六人(山医:张灿玾、史慕山、邵元泽,青岛:孙吉甫和另一人,卫校一人)即起程。11日抵南昌,12日至省革委联系,13、14日,在江西省药科学校参观学习。16日去吉安地区青原山参观江西医科大学。去后,见师生尽在农村,校址原系一寺院旧址,院内桌椅,狼籍不堪。翌日,听取了他们的介绍。18日在回南昌途中,险些翻车丧命。20日,又听取了省教育组的介绍,遂即离开了炎热的火盆城市。返济后,向省卫生局及院领导作了汇报。此时,学校已放暑假,我亦回家。

　　8月14日,中共驻山医工、军宣队临时委员、中共山医革委会核心领导小组制定的《一九七一年第二学期工作要点》第四项第四条规定:"坚持走中西医结合的道路"。继续贯彻省中西医结合会议精神,深入开展革命大批判,狠批民族虚无主义、洋奴哲学,但同时也要防止对祖国医药学的兼收并蓄,和对西医学的一概排斥、否定倾向,教育师生医护人员明确认识,做好中西结合对于创造祖国统一的新医学、新药学的伟大历史意义。①继续举办离职西医学习中医班。②全面开展西医业余学习中医活动;③在学习中,继续进行中西医结合,并不断提高质量。把西医学中医的教师集中使用。拿出两个连的学生,重点上好中医课,以便取得经验,加以推广。④在临床医疗中,要大力采取中西结合的方法进行治疗,并不断总结经验,提高中西医结合的效果和水平。"按此时虽举办过各种形式(大都为短期)的西学中班,然大多数流于形式,收效不高,而中医的处境,已十分困难,中医高教形存实亡。中医教师及原中医学院之职工,则无不关心中医的前途和命运。

　　8月,暑假在家。此次我已是一年半未回家。此次回家,一则"文革"风浪已安然渡过,一则儿子结了婚,举家欢乐。我亦向父亲及家人介绍了这一段的情况,特别是在京开会总理接见之事,均为庆幸。然而此时,我已负债累累,每月除留下10余元生活费外,囊空如洗。每次回家,均需向别人借钱。

　　9月,按时返校开学。

　　本学期开学后,立即贯彻中央教育革命会议精神,由于此次会议文件中,对建国后教育战线的工作全盘否定,加之山东当时教育战线方面存在的问题,贯彻学习会议精神后,广大干群的抵触情绪更为严重。工军宣队则严加批判,使广大干群与工、军宣队之间的矛盾日趋严重。

　　由于中医教学方面的问题,日趋严重,教学质量无法保证,实习见习,倍感困难。因此要不要保留中医专业,是当时争论的又一焦点。广大学生对这种分散办学的状况,也十分不满,曾编成顺口溜曰:"山东大地红烂漫,到处都是医学院"。工、军宣仍然采取压服的办法。

　　冬,由于对中医问题,广大干部和群众的要求十分强烈。我们也不断请求领导向上级反映,终于有曲阜大队同意拿一个连,名之曰"侧重中医连"。又至十二月十四日,在广大师生的强烈要求和部分干部的一再呼吁下,方准"中医侧重连"先以半个连回济实习。

是冬,又经院里同意,我又组织了部分老教师,着手编写中医教材。

一九七二年

2月2日晚,向克同志受意回济,代表领导给省办西学中班讲讲中医政策方面的问题,帮助他们总结经验,并了解一下侧重中医连和编写中医教材的情况,向省卫生局汇报一下中医当前的情况。

2月3日,张青林汇报了西学中班的情况。4日上午,中医各实习点总结汇报;下午,听取了教师汇报编写中医教材的情况。5日上午,召开中医教师座谈会,对中医当前的处境,反应十分强烈;下午,向省卫生局王瑛汇报了中医当前存在的问题,并提出了建议。

3月,院核心小组扩大会议,对建立中医专业与成立中医系的问题,作了研究,见于当前中医存在的问题,向教革部提出以下建议:①中医教研组要尽快成立,可先考虑中医基础、中药方剂、内科、外科、妇科、儿科、新针疗法等组。②尽快编写中医教材。③安排中医的教学计划。④落实教学基地。⑤安排专人负责抓中医专业的工作,等等。

3月下旬至4月上旬,奉教革部意见,去枣庄、临沂等地,了解教育革命及中医教学情况。从点上反映的情况看,教育革命当前暴露出来的问题,十分尖锐复杂。从课堂教学到临床实习等各个教学环节,以至教工与学生的生活安排等,困难甚多,中医的情况尤为严重。

6月中旬,陪同省教育革命调查组一行五人,去枣庄、曲阜两个大队,了解教育革命情况。两大队对当前情况,反映十分强烈。

7月,放暑假回家。

9月,按时返校开学。向克同志受意,我与刘玉芬同志回济,安排中医专业的工作。此时对设立中医专业和成立中医系的认识逐渐取得一致。

9月19日晚,听取了部分教师关于成立中医教研组的意见,最后宣布了已经政治部同意和确认的教研组负责人及成员。

9月20日上午,同军宣队刘斌同志一起,召开中医教研组负责人会议,布置了当前的工作。下午,同刘斌、杜景如、孙德成同志共同研究了中医临时党支部人选。经请示牟景图同志同意,刘玉芬任支部书记,史慕山与徐作桐二同志任支委。

10月上旬,与军宣队徐秘书去潍坊、青岛、烟台等地中医院,联系中医实习,是时,原中医学院之教学医院,均自动脱钩,其他医院,要求财物条件亦很高,因此,各地接受甚少,工作十分困难。此后,又安排了孙华成、徐参谋、杜景如、郭治刚、邹积隆、秦庆云、王广智、徐作桐、张志刚、丁书文、冷光贤、杨从昆等人,兵分十路,前往章邱、兖州、太安、万德、张夏、长清、肥城、宁阳、新汶、新太、莱芜、蒙阴、邹县、滕县、枣庄、临朐、昌乐、益都、聊城、临清、高唐、平阴、东阿、茌平、禹城、齐河、临邑、阳信、商河、惠民、历城、楼德、孙村、磁窑、泉林(泗水县)等三十多个医院去联系,大多只能安排一、两名,只有临朐与临清可接受三名,才仅能安排下60名学生的实习。如此放鸭子式的实习安排,实在是不负责任,而在当时,亦别无良策。

10月14日下午,召开教研组负责人会议,安排教学和编写实习大纲,布置抽调部分教师下去联系实习。

10 月 15 日,与刘玉芬、张干青共同研究新生中医连的课程设置及课程表。又安排了十路人员,前往鲁西地区数十个医院联系实习。

10 月 20 日,向核心小组汇报中医实习的困难和问题。向克同志明确表示,这个矛盾实际是关乎党的中医政策问题,要向上级写个报告。10 月 23 日,向向克同志汇报。目前虽然在三十个医院中勉强安排下,但问题仍很严重。向克同志交代,报告还是要报,安排下来,稍加改动,还是上报,这个办法是权宜之计,不能长此下去,应当反映情况,现在又快到了追查责任的时候了。

11 月,院决定,成立中医系,住山医八楼二、三层。主任胡竹生,副主任石栗奇、张灿玾,尚有工军宣队一名,临时总支书记吕永茂,副书记徐福祥,委员张灿玾,尚有工军宣队一名。辅导员,陆绪珍、耿洪祥。政工人员刘玉芬、张干青、张邦水、刘秘书等。时胡竹生身体不好,吕在大队尚未交职,由我们几个人先工作。

12 月 20 日,总支会议,研究临床教研组到医院的安排。

12 月中下旬,参加省卫生局在潍坊召开的卫生工作会议。会间,曾有卫生局一名干部在大会发言中,大力表扬某中医药学校把学生分散到最基层去进行教学的办法,批评山医中医系是在家吃等食。足见此等干部对党的教育事业是何等的不负责任。

12 月 30 日,研究调整了部分实习点。有些公社一级实习点,既无病号,也无好的教师指导,学生意见很大,不得不撤销,勉强放在济南各医院。

一九七三年

1 月 15 日,总支会议,听取了汇报,研究了中医系当前存在的问题。在教学与实习、教学办公用房及住宿用房等方面,均十分困难。

1 月 20 日晚,又听取了泰安、薛城、峄城、滕县、楼德、新汶、新泰、701 医院、莱芜、阳信、惠民、临邑、商河、肥城等实习点的检查汇报。普遍存有以下问题:病号少,无教师带或带教老师水平很低,食宿问题困难较大,医院要求搞基建等。23 日下午,又向院核心小组作了汇报。向克同志表示,把材料整理一下再上报,虽然都是具体问题,但都关系到中医政策。

1 月末,放寒假,因工作关系,且又无钱,故未回家。

春节后医院上班,即与张青林骑车去市立三院(驻历城)联系实习。下午始归,饥甚倦甚,仅取一冷馒头吃下,遂和衣而卧。醒后,见门缝下一信,为福成所寄,告知家中盼归之情,不觉潸然泪下。此时我无论公事与家事,真可谓困难已极,古人云"丈夫有泪不轻弹",诚如是也。

2 月,按期开学。

3 月,南京中医药大学陈德华同志来了解情况。告知 3 月 20 日在南京召开九个中西两院合并的院校会议的预备会。交流一下情况,全国中医学院在武汉开会。

4 月 2 日上午,怡然同志向核心小组汇报去南京参加预备会议有关情况,向克同志表示,根据九所院校汇报的情况,中医教学是削弱了,不是加强了,我们山东也不例外,两个会议都本着积极的态度,向人家学习,如实反映情况。至于我们是分与合,我个人意见,分可能比合着更好些。

4 月 6 日晚,向省卫生局汇报两个会议的有关问题。王瑛同志表示,两个会议按学校意见去参加,分与合问题,不要在会上谈,等下半年看看上面有何意见,等省委表示了,我们才好谈。

4月中旬,先去武汉与湖北中医学院联系。该院陈书记表示欢迎我们参加。4月24日,与怡然、张青林、张殿民起程去武汉,住武昌宾馆。参加单位有北京、辽宁、黑龙江、上海、江西、陕西、河南、湖北、湖南、广东、广西、成都、贵阳、云南等十四所中医学院及山东医学院、天津医学院、江苏新医学院等共十七所院校,自4月28日至5月22日,历时25天。会议分三段进行,第一段,批修整风;第二段,交流经验;第三段,讨论了中医学院的专业方向、培养目标、课程设置、中西结合、继承与发扬、普及与提高等问题。卫生部朱朝同志始终参加。会议制定了中医、中药两个专业的教学计划,对培养目标一项,经过多次争论和讨论,终于确定为"中医师"与"中药师"。编写教材事,因当时我们的处境十分困难,未能承担。会议,适值"五一节",游览了东湖及武汉名胜古迹。

5月19日,我等乘江轮去南京江苏新医学院参观学习。21日,听取该院介绍,并参观了有关部门。

返校后,立即向院作了汇报。系里进行学习与贯彻,并根据会议精神,对教学计划进行了某些调整与修改。

7月,放暑假。

暑假后,按时开学。

9月7日,父手简,父亲腹痛病又犯,遂拟方寄回。10月1日手简,告知腹痛已有所减轻。

10月,父亲因病来济检查,陪同去附院作过心电图等有关检查。暇时,陪同去千佛山、大明湖、趵突泉等浏览。父亲见我工作很忙,约住十日左右,自归。当时,我也实难脱身,故未能送老人回家。父亲走后,甚感不安。

10月20日,院革委党的核心领导小组向山东省委呈达了《关于分别办好中西医学院的报告》。报告尖锐地指出,两校合并的实践证明,对中医工作是严重的削弱,认真办好中医学院是落实党的中医政策,培养中医新生力量的重要措施,反映了关心中医事业的广大师生的迫切愿望和强烈要求。

冬,儒法斗争问题,已在报刊陆续推出。

12下旬,在济参加省卫生局召开的"山东省中医中药工作会议。"

一九七四年

1月4日,父手简,告知腹痛尚未痊可,盼我回家,函告,因工作太忙,恐难脱身。

1月15日,中医系对七一级学生,制定了"西医实习安排的几点说明"。规定2月11日至6月23日,共十九周时间,去机动一周,仅十八周,还需上下轮换。

1月,在儒法斗争所进行的大批判的基础上,又发展为"批林批孔"运动。

运动开始后,在院核心小组领导下,成立了"批林批孔"办公室,调石栗奇同志去办公室工作。院布置首先学习中央有关文件,要求各部门领导带头宣讲。随后开展大批判。

在批林批孔运动中,湖北会议的有关文件,特别是"培养目标"中的"中医师"与"中药师"的目标又遭到批判,批判考试制度,教学秩序又呈混乱状态。

是月，又抽调部分教师，外出联系实习医院，此时临床教学的实习安排真是困难已极。我与邹积隆同志，曾北去高唐、禹城、茌平、齐河等县医院，又去济宁、菏泽地区的某医院。至曹县工作完毕，曾租用旅馆自行车去刘献琳老师家探望（时他正在家休养），我们一早起程，岂知尽是细沙松土路，车子根本不能骑，直至午后方到，刘老师强留吃晚饭后带夜赶回。所有医院，均因食宿及带教有困难，最多只能接受两三名。

1月末，放寒假。因各方面原因，未能回家探亲。

2月，按期开学。

经过批林批孔之后，教学秩序尤为混乱，所有课程，难以考试，纪律松弛，质量下降，加以教学基地不足，管理困难，各种工作均难以开展。

春，将《针灸甲乙经校释》书稿取出，交与徐国仟同志，嘱其继续工作，准备恢复整理。并给江苏新医学院去信联系，请其建议卫生部，恢复七本中医古书的整理研究工作。后得卫生部同意。

3月22日，父手简，告知近况，左腿和手有些抽筋，有时头晕，自拟一方，我为参酌寄回。此证多为中风前兆，甚感不安。

7月，放暑假。

9月，按时开学。

开学后，由于山医大院，已无法安排广大师生之住宿与教学用房，院决定，中医系搬回原中医学院旧址。原中医学院校址，在1970年搬迁楼德时，已按上意，交付济军有关部门使用，但未正式历行手续。经过近几年交涉，将房要回，但已破旧不堪矣，且尚未全部空出，故中医系目前只能搬去一部分。

9月29日，我与辅导员王书成同志先来，来后已暮，食堂无人，由书成同志取出煤油炉子自炊。30日，史慕山同志冒雨来看，并带来国庆节分到副食品。节后，部分教师亦陆续搬来。由于学校后勤机关驻山医大院，这里的事情无专人负责，诸多事情扯皮推诿，我们不得不自己动手，诸如教室及学生宿舍的整理等皆是；食堂条件亦相当差，师生意见较多，各方面均相当困难。

冬，由于过度劳累，关节病发作，腰痛不能直立，生活倍感困难，进中医院针灸科住院治疗。经诊断为多发性骨质增生，同时兼有阵发性脉搏间歇现象，未能确诊。为不使家中牵挂，未曾写信告知家中。

一九七五年

1月，新年期间，只身在外，不胜思乡之情。节后，复经一个阶段的治疗，病情有所好转。医生建议，最好去威海疗养一个时期，再加以巩固。后经保健科请求省卫生局同意，遂与威海联系成。出院，回家住了些时，以待通知。

5月，去威海疗养院疗养。病房由潘大夫主管。治疗以按摩、蜡疗、汤浴等方法为主，药物次之。

经过一段时间的治疗，病情逐渐稳定。

在威海疗养四个多月，于9月出院。

返校后，学校已安排我在教革部工作。此时教革部主任赵祖成，副主任孙奇、张鸿宾、张灿玾。我曾因身体不好,向领导提出免去行政职务,再搞点业务工作,未允。此时中医系学生和老师正轮流去农村开门办学。

10月18日,省革委根据国务院[1975]153号文件精神,下达关于恢复山东中医学院等院校的通知。

是时,学校诸多党政部门,亦多搬来中医学院原校址,是时与山医虽为一个学院,实际上已经分开。

一九七六年

1月,自1月1日始,山东中医学院正式恢复,挂牌对外。对原来在中医学院工作过的同志来说,确是一件大事。合并的五年中,大家深深感到,对中医事业的损失是难以估量的,今日的恢复,实是关心中医的广大干群斗争的结果。

以上所记,仅是我个人从组建中医系和在中医系工作期间,亲自经办和自身体验之事。这虽是一个大致的情况,但亦可反映,当时的处境,是何等的艰难。这种历史的教训,是当引以为戒。由于岁月已久,再次说明,其中缺漏疏略及欠妥处,至祈读者见谅。

荣成市中医基本情况琐记

荣成县地处胶东半岛东端，作为行政区域的设置，据《汉书》记载，汉高祖六年（公元前201年）始置不夜县，至今遗址犹在。东汉时裁撤后，曾历属于昌阳、东牟等县，北齐天德四年（568年），设文登县，荣成复归文登辖区。明洪武十三年（1380年），为增强海滨防务，遂设成山、靖海两卫，办理屯区内民事。至清雍正十三年（1480年），裁成山卫设县，雍正帝赐嘉名"荣成"，直至中华人民共和国成立后，虽辖区地域有几次变迁，余皆沿袭未变，至1988年，经有关部门审批，撤县为市。

荣成虽处偏远地区，古东夷之地，后亦山东之最东端，古代帝王有欲去东海三山求仙药者，如秦始皇、汉武帝等，均曾来此。又从诸多古墓群（现知最早可断代者有汉墓）及出土文物来看，在文化方面亦颇具特色，特别是清道光年修《荣成县志》卷八"侨居"引《三齐记略》云："郑玄，字康成，居不夜城南山中教授。"定对文、荣一带的文化事业，产生巨大影响。又自清雍正年建县至清末的百多年间，先后荣登金榜者，据《荣成市志》总计，有进士101名，举人50名，贡生462名。故昔日民间流传有"文荣学"之誉。随着文化事业的发展和人民对保健方面的需求，又促进了医药事业的发展，故荣成在清以前的医学，应和其他地区一样，人们的保健事业和疾病防治，也是靠中医来承担，但可惜在建县以前，已无资料可查，现仅有清道光二十年所修《荣成县志》及民国二十五年（1936年）年修《荣成县续志》（稿本残卷）中有少量资料，聊知一二。抗日战争、解放战争时期及建国后，亦因资料匮乏，难以详考。今仅就现有资料及个人所知，简述如下。

一、清　　代

1.《荣成县志》

清道光二十年修《荣成县志》，无"艺术"项，仅在别篇中有零散与医学有关内容。

卷二"建置"项"署廨"："医学，城东街。今废。"据此可知县城内，本建有医学一处，当系培植医人或管理医事处。

卷九"艺文"篇，有刑部尚书王士正《送董樵归成山归隐》诗云："白社何年别危辈，相逢飒飒鬓毛苍，飘零楚客纫兰佩，萧瑟无且剩药囊。……"是知董樵，本系江湖高士而知医者，后隐居荣成县成山，此与王士贞别撰《董樵妇孙氏传》云："东海高士董樵……隐居盛山（即成山），久之稍稍出游吴越江湖间，卖药自给……"之内容，可互证，乃流寓荣成之隐士，亦以医业自给。

又吴可驯《沈观察以小疾不果游成山，又因雨阻留荣成二日疾愈》诗云："比闻选胜恣游观，何意人歌行路难。王事勤劳原不恤，海天风雨最无端。征尘日暮愁车殆，旅舍山深入夜寒，喜得折肱医有效，一械传语报平安。"此述何观察（清代对道员之尊称）来成山游览，因病请医治愈事，诗中称"折肱医"，定系当地一杏林高手，惜不知姓名。

据以上几条散记所云,可见当时荣邑医者有本籍人,亦有外籍人,且亦有医术较高者,唯现已难究其详。

2.《荣成县续志》

民国二十五年修《荣成县续志》,在有关篇卷中,载有医林人物有以下几位。

卷六"选举志·公职"载"孔传习,太医院六品衔。"孔氏事绩不详,然既能在太医院供职,学术水平,必系上乘者。

卷七"人物志"载有:

王茂隆,清末民初间人。精于医,亡后有邑举人姜海峰先生"祭文"云:"青囊术擅,岐黄理精,痛痒相关,抚摩则匍匐以往,形骸不(一与痞通)隔,拯救则贫富无殊。"足见其不仅医术精湛,且医德高尚。

陈象瀛:"字登甫,顺天府道判,精于医,名重京师,好施与,乡里德之,清光绪二年,荣成大饥,村人绝食,乃捐俸赈恤,赖以生活。四年,阖村公送'为善最乐'四字额,以志不谖。"据本文所云,陈曾在顺天府(今北京地区)官署供职,亦官而精于医者。

唐鼎元:"字鼎臣,清太学生,性温和……生平善青鸟术,又精推拿,活乡里小儿无算,远近称善人。子倬云,犹子栋云,亦精推拿术。此记唐氏及子、侄三人,皆精小儿推拿,后吾邑孙重三先生,在我院任推拿教师,手法特精,据云亦为名师传授,是知荣成之善推拿术者,其来久矣。

李廷纶:"字因堂,原籍胶州,性和蔼谨默,勤俭笃诚,事亲孝,与人慈,里中有贫苦无依者,收养之,疾病无告者医疗之……。"从以上行文来看,所谓"疾病无告者医疗之,应系自为医疗之,似非延医以治,因此,李廷纶应是知医之人。

又卷七"艺术"类载有:

刘培壎:"字菊塍,号仁山,清庠生,鸿胪寺序班,恩贡炳煦子,性孤高,耿介不为流俗所染。试秋闱不售,乃肆志于医,博览群书,折衷众说,后游燕都,复得名医指授,精于伤寒、温疫,全活甚众。卒年七十余。

杨培仁:"字心存,清庠生,以医鸣于时。"

孙曰福:"字肯堂,以医名邻里,有疾病者,辄取为诊治,概不求报,其尤无力者,则以药与之,常设药肆,不数年,即散施以尽,人笑其愚。"

孙昭明:"以医世其家,后得秘传,为人治病,全活无算。"

王嘉标:"字世芳,轻财好义,精于医,活人无算,年九十三卒。"

从以上两《县志》所记十余医者,可见在满清时期,名医亦不乏其人,最高有在太医院供职者,另有以下特点:①文化水平较高,亦可谓医文并茂;②家传师授者,亦不鲜见,可证其学有所本;③医德高尚,医不图报,尤不图财,堪当仁术之业。《志》中所载诸人,大都系清中晚期名家,而散处于民间者,为数尤多,唯均失于记载。

二 、民 国 时 期

辛亥革命后,县区亦无公立医疗机构,城镇及农村行医者有三种形式,一者,自开药铺行医,凡执医业者,大都如此。一者在某家药店坐堂行医,三者行散医,大都仅具备些中成药,随身携带,走街串巷,或在市集上摆摊,有似铃医一类,大多无甚理论,仅有些一般经验。此间,荣成全境,大都如此,此中,亦不乏在理论与经验方面均有一定水平者,特别是那些医学世家及经名师传授或指导者,声望较高。惜无资料记载,后亦大都失传。该时医药人员分布情况,主要为农村与城市,今举两地为例。

1. 农村

当时在农村行医居多数,今举六区南部为例。

小落村,于永江先生,约生于清光绪年中期,卒于"文革"后。自民国年间始行医,约抗战末期,即放弃自办药铺,在村中公办一保健站行医,1955 年参加区联合诊所,联合诊所撤销后,仍回村保健站,长于内、妇、儿科。于永江先生为中医世家,第一代与第二代名号已不详,第三代于文昭,第四代于士佃,永江先生第五代也。

闫在卿先生,约生于清咸丰末年或同治初,卒于民国十余年间。长于内、妇、儿科,在卿先生亦中医世家,第一代与第二代名号不详,第三代闫孟觉,在卿先生第四代也。

下回头村,张士洲先生,生于清光绪四年,卒于 1964 年,幼读私塾,下学后务农。因自身患病,几为庸医所害,遂立志学医,于清末自开药铺,名保元堂,执业行医。长于内、外、妇、儿诸科,后为一方名医,远近皆知有"兴先生"(以乳名鞠兴),曾两次去牟平徐家为一富翁徐某治病,均载誉而归。

张连三先生,名树乾,士洲公之子,生于清光绪三十二年,卒于 1981 年。幼从本村清恩贡生张学南先生读私塾,下学后,从父学医,尽得其传,十九岁始行医,民国时期,荣成县公安局曾两次考医,先生均荣登金榜。一本其父遗风,厚德怀仁,甚得乡里赞誉。1942 年冬日伪大扫荡,曾遭毒打,几于毙命,坚不屈。晚年在村保健站应诊,著有《保元堂医案选录》遗稿。子张灿玾继承祖业,后曾任山东中医学院院长,终身教授,博士生导师。

张文堂,约生于清光绪年中期,约卒于民国二十七年(1938 年)。幼读私塾,下学后自习中医,后遂开药铺行医。

东牢村,孙香山先生,约生于清光绪年间,卒于民国年间,清庠生,辛亥革命后,弃举子业,改学医,悬壶乡里,至卒年。

滕家镇,李二兴先生,约生于清光绪年间,自学习医,后开全生堂药铺业医。1940 年日寇在其村建据点,外出时,误为人所害。

东滩郭家村郭祥先生,自学习医,遂行医于乡里,后外出未归,约生于清末,卒年不详。

崂山大疃,王四先生,本港南崖某村,约生于清末,后外出。民国十余年,携其孙王振荣来崂山大疃开药铺行医,40 年代中后期,王卒后,其孙王振荣亦因任村干部遂弃医。

另有姓名及生卒年不详者数人。

2. 城市

主要有县城、石岛、俚岛等几个小城市为主,今举石岛为例。

王崇一,约生于清光绪年间前期,卒年约在民国二十五年之后,少年习儒学,辛亥革命后,仕路不通,乃习医,后得铁槎山老者授以针法,民国二十年在石岛开设富春药房行医业。著有《针法穴道记》一书,据该书峨石山孝廉方正姜海峰先生序云:王崇一,余之砚契也,自总角受业于余门,尤工于真草隶篆,初不知其深邃于岐黄,一日,谈及医道,方晓其寝馈于斯道也。又其弟子许俊臣序云:"辛未(民国二十年)春,在石岛开设富春药房……迨子月,荣成县公安局为慎重民命起见,取缔医士,吾师应招而至,拔取第一,则吾师之学问品格,概可想见。"足证崇一先生幼从姜海峰治儒学,尤工书法,后治医,复得铁槎山老人传授,善针法者也。

王静轩,生于清光绪二十五年(1899年),卒于1972年,荣成玄镇村人,幼读私塾,下学后在本村及河东村教书十余年,此间自读医书,始在本村开诊所,后于民国十余年间,去石岛华东药房坐堂,后华东药房停办,由静轩先生承办开静轩诊所。1955年参加联合诊所,1956年调石岛特区医院,1958年调文登专区医院中医科工作。1972年病故。

王永阶,生卒年不详,荣成吉屯村,民国年间在石岛开诊所行医。1955年,加入石岛联合诊所。

王子峰,民国年间在石岛开诊所行医。

钱德锡,民国年间在石岛开诊所行医。

以上仅举城乡两处今日尚可忆及之医者为例,全县其余城乡各地亦大致如此。若按此数推断,此时全县在城乡行医之人数,当不下200余人,若按学术水平而论,其中定亦良莠不齐,然艺高德厚者,亦不乏其人,特别有医学世家及久在一地行医而声望不减者,大都医术及理论水平较高。

3. 公安局两次考医

在民国年间,曾两次考医,惜无档案可察。现仅据家父追述及王崇一先生《针法道记》许俊臣跋文,简记其事。

第一次考试约为民国十七年(1928年),据家父回忆,按年龄规定最低限为25岁。家父年龄不及,增报岁数,方得入考。时我乡有我村张文堂先生,东牟村孙香山先生,均曾应试,其中年龄较大者,有于本举等一批老先生。考试论文题为"六味地黄丸何用泽泻为"?有不少考生,因论文未写好,名落孙山外。

第二次考试,据《针法穴道记》跋文云:王崇一先生,于民国二十年阴历十一月应公安局考试,"全县拔取第一名。"此次考试家父亦记得,我乡第一次应试者,亦均参加。本次录取人数较第一次为多。

当时正处于民国政府对中医采取限制的政策,凡考试不合格者,亦在取缔之列。然彼时乡间,亦很少西医者,且民国政府,也未曾严管,故凡在民间行医者,无论考试合格与否,仍然如故。

4. 习医规程

民国年间在城乡执行中医业务者,基本上均不曾经正式学校培养,按传统方式习医,大致有以下几种方式。

第一,医学世家,世代相传者。此类医家,由于年代较长,积累经验较为丰富,理论与临床两方面基础较好,诊疗技术亦规范,属于水平较高者。

第二,少数文人,辛亥革命后,由于仕途无望,私塾被禁,改习中医,由于这部分人旧学功底较好,文化水平较高,接受中医理论较易,通过若干年实践,亦有望成名医。

第三,处于对医学的爱好,有一定文化基础,经自学或请业师指导,读过几年医书,再通过若干年应诊,亦有成功之望。

第四,由于自家或自身有病,几遭庸医所害或下工所误者,遂奋发学医,始为亲故及家人治病,继为社会所公认,遂入医门。

第五,经营药材或药店司药,渐识药性,聊记医方,再背些汤头,看几本方书,经试诊一个时期,遂弃药入医,虽无理论修养,亦可为经验医人。

第六,仅具一技之长,或持有治某病秘方而确有疗效者,虽无甚理论基础,亦堪为具有专长之医。

除此之外,凡奔走江湖,以医为名者,大都为行骗图财之辈,不仅骗人,亦常害命,不在医者之列。约民国二十年后,吾村曾有二位青年,为铃医谭某害死,即属此类。

吾乡正规习医者,大都先颂《药性歌》或《药性赋》,次则《濒湖脉学》及《汤头歌》,熟读《医宗金鉴》、《本草备要》,渐习四部经典及明清方书,名家医案等。求深者,可及于晋唐典籍、历代名著,是则可为名家,及于此者少数耳。而《医宗金鉴》则为习医者所必读,《寿世保元》、《验方新编》等方书,亦医者所必备。专习针灸及推拿者较少,习正骨者尤少。

三、抗日战争及解放战争时期

荣成县 1940 年阴历正月全县沦陷,民国政府垮台,共产党始公开组成抗日民主政府,领导全民抗战,至本年秋后,全县除县城、石岛、俚岛等地尚为日伪军占据外,其余乡镇全部解放,中医人员仍是承担人民保健事业的主要力量,继续行医,为广大军民服务,并参加各种抗日救亡活动。

1945 年日本投降后,政府始建立卫生机构,对医药卫生工作者,进行组织管理。1946年,全县有 10 个区建立了医药合作社,有部分中医加入社中工作,后各区亦相继建立了医药合作社,有的中医还任经理之职。

四、新中国成立后

新中国成立后,医药卫生工作的管理亦逐步进入正轨,1951 年始由卫生局在崖头组建一青山卫生所(区级),至 1956 年各区亦相继建成,卫生所中大都有中医人员。1952 年,各区医药合作社,后又归区供销社,改称医药部。此间,又将个体行医者,逐步组建成区级联合诊所,至 1956 年,全部完成。至此,县内中医,除少数尚为个体行医者外,绝大部分,均已加入到国家或集体医疗机构中来。

1. 据卫生局档案,我县各有关单位主要中医人员情况

县医院:于本举。

石岛医院:周春生、王静轩。

成山区:卫生所有邹本茂。医药部有姚公平。

港西区:卫生所有王学颜。医药部有张义山。联合诊所有张景堂、张世俭、张锡经。

桥头区:卫生所有吕广振。医药部有夏连之、梁希海、夏元珊、邹立训。联合诊所有吕广俄、许德进。

俚岛区:卫生所有杨永贤。医药部有杨锡爵、孙守真、姚旭初。寻山医药部有王肃南、梁敬瑞。

伟德区:医药部有许德振、隋世义。

雨山区：卫生所有张子庆、孙明岐。医药部有孙育重、于炳经、曲兆文。联合诊所有林均加。

崖头区：镇卫生所有林长春。联合诊所有岳杏村、张士鸿、彭永峰、邢义钧、张树彬。

崂山区：卫生所有张灿玾。联合诊所有侯增茂。

章村区：卫生所有王传志、邹本礼。医药部有赵文堂、曲振山。联合诊所有邹积乾。

黄山区：医药部有宋道生。邱家医药部有徐甫生。联合诊所有孙德民。

靖海区：卫生所有张羽鹏。医药部有孙伯彦、于墩杰、于水亭、栾延堂。

斥山区：卫生所有王连祖、刘旭光。医药部有卢汉甫、毕锡九。联合诊所有王淑华。

石岛：联合诊所有王永阶、王秉洋。

据荣成卫生局1956～1958年有关资料统计数,此间,全县共有中医155人,其在县级医院工作者3人,在区卫生所工作者18人,在区医药部工作者32人,在联合诊所工作者55人,以上所列名录的66人,仅是荣成中医中之主要者,此亦足证,当时中医人员,在医药卫生战线上所占的人员比例,在卫生保健事业中所作出的贡献,对继承发扬祖国医药学遗产方面所起的作用,均具有重要地位。这支队伍足可反映我县自民国中期至1966年"文革"前中医人员的基本情况。

2. 人员调动情况

如上所述,我县这100余人的中医队伍,是医药卫生保健事业的一支重要的力量,一直维持有40余年。在人员流动方面,主要有以下几种情况。

(1) 县内调动。由于工作需要,当时的工作岗位,并不固定,全体工作人员由县主管部门统一掌控,统一调动,故工作单位常有变化。如原卫生所之间的调动,由县卫生局掌管。医药部之间的调动,由县供销总社掌管。

(2) 机构变动后的人员变动。如建国初期,区级曾有多种医疗机构体制,即个体行医、联合诊所、医药合作社、医药卫生所。至1958年人民公社制建立后,个体行医不复存在,余者统合为一,建立区级医院。此后又在各生产大队,建立起队办保健站,其中亦有中医人员。

(3) 外调,指调外县或上一级医药部门工作者。如王静轩原由石岛医院调于文登中心医院工作。吕广振原由卫生所调至山东省中医药学校任教。孙重三原由医药部调至山东省中医进修学校工作,后转山东中医学院任教。林长春原由县医院调于山东医学院任教。张灿玾原由卫生所调至山东中医学院任教,后曾任院长等。

(4) 回本县工作,此指原在外地工作,后回本县工作者。如周春生,原在东北某城市工作,东北解放后,回本乡行医,后在石岛医院任副院长。张羽鹏,原在东北某城市工作,东北解放回乡后,在靖海卫生所工作等。

五、中医人员的义务

医学的本身,乃是为人民的卫生保健服务的事业,既可谓保健事业,亦可谓公益事业,故古称仁术,汉末张仲景先生《伤寒杂病论·序》曾云："上以疗君亲之疾,下以救贫贱之厄,中以保身长全,以养其生。"即明此义。因而作为执业医人的义务,大致如此。就我县中医人员而论,既言之,曾承担以下义务。

1. 救死扶伤,治病救人

此乃最基本之义务,而且在执行此一义务时,首先应有高尚的道德情操,否则难以取信于患者,亦非良医。

2. 卫生防疫工作

建国初期已成立了医药联合会,简称医联会,医务人员尽都入会,该会当时主要挂靠于区级医药卫生部门,除不定期开会学习外,会员均承担一定卫生防疫任务,如水井消毒、疫情调查及打防疫针、种牛痘等工作。又如抗美援朝时期,我县组建的县防疫队,就有中医夏连之、张灿玾、张锡经等人参加。区级防疫队,则由区级医疗机构组织医务人员参加,进行防疫、注射疫苗等工作。

3. 参加有关部门召开的重要会议

自从抗日民主政府成立后,各级中、西医务人员,均曾参加各种会议,其中重要者,如1949年12月,荣成县第一届各界人民代表会议,张灿玾、姚公平曾作为卫生界代表,出席会议。又如1954年,文登专署召开的"中医代表会议",张士洲公作为荣成县代表出席会议。1956年,荣成县卫生局召开的"中医代表会议",各区均有代表参加等。

4. 响应政府号召走集体与合作化道路

长期的旧社会时期,中医皆以个体开业行医或在药房坐堂行医为主,自抗日民主政府成立后,逐步建立相关的学术团体及医疗机构,中医在共产党与民主政府的领导下,相继加入了各种医疗机构,截至1958年人民公社化以后,个体行医已完全终止。此后中医人员的执业,已完全纳入地方有关部门的计划之内。

六、艺　文

荣成中医界,清代名家有无著述,今已不详,现存诸书,皆民国年间及近代诸家所著,仅列如下:

《针法穴道记》,王崇一著,民国二十五年六月,上海中医书局出版。外封有胶州柯劭忞辛亥春三题签。内封有临清梧生徐访宣统三年题名。是知此书成编年代,当在清末。

《儿科推拿疗法简编》,孙重三、陆永昌著,1978年11月,山东省卫生局中西医结合办公室印。

《保元堂医案选录》,张连三著,稿本。

《黄帝内经素问校释》,张灿玾等主编,1982年2月,人民卫生出版社出版。

《针灸甲乙经校注》,张灿玾等主编,1995年3月,人民卫生出版社出版。

《中医古籍文献学》,张灿玾著,1998年4月,人民卫生出版社出版。

《黄帝内经文献研究》,张灿玾著,2005年1月,上海中医药大学出版社出版。

《琴石书屋医余吟草》,张灿玾著,2006年7月,上海中医药大学出版社出版。

《下回头村村志》,张灿玾主编,2008年自印。

《本草易读》,清汪切庵撰,吕广振等点校,1987年12月,人民卫生出版社出版。

其他中医界同道,有何著作,因无资料可据,故难详。

上述诸端,仅就荣成中医1958年前的基本情况,参考《县志》等有关资料,并访诸旧友,聊为简记。由于资料不足及记事有误处,在所难免,望同道批评指正。

山东中医药大学文献研究机构形成记略

中医文献是中医学术的重要载体。中医学术数千年来之得以继承和发展,一方面靠历代医家亲为传承,另方面,也是很重要的一方面,是靠大量中医文献的世代流传,故历朝各代,无不重视中医文献的整理研究。新中国成立后,党中央和国务院对中医的政策和指示文件,也特别强调对中医古籍的整理研究。以下就我校中医文献研究情况,略记其要。

一、历史背景

1954年10月26日,中央文委党组"关于改进中医工作问题给中央的报告"中,指出了当时在中医工作中存在的问题,并提出了具体建议和措施七项。其中第六项(已)"整理出版中医书籍":"出版中医中药书籍,包括整理、编辑和翻印古典的和近代的医书,以及请对中医确有研究的人选题创作等项工作。"11月23日,中央批转了文委的报告。批文中明确指出卫生部"对中医采取了不适当的限制和排斥的政策,……是卫生部门工作中一项极为严重的方针性的错误。"并进一步指示:"中央认为中医文委党组所拟定的团结中西医和开展中医工作的各项措施是正确的,可行的,各地和各有关部门应即照此办理。"

山东省卫生厅中医处,为认真贯彻中央指示精神,采取了重要措施,1955年冬,筹办了中医研究班,在第一期与第三期中,分别对《黄帝内经素问》和《伤寒论》进行了研究整理。其中《黄帝内经素问》一书,经多次修订,定名《黄帝内经素问白话解》,于1958年9月由人民卫生出版社出版。

1956年冬又筹办了山东省中医进修学校,该校彻底改变了以前办中医进修学校的错误方针,完全按中医传统理论和经典著作,自编教材,选名中医任教,以提高中医学术水平。其中部分教材,曾由山东人民出版社出版。

1958年9月28日,山东中医学院正式成立,虽然当时的条件比较艰难,但是作为学校领导办院的指导思想还是很明确的,他们坚定不移地贯彻党的教育方针和中医政策,对祖国医药学遗产进行认真的继承和发扬。当时是在党政体系极不完善的情况下,约在1960年冬,通过调查研究,提出了对《灵枢经》进行整理研究的编写计划。在学院领导的统一安排下,由学院、省中医研究所、省立中医院(后改山东中医学院附属医院)的老师和医务人员共同完成。经过两年的努力,由宋洛川、崔新斋、钟岳琦、徐国仟、陆永昌、王万杰、周凤梧、刘子繁、张珍玉、张灿玾等10人,负责审定统稿完成,于1963年由山东人民出版社出版。此书体例设原文、题解、语释三项,已经具有古籍整理的雏形,故该书的问世,也为后来的古籍整理工作起到了一定推动作用。后来,由宋洛川老负责对《难经》进行过整理研究,惜在"文革"前未能出版。

通过以上诸种经典著作的整理研究,使我省的中医古籍整理研究工作,在国内具有一定的声望,也为后来的古籍整理工作,创造了良好的基础。

二、承担国家中医古籍整理课题

　　1964 年,卫生部下达了"国家十年规划第 36 项(三)题的古籍整理任务",即后来所谓"七本古书"的整理编写工作。此事原是国家在制定十年规划时,由卫生界的同道向有关部门建议,对七本中医经典著作进行整理研究,后被国家十年规划所采纳。因而这七本古书乃是国家级的整理研究课题,由卫生部负责完成。卫生部责成南京中医学院作为牵头单位,由南京中医学院、天津中医学院、山东中医学院、黑龙江祖国医药研究所,首次在南京召开了会议,落实此项任务,《针灸甲乙经》一书由山东中医学院完成。会后,南京中医学院下发了(64)院字第 009 号文"请按国家十年规划第 36 项(三)题各主要执行单位第一次会议的精神安排工作的函"。该文抄报卫生部医药学科学委员会、卫生部中医研究院、省科委、省厅医学科学研究办公室,抄送人民卫生出版社。后附会议记录一份,七本古书整理的体例和注意事项。学院又责成教务处负责落实任务、组织编写。开始由林竹亭、宋洛川二老作为课题组的负责人,由针灸教研室主任钟岳琦、中医研究所崔新斋二人负责编写工作,按文件规定,尽快完成样稿送审。后因林、宋二人身体状况欠佳等多种原因,未能如期完成。教务处遂选调伤寒温病教研室徐国仟、张灿玾二人,脱产参加此项工作,经过新的编写组的努力,近期写出样稿,送有关部门审定,后续工作全面展开。通过一年多的努力,至 1965 年终,初稿完成,编写组解散,后续工作由张灿玾负责完成,邵冠勇协助完成文字工作。1966 年春,书稿全部完成,样书已全部印出,适值"文化大革命"开始,此项工作才搁置下来。

　　1977 年省革委决定,山东中医学院与山东医学院合并以后,中医的形式相当严峻,面临着被西医院校吃掉的危险。在原中医学院广大教职工的多次强烈呼吁之下,有关部门终于同意了恢复中医专业,院决定成立中医系。1973 年,院领导向克同志特责成张灿玾与刘玉芬两位同志回济筹建中医系。不久,院方正式公布了中医系的领导班子,张灿玾为领导班子成员之一,负责教学工作。1974 年春,由张灿玾同志与江苏新医学院(原南京中医学院与南京医学院合并后改名)联系,请其建议卫生部恢复中医七本古书的整理研究工作。后经卫生部同意,仍由江苏新医学院牵头,于 1977 年 12 月 2 日在南京召集了本课题各主要执行单位(河北新医大学、山东中医学院、黑龙江祖国医药研究所)参加的第二次会议,人民卫生出版社也派人参加了会议。时张灿玾因病未能出席。"鉴于十几年来情况的变化,和各执行单位在以往校释工作中初步积累的经验和遇到的问题,会议认为应当在 1964 年各执行单位第一次会议纪要的基础上,重新拟定《七本中医古书校释工作执行计划》,以便更好地指导本课题研究工作的开展。"会间,重新制定了编写计划,其体例为:提要、原文、校勘、注释、语译等项,并提出了各书的工作进度。会后,经卫生部同意,下发了此一计划。我院承担了《针灸甲乙经》的整理编写任务,在"文革"前初稿的基础上,按期完成,于 1978 年 6 月,由南京中医学院与山东中医学院等单位主持召开了审稿定稿会议,广泛听取入会同志的意见,最后由徐国仟、张灿玾、张善忱、田代华四人负责做最后的修订定稿,1978 年 10 月送交人民卫生出版社,于 1979 年 9 月出版发行。最后署名,根据"关于《七本中医古书校释工作执行计划》的补充说明"的规定,经院有关部门和领导研究,外封只署单位名称,"校释说明中署编写人员名称",依序为:徐国仟、张灿玾、钟岳琦、崔新斋、张善枕、田代华、王万杰、张志远、邵冠勇、曹其旭。

三、中医文献研究室的成立

张灿玾同志根据多年来从事中医文献整理研究工作的实际情况,考虑到中医古籍的整理研究,需要有一个专业队伍和一定的基础设施及专门人才,方能胜任。因此,多次向院领导和科研部门的同志提出建议,成立一个中医文献研究机构,来承担这方面的任务。后终于获得党委书记兼院长向克同志的同意。1978年2月,山东中医学院教革部科研组"关于建立中医文献研究室情况报告",称:"为了发掘和继承祖国医学遗产,促进中西医结合,创造我国统一的新医学新药学,1977年院党的核心领导小组决定成立'山东中医学院中医文献研究室'。"负责人:张灿玾、徐国仟。1978年7月20日,经省教育局批复,同意我院建立中医文献研究室与针麻研究室,但人员和编制等有关问题均未得以落实,文献研究室暂由张灿玾同志负责,归属院办领导,逐步开展工作。

1. 承担《素问校释》编写任务

1978年10月,河北新医大学感到他们承担了《素问》与《灵枢经》两书的整理研究任务,难以如期完成,特别是《素问》一书的主编人郭霭春先生提出他"文革"前的稿件已经丢失,根据"执行计划"规定进度,难以如期完成任务。鉴于山东承担的《针灸甲乙经校释》已经完稿,特与人民卫生出版社中医编辑室负责同志,共同向卫生部中医司建议,将《素问》一书的整理研究任务转交山东中医学院张灿玾同志负责,以山东为主,他们只保留参加编写的任务。经中医司同意后,由人民卫生出版社中医编辑室赵锜同志、河北新医大的宗全和同志亲来我院商谈此事。时主管部门感到两省合作,担心有些问题,不好解决,难下决心,有的教研室提出,应由他们承担,后由校领导向克同志亲自表态,同意接受任务,由张灿玾同志负责主持此项工作。经与多方协商,由张灿玾、徐国仟、张善忱、田代华四人负责,以张灿玾同志为主。任务虽然接受了下来,但其他事宜尚未落实,工作亦无法进行,11月份我立即抓住成立文献研究室这一有利时机,于11月份,以文献研究室的名义,拟定了一文,"山东中医学院文献研究室关于整理研究中医文献工作的意见",科研处于11月9日印发各教研室及各科室云:"希各科室参照这些意见,严肃认真地抓好中医文献整理研究工作……。此后由院领导向克同志亲自表态,将小会议室腾出,作为编写组的办公地点,开始工作,在体制方面归院办领导。由张灿玾、徐国仟、张善忱、田代华四人负责此项任务。这虽意味着中医文献研究室的正式建立,但是人员尚未最终确定。当时徐国仟仍任伤寒教研室主任,田代华仍在内经教研室工作,属于临时借调。

在此期间,中医文献研究室的主要任务,就是完成"国家十年规划第36项(三)题"七本古书整理工作之一,即对《黄帝内经素问》的整理研究工作。

1979年2月,由张灿玾、徐国仟、田代华三人,亲自去石家庄与河北新医大中医系主任王琪及宗全和、王恩复同志,商定《素问》整理研究工作的有关事宜。经过双方共同讨论,就组织领导、工作分工、编写要求、蓝本与校本、工作进度等,达成一致。归后,由张灿玾拟文,以山东中医学院、河北新医大《黄帝内经素问校释》编写组名义,公布执行,文中规定:"编写人员由河北新医大与山东中医学院张灿玾、徐国仟、宗全和、李恩复、张善忱、田代华等同志组成,张灿玾同志任组长,徐国仟、宗全和同志任副组长。"

通过一年多的努力,编写工作,完成了初稿,于 1980 年 5 月在泰安召开了审定稿会议,会后,根据入会代表提出的意见进行了最后的修订,署张灿玾、徐国仟、宗全和主编,于 1982 年 2 月,由人民卫生出版社出版发行。此书后来曾经多次印行,总数已达万余册。

《针灸甲乙经校释》与《素问校释》二书,1989 年,均获国家中医管理局科技进步奖。

2. 力排众议,驳斥误解,坚持中医古籍整理的研究方向

在中医文献研究室成立之时,虽已得到院主要领导向克同志的大力支持和有关部门的通力协助,但仍有个别领导干部和少数教师,对于中医文献研究和古籍整理纳入科研事表现不支持和不理解的态度。如当时曾有科研处××处长借汇报和研究工作为名,召集有关部门负责人开会,会间张灿玾同志作为文献研究室负责人,首先汇报了文献研究的重要意义和工作计划,竟有几位与会者,发表了不同意见。会间,这位科研处长竟说:老张,以后不要再搞这些故纸堆。张灿玾同志立即批驳道:什么叫故纸堆,你懂个屁,你知道中医古籍对中医学术的继承与发展有多么重要的意义吗? 从此,他虽不积极支持,亦不敢公开反对。又如,在文献研究室承担《素问校释》编写工作时,由于卫生部对此一课题尚未列入科研计划内,故无项目经费,而当时的文献研究室又是白手起家,我们曾几次向有关领导汇报,望能在经费方面予以支持,但均未能解决。文献研究室就是在十分困难的条件下,完成了担负的科研任务,并逐步开展了各项工作。

3. 与山东人民出版社商定中医古籍出版计划

为进一步开辟中医古籍在我省的出版渠道,1980 年 12 月,张灿玾同志曾与山东人民出版社编辑部张舒普同志约谈有关中医古籍整理出版问题,望拟定一份出版计划,共同施行。1981 年 1 月,由张灿玾同志草拟了《整理出版中医古典文献计划》,经双方研究同意后,遂即试行,首先选了《素问吴注》与《六因条辨》二书进行校点,分别于 1982 年与 1984 年,由山东科技出版社(后由山东人民出版社组建而成)出版。1985 年,又出版了《黄帝内经素问语释》。《素问吴注》校点本与《素问语释》二书,分别于 1985 年与 1987 年获省教育厅科研成果奖。

4. 图书资料室的创建

中医文献研究成立后,为进一步开展工作,必须具有大量的图书资料,才能更好地完成古籍整理任务,但因当时无此经费,难以达到购置的目的。张灿玾同志与图书馆领导协商,为了完成文献研究室承担的国家级古籍整理课题,从图书馆借出了一大批图书资料,由新调来的董少萍同志负责管理,后来通过多方努力,从教育厅及卫生部门争取到一部分经费,文献研究室逐渐通过购置、复印、复制胶卷等途径,具有大批各种类型的图书资料和工具书,以保证中医文献整理研究工作的正常进行。

5. 中医文献研究生培养单位的奠立

中医文献研究室成立之初,在培养人才这一领域,虽然徐国仟教授已获国务院学位委员会批准为中医硕士研究生导师,但他的编制仍在中医系,任伤寒教研室主任,故其招收研究生事,仍归中医系办理。1979 年 10 月,张灿玾同志晋升为副教授,1980 年,院准予招收硕士

研究生,是年夏柳长华,首次报考合格收入,1981 年 11 月经国务院学位委员会批准为硕士研究生导师。故就专业机构体制而论,柳长华是中医文献研究室招收的首名研究生。1981 年 12 月 14 日,徐国仟到中医文献研究室任职后,其招收研究生事,亦归中医文献专业。从而,为中医文献专业培养研究生奠定了基础,就全国中医高等院校而论,我院亦系国内中医学院首家招收文献专业研究生的单位。

6. 中医文献研究室组织机构与领导体制的形成

1978 年中医文献研究室成立时,虽经省教育厅批准,但原教革部科研组呈报之"报告"中,所列组成人员,除张灿玾一人外,余者均未落实,所列负责人张灿玾、徐国仟二人,除教革部副主任张灿玾一人负责研究室的全部工作外,徐国仟仍在中医系任职,田代华系参编《素问校释》而来此工作,不曾有明文调离中医系,故在《素问校释》编写工作全部结束后,即由主持院行政工作的马世德副院长亲自出面,以教学任务紧张为由将其催归中医系。当时真正属中医研究室编制者,只有郭瑞华及陆续调来的董少萍、张道安、于振海几人。

1981 年 4 月 13 日,有省委"鲁组(1981)159 号"文件,提升张灿玾为山东中医学院副院长,兼中医系主任,我因当时文献研究室任务繁忙,欲辞去此职,经请求院党委书记梁玉清同志,梁不同意。并云,副院长之职是省委研究的意见,中医系主任非你莫属,为了照顾文献研究室的工作,你可以不到院部来坐班,系里的重要会议要参加,帮助决策和把关,仍以中医文献研究工作为主。

1981 年 12 月 19 日,院党委"(81)院党字第 41 号"文件称:"经院党委研究决定:中医文献研究室划归中医系领导,由徐国仟任主任,免去伤寒教研室主任的职务。"从此,才正式明确了中医文献研究室在体制方面的历属关系和徐国仟在文献研究室的正式职务。

四、认真贯彻中共中央和陈云同志关于整理我国古籍的批示

1981 年 7 月,陈云同志的秘书王玉清同志,在北京大学传达了陈云同志关于古籍整理的指示,同年 9 月 17 日,中共中央颁发了"关于整理我国古籍的指示"。"指示"中称:"最近中央书记处根据陈云同志的意见,讨论了整理我国古籍的问题,现对有关问题作如下指示"。对整理古籍的重要意义和具体要求,提出了七条意见,最后特指出,"整理古籍是一件大事,得搞上百年,当前要认真抓一下,先把领导班子组织起来,把规划搞出来,把措施落实下来。"

1982 年 1 月 16 日,卫生部党组根据陈云同志和中共中央指示精神,对中医古籍的整理研究出版工作,进行了研究,并相继召开了多次会议,作出规划和部署。当时,我们主要承担了以下几项任务。

1. 承担卫生部有关中医古籍整理规划之任务

《甲乙经校释》与《素问校释》是我院建院后首次承担的国家十年规划中七本中医古书整理研究课题,"文革"后,我院又再次承担了卫生部中医古籍整理研究出版课题,其中,由文献研究室承担的项目有两类课题。

(1) 承担卫生部中医古籍整理重点课题《针灸甲乙经》的编写任务:1983 年 3 月 22 日,卫生部"(83)卫中司字第 13 号关于落实《伤寒论》等六本经典著作整理任务的通知",下达给

各有关单位。"通知"中明确指出,此项工作属《中医古籍整理出版规划》之任务,各单位要"切实抓紧这项工作的具体安排,并随时将进度情况报告我司"。在"通知·附件"中所列《针灸甲乙经》承担单位为山东中医学院,主编人为张灿玾。接到"通知"后,我院立即复函卫生部中医司,并告知由张灿玾负责组织编写班子开始工作。

1983年4月"卫生部中医司在沈阳召开了全国中医古籍整理出版工作座谈会,主要是讨论和落实1982年至1990年中医古籍整理出版规划中第一批十二种古籍的编写要求和编写任务。出席会议的有各主编单位的负责人、主编人和有关专家、学者、编审、编辑、记者等40余人。"张灿玾同志参加了本次会议。会后,卫生部"(83)卫中司字第89号"文,下达本次会议纪要及"关于十二种中医古籍整理出版工作中若干具体问题的规定"与"十二种中医古籍整理编写主编单位和主编人。"原规划中六种古籍主编不变,《针灸甲乙经》主编人仍为张灿玾。根据本次会议文件精神,我们正式开始进行工作,并且安排徐国仟与张灿玾共同承担此项任务。由张灿玾亲自制定了编写计划,并撰写了样稿,按时送审。

1984年4月,卫生部中医司在北京京西宾馆召开了"十一种重点中医古籍样稿审定会",张灿玾与徐国仟同志参加。会上与会代表与专家,充分讨论了十一本中医古籍的样稿及中医古籍整理研究的有关问题。最后决定,十一本中医古籍纳入科研管理程序,各书重新开题论证。1984年7月11日,卫生部下达了"关于十一种中医古籍整理重新开题论证的通知",《针灸甲乙经》主编人张灿玾根据会议与"通知"精神,亲自准备和拟定开题论证会的有关材料,经过一年多的准备工作,1985年5月10日,在济南召开了《针灸甲乙经》整理研究课题论证会,经过评审委员会专家讨论与答辩,通过了主编人所做的开题报告和提供的样稿。从此,《针灸甲乙经》整理研究,正式纳入科研管理,进入编写阶段。

(2)承担卫生部中医古籍整理研究第二批任务之课题:1983年8月3日,卫生部"(83)卫中司字第61号关于召开分配中医古籍整理任务会议的通知","拟于8月20日至25日在青岛召开为落实中医古籍第二批任务会议……研究古籍整理分片审稿以及讨论编写要求等问题。""通知"中特注明"请通知张灿玾同志届时参加。"会间,确认了第二批古籍整理任务,讨论了卫生部中医司古籍办制定的《中医古籍校勘整理与编辑工作要求》。确定了中医古籍分头负责,审定书稿。为说明中医古籍整理为科研工作之重要意义,特请了史常永、马继兴、张灿玾三人做了专题演讲。会后,卫生部于1983年9月19日下发了"(83)卫中字第19号《关于下达中医古籍整理出版第二批任务》及各种有关"附件。

根据此次会议文件规定,中医古籍整理第二批任务,我省共有医籍《寒温条辨》等14种。其中我院与附院有9种,我院中有文献研究室承担者两种:清人杨栗山《寒温条辨》由徐国仟负责,《松峰说疫》由张灿玾负责。

附件2"分片组织情况表",全国共分成十片,其中山东片学术牵头人为张灿玾,行政牵头单位为山东省卫生厅中医管理局,分片地区为河北、山西、内蒙古、山东四省区。

从此,中医文献整理任务,各省根据卫生部文件精神全面展开,由各片自行组织管理与评审。

2. 组织山东华北片中医古籍整理研究评审工作

1984年3月,由柳长华陪同去华北片各地(河北石家庄、山西太原、内蒙古呼和浩特)了解各省承担中医古籍整理研究第二批任务的落实情况,据有关人员汇报,任务已基本落实,唯在编写工作方面尚有些问题不太明确。事毕,回北京,向中医司古籍办做了汇报,并提出了一些在技术方面的建议。归后,立即草拟两份文稿,备在华北片会议研究讨论。

(1)召开山东华北片古籍整理工作会议。1983年12月16日至18日,中医古籍整理华北、山东协作片,在济南召开了落实卫生部(83)卫中字第十九号文件下达的中医古籍整理出版第二批任务会议。

参加会议的有河北省孙万傅、李士茂同志,山西省李树德、何高民同志,内蒙古自治区苏根元、刘玉书同志,山东省张灿玾、蔡剑前、徐国仟同志。中医古籍整理出版办公室白永波等同志,也出席了会议。

山东省人大科教文卫工作委员会委员、中华全国中医学会山东分会理事长向克同志,山东省卫生厅副厅长黎萍同志到会看望了与会代表。

这次会议,交流了四省区承担任务的落实情况,研究了有关问题;进一步学习了青岛会议有关文件,讨论了校勘和训诂的某些技术性问题;成立了本片的评审组。

会议期间,学习了《中医古籍整理与编辑工作要求》,为了使编写各书工作,尽可能做到较为规范,与会代表认真研究了由张灿玾同志拟定的《常用校勘记及训诂注记书写要求》,一致认为,这个材料把卫生部文件附件三提出的一些原则加以具体化,并选出了具体例证的处理方法,有一定参加价值,可以提供编撰书稿时参考。

为保证各书稿的质量,认真做好把关工作,会议期间,成立了本片评审组,由省、区中医处负责此项任务的同志和专业人员各一名与本片学术牵头人共同组成。计有:山东省张灿玾、蔡剑前、徐国仟,河北省孙万珍、许占民,山西省李树德、何高民,内蒙古自治区张金斗、刘玉书九人。组长、副组长分别由张灿玾、蔡剑前同志担任。评审组的任务主要是:审定编写计划、样稿、书稿的最后定稿及研究讨论中医古籍整理工作的有关问题。

最后,由张灿玾同志对会议作了总结,他要求会议结束后,各省的同志首先要及时向有关领导汇报;第二是狠抓落实,要做到版本、人员和措施三落实;第三,经费问题向领导讲明,应根据青岛会议文件精神加以解决;第四,要抓好编写队伍的训练,各省可结合自己的情况,请熟悉的同志,做些专题讲座;第五,要注意在实践中培养接班人;第六,今后及时把有关情况互相通报。

1984年11月,又在济南召开了评审组会议,对部分书稿进行了审定,鉴于书写体例及抄写规格有诸多不明处,特由张灿玾拟定《中医古籍整理点校本编辑体例、抄写规格和标点注意事项》一文,供遵照执行,后被载于《中医古籍整理出版情况简报》第4期。

此后数年间,山东华北片承担之任务,均按期完成,交人民卫生出版社出版。

(2)召开山东省古籍整理工作会议。1984年10月8日至10日,山东省评审小组在济南市召开了检查落实中医古籍整理出版第二批任务的工作进展和评审编写计划、样稿的扩大会议。

参加会议的有山东中医学院院长、华北山东片片长张灿玾同志,评审组成员有袁宗卓、肖拱、徐国仟等同志,各书整理负责人或编写人员方基庆、吕广振、张殿民、李广文、毕永升、张玉珍、周仕明、李心机、董锡玑、苏海、高洪春等同志。

这次会议,交流了各书的工作进展情况,审议了各书的编写计划与样稿,学习了整理中医古籍有关文件,讨论了校勘和训诂的某些技术性问题,落实了各书的脱稿日期。

会议期间,首先由张灿玾院长介绍了全国中医古籍整理工作开展情况,并对如何审议样稿及有关体例、校注等方面技术性问题,作了指导性发言,强调各书的整理编写,要严格按规定的要求执行。

学习了"中医古籍校注通则"及编辑体例、抄写规格和标点注意事项等有关文件,结合前一段工作中所遇到的一些问题,进行讨论。通过讨论,大家统一了对一些问题的认识,如怎样理解恢复与保持原书面貌,校注的范围,以及如何规范地运用校勘与训诂方法、术语等。

交流了各书搜集版本及编写进度情况。山东省负责整理的十四本书,除《世医得效方》、《方类铃方》、《本草从新》三书的负责人因故未到会情况不明,《证因脉治》系新接受的任务者外,其余各书均已开始工作,但进度不一。已完成初校或正在校注者有《松峰说疫》、《寒温条辨》、《形色外诊简摩》、《西方子灸经》、《本草易读》、《四明心法》、《女科辑要》、《调燮类编》等八书;已搜集到版本尚未进行校注的有《王旭高医案》、《小儿推拿广义》二书。至于各书完成日期,于1985年上半年内可脱稿者,有《寒温条辨》、《女科辑要》、《西方子灸经》、《形色外诊简摩》、《本草易读》、《四明心法》等书,1985年下半年内脱稿者有《松峰说疫》、《小儿推拿广义》二书,其他者均在1985年以后完成。

审议了编写计划与样稿,这次提交会议审议的共有编写计划九份,样稿八份。经过审议,大家认为,大部分样稿基本符合规定的要求,但部分样稿,在体例及校勘、训诂方法上不尽符合要求,为此,大家对照有关文件,对其中不符合规定要求者,提出了修改意见。

最后,由徐国仟同志对会议作了总结。一、要求会议结束后,各书应于十五天内修改好编写计划与样稿,以便提交华北、山东片评审组审议。二、编写计划与样稿修改完毕后,填写"医药卫生研究项目开题报告书",列为山东省卫生厅科研项目,拨发一定科研经费。三、希望各书抓紧计划的落实,严格按文件规定要求进行工作。

会后,各书主编人均根据有关文件和会议的要求,定期完成了任务,按审定程序通过,交人民卫生出版社出版。

3. 积极向有关方面反映情况和提出建议

对我国传统文化宝贵遗产的整理和研究,党中央和国家领导人,历来都很重视,并多次发布过文件和指示,但是在具体工作中,特别是在思想上真正认识文献研究整理之伟大的历史意义和现实意义,需要我们主动地向有关部门反映情况和提出建议,争取他们的领导和支持。中医文献整理研究,也同样如此。

中医文献研究室成立后,我们曾抓住这一有利条件,多次向有关方面介绍和反映情况,提出建议和意见。

1982年冬卫生部中医司副司长魏福凯同志来山东检查工作时,张灿玾同志陪他去泰安,暇时,向他汇报了中医文献整理研究工作的情况和建议,他听后很感兴趣,请整理一文字材料。归后,遵嘱,草拟一文稿,于1983年3月31日先送院领导向克同志阅后,向命以学院名义上报卫生部,遂于1983年4月16日山东中医学院(83)院字第22号文,上报卫生部中医司,文云:"现将我院副院长张灿玾《关于整理中医古籍的几点意见》报告,当否,请批示。抄报:山东省卫生厅、人民卫生出版社。"此文曾得到司领导的高度重视。

1983年10月,张灿玾同志曾向省卫生厅科教处咸日金同志交谈中医古籍整理研究问题,他表示同意我的观点,并嘱写一材料,遂于10月13日,拟就"关于中医文献整理研究的说明"一文,上交卫生厅科教处,以期获得卫生部门的理解与支持。

1983年10月，《高教战线》月刊编辑部刘宜同志来我院采访，就中医文献整理研究事与张灿玾副院长约谈，她甚表赞同，并特约撰文发表，后于11月写好文章"提纲"寄往，函告同意后，遂撰成《中医文献整理研究简议》一文，于1984年6月在《高教战线》第六期发表，此该刊首次发表中医古籍整理研究方面的论文，也是对我们的事业，在工作与舆论方面的极大支持。

1984年，省教委韩金远同志来我院检查科研工作，特约张灿玾同志交谈，因就我院中医文献研究室的工作情况，承担的任务和存在的问题作了汇报，同时又提出三个问题，望予以解决。①什么是科研？不用X光、显微镜、化验室等方法进行研究，算不算科学研究？中医文献整理研究是不是科研？②中医古籍整理研究工作，中央有文件，卫生部有布置，为什么在省里无处报课题？③研究工作需要花钱，经费问题如何解决？韩金远同志首先对我们的工作表示满意。对我们提出的问题深表同情，并明确表示，过去有重理工轻文的现象，故高校文科不承认科研工作是不对的，中医古籍整理研究属于科研工作的一个方面，以后将纳入省教委科研系列统一管理，经费问题统筹解决。此后数年间省教委均予中医文献研究室下发了经费，最多的一年曾给了7万元，并将承担的课题归省教委统一管理，统一评成果。再后又准予中医文献研究申报课题，随课题带经费，给予我们极大支持，帮助我们解决了许多实际困难。

五、积极参加与中医文献相关的各种会议

自中医文献研究室成立以来，我们除了参加卫生部中医司召开的多次中医古籍整整研究出版工作会议以外，并积极参加有关方面召开的与中医文献有关的各种会议，以期进一步提高中医文献整理研究的学术地位，更好地发展中医事业。

1. 七本中医古籍校释审定稿会议

七本中医古籍校释，原系"文革"前"国家十年规划"中项目，"文革"期间曾一度中断，"文革"后期，恢复工作以后，各承编单位，相继完成了编写任务，由牵头单位南京中医学院（"文革"期间曾改为"江苏新医学院"）与承编单位陆续召开了审定稿会议，我院均派张灿玾、徐国仟等参加了会议，为我院日后文献整理研究工作，奠定了基础，取得了经验。

2. 十一种中医古籍整理研究开题论证会

十一种中医古籍的整理研究，本系卫生部中医司"中医古籍整理研究出版规划"之重点项目。根据1984年7月11日卫生部下达"关于十一种中医古籍整理重新开题论证的通知"精神，各承编单位，相继召开了开题论证会议，其中除《伤寒论》、《金匮要略》及我们承担的《针灸甲乙经》三书外，另外八种，我们均应邀到会（唯《中藏经》一书，张灿玾因未购到车票阻于北京），参与了论证，其中《素问》、《灵枢经》、《难经》、《太素》、《本草经》五书，均由张灿玾同志任论证委员会主任委员，并受卫生部中古办的赞许。

又据国家中医药管理局(88)国医科计字第2号"关于成立十一种重点中医古籍整理审定小组的通知"规定，张灿玾为《素问》、《灵枢经》、《难经》三书审定人之一，徐国仟为《脉经》审定人之一。

3. 中医药重大科技成果评审会

在国家中医管理局成立之前,中医药科研成果均由卫生部科研部门统一管理,且亦无中医文献整理方面之课题,中医管理局成立后,于1986年特成立"重大中医药科学技术成果评审委员会"。1986所11月13日至19日,在天津召开首届评委会,并将中医古籍整理研究成果,列入科研成果,参加评审,张灿玾同志被聘为首届评委会成员,在会上,卫生部胡熙明副部长亲自颁发了聘书。此后,中医古籍整理研究成果,每次均可申报评审。后来,张灿玾同志曾多次应聘参加中医重大科技成果评审会。

4. 全国普通高等学校医药本科中医类专业目录修订论证会

1986年12月11日至15日,张灿玾同志应邀去成都参加国家中医管理局召开的"全国普通高等学校医药本科中医类专业目录修订论证会"。会间,分别与北京中医学院高奎乃、上海中医学院严世芸、中国中医研究院马继兴等,修订了中医文献专业、中医基础专业的有关材料。

1987年5月25日至6月5日,张灿玾同志应邀去杭州参加国家教委召开的"全国普通高等学校医药本科类专业目录审订会",中医类为第三组,由上海中医学院严世芸、成都中医学院李明富、山东中医学院张灿玾任组长。会间,中医组特就中医文献专业的有关问题,进行了认真的讨论和研究。大家一致认为,中医文献,应该设置专业,培养专业人才。并就专业的培养目标、学制、课程设置提出了许多修改意见和建议。后来终为国家教委认可。

5. 中医药传统科研方法研讨会

1988年11月,国家中医药管理局科技司在青岛召开"中医传统科研方法研讨会",张灿玾同志应邀参加,在会上作了题为"从《温病条辨》谈临床经验总结——中医传统科研访法例述"的发言。后于1989年7月,由《吉林中医药》杂志发表。同时并提出"关于征集编纂名老中医经验及单验秘方的建议",后亦由《中国中医药报》摘要发表。

6. 中国中医药学会文献分会成立会

为进一步开展中医文献研究的学术活动,自20世纪80年代以来,国家中医药管理局召开的中医古籍整理研究会,入会代表曾多次向有关部门提出成立"中医文献学会"的建议,1994年,终获中国中医药学会同意,成立"文献分会"。1997年11月,在北京召开"中国中医药学会文献分会"成立会议,由总秘书长宣布,由马继兴、余瀛鳌分别任主任,张灿玾、史常永任常委。

六、成立中医文献研究所

1985年9月省委宣传部领导来院同院领导成员谈话,告知调整院级领导班子任免事宜。9月26日,省委宣传部李部长来院宣布了院领导名单,任命张灿玾为院长。

张灿玾院长根据其多年从事中医古籍整理体会,和对中医古籍整理研究的历史意义和现实意义的理解,加以多年在实际工作中的感受,中医学院为突出中医特色,必须有处一级中医研究机构,现有中医文献室应升格为处级研究机构——中医文献研究所。当 1985 年 11 月,院领导讨论处级机构设置时,特将此一建议提出,经认真讨论研究,一致同意改中医文献研究室为中医文献研究所。由组织部长李浩同志亲去省编委呈送报告并说明情况后,省编委于 1985 年 4 月 9 日批复同意,并准予 19 人编制。

1985 年 5 月,中医文献研究所正式建立。副所长:田代华、赫连正欣,支部书记范秉欣。成员:徐国仟、郭君双、柳长华、郭瑞华、董少萍。

文献所成立后,为继续完成其承担之各项任务,进一步开创新的局面,奠定了坚实的基础。

1. 协编与参编新的中医药大型医籍

(1)《中医方剂大辞典》,原由南京中医学院编纂,1983 年,由卫生部中医司古籍办下达于该院,1986 年课题组成立,我院为协编单位之一,田代华任副主编,徐国仟任顾问委员会顾问。

(2)《中华本草》,系国家中医药管理局重大科研课题,由南京中医学院主编,1989 年 5 月,在扬州召开了论证会,并成立了编纂委员会,张灿玾、邹积隆为编委会委员。

(3)《中国医学百科全书·中医学》,《中国医学百科全书》,是反映中国医学知识密集型大型图书,由原卫生部部长钱信忠任编委会主任委员。《中医学》系《中国医学百科全书》三个综合本之一,由原中国中医研究院院长施奠邦任编委会主任委员。1987 年 12 月由《中国医学百科全书》主任委员钱信忠聘请"张灿玾同志为《中医学》综合本特邀编委",承担部分文稿的审定工作。

2. 编写中医文献学教材

中医文献学是中医学术领域中一个新兴学科,对研究中医古今文献,具有十分重要的意义,张灿玾同志根据其多年从事中医文献研究工作的体会,深感中医人员,均需了解和掌握一定的中医文献学知识,故在学院自编之中医系列教材中,特设《中医文献学》一门,由徐国仟、张灿玾及田代华等负责完成。

1987 年,中医文献专业,经国家教委"医学类专业目录审订会"专家论证确认后。我院经国家教委批准,首家开设大学本科中医专业,为适应教学需要,由中医文献研究室负责编写了一套中医文献系列教材。

3. 最终完成《针灸甲乙经校注》的编写工作

1985 年 10 月,《针灸甲乙经》开题论证会结束后,由于张灿玾身任院长,正忙于院务工作,无暇顾及编写工作,1988 年 10 月,院党政职务免除后,始将各编写人员完成之初稿,全面审改,重点修订,并亲自撰写了"校注说明"及"校注后记"等附加材料,于 1993 年由主编人张灿玾、徐国仟及全体编写人员共同完成了《针灸甲乙经校释》的编写任务,于同年 10 月召开了审定稿会议,经专家审议通过,并获国家古籍整理出版规划小组资助,于 1996 年,由人民卫生出版社出版发行。1997 年,获国家中医药管理局基础研究类二等奖。

4.《中医古籍文献学》著成

张灿玾同志,根据其自身执医、执教及执研四十余年的历史经验,及从事中医古籍整理多年的体会,深深体会到凡欲为大医,需在中医临床、中医理论、中医文献等方面,均具有相当水平,方可达此。对临床与理论方面,历来为医家所必事,而在文献方面,则非尽医皆知,有鉴于此,以其从事中医古籍整理多年积累的有关资料和个人体会,参考和引用了百余种重要图书,查阅了大量古今文献,借鉴了文史界文献学家的著述经验,在三年左右的时间,于1995 年 12 月,在贤契徐春波与次子张增敏的协助下完成了百余万字的中医文献理论性著作——《中医古籍文献学》,1998 年由人民卫生出版社出版。1999 年 12 月,获山东省教委科学技术进步一等奖。

在此期间,中医文献研究所经历届领导的努力工作,曾完成了诸多编写任务和教学工作,取得了各级领导的支持和有关部门的重视,奠定了中医文献整理的研究基础和学术地位,培养了一批中医文献整理研究专业队伍和后继人才。目前中医文献研究所已成为省级和国家级重点学科,我作为本学科学术带头人,感到无限的荣幸。作为我校文献整理机构的创建人和经办人,也感到无限的欣慰。

以上所记,主要是根据中央和卫生部有关文件,学院党政有关文件及院领导指示精神,参考我个人《履历自鉴》,结合二十余年的工作经历,将我院中医文献研究所及中医文献研究室创建发展的历史背景、创建过程、工作概况及承担的主要任务,大致按年代顺序,记述其梗概,聊备史略。

由于文中所据文件及史料,仅限于我个人所有之资料,缺漏及欠妥之处,在所难免,望阅者批评指正。

中医文献之能有今日,除上级有关部门的领导和支持外,特应感谢院党委书记向克同志、梁玉清同志的热情关照及省教委韩金远同志的大力支持。研究所能取得今日之成就,亦系各届领导与全体同志共同奋斗的结果,不负我当年苦衷,并致谢意。

教育革命实践队纪略

我院"文化大革命"自 1966 年夏停课以来,经两年多的时间,至 1968 年终,那种群众性的、以"四大"为武器的"斗、批、改"运动,已逐渐有所缓和,工人毛泽东思想宣传队亦进驻学校(该批工宣队系由济南市铁厂派驻)。1969 年开学不久,大多数教职工与学生亦均无甚要事。

先是,学院与铁厂卫生所高所长商定,在该所办一西医学习中医班,学员皆附近厂矿卫生单位之西医,如钢厂、化肥厂、铁矿等,派我去讲课。此前已有房明甫、刘玉檀等在。春又派我去担任中药与方剂学的讲授。课时均安排在晚上和星期日上午。白天则在铁厂卫生所应诊,有时,还接待外地及市区老病号来信调方。如 4 月 14 日春节回家时,接诊亲友介绍福山县一女青年,长时期失眠、心慌、头晕,久治未愈,服我方甚好,来函告知,并请赐方。

4 月 1 日至 20 日,中共第九次全国代表大会后,山东造反派的代表王效禹遭到批判,此时社会上传言很多,群众也纷纷议论王效禹的各种反党乱军罪行。原先紧跟王效禹的人,均感到压力很大。另一派的同志,则觉得扬眉吐气,心情舒畅。我们在铁厂,也不过问学校之事,倒也安静。

夏,继续在学习班讲授中医内科。是夏天气十分炎热,每次一个上午讲课下来,汗流浃背,食欲颇差。至 8 月份,课程结束。此时,与铁厂诸多老工人相交为友,特有位上海籍的周同志还用红铜板,替我作了一对镇尺,上刻我写"百花齐放,百家争鸣"八字,亦可为珍物矣。

夏初,省银行汤哲艺、陈淑卿夫妇特去铁厂找我看病,谈间,始知我们与陈家还是老亲戚。5 月 10 日,老汤来信告知,淑卿服用我方,效甚佳,唯因药方丢失,请再赐方。另有一"哮喘"病人,效亦佳,同时为之寄方。

9 月,课程结束,师生已早放暑假。我亦向教革部请假回家,获准。

10 月,返校。是时,强调大联合,各种群众组织不再起作用。根据中央指示精神,"黑帮队"已全部解散,院、处两级干部通过亮相斗私批修,全部解放,安排工作,原党委书记向克同志亦获解放,且被结合于院革委会任副主任。教师成立教师排,宣布我为教师排长。由于几年来的相互对立,此时虽强调联合,但思想并不统一,工作亦很难作。

11 月,去省银行汤哲艺家,为陈淑卿看了病,是时,陈琳先兄亦由临朐县来此,并带来其临友张永孝同志,同来求诊,均为他们处了方,同时亦告知他们,我将去源泉搞教育革命。

不久,毛泽东思想教育革命探索队组成(后改教育革命实践队,据云对教育革命的方向、道路等,毛主席早已指明,我们主要的任务是去实践,故改为教育革命实践队)。队委会成员:李华安(学生)、张灿珃、蔚大金(教师)、陈树声、马世德(干部),另有工军宣队各一人。由李华安任队长,张灿珃任副队长。队员有赵祖成、靳祖鹏、夏航盛、史慕山、董敬斋、刘献琳、梁伟京、陈宏全、沈其申、姜兆俊、邹积隆、唐宝娣(教师),冯培树(工作人员),刘嘉洋、窦钦宏、董锡玑、邢连芳(学生),共 20 余人。

此次去源泉的主要目的,据云,是为我院将来搬迁农村办学,进行探索和调查研究,并不是单纯地为地方培养医生。

源泉属淄博市博山区一人民公社,地处博山正东偏南一偏僻地带,周围十数里及数十里内,全是高山河谷,交通十分不便,仅有一条公路过此,离博山约数十华里。

去之日,天气十分寒冷,乘一辆大卡车,穿上全幅寒衣,仍感寒风刺骨,但大家的精神却颇感振奋,一路颠簸,至午后方至。

去后,住源泉医院,队部安排在院内,队员全住村头一停办之中学宿舍内,两人一间,房屋因久无人住,已破烂不堪,门窗破损,夜里甚为寒冷。

经过初步研究,先分成几个小组,去周围村庄巡回医疗和调查研究,大家深感农村缺医少药的情况比较明显,生活上也有些困难。数日后,队里讨论中医学院将来在此地办学的问题。会上,队员各自发表了个人意见。我也根据几天来的实际调研,就此地的地理、交通、供需、医院等条件而论,直言不讳地表示,在此办学习班尚可,在这里办大学,条件不具备,还遭到某些人的批驳,时亦难以争辩。但我总认为办教育也要实事求是,不能搞花架子。

来不久,经与博山区卫生局王则波同志商定,先办一短期赤脚医生学习班,再办一中西医结合学习班。此后,实践队便与医院结合,进行门诊、病房工作。不日,短训班到齐,学员皆本公社赤脚医生,主要讲新针疗法。此间,并根据当地产中草药,编写了一本《土方验方选编》,共列有28种传染病与常见病。又根据常用经验方,编写了一本《八种常见病中医治疗协定处方》(包括上呼吸道感染、慢性支气管炎、支气管哮喘、急性肾炎、溃疡病、慢性胃炎、胆道蛔虫病、急性胆囊炎等),均于12月中旬印出,分送学员,在当地推广使用。

在与医院结合的过程中,我们不仅帮助开展了中医门诊和住院病人的中西医配合治疗,还特调邹元泽同志,帮助中药房的各项专业操作。在西医方面,也帮助处理过些疑难患者,如外科有一12岁男孩,确诊为胸椎结核,病情十分危重,特请附院外科张学衡主任、骨科董伯津主任来院诊治,结果,手术很成功,病家深为感激。此间,我亦在内科病房随同查房,除需服中药者外,亦配合西医治疗,如有一患者血压低下,用西药升压,亦难固定,经服参附汤后,即稳定下来。同时,我还不断接待些老病号的来信。如:

11月29日,陈琳先兄来函告,服药二十余剂,大有好转,请问继服方案,遂为调方函复。11月30日,汤哲艺函告,淑卿服药后大好,嘱继服。12月7日,陈琳先兄及张永孝同志来函告,病情大好,调方函复。12月30日,汤哲艺同志来函告知淑卿病情,又为调方函复。

此次来源泉,经常下农村,见到农民对我们的热情关照,不禁想到去冬住常庄公社南峪村,任官西房东对我们的一片热诚,别后尚未再表示一下谢意。于是,给他写了封感谢信,12月19日,他立即回信,体现了对我们的无限怀念、忠诚、希望和爱戴。广大的农民群众,实在是厚道得很,可敬也。

学习班春节前结束。

1970年1月,放寒假,全体队员,只留下我和李华安,余皆回校或回家过春节。

2月,按期报到开学。陈树声留校不归。开学之日,有不少同志给我们带来佳肴,因得饱餐一顿。又有该村董以凤同学,带我们去游览了马鞍山。此山在抗战期间为我地下党组织秘密活动处,山势十分险峻,因董之舅在此开会,为汉奸告密,博山日军数百名将山包围,山上之同志抵抗至最后,全部殉难。此亦日寇侵华之铁证。我们也受了一次深刻的爱国主义教育。

开学后,立即安排了中西医结合学习班教学计划,落实了教学任务,并安排内、外、妇、儿及中药、基础理论等课任课教师,在讲稿的基础上,着手编写教材。不久,学员到齐,多来自厂、矿医务人员,个别来自生产队,即按计划开学。卫生局派程万里同志常来此,帮助解决有关事宜。

开学后不久,马世德与赵祖成同志,亦调回学校。此时,正开展"一打三反"运动。我们只进行了一般学习。

课堂上课期间,原拟因时间短,星期日不放假,留住此地,可以多温习功课,但学员皆不同意,因为他们家住农村,除了生活上的原因外,还有许多事务要回家处理,我们的想法不曾考虑他们的实际情况,故不可行。此亦证明,办任何事,均应先调查研究,再作决定。

"五一"节期间,安排了学员和部分老师去鲁山采药。鲁山离源泉约三四十华里,头一日先去,住上小峰,次日晨起吃过早饭后,开始登山。我们一边采药,一边上山,坡度虽不甚险峻,然亦崎岖不平,直至中午,方登山顶。登高一望,见鲁南地区,万山重叠,峡谷纵横,古木参差,怪石嶙峋,极目山河,尽收眼底,真不愧为我省第二高峰也。又值我国首次发射自制人造卫星,并收听到了卫星上发放的"东方红"乐曲,群情为之激动。在山上吃过午餐干粮后,即缓步下山,此日亦可谓采药游山双丰收。归后,余兴犹在,曾以"登鲁山"为题,赋五律一首,聊以为念:

> 路自东崖上,登峰立北巅。群山连泰岱,鸟道倚云烟。
> 极目观城阙,高歌惊列仙。举头迎旭日,挥手揽青天。

5月22日,通过教育革命一段时间的实践,进行了书面总结,第一,用毛泽东思想统帅业务课;第二,改进教学方法的几条原则和具体措施:①全面贯彻毛主席的教育思想和教学方法;②少而精;③理论联系实际;④集体备课;⑤互教互学;⑥调查研究。向学校写了报告。

此后,通过教学实践,又进一步总结了教学工作应注意的各种关系,主要有以下几个方面:①政治与业务的关系;②教书与育人的关系;③理论与实践的关系;④中医与西医的关系;⑤普及与提高的关系;⑥继承与发扬的关系,等等,也向学校写过书面总结。后来院领导向克同志见我时,还特言"你们总结的这几种关系,十分重要。"

5月,省革委召开教育革命会议,张铚秀同志亲自到会,听取各大学教育革命实践队的汇报,省卫生局派王育林同志出席会议。向克同志和我代表我院参加会议,并责成我向大会汇报。当时,由于时间的关系,并未能写出系统完整的文字材料,我仅是根据我们实践队的实际情况,写了一份汇报提纲。会后,王育林同志特向向克同志说,今天的汇报,我认为咱们教育革命实践队的汇报最好,很实际。

5月下旬,学院曾派邵冠勇同志来实践队做过专题采访,归后,以工军宣队及院革委的名义,在《大众日报》进行了报道。

6月上旬,培训班课堂教学全部结束,安排在源泉、池上、北博山等几处医院实习。老师亦安排去带实习,我亦去池上驻点。

6月下旬,学校通知,我院本科同学,在外地者,一律返校参加分配,我立即回源泉,主持队务工作,李华安等五位同学即按时返济。

回源泉不久,我又去北博山医院看望实习师生,同时去焦裕禄同志老家参观一次。该村十分缺水,无泉水和活水井,只能用土井储存的雨水,是知,此地农民生活很苦。

7月份,由于池上实习队病号较少,经研究,同意转到峨庄医院。正在此时,本地下雨特大,我在十几个小时内,不断向两地联系,均无确信,一夜之间,心急如焚,直至第二天中午才联系上。方知他们昨日因雨大难行,只好在一农庄宿夜,并借机为村民治病,故甚得村民的关照。不几日我专程去峨庄一次,了解实习情况。

8月,接学院通知,培训班提前结束,要把教材编好,把总结写好。为编好教材,学院又增派王万杰、张珍玉、张志远、萧拱、王永安、田存爱等来此协助工作。决定编写《中医基础学讲义》、《中药学讲义》、中西医结合《内科学讲义》与《外科学讲义》四种。

8月19日,培训班结业,学校领导及工军宣队领导,淄博市及博山区卫生部门领导均到此,参加了结业典礼。计有向克、陈树声、市革委的领导、市卫生局王则波、医院老傅同志及工军宣队的部分同志。会后,全体同志去村西河滩上合影留念。

结业典礼后,我和老师们又留下,集中了一段时间,日夜加班,把教材编完。后于9月份完成,由博山区卫生局负责印制。

9月,返校,是时省里已决定中医学院与山东医学院合并,仍名山东医学院,近期即需搬迁至新泰市楼德镇。我回校后,又用了几天的时间,写了一篇总结,由院革委会及工军宣队署名,登于《大众日报》头版。

总结写好后,匆匆收拾行装,实用什具有的送了人,有些旧杂志也送了人,有众多图书,一时用不上,打好了包,放在留下的集体用仓库里,打点好必用之物,于9月28日去楼德。

去楼德后,除领导干部及少数双职工外,都住集体宿舍,早晨集体出操,白天集中学习。教师成立两个支部。我与王昭、徐福祥三人为一个支部,王昭任书记,国庆节后开始整党。

11月下旬,省卫生局通知我去北京由卫生部召开的全国中西医结合工作会议。至济与原厅长王瑛同志,办公室王治安同志,军代表王主任,招远赤脚医生王心悦同志,青岛台西医院王正锷同志同行,至京住北京饭店。

会间,听了卫生部领导报告,进行了讨论,传达了周恩来总理关于中西医结合工作的指示,学习了有关文件,交流了经验,制定了今后规划,会议至12月19日已基本结束,唯尚联系等待安排周恩来总理接见。在等待期间,会上又安排了一系列参观和学习等各种活动。

1971年1月26日(农历腊月三十日),长子福成结婚。本与家中定好,今年春节回家。但由于在京开会,不仅不能回家,而且亦不许与家中通信,家中十分焦急。幸赖有父亲关照,方将成儿婚事办妥。除夕晚我们山东代表,也由王瑛同志出资,在北京饭店小宴,这恐怕也是一生中第一次。此时,我也深知家中不知如何在挂念着我。

2月6日,晚7时15分。周恩来总理在人民大会堂西藏厅接见全体中西医结合会议与会代表及工作人员。与总理同来的尚有李先念、邱会作、李德生和国务院业务组及中央有关部委的领导同志,在座尚有卫生部军管会主任陈仁洪、副主任谢华等同志。接见自7时16分至11时20分。总理除询问部分基层代表的有关情况时,有诸多插话外,并对当时卫生部主管中医工作的林伟同志讲,管中医工作,要学中医,要懂中医。最后,又发表了重要讲话。是夜,全体代表,无不激动万分。我亦深感这是我一生最幸运的时刻。总理接见后,会议结束,归济返校。回校,见到家中多次来信,我立即向家中写了回信,汇报了这段会议情况,不久接到父亲和家人来信,知我在京开会,受到了总理接见,也都十分高兴。只是盼我能早日回家看望。

回校后,我立即向院领导作了全面汇报,传达了有关文件,又遵照院领导的决定,向楼德的全体教职学工进行了汇报。

3月,省卫生局调我回济,协助筹办山东省与济南部队召开的"全省、全区中西医结合工作会议",自4月10日至29日,会议结束后,方返校。

以上所记,乃我院派遣"教育革命实践队"前后及实践队工作概况,因事过境迁,仅凭个人《履历》所记及当时部分队员所忆,难免挂漏失误处,请阅者见谅。此事尽管当时尚难完全避免"文革"中的诸多影响,但实践队毕竟为农村医药卫生工作做了一件有益之事,尽到了我们的责任,并受到了淄博市及博山区卫生部门的赞赏,与源泉医院的领导、医护人员及学习班的学员,也建立了深厚的感情,我们实践队的全体队员,也在实际工作中真正体验到农村对我们医药卫生工作人员的要求和期盼,加深了我们同广大农民的感情。

宏济堂记

　　宏济堂原系北京同仁堂乐家老铺之后代,于清代末期,在济南开设之药店,以其仍遵同仁堂故事,经营得力,颇为省内外所赞誉。

　　乐家原系明代江浙一带在民间行医之郎中,永乐年间,其后代有迁入北京者,仍操祖业。至清初,入京后第四代孙乐显扬,始入太医院为出纳文书吏目。康熙八年,首创同仁堂药室,后由其子乐凤鸣于前门外大栅栏改建为同仁堂乐家老铺。凤鸣深知医药,对制药、配方,尤为精通,制药工艺亦趋规范。于康熙四十五年,撰成《乐氏世代祖传丸散膏丹下料配方》一书,在序言中特具"炮制虽繁,必不敢省人工;品味虽贵,必不敢省物力"之明训。故同仁堂所制中成药,得以享誉京城内外。后因世代沧桑,国事艰难,同仁堂乐家老铺也几经变迁。

　　清光绪二十八年,同仁堂十二代孙乐镜宇斥资捐山东候补道,来济候补并涉药,深得故交山东省巡抚杨士骧之赏识,获山东官药局举办权,杨遂拨官银2000两,于光绪三十二年开办。后因杨调任直隶总督,药局违规被参,资金不足,遂招商承受,镜宇乃追还官银,获准转为民办。次年,筹建宏济堂完成开业,是为总店。后在民国年间(1924~1928)相继开设第一支店与第二支店,形成了"多铺合营"和"四同六统"的经营特点,又得北京同仁堂之资助,具有坚实的资金基础,加以完善的管理制度,完美的业德业风,严谨的制药工艺,终成"江北三大名店"之一。

　　乐家老店在经营过程中,始终坚持祖制明训,如货真价实、信誉至上、先义后利、济世康民、爱国重教、捐资救国等,甚得社会之广泛赞赏。其堂匾书字"但愿天下人无病,那怕架上药蒙尘",亦可见其业德之一斑。由于该店经营得力,资金雄厚,不仅零售及批发之药材,皆地道上品,而且生产有大批量传统高品位中成药及祖传自配中成药,畅销国内外。

　　解放后,由于乐镜宇年事已高,北京同仁堂由其子乐松生出任总经理,而乐镜宇被推举为董事长。公私合营时,作为乐家老店,不仅率先响应党和政府号召,而乐镜宇并将祖传和自己研制的中成药秘方,无私地交予党和人民政府。1955年,乐松生亦获毛主席和周总理接见之殊荣。公私合营后,虽在体制上有所变更,但他仍在继续执行其历史使命。

　　宏济堂作为同仁堂在外地首开之乐家支店,虽经百年沧桑,然能谨遵祖训,对社会对人民的健康事业,做出了应有的历史贡献,赢得了人民的赞赏及党和政府的信誉,实属难能可贵。特为之赞曰:

　　　　宏图创业为苍生,济世好施慈善营。堂药膏丹皆道地,店医高手亦专精。

　　　　崇声自有公言议,德望原因心术诚。行事犹将宗训继,仁风永序获恩荣。

八十春秋回首往事

　　吾生于 1928 年 7 月 2 日,名灿玶,字昭华,号葆真,晚号暮村老人、五龙山人、杏林一丁。祖居山东省荣成市下回头村。祖父士洲(字登瀛)公,父树乾(字连三,以字行)公,世业医。

　　1936 年入小学时,村中恩贡生张学南先生赐名灿甲,后改灿玶。小学四年期间,寒假时,由父亲教读《百家姓》及《论语》;业余时间,自习《三字经》、《千家诗》等。1940 年,家乡被日寇侵占,遂辍学。秋,在中国共产党及抗日民主政府领导下,家乡解放,翌年春,成立高等小学,复就读。因处抗战最艰苦时期,课程内容及课外活动均以抗日救国为主。凡学校组织之各种活动必积极参加,学业成绩,亦每登榜首。课余时间,自习简谱,尤爱音乐、木刻等,并曾参加学校自编话剧的演出。1942 年,县府有关部门曾举办过一次县完小观摩大会(内容包括手工艺品、绘画、考试成绩等),曾入选参加,会间,因敌人开始对胶东大扫荡而中止。此时正处于抗战时期,高小读完后,父亲担心我年龄尚小,不曾送我去县办半军事化和流动性的师范班继续读书,遂于 1943 年下半年下学。

　　下学后,从祖父与父亲学医,自《医学三字经》、《药性歌》、《濒湖脉学》读起,继读《医宗金鉴》临床各科诸"心法要诀",均需背诵。白日则负责司药、制药等工作。农忙季节,还需下农田帮助干农活及场园杂活。

　　此间,家乡曾两次遭受日寇之屠戮。第一次为 1940 年 2 月始,荣成全县沦陷,达半年有余,在邻村建有敌据点,经常下乡扫荡,父亲亦因惊吓而染病在身;第二次为 1942 年冬,日寇对胶东的大扫荡,祖父与父亲,均遭毒打,药材亦被破坏,似此国仇家恨,终生难忘。

　　1944 年冬,村中为配合抗日救国宣传工作,成立俱乐部,应选参加,翌年,担任导演兼乐队领奏。在抗日战争与解放战争期间,曾导演话剧、歌剧、锣鼓剧(即京剧现代戏)如《白毛女》、《刘胡兰》、《血泪仇》、《农公泊》、《兄妹开荒》、《冒雪寻夫》等数十出;并曾编秧歌剧多出,以配合中心工作。剧团多在业余、农闲及节假日活动,颇受民众欢迎。为适应各剧种不同音乐的需要,曾学习过多种乐器,如二胡、京胡、唢呐、笙、笛、小提琴等。时曾搜集到流行于民间的笙、管、唢呐曲谱四十余首。

　　1946 年春,因当时小学教师缺乏,又应聘为本村小学教师,并继续担任剧团导演,同时参加青年抗日救国会(简称"青救会")及民兵等各抗日救亡组织的各种活动。至秋后,因胃病及膝关节病,遂辞退小学教师职务,此后,除参加有关社会活动外,仍从父继读医学书籍及文、史方面的有关著作。

　　1948 年,始独立应诊,凡诸疑难复杂病证,仍由父亲指导,年余后,则可自行处理。此后,则对经典著作及历代诸家名著,加以广泛阅览和深入研究,对近现代名家著作亦有所参阅。同年,参加区医药联合会,任宣传委员。1949 年,作为区医联会代表出席荣成县第一届各届人民代表大会。此后,除应诊之外,尚需承担一定的卫生防疫工作。1952 年春,抗美援朝时期,为应对美帝国主义对我沿海地区施行的细菌战,县特组成防疫队,我作为崂山区医务人员应选参加,秋后,回本区,继续参与预防注射工作。

1955 年,响应政府号召,带领全区个体医务人员组建"荣成县崂山区联合诊所",并由有关部门指定任所长。1956 年,县召开中医代表会议,作为崂山区代表出席,在大会发言,颇受领导重视。同年 12 月,调至崂山区卫生所任中医师。1958 年 2 月,县卫生局选送去山东省中医进修学校学习。同年 5 月,又为学校选送去南京江苏省中医学校(同年秋,改为南京中医学院)受卫生部委托承办之第二期教学研究班学习。1959 年 7 月,学习结业,因"在校学习和领导小组工作,获得优良成绩,特赠给《伤寒论译释》书籍一部,以资鼓励"。

1959 年 9 月,调山东省中医学院执教。是年冬,山东省中医进修学校承办"《中医学概论》师资班",前往任课。翌年,该校继续承办"中医师资班",主讲《伤寒论》。是年,由该校副校长谢子刚、秘书陈鲁卿介绍加入中国共产党。冬,回本院为本科班主讲《温病学》。1961 年,再往中医进修学校,为师资班讲授《温病学》。此后回本校继续为本科班讲授《温病学》。无教学任务时,常由教务处派去外市县联系或检查学生实习,暇时,亦亲去附院带学生实习。1962 年春,曾去济宁卫校中医班讲授《温病学》。是时济宁地区脑膜炎流行,应济宁中医学会之邀,为该病的防治作学术讲座一次。在任教期间,除博览本学科古今著作及其他学科名著外,对四大经典更加深入研究。同时对中国传统文、史、哲方面之古籍,亦广为浏览。古人云:"学然后知不足,教然后知困。"诚如是也。通过几年的教学实践,进一步体会到中医学术之博大精深,为学之道,亦无止境。"学而不厌,诲人不倦。"当终身守此。

1964 年,无教学任务,去济南市传染病医院搞临床,该院以西医为主,凡需服中药者,由中医科负责,主任为汝兰洲先生,另有一王二张,加汝先生四位女弟子。因汝先生身体健康状况欠佳,故杂病病房,服中药者,汝先生交由我负责,他在市办中医班主讲之《儿科学》,亦请我代讲。是年夏,脑炎病流行,病号很多,来势很猛,治疗方面以中医为主。汝先生向我简要介绍了历年治此病的情况,亦委我负责。每日带汝先生之弟子查房。是时既要查房,又需讲课,工作十分繁重。通过此次临床,对急性传染病的治疗,也积累下许多实践经验。此间,汝先生并多次向我介绍了他治儿科疑难杂证的经验。

国庆节后,学校通知我回校,教务处告知结束在传染病医院的工作。回校与徐国仟,同去参与《针灸甲乙经》的整理研究。该书的整理研究,系国家十年规划中"七本中医古医书整理研究项目"之一。接受任务后,通过对"编写计划"的深入理解,遂去天津、北京查阅版本及相关资料。经过一年多的努力,至 1965 年 12 月,初稿已基本完成,编写组解散。后续工作,由我负责。于 1966 年 3 月,各项工作已全部完成,只待印出样本,上报卫生部及牵头单位南京中医学院,商定召开审定稿会议。通过此次对《甲乙经》的校释工作,为后来的中医古籍整理及中医文献研究,打下了一定的基础。

1966 年 4 月,"文化大革命"已进入发动阶段,党委成立领导小组,下设办公室,调我去办公室工作,并补选为教务党支部支委。至九、十月份,运动达高潮时期,开始批"资产阶级反动路线",办公室亦被查封。无奈约同崔、徐等人去北京了解情况,待至毛主席最后一次接见红卫兵后,亦归,时教师正批判教务支部"资反路线",同遭批判。此后,仅随"东方红"组织之各种活动,亦曾去淄博、烟台等地带学生实习,去莱芜农村巡回医疗。1969 年春夏,教革部派去铁厂西学中班讲授《中药学》、《方剂学》及《中医内科学》,暇时,在铁厂医院看病。冬,院方组建教育革命探索队(后改教育革命实践队)任副队长,去源泉进行教育革命,以备今后来此办学。先办新针疗法学习班。翌年,与淄博地区卫生局合办一中西医结合学习班。九月,院通知,省革委决定,我院与山东医学院合并,搬迁至楼德办学。学习班提前结束,处理好善后工作,编好讲义,写好总结,人员返校。遵办,于9月中旬返校,9月28日去楼德,进行整党建党。11月下旬,省卫生局通知去北京参加卫生部召开的"全国中西医工作会议",29日我省代表六人抵京,30日大会开幕。1971年2月6日晚,周恩来总理在人民大会堂接见入会全体代表。总理接见后,大会闭幕。返校时,学校已安排我在教革部教育组任副组长。3月,省卫生局通知去济南,参加山东省与济南部队召开的中西医结合工作会议。5月返校,去各大队检查教学情况,原中医学院教职工对中西两院合并,反应十分强烈,对中医事业之前途,甚为担忧,回校本部后,及时将上述情况向部、院两级有关领导进行了汇报。7月份,中央召开全国教育工作会议,对建国后十七年的教育工作全部否定,对当前江西教育革命有所表彰,院领导责成由我带领青岛医学院(时已迁至北镇)及济南卫校共6人去江西南昌药科学校参观学习。至后,又去吉安青原山参观江西医科大学(原江西医学院与江西中医学院合并后改名),归后,向院领导及省卫生局领导作了汇报。秋后,教职工对恢复中医专业之呼声已十分高涨,吾亦不断向院领导呼吁,方准在曲阜大队搞一"侧重中医连"。此时,中医连的教学与实习工作亦十分困难。

1972年9月,向克同志受意我与刘玉芬回济,进行中医系的筹建工作,重新组建了中医教研室,成立了党支部,抽调了诸多教师去各地医院联系学生实习。教研室成立后,立即落实了各学科的教材编写工作。中医系成立后,各项任务,相继展开,工作进展十分困难。尤其是七一级学生实习问题,虽在三十个医院安置下来,但问题仍很严重。向克同志交代,这个办法不能长此下去,应当写个报告向上级反映,现在又快到了追查责任的时候了。

1974年夏,去武汉参加卫生部召开的全国未曾合并的中医学院工作会议,会间,对培养目标的确定意见不一,多数人主张定"中医师"。最后就中医学院的专业方向、培养目标、课程设置、中西医结合、继承与发扬、普及与提高等问题,进行了讨论,并拟定了教学计划。会后,在执行此一计划时,又遇到了诸多困难。同年12月,参加省卫生部门召开的"山东省中医中药工作会议",对中医教育问题极力推行开门办学的极左思想,中医系又遭到了指名批评。至1974年初,由批判儒法斗争,进而发展为"批林批孔"运动,"武汉会议"拟定的"教学计划",又遭到了批判。从此,中医政策更加模糊,教学秩序更加混乱,各项工作更加困难。尽管如此,吾仍认为中医教育"继承发扬中医药学术"的指导思想必须坚持。是年秋,学院决定,中医系迁回原中医学院旧址。由于校舍在"文革"期间交付军队使用,尽已破烂不堪,加以无人管理,来后,事无巨细,皆需亲自料理,终因劳累过度,腰病住院。春节后,复去威海疗养院疗养。至1975年秋,出院返校,院又安排我在教革部任副职,时省已决定中医学院与山医分开,设一筹备小组负责院方一切工作,时正忙于开门办学,于1976年元月1日,中医学院正式恢复。春,又派我去章丘绣惠公社医院,带领部分教师与同学开门办学。至夏,脑血管病发,复住院,后又回家休养了一段时间,于1978年春返校。

是间,"文革"前,卫生部下达之中医七本古书的整理研究工作,已皆恢复。我校修订稿亦告完成,通过审定稿会议后,据会议要求,由徐国仟与我等四人作最后修改定稿。是年冬,原由河北新医大学承担之《素问校释》一书,因该校难以按期完成,经报请卫生部中医司同意,转由我院为主,共同完成,经院领导同意,由我负责,接受该书整理研究工作。年余,即完成。

通过对《甲乙经》与《素问》等书的整理研究,深切体验到中医古籍整理及中医文献研究,对继承发扬中医药学术,具有十分重要的历史意义与现实意义,曾多次向有关领导建议,争取对此一工作的理解与支持。为了争取此项工作的顺利开展,亦曾多次接受有关人员的采访,在报刊发表文章,向卫生部上书等,终于取得了有关部门及院领导的重视和支持。1978年11月,经省教育局批准,成立中医文献研究室,由我负责,但诸多具体问题,如人员、经费、办公用房等,仍迟迟不能落实。且有人以研究科研为名,对中医文献研究颇多非议,并认为是"搞故纸堆",吾当即力排众议,予以驳斥。后曾获省教委大力支持,并拨给一定数量的经费,为中医文献日后的发展,打下了基础。

1981年4月担任副院长兼中医系系主任,时因古籍整理任务较重,故提请辞职,未允。继受党委书记梁玉清同志特许,不到院、系坐班,仍以古籍整理为主,院、系有要事,可兼顾一下。1982年1月,省教育厅复任命为院学位委员会主席。4月参加卫生部在衡阳召开的"全国中医院和中医高等教育工作会议",此次会议不再提"中医现代化",强调保持中医特色和坚持中医方向等重大原则问题,深受中医界的普遍欢迎。是冬,卫生部中医司魏福凯副司长来山东视察工作,特向其汇报了中医古籍整理研究的问题,魏副司长甚表赞同,特令我写成书面意见上报卫生部。1983年1月卫生部为贯彻1981年"中共中央关于整理我国古籍的指示"及"国务院古籍整理办公室"关于古籍整理会议精神,特成立中医古籍整理出版办公室。下达了《伤寒论》等6本古医书的征求意见函,其中《针灸甲乙经》一书由我主编。4月,卫生部中医司在沈阳召开中医古籍整理出版座谈会,确定了部级重点项目12种,其中《针灸甲乙经》一书,仍由我主编。8月卫生部中医司在青岛召开了"全国中医古籍整理出版规划落实工作会议"。会间,由于不少学院科研部门干部对中医古籍整理列为科研项目不甚理解,特安排我与史常永、马继兴举行特别演讲。此次会议将全国第二批中医古籍整理任务分十大片管理,每片指定学术牵头人,我任华北山东片学术牵头人。10月,《高教战线》记者来访,就中医古籍整理进行了交谈,后撰文在该刊发表。12月,华北山东片古籍整理会议在济召开。会议通过了由我起草之《常用中医古籍校勘记及训诂注记书写要求》,并成立了评审组,由我任组长。是月,又在济参加中华中医药学会山东省分会第二次会员代表大会,选任第一副理事长。1984年4月去京参加卫生部中医司召开的"十一种重点中医古籍样稿审定"会,此后,曾多次参加卫生部中医司(后改国家中医药管理局)召开的中医古籍整理研究方面的工作会议和学术会议,并多次在报刊发表过此类文章。

1984年9月中旬,省委宣传部来人谈话,告知省委关于调整院级领导班子的决定,宣布了党委委员及院行政领导。党委书记张奇文,院长张灿玾。事前,吾曾向省有关部门呈送过请求免职报告,既未允,即历行职务,从此,再度服于行政管理,仅能兼顾些业务活动。时张奇文有两月余不曾到职,各项工作势难全面开展,处于应付状态。10月29日,省府鲁政任(1984)23号文件下达,宣布院行政领导任免名单。11月13日,张奇文到职,党、政工作开始按正常秩序运行。经研究决定,当前工作重点,党务方面主要是调整中层领导班子与党的建设、整党、机构设置等,由党委书记负责;行政方面主要是抓各部门的日常工作及处理好前届院行政方面遗留下来的问题,由院长负责。12月,以我名章,为八二、八三、八四届毕业生补发了毕业证书。

此后,在任职期间,坚守以下原则进行工作。①坚持"在党委领导下的院长负责制"的方针,行政方面重大事件,需经党委会或党政联席会研究决定。②日常工作中,遵循"大事讲原则,小事讲风格"的原则,凡非重大原则问题,党务方面尽可能尊重党委书记的意见,行政方面尽可能尊重分管院长的意见。重大问题有分歧时,则保留个人意见,或向上级领导反映。

③多做实事,少说空话。不封官许愿,不营私弄假。④改革发展,审慎从事,尽可能避免大的决策失误。⑤加强财务管理,坚持以勤俭为本。保持各经济实体部门的正常运转,根据需要和可能的原则,尽可能避免盲目发展。⑥维护领导班子的团结,保守党、政机密。⑦在指导思想和办院方向方面,坚持党的中医政策,知识分子政策和教育方针。⑧正确处理和对待个人与集体、公与私的利害关系。争取在任职期间不犯或少犯错误。

任职期间,通过有关部门及全院教职工的努力与配合,行政方面主要取得了以下几方面的成就:

(1) 基本建设。通过各方面争取到的经费,特别是省财政厅的大力支持,主要基建项目有两用堂一幢(下食堂,上会堂,可容纳千人),教学楼(六层)一幢,学生宿舍楼一幢(可容千人),教职工宿舍楼两幢半(其中有一幢是与中医研究所合建)。

(2) 科研机构,增设中医文献研究所一处(处级,19 人编制),为全国中医院校之首创,亦为我院首次创建专业中医科研单位。经后来的不断发展,先为省级重点学科,后又为国家级重点学科。

(3) 首次根据中医学院的特点,为中医教研室划拨图书经费,以利中医教师之学习与提高业务水平。

(4) 外事方面,首次开创接受外国留学生来我院实习,接待外籍学术专家来我院参观访问及学术交流。

(5) 校园建设,在校园马路旁及空地种植花木,特有后勤张成亭同志尽力较多,既有观赏价值,又可美化环境,为在济大专院校之最。

(6) 为解决供水困难的问题,对自来水池进行了改建,基本保证了校院内的生活用水和教学用水。

(7) 新增医学专业两个学科,即骨伤专业与针推专业。

(8) 指导编写中医基础学科分化系列教材一套。中医文献学教材(中医本科普通班用)一种。

(9) 受卫生厅《省卫生志》编委会委托,负责"中医篇"及"中西医结合篇"的编写工作(后由邹积隆完成)。同时主持组织了《山东中医学院院志》的编写工作。

(10) 重新修建了体育运动场地,在全国各省中医院校中亦可谓位居前者。

(11) 与南京中医学院结为姊妹学校,党政之间相互交流办学经验。

1987 年 12 月 25 日,因脑血管病变,住千佛山医院治疗,经多次检查,初步印象为脑血管梗死、冠状动脉硬化,短期难以恢复。由于身体及年龄等原因,曾多次向省委有关部门,请求免去党、政职务。1988 年 7 月,与崔明修、张文平等去省委组织部汇报工作时,又当面提出辞职。9 月,省委接受我的请求,免去院长及党委委员职务,仍回中医文献研究所工作。党委研究,请任中医文献研究所名誉所长职务,婉却。

自 1985 年后,在卫生部中医古籍整理办公室的领导下,全国范围内的中医古籍整理研究工作,正全面展开,各有关部门邀我参加了一系列学术会议。如参加卫生部十一种中医古籍整理重点项目论证会议有《中藏经》(因车票未购到,阻于北京)、《诸病源候论》、《难经》、《黄帝内经素问》、《灵枢经》、《黄帝内经太素》、《神农本草经》(以上五书论证会,均由我任主任委员)。另有《古今医统大全》、《中医辞源》、《医心方》、《中国医籍大辞典》、《临床研究生知识结构和课程设置研究》及《康复养生专业有关课程及教学大纲》、《中华本草》、《中华大典·中医分典》、

《中华大典·药学分曲》。"全国普通高校医药本科专业目录审订会（参加中医文献专业组）等论证会"，"中医证候规范"学术研讨会等。又参加了诸多学术著作的审定稿会议。

自20世纪80年代始，国际国内中医学术空气亦相当活跃，学术会议亦较频繁。国家及省、市级中医学会，均曾多次召开过学术交流或学术研讨会。我参加者如中国中医药学会、山东中医药学会、菏泽中医药学会、陕西中医药学会、中医药基础理论学分会、中医文献分会、仲景学术研究分会、医古文分会，山东泰安、济宁、菏泽等中医学会，广西桂林中医学会等召开之学术研讨或交流会议。此间，有国际性学术会议五次，即天津中医学院召开之中日《内经》学术研讨会、中国中医学会及河南中医学会召开之仲景学术研讨会、中（中国科学院哲学研究所）德联合召开之"中医理论与中国传统文化和哲学研讨会"、日本针灸临床学会第四次学术会议（大阪）、日本中日友好研修之旅学术报告会（北京）等，均应邀到会作学术报告。同时，自80年代始，在《山东中医学院学报》、《医学科普》、《中医药研究杂志》、《中医杂志》、《高教战线》、《北京中医学院学报》、《中医古籍整理出版情况简报》、《山西中医》、《吉林中医药》、《福建中医药》、《天津中医学院学报》、《中国中医药报》、《江西中医药》、《中医文献杂志》、《上海中医药杂志》、《中华临床医药杂志》、《亚洲医药》、《山东卫生》、《中医药通报》、《中医药信息》、《医古文知识》、《湖北中医药杂志》、《中国中医药现代远程教育》等杂志，发表学术论文80余篇。

1986年11月国家中医药管理局聘为"重大中医药科技成果评审委员会"评委。此后，曾多次应聘为国家中医药管理局科技成果评委。另外，又曾应聘为《难经校释》、《灵枢经校释》、《病源校释》、《针灸大成校释》、《脉经校释》、《山东省卫生志》、《难经校注》、《素问校注》、《病源校注》、《中华医书集成》、《明清名医全书大成》等审定人。

自1964年，首次接受国家十年规划关于七本中医古书之一《针灸甲乙经》的校释任务，至1966年上半年，已基本完成初稿，"文革"期间一度停顿，"文革"后期，曾建议卫生部中医司恢复此项工作，遂得完成《针灸甲乙经校释》，后又与河北新医学院共同完成了《素问校释》的编写工作。1988年谢职后，继续从事中医文献的事理研究工作。计完成：

任主编者为《素问校释》、《甲乙校释》二书（均获部级科技奖）；《中医古籍文献学》（获省厅级奖），《黄帝内经文献学》；《中医文献发展史》、《中医文献学》（自编教材）。

合编者为《灵枢经语释》、《甲乙经校释》（获部级奖），《素问语释》（获省厅级奖），《山东中医学院院志》等。

任编委者为《中国医学百科全书·中医学》、《中华本草》。

主持点校中医古籍为《吴注素问》、《松峰说疫》、《经穴解》（以上三书均获省厅级奖），《六因条辨》、《小儿药证直诀》、《石室秘录》等。

应邀为"全国名老中医专家临床经验高级讲习班"第二届、第三届、第五届讲习班讲课，讲授文稿均收入《碥石集》二、三、五集中。又应邀为国家中医药管理局"优秀中医临床人才研修项目"第五期培训班讲课。

另外，医学书稿尚有《医案选录》（含内、外、妇、儿各科）、《温病学讲义》、《感证治法与类方》、《伤寒论文献研究》等。

1959年来中医学院执教，任讲师，1979年晋升副教授，1981年准为硕士研究生导师，1985年晋升教授，1990年获准为博士研究生导师。1999年，校方授予终身教授。任职期间，曾为校内外各种不同班次，讲授过多门课程，计有《温病学》、《伤寒论》、《中医学概论》、

《儿科学》、《中药学》、《方剂学》、《中医内科学》、《中医文献学》、《金匮要略》、《黄帝内经》等。

进入新千年时,思及村中《张氏宗谱》原系祖父士洲公等于民国二十五年续修,然已60余年不曾再续,今若不续,后更不易,遂由连弟及长子增岱,在村民支持下,终成,复念及村中往事,大都失传,历史沿革,亦皆不详,遂举意修《村志》,复经连弟与增岱儿多方走访,经三易其稿,于2005年文稿初成。虽不尽人意,然亦可聊备吾村史踪迹之大端。

前者,曾于1998年70周岁初度时,自撰《暮村履历自鉴》,以记70年之见闻经历及得失。复忆先祖士洲公及先父树乾公(字连三,以字行),一生以治病救人为己任,甚得乡里称颂,特为之敬书《传略》,以示先辈之美德遗风及家学传承之学术渊源,聊尽人子之责也。

1971年与山东医学院合校后,即从事于行政管理,1976年山东中医学院恢复后,继任行政职务。同时,尚兼任多种社会团体与学术团体职务,如中华中医药学会理事(后为终身理事)、仲景学术研究会及中医文献分会顾问、省自然辩证法研究会理事、省高教学会理事、山东省中医学会副理事长、中国民间中医医药开发协会理事等,又为中华诗词学会会员,山东省京剧爱好者协会会员。

吾少年时期,适逢国难,青年时期,又患腿疾,报国无能,谨承祖业。正因吾在教育方面未能得到深造,欲为良医,尤非易事。故医学之外,尚需博览群书。加之青年时期,即任村中剧团导演,兼司音乐伴奏,于文艺、戏剧、音乐、美术等方面均需粗知,未曾拜师,仅赖自学,故自幼养成喜读书的习惯,长而及于文学,大凡琴、石、书、画均饶有兴趣。由喜读书,进而喜购书,善藏书。读书为求知,读书为致用,故读书为吾生平第一需要。尝谓"箪瓢陋室犹无怨,黄卷青灯足可安"。室中藏书,有祖辈所遗者,有友朋馈赠者,有平生自购者。所藏有经、史、子、集等类约五千种,尤以医书为多,计有三千余种。晚年爱石习琴,有供石百余件,古琴一张,自撰"石论"、"琴说"等文,以石自勉,以琴自娱。命斋名曰"琴石书屋"者,取此意也。

吾乡习俗,自来对京剧雅俗共赏,且乡间亦多有票友及票社,不时演出。幼受家庭影响,喜看京剧。少年时,始学京胡,成年后,与当地票友多有过从,且与石岛京剧团王垣之(鼓师)、丛树德(琴师)等相友善,受益良多,并曾参与地方剧团组织的多次演出(司文场),来济后亦曾组织过演出。晚年,与原山东戏校校长殷宝忠先生交厚。收藏有京剧方面之图书及音像资料数百种。

吾乡先辈多有读过私塾者,暇日,时闻长老吟颂唐诗古文,虽不能尽解其奥,亦颇感意趣甚佳,及方识丁时,于课余之时,亦常习读。小学二年级时,以守岁之钱,购得白话注解《千家诗》一本,甚喜爱之,自此,业余之时每喜读《千家诗》及《古唐诗合解》等。后在旧书摊又购得吾乡滕春如先生(一生以教书为业)旧藏《白香词谱》一册,始得宋词,亦甚喜爱。时虽聊知其义,然不通格律,后复研习格律,渐学习作。来高校执教之时,由于业务繁忙,无暇顾此。及至"文革"之后,行政方面亦不再任职,每有余兴,尝寄意于诗词,以抒胸臆,曾撰有《不愠居诗稿》、《暮村吟草》、《咏石诗百首》、《琴石书屋医余吟草》等,并在诸多报刊及诗集发表过数百首,虽系涂鸦之作,亦惟寄兴而已。

根据我个人行医六十余年的历史,总起来看,乃是一个不断学习、不断实践的过程。在学习和实践的过程中,仅就个人体会,总结治学思想,大致来说,包括以下几个方面:

1. 基本功的培养和训练是从医的重要基础

我青少年时期,仅读完六年小学,便辍学从医。由父亲教读一些启蒙读物《药性歌》、《濒湖脉学》、《医学三字经》等,继读《医宗金鉴》各门类的歌诀。以上几书,均要求熟读默记,在此基础上,又对《黄帝内经》及《伤寒论》等进行选读。凡是规定要读的书,必须达到能熟练背诵的程度,同时需参阅诸多相关文献。在四年左右的时间里,对中医学的基本理论、基本知识和中医诊疗疾病的一些基本技能的了解和掌握,已经打下了比较好的基础。但这仅仅是开端,还要不断地拓宽和强化。就以《伤寒论》为例,此间仅仅是选读了一部分,通过后来的努力学习,我可以把《伤寒论》的398条原文在一个小时内全部背完;对《金匮要略》的大部分经文都能够背诵;对《温病条辨》和《温热经纬》的重要条文,基本上全能背诵;对《内经》的重要章节,亦能背诵。因此,我感觉到,对基本功的培养和训练,不能满足于某一阶段的成就,必须通过长期不懈的努力,才能取得满意的效果。

2. 临床实践是体验中医理论和建立中医信念的关键

中医学术是建立在中国传统文化的基础上,其诸多范畴和术语,亦与近现代文化知识之间的距离比较大。就其疗效而言,也主要是通过病人的感受而加以体验。因此,如果无切身体验和对病人广泛的观察,也往往对中医的理论和疗效的可信性产生怀疑。我出身于中医世家,亲见祖父和父亲为病人看病的情景,稍长和学医期间,又亲自参与了力所能及的医事活动。司药、制药以及某些饮片的加工炮制、丸散膏丹的制造,主要是由我负责。另一方面,经常闻见祖父和父亲看病时所运用的望闻问切的诊病方法,以及他们对病人的病因病机所进行的理论分析等,都对我有重大的影响。并亲眼看到了很多危重病人,通过治疗常可起死回生。在这个长期的体验中,对中医的理论和疗效自是坚信不疑的。在我行医之后,也有不少危重病人,是通过以中医的理论为指导把他们治好的。因此,我感到要建立对中医理论的信念和中医疗效的确认,最好是早临床和多临床。只有通过实践,才能解开心目中的诸多疑惑。

3. 集临床、理论、文献于一体,是加深掌握中医学术的需要

我从事中医工作,至今已60余年,大致说来,可分为三段:第一段,主要是从事临床,此时乃是忙于诊务,业余时间继续进行业务方面的学习。在农村工作时,接触的病人也不分科,病种范围很广泛,包括内、外、妇、儿、五官等各个学科的病人。除正骨、外伤、产育、针灸外,其他学科的常见病、多发病,我都看过。到中医学院执教以后,又多次带学生在内科门诊实习。"文革"后,虽由于多种原因未能再从事临床工作,但仍不时有亲友及慕名者求诊。通过临床实践,不仅解决了理论和实践的结合问题,而且不断强化了理论对实践的指导,和实践对理论的体验。第二段,主要是从事教学工作。执教后,从事过本科班、进修班、师资班、西学中班、大专班、中专班、研究生等多层面的教学工作。在学科方面,从事过《黄帝内经》、中医基础、《中医学概论》、《伤寒论》、温病学、中药学、方剂学、内科学、儿科学、《中医文献学》等多学科的教学。教学工作从基础理论学科来说,是对中医理论的进一步强化和深化;从临床学科来说,是对中医理论的验证和检验,以及对临床指导作用的进一步强化。特别是通过多学科的教学,对中医的基础理论与临床知识有一个全面的把握。通过多学科的讲课,又可以进一步体验到中医理论在学科之间的相互联系,也可以进一步体验学科间在理论上的相同点和不同点。因此,在教学过程中,对中医理论的运用具有更加深入、广泛的理解,这对全面地把握中医学术,也是十分有益的。第三段,主要从事中医文献的整理研究工作。文献,作为一个学科,具有自己独立的学术特色。我虽然从学医时开始就阅读了大量医学文献,但严格地说,阅读和使用中医文献不等于通晓中医文献。我自 1964 年开始,参与承担古籍课题《针灸甲乙经校释》的编写工作,方留意查阅古今文献学家的文章与著作。又从事过大量的文献方面的学术活动,并多次承担过上级指定的古籍整理任务。通过上述种种实践活动,使我真正体会到,中医古籍整理和中医文献研究有自身的规律、方法和研究对象、研究目的,对继承发扬中医学术具有十分重要的意义。通过上述三点,我个人认为,能把临床研究、理论研究和文献研究结合为一体,方可完整地、全面地、系统地把握中医学术,真正体验到中医学术的博大精深。

4. 医文并重是中医学的一大特色

这里首先要明确医和文的关系。古人有云:"文以载道。"中医学术,前人给我们留下了大量的医学文献,这些医学文献中,记载着大量的医学理论和医学知识,都是以文字为载体流传下来的。这些以文字为载体的医学文献,可以从两个方面来理解医和文的关系:一是从文字的组合形式来看,有多种文章体裁。概括地说,可以分为散文和韵文两种。不管是散文还是韵文,均有一个共同的特点,辛亥革命以前的古医籍,都是以文言文的形式出现的,这些文章中使用的语词、语法、音韵、语义等,也都带有时代的特征。就以《黄帝内经》为例,首先从它的文字气象来看,有些篇与篇之间的差异就十分明显,如《素问》中的前二篇与后七篇即是。学者们正是根据其文字风格,参照许多相关的内容,得知其非一时一人之作,这对研究《黄帝内经》中许多历史性问题,具有重要的学术价值。从韵文方面看,除散文之外,尚有大量的韵文。在这些韵文中,如文字的读音问题,从全部韵文的内容分析,可以看出读音方面的很多差异,既有西汉以前的读音,也有西汉以后的读音,这种读音差异也可以进一步反映它成书年代的不同,也可以看出它非成于一时一人之手。再从其他的大量的医籍当中,亦可反映出医和文的关系是十分复杂的。依前所述,中医学术是在中国传统文化这个大背景下形成的。因此,医学方面所涉及的广泛的内容,与天文学、地理学、历法学、气象学、术数学、哲学等有密切的关系。因此,要学习和研究中医学,在很大程度上需要借助于文史哲的相关知识,去解释其中的诸多难点、疑点,运用古汉语当中的相关知识,如语音学、语义学、语法学、文字学的知识和方法,才能扫除文字方面的某些障碍。从而说明对医学问题的研究,要解决某些高难度的问题,离开了文和文献学的知识、思路和方法,都是难以做到的。因此,医文并重对一个高明的医家来说,就显得非常重要。

5. 博览群书、兼容并蓄,是学术水平不断提高的源头活水

我在少年时代,父亲就经常地提示我,要多读书、勤读书,"开卷有益"。这要从多方面来看。就我们医学本身来说,从古至今,留下了大量的文献,据不完全统计,辛亥革命以前的现存医籍尚有万种左右,其中就包括了不同时代、不同医家、不同学派的著作,其中有理论的、临床的、养生的,多学科的不同内容。就一个学科来说,它又有诸多学派的不同,所以我们在学习和研究前人的著作时,不能囿于一家之言,也必须是兼容并蓄、博览群书。因此,作为一个医者,可以有门派的不同,但不可有门户之见。正由于此,才能把诸多知识熔于一炉,锻造出更高的知识产物。再从医学与其他相关学科的关系来看,也是如此。大量的古医籍中诸如儒家、道家、佛家的学术思想,古代反映自然科学方面的诸多内容,也不同程度地被用于医

学著作中。这就要求我们对医学进行深入广泛的研究时，必须做到博览群书、兼容并蓄。我从少年时起，就养成了喜欢读书和藏书的习惯。通过几十年的收集，我个人藏书约有五千余种，为我自己创造了一个非常好的研读条件，我在医学这个领域里面能够作出点滴的成绩来，跟这个条件是分不开的。我看书的习惯也很广泛，除医学之外，对于文史哲、文学艺术、戏曲音乐等都有兴趣，得益匪浅，就是在临床医学方面也是如此。我父亲常说不可拘于一家之言，"有是证用是药"，不管经方还是时方，不管古代的还是近代的，只要是具有其适应证，都可以用。正是因为在学习的过程中博览群书、博采众长，提供了源头活水，方可达到健康成长的目的。

6. 坚持继承发扬，是立于不败之地的指导方针

祖国医学，自西学东渐之后，在近百年来，不断地遭到一些人的非议和批判，诸如大家所熟知的"中医不科学"、"中医是封建医"、"阴阳五行是封建迷信"，"中医理论无用"等等。对于中医如何发展的问题，亦各说各是，众说不一。在某些方面，不仅没有为中医的发展形成一个好的氛围，而且由于某些长官意志、政府行为，对中医的发展造成了诸多的困境。中华人民共和国成立以后，党中央和国务院及中央的很多领导同志都十分关注中医事业的发展，提出了很多的方针和指示，使中医事业得到了相应的发展。根据我个人几十年学习和实践的体会，中医学的发展必须遵循中医学自身的规律，在继承的基础上去发扬光大，这是唯一正确的道路。然而竟有人说：中医老讲继承，没完没了。继承发展，或者说继承发扬，它不是一个主观的规定性，而是客观事物发展自身的规定性。任何一个学科的发展，都是需要在继承的基础上，才能得到健康的发展。没有继承，就没有发展。没有发展，也就不需要继承。继承和发展是学术发展过程中紧密相连的两个环节，在学术上，任何一个学科都需要不断继承前人的成就，然后再去进行新的发展和新的创造，使它不断地提高。况且我们中医学这个伟大的宝库，谁都不敢说我们已经完全把它都继承下来了，在乏人乏术的情况下，更是如此。因而，继承发扬至少也应该是较长时期发展中医学术的指导方针。

吾幼承庭训，热爱中医，一生对中医事业的继承与发扬十分关心。1949 年 12 月，作为区医联会代表，参加县第一届各届人民代表大会；1956 年秋，作为崂山区中医代表，参加县卫生局召开的"中医代表会议"；会间，为发展中医药事业均曾积极提出建议。

"文革"期间，遵照省革委决定，山东中医学院与山东医学院于 1971 年元月正式合并，统称"中西医结合"（专业），此间中医高教事业处境十分艰难，时曾不顾政治压力，多次向教革部领导及学院领导反映实际情况，提出改进意见。1974 年卫生部召开武汉会议，对中医高校之教学计划进行研讨时，亦坚决主张中西两院不宜合办。中医院校之培养目标，仍当为"高级中医师"。

"文革"结束后，为进一步贯彻党和政府制定的中医政策，曾多次向院领导提出了中医文献研究工作的意见和建议，终于得到了院主要领导向克同志的大力支持，为我校后来的文献研究整理工作奠定了良好的基础，并如期完成了卫生部中医司交付给我校的古籍整理研究任务。

1981 年 7 月，陈云同志的秘书王玉清同志到北京大学召集座谈会，传达了陈云同志关于整理古籍的重要指示。王玉清同志说，陈云同志对古籍整理很关心，几年前就曾指示，古书要整理，让更多的人看得懂，把祖国文化传统继承下来。又说，整理古籍是一项很重大的

工作,工作量很大,关系到子孙后代……1981 年 9 月,中共中央根据陈云同志的批示精神,下发了"中共中央关于整理我国古籍的指示",该文对我国古籍整理工作提出了七点具体指示,并在最后强调指出:"整理古籍是一件大事,得搞上百年。当前要认真抓一下,先把领导班子组织起来,把规划搞出来,把措施落实下来。"

中共中央及陈云同志的指示,不仅对我国传统文化的传承具有重要意义,而且对我国中医药文献的继承和发扬更具有深远的历史意义和现实意义。

1982 年冬,卫生部中医司魏福凯副司长来院检查工作,我就中医古籍的整理问题,陈述了我的意见和建议,并介绍了我院的工作情况。魏副司长深表赞同并望写成书面意见。后遂于 1983 年春撰就一文,名《关于整理中医古籍的几点意见》,4 月 16 日由校方上报卫生部中医司(抄报:山东省卫生厅、人民卫生出版社),受到司领导的高度重视。

1984 年卫生部中医司在北京京西宾馆召开十一本中医古籍整理研究审定稿会议。会间,有史常永、沈炎南及我等酝酿,将中医工作当前存在的问题和建议,向国务院总理上书。经讨论成稿,于 4 月 24 日行文。文中除反映了中医工作存在的主要问题外,特提出"我们恳切希望:一、加强党对中医药事业的领导;二、建立独立的中医药管理系统,成立国家中医药管理局,各省、市、县成立相应的管理机构;三、各级中医药管理系统,必须由中医药内行担任领导;四、制定中医药事业实施法;五、给予中医药事业财力、物力的支持,以保证按比例的发展。"呈书人:何任、李克光、丁光迪、张灿玾、欧阳锜、徐国仟、李今庸、沈炎南、凌耀星、路志正、史常永。

2004 年,见于当时中医工作的形势,在中央领导的关怀和各级政府及有关部门的直接指导下,有了很大的改观,但是,在学术领域和工作方面仍有诸多不尽人意之处,为使中医工作能进一步完善,特向中央领导陈述个人意见和建议。遂于 6 月 17 日,向吴仪副总理上书,提出了当前工作中需要重视的五个问题和应处理好的八个关系。五个问题是:一、理论是基础;二、人才是根本;三、疗效是关键;四、财物是保证;五、政策是导向。八个关系是:一、继承与发扬的关系;二、传统与创新的关系;三、中医与西医的关系;四、理论与实践的关系;五、古籍与今著的关系;六、中药与中医的关系;七、中文与外文的关系;八、人脑与电脑的关系。

10 月 29 日,卫生部副部长、国家中医药管理局局长佘靖同志来校考察时,又将此书呈送给佘部长,并引起了佘部长的高度重视,特亲来寒舍表示谢意,并再度征求对中医工作的意见。

吾幼承庭训,从业于医林,服务于民众。而立年后,执鞭于杏坛。数十年来,得到党和组织上之培养教育,矢志奉献于社会,报效于国家,凡我力所能及,必当尽职尽责。曾多次得到党和政府及学会的鼓励与表彰。

1960 年、1962 年及 1965 年三次被评为先进工作者;1988 年及 1995 年两次被山东省委与省府评选为山东省专业技术拔尖人才;1988 年为从事教学工作 30 余年,特发给荣誉证书,1990 年,为指导研究生工作,成绩优良,特发给荣誉证书;1991 年,经国务院批准享受政府特殊津贴;1999 年,中国中医药学会授予"国医楷模"荣誉;1999 年,被中共山东省教委评为优秀共产党员;1999 年 12 月,被山东中医药大学聘为终身教授,1999 年、2001 年及 2005 年,三次被校党委评为优秀共产党员;2003 年 9 月,中华中医药学会授予"中华中医药学会成就奖",并聘为终身理事;2003 年 11 月,山东中医药学会授予"学会荣誉奖";2003 年 12 月,山东省人事厅与卫生厅授予"山东省有突出贡献的名老中医药专家"及"山东省中医药专家"称号。

自我从事中医工作以来至今已 60 余年。此间,我当过医生,当过教师,当过管理人员。从我 70 余年的生平历史来说,我经历过日寇侵华家乡沦陷时期,经历过解放区的抗日战争时期,经历过解放战争时期,经历过和平建设时期,经历过"文革"时期,经历过改革开放时期;从我的学历情况来看,国民党时期,我接受了四年小学教育,抗战期间又读过两年高小,中年时期又接受过一年多的中医进修教育。从政治上看,我从少年时期起便生活在解放区,接受共产党的教育。我参加过儿童团、青年抗日救国会(青救会)、共青团、共产党。从我的工作情况来看,青年时期做过一些社会工作,还当过一年小学教员。从业务方面来看,大致上可分三段,第一段以临床为主,第二段以教学为主;第三段以研究为主。根据以上情况足可以看出,我是在特定历史时期和特定的条件下成长起来的,我的全部人生历程,走的是一条坎坷不平的道路。如果问我有什么体会,主要有以下几个方面。

(1) 我首先是一个共产党员。自入党之日起,我终生坚守马克思列宁主义信念,我不能背叛自己的选择。在政治上是党培养了我,使我懂得了人生的价值,要为自己的事业做出贡献。

(2) 由于历史的原因,我是只有读过六年小学的文化水平。在学医时,虽经祖父与父亲的指导,但是后来的历程是党和社会给了我更艰巨的任务和更高的要求。我必须不停顿的努力奋斗,去克服困难,完成自己的历史使命。我走的是边工作边学习的道路。

(3) 我从事的是"救死扶伤"的职业,这不是一个生财致富之道。我继承了祖父与父亲的遗风和遗训,以治病救人为己任,在所谓"有偿服务"的风气下,我也不曾改变自己的信念,不曾拿自己的技术去敛财。

(4) 中医学术是祖国优秀传统文化的组成部分,因此,要想学好和掌握好这门学术,必须对祖国传统文化与医学有关的著作,有较多的了解和掌握,尤其是我后半生所从事的文献研究,更是如此。所以,历史使命决定了我必须在广泛的知识领域中不断拓宽自己的知识。

(5) 也许是因为我没有受过过多的学校教育和多兴趣的原因,自少年起养成了爱读书、爱藏书的习惯,截至目前,有先人遗留下的、有朋友馈赠的和我个人购置的图书五千余种,为我的工作和学习创造了很好的条件。我一生大部分时间的经济条件是比较困难的,我是在物质条件较差的情况下生活的,但我在学术上是舍得投资的。

(6) 公私难以兼顾,忠孝不能两全。我 30 岁离开家乡,只身在外,到 50 岁时,才解决了我妻子和小女儿的城市户口问题。在上有老、下有小的历史条件下,我保持着一个低工资、低收入的经济水平,去承担我在家中应尽的义务。我的祖父母和父母亲对我关怀备至,但是他们临终之时,均因工作繁忙未能及时赶回,只有母亲一人得见儿最后一面。每念及此,深感未能尽人子之责。我的妻子来济 18 年后,也已故去 10 余年。数十年来,在如此矛盾的环境下工作,我只能先公而后私,先国而后家。所以我常对家人说,就我个人的家庭而论,我既不是一个好儿子,也不是一个好丈夫,也不是一个好父亲,因为我欠他们太多。谚云:有所得就有所失。这大概就是历史的辩证法。

八十春秋,回首往事,不胜感慨。少年逢国难,读书未成;青年患膝病,学剑难就。谨遵庭训,继业医林,犹尚文事,独守青灯。始则悬壶乡里,后乃执鞭杏坛。六十余载,岁月匆匆,时不我待,琐事多多。承蒙世不我弃,身许党国,惟当鞠躬尽瘁而已。然材力不及,阙漏甚多,智能有限,过错难免。今值诞辰,犹自不改初衷,保持晚节,愿献老躯,继步来程,切望顾我师友,不吝赐教。慎哉! 勉哉!

第八部分　中医学继承发扬谏议

继承发扬　开拓奋进
——读江泽民总书记对中医药指示有感

据新华社消息，今年3月4日下午，江泽民总书记曾看望出席全国政协九届四次会议的教育、医药卫生界委员，并参加了联组会。会间，江总书记发表了重要讲话，对我国中医药事业的发展做了重要指示。

江总书记强调："中医药学是我国医学科学的特色，也是我国优秀文化的重要组成部分，不仅为中华文明的发展作出了重要贡献，而且对世界文明的进步产生了积极影响。要正确处理好继承与发展的关系，推进中医药的现代化。中西医并生，共同发展，互相补充，可以为人民群众提供更加完善有效的医疗保健服务。"

江总书记的讲话，澄清了诸多模糊认识，对中医药学术进行了高度评价，重申了党和政府对中医工作的政策，为中医事业的发展指明了正确方向。

"讲话"首先肯定了中医药学的学术价值与历史地位。对于此事，是近百年来，在医药卫生界争议较大的问题之一。自清末至民国间，西学东渐之后，在医学方面便出现了一股否定中医的逆流和改造中医学的思潮，极大地影响了中医学术的继承发扬和中医事业的健康发展。这一历史教训，今犹历历在目。建国以后，党和政府对中医的政策，不仅是一贯的，而且制定一系列法规和方针。毛泽东主席也多次作过批示和讲话，对中医学术的历史功绩和现实地位，给予了肯定的评价，对各种轻视与歧视中医的做法进行了批评。对中医事业的发展，指明了正确的方向，促进了中医带来的进一步发展。正当我国社会主义建设事业进入历史新阶段的关键时期，江总书记根据我国医药卫生工作的现实情况，对中医工作又作出了新的指示，反映了广大中医工作者的心声和人民群众的意愿，定将推动中医事业加快发展，为我国和世界人民的医疗保健作出更大的成就。让华夏优秀文化遗产，在新千年的世界之林，更加展示其特有的光辉。

"讲话"进一步明确了两个关系，即继承与发展的关系、中医与西医的关系。这也是发展中医学术与中医事业的关键所在。继承与发展是各种学术在前进过程中不可分割的两个链条，是事物发展的辩证法。因此，中医学术在其发展过程中，也同样有继承和发展。继承是发展的基础，发展是继承的目的，不发展就无所谓继承，不继承也就无所谓发展。不过，根据不同时期的历史使命，其侧重点或有所不同。然而，继承与发展当始终贯穿于学术发展的全过程。中医与西医的关系，这是自西方医学传入我国以来的一个客观存在的现实问题。中医与西医是在东方文化与西方文化各自不同历史大背景下，形成的两种不同的医学体系。虽然二者学科领域的总目标是一致的，但是在基础理论、诊疗技术、防治思想、方药器物等方面则各成体系，各具特色，也各有优势，各有不足。从历史发展的角度看，二者也都不是最完善的医学体系，也都要继续发展和提高。这两种医学体系，不可能相互取代，更不能有所存废。因而，在目前的条件下，"中西医并重，共同发展，互相补充"是发展医学科学最为现实的指导方针。根据此一前提,在发展中医学术方面,保持与发扬中医特色仍是时代赋予我们中医界的重要历史使命。

"讲话"为中医学的发展提出了一个目标,就是"推进中医药现代化"。这是一个宏观的和长远的,也是一个现实的战备目标。作为科学技术的任何学科,在发展过程中,从总体方面讲,均应与当代相关学科的水平保持同步或大致同步。中医学在其发展的历史过程中,也同样如此。如先秦时期的唯物论观点和辩证法思想,也很快被吸收为中医理论基础。炼丹术的成果,也很快被采用为制药技术。由于中医药学积累有古代长期实践经验和理论知识,故需以现代科学的方法和手段去进行研讨、提示和阐发,使其丰富的内涵得以进一步提高,实为当务之急。如中药与方剂的研究,尚未能取得令人满意的研究成果。虽然在中药的有效成分和有效部位及其提取技术方面也取得了一些成绩,对某些方剂的作用机理和研究也获得了初步的认识,但与中医传统的理论与经验还有一定差距。因此,在这一领域的研究与探讨,既要认真积极,又应遵循中医学的理论体系与实践经验;既要立足于挖掘,又要不断创新,使传统的中医药更加绽放绚丽光彩,为医学科学的进一步完善,作出应有的贡献。

"讲话"尤为明确地提出了中医药事业的宗旨,就是"为人民群众提供更加完善有效的医疗保健服务。"为人民群众的医疗保健服务,一向为我国医药苍老行为之规范。早在两千余年前成编之《黄帝内经素问》一书中,有"疏五过论"与"徵四失论"两篇,特对医者之五过、四失,有所笔伐,并谓:凡此"皆受术不通,人事不明也。"汉末医圣张仲景先生遗存之"《伤寒杂病论》序",更是一篇悲天悯人的文字,其中深刻揭露了当世凡医之弊端种种。如云:"观今之医,不念思求经旨,以演其所知,各承家技,始终顺旧。省疾问病,务在口给,相对斯须,便处汤药。按寸不及尺,握手不及足……所谓窥管而已。夫欲视死别生,实为难矣。"今读此文,尤感痛切,其对某些欺世盗名之徒,真可谓刺中要害。唐代大医孙思邈先生,在《千金要方》第一卷,特撰"大医精诚"一文,为医者警。其谓:"凡大医治病,必当安神定志,无欲无求,先发大慈恻隐之心,誓愿普救含灵之苦。若有疾厄来求救者,不得问其贵贱贫富,长幼妍媸,怨亲善友,华夷愚智,普通一等,皆如至亲之想……如此可为苍生大医,反此侧是含灵巨贼。"今日重温张仲景与孙思邈二公高论,尤令人感慨不已。若二公所论,不仅为业医者提出技术与操行方面的高标准与严要求,而且为世俗凡医所当警。对诸多以敛"阿堵物"为务者,更不可同日而语。今读江总书记讲话,倍感为医者责任之重大。既需继承前贤精粹、成法经验,又不可因循守旧、故步自封;既需广收博采、精益求精,又不可数典忘祖、舍本逐末;既需要怀恻隐之心、行仁仗义,又不可鲁莽行事、草菅人命。

以上是我个人学习江总书记讲话之肤浅认识和点滴体会,如有不当之处请同志们指正。

刊于《山东中医药大学校报》2001年6月

关于继承发扬中医药学之我见

敝人出身于中医世家,从事中医的医疗教学科研及管理工作,已六十余年,从事中医高教事业亦四十余载,现年已七十有七,深知老之将至,切望后继有人。自改革开放以来,对中医事业所取得的新进展,倍感高兴,然近些年来,在中医工作方面所存在的问题,每同全国仅存的几位老同志会面时,大家均深感忧虑,现仅就中医工作的五个问题和八个关系,聊陈管见。

一、五个问题

1. 理论是基础

中医学术之所以能够存在于今,特别是在近百年来,在各种思潮的冲击之下,仍能生存下来,就是因为它有独特的理论体系作为中医学术的坚实基础。然而,近些年来,大有忽视中医理论的倾向,重蹈废医存药之覆辙。若基础一垮,大厦必倾,这是十分危险的,吾意必须进一步强调,加强对中医理论的学习与提高,方保无虞。

2. 人才是根本

中医事业之振兴,靠的是人才,不管历史或者现实,都足以说明,数千年来中医事业之所以能够传承下去,靠的是一支坚信中医而又有真才实学的人才队伍。然而,目前的中医队伍十分复杂,有相当一部分人,既无真才实学,也不相信中医的科学性,因此,必须对现有人员进行整顿和再学习,以解决中医乏术的问题。现行教育制度,从课程设置到教学内容,都存在不少问题。学生的专业思想亦不稳固。在办学方针和教育思想方面,都应该进行反思,认真总结经验教训,把握好教学的方向和宗旨,方能培养出合格的中医人才。

3. 疗效是关键

中医得以存在的关键问题,是中医自身的优势和临床疗效,否则就没有存在的必要。然而,我们的医疗单位,当然有很多还是很受群众信任的,但也确有不少医院由于种种原因的确不尽人意,甚至西化的情况日趋严重,有些中医人员中医水平不高,疗效较差,仅靠一知半解的西医知识来支持,因此,中医疗效不高,故中医院必须进一步强调,保持中医特色,发挥中医优势,提高中医疗效。

4. 财物是保证

目前,我们的中医医疗机构,大多数都具有先天不足,后天营养较差的缺陷,甚至有些基层中医院是由某个西医门诊部或门诊所改头换面成立起来的,在物质基础方面十分简陋,在人员方面中医水平很低,甚至仍是以西医为主,在财力方面难以得到相应的资助和扶持,显得十分紧张,像这样的条件,如何能承担起发展中医事业的历史重任,故建议有关部门,务需对中医机构在财物方面给予必要的资助,在人员配备方面,进行适当调整,且应委派坚信中医的同志担任领导。

5. 政策是导向

毛主席早就指出,"政策和策略是党的生命",建国初期,正当被卫生部门个别领导人对中医进行改造和否定之时,正是党中央和国务院及时制定了正确的中医政策,才挽救和保护了中医,使中医学术得到了继承和发扬,中医事业得到了发展和提高,中医队伍得到了扩大和进步,然而,近些年来,在贯彻党的中医政策方面,政令难行,提法不一。甚至有个别领导,都不知道什么是中医政策。因此,对发展中医的指导思想,显得有些混乱,甚至提出一些不切实际的要求,和脱离中医发展自身规律的思想,建议中央领导重申党的中医政策,统一思想,统一认识,遵循中医自身的发展规律去发展中医。

二、八 个 关 系

1. 继承与发扬的关系

中医学术源远流长,是中国优秀传统文化的重要组成部分,就以现存古籍来说,以辛亥革命为限,就有万余种之多,这是祖先给我们留下的宝贵遗产,其中有丰富的理论知识和宝贵经验。还有在诸多名老中医的头脑中,也保留有大量的知识和经验,对他们进行继承和抢救,是历史赋予我们的重要使命,我们必须很好地加以继承。只有在这个基础上,才能得到健康的发展,才能够加速发展。然而,近些年来,有些人确不重视继承的问题,枉谈发扬,长此以往,岂不是无源之水,无本之木。

2. 传统与创新的关系

所谓传统,是指中医自身原有的学术基础,是我们的祖先几千年来智慧的结晶,只有在传统的基础上,有所发现,有所发明,有所创造,有所前进,才能促进事业的发展,我们的祖先就是如此,使中医学术不断地向前推进。我们今天仍应遵循这一原则,在传统的基础上,进行创新,如果不很好的继承传统,奢谈创新,岂不是空中楼阁,数典忘祖。

3. 中医与西医的关系

中医与西医是客观存在的两种医学体系,我们的宪法总纲第 21 条明确规定了"发展现代医学和我国传统医学",就目前的情况而言,两种医学各成体系,不能互相代替,作为中医机构,我们的任务就是发展中医。当然,在学术发展的进程中,两种学术的互相借鉴和互相补充,是允许的。但是,把中医医疗单位进行西化,那是严重的错误,更谈不到发展中医了。

4. 理论和实践的关系

如前所述,理论是中医学术的基础,理论也是从实践当中产生的,反过来,又以理论指导实践,这就是中医学发展的辩证法。中医理论之所以得以存在,就是因为它能够指导实践,中医疗效得以提高,也是由于有中医理论的指导,我们现在之所以有些疗效不高,正是由于理论基础的欠缺和削弱。故从事临床工作的同志,必须进一步强调理论方面的学习,才能进一步提高疗效。

5. 古籍与今著的关系

大量古籍,尤其是所谓诸多经典性著作,是前人留下的宝贵财富。今著是指今人的著作,当然,它包涵着某些今人的经验。但就目前而言,很多古籍与经典著作中,更有着不可估量的价值,更应该大力去挖掘它。我们的许多名老中医,都在这方面有着很好的根基。但是,目前的情况是,有不少中青年医生,却很少去阅读古书,甚至在图书馆中,已成为尘封之物,有些经典著作在高教课程中也成了阳春面上的葱花,实在令人遗憾。

6. 中药与中医的关系

中药与中医本是不可分割的整体,用中药只有在中医理论的指导下才能很好发挥中药的作用,才能更好地提高疗效,但是,目前对中药的研究,脱离了中医和中药的理论,单独追求化学成分,研究的结果还能代替中医吗?比如黄连素能够代替黄连吗?因此,对中药的研究必须在中医和中药的理论指导下,才能对中医中药的发展作出贡献。

7. 中文与外文的关系

中医高教事业,自建院以来,就规定了有医古文一门课,这是根据学习中医的需要而设置的。另一方面,国家教育部门,又规定了高校学生,必须学习外语。因此,加之其他因素,中医院校的学生负担很重。我的意见,就当务之急而言,中医院校的学生首先是要学好中医,要学好中医,就必须学好医古文,但是,目前就中医高等院校的情况而言,由于新增加的课程较多,譬如:外语过级、计算机过级、选修课增多等等,把中医课及医古文大为压缩,因此,就很难培养出高水平的中医人才,建议有关部门,务须重视此事,予以妥善解决。

8. 人脑与电脑的关系

人脑是知识的载体,也是知识的加工厂,出于当今科技发展的信息时代,适当学习电脑方面的有关知识,也是必要的。但是,绝不能忽视对人脑的培育,也就是说,对知识的储存,对思想方法和思维能力的培育,尤为重要。但是,目前有些中青年,却热衷于对电脑的学习,而忽视了对人脑的培育,甚至妄图以电脑来代替人脑,这更是错误的。我们教育学生,更应当注重对人脑的培育,方可造就知识渊博的有用人才,实践证明,但靠电脑而不用人脑,是不可能有高层次知识境界的。

以上尽系管窥之见,错误之处,且望批评指正。

刊于《湖北中医杂志》2005 年 1 月

中医传统科研方法浅谈

祖国医学从有文献记载以来已有数千年的历史,通过现有历代文献的分析比较,可以明显看出在学术上多个历史阶段都有新的发展。其所以能达到这样既有完整理论体系又有丰富防治经验的高度,主要是靠历代医家的大量实践和不断吸收和利用有关学科的知识,通过分析总结研究整理而加以提高和发展起来的。

中医传统科研方法,主要指祖国医学历代沿传而又行之有效的在大量实践基础上,通过逻辑思维不断认识人体生命活动自身规律及人体与外界关系和防治疾病方式与手段的研究方法。

从方法论的角度讲固然有认识论的方法,有实践的方法,而这二者之间又有着不可分割的关系,因为认识离不开实践,实践又能够提高和加深认识。就中医常用传统科研方法举例而言,主要有候察判断法、比类取象法、逻辑推理法、文献整理法、综合归纳法等等。如候察判断法,在《黄帝内经》中有大量的阐述,如所谓"候之所始,道之所生","谨察气之所生而候之"。它精辟地阐述了要认识观察事物,必须严格的对其进行观察,根据"有诸内必形诸外"的道理,从观察到的实体外候中去认识事物的内。比类取象法,就是对观察到的客观事物进行比较和分类,以探索客观事物间相互联系的有关规律。如《素问》阴阳类经就是一种早期运用这种方法的代表作,它把病理现象分为阴阳两大类,又以阴阳两类为纲分为三阴三阳,又如五行类比法,在中医理论方面,得到比较广泛的运用。逻辑推理法,是较为普遍使用的思维方法。它是在实践的基础上或利用某些已知的原理,通过逻辑推理提出新的理论,他对中医理论体系的形成和发展起着非常重要的作用。文献整理法,在历代都具有重要的贡献,如西汉刘向校书时李校国对医学书目的整理,唐代孙思邈、王焘、宋代林亿、高保衡等,都用文献整理的方法,留下了重要的著作。综合归纳法,可以对分散的感性材料,进行分析综合,探索其客观规律,得到进一步提高,如汉代张仲景撰用诸家典籍,而又"博采众方",终于写出了《伤寒杂病论》这部不朽之作,被后人奉之经典。清代吴鞠通选用《内经》、《伤寒论》对热病的要论,又广泛深入的研究了叶天士治疗温热病的病案,终于写出了《温病条辨》这部温病学名著,使叶天士治疗温热病的学术思想和治疗方法得以大加发扬,仅据上述几点为例,足以说明中医传统科研方法对中医学的发展与提高确实起到了非常重要的作用。

祖国医学正是通过传统科研方法运用实践经验为基础的不断总结提高形成了自身以天人相参的恒动观为主导思想,与阴阳五行学说、藏象经络学说等为重要内容的理论体系,进一步指导着临床实践。它不仅是对实践经验的概括和总结,而且确实是一份具有重要学术价值的宝贵遗产,这就是他之所以能得到"伟大宝库"的誉称之所在。

中医传统科研方法不仅在历史上起到了重要的作用,而且在目前仍有其现实意义和研究意义。因为就科学技术的发展历史而言,任何一门科学都是有继承性的,中医当然也不例外,而且从中医机构目前的设备条件和现实状况来看,仍然需要采用传统的科研方法去开展力所能及的科研工作。因此,对传统科研方法的实际效用加以肯定,定能充分调动和发挥广大中医人员的力量,广泛的开展科研工作,也可能从大量的科研苗头中发现有高度价值并不断进行更高层次研究的科研课题。在有条件的单位,当然更可将传统科研方法与现代科学方法结合运用,或单独采用现代化科研方法进行研究,但必须坚持一个基本点,就是保持和发扬中医特色,遵循中医理论体系。通过一定的方法和手段或运用某些科学原理,对祖国医学这一伟大宝库在现有基础上"有所发现,有所发明,有所创造,有所前进",使中医既能够全面的加以继承,而又能在新的历史时期得到发展和提高,这就是历史赋予我们的重任。

关于征集编纂名老中医经验及单验秘方的建议

祖国医学有数千年的历史,历代的名医辈出,就近代而言,亦不乏其人。他们不仅有坚实的理论基础,而且有丰富的实践经验。某些医者及民间还保留不少单验秘方。这些活的知识,实属祖国医学宝库中一份极其珍贵的财富。然而由于种种原因,这些珍贵的知识,大多未能汇集总结及广泛推广运用,难以发挥更大的作用。而且这部分名老中医有的已经病故,有的年老体衰。因此尽快抢救这份珍贵财富,是落实党的中医政策的一项刻不容缓的任务,必须采取得力措施,认真对待,尽早落实。现提出几下意见:

一、征 集 对 象

（1）年龄在 60 岁以上,具有多年临床经验,学术上有独到之处,或在某一方面有丰富经验者。

（2）年龄虽然不甚高,但体弱多病,在学术上有某些独到或宝贵经验者。

（3）中医世家,具有独家特色或宝贵经验者。

（4）名师亲授弟子,或几代传人,掌握前师独特学术思想或临床经验者。

（5）掌握疗效可靠单验秘方及其某种治病技术者。

二、征 集 内 容

（1）征集内容,理、法、方、药,不拘一格,经验体会,在所不限。

（2）方法务需准确可靠,并具有一定学术特色或独特见解。属一般经验或常规性治法暂不收。

（3）理论性见解,必须结合临床实用去谈,纯理论发挥或长篇论述暂不收。

（4）对某病治疗或某一学科有系统经验者,可写成专著,但必须以个人经验为主,不可抄袭成方套方,追求系统性和完整性,掩盖了个人意见。

（5）对少见奇证及怪证的治疗经验,可结合医案介绍。对某些疑难大证的治疗,即便在某一环节上有所突破或较成熟经验,亦可介绍。

三、撰 稿 要 求

（1）内容必须立题明确、概念准确、论述精确,不可笼统含混。如言某方治某病这样的命题,对病程较长,病情复杂的疾病来说,是很不准确的。对一些关键性的内容,必须交代清楚。

（2）凡实践性很强的内容，应附有病案，病案需真实可靠，不得弄虚作假。

（3）援引资料，出据务必确切，如某书、某卷、某篇等。尽可能不使用间接材料，以免有误。

（4）介绍单、验、秘方者必须说明处方名称，适应证及用药主要关键，药物组成及药量、制法与用法，随证加减，注意事项，有无副作用及处理方法，处方来源等问题，并附典型医案。

（5）系统性经验可写成专著，但不可追求全面系统的专科或专题著作，过多夹杂一般性内容或常规性治疗内容。

（6）论述性内容或体会，文字应简明扼要。不宜用长篇大论式论文题材。

（7）凡本人尚能书写着，一律由自己撰稿，文字风格，不记工拙，文言白话，皆所不限，唯以真实为准。且忌随意加工润色，以至失真。

四、征 集 工 作

（1）征集工作最好由国家中医药管理局统一部署，作为抢救性任务，列为科研课题，落实措施，抓紧办理，以免使过多活的经验随人而亡。

（2）各省、市、自治区中医行政管理机构应委托专人负责。组织各学科高级专业人员负责审定。各地市县级亦应组成一较高级别的评审组进行初审。供稿人所在单位应将稿件送1～2 名同行专家审阅并签署意见，然后由单位签署意见加盖公章，以示负责，并防止假冒。

（3）征集单位最后将选出内容汇编成册，可公开出版发行，亦可作为内部资料，并应作为科研成果上报评奖。

（4）选中稿件，经再验证，确实可靠，可根据价值大小予以适当报酬，如有特效秘方献出者，并可加重奖励。

20 世纪 80 年代上呈山东中医学会

中医药学析义

医学之道,乃神州文化之精华,炎黄仁术之瑰宝,数千年来,为中华民族之保健事业,做出了卓绝贡献,为炎黄子孙之繁衍昌盛,立下了不朽功勋,其丰功伟绩,犹载诸史册。就学术传承而论,不仅名医国手,代不乏人,且经籍艺文,汗牛充栋,亦堪居世界之最。就学术体系而论,犹能参之天地,验以人事,论病以及国,原诊以知政,形神并重,内外揣司。通过历代实践,难亦可谓医文并茂,理用兼优。就近数十年之事实而言,诸如 50 年代,大脑炎流行之际,采用中医,旗开得胜。1960 年多处伤寒病流行,效亦称佳,近些年流行性出血热的治疗,曾获国家级奖,非典病之致命,中医药良效,犹获国际卫生组织之认可,凡此种种,不胜枚举。然什么是"中医"? 什么是"中医学"? 中医学包括哪些内容? 中医学有什么特色? 中医学真的过时了吗? 中医学应当如何发展等一系列问题,近百余年来,却不断引起争议,对中医学的存废,也往往得出不同评估。因此,究竟如何去辨别这其中的是是非非,事关国人身体健康及民族繁衍之大局,故颇值认真思考和对待。

敝人幼承庭训,从事此业已六十余载,若论家学,亦当三世,历经满清末期、民国时期、抗日战争时期、解放战争时期;建国后,复经建国初期,和平建设时期,"文革"时期,"改革开放"时期。在这些不同时期,对待中医的态度和认识,从政府到民众都有不同的作为和不同的声音,使中医遭受过不同的解读和不同的命运。以下就"中医学"的有关问题,聊抒浅见。

一、医史的回溯

为了进一步说明这些问题,我们不妨溯流讨源地回顾一下历史,或许会有所裨益,首从先民留下的伟大著作如《神农本草经》、《黄帝内经》谈起,详该书虽系依托之作,然以其关乎民生与国政,故《汉书·艺文志》医经类原刘向"小序"云"方技者,皆生生之具,王官之一守也。……盖论病以及国,原诊以知政。"又《素问·王冰序》尤云:"夫释缚脱艰,全真导气,拯黎元于仁寿,济赢劣以获安者,非三圣道则不能致之矣。孔安国序《尚书》曰:伏羲、神农、黄帝之书,谓之三坟,言大道也……"凡此,皆言国计民生之有赖于医学之事,其义甚重,故曰"王官之一守"。所谓"王官"者,王朝之官员也。

《周礼·天官冢宰》曰:"医师掌医之政令,聚毒药以共医事,凡邦之有疾病者,疟疡者造焉,则使医分而治之。岁终,则稽其医事,以制其食。"又"食医掌和王之六食、六饮、六膳、百羞、百酱、八珍之齐。"又"疾医掌养万民之疾病。"又"疡医,掌肿疡、溃疡、金伤、折疡之祝药,劀杀之齐。"又"兽医,掌疗兽病。"从而可见,至少在西周时期,已正式纳入"王官"之职,主管医政,以"掌养万民之疾病"。

秦、汉以下,历代百官职守,皆具医事一门,此种医事制一直延续至满清时期,不仅在朝庭设有专职机构及人员,司上及皇家下及政府官员之医疗职事,有些地方官署亦设有医药机构,司官民之医事,当然在民间业医者亦属常事。在这段漫长的历史时期,并通过官、民所办之医学教育机构或师徒传授、世家传袭等方式,以培养人才,使医药人员,得以世代相传,不仅数千年不衰,而且在广泛的临床实践中,使中医学在学术方面,得以很好地继承和不断地发展提高,保证了中华民族的繁衍昌盛和保健事业的不断完善。

从清末以来,西方文化的诸多方面,通过各种渠道,踏上了华夏国土。首先有些是带着耶稣或基督教"主"的圣旨,来中国传播西方文化,有些是为图国家民族兴旺而向洋拜师,把洋文化请进了中国,有些办洋务者,把洋人请来中国,以传播西洋文化,有些是随着洋人的炮舰政策而登上了中国。这里首先声明,我这样用词,正是为了说明当时的实际情况,丝毫不带贬意,而且应当承认在这些传进来的洋文化或者说西方文化中,有许多是科学的、先进的、正确的,对改变我国旧有的落后的、迷信的、封建性的糟粕是有益的;但也有些是不完全科学的、先进的、正确的东西,还可以择善而从;也有些完全不科学的、不进步的、不正确的东西,则应该予以抵制,对打着文化或科学的幌子,而是对中国传统文化进行打击或摧毁的东西,就要坚决反对;也还有些是由于东西方文化和思路与方法不同,而形成了不同的学术体系。当然这种不同的学术体系,也往往是比较复杂的学术体系,通过实践的检验,从理论与方法上也各有优势和不足之处,应是优势互补,但不能互相替代。像中医学与西医学,应属于这后一种情况。然而自西学东渐,西医进入中国之后,由于各方面的原因,特别自辛亥革命至民国时期,中医便连续遭到了厄运,首先是赶出了官办的"大雅"之堂,接踵而至的是由某些人物如"洋务派"、"洋学界"、"洋医派"中的所谓"学者",特别是吃过几年洋面包后而回顾祖国传统文化,尽为陈腐无用之物的所谓"知识分子",给中医加上了种种"桂冠",如"封建医"、"不科学"、"骗子",等等。甚至竟有个别"学者",竟说出了"宁死也不吃中药"的"誓言",君既不惧死,何必以中药惧之,真是荒唐至极。也或以某些庸医及江湖走方郎中之流的某些骗人之术,作为否定中医学之"的",而加以挞伐。亦或以个别愚医或从中医古籍中抓到几点在发展过程中难以避免的废弃之说及不足之处(这是任何一个学科在发展过程中都难以回避的问题,西医学也同样如此),而加以攻击和批判,况且有些人的所谓"批判",由于某些局限性的原因,其是非正误,亦还难以悉从尊说。再从官方而言,大概就是以上述种种理由为依据,在民国年间,便制定了若干律令,对中医加以禁止、限制、改造,以至消灭之。其中尤以余云岫其人最为一代表性人物,几次粉墨登场,炮制了一份消灭中医的提案,国民政府亦几欲立法而执行之。幸而国民难得通过,国医界亦群起而抗争。立案虽罢,然诸多限制、改造之法相继以施,如行医者需加西法考试,办学者不为注册等,皆是。由于此令不得民众之拥护,故国人之看中医者,基本如故。

如此种种,犹自费解,遗憾的是,中华人民共和国成立之初,卫生部门个别领导故伎重演,仍然多次提出了"中医科学化"的问题,而且制定了一整套考试改造中医的办法,使中医工作和中医业务的开展,受到了极大的限制。1954年10月中央文委及时发现了卫生部门在中医工作方面的错误,写了"关于改进中医工作问题给中央的报告",指出了这几年卫生部门,并没有认真地执行中央的团结中西医的政策,实际上是执行着限制和排挤中医的政策,此下列举了七个方面的事实加以证明。该"报告"于11月份便得到中央的批转,并指出"中央认为中央文委党组所拟定的团结中西医和开展中医工作的各项措施是正确的,可行的,各地和各部门应即照此办理。而要做好这些工作,各级卫生部门,首先是中央卫生部应负主要的责任。"从此,中医工作的错误得到了纠正,中医事业与中医学术也进入了正常的发展轨道。

"文化大革命"期间,在"横扫"与"破旧"等运动的冲击下,中医的某些方面,再一次遭受到批判和打击,如对某些老中医的迫害和对某些中医理论的批判,甚至有人提出要对《黄帝内经》进行批判等。此时,在中医学术领域中,最为时髦者,无过于"中西医结合"和"一根针"、"一把草"等。当然,用中西医配合治疗及针灸疗法、中草药疗法,对某些疾病的治疗,无疑取得了一定的成绩,但是把中医学发展所起的作用,提高到不适当的地位,甚至说成是"唯一道路"则难免有失。

"文革"结束后,卫生部于1982年4月,在湖南省衡阳市召开了"全国中医院和中医高等教育工作会议",明确提出了办中医院和中医高等教育要突出中医特色,对"中西医结合"的问题在中医院与中医高等教育事业中,也不曾过分强调,也不再提"中医现代化"了。此次会议,甚得中医界的欢迎,但也有些人持有不同观点。

事隔数年,在报刊杂志上,又有人对"中医现代化"的问题进行讨论,"中西医结合"的问题,也提的很高。至20世纪末以来在中医工作方面,有不少人关注中医事业方面"乏人乏术"和"中医西化"问题的讨论。

2006年湖南长沙竟有位据称从事人文科学史研究,并读过32年中医书的"学者"张功耀,宛如医学"救世主"再现,为"取消中医药"事,在网上沽名钓誉,大放厥词,引起了全国中医界的义愤和有关方面的重视。此事就张功耀本人来说,无非说明他对中医传统文化的愚昧和对中医学术的无知,遗憾的是还竟有人响应。这样把它仅仅看成是不值得注目的个别人的胡言乱语,而是应该联系到多年来在中医工作方面的反常现象,有所反思。

以上花费了较多笔墨,并非写史,无非是通过某些历史的回顾,特别是近百年来的回顾,说明在华夏的大地上,在五千年民族文化的摇篮里培育创造出来的中国医学,不仅在历史上曾为中华民族的繁衍昌盛和保健事业立下了丰功伟绩的中医学,而且在近百年来,无论在战争年代或和平建设时期,都一直站在与疾病斗争第一线,并作出重大贡献的中医学,竟遭到如此多的贬黜和非议。

任何一门学问或任何一种学科,在历史的长河中,在社会实践的验证中,总是按照自身的规律向前发展,按照自身的学术体系不断完善,当然,并不否定,也不应该否定人们的主观能动性,在顺应其自身规律的条件下所具有的促进作用。但也需注意的是,它也不允许在违背其自身规律的情况下的任人操弄。

2008年3月10日《中国中医药报》头版,报道了卫生部党组书记高强同志在全国政协十一届一次会议医卫界召开联组讨论会上的发言中提到:"党和政府一贯支持中医药和民族医药事业的振兴和发展,但是毋庸讳言,当前中医药的发展面临着很多困难。一些来自政府的政策、投入和管理,一些来自社会方面的问题,也有一些来自于中医药队伍本身的问题。因此,振兴中医药是十分复杂的工作。"高强同志并进一步提出了中医的优势是"简便验廉",而当前出现"中医西化问题"的原因,在教育方面存在着学生学西医和学外语比例太大等问题,并提出了解决这些问题的意见。该报同时也报道了卫生部长陈竺同志在讨论会议上对如何发展中医的意见,中医药管理局局长王国强同志在讨论会上发言中提出发展中医的十点措施,令人十分鼓舞,广大中医界同道正期盼中医振兴的早日来临。

二、为"中医"正名

如前所述,祖国传统是由汉文化为主体培育起来的"医学",在近百年,西学东渐之后,屡遭厄运,不时被一些洋大人或国内的某些"学者",加戴了种种"桂冠",被压得透不过气来,甚至欲消灭之而后快,甚是不可思议,因此,有必要为我们这些从事本业者及我们的先辈们,也为我们这个学科说几句公道的话。

1. 中医西医之称

中医与西医之"中"、"西"二字,此不待言而人皆知者,"中"指中国。西指西方,亦或指西洋、西欧、泰西。所谓中医者,中国之医学也,西医者,西方(浑指欧、美等西方国家)医学也。或以为"中医"之名,始于《汉书·艺文志·经方》小序云:"有病不治,常得中医。"然清人有李渔及钱大昭等,均不曾将"中"字作名词解,具符合之义。不管是否,从语言环境而论,均不宜作名词。故持此论者,恐非是。

详中西医之名,在清朝后期洋人之译著中,言之较多,如清咸丰年间出版之英人合信氏《西医五种》诸书之序言中,即多次言及。如《全体新论·序》中,曾把"中土医书"与"西国医谱"对举,并称"每见中土医书所载骨肉脏腑经络,多不知其体用。"在《西医略说》之"序"及"例言"中,亦曾以"西医"与"中医"对举,并云:"夫人身脏腑骨肉血脉,中西所同,乃有西国熟知之理,习用之法,中土无闻焉,岂非憾事。"从而可见,中医与西医之名,实为两种医学之专名,"中医"指中国固有之医学。西医指西方(浑指欧、美等西方国家)之医学体系。如果作为两种不同地域所形成的不同的医学的称谓,亦无可指责。然而自西医传入中国以后,他们便以一种傲慢的态度和鄙视的目光,对中医进行了种种指责和批判,甚至予以否定,为后来之洋人及完全拜倒于洋人脚下之中国人中之批判以至主张消灭中医者,留下了伏笔,或者说播下了种子。

就两种医学体系形成的地域与时间而论,中医历经数千年的历史是在东方文化的基础上形成,而西医则仅是在近代自然科学的基础上形成的,中医在数千年历史的进程中,一方面通过直观而见其形,另一方面也是主要的方面,是在长期的、大量实践的感性经验的基础上,通过理论思维而形成了自身的学术体系。另如中医详于气化,重整体,而西医详于局部,重实验,中医以天然药物为主,西医以化学药物为主等等,不同之处,不胜枚举。从而说明,中医与西医是完全不同的两种医学体系,这两种医学体系,不仅在总体上可以看到它们之间的差异,而且有某些具体问题,也有程度不同的优劣之分,若就今日而论,这两种医学体系,谁也不能替代谁。因此,当人体这一复杂机体之谜没有完全打开之前,硬要判定这两种医学谁主谁次,谁为标准,谁为服从,谁家优谁家劣,诚恐难以视为公允,难以令人信服,至于主张存西废中者,尤为荒诞之甚。因此,在目前的条件下,对待这两种医学,应是中西并重,长期共存,互相学习,共同提高。

2. 所谓"封建医"

认为中医为"封建医"的观念,我想在中国推翻封建社会之后,早已有人把"中医"列为封建社会的一个遗物而应弃诸沟壑,或置诸历史陈列馆。这岂不是荒唐之极。此在 1954 年

12月26日中央文委党组关于改进中医工作问题给中央的报告中,曾尖锐地指出,"前卫生部副部长××同志于1951年发表文章,称中医为'封建医',把中医中药知识看作是封建社会的'上层建筑',应该随封建社会的消灭而被消灭。这种论调,得到支持,到处流传,成为有些干部实行排挤而逐步消灭中医的理论根据。"中央文委的"报告",很快得到中央的批转,并对有关部门限制、排挤和歧视中医的作法,进行了严肃的批评。

所谓"封建医"和"上层建筑"的问题,它不仅反映了某些人对中医学的无知和偏见,也是对中国传统文化的偏见和无知,也是近百年"盲目崇洋"所形成的民族虚无主义的反映,按照这种思维和逻辑,在中国几千年封建社会,甚至可上推至奴隶社会所创造出来的文化知识,统统属于被消灭之例,岂止医学而已。

3. 新医、旧医之称

"封建医"的称谓,在遭到中央的批判之后,并没有彻底改变某些人对"中医"的看法,这在同一时期,也时常出现另外一种提法,把西医称为"新医",把中医称为"旧医",这"新""旧"两种提法,真可谓"一字的褒贬"。其中含义自是不言而喻。这在1954年国家卫生部门的一份"报告"中,即可看出,文中虽然也用了"中医"的称谓,但从全文中看,仍以称"旧医"为主。值得注意的是,文中曾提及,"自从新闻界采用了'新旧医'名辞之后,引起北京、天津、上海、长沙、广州、南昌、常州、柳州等城市中医对'旧医'称呼的不满。"这里虽提及是"新闻界采用了"之意,而这份官方文件中,不是也采用这一称呼吗? 从而可见,中医这份宝贵的文化遗产,在有些人的心目中,是多么的难以承认和难以接受。

4. "中医不科学"

关于"中医不科学"这一命题,打开中国近百年的历史,不难看出,早已是一个争论的关键。近几年在这一方面,在报刊,又挑起了一场新的争论。反对者,当然是为了维护中医这一宝贵文化遗产,因为它不仅为中华民族的保健与繁衍立下了丰功伟绩,而直至今日,还继续为我国人民甚至世界人民的保健事业发挥着重要的作用,这是有目共睹的客观事实,就拿前几年治疗"非典"一事而论,此病在世界医学尚未能完全弄清楚之前,中国以中医理论为指导,采用中药进行治疗,竟获得了奇迹般的而且为世界卫生组织所认可的疗效。然而这对于那些所谓"治好病不等于就是科学"的人来说,也是不足为据的。甚而有些人,为达此目的亦可谓"城门失火,殃及池鱼"。将中医的经典之作的《黄帝内经》与《伤寒论》等,直至今日尚具重大实用与指导价值的著作,也予以批判或否定。岂不说明,在某些人的心目中"中医不科学"的阴魂始终不散,每有机会,便采取不同的方式暴露之。

就学术而论,中医学与任何其他学科同样,在学术发展的过程中,必然会带有程度不同的不科学或不完全科学的某些内容,这在学科发展的过程中,也是难免的,它自身也是一个不断修正和发展的过程,并不曾认为自己是已登顶峰、至高无上、完整无缺的自我,从不会排斥任何善意与公允的批评或修正,但是也决不能接受对中华民族数千年创造的宝贵遗产的无理指责与否定。也不应该以两种不同学术体系的东西,在条件不具备的情况下,任意以一方为标准去规范另一方,这样的结果,恐难免使民族文化宝贵遗产遭到流失或淹浸。

上述种种,并非是去算历史的旧账,只不过根据我六十余载行医的经历和体验,为中医这一伟大宝库讨个公正。

三、试论中医学

在吾六十余年的从医生涯中,从事过临床工作,担任过高校老师,从事于高校管理,承担过文献研究。对中医学术的认知,在不同的时期有不同的理解,特别是后二十年,主要置身于中医文献的书山文海之中,阅历更多,涉猎犹广,泛游于传统文化之中,沉浸于杏林经籍之内,通过见闻之不断增长,理解之不断加深,实实感到,仅仅把中医学理解为一种医疗技术,是远远不够的。正由于它是在华夏文化的摇篮中哺育和成长起来的一种医学,所以说它是民族文化的精华,传统医学的宝藏,实不为过也。根据先辈们的论证和我个人的理解,所谓"中医学",应该从以下几个方面去理解:

(一) 中医学的内涵

所谓中医学的"内涵",即指其所包含之内容,主要有以下几个这方面。

1. 中医理论

中医,如果作为一种医疗技术,其所以不似诸多世界或中国的某些民族传统医学,逐渐被淹没于历史的长河中,重要的也是最主要的原因乃是没有停留在经验的基础上,而是通过大量的、长期的医疗实践,加以理论思维,或者说逻辑思维的抽象,把大量的客观事物的外象、表象、证象及医疗效应等,加以去粗取精,去伪存真,进行系统的概括综合,并借助于各个时期的理论成果,形成了自身的理论基础,用以说明医学方面的有关问题,如中医学中的阴阳学说、五行学说、标本学说、气学说与道学说等,本是先秦时期诸多思想学家,共同创造并大量用以说明各种客观事物和自然现象的理论,也可以说先秦时期,即已被广泛运用的辩证法思想,但它一旦与医学相结合,就形成了中医学的理论。举例如《素问·阴阳应象大论》云:"阴阳者,天地之道也,万物之纲纪,变化之父母,生杀之本始,神明之府也。治病必求其本。"又云:"天有四时五行,以生长收藏,以生寒暑燥湿风;人有五脏化五气,以生喜怒悲忧恐。"等,即属乎此。

2. 中医思想

所谓"思想",此指客观存在反映在人的意识中经过思维活动而产生的结果或形成的观念,以指导人们的实践。"中医思想",主要是医者在长期医疗实践中,对人们的生理与病理活动,医疗与保健活动所产生的各种反应的认识而形成的各种观念,其中也有某些是借助于人们在认识自然及社会时所形成的观念,而逐步形成了在中医学术领域中的医学思想。如"人与天地相应"的思想,"治未病"与"治病必求于本"的思想,"整体观"的思想,"思外揣内"与"思内揣外"的思想,等等。甚至把诸多治国与治军的思想,亦溶入医学思想之中,如《素问·四气调神大论》云:"是故圣人不治已病治未病,不治已乱治未乱,夫病已成而药之,乱已成而后治之,譬犹渴而穿井,斗而铸锥,不亦晚乎。"又如《灵枢经》"外揣篇"与"玉版篇",均以治国、治民的思想,以比拟"针道"。故《汉书·艺文志》"方技略·序"文曾云"原病以及国,原诊以知政",亦属此意。又如"人与天地相应"的思想,本在《国语·越语》及《荀子·天论》中,早已提出,后在《黄帝内经》中,有较多处引用此说,说明人与自然界的关系,而成为中医学中论述人与天地相应的一个重要思想。凡此种种,特在《黄帝内经》中有较多的论述,兹不烦举。

3. 中医文化

所谓"文化",乃指人们在社会历史实践中所创造的物质财富和精神财富的总和,其中特指精神财富为主。就此义而言,"中医学"本身也是精神财富的一个方面。由于中医学本身是在传统文化的环境下成长起来,医学本身又与客观世界多方面有关,因此,中医学在形成和发展的过程中,必然地需要与多学科的文化知识相结合,方可揭示医学本身的问题及与医学相关的问题。因此,本文所谓"中医文化",就不仅是医学自身这一精神财富,而又较多的涉及诸多相关学科的精神财富。因此,亦可认为中医文化是中国传统文化的综合反应。如果我们打开中医学宝库,特别是文献宝库,就立即会发现其琳琅满目的多种文化的光芒,不得不使人叹为观止。今举中医学的奠基之作《黄帝内经》为例,其中除论述中医学的基本理论与基本知识主体内容外,并有诸如天文学、气象学、物候学、地理学、历法学、术数学等相关知识;儒家、道家、杂家、兵家等相关内容;文字学、文体学、语法学、音韵学、史学、哲学等相关文化。故中医学不仅是一个医学宝库,也是一个文化宝库,称其为博大精深,实不为过。因此,要真正掌握中医学文化,必须对其他学科的文化有一定的了解,方可达此目的。

4. 中医学术体系

中医学术体系,是指中医学术若干方面的内容,相互联系而构成的整体学术系统。任何一个学科,当它形成的初始阶段,必然是从感性阶段起步,而且这些感性知识也必然是浮浅的,简单的,零散的,通过长期的医疗实践对医学知识的积累和深化,而达到了理性阶段,则属于深入的,复杂的,系统的知识,把这些知识联结为一体,便是学科的学术体系,象征着本学科的成熟或形成。就中医学而论,仍以在西汉早期成编的一部划时代的经典著作《黄帝内经》为例。今存本中的全部篇章,虽未曾按系统进行有序的编排,有的篇章内容,也有些杂乱。但从全部内容来看,已对医学的各个方面均有详尽或比较详尽的论述。如生理方面的脏腑学说、经络学说、气血津液学说等,在病因病机方面的六淫、七情、房劳、损伤学说,《素问》运气七大论中有关六淫致病的病机十九条学说,《素问·调经论》中对气血阴阳偏并致病学说等;在疾病方面,已论及内、外、妇、儿学科的多种疾病,在诊法与治则方面,也均有多篇章较系统的论述,特在刺灸方面,对气穴、刺灸、刺禁等方面的内容,尤为详备。从而可见,《黄帝内经》中内容已可说明中医学的学术体系已基本形成。另有《神农本草经》一书,在本草方面,亦较好的奠定了本草学的基础。后汉末张仲景的《伤寒杂病论》,已成为临床医学,理论与实践相结合的经典医籍。下此而往,复经千余年的临床实践,在前人成就的基础上,又有了全方位的发展,完全形成了自身的学术体系。

5. 中医临床

中医临床,亦即中医实践,它是中医诊疗工作最重要的活动之一,是中医学理性认识的基础,是对中医药疗法是否有效的检验,也是对中医理论正确与否的检验,更是对中医学是否符合科学理念的试金石,而且通过临床实践,又更进一步丰富和发展了中医学的理论和思想。因而,它在中医学术体系中,是至关重要的一个环节。故为历代医家所重视。今举古今医家数家为例。

《史记·列传》第四十五记秦越人传谓,越人少时为人舍长,因得长桑君所传,遂为医,其为医,或在齐,或在赵,其取治,或为带下医,或为耳目痹(老年病)医,或为小儿医,随俗为变。他一生从事医疗事业,并说出了"越人非能生死人,此自当生者,越人能使之起耳"及"人之所病,病疾多;医之所病,病道少"的大医心声。

汉末大医张仲景先生,生当乱世,胸怀灾民,对"当今居世之士,曾不留神医药,精究方术,上以疗君亲之疾,下以救贫贱之厄,中以保身长全,以养其生,但竞逐荣势,企踵权豪,孜孜汲汲,惟名利是务"之辈,给予了无情的鞭挞。他于救人济世之余,勤求古训,博采众方,撰成了理论与实践相结合之巨著《伤寒杂病论》,为久传不衰之经典。

清代叶天士先生,一生忙于诊务,既能继承前贤,又能独辟蹊径,在温热病治疗方面,别开生面,口述《温证论治》二十则,为其门人顾景文所笔录。后有吴鞠通氏,复从其临证医案中选辑若干条,加以编纂阐释,为《温病条辨》之作,竟为治温病学者必读之书。

就近代而言,如建国后用中医中药治疗流行性乙型脑炎、治疗流行性肠伤寒、流行性出血热、非典型性肺炎等,无不取得了辉煌的成就。

中医不仅重视临床实践,而且在临床实践中总结出诸多行之有效的原则和方法,如四诊八纲、辨证论治、理法方药及因时因地因人制宜等。

从而说明中医临床对中医学的继承与发展是何等的重要。

(二) 中医学的特色

所谓"中医学的特色",并非指中医在诊疗技术方面或理论方面的某些特色,如"辨证施治"、"整体观念"等,而是指作为"中医学"这一文化遗产方面的特色。就此而论,主要有以下几个方面。

1. 民族化

由于中国历来是一个多民族的国家,就其文化体系而言,也必然是多元化,各民族亦皆根据本民族的特点,创造了本民族的文化体系,如语言、文字、文学、艺术、音乐等,医学也是如此。而通常所说的"中医",乃是指由汉文化为基础而哺育成长起来的医学体系。因此,他本身便必然的具有了众多的汉文化的特征。然而,并不否定它在发展的过程中,也曾吸收过国外和其他民族的医疗技术与药物,但必定被溶化于中医的学术体系中并加以理论化。例如,中药中有不少药是进口药材,而在运用时,必根据中药"四气五味"的理论,使之中药化,成为"中药"。在理论方面有时也偶可见到非汉化的内容,如释家"地水风火"学说,但它始终未能成为中医理论的组成部分。因此,它的这种"民族化"的特点,就显得十分明显,在当前的条件下,也没有必要去改变它,也正由于它既是民族的富有特色的宝贵财富,也可以为世界所承认和接受,因此它不仅是民族的,也是世界的。

2. 大众化

所谓"大众化",是指中医学本是植根于大众、面向大众、为人民大众服务的,虽然前面曾引用过《周礼·天官冢宰》的文字,重在说明医学在政府机构中的地位和重视程度,然医学的服务对象尤在民众,因此,其采用之医疗手段,则更要求符合"简、便、验、廉"。这在诸多中医古文献中,均可体现此种精神。如:

《灵枢经·九针十二原》云："黄帝问于岐伯曰:余子万民养百姓,而收其租税,余哀其不给而属有疾病,余欲勿使被毒药,无用砭石,欲以微针,通其经脉,调其血气,营其逆顺,出入之会,令可传于后世,必明为之法,令终而不灭,久而不绝,易用难忘,为之经纪,异其篇章,别其表里,为之终始,令各有形,先立针经,愿闻其情。"此虽系依托之文,但仍可看出作者的意图,在于说明那些穷困民众,交过租税后,生活不保,又值疾病,欲用微针这简便有效的办法,为其治病的愿望,很能体现其立足于民众的一面。

张仲景先生《金匮要略》后三篇,收载了诸多救卒死及解诸毒等简便验廉方,特举其用地浆水解畜肉及野菌毒方。自我祖父始,我家三世行医,均曾以此法救治过夏秋季因食物中毒引发之吐泻,无一不愈者,又当时在农村行医时,对一般感冒发烧的病,均不曾开过方,仅传些偏方,令病家自采些地方产中草药,即可治愈。

又如汉董奉为人治病,种杏成林,有虎以守之美谈,唐孙思邈《千金方·大医精诚》言大医治病之操行,晋葛仙翁所著《肘后方》三卷,特为穷乡僻野之民,仓卒救急而备等。

凡此种种,在古典医籍介绍中及医界前辈执医时,均随处可见,留下美德,有口皆碑。此尽可说明医学一科,非具慈悲恻隐之心,济世救人之德,不可以言医,故医之誉为"仁术"良有以也。

3. 文学化

古人云:"文以载道",中医学之道,亦以文载,在我国传统文化或者说精神财富之载体中,尤多富有文学色彩,此可见于两个方面,一者为汗牛充栋之古医学文献中,均可展现其不同程度的文采。一者为载道之名医国手,堪称"医文并茂"者,诚不鲜见。

以医籍而言,仍以《黄帝内经》为例,全书中显示其有关文学色彩者,比比皆是。就文体而论,有散文体,有韵文体,有散韵兼用体,有问答体,有陈述体,有论证体等等,真可谓绚丽多彩。如《灵枢·玉版》论痈疽文云:"黄帝曰:病之生时,有喜怒不测,饮食不节,阴气不足,阳气有余,营气不行,乃发为痈疽。阴阳不通,两热相搏,乃化为脓,小针能取之乎?岐伯曰:圣人不能使化者为之,邪不可留也。故两军相当,旗帜相望,白刃陈于中野者,非一日之谋也;能使其民令行禁止,士卒无白刃之难者,非一日之教也,须臾之得也。夫至使身被痈疽之病,脓血之聚者,不亦离道远乎!夫痈疽之生,脓血之成也,不从天下,不从地出,积微之所生也。故圣人自治于未有形也。愚者遭其已成也。"此文属于问答式散文体,不仅将痈疽原理论述得十分通透,而且颇富文气,其行文造句用语,酷似文学作品。又如张仲景先生之《伤寒杂病论·序》,全文显示其大家手笔,赞古述今,言医述道,辟谬匡正,叹世风时,文若行云流水,义若弘法释难。故后赞其为"悲天悯人之文字",为医者所当警,学者所必颂。

其他如各种诗词体、歌赋体、传状体、针铭体等,不一而足。它既有利于学者之朗读,又有利于对语言的修饰,更有利于对义理的阐发,故颇为习业者所赏识,亦多被著述家所运用。

4. 哲理化

关于"哲理"或"哲学"的语义,今不去作词语的考证或诠释,义在说明在中医学中所富有的哲学原理。哲学是人们对整个自然界、社会和思维的根本观点的体系,也是任何人在观察和认识自然界、社会和人体自身时无可讳避的问题,但人们在认识自然与社会时所形成的各种不同的哲学观,必有正确与错误之别,正如恩格斯在《自然辩证法》一书中所云:"不管自然科学家采取什么样的态度,他们还是得受哲学的支配。问题在于:他们是愿受某种坏的时髦哲学的支配,还是愿受一种建立在通晓思维的历史和成就的基础上的理论思维的支配。"恩格斯在此虽仅是对自然科学家而言,是由于他是在《自然辩证法》一书中提及此事,进而言之,对社会学家和医学家,也完全如此。

在中医学早期著作中,便已充分显示出中医理论方面,已经广泛体现了先秦时期,诸多思想学家提出的中国传统的唯物论的观点和辩证法的思想。如《黄帝内经》一书中,多处言气、道、形、神、阴阳等概念,其中固有诸多方面,是指具体事物而论。然而不可否认的是有更多浑指或概言处,则属于哲学的范畴。现仍以《素问·阴阳应象大论》为例,如所谓"阴阳者,天地之道也,万物之纲纪,变化之父母,生杀之本始,神明之府也。治病必求于本。故积阳为天,积阴为地,阴静阳躁,阳生阴长,阳杀阴藏,阳化气,阴成形"一段。此中即言及道、变化、生杀、静躁、气形等抽象概念,以论述客观事物之运动变化的一般规律。又"阴阳离合论"云"阴阳者,数之可十,推之可百,数之可千,推之可万,万之大不可胜数,然其要一也。"说明客观存在阴阳对待之无限可分性。然就总体概念而言,则约而为"一"。又如《素问·六微旨大论》中有论天地气化一段,详述自然界变化之升降、出入、成败、倚伏、动静等相互关系,均富有哲理化的特色。故在中医学中,无论言天地、言人事、言脏腑、言病证、言诊法、言治则、言配伍,无不体现唯物辩证之思想,是哲理化也。

5. 人文化

人文者,人事也。繁言之,犹云人间世事也。《后汉书·公孙瓒传论》:"舍诸天地,微乎人文,则古之休烈,何远之有!"李贤注:"人文犹人事也。"医亦人事也。舍人,何以言医。人者,群处也,舍群何以言人。故凡论医者,必及于人事也。如:

《素问·上古天真论》云:"上古之人,其知道者,法于阴阳,和于术数,食饮有节,起居有常,不妄作劳,故能形与神俱,而尽终其天年,度百岁乃去。今时之人不然也,以酒为浆,以妄为常,醉以入房,以欲竭其精,以好散其真,不知持满,不时御神,务快其心,逆于生乐,起居无常,故半百而衰也。"此文看似论养生之道,实则论及人的社会行为,所以它也不仅是狭隘意义上的医学。又如张仲景先生《伤寒杂病论·序》云:"卒然遭邪风之气,婴非常之疾,患及祸至,而方震栗,降志屈节,饮望巫祝……咄嗟呜呼,厥身已毙,神明消灭,变为异物,幽潜重泉,徒为啼泣。痛夫,举世昏迷,莫能觉悟,不惜其命,若是轻生,彼何荣势之云哉。而进不能爱人知人,退不能爱身知己,遇灾值祸,身居厄地,蒙蒙昧昧,蠢若游魂。哀乎,趋世之士,驰竞浮华,不固根本,忘躯徇物,危若冰谷,至于是也。"仲景此文,真可谓一言三叹,论社会以及人之病,真可谓句句切要,字字中的也。

又如《素问·王冰序》云:"夫释缚脱艰,全真导气,拯黎元于仁寿,济羸劣以获安者,非三圣道则不能致矣。"又宋林亿等新校正序又云:"黄帝与岐伯,上穷天纪,下极地理,远取诸物,近取诸身,更取问难,以福后世……惜乎,唐令列之执技之流,而荐绅先生罕言之。"此皆言明医学亦治世之道,非执技之流。而尤为重要者为《素问·气交变大论》云:"《上经》曰:夫道者,上知天文,下知地理,中知人事,可以长久。"明确点出,医学之道,需通晓天文、地理及人事,方为上工,然竟有人提出中医应回归于纯自然科学,以西医化之的论点,此论谬之特甚也。

刊于《天津中医药》2009 年第 2 期

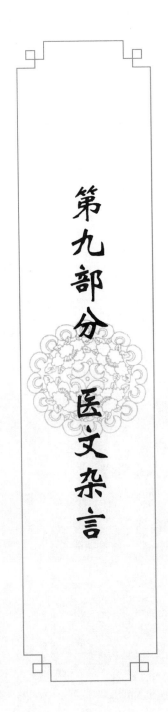

第九部分　医文杂言

运 医 说

　　夫医之为业,古有大医、儒医、名医、时医之称,虽有差等,犹医也。然复有"运医"云云,骗术也。

　　曩者,有乡人某,祖遗亦小有产。然性懒,不善经营,家道中落,妻孥徒守四壁而已。入冬,外出求亲友,未果,无颜返里,终日游荡,无所栖止。适至一村,有大户高门第,见仆役出入颇繁,窃窃私语,似皆不知措置。时某正饥肠辘辘,风飕飕然寒彻骨,欲求一饭而寄宿焉,遂寻门者问之。告曰:翁有女,尚未字,近患腹疾,百医不效,苦甚,阖家不安。故宣示于外,有能医者,赏千金,且以女相许。某顿起邪念,曷当乘机暂息。吾虽不能治其病腹,而彼则可以医吾馁肠。遂告以善医此疾。门者遂禀翁,顿请入内,寒暄后,待以酒食。毕,请至内室诊视,诊毕曰:此中暑也。家人皆不解其意。翁云,时当三九,曷为中暑?某云,此正公所不明处,似汝等富贵家室,衣衾颇丰,每至盛夏,常曝之于外,未待暑气散尽,即收藏于秘室箱匮,至冬取用时,暑气遂潜入体内,故三九受暑也。翁曰,先生既知病源,恳请为治。某虽口称无妨,而实感惶恐,冷汗浸衣,计无从出。藉辞如厕,捶胸搓肤,垢尽下,顿悟曰,有诸。遂将垢泥,捻为小丸,以纸包之。归与翁,嘱以开水送服。翁并留某寝于客室。某自知为诈,夜辗转不能寐,诚恐病家究责,乃起而逃之。女自服丸后,寝汗出,一夜安卧,晨起,病若释。翁喜甚,至前厅谢医,皆不知所去。遂遣庄客外出寻访。数月后乃得,告知翁意,请至府第,以践前约。克日事成,自是医名大振,远近求诊者,门庭若市。一日,一富豪请为家人诊,延至内宅,自锦帐内出臂于外,见肤细润如脂,误为女眷。诊毕曰,是妊脉也。举家谔然。侍者窃告曰,此吾家公子,何言妊脉!某知祸不旋踵,仓皇出逃,幸免于杖责,后遂无人问津。

　　谚云:"运来三九受暑,运去男子怀胎。"噫!若某之为医,幸而毁者,运来运去也。

　　夫医乃仁术也,为性命所系,生死攸关。即上医国手,亦难免失于万一。况此以运为医之徒,而不误人性命者,其庶几乎?然今之业医,以巫行骗者,固不足道;犹有下工自炫,专治疑难大证者,或以秘方自居,高价售药者,或矜技自恃,以"三指禅机敛白银"者,亦不鲜见。敬告病家求医时,务当警之。

刊于《山东中医药大学校报》2003 年 7 月 15 日

治 医 琐 言

　　中医学是在中华民族传统文化的基础上形成的中国医学,具有其独特的理论体系和诊疗技术,在古代和近代,对国外都曾经产生过重大影响,随着人们对各个学术领域的深入了解,今后也必然会被更多的国家和民族认同和接受,进一步对世界医学,作出更大的贡献。

　　在先秦和两汉时期,形成了一批中医学术的奠基之作,全面、系统地反映了前人的智慧和经验,奠定了完整的理论体系,它是中医学术的根本和源头,后世称之为"经典"。此后虽代有发展,犹支流也。故治医不习经典,则根本动摇,源流不明。

　　中医学术,既是在我中华传统文化的基础上孕育而成,则其必与中国传统文化,诸如哲学、文学、天文学、历法学、物候学等,有着必然的联系,所以它也是中国优秀传统文化的组成部分。故从业者,需对中国传统文化有一定的基础,方可臻于至道之境。

　　世传古籍,远者汉前,近者明、清,大都几经传抄翻刻,难免鲁鱼亥豕;加之文义古奥,文字变易。故诸多古籍,不经整理,已难以披览。然欲整理此类,尤需精于医道,通晓汉学,明于文献者,方可执此。否则,以讹传讹,是非不辨,各执其辞,亦将贻误后学。

　　中医学术,博大精深,诸多超前之思,深远之见,非大力继承之、发扬之,不足以验其精华。江山代有才人出,杏苑年来有贤能。我中医学术,定当永放芒。若以为中医当弃者,非愚即枉。凡此等辈,正不可同日而语焉。

六气、六淫与人体健康

中医基本观点之一的整体观念，贯穿于整个生理活动与病理变化的论述中，有关六气，六淫与人体健康的论述，就体现了整体观念的部分内容。所谓六气，就是指风、热、火、湿、燥、寒六种气候，属于四季的正常气候，是由自然办阴阳之气的变化所生。六气各有不同特点和不同作用：

风指温暖和缓的风力，主要出现于春季，其气平和，能促使万物生机的舒发，展现特之象。此时植物萌发，蛰虫出现，在人体应于内脏之肝及一切生机，故阳气得以散发，毛孔开，精神舒畅。

热指热的气候，主要出现夏季，其气炎热，能促进万物的生长，展现繁荣景象，此时，植物茂盛，动物生长活泼，在人体应于内脏之心，故血脉流畅，肢体活动自如，精神焕发。

火指更热的气候，主要出现于暑季，其气暑热，适合于物的进一步成长，此时植物更加繁茂，动物成长亦快，在人体应于内脏之心，各种生理活动旺盛。

湿指湿度较大的气候，主要出现于雨季，其气湿润，适合于万物的化育，此时，植物濡润，动物肌肉丰满，在人体应于内脏之脾，故肌肉四肢得宜，性情随顺。

燥指干燥的气候，主要出现于秋季，其气清凉急切，适合于万物形成，此时，植物枝叶坚敛，果实成熟，动物皮毛收敛，在人体应于内脏之肺，故毛孔收缩，精神清爽。

寒指寒冷的气候，主要出现于冬季，其气凛冽，适合于万物的闭藏，此时，植物皮缩叶落，动物深居简出，在人体应于内脏之肾，故阳气敛藏，皮肤皱缩，精神安静。

上述六气，是自然界一切生物生存的必要条件，人们的生活也应与之相适应，不可违背这种自然变化的规律，才可以保持正常的生理活动。祖国医学中曾将这种适应四时气候变化规律，概称之为"四气调神"。如《黄帝内经素问·四气调神大论》上说，春季的三个月，是万物发生敷陈的季节，自然界呈现生机，万物繁荣，人们要按时睡眠，早些起床，衣着松缓，到外边散散步，使神志舒发，不可加以抑制，乃是适应春天"养生"之道；违背时，就会对肝气有所损害。夏季的三个月，是万物繁盛的季节，天气与地气相交，万物华美结实，人们要按时睡眠，早些起床，不可厌恶天热日长，使阳气得以向外舒发，不可使神志过分激动或恼怒，乃是夏天适应"养长"之道；违背时，就会对心气有所损害。秋季的三个月，是万物比较平定的季节，天气急切，地气明净，人们应早睡早起，使志意安宁，神气收敛，不可使神志过度外弛，乃是秋天适应"养收"之道；违背时，就会对肺气有所损害。冬季的三个月，是万物藏匿蛰伏的季节，天气寒冷，地也冻裂，这时，不可过多的扰乱阳气，使神志内藏，如有所得，衣着居处应保持温暖，不使阳气外泄乃是冬天适应"养藏"之道，违背时，就会对肾气有所损害。上述四时养生、养长、养收、养藏之道，文简意赅，有一定意义。由于四时气候与天地万物及人体健康有着密切的关系，所以该文又着重指出"阴阳四时者，万物之终始也，死生之本也，逆之则灾害生，从之则苛疾不起，是谓得道。"这是很有道理的。因而，人们要保持身体的健康，必须适应四时气候的变化规律。

所谓"六淫",乃是六气太过。六气太过,乃非正常气候,故称"六淫"。"六淫"非但于人体无益,而且是一种外邪致病因素,故亦称"六邪"。由于六淫为非常之气,其发生季节,亦无定时。六淫亦各有不同特点和不同病候:

风邪,风之太过,有振拉摧拔之变,能使物体毁折,人感之则易患关节疼痛,皮肤瘙痒,筋脉抽搐,肢体疼痛等病。

暑邪,暑热太过,有暄曜郁燠之变,能使物体灼伤,人感之则易患中暑晕厥,多汗烦渴,小便短赤等病。

火邪,热之太甚,有炎烈沸腾之变,能使物体焦干,人感之易患身热头晕,口舌糜烂,痈疮疖等病。

湿邪,湿气太过,有阴埃霖霪之变,能使物体潮润,人感之则易患关节著滞,肢体沉重,消化不利等病。

燥邪,燥气太过,有肃杀凋零之变,能使物体燥干,人感之则易患津液干涸,皮肤皱缩,肺叶失润等病。

寒邪,寒气太过,有凝惨凛冽之变,能使物体刚固,人感之则易患关节痛急,肢体寒冷,中寒泄利等病。

由于六淫之邪致人以病,所以在日常生活中,必须时时注意免受六淫的侵袭。《灵枢·九宫八风篇》所谓"谨候虚风而避之。故圣人日避虚邪之道,如避矢石焉"就这个道理。

人的生命是寄存于自然环境之中的,主要有以下两种情况下,才可以发病,一是激烈的六淫之邪,超过了人体的适应能力;一是由于人体正气不足,使邪气得以乘机侵犯,即所谓"邪之所凑,其气必虚。"因此,只要人们平时加强对身体的锻炼,虽有一定程度的六淫之邪,也不一定能致人以病。

上面所谈六气六淫情况,只是讲的一般规律和其所应的主要时间,实际上,六气是普遍存在于天地之中,只是每一阶段有一种主要之气而已,并非它气皆不存在。在现实的气候变化中,还会出现两种情况,一是在一年之中,有一个按节气划分的阶段,称之为主气,但是,每年的各个阶段之气,又不与埃塞俄比亚相同,不是一种绝对相等的气候模式,这就是常中有变,称之为客气;一是在每一个阶段中,六气也是在矛盾运动中有所变化。因此,一方面要明确正常的气候规律,另一方面要随时注意气候的变化情况。如春天的风气,有时间已至,气候亦至者,叫作"至而至";有时间已至,而气候未至者,叫作"至而不至";有时间未至,而气候已至者,叫作"未至而至"。这三种情况,都是不正常的,因而,人们要想适应六气的变化和防止六淫的侵袭,要经常注意"候气",所谓"候气",就是注意观测气候的变化情况,才能准时地掌握具体情况,调节自己的活动方式,保持和达到身体健康的目的。

刊于《医学科普》1982年第4期

养 生 一 得

　　养生之法,人皆欲之,亦皆求之。然求法不易,而行之亦难。行之不当,或入歧途。若秦皇、汉武之流,欲得长生不老,广求神仙之术,终不免于死,此妄也。盖长生之道,非不为也,是不能也。而汉之四皓,无神仙之欲,然自知颐养,年皆八十有余,亦可谓之天寿。是长寿之道,非不能也,是不为也。然为之者,常无为而反有得,专务其为者,亦或不可得。此虽有所为,亦当因其时,借其利而顺其势,凡事不得强也。

　　唐代大诗人李白曰:"天生我材必有用。"此言诚是,然而若彼"五花马,千金裘,呼儿将出换美酒"。当然是因为他怀才不遇,满腹牢骚,故而醉生梦死,此亦自行毁器之道,亦大可不必。人秉父母之遗体,有五尺之身躯,生于社会养于四时,此谓之"材"。既有其材,当尽其用,既为其用,当求之久,若欲其久,需材之坚。此所以当需养生者,欲材之坚,欲用之久也,是则养生者,亦在尽其用。

　　养生之道,前人论者颇多,法亦甚详。然不善仿者,非溃则败。善仿之人,必因时因地因人制宜,避其害而就其利,师其法而活其用,不为生贪,不为死惧,一本天然,自能长寿,今就个人验见,略陈一得。

一、幼承庭训,效法先辈

　　在我家族中的前几代人,多有高寿者。高祖文榛公,学而未仕,为生活计,致力于贾,然至天命之年,见两子难以守成,遂急流勇退,归田颐养,享寿八十有余,无疾而逝。曾祖学川公,则不善颐养,嗜酒无度,六十余岁,死于痢疾。祖父士洲公,以医为业,多逢乱世,一生坎坷,然能置身度外,以活人为务,以自得为功。虽处于艰难之时,亦不减其乐。诊务之余,则投身农桑,享寿八十有七,殁于疮毒内攻。父树乾(字连三)公,继承父业,曾荣登一县之榜首,然仅当三十余岁,逢日寇入侵,家国破碎,又逢日军毒打,几死于非命,终能隐身而退,奉节守志,不为日寇所用,潜心调养,渡过难关,亦享寿七十余岁高龄。在他们的生活历程中,我看到了人生曲折的道路,而尤其是体察到他们在艰难的岁月中,如何注意保养身心,以便更好地去完成应尽之责与未竟之业。这就是他们的主要经验,对我的影响较大。在青少年时期父亲总是孜孜不倦地为我讲些作人行事的道理,并教我念《论语》、《朱子家训》等启蒙之文,其中亦不乏养生之论与人生积极的一面。祖父则以不言之教影响着我们。他为人治病,不求财物,勤于劳动,不知疲倦;生活俭朴,不责衣食;邻里四海,善与人交;携幼将雏,循循善诱;艰难相困,乐以忘忧。特别在抗日战争与解放战争期间,我父亲正闹着肺病,我们弟兄犹未成年,那时他已是六、七十岁的老人,既要为人治病,又要照料农事,既要料理外务,又要顾全子孙。在我的印象中,祖父确是一位终日繁忙而从不见疲倦,不知忧愁的乐天派。他到八十多时尚头脑清楚,体可负重,步履康健,饮食如常,惟在 60 年代初,因生活艰苦,药品匮乏,患颈痈而未能得到及时的治疗,中毒而亡,终年八十七岁。若不因此,就他的体质情况而论,恐怕活到百岁不难。他的一生，并未专心致志讲求什么养生之道，长寿之法，但却健康地活到如此高龄。这就是无所求而有所得，无为而有为的结果。因此，他的所为，可以说对我的影响最深，也是最好的。我从中悟出了许多健身养性的道理。在我后来的生活中，汲取了许多我祖父与父亲的经验，并竭力效仿他们的作法，实践他们的教导，虽然我的体质不如祖父健壮，但也想力争晚年康健，多做些有益的事情。

二、勤于书卷，情趣务多

正当我青少年读书求学之际，适逢日寇侵华，仅读完六年小学便告终。由于事业的需要，学不足用，全靠自学，在随父学医之际，一方面背诵医书，一方面补习文化，因而养成了一种勤于书卷的习惯。若一时不读，则惘然如有所失。故一生中最大的兴趣，莫过于读书藏书。虽然在生活中仅有微薄的收入，除了精打细算地安排衣食等家庭用度外，尽可能挤出点钱来买书，积年累月，共得数千种之多。读书对我来说，乃是一种最大的乐趣，也是最好的享受。遇有不快之时，常读书自慰，遇有不眠之夜，则挑灯再读。有人问，你这样看书，不怕累坏了吗？我的答案是否定的。根据我多年的体会，读书不仅是知识的积累，也是智慧的源泉，同时，也是养神的良策。身为社会的一员，既不欲学僧，四大皆空；亦不欲学道，避世离俗。作为一个现实的人，欲解除诸般烦恼，莫过于求知，而读书则是求知的重要途径之一。有了知识就可以提高解决实际问题的本领，能够妥善地解决生活、工作、学习中的各种矛盾，减少思想上一些不必要的烦恼。精神上自能得到一定的宽松和安慰，起到不养而养的作用，这也是养神的一个方面的重要意义。

精神境界有多方面地需求和潜在的爱好。在日常生活中，应当尽可能去满足精神上的需求，寻找多种食粮，培养多种情趣，避免那种单调或单一的活动，以免造成精神上的困乏。我祖父和父亲都是京剧爱好者，并且对胡琴和传统的打击乐器，也会演奏些一般的曲调和套数，常在夜间和节日，集诸同好，尽情而欢。春节期间，也参加秧歌队，庆贺节日，为他们的生活，增添了许多乐趣。在紧张的精神活动中，辅之以松缓的节奏，极大地丰富了生活的内容和情趣。我在少年时期，在这方面就受到了极大的影响，爱看戏，爱听音乐，也学会一些打击乐器。到青年时期，更进一步发展了这种情趣，在十四五岁时，就能熟练地阅读简谱，学拉二胡和京胡。在十八九岁时，正当抗战后期，我担任了农村剧团的导演和音乐伴奏，直到解放战争结束新中国成立后的一二年，这些活动才逐步停止。我们配合中心工作，先后曾导演过一百多个大小剧目，起到了很好的作用。那时我一边学医，后来行医，一边参加些村中的社会工作，一边搞宣传。在此期间，我学习过多种乐器地演奏，如京胡、二胡、笙管、笛子、唢呐、小提琴、口琴及锣鼓打击乐等。生活、工作、学习，虽然是很紧张，但并不枯燥，亦不单调，精神上也很舒畅。这与这种多情趣的调节作用，不无关系。从此以后，我不断发展着多种爱好和多边活动，诸如书法、绘画、诗词、篆刻等，亦皆染指。就是在生活中极端困难的时刻，也没有因精神上困惑而丧失了这些爱好，相反，利用这些爱好，倒可以使精神负担得到不同程度地缓解。比如我在1976年和1988年两次因病较长期休息治疗时，就利用这个时间练练书法，刻刻图章，研究京剧，写写诗词等活动，去调节精神，因而两次患病，都得到了较好的康复。这与我利用多种情趣去调神有一定关系。就是在正常情况下，在紧张地工作中，利用一些小的空隙或晚上的时间，进行些这方面的活动，也可以大大地减少疲劳使脑力得到适当地休息。此亦养神之一法也。

三、调气应四时，生活应适度

中医经典著作《素问·四气调神大论》云："夫四时阴阳者，万物之根本也，所以圣人春夏养阳，秋冬养阴。故与万物浮沉于生长之门。逆其根则伐其本，坏其真矣。故阴阳四时者，万物之终始也，死生之本也。逆之则灾害生，从之则苛疾不起，是谓得道。"张仲景先生《金匮要略》又云："夫人秉五常，因风气而生长，风气虽能生万物，亦能害万物，水能浮舟，亦能覆舟。若五脏元真道畅，人即安和，客气邪风，中人多死。"从理论上讲明了人与自然界的关系。所谓"春夏养阳"者，养春之生气，夏之长气也；"秋冬养阴"者，养秋之收气，冬之藏气也。盖人之生机，随春夏而兴趣，随秋冬而收藏，这种周期性活动，是自身的一种规律性，故必应之而行，则人体安和。我在日常生活中十分注意因气候变化，随时调节衣着，尤其注意保温。若不慎审，着凉即易感冒，偶或感冒，立即服药，可致即已。若迁延时日，一则拖延难愈，二则常可诱发他病，所以每当外出之时，必随带防治感冒之药。另外每出行，带衣较多，尽管沉重些，但可防天气突然变冷。又《素问·生气通天论》中特别强调阳气的重要意义，也很有道理。我也很注意这一点。因阳气一伤，则防卫无力；阳气一失，则生机立危；阳气竭尽，则徒有死阴，故需注意加以保护。比如秋后乍冷，则立即加衣，因此时适应力尚低，待至冬天，人则适应。春天则晚脱冬装，因春季虽阳气生发之时，但少阳之气，力尚不足，均需加以防范；又在沐浴之时，只用温水；若水温与气温过高，每致大汗淋漓，不仅耗阳，亦且耗阴，于人体无益。故我在冬季，亦尽量少洗澡。此既可少耗阳气，亦可免因毛窍开放为风寒所侵。此亦应时而注意养气之法。

《吕氏春秋·重己》云："出则以车，入则以辇，务以自佚，命之曰招蹶之机；肥肉厚酒，务以自强，命之曰烂肠之食；磨曼皓齿，郑卫之音，务以自乐，命之曰伐性之斧。"虽然只提出了三个方面的问题，但说明了一个很重要的道理，就是在生活方面，不可过分贪求优越。我30岁以前，生活在农村，经济情况，一应简朴，衣食惟足温饱则可。对养生之道，亦颇有益处。我的生活习惯，饮食以清淡为主，五谷杂粮皆用，菜类则以蔬菜为主，既有利于身体，又可保持肠胃通畅。饮料中，青年时期，虽能饮酒，但不成癖，很少饮茶，以冷开水为主。不偏食，不贪食，不吃零食。故脾胃健康，食欲常盛。食量不减，可以保证后天之本。衣着不求华美，只求四时可更换为是。在市内活动，一般不搭车，坚持骑自行车，既可锻炼身体，又可以活动关节。住处不尚豪华，只在工作方便。保持简朴，惟行俭约，艰苦不丧志，又可养形。

四、知足常乐，乐以忘忧

这里所谓知足，当然不是指不求上进，不求提高，不求发展的意思，就是说对某些一般的现实生活条件，应该是满足的，也就是说对力所不及或脱离现实的奢望不应当一味追求，如果无限度地追求奢望，不仅能使其精神产生烦恼，也可使躯体受到摧残。比如说一个人不顾性命地去追求某种物质享受，贪婪地获取个人私利，不仅会丧志失节，而且常可导致耗体损命的结果，当然也谈不到养生。就我个人的实际生活水准而论，属一般，但亦可满足生活与工作上的正常需求，所以我也就感到知足。在我的一生中，从不放弃我的主要奋斗目标，而去追求不必要的奢望，这就是我在物质生活方面把握的尺度。因此，在这方面也就不会有过多的烦恼。

安乐是每个人所向往的，但是如释家所想象的极乐世界实际上是不存在的。安乐只能在现实生活中自己去求取。孔子曾自言为"发愤忘食,乐以忘忧,不知老之将至"。说他的得意弟子颜回,"一箪食,一瓢饮,居陋巷,人不堪其忧,回也不改其乐"。忧患与安乐是人生不可避免的矛盾,问题在于认真地对待和妥善地处理。孔子所说,就是把忧患转化为安乐的实例。人的一生,会经历各种忧患与安乐的考验,问题在于正确对待,忧患之时,促其转化为安乐,乐则忘忧。安乐之时,不忘忧患,此所谓"人无远虑,必有近忧"也。在我的一生中,除了社会因素带来的忧患外,就家庭和个人的情况而言,也遇到过多次的忧患。如青年时因膝关节病几至致残,中年时期两次住院,及至影响工作能力。在患病期间,我总是记着那些名人名言,效仿先辈正确对待忧患的态度,激发起各种情趣和爱好,在忧患中寻求安乐。所以在多次的忧患生活中,终能争取身心不受大的影响。否则,很容易在忧患之中一蹶不振,则身心之健康自难维持。

五、忙里偷闲,能忍自安

人之生也,亦百代之过客,匆匆一世,瞬息而逝,欲有所为,忙亦必然。然而人的精力与体力毕竟有限,忙而无度,伤精耗神,反而有失。欲以有限之体力与神力,去完成无限的事业,就需合理的安排,科学的调节,才可保证精力与体力久用而缓衰,才有可能既不伤体劳神,又有较多获取。就以工作与读书为例,汗牛充栋,学海无边,欲破万卷,谈何容易,因而,除了正常的读书时间外,在繁忙的工作中,惟有忙中偷闲,我的做法是,随身带书。可以利用空隙阅读。在青少年时期,农忙季节下田劳动,都带一本书在休息时读。入高校后,每次外出必带书,为路上阅读。工作忙碌时,利用休息时,可读一点提神的书,阅读专业书劳累时,可以改换专业外的书。兴趣的交替,兴奋点的交换,日久自成习惯,既不劳累,又可休息。又如在工作学习一天后,劳累之余,可以搞点娱乐活动等等,也都可以达到休养的目的,且不可一种活动久困不移,必须在忙中偷闲。

《旧唐书·孝友传》云:"郓州寿张人张公艺,九代同居,麟德中,高宗有事泰山,亲幸其宅,问其义由,其人请纸笔,但书百余忍字,高宗赐以缣帛。"我在青少年时期,就多次听父亲讲过这故事和唐代宗所谓"不痴不聋,不为家翁"的故事。这两个故事,讲的都是对待一些家庭琐事的态度,很有启发性。我的家族历来人支旺盛,丁口众多。祖父、父亲和我都曾经历过四世同堂的阶段,也基本上是这样去对待一些琐事。就是在社会活动中,凡非原则性重大问题,也是以忍让为是所以未曾发生人际关系过度紧张的局面。我虽然脾气不好,遇有不平,好说善道,但也仅是说说而已,可行则行,不可行则止。不强加于人,可以避免招致不必要的麻烦,造成身心不快。此亦养性之法。

总之,养生是一个比较复杂的问题,是一项多边活动。养生包括养形与养神两个方面,而养神尤为重要。神虽寄于形,然形常随神而动,故神伤者,形难健,根据个人体会,凡勤于业者,难得如僧、道、隐士之流,不顾世务,修身养性。故必寓养生于生活、工作、学习之中,凡事顺其自然,衣食温饱而足,适寒暑,节哀乐,劳逸适度,动静结合,再辅之以必要的锻炼身体的方法,则长生虽不可及,而长寿亦能有望。拙言所及,惟系浅见,仅陈所行数端,不足为养生之道。语有不当,尚望指点。

(按:本文曾于1996年收入李俊德主编之《名老中医谈养生之道》一书中,题名"寓养生于生活、工作、学习之中",内容方面少量删节。又在题下加按云:"张先生从家族及个人生活的多个方面谈了养生的方法。他注重神与形的调养,认为形与神之间尤以养神为先。张先生的文章,对于那种只注重形体锻炼而不注重精神调养的人来说,乃是一篇很好的教材。")

祖国医学论防病强身

防病强身,是我国劳动人民在长期同疾病的斗争中总结出来的保健措施,几千年来,它对保持人们的身体健康,起了重要的作用。

早在祖国医学经典《黄帝内经》中,就提出了"治未病"的论点,如《素问·四气调神大论》篇,首先论述了人们应如何适应四时气候变化、维护身体健康,以防止疾病的发生,还进一步强调指出:"圣人不治已病治未病,不治已乱治未乱,……夫病已成而后药之,乱已成而后治之,譬犹渴而穿井,斗而铸锥,不亦晚乎?"其大意是说,一个高明的医生不单是治疗已发生了疾病,而更重要的是在未病之前要采取一些预防措施,以保持人们的身体健康,等到疾病已经形成,才用药物去治疗,乱子已经发生,才去加以治理,这好比口渴了才开始掘井,打起仗来才开始制造兵器,岂不是太晚了吗? 这是一个非常形象的比喻,也是一个十重要的论点。所以在祖国医学的许多著作中,都极其强调预防疾病,强身延年的问题。

所谓治未病,包括两方面的意义:一是在未病之前进行预防,如《灵枢·逆顺》说:"上工刺其未生者也。……故曰:上工治未病,不治已病,此之谓也。"就是指好的医生在未病之前,就采取措施,以预防疾病的发生。一是在已病之后,预防疾病的传变。如《金匮要略·脏腑经络先后病脉证》篇说:"夫治未病者,见肝之病,知肝传脾,当先实脾。"就是说,根据病邪传变的一般规律,肝病可以传而至脾,应当充实脾的功能,以免受肝邪。这种毁病防变的指导思想,在病变过程中,可以提示医生,采取预防病变的措施,也是非常有意义的。

为了达到治未病的目的,首要的条件是强身,就是说要保持身体健康。正如《内经》所说:"正气存内,邪不可干。""邪之所凑,其气必虚。"说明,疾病的形成,外邪的侵袭,其重要的原因是人体自身抵抗力不足,所以外邪才可趁机致病。这一观点,无疑是正确的。且在两千余年前,能够提出这样辨证的病因观点,是非常难能可贵的。

根据长期的实践经验,祖国医学中提出了许多强身保健的方法,直到今天仍有现实意义。如《素问·上古天真论》说:"食饮有节,起居在常,不妄作劳,故有形与神俱,而尽终其天年,度百岁乃去。""虚邪贼风,避之有时,恬惔虚无,真气从之,精神内守,病安从来。"又《素问·四气调神大论》说:"阴阳四时者,万物之终始也,死生之本也,逆之则灾害生,从之则苛疾不谓得道。"就是说要达到强身的目的,必须节制饮食,适应的劳动,生活要有规律,精神要安逸,并且要适应四时气候的变化,避开恶劣的致病因素,就可以使人们的精神和身体都健康,自能达到天然的寿限。根据这一精神,古人采取了一系列的防病强身措施,主要有以下几个方面。

节制饮食:包括饮食的数量和质量,在数量方面,不可过饥过饱。过饥则营养缺乏,脏气衰弱,正气不足。过饱则损伤肠胃,即《内经》所说"饮食自倍,肠胃乃伤。"在质量方面,不必追求过于精细,而要适合身体的需要。《素问·藏气法时论》说,"毒药攻邪,五谷为养,五果为助,五畜为益,五菜为充,气味合而服之,以补益精气。"就是说食用物品要五畜(肉类)五谷

（粮食）五果（水果）五菜（蔬菜）并用，才能达到补养精气，（维持身体健康的目的，老重用肥厚油腻的食品，常可引起消化功能紊乱，肠胃损伤。正如《吕氏春秋》所说的"肥肉厚酒，务以自强、命之曰烂肠之食。"至于所谓名贵药品更不可随意服，以作补品。服之不当，尚可招致脏气失调。因为每一种药品，都是取其药性之所偏以纠正人体的病理偏颇。用药不当必然造成人体阴阳新的不平衡，所以不在必要时，不可乱服补品。

适当运动：运动对生命活动有重要的意义。汉代名医华佗曾说："人体欲得劳动，但不当使极耳，支援则谷气全消，血脉流通，譬如户枢终不朽也。"所以华佗创造了"五禽戏"，效仿五种动物的动作，以加强对身体的锻炼。太极拳、八段锦、易筋经等，都是很好的运动方法，若贪图安逸，动则车马代步，亦易招致肢体衰退，并无助于健康。所以《吕氏春秋》说："出则以车，入则以辇，务以自佚，命之时招蹶之机"。就是这个道理。

精神愉快：情志活动是人类的主要特点，人们在日常生活中，必然要遇到各种引起情志活动的因素，必须正确地对待，不可因情志不遂而导致内伤。所《内经》上说"精神内守，病安从来"，就是这个意思。若一味追求个人愿望，利欲熏心，患得患失，喜怒无常，"不知持满，不时御神，务快其心，逆于生乐"必然导致"半百而衰"。

炼功养气：气是人体最基本的物质基础，是力量的所在和源泉，有着巨大的潜在能量，靠五谷之精华和天地之精气去充养它。如《内经》所谓"真气者，所受于天，与谷气并而充身也。"古人为了保健，很早便提出了一套炼功养气的方法。如《素问》遗篇刺法论回气吞津疗肾病的方法，即属炼功养气之法。近年来从气功对保健和防治疾病的效果来看，证明气在人体的特殊作用。从我国几千年的经验来看，炼功养气，是很好的保健防病方法之一。不论健康人或病人，通过练功，能起到一定的保健和治疗作用。

适应四时：人与天相应，四时阴阳的消长，气候变化，都可引起人体生理的变化。因此人们必须适应四时气候的变化，保持人体外环境的协调一致，方可达到养生、保健的目的，正如《素问·四气调神论》所说："夫四时阴阳者，万物之根本也，所以圣人春夏养阳，秋冬养阴，以从其根，故与万物沉浮于生长之门。逆其根，则伐其本，坏其真矣。"就是说聪明智慧的人，能遵守四时阴阳变化的规律，春夏季节应合万物之生长，以养护阳气，秋冬季节应合万物之收藏，以养护阴气，来保护阴阳这一根本。若违背了这一规律，就是动摇了根本，则真气损坏，难以长生。

清洁卫生：从现有古代文献来看，我国人民很早就注意到清洁卫生，以保持身体健康。如对水井的保护、经常洗澡、不吃病死的牲畜肉、清除污水垃圾、灭蚊灭蝇等许多好的卫生措施。关于瘟疫病对人体的危害和致病因素，早已认识到其能够相互传染，且死亡率较高，并认识到其致病因素系一种毒气，或称厉气。因而提出了许多可以避疫的药物，如早在《山海经》中就有不少这方面的记载。

刊于《医学科普》1981 年第 2 期

医文并茂话中医

中国医药学是一个伟大的宝库,是我国优秀文化的重要组成部分。数千年来,它不仅为保护人民的身体健康和民族繁衍,做出了重大贡献,而且为我们留下了大量的医药书籍,蕴藏着丰富的理论知识和临床经验,是我们医药卫生界的宝贵遗产,也是世界医学的宝贵财富。为进一步发展中医学,必须从多方面深入地挖掘和继承医学古籍。

由于浩瀚的医药学古籍,基本上是以文字材料为主,无论其医学理论或临床经验,都是以文字的形式保留下来。因此,要深入挖掘和研究这份遗产,就要从医和文两个方面入手,方为善策。以下仅就此事,略陈管见。

一、医文者,载医道之文也

宋人周敦颐先生《通书·文辞》有云:"文所以载道也。"此指用文章来说明"道",也就是说用文章来表达一定的思想、道理。明人宋濂又云:"世之论文者有二:曰载道,曰纪事。"当然,古人所说之"道",有时乃指儒家思想。若引申其义,则可谓"医文者,所以载医道也。"从而说明,医道也是用"文"以表达其学术领域之思想及道理的。今举一例。

《素问·阴阳应象大论》云:"阴阳者,天地之道也,万物之纲纪,变化之父母,生杀之本始,神明之府也,治病必求其本。"唐人杨上善先生释云:"道者,理也,天地,有形之大也。阴阳者,气之大。阴阳之气,天地之形,皆得其理,以生万物,故谓之道也。"又唐王冰又云:"谓变化生成之道也。《老子》曰:万物负阴而抱阳,冲气以为和,《易·系辞》曰:一阴一阳之谓道。此之谓也。"明代注经大家张介宾先生亦云:"道者,阴阳之理也。阴阳者,一分为二也。"元人朱震亨在《局方发挥》中则云:"阴阳二字,固以对待而言,所指无定在。或言寒热,或言血气,或言脏腑,或言表里,或言动静,或言虚实,或言清浊,或言奇偶,或言上下,或言正邪,或言生杀,或言左右。"上述诸家,可以说是从医理、文及哲理等方面,把问题讲得明明白白,然而,却有人一方面承认阴阳是个很好的学说,一方面又认为阴阳太大了,怎么能够把天地、日月、人体的腰背等,都用阴阳来解释。正是这样一个深奥的道理,具有高度的概括性和抽象意义,所以才称得上是"其大无外,其小无内"。而不明此义者,至少也应该说是有几分"文盲"吧。

再举一语辞方面之例。《灵枢·岁露论》中所言"岁露"一辞,唐人杨上善《太素》注云:"露其有二,一曰春露,主生万物者也;二曰秋露,主衰万物者也。今岁有贼风暴雨以衰于物,比秋风露,故曰岁露焉。"又《灵枢·九宫八风篇》有"淋露"语,张介宾注:"或因淋雨,或因露风。"对"岁露"或"淋露"之解,大都陈陈相因。

清人莫枚士《研经言·岁露》云:"《本草》、《灵》、《素》屡言淋露寒热,《灵枢》又以'岁露'名篇,'露'字人皆不晓。泉案:淋露即羸露,古者以为疲困之称。《左·昭元年传》:"勿使有所雍闭湫底,以露其体。注:露,羸也。《韩非子·亡征》:'好罢露百姓'。《风俗通义》'怪神大用羸露',皆此义也。字亦省作'路',《诗·皇矣》'串夷载路。笺:路,瘠也。侵伐混夷以瘠之。'《管子·四时》:'不知四时之故,天下乃露是也。''岁露'者,谓岁气不及,虚风困之,民受虚风之邪,即被困成病,与《管子》之言正合。杨上善注《太素》,概以雾露当之,陋矣。"详莫氏之所以能独具只眼,正前人之误,使医理与文义并通者,以识通文也。

更举一讳学方面之例。张仲景遗书《伤寒论》宋代林亿等校定本中,凡言大便坚硬,心下痞满坚硬等之"硬"字,均作"鞕"。曾有人撰文,辨"大便鞕"与"大便坚"之别,此妄也。详《伤寒论》一书之内容,今存有多种传本。世所传者,唯宋臣校定本及成无己《注解伤寒论》二本较多。此二本中凡言坚硬字,皆作"鞕",而宋臣校定另一《伤寒论》别传本——《金匮玉函经》及宋臣校定之他本医书,如晋·王叔和《脉经》与唐·孙思邈《千金翼方》中所载《伤寒论》有关条文,则均作"坚"。从而说明,作"鞕"者,乃隋人避隋文帝杨坚讳改字;作"坚"者,当系仲景之本字。鞕(与硬同)与坚在此不同传本中义亦同。或欲辨二字之别者,不识讳字也。

从以上三例中,足可说明,欲识古医籍之文,必需识字明理,举凡古代文化中天文、地理、象数、物候、语言、哲理等知识,均需有所了解,文字、训诂等,有所通晓,始可以明医道。文尚不知,何以言道。

二、医籍文体的多样化

中医存世之医籍,浩如烟海,若只就《黄帝内经》成编至辛亥革命而论,亦有万种左右,无论从时间上或数量上看,真可谓其时也久,其数也繁。

对如此繁多之医籍,欲将其继承而发扬之,不仅应遵循"文以载道"这一基本法则,以解其文,而且应知载道之文,备有多体,体现其文道高理真与辞雅文美兼有。

医籍之文体,与文史类各种古籍文体基本相同,浑而言之,不外散、韵二类,或再有散韵相兼一类。若具而言之,则不可胜数。今举其例。

《黄帝内经素问》与《灵枢经》中文章,综观其体,是以散文为主,然又有以大段韵文为主者,或散韵相兼者。在散文中则有如"阴阳应象大论"文之晓畅,又有如"阴阳类论"文之质朴。在散韵相兼文中,如《灵枢经·九针十二原》,首论"针经"内容,为大段韵文,后论"九针"及"十二原"文,则为散文。凡此类文,不仅应识其文体以明其道,更为重要的是识其文体以正其误。如《灵枢经·刺节真邪篇》论"五邪刺"一段,历来各种传本中,文句均十分混乱,后经刘衡如先生校正(人民卫生出版社出版铅排本),乃系五段七字句韵文,如是则文安义顺。此文在《针灸甲乙经》卷五第二中,又混入若干小字注文,前人不识,尤为混乱,我在整理此书时,亦仿刘衡如先生之法,予以校正(见《针灸甲乙经校注》,人民卫生出版社 1996 年铅排本)。

仲景遗著《伤寒》、《金匮》二书,其文虽以条段式散文为主,然亦兼有韵文处,今举一例。

《金匮要略·妇人杂病篇》有"妇人之病"至"勿谓不然"一段 191 字,历来诸传本及注本,句读不一,难以详明,后来细审其文,似是一段四字句韵文,因久传之后,字有衍脱,故句式不齐。曾试为之校,校后作:"妇人之病,因虚积冷。结气为诸,形体损分。经水断绝,至有历年,血寒(此下疑脱二字),积结胞门,寒伤经络,凝结在上。呕吐涎唾,久成肺痈。在中盘结,绕脐寒疝(原在"痛在关元"上,疑错简,故移于此)。两(此前原有"或"字,疑衍)胁疼痛,与脏相连。或结在中,痛在关元。"(此以下原文皆四字句韵文,不再录)若此则前后文,均律为四字句韵文,于义当是。

在诸多韵文中,如果说在早期多系歌诀性者,则宋以后医著中,就多有取诗、词、赋体者。如针灸方面之《标幽赋》及本草方面之《药性赋》等,多用四六对偶句,是比较典型的赋体。今举《标幽赋》数句为例:"拯救者法,妙用者针。察岁时于天道,定形气于予心。春夏瘦而刺浅,秋冬肥而刺深。不穷经络阴阳,多逢刺禁,既论脏腑虚实,须向经寻。"本文为金、元间人窦汉卿撰,从全文来看,窦氏不仅医学基础理论与实践经验十分丰富,而且其文章气韵,也颇具文采,亦可谓难能可贵。

用诗、词者,虽代不乏人,然最具代表性者,莫若清人黄庭镜氏所撰《目经大成》,其卷二论目病 30 余证,文皆诗词体。诗有古风及律、绝诸体,词有多种调名。今举例如下:

因痘疹:"痘疹元无种,平生只一遭。火威酷若吏,风利快如刀。作害侵空窍,攻坚入不毛。收成犹故我,造化小儿曹。"此五言律诗。

目血:"断送一生心力,能消几日奔波。梦魂夜中且风魔,劳动坎离真火。时下眼流血泪,面前人隔烟萝。幽怀无计可消磨,琴罢煮茶独坐。"此西江月词。

详该书中诸诗、词体文,基本上均合于格律要求。惟不曾注明诗体及词调名。后学者,若不识其文体,易破句读,则失其文义也。

又有明人李中梓《医学入门》卷首有新增南海梁大川先生十二经井荥俞经合歌及血气灌注十二经昼夜周而复始歌,皆用七言绝句体写成。今引其足阳明胃与手阳明大肠二经为例:

足阳明胃:"一帆风送兑庭西,陷谷冲阳过解溪。三里未知何日到,几番翘首欲思齐。"

手阳明大肠:"商阳茅屋二三间,合谷阳溪第几弯。九曲池边明月色,满天星斗浴波澜。"

从此二诗中,足可看出,他利用井荥俞经合五穴名,衬以别字,经巧妙组合,已经不仅是穴名歌,而是另有意境,别有风趣。

这些诗词体作品体现出他们不仅医学水平较高,而且在文学方面亦有相当造诣。在诸多医籍文体中,如能熟悉各种文体的基本知识与范式规则,既可得到文学之美的享受,又有助于对医理的加深理解。足见中医学术的形成与发展,与中国传统文化背景,有着密切的关系。

三、医文并茂,理义兼通

唐人孙思邈《千金要方》卷一"大医习业"一文曾云,凡欲为大医,必须熟知《素问》、《甲乙》、《针经》等医家经典著作,又需通晓术数、天文类书,乃至儒、道两家之典籍,诸子百家之著述,"则于医道,无所碍滞,尽善尽美矣"。

孙氏所言之具体书中,虽有的书或有的书之某些内容,不一定与医学有直接关系,甚至有不足取者,但就大概而论,所言诚是。他所指诸书,大致可分为两类,一为医类,一为文类,从而说明欲为大医,必须在医和文两方面,都有较深的造诣和较高的学识,方可医文并茂,理义兼通,不负为苍生司命。

历代医家之著述,医文并茂者,世代有之,今举例言之。

《黄帝内经》(含今《素问》、《灵枢》两书),为中医经典之作。此书虽非一时一人之作,但不失其医文并茂之学术特色。20 世纪 90 年代,中国社会科学家田森教授提出,中医药学是中国文明的第五大发明。诚如是也。详中国医药学之奠基之作,理所当然地是《黄帝内经》。该书之诸多作者,总结前人理论知识与实践经验,结合中国博大精深的传统文化,系统、全面地、创造性地完成了这部医文并茂的伟大著作。就其内容而论,当然是以医学为主体,但其医学理论中,亦吸取了该时文化领域中大量先进的科学思想,如阴阳、五行、气一元化论等,为我所用。从文化氛围言,其不仅具有大量颇有文学色彩的散文或韵文组成的文章,使人读起来有美的享受。而且在文化知识方面,其包容性亦十分之大,诸如天文、地理、气象、物候、音乐、情性、术数、哲学等,均有所涉及。故谓其博大精深,谓其医文并茂,谓其为中医学之代表作,不为过也。当然,我们对《黄帝内经》作如此之评价,绝不是认为《内经》一书,绝无些微瑕疵。然若余云岫等流之指指点点,则是别有用心,自当别论。

就医家而言,诸多名家国手之医文并茂者,亦可谓代不乏人。扁、仓、仲景诸公,本是大家风范,自不待言,今举后世医家为例。

明人张介宾先生,一生致力于医学,既从事医学基础理论方面的研究,亦从事临床医学方面之实践,且著述颇丰。其著作中,以《灵枢》及《图翼》、《附翼》为代表者,重在医学理论,以《景岳全书》为代表者,重在医学临床,以《质疑录》为代表者,重在辨章学术。在他的著作中,一方面体现了他在医学方面的深厚功底,另一方面体现了他在文化领域方面之博学多识。研习此公诸书,其坚实的理论基础,丰富的临床经验,酣畅淋漓的笔墨,多闻博识的学识,实在令人叹服。清人范时崇谓其"天分既高,师古复细,是能融会乎百家,而贯通乎诸子者"。不为过也。然张氏之学,亦非绝无瑕疵者。

盖中医学,是在中国优秀传统文化氛围中形成和发展起来的,故医文并茂,实为中医学的一大特色。习此业者,固当知文,方可就医。医文并茂,自可理义兼通。

以上系个人肤浅之见。言有不当,望方家指正。

刊于《医古文知识》2004 年第 1 期

读书、购书、藏书

吾九岁入小学，目方识丁，即喜读书。忆当时春节间，每有长辈赐压岁钱，某年节后开学，三位年长同学，随师去市集购置文具，嘱为代购《中华大字典》、《白话注释千家诗》二书。晚自习后，先生至我书案前，顿时心扑扑乱跳，问今日购买何书，遂取奉先生，阅后，置诸案头，不语而去，吾心方安。幸非恶书，否则，难逃手板。此吾购书之始也。四年小学毕业，适为1940年，家乡被日寇占领，吾亦辍学。秋后，在共产党及抗日民主政府领导下，家乡解放，翌年，成立高小，继读二年有余，至1943年夏，此时，与外地各大城市之书业流通已完全中断，仅有胶东区出版之期刊杂志及战时读物。当时收藏多种，后大都散失，仅存少量。

由于吾青年时期，未能满足就学之愿，下学后，即继承祖业，悬壶乡里。且当时尚任些社会工作，如青救会宣传委员、剧团导演及乐队、区医联会宣传委员等，深感知之不足，学之多困。故习业与执业之初，亦惟边工作边学习，以补阙陋。然时当战乱之年，求书亦难，求师亦难，仅得以殷勤之力，谦诚之心，讨教于师友，求索于书摊，每有所获，或偶遇馈赠时，犹胜得千金。如某年于市集，有相识卖染料小商贩董某，摊上有书函一集，检视乃知系中国学会辑印《周秦诸子斠注十种》，为木刻影印线装本，一函十册，完好无损，定系民国间影印之旧物，询其所得，知从废纸摊上购得，吾欲求以市价而购，董云，不值几文，遂相赠，吾喜出望外，感谢不已。呜呼！若此宝物，因遭乱世而沦落毁弃者，正不知几许矣。又如我业师滕春如先生所藏《白香词谱》，亡友李祝三先生所藏梁启超先生《中学以上作文教学法》等，后均为我购得，幸存我陋室，得免厄运。我之读宋词，实始于《白香词谱》也。

全国解放后，书业市场畅通，一者全国各大城市之出版物，均得以畅销于乡村；一者城市古旧书店多年积存之旧书，亦多由书商购回贩卖。时有崖头镇张某，以贩旧书为业，常去青岛、烟台等地贩卖旧书，大多为清末民初之铅印本及石印本，木刊本甚少见，吾常去选购，价甚低，一般在一元左右，即可购一函。时久，与之交往甚厚。偶或于市集小摊主手中购到其家藏旧物，如上海有正书局影印之《中国名画集》多集、唐容川《中西汇通医书五种》等，皆此时购得。

新中国成立起至50年代中期，百业俱兴，各地出版部门均有大量旧存本与新印本流于市场，此时亦曾买过诸多上海、北京等大小书局出版之医学类书，如上海新医书局出版之《庄连氏内科学》、《妇科学》等，上海千顷堂书局出版"新中华医药学会"之《中医药进修手册》及当代时逸人撰著之《时氏医书丛刊》、叶橘泉《现代实用中药》及北新书局出版社出版牟鸿彝编译之《国药的药理学》等。人民卫生出版社出版之新印古籍、新著及译著等。古籍不烦举，新著如陆渊雷先生《伤寒论今释》、《金匮要略今释》及谢观先生之《中医学大辞典》等，译著如唐有正等译著《中医诊疗要览》，原为日本大冢敬节等四人撰著《汉方诊疗实际》。文学类作品，大多为30年代前后国内名作家如鲁迅、茅盾、老舍、巴金等文集（此类书大多在"文革"期间损失），少量有胶东联合社出版之抗战期间的文艺作品。艺术方面则有音乐、绘画、书法及京剧方面有关著作。另购有少量字书与辞书等工具书。

总之，此时期我家祖传及我新购之图书，已达数百种之多。当时所购诸书除医术（包括部分西医书）外，由于工作需要及个人爱好与兴趣所及，涉及种类亦较广泛。

1958年春，我离家西行，先至省中医进修学校，不久，校方选送去南京（先是江苏省中医学校，秋后改南京中医学院）卫生部委办之教学研究班学习。为进一步提高业务水平，读书和购书尤为急切，当时，我们从农村出来的同学，工资都很低，那时我的工资，仅有54元，每月留家中30元，寄给我的只有24元，除留下饭费，每月只剩10多元。在南京一年又两个月，也只有百余元。再减去日常生活小费，并增添两件单衣的用度，余者，尽用于购书。当时在新街口东大兴宫附近，有一较大古旧书店，又在夫子庙处，也有不少旧书摊，均为常去之处。在古籍书店，不仅买到些旧本书，还购到几种厂家旧印库存之书，皆以古旧书展销，如《张氏医通》《千金翼方》等，为上海锦章书局民国年间石印本，印制质量甚佳，书品亦全新完好。又如《伤寒论直解》一书，为清光绪十一年福州醉经阁刊本，卷前尚有左宗棠序文一篇。书品亦全新完好。又曾购得中华书局缩版影印之《图书集成医部全录》，亦似昔日库存之书，均以旧书处理，价近30元，此我"文革"前购书中价最昂者，当时亦确实感到负担甚重。在夫子庙所购者，大都为古旧之本，如《子书二十七种》，系早期石印本，然已十分陈旧。

教学研究班于1959年7月结业，9月份调来济南山东中医学院任教，此后正值三年灾荒时期，家境十分困难，学校条件亦较简陋，中青年教师大都住集体宿舍。此间，仅以节衣缩食之资，偶买几本急切需用者。至60年代中期，生活稳定，1963年下半年，始住入单人宿舍，方能将图书展开，以备检用，远在老家收藏之书，凡教学所需者，亦大都带来。当时，济南仅有泉城路古旧书店一处，每星期日，必至该店看书，时久，与一位姓林的同志交厚，看来，他也是一位贩卖古旧书的老手，每带至后院书库看书，或有稀见者，亦与我看，故曾买到中华书局所编《中华大字典》（精装本两册）。时我院仅我与叶执中老各有一部。又曾购得上海谢观先生收藏之《春秋小学》一函四册，第一页正面天头盖有楷书"清季民初武进谢利恒先生自藏书籍"长方形朱文印，第二页正面序文后盖篆书"谢观之印"及"东山后裔"二方形朱文印，每册封面书名下盖方形篆文"利恒"朱文小印，每册首页天头盖一篆文"澄斋览读"朱文方印，卷端书名下盖以篆书"敏事慎言"朱文长方印。该书为清嘉庆二年武进庄有可（大久）先生撰著，民国二十四年上海商务印书馆初版印行。此书定系谢观先生珍惜之物，不知何故流落济南，又有幸落入我手，谢观先生有灵，亦可安于九泉矣。此间，新华书店亦为常去之处，诸多新印铅排或影印之书，大多购置于此。时因教学备课、学习需要，加之兴味及爱好所及，购书范围，已广及经、史、子、集之诸多方面。彼时在古旧书店，虽已少见宋、金、元本，而明版书，尚在时有，约10余万字之书，一般在20元左右，但我等工薪较低者，难得一试。我仅购到些清版书，多系罕见之品，如张之洞《书目答问》，乃张氏光绪年之作，此本为光绪十四年上海蜚英馆石印本，其中多有残缺粘补处，从抄补字迹及天头注文可证，此本曾为多人收藏，可宝也。又如医书之《伤寒寻源》及《医林指月》，皆仿元刻单栏黑口，亦清刊中之善本也。又有个别民国间印本，亦成珍本，如《泰山小史》一书，为明末萧协中先生所著，至清末，存世已甚少。民国间有泰山赵新儒先生寻得旧本，加以赵氏新注，于民国21年付梓，今亦几为绝本矣。

1964年11月，校方安排我参与国家十年规划中"七本中医古书校释"之《甲乙经校释》工作，因工作需要，去京、津两地寻求善本，先至天津购得一日本刊本《十四经发挥》，为今存最佳本,后至北京中国中医研究院图书馆(时在广安门医院内),查得有明刊《医统正脉》本《甲乙经》,上有日本小岛尚真与小岛尚质父子据正统本及《素》、《灵》校文,另有奈须恒得氏校文。另有明刊《甲乙经》一种,上有余岩据明清本校文。遂将二本中之校文,全部抄下。同时,在中国书店购一清行素草堂本《甲乙经》。归后,继将在京抄录二书中之校文,全部过录于行素草堂本中,今此本亦成绝本矣。

这一时期,国内出版业亦十分兴旺,各类出版物均见于市场,故所购新排本及影印本书籍亦居多。据原有登记本统计,所存各类图书已达千余种。

"文革"开始后,在大批判阶段,已涉及于对古籍的批判。1966 年下半年,破四旧已全面展开,我仅将涉及当今政治及宗教迷信方面少量书籍,自行销毁,然而在老家保存的几百种古今书籍,因恐涉嫌于政治运动,尽被家人销毁,至今尤感惋惜,有些书以后不曾再见。此间,大小书店尽是些政治色彩较浓的书籍。后来在医学方面,出版了较多手册类的书,如针灸手册、中草药手册、临床诊疗手册等,我也曾收藏些有关部门、单位或群众组织自编自印的资料,颇能体现时代特色。

70 年代初,济南泉城路古旧书店首次开放,有大量清刻本及铅印、石印本旧书,也有少量明版书,价亦不高。见有石印本《百子全书》一套,价仅 12 元,此诚我已盼购之书,然当时正处于经济负担过重之时,囊中惭愧,店中工作人员亦不相识,拟次日借钱再来购,而翌日来时,已被人购去,怅然而归,后终在 80 年代,仍以此版复印时,才以 40 元购到。此后亦曾在此店中购到些清版书。当时亦曾向图书馆负责同志建议,应尽快购买一批古版书,充实馆藏,其谓我们现在两校合并,买了书算谁家的,即使将来要分校,也说不清,故未能成行,甚以为憾。

此时,我院与山东医学院合并,我在中医系工作,鉴于当时大讲特讲"中西医结合"的形势下,中医事业与中医学术方面存在之诸多危机,甚感忧虑,特建议有关部门,尽快恢复"文革"前卫生部下达的"七本中医古书"的整理研究工作,并可以带动中医学术的继承发扬。不久,得到卫生部门批准,此事得以启动,随着这一工作的展开,带动了一批中青年教师,从事中医文献的整理研究,为 80 年代在全国范围开展中医古籍整理出版工作,打下了良好基础。

"文革"结束后,各出版单位工作步入正常,出版了大量古籍影印本及铅排本,及各类新编图书,以供读者与研究工作之急需。我在"文革"中毁坏诸书,凡有新印之本,亦皆购补。

国内各地古旧书店,亦相继开展业务。此时,由于工作关系,经常去各大城市。每至,必去古旧书店选购,特别是去北京的机会较多,暇时,必去琉璃厂中国书店,亦曾选购了不少稀见之书,并曾为院图书馆定购了一部百衲本《四部丛刊》,花银 3000 元,此我校图书馆首次具有一部经、史、子、集俱备之大型丛书。

80 年代,为贯彻中共中央及陈云同志关于古籍整理的有关文件,在国务院古籍办的领导与指导下,古籍整理研究工作,在国内全面展开,形势一片大好。中医古籍整理研究出版工作,由卫生部中医司(后为国家中医药管理局)负责,成立了中国古籍整理出版办公室(简称"中古办"),挂靠于人民卫生出版社,为更好地开展工作,全国分十大片进行管理,每片制定学术牵头人一名,负责指导业务方面的具体工作。我曾任华北与山东片学术牵头人,通过数年的努力,除十一种重点古籍的校注尚待完成外,整理出一大批中医古籍,陆续由人民卫生出版社及部分省级出版社出版发行,为中医学术的发展和中医文献整理研究人才的培养,起到了良好的促进作用。此时期,文、史、哲方面的古籍,也由文科大学或文史哲专业,整理出版了一大批古籍。其中包括数十年或百余年来未曾再版的书。各地古旧书店,也推出了一大批尘封已久的古旧书籍。为我国古籍的出版、流通及整理研究,创造了良好的条件,呈现了空前的大好形势。此时期,处于学习和工作的需要,我除了购得较多中医古籍及文献整理研究的书籍外,还查阅和复印了一批古籍善本。如大型类书《太平御览》《玉海》《通志》,史书《二十五史》《史通》,韵书《佩文韵府》等,均在此时购得。在古旧书店也偶尔购到稀有之书,如《(长沙)古本伤寒论》,此本为民国二十五年上海大成书社印刷发行,分销处为无锡杨舍大街郭级嵌医室。下册后封页,盖有蓝印章(长圆横式),有文三行,上行:国医砥柱书屋,中行:北京宣外米市胡同四十五号,下行:电话南局(三)五一六九号。每册前后封均盖有"国医焦勉斋医籍图章"蓝印章。详焦氏乃济南市针灸界名人,50年代尚活跃于医坛,后不知卒于何年,而此老之书,竟落于我手,犹不胜今昔之感。此间,尚复印了一批古医籍善本,极大地充实和提高了收藏之数量与质量,为工作与学习创造了非常好的条件。

自80年代中后期始,随着印刷技术的不断改进和全国广大研读人员对古籍善本要求的不断提高,不少出版单位,如北京图书馆出版社、中华书局、北京中国书店、中医古籍出版社、上海古籍出版社、江苏古籍出版社等,相继推出了一批古籍影印新线装本图书。这批图书印刷质量,绝大部分十分精良,装帧美观大方,版式或款式,均按原大影印出版,有些彩图本亦用彩印制版,有的书从印刷质量方面,几乎达到了可以滥真的程度。如上海辞书出版社出版中国中医科学院图书馆收藏之明万历年彩绘本《补遗雷公炮制便览》一书,不仅印制精良,其彩绘版亦与原版之设色尽同,就连纸张陈旧色调,亦与原书十分接近,实影印本中之精品也,加之特制竹板做小书箱,分装四个小抽屉中,不仅美观雅致,亦有利于对书的藏护,诚令人爱不释手。凡此影印新线装本,较之历代之复刻本、影印本、仿刻本、翻刻本等质量,不知要高出几多倍矣。虽书的价格有些昂贵,但终将尘封百年甚至数百年之宝物,再度问世,与广大读者见面,故不失为出版界一大善举也。

此间,我之经济条件,亦较前数十年好转,为学习与工作的需要,又曾数度不惜倾囊,购诸宋、金、元、明代善本多种,颇为陋室增辉,亦为吾一大精神财富也。

我的一生,自目方识丁之日起,数十年来,亦可谓读书、购书、藏书,占去了我生活中的一定时间,支付了我薪水所得的一定数量,也消耗了我血肉之躯的一定心力。六年小学、半部《论语》,作为一点起家之资,小本经营,倒也惭愧,然天生我材,寄身杏林,肩负使命,学而后已。故在数十年读书、购书、藏书的生活中,回首沧桑,颇有所感。

一、读　书

幼承祖训,耕读为本,小学四年,识字而已,然经师长督导,亦自知奋力,从不怠惰。旋遭国难,继读二年有余,无学可就。深知欲报效家园,不辱使命,别无所求,惟靠自学,故读书为吾一生中第一要务。久之,犹有所得,智力有加,技能有长,锲而不舍,学亦有成,心有所事,乐在其中。宋人尤袤先生,家中藏书甚富,尤喜读书,常谓"饥读之以当肉,寒读之以当裘,孤寂读之以当友朋,幽忧读之以当金石琴瑟也。"善读书者,甚知其言之不谬也。然初读书时,且莫急躁,欲速则不达,徒增苦恼,自当循序渐进,先易后难。读书是学习,学以致用,而学习也是为素质之培养、水平之提高、知识领域之扩展、技能之增长,需要坚持不懈,断不可取实用主义之态度。斯大林同志曾谓"太忙就挤，不懂就钻"，尤可告诫于惰者。书又有好坏之分，故读书自当有所选择。特别是在青年时代，在思想、理论与业务等方面，尚不够成熟，若随意乱读，很容易形成某种成见或偏见，有时亦很难克服或改正，甚至贻害终生。最好向名家请教，予以指导，免走弯路。迨至成年之后，具有一定辨别能力，不妨博览广涉，正反兼读，自能去伪存真、去粗取精，达到兼收并蓄、为我所用的目的。孔子曰："攻乎异端，斯害也矣。"若读书不知选择，亦必害己害人，戒之！戒之。

　　凡所读书，大致可分为四类，一者诵读类，必须达到熟练背诵的程度，凡为医者，对早期学医之启蒙与日用医籍，皆当背诵，诸多经典重要内容亦是。吾昔年从父学医时，对诸多基础性读物如《医学三字经》、《药性歌》、《濒湖脉学》、《医宗金鉴》各科"心法要诀"等，均能背诵如流。后来对《伤寒论》、《金匮要略》、《温病条辨》、《温热经纬》诸书之经文，亦能熟练地背诵，《黄帝内经》及《难经》之重要章节，亦能背诵。对于一个医生来说，这也是基本功的培养和训练，有此基础，对以后的发展和提高，大有益处。其他如文学方面之诗词歌赋，戏曲音乐方面之歌词曲谱，如有所好，亦需背诵。我少年时即喜读古诗词，至今尚能背诵百余首。青年时期，任村剧团导演，喜爱京剧及音乐戏曲，故对诸名歌名曲、民乐曲谱、京剧音乐及唱腔、过门等，均需背诵，方能伴奏或演奏。二者重点阅读。需将书中重要内容，尽可能熟读多记。三者，一般读物，亦需将书中重点内容大致浏览一过，以备所用，以增智能。四者，参阅读物。凡欲明大道、行大业，每涉及文化及知识领域，因此必广备众籍，常伴翰墨，或可充我饥肠，庶免不学无术。读书又需勤于笔记，以免遗忘，积之既久，犹一小文库也。凡通家名辈，皆有卡片盈柜，诚为宝贵财富也。吾自60年代始，读书时，注意摘录卡片，至今亦集有万余张。

　　中医学术，就广义而言，亦可谓中医文化，是在中国传统文化的基础上发展起来的。因此，中医学的思想、理论、观念、哲学等，均与传统文化在这方面的内容有关；在自然科学的某些方面，如天文学、地理学、历法学、气象学、物候学、术数学，在中医学中亦均有所体现；在文学艺术方面，如文字学、语言学、语法学、语音学、文体学，在中医文献中比比可见；其他如历史学、人文学等方面，亦皆与中医学的某些方面有关。故就读书而论，若能博览群书，广涉典籍，深入了解中国传统文化的相关知识，对了解和掌握中医学术是十分有利的。就中医自身而言，若能熟读先圣经典，博览古今百家，对广开思路，提高疗效之功，自不待言。故读书之事，亦学者之首务也。

二、购　书

　　购书需有财力之支持，然吾家三世，丁口较多，家无千金之垒，操非致富之业，故难得余资，游于书肆，仅以节衣缩食，俭行细用，聊积微金，以供购书。如吾于小学之时，始以守岁之钱，购买自用图书，抗战期间，善购些抗战书籍，并征得父亲同意，预约了一套油印《中国革命运动史》。青年时期，除增购些医书外，并根据工作需要和个人喜爱，购买些文学、艺术、历史方面的书。属于我个人爱好需要者，亦仅赖个人少有之积蓄。如抗美援朝时我在县防疫队工作数月，后政府给以生活补助20多元，尽用来购书。凡新购之书，均爱不释手，从不过夜，即翻检一过。

　　来济以后，随着工作重点的转变，业务水平的提高，知识领域的不断扩大，对图书的需要越来越广。然而此时也正是我家庭负担不断加重的阶段，有时几乎到了难以承受的程度。

总之，自来济之后，至 80 年代我妻过世的二十多年间，不曾有过存款，生活水平的一切用度，均在低等水平，仅靠节食俭用，挤出点钱，以供购书。常或星期日，本欲上街购物，然先去书店，将钱花掉，只得空手而归。

自吾妻故后，父亲亦于 1981 年故去，仅有萱堂在世，子孙辈亦大多成年，至 1999 年母亲亦故去，吾亦届古稀之年矣，经济负担大减，生活压力顿释，不求美食，不尚锦衣，不置良田，不住华屋，聊有积蓄，以偿夙愿。生平爱石，以寄吾兴，老来习琴，稍解古韵。然在琴石之余，意犹在书，恰于此间，影印线装问世颇多。昔年购书，要在种备，有用足矣。今日购书，意在善本。昔日欲求不得、欲见难能之宝物，终得置诸案头。有时即使倾囊，亦不吝此阿堵物也。惟若此，始可以朝夕闻道。

三、藏　　书

吾自幼善读书、亦爱书，即小学读过的课本，亦尽为收藏，且留意保护。抗战期间，每年冬季，为防敌人扫荡，必行空舍清野，挖洞藏粮及重要衣物时，必将书亦藏入洞中。及近而立之年，已具数百种，其中有不少抗日战争与解放战争之读物，今日亦颇有文物价值，惜后经多次搬迁，损失大半，余者存放于老家，"文革"中，亦皆由家人自毁。来济工作，前五年住集体，个人图书除留办公室常用者外，余皆装置于纸箱。1963 年，虽有一单人宿舍，也只能堆放于床头桌案之上。当时论个人藏书，在我校已居首位。1967 年冬，父亲携吾妻来济看望，时皆传云，学校将要迁入农村，因恐散落，遂在父亲归里时，带回两麻袋，后亦散失许多。1970 年冬，学校与山医合并，迁至新泰市楼德镇，规定单身职工均住集体宿舍，只得将绝大部分图书，打包装箱，寄存公用仓库中，有些旧日杂志，亦部分赠人。1972 年，奉命回济筹办恢复中医专业，特设中医系，此后终将两校分开，中医学院复回旧址。在此十余年间，又经多次搬家，且住房亦皆狭小，所收图书，大都尘封，或置于床下，或封于箱中。直至 1988 年冬，辞退院长后，始住入一三居室旧屋，独留一小间，勉为书屋，书亦大都上架。呜呼！书之得归我室，不致身为纸浆，或再入书肆，沦落遗弃，亦可谓有缘。然因居处不定，屋室狭小，几遭冷落者有之；居处不善，搁置不当而遭毁坏者有之；设备不足，防护不周而遭鼠咬虫蛀者有之；个别由于收藏意识不强、价值观念欠妥而误入书市者亦有之。特是住二号楼时，因墙基被老鼠掏开一孔，直通屋内，成为鼠道，鼠入我室，咬书毁物，筑巢构穴，大闹鼠荒，殃及数月，一愤之下，笔成檄文，讨之无效，顿开杀戒，铁枷布阵，毒药诱杀，死者二十左右。最后，终得发现鼠道，方绝鼠荒。凡此等等，亦非尽系吾过。吾终不负君。

新千年之至，虽遭折股之灾，亦带来喜音。吾得迁入五号楼（即今住处）一 90 平米之三室一厅之旧屋，特以最大一室（约 10 余平米）为书室，除昔日用过之书架外，新购书橱四件，始将常用书、善本书，均在书房上架。复于两卧室内放置旧架以放之，然仍有少部分不常用书，封存于箱中。尽管如此，但终使我六十余年收藏之旧籍新书，有一安身之处，吾生也俭，居也陋，囊也空。有此住处，亦知足矣，君既适我，当勿见责。

藏书之余，尤需保护，特如诸多善本及线装本书，更须留意，否则断线、散页之后，必致残缺或丢失。吾自少年时起，由家父教导，即学会打眼线装、修补及做函套等保护古书法。故昔年若线装本损坏者，多由自己修补。古稀之后，懒于操作，幸得北京好友范小明同志，前后为我做了一百多函套，使所有线装本旧籍，均得妥善保存，不胜感激之情。

吾始藏书，不曾计数，"文革"前，每得必录，已达千余种。"文革"后，由于政务烦杂，业务亦繁忙，不顾记录，积之既久，充栋汗牛，年事已高，体力日衰。所藏书籍，自约两千余种，90年代，有文献班邱浩同学，欲为之整理登记，顾其一人，难以胜任，遂罢。去年与女弟龚谨、王明皓、李昕言及此事，三人愿充此任，经年来登记著录，计经、史、子、集各类，已具五千余种，其中医书有三千种有余，除去重复，亦不下两千余种。装制成册，目之曰《琴石书屋藏书目录》。

数十年，吾虽喜藏书，然亦无专用书房，卧室犹书室也。乃沿用祖父业医之堂号，名曰"保元书室"。1971年始，从事政务管理达十八年之久，自思不敢言功，但亦无大过，念及孔子曰"人不知而不愠"之义，取名"不愠居"。90年代始爱石藏石，继有韩生郑洪益赠我古琴一张，遂名"琴石书屋"。近数年来，继得新旧线装原样影印善本书百余种，有感于此，特制"百善斋"藏书印一件为记。

为藏书钤记，曾多次自制藏书章为用。70年代，制"东海张氏藏书画章"长方形朱文印，1988年制"保元书室鉴藏书籍图记"方形朱文印。近两年，为能与诸新影印旧本之藏印相配，复制"五龙山人百善斋藏书"方形白文印，又"暮村老人琴石书屋藏"方形朱文印，"蜗室藏书"长方形白文印，"保元书室收藏"长方形朱文印，"不愠居收藏记"长方形白文印等多件。

吾始为学也，如前所述，六年小学，半部《论语》，白手起家，不胜惭愧，后虽悬壶乡里，小有名声者，叨祖父与父亲之余光也。而立之年，游学西行，后寄身杏坛，任重而道远，惟奋力自强，方可不负乡里之望，遂日夜攻读，冀其有成，虽几度贫病交困，赖心力之不衰，岁月之有待，终克难关，不枉此生。今居此室，每当鸟语花香之时，月朗风清之夜，伴此黄卷青灯，不啻良师益友。展卷而观，不亦悦乎，援琴而歌，不亦乐乎，对石卧游，不亦快乎。虽仅陋室三间，窝室一角，我心自足，犹何陋之有也。是为记。

刊于《天津中医药》2008年第3期

梨园票友往事

　　吾自幼年,时常随祖父赶庙会听大戏(时吾乡称京剧为大戏),逐渐发生兴趣。祖父与父亲亦均喜爱京剧,且喜拉京胡。稍长,祖父还教我几出唱段,如"三娘教子"、薛保与薛倚哥的唱段等。那时吾乡文艺生活,以唱大戏为最上。故各处庙会,商贸活动,求神还愿,农闲季节等,少不了要唱大戏,故乡民中之爱好者,皆能信口哼出"一马离了西凉界",或"杨延辉坐宫院"等最为流行的唱段。冬闲时期,邻闾老少闲话时,什么佘太君、薛平贵、黄天霸等戏剧故事,也是少不了的话题,有些村庄,自己还有票社(地方上叫子弟班),可以组织演出。此间,吾亦颇受环境和家庭的影响,对京剧的故事情节、人物形象、音乐唱腔等,颇有好感。

　　抗战期间,1940年家乡沦陷,秋后,在共产党的领导下,组成抗日民主政府,翌年,恢复学校教育,我亦入完小就读。首任校长曲学增会拉京胡,教师有于宝俊与毕春盛先生均会唱。暇时,常听他们清唱。于先生"法门寺"、刘公道所唱流水板"刘公道在大街珠泪双抛"一段,真可谓声情并茂,别有韵味。翌年,在滕家完小就读时,教师中有滕春如先生善唱旦行,于盛兹先生会拉京胡,亦偶会听到他们清唱。

　　通过一年多的完小教育,我已初步具有识音乐简谱的能力,是年冬,县教育部门组织全县完小学生观摩大会,刘玉生先生选定滕世栋、邹德仁和我三人,参加考试比赛,留我们住校复习。晚间,三人同卧一炕,卧下后,滕世栋同学拿出一本京剧歌谱,恰我三人均具识谱能力,于是,便在被窝中读唱起来,感到其过门与唱腔的旋律十分悠美动听。这是我首次接触京剧歌谱。此后,我在学校逐步学会吹口琴、拉二胡,又利用祖父和父亲用过的一把旧京胡,学拉京剧,并通过听戏,听唱片,逐步学会了一些基本的演奏技巧和托腔方法。

　　下学后,于1944年参加了村剧团,翌年任剧团导演。此时,我们除上演话剧、歌剧外,有时也演锣鼓剧,即以京剧的形式演现代戏,也由我来伴奏。由于剧团工作的需要,我也逐步学会了一些民族乐如笙、管、笛、箫及唢呐的演奏方法。同时也结识了不少家乡一带京剧老票友与京剧爱好者。常可互相交流和互相学习,亦可借以联络感情。

　　由于此时正处于抗战最艰苦的时期,敌人对根据地的文化封锁尤为严重,要搜集京剧方面的资料十分困难,旧社会在民间流传者,大都为剧本或唱段选编类,仅有文字而无曲谱。后来,有幸得到一本上海自强书局出版之《京剧歌谱三百首》,如获至宝,具生、旦名家唱段70首,乃根据百代、高亭、胜利、蓓开等所制唱片,译成之曲谱。另有京胡演奏法简介及常用曲牌15首,对初学唱京剧和学拉京胡者,获益良多。全国解放后,亦曾在石岛一文具店中,购到北京宝文堂出版之《旧剧集成》一套10集,另有北京文达书局潘侠风主编之《京剧舞台演出本》多集,此集有的后附该剧所用"锣鼓、曲牌详注"、"上口字和尖字"、"应用服装"等内容,对学习和了解京剧有关知识,尤为有益。

　　在京剧爱好者中,有两位年龄稍大于我者,交往较多,一为萧永煜,在工商联工作,喜爱京胡,我们常在一起交流;一为李祝三,多才多艺,喜音乐、绘画、京剧,还会拉小提琴。当时我拉小提琴时，还受他指点，并学拉小夜曲、小步舞曲、梦幻曲等名曲，他京胡拉得很好，指法、指音亦很美。不过，因不常用明码伴奏，显得力度与响度不够，又因少有参加演出伴奏，缺乏舞台经验，有时与演员或鼓师配合不够。我只见他为其伯父李春芳先生上演之"棒打薄情郎"时伴奏，每在紧拉慢唱时，鼓师滕启明不断提醒他注意"板"。可惜他因患肺病，适当风华正茂之时，竟过早谢世。

　　在老票友中，以滕家村的较多，基础也较好，历史亦久，玩意也规矩。如鼓师滕启明，曾向多家戏班鼓师请教过，文武戏均能打，本村会戏，打得非常熟练，每槌下去都很准确，颇见功夫。昔年，曾多次与之说戏，并随时请教些锣鼓打法，惜50余岁即故去，后由滕世爽接替。琴师无佳手，昔年演出多请柳家庄董厚礼先生帮忙。后有李学英同志会拉，然而他从教，不常在村。解放后，有李春芳先生三弟李义先生，外出归，皮黄各种调式及常用曲牌皆能拉，惟横笛与大笛不通。生行有滕世全、滕福之等；旦行早年有滕金之（后改小生）、滕秀之等，后有青年滕春菊；净行有滕仁堂、滕世生等，春芳先生生行兼旦行。他如张树明、鞠国成等，皆戏迷也。村中原来会戏不甚多，有空城计、辕门斩子、二堂舍子、别窑、黄鹤楼、拜山、打姪上坟、捉放宿店、珠帘寨、斩黄袍、三搜府、虯腊庙、老少换、拿胭脂虎、打彩楼、起解会审、红鸾喜、打渔杀家、杀鞑子等，皆为他们保留剧目。其中如李春芳的空城计、红鸾喜，滕世全的辕门斩子、拿胭脂虎，滕世堂与滕福之的拜山，张树明与滕秀之的别窑，亦颇有水平。春芳先生空城计演得十分沉稳，颇具武侯风韵；滕世全的"斩子"，扮相俊秀，台风潇洒，身段飘逸，风度不凡。滕仁堂在"二堂舍子"之"打堂"一场，演得很有特色。时，吾常与他们相互交流，特与李春芳先生昆仲，谈戏较多，有时也为他们操琴吊嗓。后李义先生复外出，每春节时，剧团演出乃由我操琴伴奏。当时培养一青年琴手杜春茂，一般活及大笛均可应付。又滕家邮电所刘永申同志，原在青岛工作，解放后来荣成，乃戏迷也。生行、宗余、谭，嗓音甜润脆亮，颇有韵味。他唱"搜孤救孤"二黄原板一段，特似余。又粮所青年会计李宝信亦正好戏，善旦，吾曾教唱"起解会审"、"宇宙锋"等，后皆上演，又曾与刘永申合演"武家坡"，皆由我操琴。

　　时在崖头，亦有票友多人，并可组织演出。先有吾村修车技工张树显介绍，与尹克成相识，尹喜司鼓，梨园行朋友较多，会的套路较新，惟不如滕家滕启明手上功夫扎实，舞台经验丰富，在尹处得与崖头诸票友相识。后又有我村在县府食堂工作之张树敏介绍，与女票友何静波相识。何原在天津工作，不知何时归荣成，在崖头做服装，初见时，借来一把京胡，唱了"洪羊洞"二黄原板"为国家"一段，韵味、音色均佳，十分象谭，他也称我拉的很规矩。晚间，谈戏至深夜。后为他拉过"三堂会审"、"探地穴"等戏，并为之吊过"宇宙锋"、"修本"一场，唱慢板，唱腔旋律与韵味，颇似杨荣环。当时我还为他谱了曲，至今尚记。1955年初冬某日下午，我在崂山村区卫生所开会，她与尹克成及老敫三人忽至，告知今晚去崂山屯演出，闻知你在此，欲邀同去。我遂回家取了琴，蹬车而往。去后告知，她与老敫合演"汾河湾"，倒也熟悉。首出演完，方告知下面由该村垫一出"女起解"，然后由她反串老生，与该村票友合演一出"辕门斩子"，我说此戏我们不曾说过，她说，不用说，都是大路货，我倒因不知她的路子，心中有点紧张。出场后，见其扮相十分俊美，身段也干净利索，嗓音高亢甜润。演出结束后，她仍十分轻松，我确感到有些累。她不仅能旦、生两个行当的戏，有时还能打武场下手活，必定经名家指点，且有丰富的舞台经验，确是一位票友中的佼佼者。这是我最后一次替他操琴。此间，又通过尹克成介绍，与石岛剧团（后改荣成县京剧团）鼓师王垣之先生相识，后又有朋友介绍与琴师丛树德先生相识。王乃威海人，亦为票友下海者，他手头功夫很深，每槌下去都很实，没有飘的感觉。丛乃文登人，乃父与伯父昔年从事"吹手"行(即办婚丧事之乐工),时丛正少年时,家乡陷落后,此业不兴,故改习京胡。自与王、丛二位相识后,多有过从,亦常向他们请教,获益良多。

50年代,在我乡,喜爱京剧者除农村中子弟班及个别爱好者外,主要是三部分人:一者机关干部,如我区机关之张善九和张某某(名字不记),均喜生行,张善九曾与粮所李宝信排练过"骂殿",惜未曾上演。又如1951年,我在县防疫队工作时,驻青安屯日,区干部李玉山,曾为之伴唱过多出唱段,特如"卧龙吊孝",唱得很有特色。工商界如萧永煜,喜拉亦会唱,曾彩演过"空城计"。药材公司柳树敬,生、旦两行均能唱,曾为之伴唱过"焚棉山"、"骂殿"(旦行),他嗓音脆亮。教育界喜京剧者颇多,如当时所谓"北有李竹然,南有苏佩聪"。即教育界两位操琴高手。抗战胜利后,苏任石岛中学校长,又为石岛剧团(初成立时)操琴,当时剧团有一位旧日戏班琴师门四,时年事已高,苏先生的玩意,远比门四新颖许多。我区教师喜唱者有陈仲、滕春如、毕春盛、于宝俊等,会拉者有方世仁、李学英、于盛兹、夏仲礼等。其中惟李学英系滕家人,时为其村子弟班演出时操琴。夏始为完小校长,后调区机关任民教,与我相交甚厚,每次开全区教师会,必邀我组成小乐队,或奏乐,或清唱。后因误划右派,遣返回家。"文革"后,落实政策。不久,染病不起,于1985年来信称,特忆我拉琴之韵味,无奈,将一把旧琴拾掇一番,录制了一盘带子寄回。据回信告知,每日无事即放听,足证友情之重也。翌年,我去石岛开会,特往看望,老友重逢,感慨万分,古人云:"人不亲,艺亲",诚如是也。

自我离家之后,与荣成旧友相会甚少,惟1963年1月,适当春节回家时,村中请滕家剧团来演出,此时旧友又大都不演或外出,后由李学英同志培养了一批中青年演员,并导演了几出新剧目。故友重逢,分外亲切,又替他们演出操琴,连演三日。后听说学英同志在"文革"间,患脊髓瘤病故。吾与学英兄交甚厚,闻知后,不胜哀念。

1958年2月,我赴山东省中医进修学校学习。去后不久,即与学校师友之爱好京剧者相识。教师中有宋洛川老、孙宏谋先生、孙承南先生,同学中惟青岛臧郁文。每星期六晚,常在教师办公室相聚。宋老对京剧颇有研究,中年时期曾被某商号老板聘教专馆,寒暑两季常分住烟台与大连两地,有机会听过当年诸多京剧名家的戏,故对他们的演唱特点和某些唱段细节,均能道出。孙宏谋先生会操琴,演奏方法虽有些老,但很规矩。臧郁文同学喜老生行。在校不久,我复去南京中医学校(秋改南京中医学院)参加卫生部委托举办的教研班学习。班中亦有几位同学喜爱京剧,上海路一平同学小生行,宗叶派,我曾多次为之伴奏"娃娃调",声情并茂,很有特色。我们还带着这个节目,参加江苏省卫生厅举办的文艺会。90年代,我去上海开会时,曾与路兄相会,还提起这段佳话,然皆老矣。浙江陆芷青同学老生行,他的嗓音,颇似奚派,如"二堂舍子"二黄快三眼"昔日里"一段,即按奚派唱法。云南戴慧芬同学旦行,宗梅,记得我们曾合作唱过"生死恨"中的几个唱段。此间,我们相聚的机会虽不甚多,然留下的印象却很深刻。

1959年夏,学习班结束,我回山东,留山东中医学院任教。时学院住省中医院内,中医进修学校孙承南同志已调中医院推拿科工作,故很快便与中医院及学院的诸多京剧票友相识。1960年我复去省中医进修学校师资班任课,该班有几位同学喜爱京剧,谢子刚副校长尤为支持,特在春节时,令我们排练了"空城计"与"三堂会审"二出,并去中医院聘来武场二人(司鼓一人,大锣一人),又租赁了行头,在校内演一场,又去附近空军仓库驻军演了一场。

住中医院时,曾于1962年组织过一次演出,剧目为"茶馆"一折,为医院几位同志合演。"法门寺·大审"一场,由医院后勤老郑饰刘瑾,花房老刘饰贾桂,孙承南兄饰宋巧姣。那天我与韩培信同学操琴,在"捉放曹"行路时,由于当时正处于生活困难时期,琴弦质量欠佳,当唱到西皮三眼时，连断三次弦，幸有两把琴，没有误了戏，然亦十分败兴。此后，由于工作繁忙，未曾参加过演出。有时，在节假日，为学生组织的文艺演出伴奏京剧清唱。学生有韩培信同学会拉京剧，中学时期曾拜过师，长于拉旦行戏。

此间，在京剧方面有三种活动方式。

看名家戏。时济南有省、市两个京剧团，省京班底较硬，周亚川任团长，后由尚小云先生之子尚长麟任此职，方荣朔、殷宝忠等，亦在抗美援朝回国后，分配到省京工作。武生行之徐俊华、袁金凯，旦行之张秀英、俞艳霞等，亦正当华年。市京，水平稍次。他们两团的戏，均曾看过。周亚川有时还演出，在人民剧场见在"秦香莲"中饰王延龄，他嗓音高亢，喜拖长腔，颇有高派韵味。这一时期，外省市京济演出者亦较多。吴素秋与姜铣麟夫妇所在剧团，曾来过两次，看过多次吴上演之荀派戏，特如"红娘"一剧，在台上那种旋风般的身段，把一个活泼多姿、机动灵敏的少女，演得是惟妙惟肖。与姜铁麟合演之武松，亦不同凡响。姜铁麟之武松，亦甚似侠士豪雄。李万春剧团来演时，看过几出红生戏，特如"水淹七军"、"走麦城"等戏，确系名家风范。当年在荣成时，曾看过小麟童的"走麦城"，乃师于麟派，与李所演，各有千秋。石家庄京剧团来演时，为主是看奚啸伯先生的戏，如"白帝城"、"失空斩"、"范进中举"等。其在"空城计"一场看地图之神态，"白帝城"哭灵时如泣如诉之唱段，此时全场观众，寂静无声，尽被带入戏中，尤非等闲所及，今日亦成绝响。尚小云先生曾来济一次，与省京演员合作演出，看过其"夫子惊疯"、"昭君出塞"，又与殷宝忠先生合演"武家坡"一出，亦可谓同台生辉。殷先生乃谭富英先生入室弟子，唱念乃台风，亦似乃师。此间看名家之演出，犹平生一大享受也。

访友。时与孙承南兄，每于暇时，走访名家，曾去周亚川先生家，周为人十分谦诚，客至必彬彬相待。首去时，见其壁挂芦雁条幅一帧，乃周氏自画，曾在书画展展出。周氏自云，此不过以出自周氏之手，否则，安能参展，亦可见周氏亦深知自量，非今日刍辈之流。常谈及当年所见所闻之往事。如所云"白玉昆的嘴，杨瑞亭的腿"，白嘴皮上的功夫与杨的腿功，尤为业内人称道。某年，杨在哈尔滨上演"珠帘寨"带"收威"，在"收威"一场时，十驾太保起霸，各显其能，套路全出，尽有新招。至杨上场后，先亮相，走至台中伫立，先起左腿，竖朝天镫，左腿落地后，又竖右腿，全场惊呼，真绝活也。昔吾在家乡日，亦曾听过他录制过的唱片。周系山东海阳人，当年在东北很红，1949年回胶东，参加胶东文协胜利京剧团。亦拜访过袁金凯、徐俊华先生。徐是通过为他看病而相识。另又曾拜访过黑白龙先生，黑为我省名画家，擅山水，喜京剧，会拉，亦能唱，宗余，吾曾为之伴奏"打姪上坟"张公道西皮慢板一段。"文革"后，又与戏校校长殷宝忠先生相识，过从较多，交往甚厚，每与谈戏，所见皆同。

清唱。昔住中医院日，由于工作繁忙，很少组织文艺活动，惟于星期六晚，常在沈梦周老家，或周次清兄家相聚。周喜爱京剧，习京胡，但不能独立伴奏，嫂夫人青年时期，学过一出"女起解"，曾彩演过。时，常为之吊嗓。沈先生多才多艺，曲阜人，父子两代，均为名医，亦喜京剧，时，孔门后代好戏，故亦为孔府之常客。沈喜生行，宗谭，音色与韵味，均仿谭。来济后，曾在中医院上演过"打渔杀家"，身手利落，做工漂亮。吾来济后，不曾再上演，惟常为其吊嗓，如"洪羊洞"、"击鼓骂曹"、"坐宫"、"打渔杀家"、"碰碑"，都唱的很美。尚喜诗词，能奕，尤长于词，亦风流儒雅之士也。有时，孙承南亦来会。某冬夜，韩培信亦在，大家玩得很尽兴，惟饥肠辘辘，韩出去买了些烤地瓜，分而食之，胜似佳餐，玩至子夜方散。后学院迁至千佛山下，与省卫校同住一处，同好者较少，亦少操琴。惟卫校有一教师喜旦行，能唱全部"三堂会审"，宗张。曾在春节茶话会上，拉他唱过。此后，由于工作过于繁忙，则很少参加此类活动。"文革"期间,样板戏流行,风雨过后,有段时间,我亦逍遥无事,随宣传队为他们伴奏样板戏唱段。与山医合并后,中医形势十分严峻,已无心于此矣。

"文革"结束后,恢复传统戏,京剧重振。各地京剧团重新启动了一批尚可登台的老演员,尽快排练了一些传统剧目,重登舞台。诸多老观众与老票友,亦如久旱得甘霖,每演出时,剧场爆满,气氛热烈。我与孙承南及后来喜看京剧的史慕山同志,也多次观看了省京与市京的演出。同时,外地京剧团亦有多家来济演出者,如天津京剧团来济时,老生有王则昭(女,谭小培弟子)、杨乃朋,净行有康万生,旦行有丁至云等,阵容还是较强的。我曾与史慕山去看过多场,也曾看过李世济来济演出的"梅妃"。此间,电视台亦经常播放京剧,且有一批老演员上演的剧目。那时,我们这些低收入且家庭负担重者,还无电视机,所以我和史慕山同志经常跑到别家去看电视。后来,购置了一台电唱机,又买了若干复制的老唱片,暇时,就放几段听听,借以过过戏瘾。把京胡也拾掇起来,有时,跟着唱片拉几段。此时,老票友及懂戏的人已甚少,我亦只能是独乐、独赏。

90年代,与山大票友姜克瑜先生相识,他们搞了一个"山东省京剧爱好者协会",亦介绍我加入此会,当时为推动京剧的普及,在几个大专院校中,也相应成立了这一组织,对继承发扬传统文化,颇有裨益。我本欲在我校也建起此一组织,但因校当时主要领导人不热情,不积极支持,我亦无兴,遂作罢。此间,正是京剧界制作京剧音配象时,电视台每晚必有戏,吾亦皆收看,有时,也把京胡用暗码随着拉。一方面熟悉一番旧调,同时,也可以练练功。后来,在听戏的过程中,发现我的小女儿丽燕喜爱京剧,方知她在少年时期常看样板戏和学唱样板戏时,受到影响,遂爱上了京剧。此后,我便教她学唱,收看时为她讲戏,并操琴为她吊嗓。经几年的培养,她已学会了许多旦行唱段和少数整出戏旦行唱腔,对京剧皮黄戏的各种调式,均能听出,对生、旦、净行各派的演唱特色,亦有所识别,倒像是一个小戏迷,也算是我一生爱好京剧留下的一点小成绩。

京剧,旧时亦称国剧,所谓三大国粹者,即国医、国剧、国画是也。故我杏林同行中高手,兼爱京剧与国画者,亦代不乏人。近代特有上海何时希老,乃票界高手也,对小生一行,尤为业内人称道。吾虽未见其演出,然见其整理出版之《群英会》、《辕门射戟》、《罗成叫关》等剧本,足证其不仅是一位名票,而且是一位对京剧研究造诣颇深的学者。其他如近代杏林名家方药中、焦树德、万友生、史常永、凌耀星等,皆京剧戏迷也。尝记1989年3月,在上海参加裘沛然老主编之《中国医籍大辞典》论证会,会毕,诸老余兴未尽,有方药中老引吭高歌《平原作战》一曲,万友生老念《坐宫》长白一段,凌耀星老唱《凤还巢》西皮原板一段,吾亦低吟《鱼肠剑》西皮原板"一事无成两鬓斑"一段,亦可谓杏林佳话。今方老已仙逝十余载矣,犹不胜今昔之感。

京剧,作为中国传统戏剧之集大成者,新中国成立后,曾达到了相当的高峰水平。然而在"文革"中,传统京剧又遭到了严重的摧残,"文革"后,曾一度兴起,有些老演员已是"夕阳无限好,只是近黄昏"。有些中年演员虽具一定水平,但已无法跟他们的父辈相比。不少青年演员,所学所会,对传统剧目,又若"似曾相见不相识"。随着一批中、老年演员的相继谢绝舞台,京剧似又进入困境。为挽此危局,想出了各种新招,如请来话剧导演、组合交响乐队、制造大型道具、利用明暗灯光、穿着新式服装、设计新式唱腔、配唱各种京歌、淡化打击乐器、演员轮流参展等等,然亦未能获得诸多业内老同志及老票友的赞赏和认同。总给人以变了样和变了味的感觉,每与殷宝忠兄及爱好京剧的老同志言及此事,大家亦颇多忧虑。但愿我国独具特色的京剧艺术,能多在继承上下工夫,发展而不离宗,创新而不变形,保持京剧姓"京"而不姓"洋",写意而非纪实,使广大戏迷真正看到精彩的京剧艺术表演。

一个农村剧团的回顾

——纪念毛主席《在延安文艺座谈会上的讲话》发表 60 周年

今年是毛泽东主席《在延安文艺座谈会上的讲话》发表 60 周年之日，最近一个时期，从中央电视台上看到，全国各地广大工农兵群众和文艺界的同志们进行了各种形式的纪念活动，宣传《讲话》的精神。组织了各种形式的会议，座谈《讲话》的历史意义和现实意义。充分显示出《讲话》对广大群众在文艺方面的感召力和激发起来的高度热情。

在这种热情的激发下，使我也情不自禁地忆起了当年在农村从事业余文艺活动的一些情况，今将其稍加疏理，写成文字，也算是纪念《讲话》发表 60 周年的小小献礼。

1940 年前，我的家乡——荣成，是国民党统治区，那时的文艺（包括戏剧）活动，大都是在冬、春两季农闲时期，活动的内容一是京剧戏班演出的传统节目，一是在春节后农民自发组起来的秧歌队，上演内容大都是农民自编自演的历史或现代的各种故事，其政治思想性如何也无人过问，不过是为在农闲时或节日有所娱乐而已。

1940 年年初，日本鬼子的飞机、大炮，震撼了荣成的大好河山，惊动了家乡的父老乡亲。日寇的铁蹄踏遍了美丽的田园，恐怖的阴云笼罩着人们的心灵。国民党的溃逃，日本鬼子的烧杀抢掠，使广大的家乡人民再也无法忍受，在共产党的领导下，立即组成了抗日民主政府，建立起自己的武装，在半年多的时间里，便使日本鬼子，不得不龟缩于沿海几个小城镇，大片腹地便成了解放区。当时共产党和根据地政府，在进行政治、军事、文化与经济斗争的同时，又紧紧抓着文艺这条战线，利用各种文艺形式宣传抗战，鼓动抗战，最大限度地调动一切可以调动的因素，对日寇进行殊死的斗争。在党和政府的领导与号召下，从机关、军队到学校、农村，利用歌咏、戏剧、秧歌等广大人民所喜闻乐见的文艺形式，对坚持抗战救国，反对妥协投降的宣传鼓动工作，达到了空前的高涨。到处是嘹亮的歌声，到处是铿锵的锣鼓，军民联欢，拥政爱民，呈现出空前的大好局面。对团结人民、教育人民、孤立反动派、打击侵略者，发挥了重要的作用。当时，我们村的工农青妇和我们学校的广大师生，也经常利用秧歌队、文明戏（即以旧戏剧的形式，表演抗战内容的戏，称之为"文明戏"）等各种文艺形式，进行抗战宣传。那时，虽然处在抗战的艰苦阶段，正是由于有了这种普遍地、深入地的文艺活动，使根据地广大军民的生活，更加丰富多彩，精神面貌更加坚强乐观。

我于 1943 年秋下学后，跟随祖父与父亲学医，第二年冬季，我刚满 16 周岁，即被吸收为村办剧团成员，开始叫我负责提词（即在演出时演员忘了台词时，在幕后小声为之提示），后又任乐队，因我在上完小时，已学了识谱，且初步学会吹口琴、拉二胡、拉京胡等乐器。那时毛主席《在延安文艺座谈会上的讲话》已发表了一周年，我们虽然没有看到《讲话》内容，但今天回忆起来，有关部门则完全是按《讲话》精神，来领导和指导文艺工作。如对京剧传统节目，凡不利于号召抗战，或带有思想性不够健康及色情成分较明显者，一概禁演，而又编演过许多新编锣鼓剧（即以京剧的形式及音乐，表演现代内容）。当时，我们正在排演一出"莱阳人民生活相"，主要是反映国民党杂牌军、大汉奸赵保原统治区，莱阳人民的苦难生活，是由我村小学教师董厚英先生编写的一个多幕歌剧。经过排练，于春节期间首次上演。由于在排练时，我们要求演员必须带着感情进入角色，所以演出的效果十分满意。观众的反映也十分强烈，有不少观众，当看到那悲伤的场面时，也都泪流满面，甚至泣不成声。那时，由于敌人的封锁，根据地的条件非常差，演出时我们只能在村头或街头搭个土台子。挂几条简单的幕布，挂几盏油灯就可以了。秧歌队出演，尤为简单，只在一个空场地，演员站成一个圆圈队形围着走，观众站在圈外。就这样，群众也十喜欢，就因为这是群众喜闻乐见的形式，是他熟知的内容，所以才博得了群众的认可和欢迎。春节期间，我们曾到过周围的好多村去出演过，受到群众的赞赏。

1945 年以后，剧团由我任导演，我们坚持全年活动，只有在农业忙割忙种的季节，才停止几日。日本投降后，荣成全境解放。是年春节期间，剧团赶排了《群策群力》的多幕话剧，是配合土改的内容。为庆祝抗战的胜利，上级布置用多种形式进行宣传，我村在党支部的领导下，号召每个公民区（即一条街道）要办一场秧歌，剧团自己也办了一场秧歌。由我与堂伯父张瑞亭花了几个晚上的时间赶写剧本。春节初一，白天是秧歌队赛演，晚上是剧团首演《群策群力》，整天是锣鼓喧天，热闹非凡。加之今年又是胜利后的第一个春节，群众的情绪不知有多高。这时由于农村小学教师短缺，节后，村中特又聘我担任小学教师，仍兼任剧团导演。在这一年里，我们仍然排演了许多节目，并在小学生中，也办起了秧歌舞（打花棍）；曾到很多村去演过。

这年冬季，我们排演了多幕歌剧《白毛女》，春节期间上演了，演出效果非常好。

1947 年，正处于国民党重点进攻胶东时期，烟台、威海均为国民党占领，形势十分危急。春节过后，为保卫胜利果实。村中动员了一大批中青年参了军，剧团团长张灿然、副团长张士千和另外一些同志也一起参了军。后来灿然和士千同志，都在著名的孟良崮战役中壮烈的牺牲了。到夏季村中接到通知后，还特地为二位烈士开了追悼会，为他们立了碑。

到本年秋后，村支部特安排转业军人张士范同志为剧团团长，对剧团进行了充实、整顿，在设备方面又有所改善，增添了幕布、汽灯，还买了一把小提琴。当时也算是比较先进了。是年冬，我们排演了大型多幕歌剧《血泪仇》。这个剧本是反映河南省某地区在国民党反动将领汤恩伯统治下遭受的苦难生活，即所谓"水、旱、蝗、汤（汤恩伯）"四大灾害。春节首演后，曾去邻村出演过一次，又为转移过来的荣军学校进行慰问演出。每次演出，效果都十分好，就是因为贴近生活，群众都能看得懂。后来又排演过一出大型多幕歌剧《农公泊》，反映是一个大地主家，欺压佃户的故事，其中主要描述了一个地主老婆死了丈夫后，把一个佃户拘禁在家，害得这个佃户家破人亡，所以群众又叫它"白毛男"。此剧不仅场次多，而且又有大型复杂的布景。当时我设计了一个双台演出的方案，即并排搭两个台子，稍有点斜向对角，这样，演出时一个台的大型布景不动，另一个台子作机动布景场使用。当时党支部非常支持剧团的工作，马上调动了民兵，不到半天时间，两个台子便搭成。演出时，效果很好，群众反映也很好，坐在台下，不用转身，稍微变动一下视线，便能看到两台的演出。这也是在因陋就简条件下一个创造。也就是说，即便是有一定难度的戏剧，只要有一种向观众负责的精神，在简陋的条件下，也照样可能排演。在解放战争末期，又排演过一出大型多幕的歌剧《刘胡兰》，该剧演的是国民党反动派阎锡山的部下，杀害年青的共产党员刘胡兰的故事。演出后,剧场气氛非常强烈,激起了广大群众对国民党反动派的极大义愤。就这样,自抗战中期开始,至建国后的数年间,剧团在村党支部的领导下,坚持文艺为工农兵服务的方针,前后共排演了各种形式的戏剧如锣鼓剧、歌剧、话剧、秧歌剧、活报剧、歌舞剧等。后来,我因工离开剧团,后又离开家乡,剧团仍不断开展工作,在60年代及"文革"期间,我三弟灿琳从部队转业回来及我的另外四个弟妹,也都参加过剧团的工作,又排演过不少戏剧。

前后十余年间,排演的剧目约有100多出,忆起的如:《莱阳人民生活象》、冒雪寻夫、父与子、干上吧、群策群力、双喜临门、小放牛、气壮山河、改邪归正、原来如此、手到擒来、白毛女、参军、戚福堂回家、恨、李德胜参军、花子拾金、鬼计谋、血泪仇、张德宝归队、出路、血海深仇、蒋介石的悲哀、夫妻识字、兄妹开荒、农公泊、刘胡兰、瞎老妈、锯大缸、失汉城、志强和秀兰、天罗地网、结婚、三姊妹、丰收之后、社长的女儿、苦菜花、智取威虎山等。

从上述诸多剧目中,不难看出,其内容非常广泛,而且都与当时的时局和形势相关,与广大工农兵的现实生活相关,其中有揭露日寇与国民党反动派的罪行的,有防奸防特的,有鼓动参军杀敌的,有揭露地主恶霸罪行的,有歌颂开荒生产的,有歌颂英雄模范人物的。因而,这些演出的戏剧,就对每时期的中心工作起到了很好的配合作用,真正起到了团结人民、教育人民、孤立敌人、打击敌人的作用,丰富了广大群众的文娱生活。

今当毛主席《在延安文艺座谈会上的讲话》发表60周年之际,回忆这些往事,一则是为纪念《讲话》对指导文艺工作的伟大的历史意义和现实意义。二则为总结历史的经验,以便更好地为现实生活服务。今天国家富强了,人民的生活水平提高了,对文艺水平的要求也提高了,这些,不仅不能认为《讲话》不再有重要的指导作用,而是更应该以《讲话》精神为指导,搞好我们的文艺生活。作为学校的文艺活动,为了更好地使文艺为广大师生和教职工服务,也应以《讲话》精神为指导,搞好学校的文艺生活。

刊于《山东中医药大学报》2006年6月15日

石　论

夫石之为物也,肇始于混沌初开,天地始判。有阳刚之气,具阴凝之质。造化尽出之天工,煅炼亦备于物理。大块以之为骨,河海以之为宇。其凸也上可以齐天,其凹也下可以承地。人不知其广也几许万里,其寿也几许亿年。故屈子《天问》有八柱何当,昆仑何尻之疑,良有以也。

昔共工氏怒触不周之山,天柱折,地维绝。故天不足西北,地不满东南,有女娲炼石以补天,精卫衔石以填海。是则石之有功于万劫之后者,亦可谓大矣。然沧桑之变,劫难之灾,其亦无可在逃。不知历百千亿载,或沦落于江河,或委弃于壑谷,饱尝风霜雨露,倍受浪击波冲,复经鬼斧神凿,悟得天地灵气。其形也奇,其貌也丑,其气也淳,其质也坚。又过百千万年,几经幻化,寓气含灵,因得投落人间,颇为缘者钟爱。若渊明之醉而卧之,米颠之敬而拜之者,爱而守之也;若曹公之演为《红楼》,蒲翁之撰以《清虚》,爱而述之也;若杜绾之《云林石谱》,板桥之兰菊竹石,爱而笔之也;若乐天之对石题颂,东坡之藉石遣兴,爱而吟之也。凡此等等,代不乏人。文人雅士,乐与为伍,醉笔颖毫,善为描容。或置于园林之中,或安于庭院之内,或供于几案之上,或陈于笔砚之间。朝以观之,暮以赏之,心以醉之,性以痴之。无不以其形奇貌丑、气淳质坚,而故得引人入胜也。

所谓形奇者,言其表也。表者仪容,物之外象也。石之称奇者,言少见也。若太湖石之洞穴透漏,英德石之体肤瘦皱,灵璧石之清顽丑怪,雨花石之小巧阴柔,九龙璧之斑驳莹润,巴林石之光彩夺目,红河石之宝气珠光,草花石之景色宜人,临朐石之五彩缤纷,大理石之气象万千。诸如此类,皆石中少见者也。少见则奇,少见则怪,少见则贵,少见则稀,故人得以宝而藏之。

所谓气淳者,言其里也,里者气质,物之内蕴也。石之称淳者,言难能也。若江河之石,虽处泥淖之中,水渍之,泥污之,臭恶之滓,日腐其体,而可保其清淳者,难能也;若风砺之石,虽处戈壁之滩,风扬之,沙击之,暴烈之气,日损其容,而可保其清淳者,难能也;若山岩之石,虽处巅崖之上,日以曝之,雨以浇之,寒以袭之,暑以蒸之,而能保其清淳者,难能也。或置于园林之中,庭院之内,万人观之,百口颂之,而不自矜;或委于荒野之间,沟壑之内,而不自愠;或居于殿堂之中,富贵之室,而不自傲;或落于贫贱之手,蓬荜之门,而不自馁;或陈于几案之上,笔砚之间,而不自高;或处于篱落之间,竹菊之傍,而不自贱者,难能也。正以其难能,故而可贵,孟子曰:"富贵不能淫,贫贱不能移,威武不能屈。此之谓大丈夫。"而石之气质,亦若是也。

犹者,石之为物,历经万劫之难,沧桑之变,而能不毁其形,永保其真,故能寿蔽天地,命系乾坤,虽老彭无能比也,因犹长者之流,故谓之寿石。其寿既长,其历既远,所见者多,所识者广。复得天地灵气,又食人间烟火,上可列乎仙班,下可寄于尘寰,阅世代之兴衰,感万物之生杀,喜乐随之,忧患共之,非大彻大悟者,何能臻乎此,因亦智者之辈,故谓之灵石。

由于天工造物不同，地理孕育有别，故石之品类亦既繁且多。欲求佳品，当具只眼。约而言之，不外形、色、气、质、音、象而已。所谓形者，石之造型也。或大气磅礴，或小巧玲珑，或深沉厚重，或明快轻灵，或陡峭险峻，或翘揭飞动，各具一格也。所谓色者，石之光彩也。或黑如墨、或碧如玉、或白如脂、或赤如血、或黄如腊，或斑驳陆离，或五彩缤纷。虽各有特色，然必润柔者，方为上品。所谓气者，石之灵感与风神也。借于中而现于外，无神则死，有神则活，无气则滞，有气则动。故气者，石之灵魂也。所谓质者，石之筋骨也。筋骨壮者质地坚，筋骨弱者质地松。坚则难移，松则易损，故石不可无筋骨也。所谓音者，石之语言也。石之有音，则对之可语，叩之有声。或莺声燕语，或大吕黄钟，具金石之美，备钟磬之韵，犹能令人陶醉也。所谓象者，石之图文也。或山川景色，或人物肖像，或水墨丹青，或工笔写意。其神来之笔，足可令人倾倒，大匠叹为观止。上述种种，皆石之精英所在也。

呜呼！石之为奇也，天成之，奇之可贵也，人爱之，爱石之人，历代不衰者，概由乎此。今当万劫重开千秋之世，大荒纪元百代之年，有齐东野老，山林闲客，于痴书之余，无所作为之日，偶得与石为缘，遂收而藏之，乐而观之。观之既久，稍解其奥，因而识之，以补愚陋，聊备爱石之一得。

一曰迷石。石之为人所爱，亦必石有可爱之处，人之所以爱石者，亦必人具爱石之心。爱之益深，以至于迷，则情有所钟，心为所醉。寤以思之，寐以求之。则可至于妙境。

二曰读石。人既为石所迷，以至于"寤寐思服"者，不可须臾而失也。则必朝而读之，暮而对之，得其内蕴，领其旨趣，则石既为我所爱，亦为我所有。

三曰悟石。若夫咫尺之间，石之形貌，可睹而见之，石之肌肤，可触而感之。然石之风韵，石之精神，则非直观所能及。必静其心，宁其神，或可心领而神会，悟得此中三昧，知其灵根所系。

四曰破石。既得其三昧，识其灵根，则心在石中，神入石内。石之隐谜，犹为吾所破。则石无私隐，人无私念，石犹我焉，我犹石焉。石我如一，浑然其形。

五曰名石。石既为我所破，我亦为石所服。则石，我之益友也；我，石之良朋也。既为友朋，不可无名，日以呼之，夜以唤之，呼之有意，唤之有情，石在情在，石久情深矣。

六曰题石。石既有情，亦复有景，情在景中，景在情内。每当于茶前酒后，或述景物，或抒胸怀，兴之所至，落笔成文。则情景交融，妙趣横生矣。

七曰游石。既结石缘，又贵石韵。则闲暇无聊之时，烦劳不快之日，或风和日丽之季，风雪变幻之期，均可为赏石之游。远则抵于园林，近则步于庭院。或卧游于床榻之上，或把玩于臂掌之间，信可乐也，斯可乐也。

八曰效石。石有君子之风，复有坚韧之气。则虽我益友，亦我良师也。古人云："他山之石，可以攻玉。"且我非玉也，何不以他山之石，攻我所当攻处，何不取彼之智，以救我之愚。如此，则可谓知石，亦真爱石也。

文至此，意犹未尽，虽不免为正襟危坐者哂之，然吾自当祝之曰："吾不负君。"

刊于《山东中医药大学校报》2005 年第 7 期

琴　说

　　琴者,七弦琴也,今之言"古琴",一者,因其寿也古,一者别于后世所制其他琴也。

　　古琴的历史,传说不一,或言伏羲,或言神农,或言黄帝,或言周王等。考诸文献,亦早有记载。《尚书·舜典》:"戞击鸣球,搏拊琴瑟。"《周礼·春官·宗伯下》:"云和之琴瑟。"《诗经·周南·关雎》:"琴瑟友之。"《左传·成公九年》:"晋侯观于军府,见钟仪……使与之琴,操南音。"若先秦诸子书言琴者亦多所见,如《庄子》曰:孔子游乎淄帷之林……弦歌鼓琴。《列子》曰:瓠巴鼓琴而鸟舞鱼跃。《荀子》曰:伯牙鼓琴,六马仰秣。凡此等等,若谓琴始于伏羲、农、黄,则属于传说,而文、武之世,不仅有琴,且已作为官乐应用,是可谓信而有徵也。就此而论,琴之问世,至少已三千余年矣。

　　古琴的形制。古琴之形制,不仅形体古今有别,弦数亦不尽同。如《风俗通义》云:"今琴四尺五寸。"可证东汉时琴长尺度。《琴操》曰:"伏羲琴三尺六寸六分。"今存唐以后琴,均沿此制。又近些年出土之古琴,如湖北随州曾侯乙墓出土之十弦琴,湖北荆门郭店及湖南长沙五里牌等地战国中、晚期墓中出土之七弦琴等,均与今存唐以后琴之形制,有一定差异。又《礼记·乐记》:"舜作五弦之琴",《说文·琴部》琴:"练朱五弦,周加二弦。"《太平御览》引《尔雅》云:"大琴曰离,二十弦。或传,此是伏羲所制。"又引《史记》曰:"黄帝使素女鼓五十弦琴,帝悲,不能自禁,破为二十五弦。"今存唐以后古琴实物,均为七弦。

　　据上文可知,琴的形制的变化与完善,曾经长时期之历程。经近代琴学界考证,古琴的形制,约在南北朝时期,已臻定型。此后之琴,虽在外形及工艺方面,有些小的差异,但就总体而论,已基本一致。

　　古琴的制作与名琴的传承。由于古琴制作工艺较为复杂,而选材及制作工艺,又直接影响音响效果,故前人对古琴的制作及名琴的传承,则特为留意。如《诗经·国风·定之方中》曰:"树之榛栗,椅桐梓漆,爰伐琴瑟。"注:"树此六木于宫者,曰其长大,可伐以为琴瑟。"《周礼·春官下·大司乐》谓"云和之琴瑟"、"空桑之琴瑟"、"龙门之琴瑟"。注:"云和、空桑、龙门,皆山名。"从而说明,早在周代,对制琴之选材,已高度重视。在后世文献中,亦多次述及桐、梓二木,为制琴之良材。如《后汉书·蔡邕传》云:"吴人有烧桐为爨者,邕闻火烈之声,知其良木,因请而裁为琴,果有美音,而其尾犹焦,故时人名曰'焦尾琴'焉。"此文不仅说明蔡邕慧耳识材,而时人犹以此为琴命名。又《古琴疏》谓汉大医张仲景入桐柏山采药,曾为一老猿医病而愈,后老猿肩一万年古桐以报之,仲景以制二琴,一曰"老猿",一曰"万年"。详此事虽属之小说家言,然附会于琴事,则非为妄也。对古琴的制造与命名,至隋唐时期,已至于极矣,特别是唐代雷氏家族所制之琴,如雷霄的"九霄环佩"、雷威的"大圣遗音"、"鹤鸣秋月"、"枯木龙音"、"春雷"等,均属上乘。后世亦因而效仿,每得佳琴,必赐雅名,以示珍贵,每遇名琴,则倾囊以购,以为珍藏也。对此,清末民初间杨宗稷编纂之《琴学丛书·琴粹四》有"古琴考"篇,可供一览。

古琴与音乐。琴者,乐之器也。乐者,心之声也。详《史记·乐书》云:"凡音之起,由人心生也,人心之动,物使之然也。感于物而动,故形于声。声相应,故生变;变成方,谓之音。"又云:"凡音者,生人心者也。情动于中,故形于声,声成文,谓之音。"又太史公曰:"夫上古明王举乐者,非以娱心自乐,快意恣欲,将欲为治也。正教者,皆始于音,音正而行正。故音乐者,所以动荡血脉,通流精神而正心也。"从而说明音乐对人们的社会活动及精神活动,均具有十分重要的意义。既系音乐,必涉音律。我国音律学的发展,及至汉代,已臻完善。如《史记·律书》不仅对五音六律有详细的说解,而且对律吕相生之三分损益法,言之甚详;对五音之描述,亦十分具体。如"所谓商,章也;角,触也;宫,中也;徵,祉也;羽,宇也。"此皆为我国音乐在理论方面的体现。它不仅为古琴的发展,起到了促进作用,而且由于古琴本身具有音域宽广,调式转换性强,演奏技法复杂,音色具有多样性,文化色彩浓重等特点,决定了古琴在乐器中的地位,亦属上乘,故犹官乐及士人中所不可或无。

古琴与文化。正由于古琴自身的音乐优势,为官乐及士人所赏识,便自然与传统文化有着不可分割的关系。以琴体而言,如清初周鲁封彙纂之《五知斋琴谱·上古琴论》云:"昔伏羲氏之王天下也,仰观俯察,感荣河出图,以画八卦,听八风以制音律……琴制长三尺六寸五分,象周天三百六十五度,年岁之三百六十五日也。广六寸,象六合也。有上下,象天地之气相呼吸也。其底上曰池,下曰沼,池者水也,沼者伏也,上平则下伏。前广而后狭,象尊卑有差也。上圆象天,下方象地。龙池长八寸,以通八风。凤沼四寸,以合四气。其弦有五,以按五音,象五行也……"上述诸般,虽非尽出于必然,而义在取象法物,体现文化理念。又如其指法命名,亦如是。《五知斋琴谱·左右指法名目象形》云:"古人以琴寓意,而形容起作,音律声韵,深为切当,凡若言语谈笑之声,英雄壮烈之句,以及风发松涛之意,同声应答之情,无不备之,娇泣之声,似乎定吟,厥旨深哉!"此下列举左右手指法数十种,皆以雅名相符。如"鹤鸣在霄,抹挑也;孤鹜顾群,勾剔也;商羊鼓舞者,打摘也;虚庭鹤舞者,擘托也。"此乃右手八种基本弹奏方法之雅号,体现之文化色彩十分浓重。特其琴曲与琴歌,则尤与文化相关。如"舜作五弦之琴,以歌南风之诗,而天下治";孔子伤时而作"幽兰";子期、伯牙之颂知音;北宋郭楚望伤亡国恨之"潇湘水云";古曲感聂政刺韩王之"广陵散";"渔舟唱晚"之颂山林;"精忠词"之歌壮烈;"梅花三弄"之清新高洁;"阳关三叠"之挥手别情等,不一而足。正由于此,故我国古代文化界名人,亦多为琴学高手。如儒门圣人孔子、汉代文学大家司马相如、晋代竹林七贤之嵇康、唐代诗人王绩、宋代词学大家苏轼等均是。至于道门与禅宗之善琴者,亦代不乏人。甚至有些文人,虽不善此道,亦必设置于室,如《宋书·隐逸传》陶潜:"不解音声,而畜素琴一张,无弦,每有酒适,辄抚弄以寄其意。"尤为琴学佳话。是可见琴与文化之缘也。尤可悟《礼记·曲礼》所谓"先生之书箧琴瑟在前,坐而迁之,戒勿越也。"又曰:"士无故不去琴瑟"者,良有以也。

古琴的特色。古琴特色有诸多方面,仅就以下几点简言之。

古琴音域。古琴虽仅有七弦,然其音域十分宽广。近人龚一先生《古琴演奏法》上篇四题云:"古琴的音域较为宽广,它从低音谱号下加二线大字组 C 第一弦的空弦音,到高音谱号上加三间小字三组 d 的七弦一徽泛音,共四个八度加一个大二度。况且这四个多八度的音,基本上都是常用音域。"正由于其音域宽广,故可演奏中高低音跳跃度较大的乐曲,并可体现感情变化较大的复杂性乐曲,如《潇湘水云》、《广陵散》等。

古琴音色。就弦乐器而论,一般仅有空弦音与按音两种。而古琴由于弦数比较多、弦度比较长,除空弦音(散音)与按音之外,又有走音与泛音。走音指左手按弦待右手弹响后左手连续走动以取声,称为走音。由于古琴之琴弦较长,振幅较大,故可在每根弦上使用走音,可产生特殊的音响效果。泛音是在琴弦振动的同时,手指在弦的各振动节点上点触而得的声音。古琴泛音计有七弦十三徽及古已用之的徽外泛音(暗徽),达 119 个之多。泛音音色清晰明亮,晶莹圆润,颇具特色。总之,散音透彻,按音清脆,走音平滑,泛音轻快。加之其他合音的使用,使古琴音色,更富有美感。按照传统说法,所谓音色要具备九德(奇、古、透、静、润、圆、清、匀、芳),乃是对古琴音色的高度概括,详见顾梅羹先生《琴学备要》。

古琴指法。指法指左右手演奏时使用之技法。右手除抹、挑、勾、剔、打、摘、擘、托等八法外,尚有许多复合指法;左手如上、下、进、退、吟、猱、绰、注、掩、撞及搯起、推出等;加以左右手法如搯撮三声、放合、分开等,不下数十种之多。若就琴术演奏技法而论,在弹拨乐器中,应该说是最为复杂者。故在演奏时,或雷鸣电掣,或泣诉哀怨,或壮烈慷慨,或幽隐闲适,或高山流水,或渔樵对话,或泊岸渔舟,或关山夜月,等等,均可通过各种技法,显示乐曲的意境,达到最佳的音乐效果。

五声音阶。五声音阶,指宫、商、角、徵、羽之音,是我国音乐发展史中最早形成的调性体系,在先秦文献中,已有详明记载。后增变宫、变徵二音,为七声音阶。但在我国古代乐曲中,大量体现为五声音阶。为适应民族音乐的特点,古琴的定弦弦式,亦基本上采用五声音阶体系的定弦弦式。但也有少数乐曲定为不完整的五声音阶的特殊定弦。如龚一先生《古琴演奏法》上篇五"古琴常用的定弦弦式与特殊定弦式"云:"传统琴曲中不少乐曲由于调性不同,定弦也有所不同。多数采用改变宫音所在弦的位置,重新确定与邻弦之间五声音阶的音程关系……因此,也就产生了多种定弦弦式。在常用的几种定弦弦式的定音中,基本上包括了一个完整的五声音阶和分别为一六弦、二七弦的八度音程。当升降其中一根或两三根弦的小二度音高后,即成为新调的五声音阶的音程关系(也有部分琴曲是在同一定弦弦式中,转换一两次调性的,如《古怨》、《大雅》、《洞庭秋思》等。少数琴曲也有定为不完整五声音阶的特殊定弦)。"从而说明古琴定弦所以采用五声音阶体系,也是为了适应五声调式的古代乐曲的民族特点。

琴曲的结构。从现存流传至今的三千多首琴曲来看,由于古琴自身固有的特点,其琴曲结构亦富于变化,根据主题思想的要求,形成多种曲体结构,有一段体如《秋风词》、《古琴吟》等;二段体如《双鹤听泉》、《良宵引》等;有多段体如《阳关三叠》为三段体、《梅花三弄》为十段体、《潇湘水云》为十八段体、《秋鸿》为三十六段体等。众多琴曲虽变化多端,也有其自身的规律性,如《琴学备要》一书,曾归结为"散起"、"入调"、"入慢"、"又起"、"尾声"等特点,即可反映一般琴曲的结构情况。另方面,琴曲在演奏时,"而且能够利用一些古琴特有的表现手法,创造出乐曲所需要的气氛,如用高音滑奏表现女性哀怨,用滚、拂、绰、注表现流水的声势,用低沉的双音衬托庄严肃穆的气氛,用清澈的泛音或飘忽动荡的吟、猱表现水光云影的诗情画意等等。在使用时,常常能够从属于主题表现的需要,有机地组织在曲体发展过程中……对艺术形象的塑造起了显著的作用(《琴学备要》)。"

古琴,作为一种具有三千余年历史的古老乐器,在华夏文化的孕育下,它蕴藏着众多的民族特色和华夏文明。从保留至今的三千多首古琴曲与琴歌的内容来看,也充分显示出其古朴典雅的风韵与特点,而且与文化艺术结下了不解之缘。它虽以独奏为主,用音乐语言与形象,表现大自然的风貌及生活中的情趣。然亦可为诗歌或散文伴奏,如古琴曲之《鹿鸣操》、《伐檀》、《关雎》,取材于《诗经》也。《归去来辞》,南朝宋陶渊明文;《秋声赋》,宋欧阳修文也。《关山月》,唐人李白诗也;《精忠词》,宋人岳飞词也。又如对名山大川,可奏《高山流水》;隐居水岛沙汀,可奏《平沙落雁》;秉烛夜游,可奏《良宵引》;风云变幻,可奏《风雷引》;长亭折柳,可奏《阳关三叠》;柳岸残月,可奏《秋江夜泊》。凡此等等,均足以说明古琴的文化色彩是十分浓重的。又因其习练甚难,欲学不易;意境高雅,领悟亦难,故甚得士子所偏爱,非若"牧童归去横牛背,短笛无腔信口吹"者之易于为民众所遍享。此古琴之所以为雅乐,白雪阳春,曲高和寡,犹难免也。然传至今日,亦我中华民族优秀传统文化明珠之一,炎黄子孙,定当努力继承挖掘、发扬光大,以还我华夏音乐之光辉也。

　　吾不善此道,以观诸琴家大作并亲聆其声,而倍增雅兴,今为此文者,欲为琴学之复兴,以尽呐喊之力也,谬误之处,在所难免,望方家不吝赐教。

医理与乐理琐谈

吾自少年时起,受家乡与学校的影响,颇爱好戏曲与唱歌,后在抗战期间,协助完成党和政府,利用戏曲音乐,在工、农、兵、学等组织中,大力开展文艺活动,音乐简谱和多种乐器。下学后,又担任过村剧团导演,进一步促进了我对音乐的爱好,到济南高校工作后,随着对中医经典著作和中医理论的深入研究与理解,始知音乐不仅可以反映人们的思想和观念,反之,利用音乐的效应,又可以对人们精神活动产生影响。音乐又与医学有一定关系,如《黄帝内经》所示"宫、商、角、徵、羽"五音与五脏的关系,义在于此。

正由于此,多年来,我曾对音乐的古代论著和现基础理论性有关著作,进行过学习和研究,使我对音乐的理解,有了进一步的提高,对中医学理论与音乐的关系的理解,也有了较深刻的认识。也就是说对音乐理论和知识的研读,不仅是处于对音乐和戏曲的爱好,也是对中医学理论研究和运用的需要。

春秋时期孔子整理儒家文献时,即有《乐经》一书,惜早已失传。今存早期文献,惟汉司马迁《史记》以后之乐律志书中,尚有此内容。如:

《史记·乐书》云:"凡乐之起,由人心生也,人心之动,物使之然也。感于物而动,故形于声;声相应,故生变;变成方,谓之音。比音而乐之,及干戚羽旄(郑玄注:干,楯也;戚,斧也;武舞所执也。羽,翟羽也;旄,旄牛尾,文舞所执也),谓之乐也。"又云:"乐者,音之所由生也,其本在人心感于物也。是故,其哀心感者,其声噍以杀;其乐心感者,其声啴以缓;其喜心感者,其声发以散;其怒心感者,其声粗以厉;其敬心感者,其声直以廉;其爱心感者,其声和以柔;六者非性也,感于物而后动。"凡此,皆方言音乐之所由起,音乐之所由形,音乐之所由用也。

《史记·乐书》又云:"凡音者,生人心者也。情动于中,故形声;声成文,谓之音。是故,治世之音,安以乐,其政和;乱世之音,怨以怒,其政乖;亡国之音,哀以怒,其民用。"又云:"夫乐者,乐也,人情之所不能尧免。乐必发诸声音,形于动静,人道也。"此又言及音乐之关乎人情,治道者也。又该书太史公曰:"故音乐者,所以动荡血脉,流通精神和正心也。故宫动脾而和正圣,商动肺而和正义,角动肝而和正仁,徵动心而和礼,羽动肾而和智。故乐所以内辅正心,而外异贵贱也。"此文非常明确地指出五音与五脏的关系,也就是说,不同调性的乐曲,感动人的情志,可有不同脏器的感应,对人体可以产生不同的影响。因此,由于不同的乐音,对人们的生理与健康具有不同的作用。

从医学的角度而论,在今存最早的医学经典著作《黄帝内经》中,也记载有五脏与五音的关系。如《素问》金匮真言论、阴阳应象大论、五常政大论、六元正纪大论等篇中,在论及五脏旁通文中,均曾列有五脏与五音的关系。在《灵枢经》中,则有"顺气一日分为四时"、"阴阳二十五人"、"五音五味"等篇,不仅论及五脏与五音的关系,而且论及五音情志特色,对人体生理方面亦有一定关系,所有这些均可说明中医学在理论方面的博大精深,而且体现了医理与乐理有互通之处。故在《内经》之后,有《明堂经》等书,亦皆有此内容。

这里所说的"音"或"声",并非指唱名中的某个单音,因为任何一个单音是不能表达情感的。因此,古人所谓"声成文谓之音",应是批将五个单音,按照一定的规律和法则组成的乐句或乐曲,才能表达特定的情感。如《史记·荆轲传》所记荆轲刺秦王易水送别时,荆轲所唱的"变徵"和"羽声"歌曲,遂使送行者垂泪涕泣,怒发冲冠,士皆慷慨激昂的情绪,就是音乐声情所起到效应。

正由于此,我国古代的音乐学者和戏曲学者,非常注意遵照五声乐音的调性特色来创造歌曲和戏曲以反映不同的情感,借以音乐的效应。就是民间创作的各种地方小调和戏曲,也大多能反映出这一特点。

现代音乐学界在研究音乐调式时,在研究西方音乐的大调式与小调式音乐特色外,也有不少音乐界学者,注意到我国传统音乐理论中宫、商、角、徵、羽五声调式的特色。然虽说法不一,但均予承认不同的音乐调式,对人的情志,可产生不同的效应。这一方面,与中医学理论及五音与五脏关系之说,总的来看,有关着共同的理论基础,也就是说乐理与医理有相通之处。当然,形成调式特点的音素是多方面,如乐曲的快慢、强弱、缓急及旋律的变化,均可导致相同的调式产生不同的效应。究其原因,应由音乐学家们去讨论,我这个门外汉岂敢在此班门弄斧。

我的青少年时代正处于抗战中期,在解放区读小学,为了宣传抗战学会了很多抗战歌曲,后在抗战末期和解放战争时期又担任过农村剧团的导演,处于工作和爱好的需要,在习医和行医的同时,有机会接触和学习多种乐器、戏曲和多种民族乐曲,更增加了我在这方面的兴趣。后来,至中年时期,到山东中医学院工作,通过对中医诸多中医经典著作研修,又发现中国传统的五声音乐,与医学有些互通,又阅读过一些乐理方面的著作,对音乐的调性及其与医学的关系,有了更进一步的理解,并更加认识到,医学完全可能利用中国传统五声音乐的调性效应,应运于医学保健、医学养生,某些慢性疾病的康复及情志因素的调节方面,或可起到一定的作用。

正如前述,我在少年和中青年时期,处于工作和爱好的关系,学会了许多古、近代歌曲与乐曲,还学习过多种中、西乐器的演奏,对继承中国传统产音乐文化和医药文化,有很大的帮助,当时还收集了一些中国传统民族音乐的乐曲,如笙管、唢呐乐曲等,如今,已成为稀有之物,古稀之后,处于对中医学的厚爱与对祖大好河山的热爱,于工作之暇,感触之兴,试作了一些"下里巴音",以抒感怀。

今当桑榆晚年,恐此物尽皆散失,特于闲暇之时,稍加整理。其内容大致有以下几个方面:

(1) 自度"下里巴音"。

(2) 宋词古曲。

(3) 家乡民歌乐曲。

(4) 民间打击乐器曲谱。

(5) 笙管、唢呐曲谱。

(6) 自译京剧名家唱谱。

(7) 回忆战歌。

以上所述,凡民族乐之旧谱,为昔年吾乡乐人所授(如笙管曲,尽有工尺谱传承,但今需会者教唱,唢呐曲则无谱,尽靠个人听记);家乡民歌及打击乐器,皆流传已久,亦不知原出何时;战歌则系抗战时期先生所教唱,今日未见歌集收载者;京剧唱谱,系我个人据唱片所译;宋词乃据古谱试填之曲;至于自度"下里巴人",实为遣兴寄情而已,贻笑大方,何敢言"艺"。

老朽虽有多年之音乐爱好,然无缘问津,更无能于此,故所言种种,误自难免,然草成此稿,意在备亡,若欲治此,有待后生。

词 律 浅 谈

一、词 调

词调是一首词的调名(本皆有曲,可供演奏与演唱),如忆江南、十六字令、减字木兰花、生查子、祝英台近、水调歌头等等,又名词牌。

(1)一调有多名:如蝶恋花,又名凤栖梧、鱼水同欢、明月生南浦。念奴娇,又名百字令、湖中天湘月、大江东去。

(2)一调有多体:如柳梢青一调有十二体,有平韵、有仄韵、有平仄互换韵,有 49 字、有 50 字、有 48 字,均双调。如"六州"有十二体,均双调,有 61 字、63 字、114 字、123 字、126 字、127 字、129 字、130 字、135 字、137 字、138 字、140 字等。

(3)调有单片与多片之别,又名单调、双调、三叠、四叠。

单片如忆江南、捣练子、如梦令等。

双片如长相思、相见欢、满江红、水调歌头、多丽等,是词调中最多的一种。

三片如戚氏(邱处机词名梦游仙)、梅影。

四片如倾杯序、胜州令、莺啼序。

(4)调有长短之别。有人认为,58 字以内为小令,59 字至 90 字为中调,91 字以外为长调。长调之兴虽早,然在苏(东坡)、黄(庭坚)、秦(观)以后尤多。

(5)调名文义。每一调名的文义,仅在始用时有意义,以后之填此调者仅循其格式,其内容与词调文义无关。

(6)宫调。宫调是标明词调音乐调高的名称,如柳永词标有正宫、中吕宫、仙吕宫、大石调、双调、小石调、歇指调、林仲商、中吕调、平调、仙吕调、南吕调、般涉调、黄仲羽、散水调、黄钟宫、越调等十几个宫调名。

二、词 题

(1)无词题:宋人填词多无题名,如《全宋词》所收之柳永词均无题名,又如《全宋词》收苏东坡之词,亦有诸多无题名者。

(2)有题名:题名是作者对内容所署之名,亦犹作文作诗之题名。题名如苏词《念奴娇》题名"赤壁怀古"、《西江月》有"梅花"等;辛(弃疾)词有"祝英台近"晚春、《浪淘沙》山寺夜半闻钟等。

(3)序:均在题下或调名下,说明缘由或过程,如苏词《采桑子》云:"润州甘露寺多景楼,同孙巨源、王正仲会饮。"又如辛词《山鬼谣》:"雨岩有石状怪甚,取《离骚·九歌》名曰山鬼,因赋《摸鱼儿》，改今名。"又《贺新郎》云："陈同父自东阳来过余，留十日，与之同游鹅湖，且会朱晦庵于紫溪，不至，飘然东归，既别之明日，余意中殊恋恋，复欲追路。至鹭鸶林，则雪深泥滑，不得前矣。独饮方村，怅然久之，颇恨挽留之不遂也。夜半，投宿泉湖吴氏回望楼，闻邻笛悲甚，为赋《贺新郎》以见意，又五日，同父书来索词，心所同然者如此，可发千里一笑。"词序可加深对内容的理解。

（4）同调多题之词，若无题名时，可取首句入目。

三、句　式

词的句式不固定，有多种句式，所以谓之长短句。主要有以下几种：

（1）一字句，极少见，如毛主席《十六字令》，"山，刺破青天锷未残，天欲堕，赖以拄其间。"

（2）一字豆。一字豆多与多字句相连。如《贺圣朝》一调，上下片九句，有四个五字句，均有一字豆。又如宋叶清臣 49 字体："满斟绿醑留君住。莫匆匆归去。三分春色二分愁，更一分风雨。花开花谢，都来几许，且高歌休诉。不知来岁牡丹时，再相逢何处。"又如《青玉案》第二句六字句，亦有一字豆。如宋贺铸词"凌波不过横塘路，但目送芳尘去。……"

（3）二字句，如《凤凰台上忆吹箫》下片起首一句，又《暗香》下片首句。

（4）二字句叠句，如《调笑令》，举唐人王建词为例："团扇，团扇，美人并来遮面。玉颜憔悴三年，谁复商量管弦。弦管弦管，春草昭阳路断。"首句二字各连用，构成叠句。后二字句乃是是句二字倒用，既是换仄，亦是叠句。

（5）三字句，较多见。如《满江红》下片起首，连用四个三字句，如岳飞词"靖康耻，犹未雪，臣子恨，何时灭。"

（6）三字叠句，如《长相思》，上下片起首二句，均为三字句。如唐白居易词："泗水流，汴水流，流到瓜州古渡头，吴山点点愁。思悠悠，恨悠悠，恨到归时方始休，月明人倚楼。"

（7）四字句，此句式居多。如《沁园春》上片起首连用三个四字句，一般应是二二式，不要用一三式，则成一字豆句式。

（8）五字句，此式亦多见，与五言律句相同，一般应是二三式，若为一四式则有一字豆。

（9）六字句，六字句是四字句的扩展，所以一般为二四式，亦有三三式。

（10）七字句，与七言律句基本相同。但七字句中有不少三四式。

（11）八字句，八字句一般为三五式，如岳飞《满江红》"莫等闲白了少年头，空悲切。"又如毛主席《沁园春·雪》"引无数英雄竞折腰。"

（12）九字句，九字句往往是三六式，或六三式，或四五式。如苏词《念奴娇》"浪淘尽千古风流人物。"

（13）十一字句，十一字句往往是四七式，如苏词《水调歌头》"不应有恨，何事长（一作偏）向别时圆。"

四、平　仄

词的平仄，有以下特点：

（1）对平仄的要求，较诗更为严格。

（2）词的句式虽与诗多有不同，但在平仄的运用方面，也体现了诗句的基本规律。特别是五字句与七字句，尤多律句。

（3）词的平仄不要求粘对。

（4）在三字豆句中，常有三平三仄的情况（大都是由于有的字可平可仄）如《薄倖》一调，即是。也有个别三字句亦如是。

（5）词的平仄句式，除了句数少且多系律句构成者以外，很少有固定规律可循，因此较诗的平仄尤难把握。

（6）词的句式，在四字句中，亦多系律句中的平平仄仄及仄仄平平。但也有仄平平仄及平仄仄平等特殊句型。

五、用　　韵

（1）词的用韵，较诗韵为宽，今所传者，皆清人所作，如《白香词谱》后附《增定晚翠轩词谱》共分十九部。平声韵十四部，上去声附入平声部。如第一部平声一东二冬通用，上声一董二肿通用，去声一送二宋通用。入声单列五部，也有所归并。但有的原诗韵分布，亦有所分合，如第三部平声，四支五微八齐十灰半通用。

（2）唐人近体诗一般皆用平韵，而词韵则平仄皆有。

（3）唐律诗皆一韵到底，而词则有换韵者。

①如《相见欢》上片平韵，下片先仄后平。

②如《昭君怨》，上下片均先仄后平。《菩萨蛮》亦同。

③如《西江月》，上下片均先平后仄。

（4）词有全篇平韵，偶有仄韵者。如《戚氏》一调，全词分三片二十三韵，其中有二韵为去声仄韵。

（5）一调多体而韵有不同者。如《柳梢青》一调，有仄声体，有平声体，有平仄互换声体。

（6）有相因成习的特定限韵，非词律本身规定。多因受名家影响而相因成俗，如李白《忆秦娥》用入声"月""屑"韵，南唐李煜《浪淘沙》用平声"删""寒"韵，宋·苏轼《念奴娇》用入声"物""月"韵，后人皆仿效之。然亦有不效者。

（7）诗韵一般隔句用韵（首句入韵者例外），词则有连用、隔句用、隔二句用、隔三句用等。

六、词的语法、修辞及标点

词的语法、修辞及标点与诗句亦同。

（1）诗词的语言不同于散文，文句与语词比较齐整，若用散句入诗，则诗味即淡。

（2）诗词文句语法不必求全，如介词、连词等常缺如，若语法求全，则句子易散，诗味亦减。

（3）词序颠倒及语法省略是其特点之一。

（4）有些短句如三字句、四字句等注意与长句中三字豆与四字豆加以区别。

（5）注意异读字的声调平仄及平仄两读音。

（6）诗词常用比、兴的手法。《诗·周南·序》："故诗有六义焉：一曰风，二曰赋，三曰比,四曰兴,五曰雅,六曰颂。"《集传》:"比者,以彼物比此物也。兴者,先言他物,以引起所咏之物也。"

（7）适当用典及掌故。有时也借用前人诗句,如金·吴激《人月圆·有感》"旧时王谢堂前燕子",详此乃借用刘禹锡"旧时王谢堂前燕"句。

（8）诗词文句跳跃性较大,常如异峰突起,别生佳趣。有时意在言外,或情寓景中。

七、对　　仗

（1）词的对仗在形式方面与诗也基本相同。

（2）词的对仗句,有三字句、四字句、五字句、七字句等不同。

（3）词的对仗句位置,因词调而不同,也不是每调均有对仗句,也有的可对可不对,也有的上下片均对。如《忆江南》三四句为七言律句,可用对仗,也可不用。《如梦令》一、二句多用偶句(六字句)。《更漏子》上片四、五句与下片四、五句三字句,均可用偶句。《满江红》下片五六两句有一字豆,两四字句用偶句,七、八两七字句用偶句。情况复杂,当据词谱规定,并参诸前人填法。

（4）词的对仗可如诗句,上下句为异声调,一般为上仄下平,而同声调的也很多,如上下句为同一声调,即上下句同为仄声调。如《满江红》中偶句均为同声调。所以词的偶句,有时不要求平仄相对。

（5）词的偶句可用同字相对。如宋·蒋捷《一剪梅》:"一片春愁带酒浇。江上舟摇,楼上帘招。秋娘容与泰娘娇。风又飘飘,雨又潇潇。何日云翻卸浦桥。银字筝调,心字香烧。流光容易把人抛。红了樱桃,绿了芭蕉。"上下片八句均为偶句,均有重字,韵亦同,所以也是叠句叠韵。

八、词　　谱

作诗与作词不同,诗只要掌握了它的基本格律如平仄、粘对、押韵、对仗等即可以作,而词律则要复杂得多,而且还要合乎声律,所以作词也叫填词或依声,就是说要依据词谱来填词。除非是新度曲或叫自度曲,也可以先写好了词,再度曲。今虽不再能演唱,但仍需按谱填词。

词谱的内容,以清代《钦定词谱》为例,主要有以下几项:

（1）序次,以字数多少为序,由少而多。每一词调的字数,以确认之正体为准。其余为别体,书"又一体"。

（2）调名,注明原义原委及出典等,另有片数、字数、韵数(几平几仄)等。

（3）词例,一般选始作或早作者。

（4）标明平仄、句豆、韵脚,其标明平仄处,以白圈为平,墨圈为仄,半墨半白为可平可仄。

（5）说明平仄、句型及用韵等相关问题。

（6）列又一体。全书共列词调一千余个。后来清人又编写了简化本,如舒梦兰撰《白香词谱》,今有陈小蝶父子考正本,共选百余题,主要标明平仄、句豆、韵脚等,附记有关问题及考正,初学者可用。近人王力先生撰《诗词格律》亦选词谱数十调,每调皆逐句以平仄记之,平仄外加圆圈者为可平可仄,下加尖圈者为韵字。

九、填　　词

填词指进行词的写作,这里牵扯到文学修养及知识层次等多方面的问题,不去细说,只谈与写作有关系的两个方面的问题:

(1)择调,此指构思前先要选择一相应的词调。今人填词,已不需如古人,应顾及词调的曲律,但是仍要注意词调的声情和所欲表达的情感是否切合。词调的声情是不一样的,这一点可从前人的作品中加以体察。如《满江红》激昂雄壮,《六州歌头》之高亢激越,《木兰花慢》之和谐宛转,《声声慢》之凄楚等。故辛弃疾词集所收,《水调歌头》有 35 首,《满江红》有 33 首,《贺新郎》有 22 首,即与辛氏之豪放雄浑的激情有关。

(2)炼字,炼字也是炼句,诗词同样重要,就是把作品中的每一字句锤炼到最佳境地和最精练的程度。关于这一点,前人有很多经验之谈。欲填一词,初有构思,可先打成腹稿,再成草稿,经多次审改后,再行清稿,清稿后再继续进行推敲,方可定稿。因此,一首作品往往要经过多次修改。

又如况周颐先生曾云:"初学作词,最宜联句、和韵。始作,取办而已,毋存藏独嗜胜之见。"又云:"学填词,先学读词,抑扬顿挫,心领神会。"又云:"改词之法,如一句之中,有两字未协,试改两字,仍不惬意,便需换意,通改全句。牵连上下,常有改至四五句者。不可守住原来句意,愈改愈滞也。"凡此等皆经验之谈。又,初学填词,可从小令入手,不可急于写中、长调者。

十、调 名 附 辞

此指在调名之外附加的某些辞语,今举其要者,加以简介。

(1)令。"令"本是早期词调的通称,又如唐人宴乐,一曲为一令,故令犹曲也。唐人多不加,后世有加有不加者,如《调笑》与《调笑令》同,《浪淘沙》与《浪淘沙令》同。

(2)引。"引"本是乐府诗或古琴曲的一种,如箜篌引、走马引等。宋人或取某词别制新腔,如《千秋岁》与《千秋岁引》,二者文句互有出入,字数也不尽相同。

(3)近。"近"乃"近拍"的省称。如《隔浦莲》亦名《隔浦莲近》、《隔浦莲近拍》,又如《诉衷情近》、《祝英台近》等。意或度曲时与某曲拍近,故名。

(4)慢。"慢"亦作"曼",为曲调延长或引伸之意,因此字数均较原调为多,如《浪淘沙》本调为双叠 54 字,而《浪淘沙慢》则为三叠 133 字。

(5)摊破。"摊破"是对某曲调有所增字衍声,故一般较原调字数增多,如《浣溪沙》与《摊破浣溪沙》,又如《摊破丑奴儿》、《摊破采桑子》等。

(6)偷声。"偷声"亦即减少字数,应是对原曲调有减却之处,如《偷声木兰花》即是。

(7)减字。"减字"即减少字数,如《减字木兰花》(又称《减兰》)较木兰花少许多字。

(8)促拍,是指曲调旋律变为急促而改名,亦如曲有急曲子慢曲子之别,如《促拍丑奴儿》、《促拍满路花》等皆是。

从以上几种情况分析,词调之所以有此诸多不同,实与度曲有关,当然有的也与作词有关,而引起曲与字数的不同。

刊于《山东中医药大学校报》2003 年 4 月 1 日

新元伊始话中医

——忆崔月犁老部长

新元伊始，万象更新。它给世人带来了希望，带来了光明。作为一名中医工作者，对新世纪的到来，同样亦抱以更大的寄托。而新世纪的开创，它必然是继承着往昔的成就，饱含着前人的汗水。故值此瞻前忆旧之际，不禁使我们想起了原卫生部老部长崔月犁同志，也是我们对老部长逝世二周年的纪念。

崔部长青年时期即投身革命，致力于政治活动。"文革"后，乃主持卫生部的工作。在此期间，他除了全面关照卫生工作外，特对中医事业的推进和中医学术的发展，做出了重大的贡献。因此中医界的同道，对老部长无不抱以浓厚的情谊和无限的怀念。

在崔部长主持卫生部工作及谢职后直至逝世前的岁月里，他为中医事业的发展，贯彻党和政府的中医政策，根据实际情况，提出了诸多正确认识和评价中医学术的论点，采取了诸多发展中医学术和事业的相应措施，使中医工作有了很大的发展与提高。今举以下诸事为例。

一、高举继承和发扬祖国医药学的旗帜，这是崔部长在衡阳会议上对中医政策的重申，它体现了党和政府对待中医的政策的基本精神。任何一门科学的发展，都是在继承与发扬中发展起来的。没有继承就没有发扬，继承是为了发扬，发扬需要继承。这就是学术发展的辩证法，是学术发展的客观规律。

二、保持发扬中医特色。崔部长特指出"体现中医特色，即在诊断、治疗、急救、护理、营养、病历书写、病房管理等一系列问题上，恢复和发扬中医中药的特色。"这虽是针对"一部分中医院挂着中医的牌子，唱着西医的调子"的情况讲的，但它对整个中医工作与学术的发展，都具有重要意义。

三、我赞成中西医结合，但我不赞成中医西医化。这是崔部长在"答《中国青年》杂志记者问"时讲的，答问中又进一步说明"有三个概念我们必须弄清楚，一是发展中医、一是发展中西医结合，一是发展西医。我们不能用中西医结合代替发展中医，这是个原则问题。"

仅就上述问题来看，崔部长对中医工作的关照是十分深刻的。在新世纪到来的今天纪念崔部长逝世两周年，就是要步其遗愿，继承与发展中医学术，端正中医事业的发展方向，才可告慰崔部长于九泉之下。

载于《月犁——崔月犁自述及纪念文章》，中国中医药出版社 2002 年出版

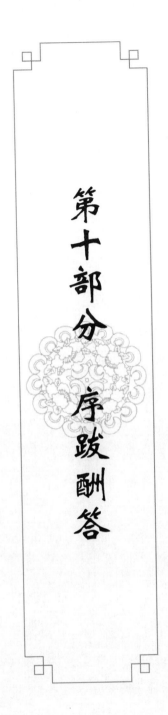

第十部分　序跋酬答

《常见急症针灸处方手册》序

　　针灸一科,系祖国医学宝库之重要组成部分,理法并具,源远流长。就我国现存最早医学经典著作《黄帝内经》有关针灸方面的内容来看,其理法治术,已达到了相当高的水平,并形成了较为完整的理论体系。说明早在数千年前,我们的祖先已在充分运用针灸治病,并不断在理论上加以充实和完善。正由于此,它不仅对我国人民防治疾病有着重要意义,而且早已蜚声海外,为世界人民的保健事业作出了贡献。

　　子菡同志潜心于此,已有四十余年,在中医理论的指导下,认真总结针灸学术经验,搜求古今有关资料,探索针灸治病规律,匠心所在,颇堪称道,今将其历年所得常见急症针灸疗法,汇集成册,交流于同道,诚为美事。书中所论,既能继承前贤,又能取法近人;既有常规法度,又有个人经验。方义所论,亦属公允,后附穴位,检索方便,并能充分体现辨证施治、灵活加减、因人制宜的原则。施用于临床急症,自当与方药并行。稿成之后,幸得先睹为快。吾虽不善此术,读后亦颇有所获。今不揣谫陋,愿聊缀数语。言有不当,尚祈见凉。谨为序。

张灿玾

1987 年季春于历下山东中医学院

学校自编中医基础学科教材前言

中医教材建设是中医高等教育事业学术方面的基本建设,教材又是传授知识和培养人才的主要工具。因此,编好中医教材是中医学院的一项十分艰巨的任务。

建国以来,几次由国家统一组织编写的高等中医院校教材,对系统整理中医药理论、稳定教材秩序、保证教学质量、继承和发扬中医药学遗产、培养高级中医药人才等方面起到了很好的作用。但随着中医学术的不断发展和教育体制改革这一新形势的开创,对中医高等教育提出了更高的要求。原有教材已难以充分满足和适应当前改革开放新形势发展的需要。为了进一步发展中医高等教育的大好形势,提高中医药高等教育的教学质量,加强学科领域的基本建设,卫生部中医司于1986年5月在昆明召开了"高等中医教育中医基础学科建设论证会",入会同志认为:"选择中医基础学科建设与课程设置的改革,作为高等中医教育的一个重要环节是恰当的。目前,中医基础学科尚未形成稳定的学科体系,学科及课程间界限不清、相互重叠、脱节等问题长期未能解决,从而影响着中医学术与中医教育的发展与提高。通过合理的分化与综合,建立起中医基础学科体系是急待解决的问题。"在会议期间确定的"学科体系和课程系列比较合理,体现了中医理论体系的特点,能基本反映中医基础理论的内容,学科界限明确,每个学科都有其稳定的研究对象、确定内涵定义,可以形成较完整的概念体系及相应的教学方法,有利于中医学术和中医教育的提高和发展;基本符合教学规律和学生认识规律的要求,具有适应性、系统性、连续性的特点。"会议并要求"对尽快组织实施,……允许各校根据自身的条件、优势及实际情况,因校制宜,探索制订切实可靠的学科建设实施方案。"

为贯彻这次会议精神,促进我院教学改革的不断深化,经院研究决定,组织有教学与教材编写经验的教授和具有一定编写能力的中青年专业教师,着手编写中医基础学科系列教材;为培养学生具有一定中医文献研究能力,决定试编《中医文献学》教材。

编写本套教材,我们采取了坚定积极、稳妥慎重的态度,处理好学科体系与课程设置的关系;学科及课程设置与教学管理的关系;局部的中医基础学科体系与整体的高等中医教育的学科体系的关系;继承和发展的关系;理论与实践的关系;一般规律与特殊情况的关系等。在认真分析原有教材优缺点的基础上,重新加以分化、综合,力求能反映中医传统理论与新的成就,避免出现新的重复与脱节,保持中医理论体系的系统性、科学性、完整性和实践性,体现当代学术水平的高度,更好地服务于教学、临床和科研工作。

本套教材计有《中医学导论》、《中国医学史》、《藏象经络学》、《病因病机学》、《中医辨证学》、《中医诊断学》、《中医防治学》、《中医药学》、《中医方剂学》、《中医各家学说》、《中医文献学》等十一门。

中医基础学科建设和课程改革涉及问题很多,难度较大,这次中医基础学科系列教材的编写仅仅是改革工作的第一步,虽然广大编写人员尽了极大的努力,但由于我们水平所限,经验不足,不可避免地存有许多不足或错误之处,因而热忱欢迎广大读者提出宝贵意见,使之逐步臻于完善。

杏林卅载植良材,尽是园丁手自栽。累累枝头夸硕果,赖有春风化雨来。

让我们中医界的广大教育工作者,忠诚党的教育事业和中医事业,锲而不舍,努力奋进,在教学实践中,把中医教育的改革,推向新的高峰。在改革开放的大好形势下,共同担负起培养中医英才的光荣使命。

院长 张灿玾

1988 年 5 月 30 日

山东中医学院《院志》前言

　　山东中医学院创立已经三十年了。三十的历史,虽然不算长,但走过的路程却是不平坦的。创立之初,无确定的院址,师资力量薄弱,教学设备简陋。在上级机关的支持和关怀下,在艰苦创业精神的鼓舞下,经过几年的努力,至"文革"前夕,教学、医疗、科研等方面都已初具规模。十年动乱期间,学院遭受到空前浩劫,加上与山东医学院合并、搬迁,教学质量大大降低。打倒"四人帮"后,特别是党的十一届三中全会以后,经过拨乱反正,清除"左"的流毒和影响,中医教育事业又得到了复兴。从1978年迄今,学院经过十年的恢复和发展,规模逐步扩大,专业增多,师资增强,设备更新,在教学、医疗、科研等工作上都取得了新的成就。为了认真总结学院创立三十年的历史经验,探索中医高等教育自身发展的规律,作为今后培养合格高级中医药人才的借鉴;同时,为了保存史料,供后来者参考,1986年学院党委研究决定,成立山东中医学院院志编纂委员会,着手进行编写院志的工作。

　　院志的编写,以马克思列宁主义、毛泽东思想作为指导思想,坚持党的四项原则,坚持党的十一届三中全会以来确定的一系列路线、方针和政策,以中共中央《关于建国以来党的若干历史问题的决议》和中共中央《关于教育体制改革的决定》为准绳。从搜集资料、审核资料、拟定篇目,直到编写成书,都力求坚持辩证唯物主义和历史唯物主义的立场、观点和方法。

　　按照《新编地方志工作条例》的有关规定,从院志的特点出发,我们在编纂中贯彻实事求是、宜粗不宜细、详今略古、古为今用和生不立传的原则。同时,根据述而不评,寓评于叙的要求,主要记述三十年工作的主要方面和主要历史事实,对人对事秉笔直书,尽可能避免出现不准确的结论和不公正的评价。

　　院志的体例、结构,坚持横排竖书,横竖结合,以横为主的原则,并结合我院的实际情况,努力突出中医药特色。内容包括记、志、图、表等体裁。其中大事记,记述了学院三十年中之大事、要事和新事。志是院志的主体,共列十三章。一般采用记事本末体,对学院的历史沿革、机构设置、办学方针与培养目标、学制与学生、教学工作、成人教育、思想政治工作、体育卫生工作、教职工、科研工作、图书馆、教学仪器设备和总务工作等方面的历史和现状,分章进行记述。

　　在资料方面查阅了能够找到的现存档案,检索了少量报刊资料,并访问了部分老同志。凡收入院志的事件,均以档案文件及当时的文字材料为准,不以个人回忆为据。但是,由于过去的档案不够齐全,特别是十年动乱期间有所丢失和破坏,给编志工作增加了许多困难。另外,中医教育无志书可以借鉴,加之我们对修志业务不熟悉,水平不高,因此,这本院志尚不够完善,不够全面,甚至有某些不够确切和错漏之处。我们衷心希望大家提出宝贵意见,以便将来续修时加以订正和补充。

　　这次院志的编修工作,自始至终是在院党委的直接领导下进行的。周庆德、李敦清两位同志分工负责,执笔拟定了各章。最后,由书记、院长分别审定了有关章节。

在院志的编写过程中,学院部分老领导、老同志提供了不少宝贵的资料;各系、部、处、室、所都给予了大力支持提供了许多具体素材;档案室、印刷厂的同志给予了大力协助;王瑛、刘玉芬、朱玉梅、殷立生、董新华等同志参加了档案资料的查阅工作。在此,一并表示深切的感谢。

今年,是山东中医学院创立三十周年。借此机会,我们向为山东中医学院的创建和发展做出贡献的领导、教师及其他工作人员致以崇高的敬意和问候。

张灿玾

1988 年 7 月

《中华易医荟萃》序

易医之道,其来尚矣。言易者,辄谓伏羲文王;论医者,必称神农黄帝。是虽不足徵,而事则溯诸古。古何焉贵?贵在理精而用宏。易者,言天地之至理,虽有占筮之玄,而弗减其太极阴阳之大道,故其理可贵也。医者,及颐养之仁术,虽有祝由之砧,而弗损其却老全形之妙理,故其用可行也。是皆我中华民族之瑰宝,黄河摇篮之骄傲,虽屡有妄人欲毁之,而终得存者,良有以也。然易医本二事,何得相通?盖易者,位乾坤而广庶物,医则参天地以及人事,故事虽为二,其致一也。有孙真人者,尝言凡欲为大医,除谙诸医学要籍之外,又须妙解《周易》等书,可谓得其真谛矣。通一子年逾不惑,谨悟此理,亦谓:"天地之道,以阴阳二气而造化万物;人生之理,以阴阳二气而长养百骸。易者,易也,具阴阳动静之妙;医者,意也,合阴阳消长之机。虽阴阳已备于《内经》,而变化莫大乎《周易》。故曰天人一理者,一此阴阳也。医易同源者,同此变化也。岂非医易相通,理无二致?岂可医而不知易?"故古往今,言易而论医者,代不乏人。今当民族文化昌盛之际,科学技术振兴之时,诸多有志于易医之研探者,亦当古为今用也。是集之所汇,诸君之研究心得也。科技之发皇,国人之重任也。尚望从乎此道者,坚持以唯物辩证观点为指导,努力挖掘此一宝贵文化遗产,造福于人类,亦不愧为炎黄之苗裔矣。书成之后,索序于余,余以愚陋之躯,或系荒唐之论,聊为数语,置诸弁端,谨以为贺。

张昭华灿坪

1990 年庚午年夏书于历下之不愠居

学院自编临床学科教材前言

前者,于 1988 年,我院为推进教学改革的深入发展,曾就中医基础学科体系,进行了系列教材的编写,已在近几年的教学工作中加以试用,并通过教学实践,不断总结,以期进一步改进完善,为保证教学质量提高打好基础。

随着教学改革形势的不断深化,不仅对基础学科体系教材建设需有所改进,对临床学科的教材也提出了新的要求。因而,对该类教材的建设,已属当务之急。经院研究决定,特在中医基础学科教材编写的基础上,组织在教学、临床及教材编写方面有经验的老教师与具有一定学术水平及编写能力的中青年教师,编写中医临床系列教材。计分:中医内科学、中医外科学、中医妇科学、中医儿科学、中医眼科学、中医耳鼻喉科学。

临床教学是祖国医学得以久传不衰的根本所在,在浩如烟海的临床医学文献中,不仅体现了中医理论的指导作用,而且蕴藏着数千年来众多临床医学家丰富的实践经验,为祖国医学的生存与发展,提供了可靠的保证与坚实的基础。中华人民共和国建立后,在党和国家的中医政策的感召下,广大中医工作者,一方面在继承与挖掘前人经验方面,做出了卓越的贡献;另一方面,在广泛的医疗实践中,创造了许多新鲜经验,进一步丰富和发展了祖国医学宝库。从临床治疗学论,祖国医学自《黄帝内经》始,就特为强调因时因地因人制宜的原则,并为历代医学家所重视和遵循。故本次临床教材的编写,是在充分汲取全国统编教材优良传统和宝贵经验的基础上,注意吸收近年来在学术方面比较成熟的新发展与新经验。同时,要体现我省的地区性特色,以期增强本教材的学术水平和实用价值,不断提高教学质量,为进一步贯彻党和国家的中医政策,培养合格的中医英才,作出更大的贡献。

教材建设是学校的一项长期任务,既不能一劳永逸,也难尽善尽美,望关心中医教育的广大读者,对本教材提出宝贵意见,望工作在教学第一线的园丁们,在今后使用本教材时,不断总结经验,为发展中医高教事业,尽到自己崇高的职责。

清·袁枚先生云:"不学古人,法无一可,竟似古人,何处着我。"诚若是言。望本次新编教材,既能法诸古,又能验诸今也。时恰值新年伊始之际,有幸聊为数语,赘诸新教材之弁端,以示关注。并向为教材编写付出辛勤劳动的同志们,致以亲切的敬意。

张灿玾
1992 年元月书于山东中医学院之不愠居

《赵正俨医案医话》序言

　　吾与正俨同志相识已将四十春秋。时在 1960 年,我去山东省中医进修学校任教,正俨同志参加了是年举办的师资培训班学习。当时他已临床十余年矣,但仍能坚持利用此一脱产培训之良机,孜孜以求,日夜不懈,特别对《内经》、《伤寒》、《金匮》等经典著作,倍加重视,故虽学仅年余,由于他求知如渴,惜时如金,终于获得了很大的提高。

　　结业后,正俨同志一直潜心于临床,兼任些教学工作。后又得泰安名医王逢寅先生带教,于外感热病大有进益。此间,我们也时有过从,每见,则感其学与年增,足见其虚心好学,持之以恒也。

　　今当古稀之余,又得以平日所得经验体会,结合实案,著之于笔端,诚大好事也。观其所治,颇多疑难之疾,尝获良效,尤其对《伤寒》、《金匮》方之运用,亦颇应手。集中所列,大部分为内科杂病,兼有少数别科杂病,皆正俨同志数十年验案,其中足兹为鉴及启迪后学者,不乏其例;且正俨同志医德高尚,尝以"先病人之忧而忧,后病人之乐而乐"为座右铭,较之重"阿堵物"者,正不可同日语也,今吾得先读为快,获益良多。故略陈片言,以酬其意。

山东中医药大学教授博士生导师　张灿玾

1999 年 12 月 17 日

《医方辨难大成》弁言

《医方辨难大成》一书,世少流传,书目著录,均云"著者佚名"。据卷前有"文昌帝君自序"文,知其为托名,似羽流者也。

详该书卷前共有九序。首序为"文昌帝君自序",序中始言业医者,"各守一经"、"不辨脉证,一惟古方是遵……,予心伤之,爰著《医方辨难大成》一书,分门别类,便于观难,寓以神奇,……"序语虽短,亦可见作者立说之旨要。文昌帝君者,亦称"文昌帝"或"文昌君",本指"天文星"神名,道门奉之,亦名梓潼帝君。据《明史·礼四·诸神祠》云:"记云:'神姓张,名亚子,居蜀七曲山(在今四川省梓潼县境内),仕晋战没,人为立庙。唐宋屡封至英显王。道家谓帝命梓潼,掌文昌府事及人间禄籍。"元代复加封号,遂与梓潼神合为一神。据此,则此书实为道门医家所著,故托名"文昌帝君"。序二为"复序",即前序之再序也,"时道光二十七年岁次丁未仲春月十四日七曲老人飞鸾降序"。此言"七曲老人",与前引《明史》引文义正合。"飞鸾"者,当为其道号也。序三为"关圣帝君降序","关圣帝君"者,三国时蜀将关羽也。明万历后升格为帝,清代统治者对其崇祀有加,道观及庙会亦倍加奉敬。此序亦书"道光丁未季春之初五日,大汉威显老人降序",亦道者托名也。序四为"灵官大帝降序",目录为"斗口大帝","斗口",北斗之斗柄,亦犹"北斗星君",皆道门奉祀之神。序五为"孚佑帝君序",末书"纯阳子序于蜀北巴西之降真坛"。"纯阳子"者,吕洞宾也,八仙之一,道教奉为"北五祖之一",此亦托名者也。序六为"朱衣夫子降序","朱衣夫子"亦道门虚构神名。序七为"仲景先生降序",序八为"药王孙真人降序",此尤将汉、唐两大名医神格化之托序。以上诸序,尽系赞颂之辞,似出一之手。序九为"《医方辨难大成》序",末署"道光三十年庚戌中和节前任云南提督晋封振威将军在籍食俸宕渠(今四川省渠县境内)弟子张必禄薰沐谨序"。据序文称:张氏于"岁丙午(道光二十六年),自云南提督解职归,时闻文昌帝君降鸾吾州属之恩阳河(今四川省巴中市境内)五年矣。著《克念录》警世,订正《寒温条辨》行世,又著《医方辨难》一书,未付梓,亟寓书刘生现瑞、樊生敬之索观。"亟捐赀付刻,后于道光二十八年,因背痈而求治文昌帝君,时帝君已移居莲池山詹生海楼家,经其调治,效甚佳,遂获痊愈。张系清代道光年一武官,此序在其解职后作,亦称其为"文昌帝君",尤可证其为道门中医者。

据以上诸序所言,知此书系寄居清巴州一带道门中人所著,其本名现已难详,"文昌帝君"者,依托之名也。时当清道光年间,该书得曾任云南提督之本府人张必禄捐赀,于道光三十年由飞鸾亭雕版付印,遂得问世。此后有清同治六年丁卯(1867)刊本、清同治十年辛未(1871)刊本、清光绪三十二年丙午(1906)刊本等。至今已百余年,不曾再版。现仅有少数图书馆有藏本,医家收藏者,谅亦极少。

本书内容,分上、中、下三集。上集为内科杂病,中集为妇科与幼科,下集为眼科与外科,末卷为脉贴。综观全书,内、外、妇、幼四大科,尽收无遗,每科设首卷,皆理论性论述,余者具病类若干种,每病具方若干首,亦可谓一部门类齐全之综合性临床医籍也。

本书文体多取问答式，设问之词，实则问难，答问之语，称之为"辨"，以难者需辨，辨则可明。凡辨证者，必阐理、法，辨治者，必详方药，既具辨难明理之义，又备立法遣方之旨。末卷脉贴，除论诸脉象脉理外，增附《四言脉要》文，此文本出宋人崔嘉彦撰，后世曾有多家增删本，本文乃取于明代李士才《医宗必读》卷二新著者，虽有删略，亦可谓简要，且其中原言病脉之吉凶，多系经验之谈，为学脉者所必备。

全文有一百五十余万字，具方千余首，插图二百八十余幅，亦可谓图文并茂。所备诸方，除采前人古方外（如伤寒病类用张仲景先生方），多据病情变化及兼挟诸证，化裁古法，自拟新方，虽不见于经籍，亦另有新义，其中尤不乏经验之谈。故张必禄极赞其善，且捐赀付梓，良有以也。

是书因久未再版，流通不广，知者不多，今上海中医药大学出版社，特取清道光三十年巴州飞鸾亭初刻本为蓝本，并由马茹人、王荣根、难丽娟诸君加标点，印制发行，将此尘封之物，再度面世，犹医家之福音，仁术之善举也。今吾得先读，亦幸事矣，因聊书片语，置诸卷前。谨识。

山东中医药大学终身教授　张灿玾

乙酉年仲春于山左历下之琴石书屋

《鱼台李氏韵语·长春集》序

立意新颖　格调高尚

——序广超《长春集》

诗词之学，为我国传统文化领域文学门类一璀璨明珠。其对于山川风月之景、古今兴替之事、离合悲欢之情、尽可能寄兴抒怀、颂志咏言。故数千年来，颇为文坛增辉。然自新文化运动以来，西学东渐，诗词之道，日趋淡化。20世纪80年代之后，华夏文化，再度复兴。吟颂之风，遍于海内，故曲重弹，新篇迭出，诚当为文坛一贺。

李广超先生，吾省鱼台县人，身居孔孟之乡，心领汉学之道。青年时期，虽从行军旅，然未减对诗词之雅兴，且对词学尤为专擅。故数十年来，一则从事诗词写作，一则搜集文苑佳篇，每为文坛继送新声焉。特于80年代末，主编《二十世纪中华词苑大观》一书，收作者三百余家，作品近两万阕，如此巨著，于近代词集中，堪称独领风骚，甚得业内人所称道。

吾与广超先生神交已久，每见佳篇，心犹许之。其为词也，立意新颖，格调高尚，自成风范。今得大作《长春集》一帙，乃先生20世纪后期之作，计得二百五十余阕，寄调六十有余。内容所及，诸如记事感怀、吊古颂今、山川胜迹，风月娇容等，尽可见雅兴有加，情真意切。特如爱国、爱乡、爱家诸作，尤可见其着意于宏扬传统文化、立足于现实生活而不尚空乏之风焉。

今得佳章，先读为快，不揣冒昧，聊抒感怀一得。谨为序。

五龙山人　张灿坷
丙戌初冬于山左历下琴石书屋

路志正公文集序

　　中医者,中国传统文化之瑰宝也。故医必寄于文,而文则表诸义,医虽为文,而文犹道也。医而复能文,则堪为大匠。非复执技之流者也。

　　古人有云:诗言志,歌咏言。故古今学者,于敬业之余,或遣兴于山水名迹,或寄情于友朋闲趣,或有感而发,或应事而题。尽可抒怀,以吐肺腑,犹赞颂,以示祝贺。而我杏林名辈,擅于此道者,亦代不乏人。今有挚友路公志正,既明乎医,又善于文,既成是集,索序于余,遂不揣愚陋,以应屈邀。谨为序。

五龙山人　　张灿玾
戊子季春于山左历下琴石书屋

《近代名老中医经验》序

时迁斗转，物换星移，回首百年沧桑，不胜今昔之感。顾我岐黄大业，乃华夏文化之精粹，民族智慧之结晶。地灵贤哲，代不乏人，千秋万世，传承有序。为我炎黄民族之繁衍昌盛，做出了重大贡献，有史籍可征，天地可鉴。然自有清之末，国运益衰，洋人窥视，炮舰之余，西学东渐，洋人设教，信者从之，奴化之辈，效者有之。对我华夏文化遗产，每遭践踏批判，三大国粹之一的中医学，尤难逃此厄运。特至北洋政府与民国政府时期，"废止中医"与"消灭中医"之声，甚嚣尘上。"中医不科学"、"中医是封建医"之非，棍棒齐加。当此关乎中医生死存亡之紧要关头，是我中医界之前辈，代表民愿，冒死抗争，民国政府，虽立案未成，然限制重重，加之后来，又遭国难，困境难排。我中医界前辈，就是在如此困境中，继续坚守岗位，为民服务，为中医事业的发展，培育传人，为中医学术的提高，鞠躬尽瘁，充分体现了他们为捍卫民族文化的爱国主义精神，为人民的保健事业服务的贡献精神，为继承岐黄学术的敬业精神。真不愧为一代宗师。

新中国建国之初，卫生部门个别领导，仍然坚持"中医不科学"的错误思想，不曾认真贯彻中央关于"团结中西医"这一正确的卫生工作方针，使中医工作遭受了极大的损失，且引起了中医界同道的强烈反对，幸赖党中央和毛泽东主席，及时纠正了卫生部个别领导的错误主张，中医工作方得以健康发展。此一时期，又可体现新老中医药学界，在新中国卫生战线上，为广大人民的保健事业，为继承发扬中医药学术，作出了重大贡献。他们无论在对错误思想的批判与斗争、对中医事业的创建与发展、对中医人才的培养与教育、对中医学术的继承与发扬等方面，都发挥了历史性地、巨大地推进作用。亦可谓"江山代有才人出"也。

总之，回首百年来，中医历经的历史进程，是一段坎坷之路，是一段曲折之路。使广大中医界的同道和前辈，在思想上经受了锻炼和考验，在事业上作出了重大贡献，在学术上具有了新的发展与提高。为新中国的医疗保健事业，承担了时代所赋予的历史使命，他们称得上是近百年来中医界的代表性人物和栋梁之材。

今日挖掘其学术财富，决非仅为执技之流，索取青囊秘术，重在学习他们在艰难的条件下，努力工作的奋斗精神，谨遵古训而不泥古的学术思想，大胆创新而不离宗的治学原则，谨守规矩而取用于巧的大匠风范，善于运用传统文化对中医学进行深入研究的良好学风，是可谓大医之道也。

由于各种社会的、个人的因素，上述诸多国手名家，大多未能将其宝贵的学术财富全部保留下来，造福于后世，犹为憾事也。

今有朱世增君，为中医大业计，甘愿探海拾贝，拙土寻金，致力于整理《近代名老中医经验集》工作，计收医家五十位，一千六百余万言，使尘封数十年的 20 世纪中医学术精华再现光辉。此煌煌巨制，工程浩大，朱君所付艰辛可知。余嘉其有功于岐黄，欣然命笔，不讲工拙,颂且贺焉。

　　临案操笔,感慨系之,每忆数十年来,多曾向前辈师长,请教学艺,与良朋益友,同堂共议,顾念之情,无日或释。笔墨之余,特赋拙句一纸,以示永怀。

　　　　回看青山忆险峰,几经桑海论西东。

　　　　今时访得真容在,无限风流尽个中。

　　　　　　　　　　　　　　　　　　　　五龙山人　张灿玾谨序
　　　　　　　　　　　　　　　　　　　戊子季夏于山左历下之琴石书屋

为《米伯让文集》题

　　米老伯让公,少习医典,悬壶乡里。后师从黄竹斋先生,术业尤精,为国医界一代宗师。厚德怀仁,尊师重教,堪为后学之楷模也。每忆昔年过从日,不胜萦怀。今当《文集》问世,特赋此文,以寄衷情。

　　　　秦川八百望长庚,渭水华山别有情。
　　　　和缓遗风今复在,米公归鹤梦犹醒。
　　　　黄门高足留翰墨,杏苑青囊惠后生。
　　　　承继医经传圣典,鸿文载道勒才名。

　　　　　　　　戊子孟秋五龙山人八十翁张灿玾敬书

为李鼎先生《杏苑奇葩》作序

《书·舜典》云:"诗言志,歌永言;声依永,律和声。"其文也简,其义也赅。乃是对诗歌这一典雅之文艺形式的高度概括。是则可知,其始也尚矣。

吾华夏民族,数千年来,尚文善咏,亦诗歌之乡。民风习之,文坛颂之,自秦汉以降,代不乏人,世世相承,犹华夏文化之瑰宝也。唐、宋文风,格律论定,亦可谓"声依永,律和声"之余韵也。

顾我医林,远自《黄帝内经》始,历代医籍,以诗歌或诗词以载医道者,所在多多。历代医林高手,非仅为执技之流,其医文并茂,能诗善歌者,亦不鲜见。是亦足证中医药学文化与中国传统文化之渊源关系。然自西学东渐之后,华夏传统文化,犹每遭贬黜,故我医林中人,能诗善赋者,亦犹凤毛麟角矣。

今有沪上执友李鼎兄,医而善文,其于诗词之学,研习有素,颇多佳作,或抒胸膺,或颂山川,或贺或赞,言志言行,别有新意,独具风骚。吾二人过从已久,时相唱和,意惟遣兴抒怀耳。今知鼎兄纂《医林诗词合解》一书,集自著诗论及词作若干首,选取近代医林高手部分佳篇,及鼎兄与友朋唱和之作,加以评解,以飨读者,诚医林一大幸事,亦一大快事也。

吾生于鲁,学也浅,本不善此道,难合宫商,然不计工拙者,窃学涂鸦而已。今谨奉兄意,聊以为文者,趁此东风,摇旗相助,恭手为贺也。谨志。

齐东野老张灿玾

己丑年榴月于山左历下琴石书屋

为《孙镜朗先生医案》作序

孙镜朗先生,山东省济宁市人,生于1901年。少年时期正值辛亥革命之后,国家多事之秋。乃承庭训,誓为良医,犹可救困扶危,以济苍生,遂自习医书。壮岁,欲求深造,乃负笈南下,驻足金陵,拜于名医石云轩先生门下,得其亲传,复应中央国医馆考试,荣登金榜,后乃悬壶于南京及江浙一带,医名大震,并曾得政坛要人如于右任、柳亚子等题书相赠。1936年,处于日寇发动全面侵华战争前夕,社会动荡不安,先生因父病重,遂决然归里。不久,父病虽愈,然家乡父老已贫病交加,饥寒交迫。遂于济宁设"镜朗国药小室",以尽"救困扶危"之责。诩年,"卢沟桥事变"爆发,国难当头,山河破碎,继历经抗日战争与解放战争之艰苦时期,先生仍坚守以岐黄仁术,为广大民众解救疾病之苦,甚得业内外之赞誉。

新中国成立后,镜朗先生在政治上与工作上均获得了新生,曾作为医药卫生界代表,参加济宁市各界人民代表大会,此间,亦曾积极响应党和政府号召,参加各种医药卫生工作,除以精湛的诊疗技术为人民治病外,并参与公私举办之课徒与进修教育,故被评为市四大名医之一,诚可谓德艺双馨,仁人仁术也。

1956年,山东省卫生厅中医处筹建山东省中医研究所中医研究班,先生应调来班边研究边学习,经全班同学共同努力,著成《黄帝内经素问白话解》一书。研究班结业后,复回济宁市工作。此后,镜朗先生除承担一般诊疗、教学任务外,并多次参加济宁地区发生的流行性传染病的抢救工作,均获良效,其济世救人之心,妙手回春之术,堪称大医风范也。

吾于1962年春,应聘去济宁卫校为中医班讲课,适韩伯衡(为镜朗先生研究班同学)先生赴济宁公干,相约同往拜访。先生儒雅谦恭、虚怀坦诚,颇具长者之风。此次有缘相会,亦幸也。后每忆及此,犹不胜萦怀。

先生一生,怀大慈大悲之心,活人无算。"文革"期间,虽蒙不白之冤,然先生仍以治病救人为己任,关心患者,后由于多方面的原因,1973年,复染沉疴,卧床不起。翌年,政府虽为他恢复名誉,落实政策,而且济宁市也成立了中医院,使镜朗先生精神上得到了极大的宽慰。然终于1974年5月10日,被二竖子所累,驾鹤西去,与世长辞。

先生不仅精于医,而且善属文,于书法、诗词,多有佳作,昔因历经沧桑,大都散佚,唯1963年春"依原韵和竹虚堂三十韵",尚保存完好。竹虚堂七律三十首,系清季前贤徐鉴泉老医家所作,意在遣兴抒怀。镜朗先生奉和三十韵,亦可见其不拘一格,雅量高致,不失为大家手笔。

镜朗先生,数十年间,虽忙于诊务,亦不废翰墨耕耘,其平生书稿亦皆散佚。现有处方遗墨200例,部分墨宝、笔记及诗稿等尚存,亦幸事也。

据此200例处方遗墨可见,前100例处方笺天头、署名堂号及边款记时可知,当是先生于1953年9月在广育堂应诊时处方。此后60例,天头署"存根"二字,时间亦系1953年9月,观其笔迹与书写风格,与前百例亦同,当系同一时期之遗物。再后40例处方,仅记月、日,有 4、5、6、7、9 数月,不知何年,观其笔迹,较前有所不同,书字尤为豪放,笔力更为遒劲。与今存 1963 年(癸卯)钢笔书写诗文稿近似,或系此一时期处方散落于民间者。

镜朗先生之为医,亦可谓医文并茂,理用兼优,对三坟之典,百家之言,均予以研习,阐发病机,遣方用药,务求精当。从现存诸案中,犹可示人者,具大匠之规矩,及国手之巧思。可谓法度森严,方药齐备。既嘉惠于病家,又启迪于后学,诚不负苍生之期盼,亦大医之楷模也。

今有其孙兴者,承继祖训,执业杏林,拟将其先祖遗稿,加以装裱,付诸影印,公之于世,不负其先祖之仁心仁术,诚医坛之善举也。特亲临寒舍,携稿相赠,并邀赐文,吾得以亲览为幸,先读为快,故不计工拙,乐为之序,并赋拙句以寄缅怀。

任城三月惠春风,踪迹当年会朗公。

犹见青囊今尚在,杏林橘井尽阴功。

五龙山人 张灿玾

己丑仲夏于山左历下琴石书屋

谢　启

　　我家祖居齐东不夜之海滨,幼入小学,目方识丁,适遭倭寇劫难,山河蒙尘。幸在共产党及抗日民主政府领导下,家乡解放,民众得救。然时局惟艰,被迫辍学,遂承庭训,习业于杏林。为救国计,曾参加过多种抗日救亡组织,以尽匹夫之责。1948年始继承祖业,悬壶乡里,加入区医联会,并参加有关部门部署或组织之医药卫生防疫工作。1950年加入共青团,1953年带头组织联合诊所,后又调入区卫生所工作,1958年,县卫生局选送去省中医进修学校学习,继由该校选送去卫生部委托江苏省中医进修学校(秋改南京中医学院)承办之教学研究班学习。翌年夏结业后,调入山东中医学院工作,年过"而立",执教黉门,1960年,加入中国共产党。

　　忆自少年时起,此生执业,尽为时代的造就及党的培育,方得步入健康之路,始知人生价值所在。故今则首当感谢党的关怀及家乡父老之托付。

　　我在山东中医药大学工作达47年之久,此间,曾担任过多种班次及多学科的课堂教学,担任过学生临床实习的带教老师,担任过硕士与博士研究生的指导教师,担任过卫生部部署给我校和指定给我承担的多项古籍整理任务,担任过学校的领导及诸多学术团体的职务等。凡此种种,均为我提供了很好的学习和锻炼机会,使我在学业、思想、文化、技术、理论水平及工作能力等方面均有了相应的提高。此皆由上级领导和学校领导对我的信任,也是全院教职员工对我的大力支持,特向他们致以衷心的感谢!

　　我在学业方面,自幼年起,即受家祖与家父教诲。少年之时,复经学校师长教导。成年之后,又得社会多方学界尊长、师友同道之教导与指导,渐知门径,获益良多,一言之教,万金难得。登堂入室,永念师恩。

　　我在济工作期间,曾经历过学校最艰苦的时期和家庭生活最困难时期,加之数次疾病缠身,不胜其苦,除领导及组织上的关照外,也是我的父母和家人,给予我极大的支持、帮助和理解,使我得以摆脱困境和艰难。然忠孝难以两全,公私难以兼顾,数十年来,由于工作关系,我未能更好地履行人子与家主之责,今当耄耋之年,亦以愧疚之心,告慰他们的在天之灵。

　　数十年来,仅为党和国家的事业,为中医学术的继承发扬,尽到了个人应尽的义务,取得了微薄的成就,而党和政府却给了我很高的荣誉,深感受之有愧。

　　今当八旬寿诞之日,承蒙各位领导、同道及师友,屈赐翰墨华章;学校领导及文献所各位同志又给予热情关爱,筹办本次纪念活动,特致以衷心的感谢! 文献所的同志及贤契柳长华、王燕、徐春波、乔海法、李玉清、赵含森、穆俊霞、谭奇纹、米鹂、孔立、成建军、郑洪益、李怀之等,又为本辑的编纂、印制,特费心力,不胜感怀,再致谢忱。

　　我本普通一民,六年小学,半部《论语》,白手起家,享此殊荣,不胜感激之情。古人云:"老当益壮,常怀骐骥之心。"愿在有生之年,为中医事业的发展,鞠躬尽瘁,奋斗不息。

　　谢谢!

张灿玾

2007年7月2日

答 谢 书

各位领导、各位同道、同志们、朋友们：

今天我有幸来参加山东省卫生厅与山东省中医药管理局安排的"国医大师"颁奖仪式，特别是卫生部副部长、国家中医药管理局王国强局长亲自到会为我颁奖，省府领导亲临祝贺，心情十分激动。首先向各位领导和到会的同志们，表示衷心的感谢。

此次由人力资源和社会保障部、卫生部、国家中医药管理局组织开展的新中国成立以来首届"国医大师"评选表彰工作，是对祖国医药学这一伟大宝库和华夏五千年传统文化精华的充分肯定和高度评价，其历史意义与现实意义，都是难以言表的；对促进中医药学术的理论研究和临床实践的进一步发展，对中医学术的传承与创新，都具有十分重要的推动作用。这是中医工作的一件史无前例的大事，也是宏扬民族文化的历史性创举。

就我个人而论，这次被授予"国医大师"的荣誉称号，当然是十分荣幸的，也是国家和我省政府机关对我六十余年在中医战线上工作和学习的一个肯定和鼓励，然而我的内心却颇感愧疚，如果说六十余年来，我在中医事业和中医学术方面，还尽到了应尽的职责的话，这荣誉和功劳，决不能归于我个人，因为我首先是一个共产党员和国家干部，我应当更好地去完成我承担的历史使命，这既是党和政府对我的培养、教育、信任和支持，也是广大民众对我的爱戴和期盼。所以，我不能、也不应该独享这份崇高的荣誉，而是应当向各级领导和师友及同道们深深地表示最诚挚的感激之情，感谢党和政府对我的鼓励与厚爱。

中国医药学这一伟大宝库，是我中华民族的骄傲，也是中国人民智慧的结晶，虽然它在近百年来，历经沧桑，但它依然是华夏大地上一颗璀璨的明珠，它将永远地闪放着光芒。建国后，党和政府对待中医工作的方针政策，历来是十分明确的。但也决非有了政策就可以一蹴而就，举手可得。历史地经验告诉我们，要继承发扬这一宝贵遗产，任重而道远，需要我们广大的中医同道们，在既得成就的基础上，在党和各级政府的领导下，遵照 2009 年《国务院关于扶持和促进中医药事业发展的若干意见》这一指导中医药事业发展的纲领性文件及卫生部和国家中医药管理局的有关指示，努力奋斗，坚持不懈，让中医药学为全国人民和全人类的保健事业，继续做出更大的贡献。我现在虽已年过八旬，愿与中医界的同道们一道"鞠躬尽瘁"锲而不舍，更好地去承担和完成这一光荣而伟大的历史使命。杏林代有才人出，无限风光待后生。让我们大家共同努力，去迎接光辉灿烂的明天！

谢谢！谢谢！

张灿玾

2009 年 7 月 28 日

编 后 语

　　这本所谓的"医论、医话集"，本系我从医之余，笔耕30余载，在报刊杂志、学术研讨会及学术讲座等，公开发表的一些有关中医药学术之杂文，亦即"文革"后各个时期，随着中医药学术发展的需要，与中医药界老、中、青三代人共同参与中医学术研讨和传承所公开发表的一些杂文。言"杂"者，名实相符，因其本非对某一科别或某一命题之专门讲述也。原已时过境迁，不值一顾。后经生徒及业界有些同志之建议，出一"专集"，以供后辈学习之借鉴。熟思考虑，亦颇有些惶惑不安。本拟依原发表年代为序，经搜罗编辑后，虽可反映个人学习成长之历程，然犹觉杂乱而无序，分解而支离。后复将全文，分为几个方面，仅表示杂文亦可分为几个部分，而不是表示如专著或讲义类书，根据学术结构之分为"篇章节目"者。故同样内容，在不同命题之复用，自是难免。而虽分为部分，亦由于文章有多少之不同，部分与部分相较，亦有"完"与"残"之感。两相比对，利弊皆俱，诚如是也，只好舍前存后，今日再见旧文，犹难免"落花流水今犹去，似曾相识燕归来"之感，若欲复救其弊，实难能也。

　　此稿初成后，复经科学出版社陈伟同志全文通审后，发现不少疏漏之处及不解之文，受益良多，凡欠妥者，皆予改正。另有个别问题，亦为详明。

　　今复睹此将要付梓之拙文，仍如前所言者，自觉工拙难称人意。吾虽寄身杏林，笔耕书案有年，旧日所书，尽借鉴于前贤，偶有所得，亦难免管窥蠡测之见，自以为是者，恐亦在存舍之间。纠其于中医药学术，是否有寸草之功，诚不敢当，若尚有"抛土"以"引玉"之望，愿亦足矣。愚陋之见，切望明哲告见。

八十四叟张灿玾
2012年秋分日